HANDBUCH DER MIKROSKOPISCHEN ANATOMIE DES MENSCHEN

BEGRÜNDET VON

WILHELM v. MÖLLENDORFF

FORTGEFÜHRT VON

WOLFGANG BARGMANN

KIEL

FÜNFTER BAND

VERDAUUNGSAPPARAT · ATMUNGSAPPARAT

VIERTER TEIL

DIE LEBER — GALLENGANGSYSTEM, GALLENBLASE UND GALLE

ERGÄNZUNG ZU BAND V/2

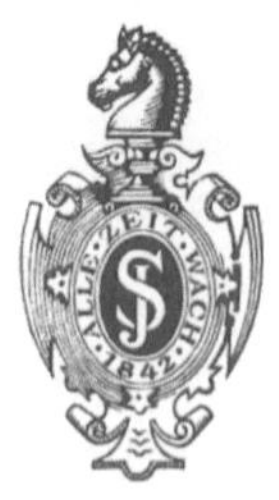

SPRINGER-VERLAG BERLIN HEIDELBERG GMBH 1969

VERDAUUNGSAPPARAT
ATMUNGSAPPARAT

VIERTER TEIL

DIE LEBER — GALLENGANGSYSTEM, GALLENBLASE UND GALLE

ERGÄNZUNG ZU BAND V/2

BEARBEITET VON
PROF. DR. MED.

JOSEF WALLRAFF

INSTITUT FÜR HISTOLOGIE UND EXPERIMENTELLE BIOLOGIE
DER UNIVERSITÄT MÜNCHEN

MIT 183 ZUM TEIL FARBIGEN ABBILDUNGEN

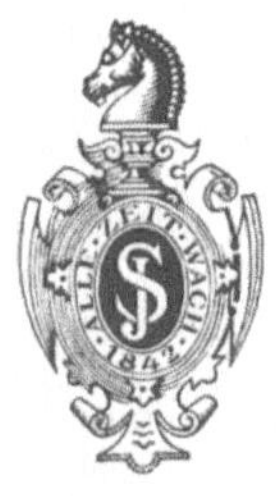

SPRINGER-VERLAG BERLIN HEIDELBERG GMBH 1969

ISBN 978-3-662-30580-5   ISBN 978-3-662-30579-9 (eBook)
DOI 10.1007/978-3-662-30579-9

Titel-Nr. 5286

Inhaltsverzeichnis

Die Leber

Gallengangsystem, Gallenblase und Galle

Die Leber

A. Das Leberläppchen

Das vom Bindegewebe — bei den Huftieren (Kostorz, 1937) allseitig — umhüllte polygonale Leberläppchen bildet die morphologische oder anatomische Einheit des Leberparenchyms. Sein Mittelpunkt ist die Vena centralis, um sie sind die übrigen Läppchenteile — die Leberzellplatten, die Gallenkanälchen und die Lebersinusoide — in radiärer Richtung gruppiert. Es wird daher zu Recht Zentralvenen-Einheit und Zentralvenen-Läppchen genannt. Rössle (1930) hat dafür die Bezeichnung „Hepaton" geprägt; er versteht darunter die „Vereinigung der epithelialen und mesenchymalen Parenchyme zu einer funktionierenden Einheit"; zu ihr gehören die Leberepithelzellen, die Lebersinusoide und die v. Kupfferschen Sternzellen.

Betrachtet man den Aufbau der Leber vom Gefäß- und Gallengangsystem und von der damit gekoppelten Entwicklung des Leberparenchyms her, so ergibt sich ein anderes Bild von der Lebereinheit. Dann zeigt sich nämlich, daß das anatomische Leberläppchen keine selbständige Einheit, sondern ein von Gefäßläppchen aufgebautes Gebilde ist. Das Gefäßläppchen aber ist die wirkliche, weil funktionelle Einheit der Leber. Sein Mittelpunkt ist das Portalfeld oder Glissonsche Dreieck mit seinem Bindegewebe und den darin enthaltenen Ästen der Pfortader, der Leberarterie und der Gallengänge. Das anatomische Leberläppchen ist fälschlich als „Acinus" bezeichnet worden. Das Gefäßläppchen ist in der Tat ein Acinus; ihm kommt für das Verständnis der Leberpathologie eine entscheidende Bedeutung zu.

Der Begriff „funktionelles Leberläppchen" oder „portales Leberläppchen" im Gegensatz zum „Zentralvenen-Läppchen" hat sich, wie schon ein Blick in die Lehrbücher zeigt, noch nicht durchgesetzt. Das hat sicher nicht zuletzt seinen Grund auch in folgendem: Das Zentralvenen-Läppchen ist eine gegebene, leicht erkennbare Struktureinheit, während das Pfortader-Läppchen erst durch Injektion gefärbter Massen in die Lebergefäße sichtbar gemacht werden muß. Aus Gründen der Klarheit und Zweckmäßigkeit verwenden wir für das Leberläppchen mit der Vena centralis als Mittelpunkt die Bezeichnung Zentralvenen-Läppchen und für das Leberläppchen mit dem Portalfeld als Mittelpunkt die Bezeichnung Portal-Läppchen.

Sabourin (1883) stellte den Begriff „Gallenläppchen" auf und brachte damit die Eigenschaft der Leber als Drüse zum Ausdruck. Lewis (1904) hat diesen Begriff vom entwicklungsgeschichtlichen Standpunkt aus verteidigt. Zum entschiedenen Verfechter des Portal-Läppchens machte sich Mall (1906), weil bei allen anderen Drüsen der Ausführungsgang als der Mittelpunkt der strukturellen Einheit gelte. Die Ausdrücke „portal structural unit", „portal unit", „structural unit" oder einfach „unit" gebraucht er für diejenige Gewebsmasse der Leber, die jeden Endast der Pfortader umgibt. Den älteren Begriff „Leberläppchen" für das Zentralvenen-Läppchen behält Mall mit Recht bei, da dieses, wie schon gesagt, auch eine Struktureinheit der Leber ist. Deshalb ist Pfuhl (1932), der in diesem Zugeständnis Malls eine Schwäche sieht und am Zentralvenen-Läppchen als der Lebereinheit festhält, im Unrecht. Der Vorwurf Pfuhls (1932), die Behauptung Malls (1906), das Pfortaderläppchen „sei leichter zu erkennen und zur Beschreibung geeigneter“ als das Zentralvenen-Läppchen, sei nicht richtig, trifft nur bedingt zu. Die Behauptung Malls (1906) ist falsch, wenn man sie auf den Leberschnitt anwendet, und sie ist richtig, wenn man von der makroskopischen und der Lupenpräparation der Leber ausgeht, wie Mall es getan hat: „In fact, if livers of these animals“ — gemeint sind *Hund* und *Kaninchen* — „are crushed and washed in a stream of water, the whole system of lobules is isolated, clustered around the branches of the portal vein, forming a specimen which may by likened to a bunch of grapes.“

In jüngster Zeit hat Rappaport (1954, 1958a, b, 1960, 1963) das Problem des Portal-Läppchens von neuem aufgegriffen. Es gelang ihm, durch die Injektionen verschieden gefärbter Gelatinemassen in die beiden Pfortader-, Leberarterien- und Gallengangsäste tierischer Lebern (*Ratte, Kaninchen, Hund*) vom Leberhilus aus und durch die Injektion indischer Tusche in die Pfortader der menschlichen Leber wesentliche Beiträge zu einer Lösung zu liefern (Abb. 1). Das klassische Zentralvenen-Läppchen — es ist „ungefähr doppelt so lang wie breit“ und „unregelmäßig polygonal“ (Pfuhl, 1932), jedenfalls nicht immer hexagonal, wie öfters behauptet wird —, bildet keine selbständige Einheit; es wird vielmehr von Teilen mehrerer, ihm benachbarter Portal-Läppchen aufgebaut. Jeder dieser Teile besteht aus einer beerenförmigen Parenchymmasse, die sich um die Endäste und capillaren Endverzweigungen der Trias Pfortader, Leberarterie und Gallengang gruppiert und vom Portalfeld bis zur Vena centralis reicht. Am Schnitt erscheint diese Parenchymmasse keilförmig, sie bildet ein Segment des Zentralvenen-Läppchens (Abb. 1). Am Aufbau können sich je nach Vielkantigkeit des Läppchens bis zu sechs Portal-Läppchen beteiligen. In der Regel sind jedoch am histologischen Schnitt in der Umgebung der Zentralvenen-Läppchen nur zwei, drei oder vier gut abgegrenzte Portalfelder zu finden. Eine plastische Vorstellung von der Gefäßarchitektur und ihrer Beziehung zu den Struktureinheiten, Portal- und Zentralvenen-Läppchen gibt die Abb. 2. Im Mittelpunkt dieses Leberstückchens steht das Dreigespann (Pfortader-, Leberarterien- und Gallengangast) des Portalfeldes und nicht mehr so, wie im Läppchenmodell der Leber von Braus (1921), die Zentralvene. Die Dreigespanne sind die Zuflußleitungen für das Pfortader- und Leberarterienblut zu den Zellklümpchen des Portal-Läppchens und die Abflußleitungen der Galle aus diesen Klümpchen. Pappaport (1960) nennt die Lebertrias die „dynamische Linie“, „entlang der Nahrungsstoffe und Sauerstoff in das umgebende mikroskopisch beerenartig geformte Gewebsteilchen bewegt werden, während dessen sekretorisches Produkt (die Galle) und die Lymphe entlang derselben Linie wegziehen“. Das Portal-Läppchen und nicht das Zentralvenen-Läppchen verkörpert also die tatsächliche s t r u k t u r e l l e und f u n k t i o n e l l e L e b e r e i n h e i t; das letztere ist nur die sekundäre, von Portal-Läppchen aufgestellte Struktureinheit.

Die Leber ist in A c i n i aufgeteilt (Rappaport). Die strukturelle und funktionelle Portaleinheit ist der e i n f a c h e A c i n u s: ein mikroskopisch kleines, beerenförmiges Leberparenchym-Klümpchen, bestehend aus je einem Pfortader-, Leberarterien- und Gallengangästchen samt deren capillaren Verzweigungen und aus den dazu gehörigen Leberzellen. Er hat eine dreidimensionale Ausbreitung. Mehrere, meist drei bis vier, einfache Acini bilden einen k o m p l e x e n A c i n u s mit den präterminalen Gefäß- und Gallengangästen einer Lebertrias als Achse. Der H a u f e n a c i n u s schließlich umfaßt eine Gruppe komplexer Acini und deren einfache Acini; er hat seinen Ursprung in den großen Ästen der Vena portae, der Arteria hepatica und des Ductus choledochus. Der Haufenacinus vereinigt

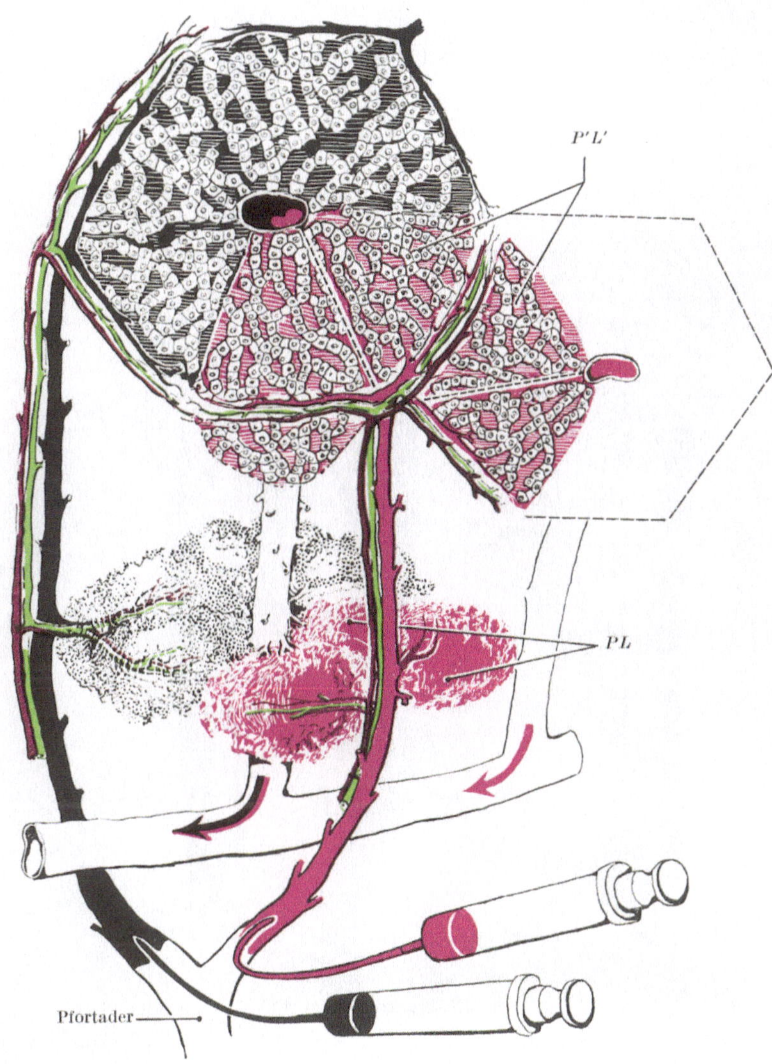

Abb. 1. Zentralvenen- und Portalläppchen. *PL* und *P'L'* Struktur- und Funktionseinheiten des Portalläppchens, die das Zentralvenenläppchen zusammensetzen. (Aus RAPPAPORT, BOROWY, LONGHEED und LOTTO, 1954)

in sich alle Pfortadereinheiten bzw. Leberarterien- oder Gallengangeinheiten; er kann durch die Injektion chinesischer Tusche in die Pfortader überzeugend sichtbar gemacht werden (Abb. 3). An der injizierten Leber kann ferner gezeigt werden, daß das Zentralvenen-Läppchen von mehreren einfachen Acini gebildet wird (Abb. 4). RAPPAPORT (1960) vergleicht die Leber mit einem Baum — ein Vergleich, der für sehr viele exokrine Drüsen zutrifft — und nennt sie einen Gallengang-Gefäßbaum, an dem die Räume zwischen den Ästen mit Parenchym ausgefüllt sind. So wenig aber bei einem Baum die Rede von einer regelmäßigen geometrischen Verzweigung der Baumkrone sein könne, so wenig könne man eine regelmäßige hexagonale Gliederung des Leberparenchyms erwarten.

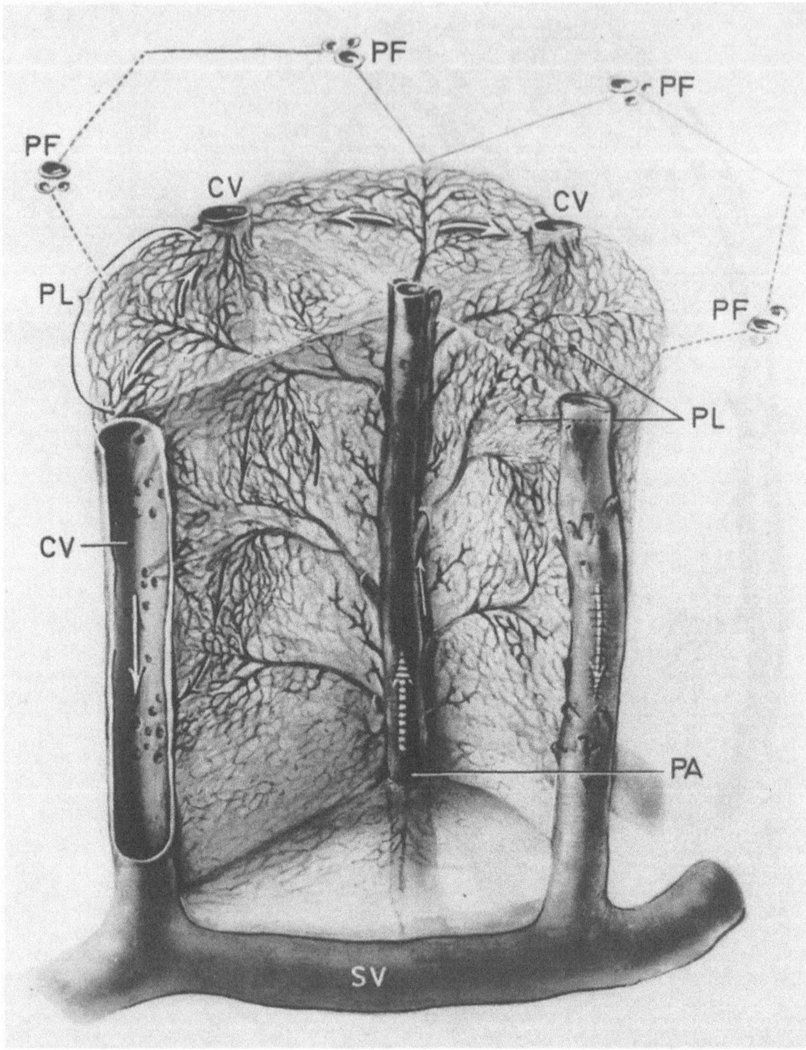

Abb. 2. Gefäßarchitektur und portale Struktureinheiten der Leber. Die von einem Pfortaderast abzweigenden kleinen Äste versorgen Struktureinheiten mehrerer Zentralvenen-Läppchen (hexagonale Lebereinheiten). *PL* strukturelle Portalläppchen-Einheit, *PF* Portalfeld mit Pfortaderast, Leberarterienast und Gallengang, *CV* Zentralvenen. *PA* Pfortaderart, *SV* Sublobularvene. (Aus Rappaport, Borowy, Longheed und Lotto, 1954)

Die Zusammensetzung des Zentralvenen-Läppchens aus mehreren einfachen Acini bedeutet nicht, daß diese beziehungslos in diesem Läppchen nebeneinander liegen. Alle Acini besitzen vielmehr innerhalb ihrer Kategorien Kommunikationen ihrer Kanalsysteme. Hervorzuheben ist vor allem der enge, die Blutgefäße betreffende zirkulatorische Kontakt der Acini; er gewährleistet die gleichzeitige und gleichmäßige Durchblutung des Zentralvenen-Läppchens. Rappaport (1960) unterteilt den einfachen Acinus in drei zirkulatorische Zonen (Abb. 5). Die Zone 1 ist die unmittelbar um die Gefäß- und Gallengangtrias herum liegende Parenchymschicht, es folgen die Zone 2 als Mittelschicht und die Zone 3 als Außenschicht.

Dieser Einteilung liegt der Gedanke zugrunde, daß sich die Qualität des Pfort-
ader- und des Leberarterienblutes zentralvenenwärts verschlechtere. Die Leberepithelzellen in der Zone 1 sollen reichlicher mit Nährstoffen und Sauerstoff
versorgt werden als die Zellen der Zone 2 und 3. Daraus wird ferner gefolgert, daß
die Leberzellen, je weiter entfernt sie von den Endästen der Pfortader und der

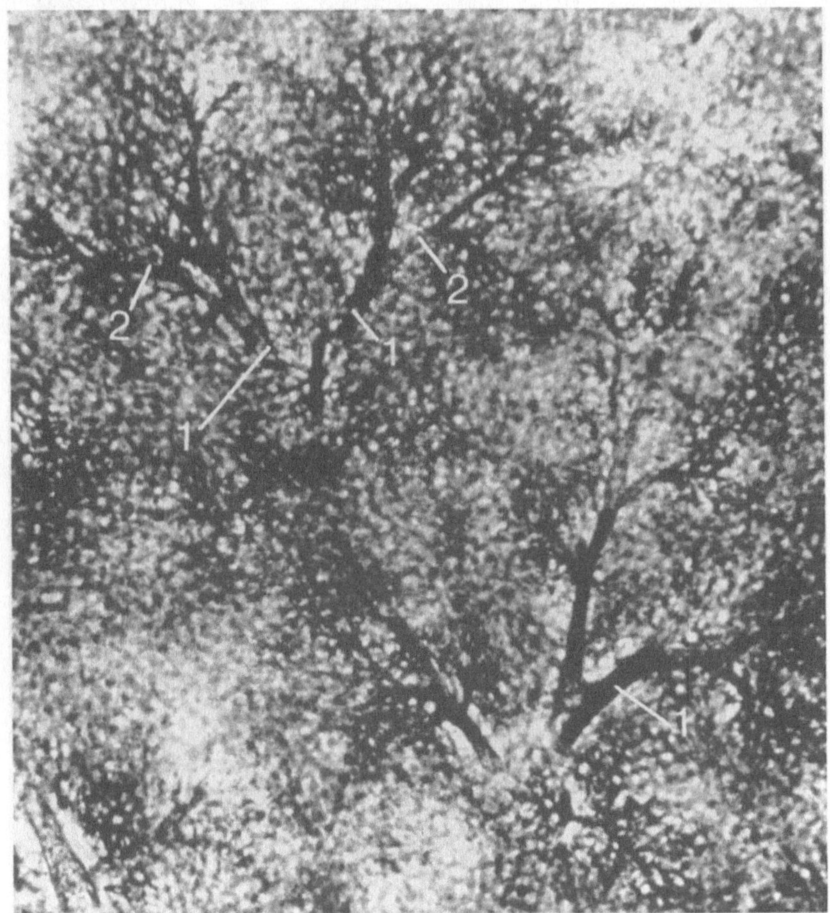

Abb. 3. Haufenacinus und komplexe Acini eines Portalläppchens. Der ganze Gewebskomplex
gleicht einer Baumkrone. Der Haufenacinus besteht aus komplexen Acini, deren Achsen von
präterminalen Gefäßen (*1*) gebildet werden. Jedes präterminale Gefäß teilt sich in terminale
Äste (*2*), die sich dreidimensional ausbreiten und die Achsen der einfachen Acini bilden.
Menschliche Leber. Mit Tusche injizierte Pfortaderäste, 100 μ dicker aufgehellter Schnitt.
30fach. (Aus Rappaport und Hiraki, 1958)

Leberarterie liegen, um so weniger resistent gegen Schädigungen seien. Deshalb
sollen „die Leberzellen der Zone 1 die letzten sein, die durch einen Schaden
zugrunde gehen, und die ersten, die regenerieren". Den Zonen scheinen Funktions-
felder oder -schichten entsprechen zu können. Nach Chiquoine (1953, zit. nach
Rappaport, 1960) sind Atmungsfermente, z. B. die bernsteinsaure Dehydrogenase und die cytochrome Oxydase der *Schweine-* und *Pferdeleber*, hauptsächlich
in der Zone 1 anzutreffen. Cascarano (1957, zit. nach Rappaport, 1960) berichtet

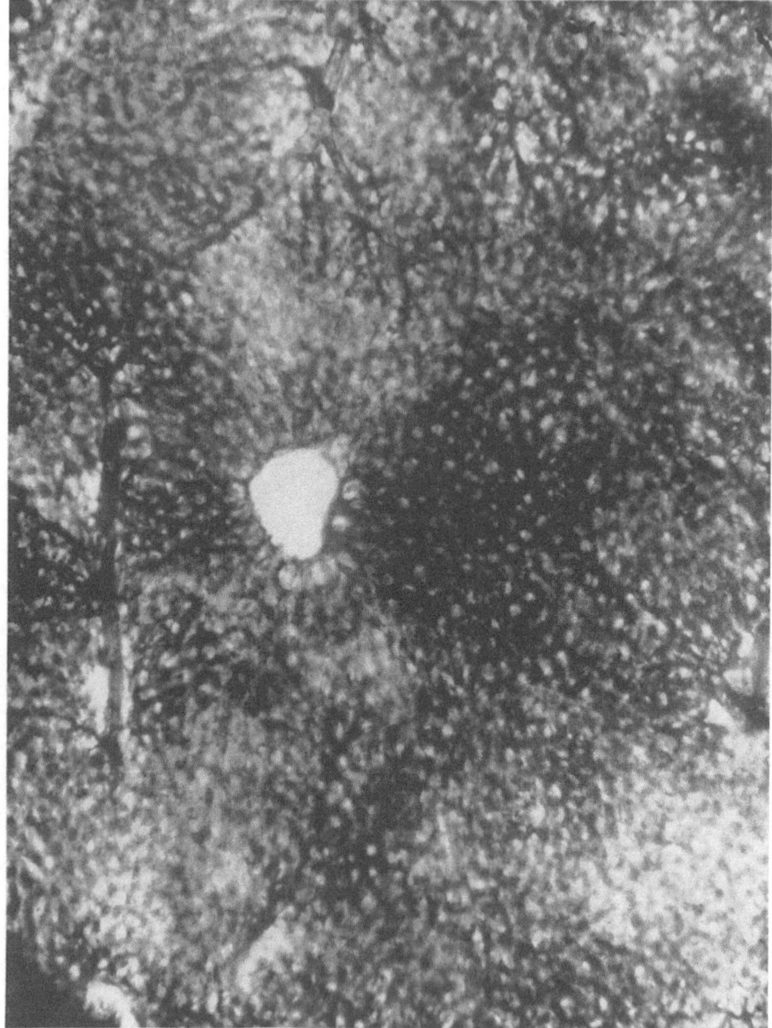

Abb. 4. Zentralvenen-Läppchen mit mehreren einfachen Acini. Menschliche Leber. Tusche-injektion, 150 μ dicker aufgehellter Schnitt. 55fach. (Aus Rappaport, 1958)

über das ausschließliche Vorkommen der DPN- und TPN-Diaphorasen sowie der β-hydroxybuttersauren Dehydrogenase in der Zone 3.

Die Lehre Egers (1952) vom „zentralen und peripheren Funktionsfeld des Leberläppchens" bezieht sich auf das Zentralvenen-Läppchen, nicht auf das Portal-Läppchen. Aber sie dürfte sich im wesentlichen doch mit der Zoneneintei-lung des Rappaportschen einfachen Acinus decken, da Acini dieses Typs das Zentralvenen-Läppchen aufbauen. Die Rappaportsche Zone 2 könnte die Über-schneidungszone zwischen den Zonen 1 und 3 oder zwischen dem zentralen und peripheren Funktionsfeld Egers sein. Das zentrale Funktionsfeld des Zentral-venen-Läppchens dient in erster Linie der Glykogenbildung und dem Fettumsatz, d. h. der „laufenden Arbeit" der Leberepithelzellen. Das periphere Funktionsfeld versieht seine Aufgabe als Reserve- oder Speicherfeld; in ihm können, wenn

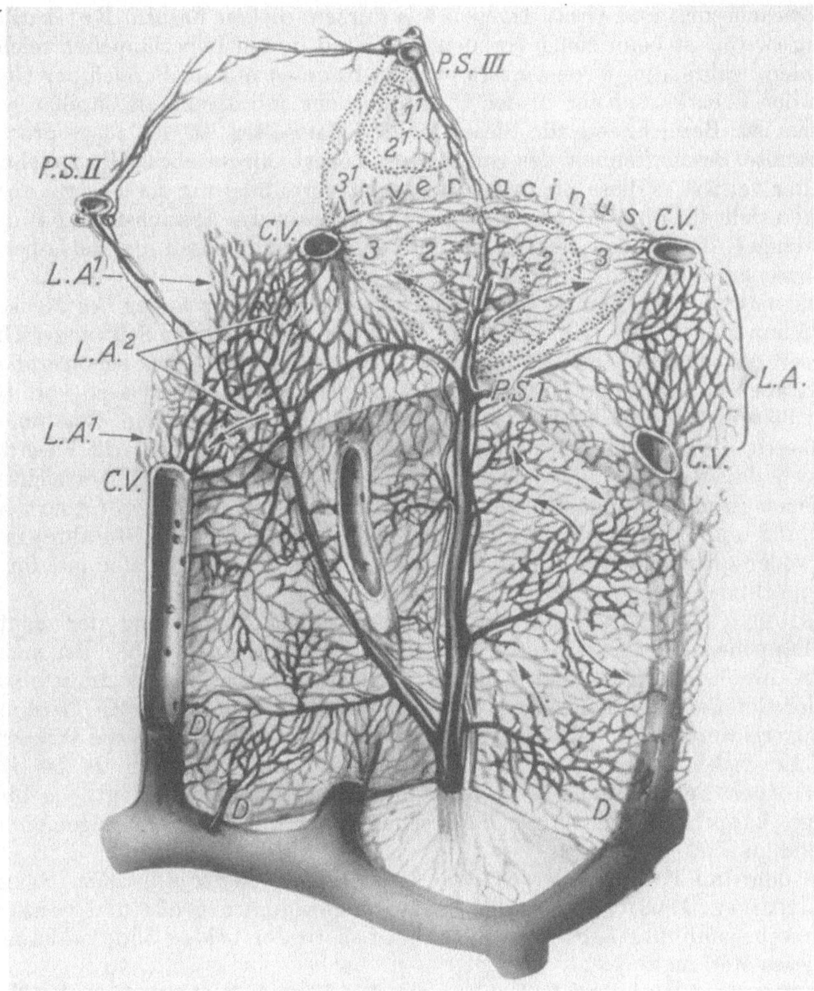

Abb. 5. Vasculäres und biliäres Gerüst eines acinären Agglomerates. *PS I, PS II, PS III* portale Felder; *LA, LA₁, LA₂* einfache Leberacini; *CV* Zentralvene; *1, 2, 3* zirkulatorische Zonen im einfachen Acinus; *D* Sammelvenen (DEYSACH). (Aus RAPPAPORT, 1960)

notwendig, zusätzlich Glykogen gebildet und Fette umgesetzt, aber auch gespeichert werden. Wie vom Tagesrhythmus der Leber schon seit langem bekannt ist, spielt das periphere Feld außerdem eine besondere Rolle bei der Bildung der Galle.

B. Das Leberbindegewebe

BIONDO (1931) untersuchte das Leberbindegewebe des *Menschen* in verschiedenen Lebensaltern. In der Leber des Kindes ist das kollagene Bindegewebe im allgemeinen in der Leberkapsel und in den Portalfeldern spärlich vorhanden; die Zentralvenen-Läppchen sind frei davon. Mit zunehmendem Alter verdicken sich die kollagenen Fasern in der Leberkapsel und in den Portalfeldern; es können dann kollagene Fasern auch in den Läppchen auftreten. Das elastische Bindegewebe besteht beim Neugeborenen und Kind aus feinen gewellten Fasern, beim Erwachsenen und Greis dagegen aus kurzen, dicken Fasern. **Retikuläres Bindegewebe** ist beim Neugeborenen und Kind in den Leberläppchen reichlich vorhanden, während es in den interlobulären Räumen nur im Bereich der Gefäße und in der Leberkapsel nur in der Umgebung der subcapsulären Capillaren anzutreffen ist. Bezeichnend für dieses frühe Lebensalter ist die ausgesprochene membranöse Beschaffenheit des retikulären Leberbindegewebes. Mit zunehmendem Alter verliert es diese Strukturform durch Verminderung der Fasern, aber es verdicken sich die übrigbleibenden Fasern. Die Leber des Erwachsenen hat daher zwar weniger, dafür aber dickere Retikulinfasern aufzuweisen als die Leber des Neugeborenen und Kindes.

FRISCHMANN (1932) fand die ersten Gitterfasern in der Leber des Menschen beim 25 mm langen Embryo, also gegen Ende des 2. Monats der Schwangerschaft. Zu dieser Zeit sind die Kapsel und das Interstitium der Leber schon gut entwickelt, aber in dem letzteren kommen dann nur wenig Gitterfasern vor. Beim 50 und 65 mm langen Embryo verzeichnete er eine beträchtliche Zunahme der Gitterfasern, die mit dem fortschreitenden Alter der Feten anhielt; die Faserdicke blieb sich dabei gleich. Nach den Befunden FRISCHMANNs (1932) erreicht das Gitterfasersystem der menschlichen Leber im 6. Monat nach der Geburt seine Vollendung und erfährt von da ab bis ins höchste Greisenalter (89 Jahre) in der Leber weder quantitative noch qualitative Veränderungen. Dasselbe gilt für das kollagene Bindegewebe der Glissonschen Kapsel.

KOSTORZ (1937) untersuchte die bindegewebige Abgrenzung der Zentralvenen-Läppchen bei Säugern und fand, daß diese Abgrenzung bei den meisten Säugern unvollständig ist und sich das Bindegewebe nur in der unmittelbaren Nähe der Gefäße vorfindet. Weiter ergab sich, daß die domestizierten Tiere unter den Säugern wesentlich mehr Bindegewebe aufzuweisen haben als die Wildarten, so das *Kaninchen* mehr als der *Hase* und das *Hausschwein* mehr als das *Wildschwein*. Auch Fohlen und *Pferd*, *Kalb* und *Rind* haben eine deutliche bindegewebige Läppchenabgrenzung; diese scheint für die Huftiere allgemein bezeichnend zu sein.

Von den drei Familien der *Suidae, Tayassuidae, Hippopotamidae* (STEINER und RATCLIFFE, 1968) besitzen die Suidae ungewöhnlich große und ganz vom Bindegewebe umhüllte Leberläppchen. Den Lebern der beiden anderen Familien fehlt dieses Merkmal.

Das **Deckepithel der Leberkapsel** des Menschen (LINZBACH, 1952) besteht aus ziemlich regelmäßigen, sechseckigen Plattenepithelzellen, die eine lückenlose einschichtige Haut bilden. Die Zellgrenzen erscheinen im Phasenkontrast als dunkle Linien, Zellstomata sind nicht zu sehen. Dem Zusammenhalt der Zellen dienen sehr dünne cytoplasmatische Fäden. Für das Vorhandensein einer intercellulären Kittsubstanz fanden sich keine Anhaltspunkte. Abb. 6 gibt einen elektronenmikroskopischen Ausschnitt aus der Leberoberfläche, dem Mesothel und der Glissonschen Kapsel, wieder.

EHRENBRAND (1957) konnte im interlobulären Bindegewebe der menschlichen Leber fischzugartig angeordnete glatte Muskelzellen nachweisen, die peripher bis in die Leberkapsel reichen. Dabei handelt es sich um isolierte und nicht um tangential angeschnittene Muskelzellen von Gefäßwänden. Diese Muskelzellzüge strahlen wohl in die adventitielle Längsmuskulatur der interlobulären Venen und Arterien ein. Im Gegensatz zu PFUHL (1932) fand er auch an den „mittel- bis kleinkalibrigen Interlobularvenen" und an den entsprechenden Arterien eine kräftige Längsmuskulatur, die „im Dienst der intrahepatischen Durchblutungsregulation im weitesten Sinne" stehen soll. Diese Befunde wurden bei 29 von 65 excidierten Leberstückchen erhoben; Excisionsstelle war der vordere Leberrand.

Tiefere Leberabschnitte wurden an Sektionslebern untersucht; in ihnen wurden glatte Muskelzellen seltener gefunden. Dies könnte auf Unterschiede im Vorkommen des glatten Muskelgewebes in den kapselnahen und tiefen Leberanteilen hindeuten. Später untersuchte EHRENBRAND (1963a) die kollagene Bindegewebsstruktur in den Glissonschen Dreiecken der menschlichen Leber. Dichtgefügte Bindegewebshüllen mit zirkulär und longitudinal verlaufenden Faserbündeln steifen die Gallengänge und Lebervenen in diesen Dreiecken ein. Das übrige

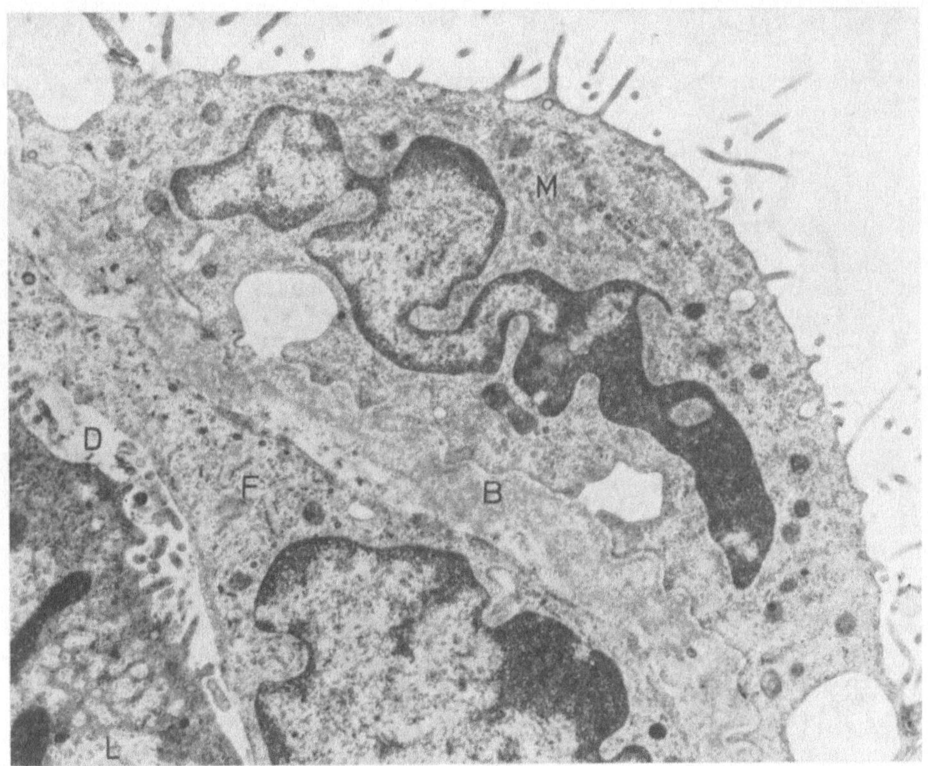

Abb. 6. Leberoberfläche mit Mesothelzelle (*M*), dicker Basalmembran (*B*) und Fibrocyt (*F*). *L* Leberepithelzelle, *D* Dissescher Raum. Meerschweinchenleber. 18000fach. [Originalaufnahme von Prof. E. LINDNER (Kiel)]

Bindegewebe der Dreiecke ist locker gefügt und bildet die gemeinsame Adventitia der Interlobularvenen und -arterien. In der geordneten strukturellen Anordnung des intrahepatischen Bindegewebes kann man, wie im Verhalten der glatten Muskulatur, eine Anpassung an die Durchblutungsregulation in der Leber sehen.

C. Blutgefäß- und Kreislaufverhältnisse der Leber

EURENÇIN (1952) unterscheidet an der Leber von Katzen und Hunden aufgrund des doppelten Venensystems zwei ineinander gesteckte Leberhälften: eine dem Gefäßbaum der Pfortader entsprechende Pfortaderhälfte und eine dem Gefäßbaum der Lebervenen entsprechende Lebervenenhälfte. Der mit seinen Ästen caudocranial gerichtete Pfortaderbaum verzweigt sich stumpfwinkelig (Abb. 7a) und der craniocaudal gerichtete Lebervenenbaum spitzwinkelig

(Abb. 7b). Leberepithelzellen und Lebersinusoide füllen das labyrinthartige Spaltsystem zwischen den beiden Gefäßbäumen aus. Die intrahepatischen Portalvenen sind enger und dünnwandiger als die entsprechenden Lebervenen und diese von mehr Bindegewebe umgeben als jene. Der bindegewebige Wandanteil der Portalvenen besteht aus kollagenen Fasern und zirkulär angeordneten elastischen Fasern. Die Äste der Lebervenen besitzen außer dem Bindegewebe noch spiralig angeordnete Züge glatten Muskelgewebes (Abb. 8). Die Portalvenen sollen durch

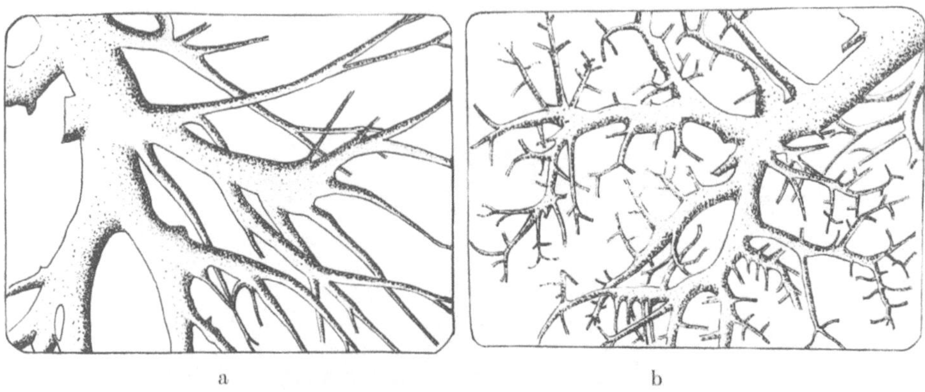

a   b

Abb. 7a u. b. Verschiedene Verästelung: a der V. portae und b der Vv. hepaticae beim Hund. Durchlichtbilder. 20fach. (Aus ERENÇIN, 1952)

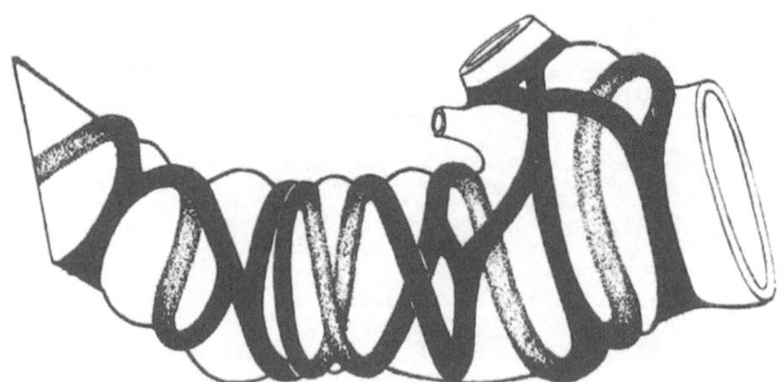

Abb. 8. Spiralig verlaufende glatte Muskelzüge einer V. hepatica des Hundes. Durchlichtbild. 20fach. (Aus ERENÇIN, 1952)

Spannung des Bindegewebes verengt und die Lebervenen durch die Spiralmuskulatur erweitert werden. Nach EURENÇIN (1932) wird die Leber bei der Einatmung gespannt und bei der Ausatmung entspannt; den ersten Vorgang nennt er „positive Aktion", den zweiten „negative Aktion". Im ersten Falle soll der Blutabfluß in die untere Hohlvene infolge Verengerung der Portalvenen und Erweiterung der Lebervenen gesteigert werden, im zweiten Falle das Pfortaderblut der Leber zuströmen. Dieser Zirkulationsmechanismus sei jedoch „nur bei Körperbewegung möglich". In der Ruhe sei „mit einer sehr verlangsamten Leberzirkulation zu rechnen, die dann nach den Prinzipien einer gewöhnlichen Zirkulation" erfolge.

Das Pfortaderblut muß den Widerstand der Lebersinusoide überwinden, um in die untere Hohlvene zu gelangen; daher ist der Blutdruck in der Pfortader und ihren Ästen höher als in den Lebervenen und als im Brustteil der unteren

Hohlvene. Der Druckunterschied in der Pfortader und unteren Hohlvene beträgt nach BEST und TAYLOR (1945, Tierversuche) 8—12 mm Hg; er erhöht sich noch während der Einatmung.

Nach dem Erscheinen des Handbuchbeitrages von PFUHL (1932) hat STARCK (1933, 1934a, b) das Problem des feineren Baues und der Sperrvorrichtungen der Lebervenen wieder aufgegriffen. Die Ringmuskulatur der Lebervenen verdickt sich beim *Kaninchen* an den Einmündungsstellen zu Sphincteren. Die Einmündungsstellen liegen immer außerhalb des Leberparenchyms im interstitiellen Bindegewebe. Ähnlich verhält es sich mit den Muskelsphincteren der Lebervenen des *Meerschweinchens*. Beim *Wasserschwein* sind diese Sperrvorrichtungen besonders stark ausgebildet. Die Lebervenen der *Maus* und *Ratte* besitzen im allgemeinen keine Muskulatur. Die Muskelringe der Lebervenen sind vermutlich „periphere Kreislaufregulatoren im Sinne eines Drosselmechanismus". „Nur bindegewebsreiche Lebern besitzen Drosselvenen im Inneren des Organs. Andernfalls befinden sich derartige Einrichtungen am Austritt der Venen aus dem Parenchym."

TISCHENDORF (1939) berichtet ausführlich über Sperrvorrichtungen der ableitenden Lebervenen bei Tieren und über den Wandbau dieser Venen beim *Menschen*. Von den untersuchten Säugetieren (*Hund, Katze, Löwe, Schwein, Pferd, Elefant, Ratte, Opossum, Kaninchen*) besitzt nur der *Hund* Venae hepaticae mit gut und reichlich ausgebildeten Sperrvorrichtungen. Im Bereiche dieser Sperren besteht die Venenwand aus dem Endothel, einer dünnen Bindegewebslage, einem Ring glatter Muskelzellen und aus einer dicken Schicht ganz lockeren Bindegewebes (Abb. 9); der Muskelsphincter läuft spiralig (vgl. EURENÇIN, 1952). Für die Venae hepaticae des *Menschen* ergaben sich die folgenden Befunde: Die Wand der Zentralvene besteht aus Endothel und lockerem kollagenem Bindegewebe, dessen Fasern in weiten Spiralen verlaufen. Elastische Fasern kommen vereinzelt vor und sind regellos angeordnet. An manchen Stellen fehlt das kollagene Bindegewebe, so daß die Venenwand nur aus dem Endothel und dessen Gitterfaserhülle zusammengesetzt ist. Die Sammelvenen besitzen in ihrer Wand nur mehr Bindegewebe als die Zentralvenen, noch keine Muskulatur. Bei den größeren intrahepatischen Lebervenen mit einem Durchmesser von über 300 µ ist das Bindegewebe dichter und netzartig verflochten; der Faserverlauf ist derart, daß eine innere Ringschicht und eine äußere Längsschicht zustande kommt. Diese Venen besitzen außerdem glattes Muskelgewebe: die ungefähr 300 µ starken Venen längs verlaufende Muskelfaserzüge und die etwa 500 µ starken Venen zusätzlich noch eine innere Ringschicht. Die Längsmuskelschicht ist bei weitem kräftiger als die Ringmuskelschicht. In der Wand der extrahepatischen Lebervenen nimmt das adventitielle Bindegewebe zu und werden die Muskelschichten mit zunehmender Annäherung an die untere Hohlvene stärker. An den Einmündungsstellen der großen Lebervenen in die untere Hohlvene bilden adventitielle Muskelfaserbündel dieser Vene Sphincteren. Die Venae hepaticae des *Menschen* besitzen keine Drosselvorrichtungen. Die bei den Säugern unterschiedlich verbreitete Ausbildung von Lebervenen-Sperren wird als eine „Anpassung an die Lebensweise" aufgefaßt. Nach SPANNER (1940) umgreift „eine ganz in sich geschlossene Ringmuskellage die Kommunikationsöffnung" der in die untere Hohlvene des *Menschen* einmündenden Lebervenen. Hier liegt offenbar eine steuerbare Drosselung des Blutabflusses aus der Leber und dem gesamten Pfortadergebiet vor.

Für den *Menschen* beschrieb FREERKSEN (1943) als erster in den tiefen Lagen der Leberkapsel und in den bindegewebigen Zapfen, die sich von der Kapsel in das Leberparenchym einsenken, Arterien mit Polstereinrichtungen und abgehenden Venen: also arteriovenöse Anastomosen. Außerdem fand er Gefäße

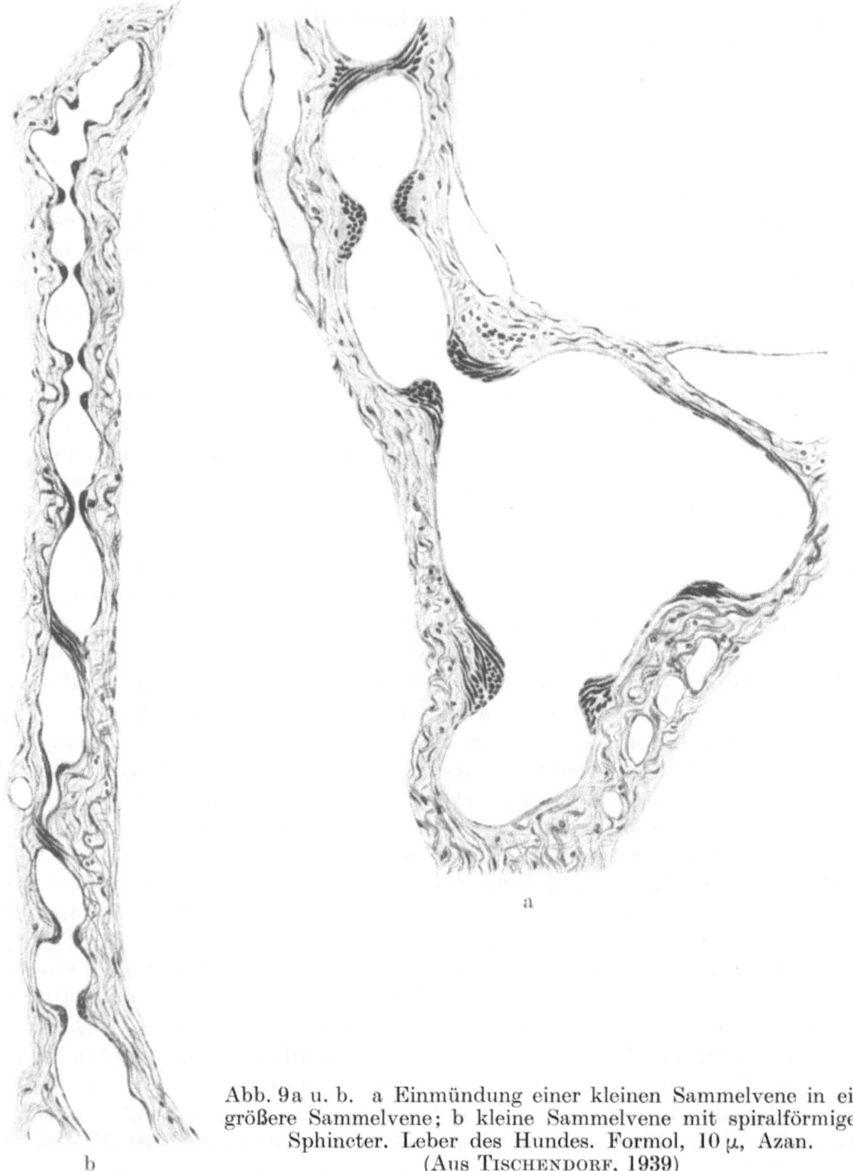

Abb. 9a u. b. a Einmündung einer kleinen Sammelvene in eine größere Sammelvene; b kleine Sammelvene mit spiralförmigem Sphincter. Leber des Hundes. Formol, 10 µ, Azan. (Aus Tischendorf, 1939)

mit großen epitheloiden Zellpolstern an den Abgangsstellen von Seitenästchen. Im Inneren der menschlichen Leber waren derartige Gefäßeinrichtungen nicht feststellbar. Von den untersuchten Tieren (*Kaninchen, Katze, Schaf, Schwein*) hatte solche nur das *Schwein*, jedoch selten subcapsulär, meist in den Bindegewebssepten. Zeiger (1952) behauptet, echte arteriovenöse Anastomosen seien in der Leber nicht sicher nachgewiesen worden. Die Befunde Freerksens (1943) seien deshalb nicht unbedingt beweisend, weil sie nicht rekonstruiert worden wären; dieser Einwand ist nicht unbedingt überzeugend. Bargmann (1967) bringt einen Beleg für das „Vorkommen von Polstern epitheloider Muskelzellen"... „an den interlobulären Verzweigungsstellen der A. hepatica" in der Leber des Menschen (Abb. 10).

WAKIM und MANN (1942) untersuchten die Lebern von Amphibien und Säugern (*Mäuse, Ratten, Meerschweinchen, Kaninchen*) und kamen dabei zu teils bekannten, teils neuen wichtigen Ergebnissen. Die Leber besitzt ein Gefäßsystem mit großer funktioneller Reserve. Ungefähr 75% des Leberblutes sollen sich unter gewöhnlichen Bedingungen in inaktivem Zustand befinden. Die Autoren sprechen von einer Speicherphase der Lebersinusoide, die während dieser Phase mit be-

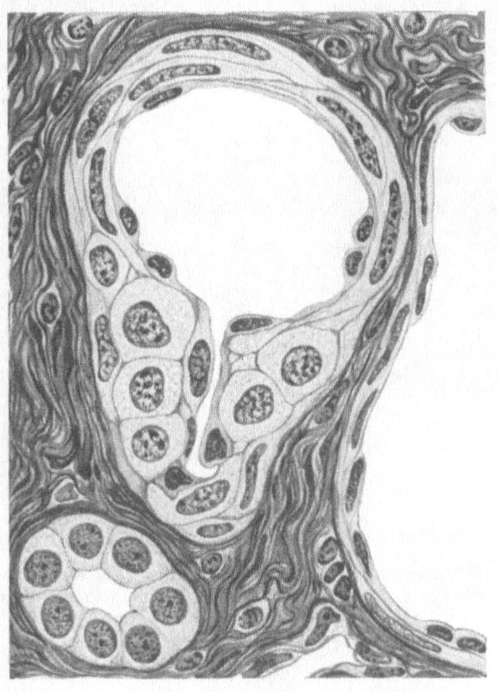

Abb. 10. Arteria interlobularis (hepatica) in der Leber des Menschen mit epitheloiden Zellen an einer Gefäßabgangsstelle. Rechts Vena interlobularis, links unten interlobulärer Gallengang (Präparat Prof. ORTMANN, Azanfärbung, 400fach). (Aus BARGMANN, 6. Aufl. 1967)

wegungslosen Blutzellen vollgestopft seien, und von einer Entspeicherungsphase, während der in der Lichtung der Sinusoide kaum einige Blutzellen vorhanden sind. Auf diesem Verhalten der Sinusoide beruhe die Blutspeicherfunktion der Leber. Sowohl in der Amphibien- als auch in der Säugerleber gibt es arteriovenöse Anastomosen zwischen den interlobulären Ästen der Leberarterie und Pfortader. Ferner münden Ästchen der Leberarterie teils in solche der Pfortader, kurz bevor diese in die Sinusoide übergehen, teils direkt in die Sinusoide (Abb. 11). Es findet somit in der Leber eine Mischung des arteriellen Leberarterienblutes und des venösen Pfortaderblutes statt, und zwar nicht erst in den Sinusoiden. In der Amphibienleber gibt es außerdem noch Anastomosen zwischen den großen Ästen der Leberarterie und der Lebervenen, nicht jedoch in der Leber der Säuger.

IRWIN und MACDONALD (1953) berichten über Lebendbeobachtungen, die sie am unteren Leberrand des *Meerschweinchens* bei 150—500facher Vergrößerung machten. Sie konnten die Gefäßverzweigungen bis zu den Sinusoiden verfolgen und sahen auch arteriovenöse Anastomosen zwischen Arteriolen der Leber-

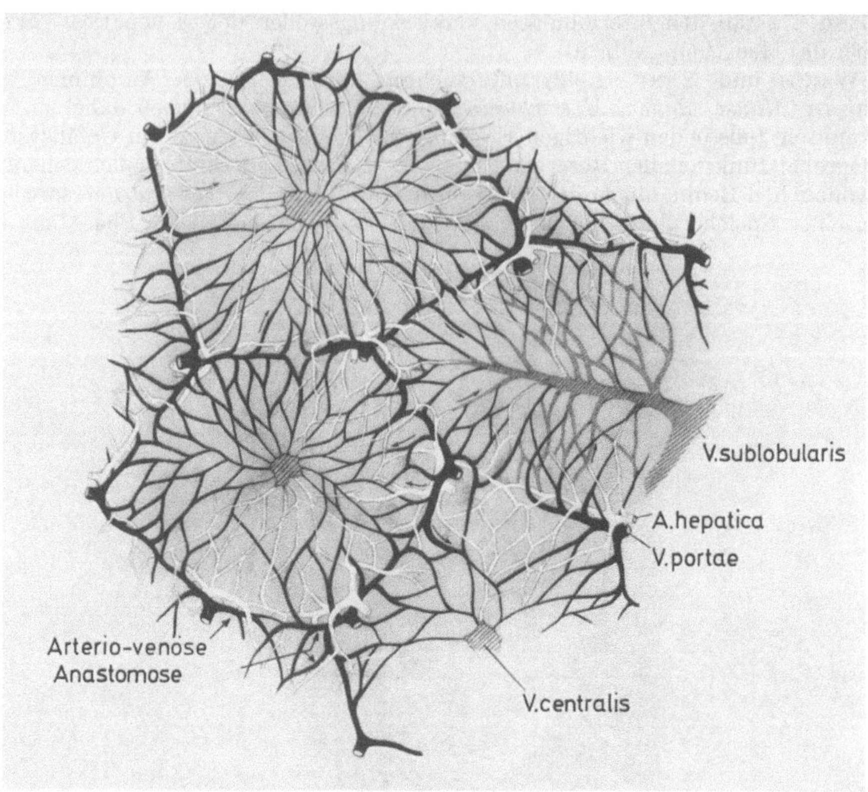

Abb. 11. Verteilung und Verbindung der arteriellen und venösen Gefäße in der Säugerleber in schematischer Darstellung. Leberarterienäste weiß, Pfortaderäste schwarz, Lebervenenäste schattiert. (Aus WAKIM und MANN, 1942)

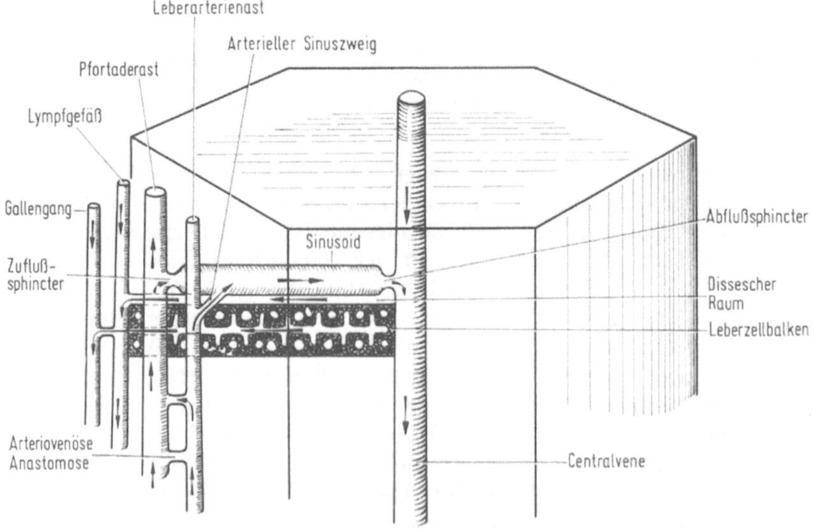

Abb. 12. Schema der Gefäßverhältnisse in der Leber des Frosches (KNISELY, BLOCH und WARNER, 1948). (Aus IRWIN und MACDONALD, 1953)

arterienäste und kleinen Ästen der Pfortader. Messungen ergaben, daß die Lebergefäße im Leben sehr verschieden weit sind und sich alle unabhängig voneinander
für kurze Zeit verengen und erweitern können. Auch IRWIN und WAKIM (1942)
sprechen von einer zeitweiligen Rhythmik der intrahepatischen Blutzirkulation.
Die Sinusoide der Leber des *Meerschweinchens* besitzen wie die Sinusoide des
Frosches (Abb. 12) an beiden Enden Sphincteren.

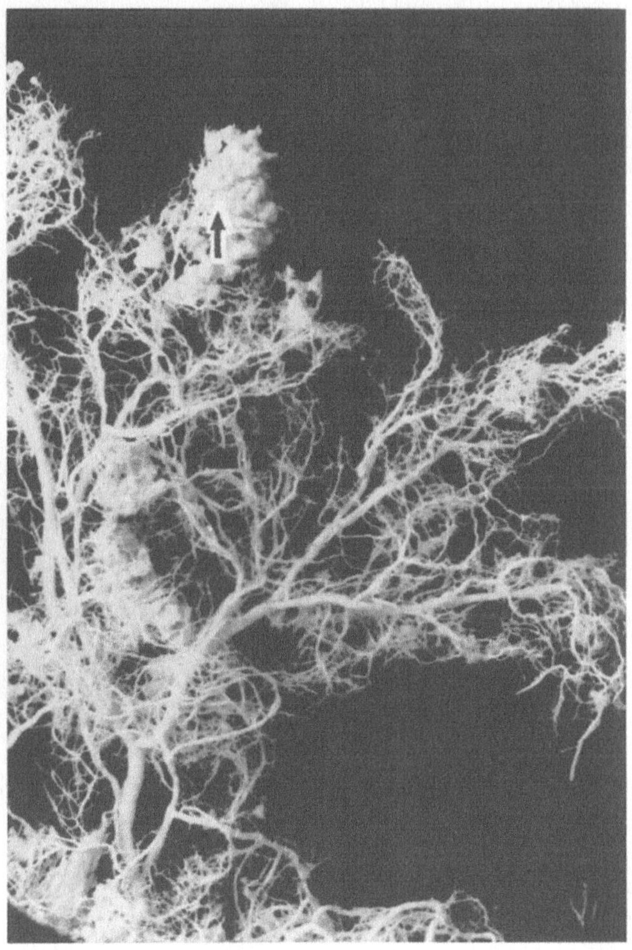

Abb. 13. Korrosionspräparat eines intrahepatischen Abschnittes der Leberarterie des Hundes.
↑ direkt aus der Leberarterie gefüllte Lebersinusoide. 30fach. (Aus KRATOCHVÍL, PAYER und
RIEDEL, 1957)

Wird die Pfortader des *Hundes* ganz oder zum Teil unterbunden, so erscheinen
die Ästchen der Leberarterie schon 12—24 Std nach dem Eingriff erheblich vermehrt (KRATOCHVIL u. Mitarb., 1957). Hierbei kann es sich nicht um die Neubildung von Leberarterienästchen, sondern nur um die Öffnung vorhandener,
unter normalen Verhältnissen am Kreislauf der Leber nicht beteiligter Ästchen
handeln. Die Pfortader verfügt in ihrem Gefäßbaum über solche Reserveästchen
nicht; sie hat nur offene, vom Blut durchströmte Äste, die sich etwas erweitern
können. Korrosionspräparate dieser Autoren zeigen, daß die Lebersinusoide von

der Leberarterie aus injiziert und gefüllt werden können (Abb. 13). Zu beachtlichen
Ergebnissen führten auch die Untersuchungen an den subterminalen und terminalen Abschnitten der Pfortader und Leberarterie des *Frosches* von KRATOCHVIL
u. Mitarb. (1959). Anhand ausgezeichneter Korrosionspräparate ermittelten sie
die weitere Verzweigung der Interlobularvenen in Distributionsvenen, Eintrittsvenulen, sinusoidale Capillaren (Abb. 14) und die weitere Verzweigung der Leber-

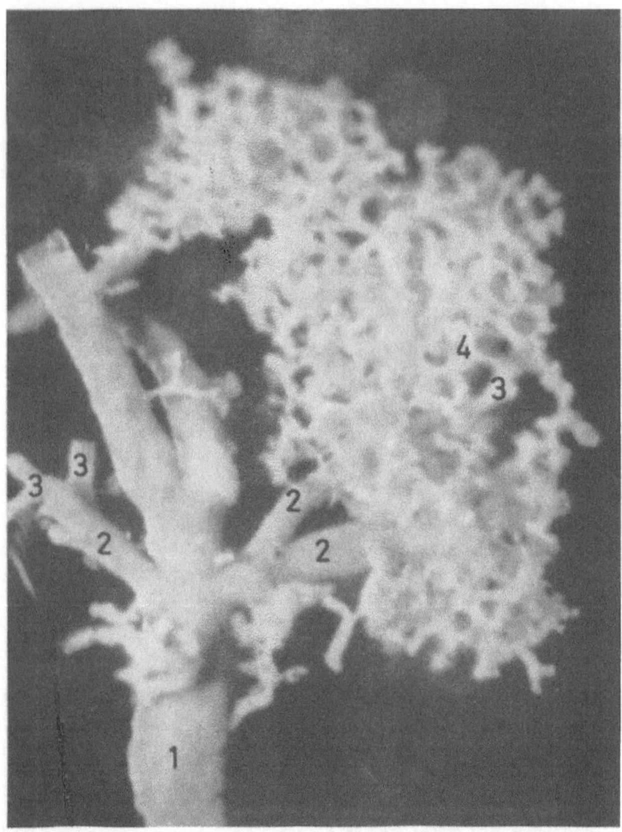

Abb. 14. Korrosionspräparat des subterminalen und terminalen Abschnittes im portalen
System der Froschleber. *1* Interlobularvene, *2* Verteilungsvene, *3* Eintrittsvenulen, *4* Lebersinusoide. 100fach. (Aus KRATOCHVÍL, RIEDEL und MORAVEC, 1959)

arterienästchen in Arteriolen, Eintrittsarteriolen (= präcapilläre Arteriolen),
sinusoide Capillaren (Abb. 15). Die Capillaren der Leberarterie verbreiten sich
teils im interstitiellen Gewebe („peribiliäre Capillargeflechte"), teils münden sie
in die Lebersinusoide ein. Die Autoren fanden keine, den Blutdurchfluß regulierenden Sphincteren im Sinusoidbereich der *Frosch*leber; dagegen stellten sie
„eine gänzliche Verengung und Erweiterung des Lumens der Capillaren in ihrer
ganzen Länge und im ganzen Capillarnetz" fest. Sie fanden in der *Frosch*leber
auch keine arterio-portalen Anastomosen, weder im subterminalen noch im terminalen Gefäßbezirk; demnach gibt es in der *Frosch*leber nur im Bereich der Sinusoide
Verbindungen zwischen Pfortader- und Leberarterie. Die Eintrittsarteriolen und
-venulen üben in der *Frosch*leber die Kontrolle des Blutdurchflusses in viel wirk-
samerer Weise durch, als arteriovenöse Anastomosen es vermöchten; sie besitzen

contractile Wandbestandteile. KRATOCHVILL u. Mitarb. (1959) bezweifeln die Zweckmäßigkeit und Bedeutung arterio-portaler Anastomosen für die „Sicherstellung des Blutdurchflusses durch das sinusoidale Capillarnetz" der Leber.

Die Unterbindung einer Segmentalvene des linken oder rechten Pfortaderstammes beim *Schwein* (KAMAN, 1967) verursacht eine „zeitweilige, mäßige Atrophie des ligierten Gebietes und eine starke Hypertrophie des Leberteils, bei

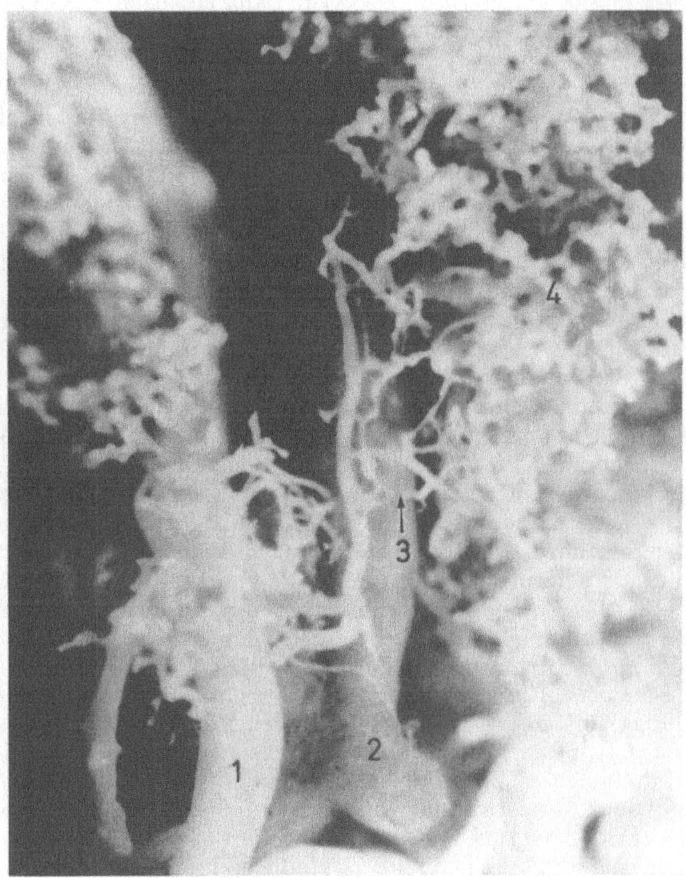

Abb. 15. Übergang des arteriellen Systems in die Lebersinusoide beim Frosch. *1* Leberarterienast, *2* Pfortaderast, *3* Netz der Eintrittsarteriolen, *4* von der Leberarterie und Pfortader gefüllte Lebersinusoide. Korrosionspräparat. 60fach. (Aus KRATOCHVÍL, RIEDEL und MORAVEC, 1959)

dem der Portalkreislauf nicht ausgeschaltet wurde". Im ligierten Gebiet ist die A. hepatica stark geschlängelt und dilatiert; sie ersetzt wahrscheinlich funktionell die ausgefallene Pfortader. KAMAN findet keine Anastomosen zwischen den beiden Gefäßsystemen und schließt daraus, daß solche auch im normalen Organ nicht vorhanden seien. Die Tatsache, daß eine 75—80%ige Ausschaltung des Pfortaderkreislaufes weder zu einer bedeutenden Leberschädigung noch zu einer solchen des allgemeinen Gesundheitszustandes führe, zeuge von einer beträchtlichen Funktionsreserve der Leber.

Die Auffassung, die arterielle Blutversorgung der Leber beschränke sich auf das Interstitium dieses Organes (Bindegewebe, Nerven, Gefäß- und Gallengangwände) und das Leberparenchym sei ein anärobes Gewebe, steht in Widerspruch zu den Ergebnissen der Biochemie (BECKER, 1955). Das gleiche gilt von der Meinung BENNINGHOFFs (1944), der Sauerstoffbedarf der Leberzellen werde von dem Sauerstoff gedeckt, den der intermediäre Stoffwechsel der Leber freigebe. Die Leber ist hochempfindlich gegen Sauerstoffmangel (PICHOTKA, 1942; ALTMANN, 1949, zit. nach BECKER, 1955). Nach der Unterbindung der Leberarterie nekrotisiert die Leber (MARKOWITZ, 1933; NARATH, 1952, zit. nach BECKER, 1955, hier nähere Angaben über die Versorgung der Leber mit Sauerstoff).

In der Leber des *Menschen* (EHRENBRAND und BURCKHART, 1956; EHRENBRAND, 1963b) kommen in den Leberarterien- und Pfortaderästen (Aa. und Vv. interlobulares) streckenweise Längsmuskelbündel vor, die in der Intima liegen und mit der Media in Verbindung stehen; es handelt sich um Sperrarterien und Sperrvenen. In den Glissonschen Dreiecken treten adventitielle Längsmuskelbündel der Interlobulararterien in die Adventitia der Interlobularvenen und in das interstitielle Bindegewebe über. Auch größere intrahepatische Pfortaderäste besitzen streckenweise adventitielle Längsmuskelbündel mit Verbindungen zur Ringmuskulatur dieser Äste und zum periportalen Bindegewebe.

Zu dem alten, physiologisch und pathologisch wichtigen und immer noch aktuellen Problem der „Partialströme" oder „getrennten Stromfäden" oder „funktionellen Zweiteilung" des Blutstromes im Pfortaderstamm ist grundsätzlich zu sagen, daß eine Teilung dieses Stromes in Teilströme gemäß den Gesetzen der Strömungsmechanik möglich und deshalb diskutabel ist. Nach der alten Lehre von der Zweiteilung des Pfortaderstromes wird das Blut der V. lienalis und der V. mesenterica inferior über den linken Ast der Pfortader dem linken und das Blut der V. mesenterica dextra über den rechten Ast der Pfortader dem rechten Teil der Leber zugeführt. Die Grenze zwischen den beiden Leberteilen bildet nicht das Ligamentum falciforme, sondern die Ségéré-Cantliesche oder Rex-Cantliesche Linie; man erhält sie, wenn man die untere Hohlvene mit der Gallenblase verbindet (Cava-Gallenblasenlinie). Die in diese Linie fallende Ebene — sie liegt 2 cm rechts vom Ligamentum falciforme — wird als „funktionelle Teilungsebene" und „funktionelle Lebergrenze" angesprochen, d. h. als Grenze zwischen den Versorgungsgebieten des rechten und linken Pfortaderastes. Diesen Versorgungsgebieten entsprechen die den anatomischen Leberlappen an die Seite zu stellenden „funktionellen Leberlappen"; ihnen entspricht auch das, was als „Dextrotopie" und „Sinistrotopie" und „Bilateralität" bezeichnet worden ist. Hierzu bemerkt SCHUMACHER (1954) kritisch, die Bedeutung dieser Lehre werde erheblich überschätzt. Die chemische Zusammensetzung der Leberlappen zeige zwar Schwankungen, doch seien diese weder beim *Menschen* noch beim Versuchstier konstant verteilt. Injektionsversuche am lebenden Tier schüfen unphysiologische Verhältnisse. Im Beginn der Verdauungsphase werde der Strom aus der Milzvene in die Pfortader dominieren, später dagegen der Zustrom aus den Mesenterialvenen. Schließlich würden sich diese Partialströme überlagern, so daß die Stoffverteilung in der Leber dann praktisch homogen sei.

BECKER (1956) wiederum glaubt, daß sich „die beiden zusammenfließenden, etwa gleich starken Blutströme" in dem 3—5 cm langen Pfortaderstamm nicht durchmischen, sondern getrennt zu den beiden funktionellen Leberlappen gelangen. Dafür spreche die Beobachtung, daß Rectumcarcinome vorwiegend im linken Leberlappen metastasieren und Wurmfortsatzabscesse fast ausschließlich in den rechten Leberlappen verschleppt würden. Dem widerspreche allerdings der relativ häufige Sektionsbefund der Metastasierung eines Rectumcarcinoms in der ganzen Leber oder in den an sich nicht typischen Lappen. Als Erklärung für diese Diskrepanz führt BECKER (1956) „biologische Gegebenheiten, d. h. Einflüsse von außen an, die den Doppelstrom im Pfortaderstamm in eine Turbulenz versetzen könnten: so z. B. Hustenstöße" und „mehr noch die Umorganisation des Strombettes der Pfortader bei einer Lebercirrhose". Unter diesen Umständen werde „aus dem physikalischen Gesetz die biologische Regel, die Einschränkungen und komplexe Beeinflussungen wohl" kenne.

Diese Auffassung von der komplexen Beeinflussung oder gar Aufhebung eines physikalischen Gesetzes im biologischen Bereich findet eine gewisse Stütze durch eine ältere Arbeit von WANKE (1936). Darin wird ausgeführt, daß lokalisierte postappendizitische Leberabscesse, die nach Appendektomie auftraten, zu 60% über die ganze Leber verstreut waren; nur in 10% hatten sie ihren alleinigen Sitz im rechten und in 8% im linken Leberlappen. Auch Carcinommetastasen des Rectum gaben keinen Anhaltspunkt für eine Zuordnung der Quellgebiete der Pfortader zu bestimmten Leberabschnitten. Ähnlich negativ fielen experimentelle Untersuchungen aus. Nach der Injektion einer Aufschwemmung von Bakterien in die Milz-, Magen- und Caecumvenen fanden sich jeweils Keime im rechten und linken Leberlappen. Auch Tusche- und Kontrastmittel zeitigten diese Ergebnisse. Die ausschließliche Füllung des Leberlappens einer Seite nach der Injektion in Seitenlage wird als „Folge der Schwere" gedeutet. Die Injektion in Seitenlage ergab aber manchmal auch die Füllung des Leberlappens auf der anderen Seite; so ließ sich auch bei dieser Versuchstechnik keine Regel aufstellen.

MUMENTHALER (1953) hat das Problem der Partialströme im Pfortaderstamm mit einer kaum anfechtbaren, bisher unübertroffenen Technik in Angriff genommen; ihren Befunden dürfte eine nicht zu bestreitende Beweiskraft zukommen. Sie injizierte 25—30 μ große radioaktive Carnauba-Wachskügelchen mit dem spez. Gewicht des Blutplasmas in die Venen von Milz, Magen, Dünndarm, Caecum und Colon sigmoideum des *Kaninchens*. Die *Kaninchen*leber hat vier Lappen. Die Wachskügelchen liefen sich in den Lebersinusoiden fest und bildeten darin radioaktive Emboli. Die dadurch verursachte Radioaktivität wurde an den einzelnen Leberlappen anhand von Homogenaten bestimmt. Die Zahl der Versuchtiere betrug 30. Die Radioaktivität — in diesem Falle gleich der Dichte der Embolisierung — war in den vier Leberlappen deutlich verschieden, „und zwar in einem Ausmaß, daß die Unterschiede keinesfalls mit der methodischen Streuung erklärt werden können. Bei 80% der Tiere beträgt das Verhältnis zwischen dem am schwächsten und dem am stärksten embolisierten Lappen mindestens 1:2, bei den übrigen 20% wird immerhin der Wert 1:1,3 nicht unterschritten. Die Mittelwerte für die Embolisierungsdichte ein und desselben Lappens" können „je nach dem Injektionsort verschieden sein". Das „kann nur durch unvollständige Mischung" des Blutes erklärt werden. „Damit aber ist bewiesen, daß das Pfortaderblut je nach seiner Provenienz innerhalb der gemeinsamen V. portae in mehr oder weniger scharf abgegrenzten Bahnen fließen kann." Und: „Gibt es gewisse Quellgebiete, die ihr Blut bevorzugt in ganz bestimmte Leberabschnitte ergießen? Beim *Kaninchen* ist diese Frage zu bejahen."

D. Lymphwege der Leber

Die Lymphwege der Leber wurden lichtmikroskopisch erneut von ELIAS (1949a) untersucht. Im wesentlichen fand er die Beobachtungen MALLS (1906) bestätigt, die seltsamerweise wenig Beachtung gefunden haben. Man muß zwischen Lymphgefäßen und Lymphräumen der Leber unterscheiden. Reguläre Lymphgefäße, d. h. solche mit einer Endothelauskleidung, liegen in den Periportalfeldern; sie bilden Netze (Abb. 16) und begleiten die Blutgefäße und Gallengänge. In diese Lymphgefäße münden wenige kleine, wahrscheinlich mit intralobulären Arteriolen

oder Venulae afferentes oder Gallengängen verlaufende intralobuläre Lymph-
gefäße ein. Lymphräume der Leber sind nach ELIAS (1949a, c) der Dissesche
Raum und der Mallsche Raum; beide haben keine Endothelauskleidung. Der
Dissesche Raum setzt sich zusammen aus der Summe der perisinusoidalen
Spalträume. Diese werden auf der einen Seite vom Endothel der Lebersinusoide,
auf der anderen Seite von den Leberzellen begrenzt. An der Existenz des
Disseschen Raumes ist nicht mehr zu zweifeln (s. S. 178). Der Mallsche Raum
liegt als perilobulärer Raum, wie die Lymphgefäße der Leber, im Portalfeld, aber
peripher zwischen der Grenzplatte des Zentralvenen-Läppchens und dem peri-

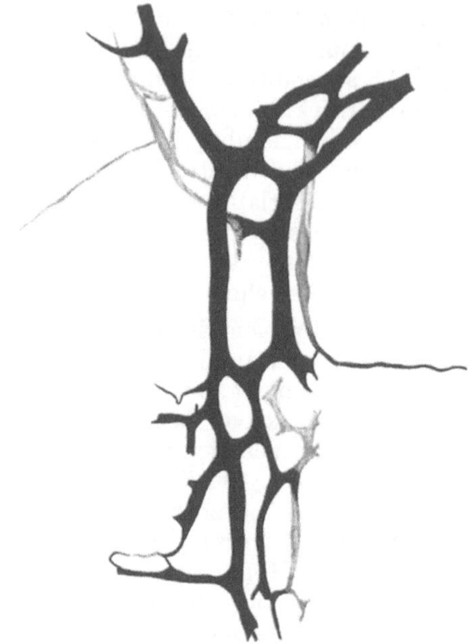

Abb. 16. Mit Tusche injizierte Lymphgefäße im Periportalfeld der Hundeleber. Schema.
(Aus ELIAS, 1949)

lobulären Bindegewebe. Es gibt nach ELIAS (1949a, c) Verbindungen zwischen
dem Disseschen und dem Mallschen Raum, nicht aber zwischen diesem und
den interlobulären Lymphgefäßen. Farb- oder Tuscheinjektionen, die den Mallschen
Raum füllen, treten nicht in die Lymphgefäße über; diese bleiben leer. Es wird
daher angenommen, daß die Lymphe aus dem Mallschen Raum in die interlobulären Lymphgefäße hineindiffundiert.

BABICS u. Mitarb. (1955) unterbanden bei *Katzen* und *Hunden* die Lymphknoten an der Leberpforte und einige Tage später alle Blutgefäße der Leber. Die
Folge davon war eine Stauung der intrahepatischen Lymphgefäße und eine Erweiterung des Disseschen Raumes. Die Autoren fanden keine Lymphcapillaren
und sie behaupten im Gegensatz zu ELIAS (1949a, c) der Dissesche Raum stehe
in Verbindung mit periportalen Lymphgefäßen.

COSSEL (1960) und HOLLE (1961) sehen in den Spalträumen zwischen den
Leberepithelzellen das Quellgebiet der Leberlymphe und ein Kanalsystem, „das
dem universellen Stoff- und Flüssigkeitstransport dient und in dem wahlweise
auch der Transport der Galle erfolgt". Sie behaupten, die Gallenkanälchen und
die Spalträume zwischen den Leberepithelzellen seien unvollständig abgegrenzt,

so daß sich Lymphe und Galle in den Spalträumen vermischten. Die Lymphe in diesem Gemisch soll dann in der Peripherie des Zentralvenen-Läppchens, im Bereich der Verbindungsstücke zwischen den Gallenkanälchen und den Gallengängen, von den dort angeblich beginnenden periportalen Lymphgefäßen resorbiert und so von der beigemengten Galle getrennt werden. Auch JOHNSON und MANN (1950) schließen aus Injektionsbefunden im Tierversuch auf Verbindungen zwischen dem Lymph- und Gallensystem der Leber. Das hier angeschnittene sehr wichtige Problem des extracanaliculären Gallenabflusses wird später Gegenstand einer ausführlichen Erörterung sein (s. S. 169,182).

Die Elektronenmikroskopie hat sich offenbar des Mallschen Raumes und der periportalen Lymphgefäße noch nicht angenommen.

E. Zur Entwicklung des Zentralvenen-Läppchens und der Abhängigkeit seines Baues vom Druckgefälle des Blutstromes in der Leber

In diesem Kapitel geht es nicht um die hinreichend bekannte Frühentwicklung der Leber, sondern um die Gestaltung der Architektur ihres Parenchyms. Hierüber geben neuere Arbeiten Auskunft, die aufgrund der umwälzenden Untersuchungen von ELIAS (s. S. 24) durchgeführt wurden.

LIPP (1952, 1953) berichtet über die Entstehung der Struktur des Leberparenchyms beim *Meerschweinchen* und *Menschen*. Die Leberanlage eines *Meerschweichen*-Embryos mit 3 mm Scheitel-Steißlänge und 26 Ursegmenten ist eine aus Leberepithelzellen und Mesenchymzellen bestehende gekrümmte Platte; sie ist frontal aufgerichtet und steht frei vor dem Darmrohr. Die Platte entsteht dadurch, daß die leberbildenden Epithelzellen „in breiter Front" in das Septum transversum eindringen und Mesenchymzellen in ihren Verband aufnehmen; dabei scheinen letztere ihren Zusammenhang zu bewahren. Die Mesenchymzellen vermehren sich, es entstehen Zellgruppen und aus diesen ein System zusammenhängender, mit Mesenchym ausgefüllter Räume zwischen den Leberepithelzellen. Ein Teil dieser Mesenchymzellen weicht auseinander, umschließt Hohlräume und leitet auf diese Weise die Entstehung des autochthonen Gefäßsystems, nämlich der Sinusoide der Leber ein. Die Leberepithelzellen dringen nun nicht mehr „in breiter Front", sondern in Gestalt der Leberstränge oder -trabekel vor. Nur die Spitzenteile dieser Trabekel behalten die rundliche Strangform bei, solange sie im Vordringen sind. Währenddessen beginnen die Trabekel sich von der Basis her „in der Querdimension zu Lamellen zu verbreitern".

Die weitere Entwicklung der Leberzellstränge zu Lamellen und Platten untersuchte LIPP (1952, 1953) an 4—9 mm langen *menschlichen* Embryonen. Für diese Embryonen gilt bis zum Beginn der Lamellenbildung das oben vom *Meerschweinchen* Gesagte, nur mit dem Unterschied, daß die anfängliche Leberplatte nicht so kompakt ist wie beim *Meerschweinchen*-Embryo; sie besteht aus „unregelmäßig strangartig geformten Zellmassen". LIPP (1952, 1953) führt diesen Unterschied in der Entwicklung auf die relativ frühe Vascularisierung des Septum transversum beim *Menschen* zurück. Das Differenzierungsprinzip ist gleich dem des *Meerschweinchens*: Leber-Epithelstränge dringen anastomosierend im Septum transversum vor und verbreitern sich, wenn sie älter sind, zu Zellplatten. Schon bei 6 mm, besonders bei 9 mm langen menschlichen Embryonen ist nach LIPP (1952, 1953) „der prinzipielle Bauplan des Leberparenchyms der reifen Leber durchaus ähnlich". „Im Gegensatz zur Leber der Erwachsenen sind aber die Zellplatten zwei bis vier Zellen breit; neben den Epithelien enthalten sie noch Mesenchymzellen und Gefäßsprossen in wechselnder Menge."

STENZ (1959) untersuchte die Lebern von 50 *menschlichen Embryonen* und *Feten* der 6. bis 40. Woche der Schwangerschaft. Er unterscheidet dem Alter der Früchte etwa entsprechende Reifegrade der Leber. In der 10. bis 12. Woche der Schwangerschaft liegen die Leberepithelzellen „locker oder in Gruppen an den Rändern weiter dünnwandiger Gefäße": die Leber ist ungegliedert. Hauptsächlich in der 18. Woche, aber auch in der 12. und 24. Woche ist „eine Trennung des bindegewebigen und parenchymatösen Anteils" der Leberanlage zu verzeichnen; die Leberepithelzellen haben breite, ungeordnete Stränge gebildet: die Leber ist trabeculär gegliedert. In der 20. bis 24. Woche, je einmal auch in der 16. und 33. Woche, ist das Parenchym von Venen und Capillaren unterteilt. Es besteht aus dünnen, von je einer Capillare umgebenen Zellsträngen; diese beginnen sich um eine Vene zu ordnen. Damit deutet sich der Beginn eines Läppchenbaues an: capilläre Gliederung der Leber. Vorwiegend ab der 30. Woche, aber auch schon früher, tritt die periportale Faserbildung auf. Die Leber des *Neugeborenen* schließlich zeigt eine grobe Gliederung des bindegewebigen und parenchymatösen Anteils: lobuläre Gliederung. So steht am Ende der strukturellen Leberentwicklung der Primärläppchen-Bau. STARCK (1965) spricht von einer Zerlegung des Leberparenchyms in „primäre Leberläppchen" durch das mit zunehmendem Wachstum einhergehende Ineinandergreifen der auswachsenden Gefäßverzweigungen.

Die Untersuchungen von STENZ (1959) kann man als eine Weiterführung der Untersuchungen LIPPS (1952, 1953) bezeichnen. Darüber hinaus hat STENZ (1959) durch die Darstellung des cytoplasmatischen Gehaltes der fetalen Leberepithelzellen an Ribonucleinsäure mit dem Gallocyanin-Chromalaun einen wesentlichen Beitrag zur Parenchymfunktion der fetalen Leber geleistet. Die Bildung des basophilen Ergastoplasmas geht in den Leberepithelzellen mit der Zunahme der Strukturdifferenzierung einher. Bis zur 10., auch 12. Woche der Schwangerschaft sind die Leberepithelzellen klein (Kernvolumen etwa 128 μ^3) und färbt sich ihr Cytoplasma diffus graublau; der Zellkern besitzt noch keinen oder nur einen Nucleolus. Erst dann, wenn die Zellen größer geworden sind, ihre Kerne ein Volumen von etwa 160 μ^3 erreicht haben und ein bis zwei große Kernkörperchen besitzen, treten basophile Schollen im Cytoplasma auf: das ist der Fall bei Früchten, die bis zu 20 Wochen alt sind. In hohem Grade üben die Zellen diese Tätigkeit aber erst ab der 30. Schwangerschaftswoche aus. Der ganze Vorgang bedeutet die Einschaltung der fetalen Leber in den Eiweißstoffwechsel des werdenden Organismus.

NEUPERT (1967/68) züchtete isolierte Leberepithelzellen sowie endothel- und fibroblastenähnliche Zellen der Leber von 12—13 Tage alten *Hühnchen*-Embryonen und menschlichen Feten im 3.—4. Monat in Kurzzeitkultur. Die morphologischen Strukturen dieser Zellen wurden mit der Phasenkontrast-Einrichtung in der Mikrokammer untersucht. Schon nach 10—20 min haften die abgerundeten, freischwimmenden Zellen der Kultur an der Glasoberfläche der Mikrokammer und lagern sich zu Zellbrücken und Zellbalken und schließlich zu Zellkolonien zusammen. Die morphologischen Charakteristika, der relative DNS-Gehalt und der Glucose-Stoffwechsel der diploiden Zellen des normalen Lebergewebes bleiben während der Transformation annähernd konstant und den normalen In-vivo-Bedingungen angepaßt.

Das ausgetragene Neugeborene besitzt „primäre Leberläppchen" mit der angedeuteten Struktur des Zentralvenen-Läppchens. Die Ausprägung zu den Zentralvenen-Läppchen des Erwachsenen („sekundäre Leberläppchen") erfolgt nach der Geburt. Die Ursache dafür sieht BECKER (1955, 1956, 1961) in der Umstellung des fetalen Kreislaufes auf den Kreislauf des Erwachsenen. Infolge des Verschlusses der Vena umbilicalis und der Verödung des Ductus venosus fließe der Leber mehr Blut durch die Pfortader und Leberarterie zu und erhöhe sich der Blutdruck in der Pfortader, während er in den Lebervenen sinke. Dieses Gefälle des Blutdruckes entsteht jedoch in der Leber sicher nicht ausschließlich durch vermehrten Blutzustrom über die Pfortader; die eigentliche Ursache dürften der durch die Lungenatmung im Brustraum und in der unteren Hohlvene entstehende Unterdruck und der von diesem ausgehende Blutsog sein. Eine zusätzliche Erhöhung des Blutdruckes in der Pfortader würde dieses Gefälle noch verstärken; die Möglichkeit hierzu geben die arteriovenösen Anastomosen zwischen den intrahepatischen Ästen der Pfortader und Leberarterie. Dem Gefälle oder Sog entsprechend nimmt das Blut im Leberparenchym nun zwangsläufig seinen Weg in der Richtung auf die Zentralvenen hin, die kleinsten Sammelbecken der Lebervenen. Die flexiblen Lebersinusoide und Leberzellplatten aber ordnen sich entlang den Strombahnen, im wesentlichen konzentrisch auf die Zentralvene zu; dadurch kommt es zur Ausprägung der für die Leber des Erwachsenen bezeichnenden Zentralvenen-Läppchen. Die Umstellung in der Struktur des Parenchyms der Leber nach der Geburt geht natürlich von den Portalfeldern aus. Die Pfortader-Läppchen prägen der Leber das Strukturmuster des Zentralvenen-Läppchens ein. Wenn sich infolge erschwerten Blutdurchflusses, wie im Falle der Lebercirrhose, die Druckverhältnisse im System der Pfortader und der Lebervenen umkehren (hoher Blutdruck in den Lebervenen, niedriger Blutdruck in der Pfortader), dann richten sich die Lebersinusoide und die Leberzellplatten radiär konzentrisch zu den Ästen der Pfortader in den Portalfeldern aus: die gewöhnliche Parenchymstruktur der Leber wird „auf den Kopf" gestellt (ELIAS, 1953; BECKER, 1955, 1956, 1961).

F. Cytologische Befunde an Lebern von Feten und Neugeborenen

STIEVE und KAPS (1937) untersuchten den Fett- und Glykogengehalt der fetalen *Ratten-* und *Kaninchen*leber. Die fetalen Leberzellen beginnen mit der Fettspeicherung etwas früher als mit der Glykogenspeicherung. Kurz vor der Geburt streben die beiden Speichertypen dem Höhepunkt zu. Nach der Geburt kommt es zu einer raschen Abnahme des Fettes in den Leberzellen, während sich das Glykogen nicht merklich verringert. Das gespeicherte Fett ist eine Stoffreserve, die dazu dienen soll, nach der Geburt den Übergang von der Ernährung im Mutterleib zu der selbständigen Aufnahme und Verarbeitung der Nahrung zu überbrücken. Dem Glykogen, das von den fetalen Leberzellen nur mäßig gespeichert und dann festgehalten wird, kommt diese Aufgabe sicher nicht in dem Maße zu wie dem Fett. Die Art und Reichhaltigkeit der Ernährung des Muttertieres sind ohne Einfluß auf die Fett- und Glykogenspeicherung der fetalen Leber. Auch bei *Mäusen* ist zur Zeit der Geburt Glykogen in den Leberzellen vorhanden (DEANA, 1944), aber entgegen den Beobachtungen von STIEVE und KAPS (1937) nimmt es postnatal nicht ab, sondern bis zum 18. Tag noch zu. Bezüglich des Fettes jedoch machte DEANE (1944) die gleiche Feststellung wie diese Autoren: starke Fettanhäufung bis zur Geburt und dann rasches Verschwinden des Fettes. Ein Antagonismus zwischen der Glykogen- und Fettspeicherung wurde nicht nachgewiesen.

Die Ausreifung der feinen Strukturelemente (elektronenmikroskopische Untersuchung) in der Leberepithelzelle der *Ratte* vollzieht sich innerhalb 40 Tage nach dem Wurf (DVOŘÁK und MAZANEC, 1967, Lit.). Am Zellkern sind submikroskopisch Veränderungen nicht bemerkbar. Hauptort der cytologischen Differenzierung ist das Cytoplasma. Mitochondrien, granuläres endoplasmatisches Reticulum, Anzahl und Lokalisation der freien Ribosomen, Golgi-Komplex und Microbodies machen quantitative und qualitative Veränderungen durch. Lysosomen treten erst vom 3. Tag an in größerer Zahl auf und liegen oft in der Nähe der Gallenkanälchen. Am 1. und 2. Tag nach der Geburt nimmt das Glykogen stark ab. Vom 5. Tag an nimmt es wieder zu und erreicht im Verlauf von 30 Tagen die dem Reifestadium der Leberepithelzellen entsprechenden Werte, nicht jedoch so hohe Werte wie zur Zeit der Geburt. Fettpartikel sind in den Leberepithelzellen besonders zahlreich zwischen dem 2. und 7. Tag vorhanden.

G. Der Feinbau des Zentralvenen-Läppchens der Leber

Bestandteile des Zentralvenen-Läppchens sind: die Leberepithelzellen, die Lebersinusoide, die v. Kupfferschen Zellen und der Dissesche Raum. Sieht man von letzterem ab, so bleibt das übrig, was RÖSSLE (1930) — wie schon erwähnt — das „Hepaton" genannt hat. Da die Elektronenmikroskopie inzwischen alle Zweifel an der Existenz des Disseschen Raumes beseitigt hat, ist er ein Bestandteil des Zentralvenen-Läppchens.

I. Die Epithelzellen der Leber

Die Epithelzellen der Leber werden Parenchymzellen, sehr häufig auch einfach Leberzellen genannt. Diese Bezeichnungen betreffen die entodermalen, aus dem Epithel des Duodenum hervorgegangenen Zellen der Leber. Die Rösslesche Bezeichnung „mesenchymale Parenchyme" für die Endothelzellen der Lebersinusoide und die v. Kupfferschen Sternzellen hat die Bezeichnung Parenchymzellen für die Leberepithelzellen abgewertet. Um Mißverständnisse auszuschließen, soll hier in der Regel nur die Rede von Leberepithelzellen oder Epithelzellen der Leber sein.

1. Anordnung der Leberepithelzellen im Zentralvenen-Läppchen

Bis zu dem Erscheinen der ersten Arbeit von ELIAS (1947/48) über die Leber bestand allgemein die Vorstellung, die Epithelzellen der Leber seien im Zentralvenen-Läppchen zu anastomosierenden Säulen, Strängen oder Balken zusammengefügt, und diese seien radiär um die Vena centralis angeordnet. Damit verknüpfte man ferner die Vorstellung, diese Zellbalken seien zylindrisch und würden von zwei Zellreihen aufgebaut. Beide Vorstellungen waren dem histologischen Schnittbild entnommen worden; sie wurden von ELIAS mit der oben angeführten und mit späteren Arbeiten (1949a, b, c, 1955, 1957, 1957/58) widerlegt. Anhand dicker Schnitte und Wachsplatten-Rekonstruktionen wies er nach, daß die Leberepithelzellen der Wirbeltiere — ausgenommen die Petromyzontiden — zu einem aus anastomosierenden Platten aufgebauten Mauerwerk *(Muralium)* im Zentralvenen-Läppchen zusammengefügt sind (Abb. 17). Diese Platten *(Laminae hepatis)* sind bei den niederen Wirbeltieren zwei Zellen dick *(Muralium duplex)* und bei den Säugern — von den Monotremata über die Marsupalia bis zu den Placentalia — nur eine Zelle dick *(Muralium simplex)*; d. h. sie sind analog den aus einer oder aus zwei Steinschichten errichteten Mauern eines Hauses (ELIAS und BENGELSDORF, 1949d, 1952). Größere zusammenhängende Massen von Epithelzellen der Leber kommen nur selten vor (ELIAS, 1947/48). Nur „interlamelläre Brücken, die aber niemals länger als zwei halbe Zellen lang sind, d. h. sie bestehen in den meisten Fällen nur aus ausgezogenen Teilen der in den Platten vorhandenen Zellen", haben die Gestalt von Strängen oder Balken (ELIAS,

1947/48). Die von den Epithelzellen der Leber des *Menschen* aufgebauten Platten sind auch „genau eine Zelle dick" (Abb. 17); die Platten sind gekrümmt und umschließen ineinander übergehende Räume, die *Lacunae hepatis*, ein, deren Gesamtheit das Leberlabyrinth *(Labyrinthus hepatis)* ergibt. Die Lacunen eines Zentralvenen-Läppchens sind verschieden groß und verschieden geformt. Bezüglich der Form haben sich außerdem noch Artunterschiede ergeben. So gleichen z. B. die Läppchenlacunen des *Menschen* und der *Katze* langgestreckten Säcken, diejenigen des *Pferdes* und *Kaninchens* dagegen zylindrischen Röhren. Für Lebern mit diesen Lacunentypen hat ELIAS (1947/48) die Bezeichnung „*Hepar sacculare*" und „*Hepar tubulosum*" geprägt. Wenn die Zentralvenen-Läppchen nicht vom

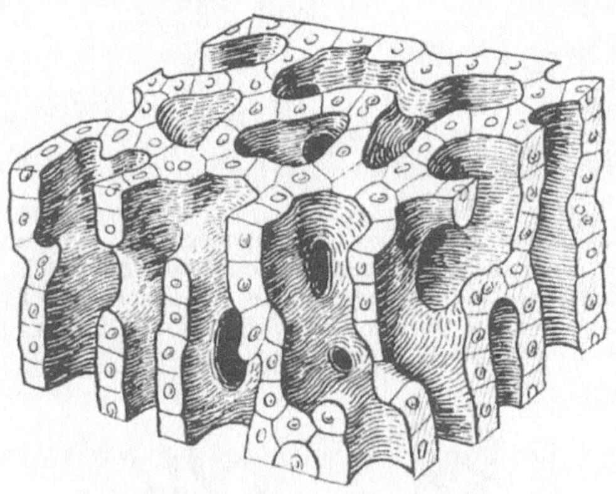

Abb. 17. „Hepar sacculare" (Sackleber). Bautyp des Epithelzellen-Parenchyms, wie er für die Leber des Menschen und der Katze bezeichnend ist. Stereogramm. (Aus ELIAS, 1949)

Bindegewebe abgegrenzt werden, gehen die Epithelplatten und die Lacunen benachbarter Läppchen ineinander über. Beim *Menschen*, dessen Leber sehr arm an Bindegewebe ist, hängen alle Läppchen zusammen. Dabei gibt es hier keine Läppcheneinheiten wie z. B. in der Leber des *Schweines*: die menschliche Leber ist ein „Zellkontinuum" (ELIAS). Wo dagegen Bindegewebe die Läppchen ganz umhüllt und am Leberschnitt Interlobularräume ausfüllt, dort ist in der Peripherie der Läppchen eine aus Leberepithelzellen bestehende Grenzplatte *(Lamina limitans)* vorhanden (Abb. 18); sie ist besonders deutlich ausgebildet beim *Schwein*. Die Zellen der Grenzplatte färben sich dunkler als die Zellen der Leberplatten, und ihre Kerne haben ein dichteres Chromatingerüst. Die Zellen dieser Platte sind widerstandsfähiger gegen Schädigungen und bleiben noch erhalten, wenn die Zellen der Leberplatten zugrunde gehen, und sie sollen neue Leberepithelzellen bilden können. Die Grenzplatte gilt als eine Art Indifferenzzone des Leberläppchens (HOLLE, 1955). Sie besitzt Löcher, die mit dem Labyrinth der Lacunen in Verbindung stehen. Dieses erstreckt sich also, wenn es nicht mit den Lacunen benachbarter Läppchen anastomosiert, von der Grenzplatte bis zu dem Raum, in dem die Zentralvene liegt (Abb. 18). Im Verhältnis zu der großen Zahl der Lacunen in einem Zentralvenen-Läppchen gibt es nur wenige Öffnungen in der Grenzplatte und erreichen nur wenige Lacunen die Zentralvene.

Ähnlich wie das häutige Ohrlabyrinth im knöchernen, hängen die Sinusoide des Zentralvenen-Läppchens in dem Lacunenlabyrinth, umgeben vom Disseschen Raum und von dem Häutchen aus Gitterfasern, das den Leberzellplatten aufliegt. Gespeist werden die Sinusoide von kurzen Seitenästchen *(Venulae afferentes)* der Pfortader (Abb. 19, 20); diese ziehen durch die Löcher der Grenzplatte in den

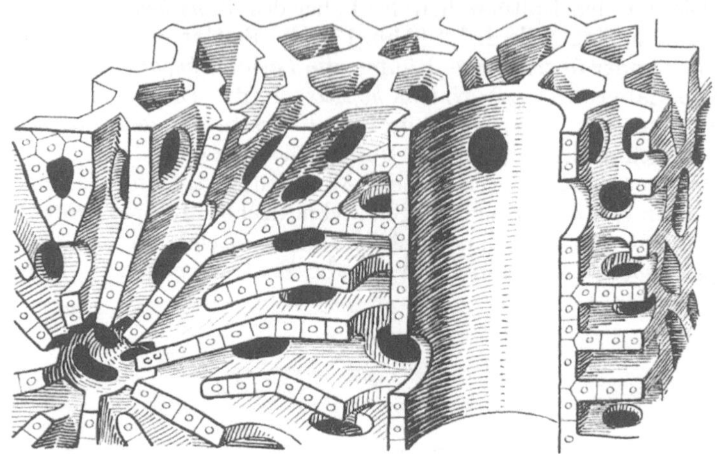

Abb. 18. Ausschnitt aus einem Zentralvenen-Läppchen und dem zugehörigen Portalfeld, letzteres von der Grenzplatte des Läppchens umschlossen. Löcher in der Grenzplatte verbinden das Portalfeld mit dem Lacunenlabyrinth des Läppchens. Die Lacunen erstrecken sich von der Grenzplatte bis zu dem Raum, den die V. centralis einnimmt, und sind durch Löcher in den Leberzellplatten verbunden. Zeichnung von R. BISHOP. (Aus ELIAS, 1949)

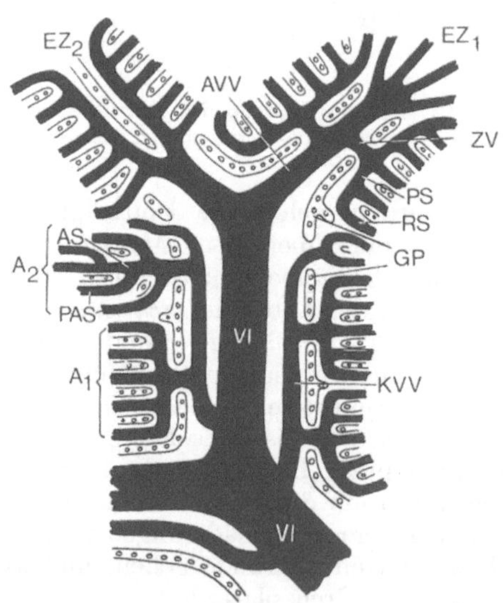

Abb. 19. Schema der Verzweigung einer V. interlobularis der Pfortader in der Leber. *VI* Vena interlobularis, *AVV* axiale Verteilungsvene, *KVV* kleine Verteilungsvene, *ZV* Zuleitungsvene (Venula afferens), *PS* peripheres Sinusoid, *RS* radiäres Sinusoid, *AS* axiales Sinusoid, *PAS* paraxiale Sinusoide, A_1 Arborisationstyp I, A_2 Arborisationstyp II, EZ_1 Endzweig Typ I, EZ_2 Endzweig Typ II, *GP* Grenzplatte. (Aus ELIAS, 1949)

intralobulären Raum, verzweigen sich dann auf der intralobulären Seite der Grenzplatte und gehen in die Sinusoide über. Den Weg durch die Löcher der Grenzplatte nehmen auch Arteriolen der Leberarterie; auch sie teilen sich wie die Venulae afferentes intralobulär in Capillaren auf, die sich mit den Sinusoiden verbinden. Die Pfortader verzweigt sich in der Leber nach ELIAS (1949c) in

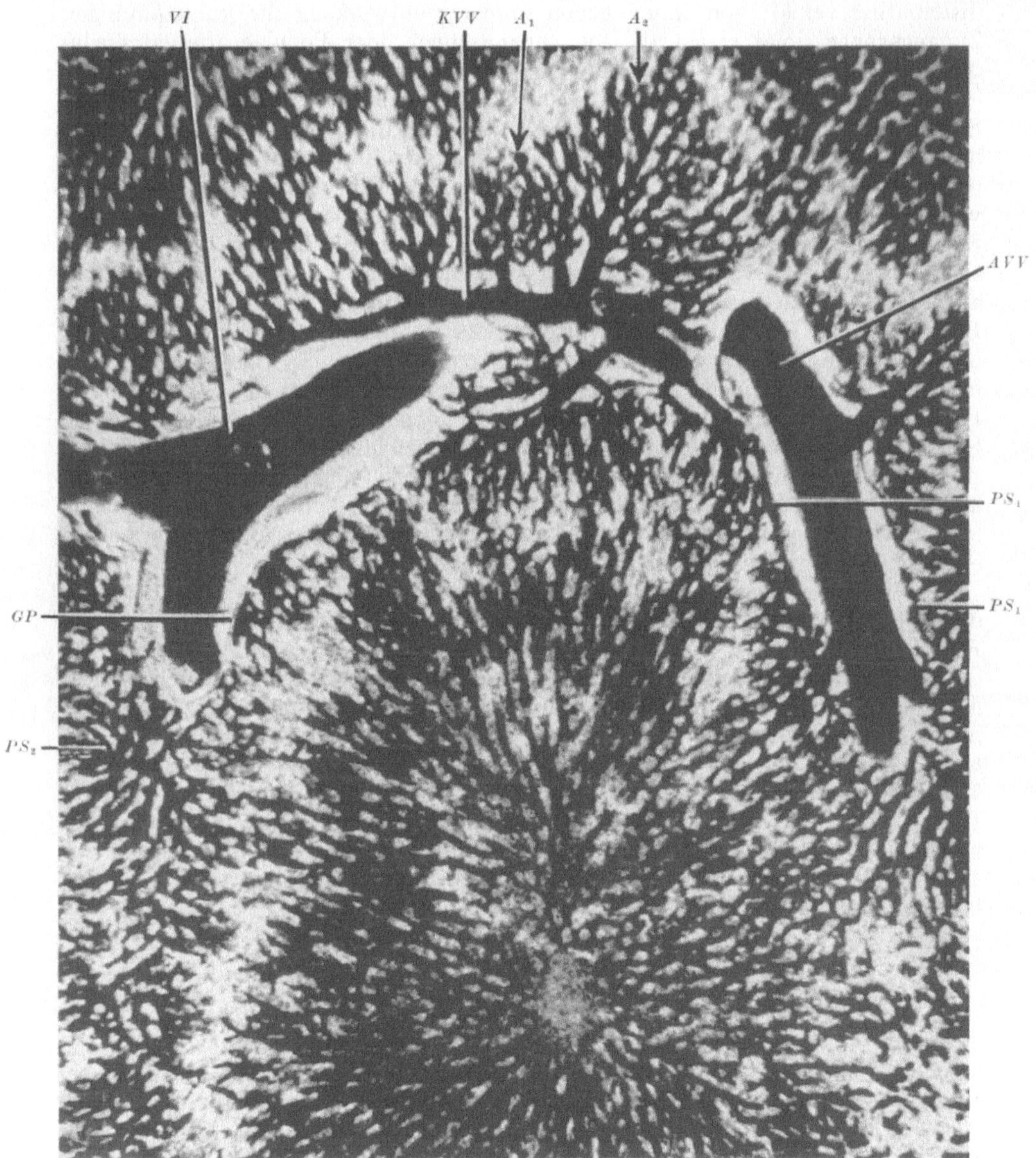

Abb. 20. Verzweigung der Pfortader in der Kaninchenleber. *VI* Vena interlobularis, *AVV* axiale Verteilungsvene, *KVV* kleine Verteilungsvene, PS_1 und PS_2 periphere Sinusoide (bei PS_2 als tangential geschnittenes Netzwerk), A_1 Arborisationstyp I, A_2 Arborisationstyp II, *GP* Grenzplatte. Pfortader mit Berlinerblau-Gelatine injiziert. (Aus ELIAS, 1949)

Leitungsvenen, kleine Verteilungsvenen, axiale Verteilungsvenen und Zugangsvenen (Abb. 19); letztere sind die Venulae afferentes. Die Leitungsvenen (conducting veins) sind die großen intrahepatischen Pfortaderäste (Abb. 19, 20), sie geben keine Venulae afferentes ab. Aus den Leitungsvenen gehen die kleinen Verteilungsvenen (distributing veins) hervor, die neben den Leitungsvenen verlaufen (Abb. 19 und 20). Die Endzweige der Pfortader sind die axialen Verteilungsvenen (axial distributing veins); von ihnen gehen immer rechtwinkelig die kurzstämmigen Zugangsvenen (inlet veins) ab. Die Zugangsvenen oder Venulae afferentes sind die Spitzenzweiglein der Pfortader, die sich in Sinusoide aufteilen.

Ein Teil der Zugangsvenen bildet auf der Innenseite der Grenzplatte periphere Sinusoide; von diesen gehen radiäre Sinusoide aus, die zentralvenenwärts ziehen und anastomosieren (Arborisationstyp I). Die anderen Zugangsvenen bilden keine peripheren, sondern tief in das Zentralvenen-Läppchen eindringende Sinusoide, von denen paraxiale Sinusoide abzweigen (Arborisationstyp II). Die mit den Zugangsvenen in das Läppchen eindringenden Arteriolen der Leberarterie teilen sich entweder in der Peripherie oder erst im Innern des Läppchens in Capillaren auf. Diese Capillaren der Leberarterie münden alle in die venösen Sinusoide der Pfortader. Die Untersuchungen von REEVES u. Mitarb. (1966) am *Kaninchen* bestätigen die Befunde von ELIAS (1949) sowie ELIAS und PETTY (1953); nur fanden sie keine kleinen Arterienäste (Arteriolen), die tief in das Zentralvenen-Läppchen eindringen, sondern nur solche, die in der Läppchenperipherie in die Sinusoide übergehen. Wahrscheinlich handelt es sich hier um Speciesunterschiede. Zu den gleichen Ergebnissen wie REEVES u. Mitarb. (1966) beim *Kaninchen* gelangten HASE und BRIM (1966) bei der *Ratte*; auch sie vermißten arterielle Intralobularäste (Arteriolen), alle für die Leberläppchen bestimmte Leberarterienäste enden in der Peripherie dieser Läppchen.

In der Zwischenzeit haben elektronenmikroskopische Untersuchungen die Befunde von ELIAS über den Plattenbau des Leberepithels und über die Einschichtigkeit dieser Zellplatten bestätigt (COSSEL, 1963).

In einer sehr schönen licht- und elektronenmikroskopischen Arbeit weisen MUGNAINI und HARBOE (1967) den tubulösen Bau der Leber von *Myxine glutinosa* nach. Die Tubuluswände dieser Leber bestehen aus einer Zellschicht; die Zellen sind radiär um die Lichtungen der Tubuli angeordnet, in die zahlreiche Mikrovilli hineinragen. In unmittelbarer Nähe der Tubuluslichtung verknüpfen Desmosomen die Leberepithelzellen. Es kommen auch intracelluläre Gallenkanälchen vor. Die Lebertubuli sind von feinfibrillärem, lockerem kollagenem Bindegewebe umgeben, an das sich eine Basalmembran (!) und das die Blutlacunen begrenzende Endothel anschließen.

2. Die regulären (gewöhnlichen) Leberepithelzellen
a) Das Cytoplasma

Hinsichtlich des Feinbaues der Leberepithelzellen wie der Zelle überhaupt hat die Lichtmikroskopie der letzten Jahrzehnte keine nennenswerten neuen Befunde hervorgebracht. Auch die der Lichtmikroskopie in diesem und jenem Betracht überlegene Phasenkontrast-Mikroskopie zeigt die Strukturelemente der Leberepithelzellen (Abb. 21) in Dimensionen, die nicht wesentlich über diejenigen hinausgehen, die das gewöhnliche Lichtmikroskop aufhellt. Einblicke in die feinen Strukturelemente der Zelle gibt erst das Elektronenmikroskop. Für die Leberepithelzelle wird dieser gewaltige Unterschied schon deutlich bei einem Vergleich der Abb. 21 mit einer nur schwachen elektronenmikroskopischen Vergrößerung (Abb. 22). Die ultramikroskopische Struktur des Zellkerns und des Kernkörperchens sind angedeutet, die Mitochondrien, die Ergastoplasmalamellen und vier Gallenkanälchen gut zu erkennen; die hellen Cytoplasmafelder bezeichnen das Hyaloplasma bzw. darin abgelagertes Glykogen. Die Membran der Leberepithelzelle (FAWCETT, 1955; ROBERTSON, 1958; IZARD, 1960; NEVILLE, 1960; DAVID, 1961a) ist 6—7,5 mµ dick. MARSILLI und BUCCIOLINI (1963) halten sie für eine echte Membran. RUHENSTROTH-BAUER und ZEININGER (1956) folgern

aus ihren elektrischen Untersuchungen (Messung der Impedanz) an Leberhomogenaten von *Ratte* und *Schwein*, die Membran der Leberepithelzelle, auch die
Membranen ihres Kernes, ihrer Mitochondrien und Mikrosomen (Fragmente des
Ergastoplasmas) seien geschlossen, porenfrei. Wie bei anderen Zellen erscheint
die Membran nach Osmiumfixierung homogen, nach Kaliumpermanganat-
Fixation dagegen aus zwei dunklen, linienförmigen Schichten und aus einer
dazwischen liegenden hellen Schicht zusammengesetzt: jede Schicht ist 2—2,5 mµ

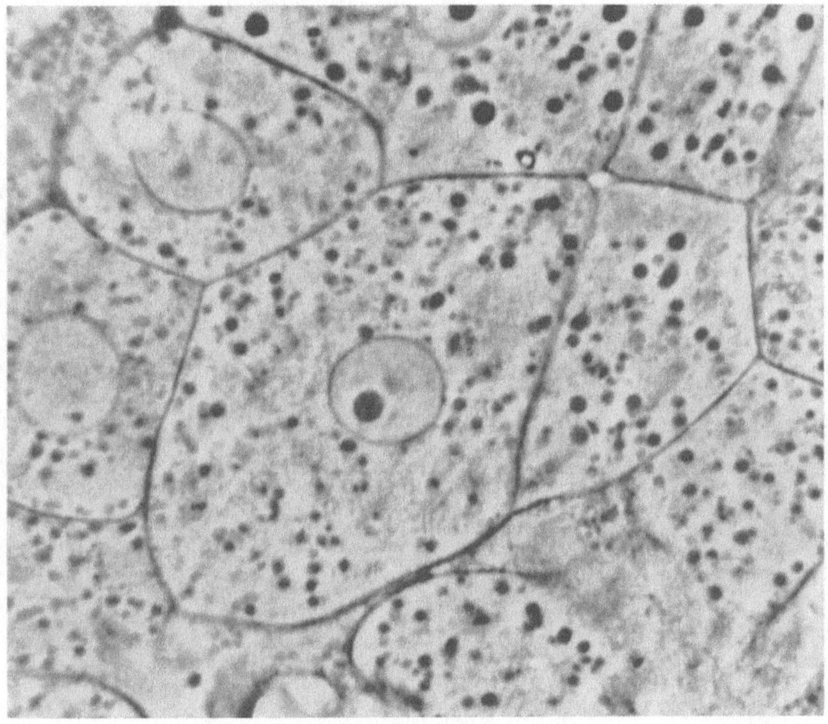

Abb. 21. Leberepithelzellen einer normalen menschlichen Leber. Zellkerne mit Kernkörperchen, Mitochondrien schwarz, Zellmembranen, ein Gallenkanälchen. Phasenkontrastaufnahme.
(Aus Cachera und Darnis, 1955)

dick. Die apolaren, in den Zellplatten einander zugekehrten Zellseiten sind glatt
und liegen eng beisammen. Die polaren, an das Blut- und Gallenufer angrenzenden
Zellseiten entwickeln Mikrovilli. Die verschiedene Ausstattung der Oberflächen
der Leberepithelzellen wird an anderer Stelle noch ausführlich dargestellt (s. S. 145).
Die ersten elektronenmikroskopischen Untersuchungen an der *menschlichen* Leber
(Biopsiematerial) führten Cachera und Darnis (1955) durch. In vitro kultivierte
Leberepithelzellen von *Kücken*embryonen (Westman und Sandström, 1966)
unterscheiden sich strukturell nicht von Leberepithelzellen in situ; nur das endoplasmatische Reticulum ist kümmerlich entwickelt, und die Mitochondrien sind
überwiegend sphärisch.

Volummessungen an den Parenchymzellen in den Lebern von Wirbeltieren verschiedener Klassen (Deb u. Mitarb., 1964) ergaben beträchtliche Unterschiede. Die größten Zell- und Kernvolumina wurden bei *Ratten*, die kleinsten bei
Tauben beobachtet. *Kröten* weisen ein ähnliches Zellvolumen wie *Ratten*, aber

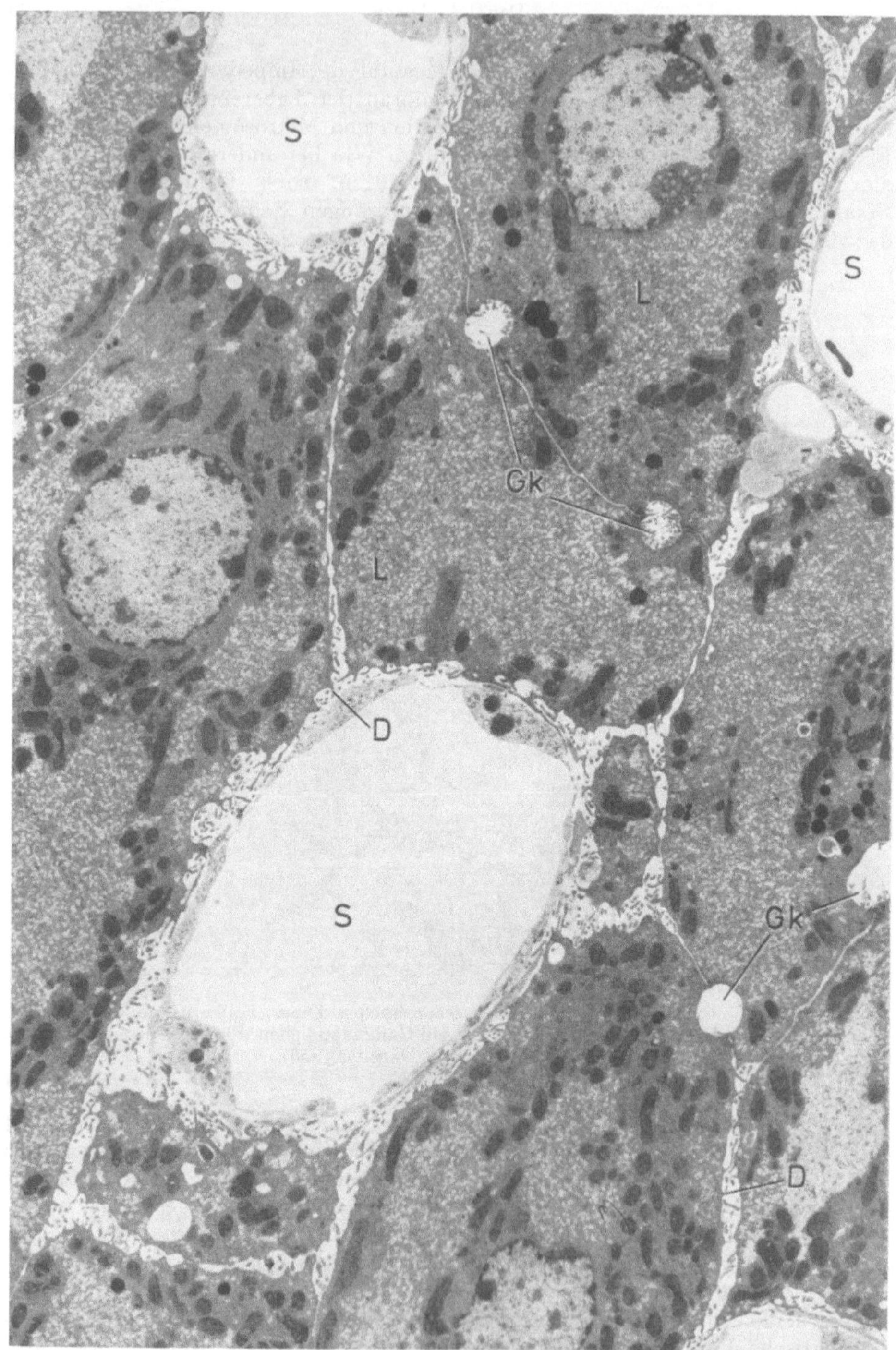

Abb. 22. Leberepithelzellen (*L*), Gallenkanälchen (*GK*), Sinusoide (*S*), Dissescher Raum (*D*) und ihre Lagebeziehungen im elektronenmikroskopischen Übersichtsbild. Das Cytoplasma der Leberepithelzellen ist gefeldert. Die hellen, fast organellenfreien Felder bezeichnen die Ablagerungsstätten des Glykogens und die dunklen Felder die Orte, an denen Mitochondrien, ergastoplasmatisches Reticulum und Ribonucleoprotein liegen. Meerschweinchenleber. 6000fach. [Originalaufnahme von Prof. E. LINDNER (Kiel)]

kleinere Zellkerne auf. Das Zell- und Kernvolumen bei *Eidechsen* ist kleiner als bei *Kröten* und bei *Tauben* kleiner als bei *Eidechsen*.

Loud (1968) unterzog bei der *Ratte* die Leberepithelzellen der drei Läppchenzonen einer stereologischen Analyse. Mit diesem Verfahren bestimmte er das aus Mitochondrien, Peroxysomen, Lysosomen, Lipid und Glykogen zusammengesetzte fraktionelle Cytoplasmavolumen, ferner die Oberfläche des granulären und agranulären endoplasmatischen Reticulums und der Außenmembran und Cristae der Mitochondrien.

α) Das Grundplasma

Das Grundplasma oder Hyaloplasma ist die Matrix aller Organellen des Zellleibes: des endoplasmatischen Reticulums mit und ohne Ribosomen, der Mitochondrien, des Golgi-Komplexes, der Lysosomen. Das Grundplasma der Leberepithelzelle ist durchsichtig homogen oder granulär oder fädig. Zu seinen Aufgaben gehören u. a. die Synthese und Aufbewahrung von Zellstoffen, z. B. des Glykogens.

β) Die Organellen
αα) Das endoplasmatische Reticulum

Je nach dem Funktionszustand der Leberepithelzelle besteht ihr endoplasmatisches Reticulum aus membranösen, platten Schläuchen, aus platten Säcken oder aus klein- und großvacuoligen Bläschen (Porter, 1953, 1954; Palade und Porter, 1954; Palade, 1955, 1956; Aterman, 1961; Themann, 1963). Wenn die Zelle ihr Glykogen bis auf kleine Reste oder ganz abbaut, nimmt es in hohem Grade Bläschenform an. Falls den Membranoberflächen dieser sehr wandelbaren Gebilde des endoplasmatischen Reticulums keine Ribosomen anhaften, liegt das glatte oder agranuläre endoplasmatische Reticulum vor: es dient der Zubereitung und dem Transport von Stoffen im Zelleib. Millonig u. Mitarb. (1960) vertreten die Meinung, das agranuläre endoplasmatische Reticulum sei von Bedeutung für die Glykogenbildung. Gegenteiliger Ansicht sind Revel u. Mitarb. (1960), Luck (1961) sowie Dvořák und Mazanec (1967). Tragen aber die Membranen Ribosomen (Papade, 1958), dann liegt das rauhe oder granuläre endoplasmatische Reticulum oder Ergastoplasma vor (Abb. 23): es dient der Eiweißsynthese des Zelleibes. Das endoplasmatische Reticulum geht aus Verdichtungen des Hyaloplasmas hervor, die sich in Bläschen umwandeln; diese verschmelzen zu platten Säcken (Ferreira, 1959). Unabhängig von der Entstehung der endoplasmatischen Bläschen treten die Ribosomen entlang der Zell- und Kernmembran auf und heften sich dem endoplasmatischen Reticulum an (Bernhard und Rouiller, 1956; Oberling und Rouiller, 1956; Oberling, 1959; Porte u. Mitarb., 1960; Zahnd u. Mitarb., 1961). Das Ergastoplasma tritt in mehr oder minder dichten Komplexen bald hier, bald dort im Zelleib auf, aber hauptsächlich in der Nähe des Kernes (Abb. 22). Cossel und Potel (1963) machten am *menschlichen* Leberpunktat sechs Größenordnungen der Ribosomen aus: 9, 12, 15, 18, 21, 24 mμ große Granula. Der Größenunterschied beträgt von Gruppe zu Gruppe 3 mμ. Das kleinste Ribosom (mittlerer Durchmesser 6,5 mμ) bildet den Kern aller Ribosomen der genannten Größenordnungen; diese entstehen durch „schalenförmige rhythmische Anlagerung von Substanzen" an den Ribosomenkern und fallen dabei verschieden groß aus. Die Ribosomen vermehren sich nicht durch Teilung.

Mit dem Ergastoplasma stimmen lichtmikroskopisch die basophilen Einschlüsse des Cytoplasmas überein, deren Ribonucleinsäure die Basophilie verursacht. Bei der *Ratte* stammen „50% des gesamten Gehaltes der Leber an Ribonucleinsäuren, die durch Ultrazentrifugierung aus macerierten Leberzellen gewonnen werden, aus geplatzten basophilen Cytoplasmaeinschlüssen" (LAGERSTEDT, 1949). Diese Einschlüsse verschwinden bei Tieren, die hungern oder eiweißarm ernährt werden, und zwar zuerst in den peripheren und dann in den zentralen Zellen des Zentralvenen-Läppchens. Diesem Vorgang geht eine starke Verminderung des Nuclearmateriales voraus. Wenn Hungertiere eine eiweißreiche Nahrung erhalten, wird zuerst der Nuclearapparat restituiert und dabei dessen Oberfläche

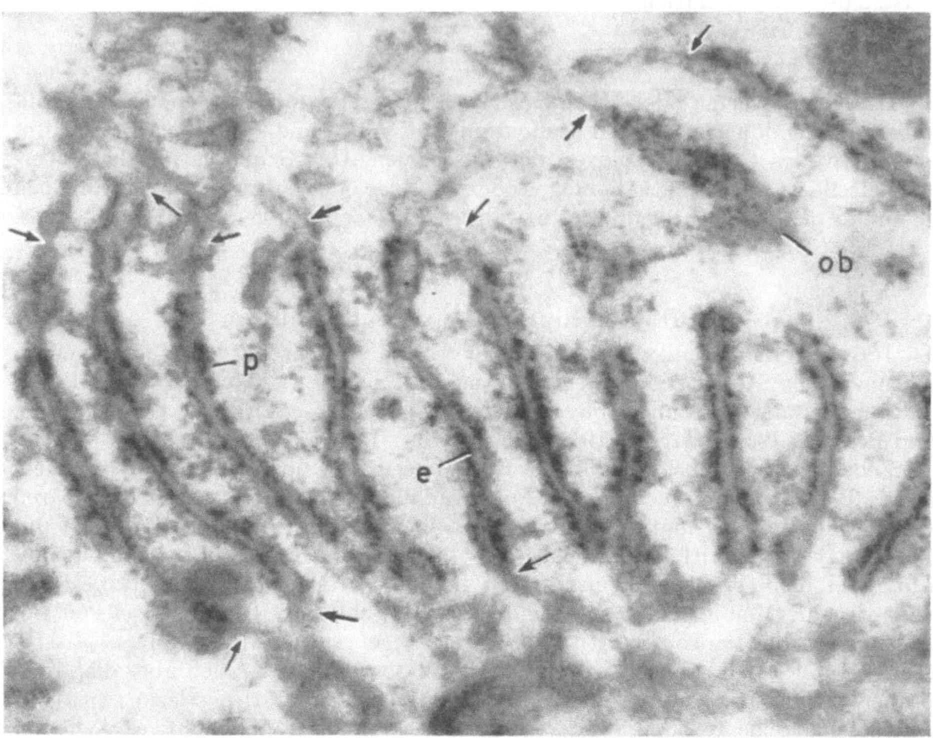

Abb. 23. Längsgeschnittene Lamellensäcke oder Zisternen (e) des granulären endoplasmatischen Reticulums im Cytoplasma einer Leberepithelzelle der Ratte. Den Außenflächen der Membranen haften Ribosomen (p) an, ob schräggeschnittene Zisternen. Pfeile: Übergänge zwischen granulären und agranulären Lamellen. 63000fach. (Aus PALADE und SIEKEVITZ, 1956)

100%ig vergrößert. Danach erst werden wieder basophile Einschlüsse gebildet, zunächst in den zentralen und später in den peripheren Läppchenzellen. Zu derselben Zeit, da die Einschlüsse neu entstehen, steigen die Stickstoffwerte der Leber: ein eindeutiges Zeichen dafür, daß eine Eiweißsynthese stattfindet.

BERNHARD u. Mitarb. (1952) haben als erste bei der *Ratte* elektronenmikroskopisch festgestellt, daß die basophilen Cytoplasma-Einschlüsse der Leberepithelzellen fibrilläre, gebündelte Strukturen des Cytoplasmas sind, die im Hunger verschwinden und nach einer eiweißreichen Mahlzeit wieder auftreten. Dabei scheinen die Mitochondrien mit im Spiele zu sein. BERNHARD und ROUILLER (1956) berichten über Schwellung der Mitochondrien als Begleiterscheinung des Schwundes des Ergastoplasmas bei hungernden *Ratten*. Wenige Stunden nach der Wiederfütterung seien die Mitochondrien wie zuvor normal und nach 16 bis 24 Std das Ergastoplasma erneuert. Im Laufe der Regeneration treten Membranen des Ergastoplasmas gleichzeitig in der Peripherie des Zelleibes und entlang der Kernmembran auf; dabei stehen Mitochondrien in enger Berührung mit den Membranen. Die filamentösen Ergastoplasma-Strukturen sind nach der Darstellung POHLs (1959) Doppelfibrillen oder Doppellamellen, „die bei einer Dicke von 0,03—0,08 μ und einer Länge von mehreren μ in Bündeln zu 20 und mehr an der Zahl aneinander liegen" „und vorzugsweise nur in den Zellen festgestellt werden, die eine extracellulär sezernierte Eiweißproduktion (Eiweißfermente, Eiweißhormone, Plasmaproteine) aufweisen"; „sie werden vorläufig als ribonucleinreiches Gerüst zur Produktion, Speicherung und Sekretion von extracellulärem Eiweiß aufgefaßt".

BERTALANFFY und BICKIS (1956) gelang bei *Mäusen* und *Ratten* die fluorescenzmikroskopische Identifikation der basophilen cytoplasmatischen Strukturen im supravitalen Zustand. Bei dieser Methode sind Artefaktbildungen, wie sie bei histochemischen Verfahren durch Fixierung, Entwässerung, Einbettung und Reagens entstehen können, so gut wie ausgeschlossen. Die sich im gewöhnlichen histologischen Schnitt mit Toluidinblau färbenden basophilen Strukturen des Cytoplasmas und der zentrale Teil der Kernkörperchen nehmen das Acridin-Orange an und erweisen sich als flockige oder granuläre Gebilde. Das Hyaloplasma färbt sich graugrün, die Zellkerne und die Peripherie der Kernkörperchen grün. Dem Ribonuclease-Test zufolge bestehen die rot-fluorescierenden Zellbestandteile aus Ribonucleinsäure.

Die Zentrifugierung eines Leberhomogenates zertrümmert die Membranen des Ergastoplasmas. Die Bruchstücke sind die Mikrosomen (HULTIN, 1950; CHAUVEAU u. Mitarb., 1955; HULTIN, 1955; RUHENSTROTH u. Mitarb., 1956; PALADE und SIEKEVITZ, 1957; HULTIN, 1957; D'AMELIO und PERLMANN, 1960; MOULÉ u. Mitarb., 1960; RAPPAPORT, 1960; ROTH, 1960). Die Bruchstücke des Ergastoplasmas gestalten sich nach den Berechnungen von RUHENSTROTH u. Mitarb. (1956) zu „allseitig geschlossenen Gebilden", den Mikrosomen, um. Diese wurden anfänglich für echte Strukturen des Cytoplasmas gehalten. BERNHARD u. Mitarb. (1952) erkannten, daß die Mikrosomen — jedenfalls in der Leberzelle — nicht in isoliertem Zustand vorhanden seien. Sie hielten es vielmehr für wahrscheinlich, daß die Mikrosomen bei der Ultrazentrifugierung durch die Zertrümmerung der fibrillären basophilen Cytoplasma-Einschlüsse entstünden. Obschon die Mikrosomen als solche also nicht in der Zelle vorhanden sind, was inzwischen sichergestellt wurde, haben sie doch insofern eine große Bedeutung erlangt, als an ihnen in der Mikrosomenfraktion des Homogenates biochemische Untersuchungen durchgeführt werden können, die Rückschlüsse auf die chemische Beschaffenheit und Funktion des Ergastoplasmas zulassen. Das zu erwähnen ist deshalb wichtig, weil es bis zur Zeit nicht möglich ist, entsprechende chemische Untersuchungen am Ergastoplasma der intakten Zelle durchzuführen.

MOULÉ u. Mitarb. (1960) beschreiben die Mikrosomen eines Homogenates der *Ratten*leber an ultradünnen Schnitten von einem Mikrosomen-Sediment als membranöse Bläschen mit ringförmigem oder ovalem Profil verschiedener Größe und mit dichten, ihrer Membran anhaftenden Teilchen, den Ribosomen (Abb. 24). Der Längsdurchmesser der Bläschen variiert zwischen 80 und 400 mμ. Außer diesen enthalten die Schnitte noch andere, ribosomenfreie, aus den Bruchstücken des agranulären endoplasmatischen Reticulums hervorgegangene Bläschen mit Längsdurchmessern von 70—300 mμ. Beide Bläschenformationen, die Bläschen mit Ribosomen („rough surfaced membranes") und die Bläschen ohne Ribosomen („smooth surfaced membranes") bilden die „totalen Mikrosomen". Sie stellen den Hauptbestandteil der Mikrosomenfraktion dar, die außerdem noch freie Ribosomen enthält. Weitere Zentrifugierungen ermöglichen die Trennung

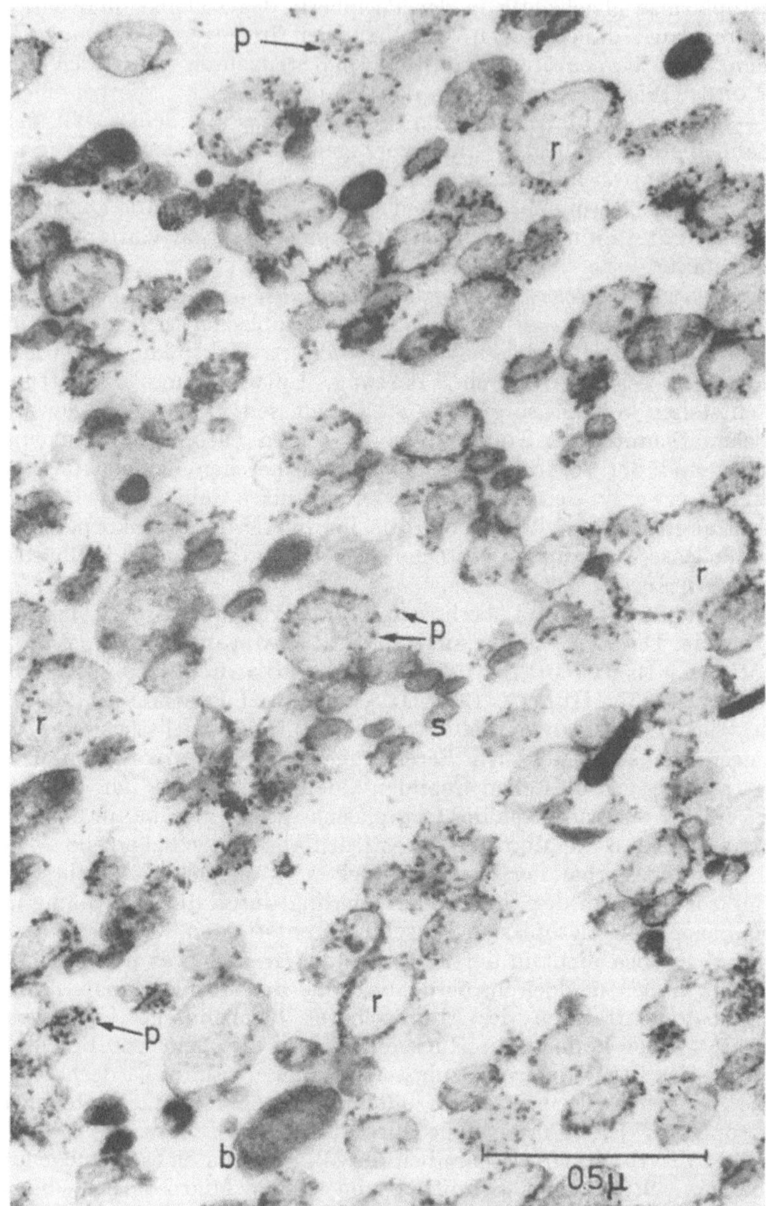

Abb. 24. Ultradünner Schnitt von einem Mikrosomen-Sediment der Rattenleber. Die Mehrzahl der membranösen Bläschen ist mit Ribosomen besetzt und stammt vom granulären endoplasmatischen Reticulum. *p* Palade-Partikel (Ribosomen); *r* rauhwandige, mit Ribosomen behaftete Bläschen; *s* glattwandige Bläschen; *b* dense bodies 73 000fach. (Aus MOULÉ, ROUILLER und CHAUVEAU, 1960)

der beiden Bläschenformationen. Die 1. Subfraktion enthält die Bläschen mit anhaftenden Ribosomen, die 2. Subfraktion die ribosomenfreien Bläschen; beide Fraktionen enthalten außerdem freie Ribosomen. Diese und die gebundenen Ribosomen können durch die Einwirkung von 0,4%igem Natriumdeoxycholat in 0,88 M Rohrzucker aus beiden Subfraktionen isoliert gewonnen und elektronenmikroskopisch untersucht werden (Abb. 25). Die Ribosomenfraktion besteht zu 50—60% aus Ribonucleinsäure, zu 10—15% aus Protein, sie enthält nur wenig Lipide.

Durch Waschung der Leberzellkerne von *Ratten* (SADOWSKI und HOWDEN, 1968) freigesetzte und durch Differentialzentrifugierung isolierte Polysomen der Kernmembran („outer membran polysomes") synthetisieren in vivo Protein. Diese Polysomen — sie haben kurze Zeit nach einer Injektion Oroticsäure-^{14}C eine

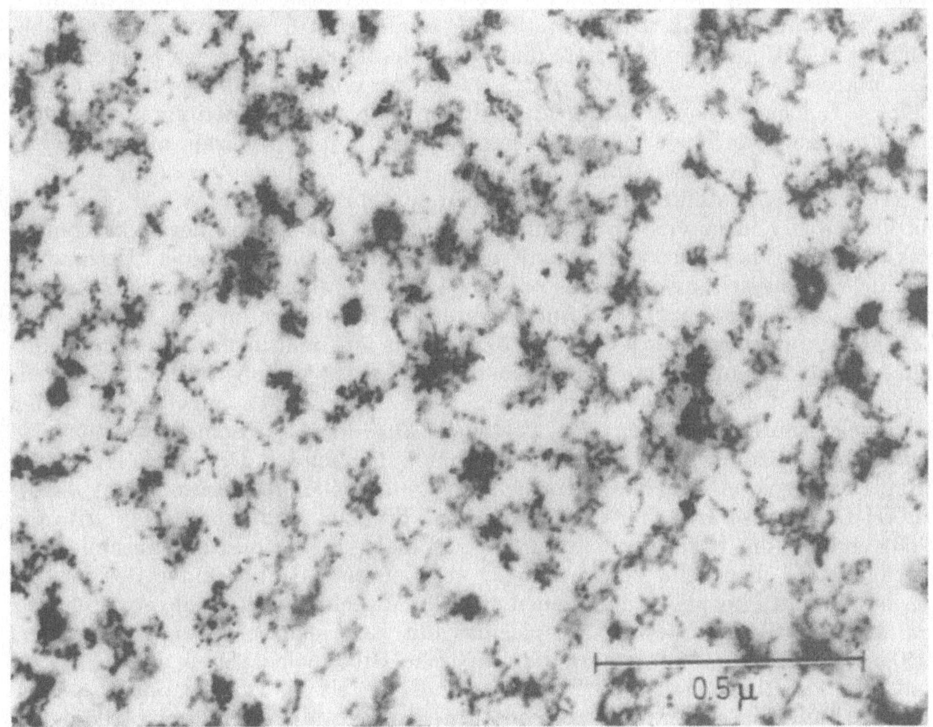

Abb. 25. Aus Mikrosomen-Subfraktionen mit Natriumdesoxycholat in 0,88 M Rohrzucker isoliert gewonnene Ribosomen der Rattenleber. 73000fach. (Aus MOULÉ, ROUILLER und CHAUVEAU, 1960)

höhere spezifische Aktivität als die cytoplasmatischen Polysomen — spielen womöglich beim Übertritt der neugebildeten RNS vom Kern in das Cytoplasma eine Vermittlerrolle. — Desoxylat und Desoxyribonucleinsäure lösen tritongewaschene Leberzellkerne auf. Eine Ribonuclein-Fraktion von diesem Lysat enthält intranucleäre Ribosomen. Diese sind nach kurzer Oroticsäure-^{14}C-Einwirkung hoch radioaktiv, scheinen aber in vivo keine schnelle Proteinsynthese durchzuführen. Obgleich die intranucleären Ribosomen nur einen kleinen Teil der totalen Zellribosomen ausmachen, sind sie nach Meinung von SADOWSKI und HOWDEN (1968) vielleicht doch eine Ribosomenklasse, deren Aufgabe es ist, die Synthese und den Transport der RNS zu regulieren.

Nach den Untersuchungen von PALADE und SIEKEVITZ (1956) an Leberhomogenaten von der *Ratte* beträgt der Ribonucleinsäure-Gehalt der Ribosomenfraktion sogar 80—90% und der Protein-Stickstoff 20%. Die Autoren geben die Größe der Ribosomen mit 10—15 mμ an. Nach ihren Feststellungen enthalten

3*

die Mikrosomen von 1 g Leberbrei (Feuchtgewicht) 3,09 mg Protein-Stickstoff, 3,46 mg Ribonucleinsäure (RNA-N = 1,2) und 487 mg Phospholipid-Phosphor, ferner Diphosphopyridin-Cytochrom c-Reduktase und ein alkohollösliches Hämochromogen. Die Inkubation mit Ribonuclease führt zu merklichen Verlusten an Ribonucleinsäure und zum teilweisen oder völligen Verschwinden der Ribosomen. PALADE und SIEKEVITZ (1956) schließen aus ihren Befunden, daß die Ribonucleinsäure an die Ribosomen gebunden sei; dagegen sollen das meiste Protein, fast alle Phospholipide, das Hämochromogen und die Phosphopyridin-Cytochrom c-Reduktase in der Membran oder im Innern der Mikrosomen enthalten sein. Nicht nur MOULÉ u. Mitarb. (1960), sondern auch RAPPAPORT (1960) bezeichnet mit Ribosomen behaftete und ribosomenfreie Bläschen des Homogenates als „Mikrosomen". So sagt letzterer: „Das Mikrosom oder das submikroskopisch kleinste Teilchen, das der Biochemiker durch stufenweises Zentrifugieren isoliert, besteht aus zerbrochenen membranösen Bläschen von Cytoplasma mit oder ohne RNA-Granula, die an sie gebunden sind."

HULTIN (1950) stellte an der Leber eben ausgebrüteter *Kücken* fest, daß 15 N markiertes Glycin in vivo früher und schneller an das Eiweiß der Mikrosomenfraktion als an das Eiweiß jeder anderen Fraktion gebunden wurde. Hierin zeigt sich die Vorrangstellung des Ergastoplasmas in der Eiweißsynthese. Später konnte HULTIN (1955) mit markierten Aminosäuren an Homogenaten von *Kücken-* und *Ratten*lebern nachweisen, daß die Subfraktionen mit dem höchsten Ribonucleinsäure-Gehalt diejenigen mit der höchsten Stufe des Isotopen-Gehaltes waren. Mit 0,1—0,2 M Bicarbonatpuffer gelang es HULTIN (1957), ungefähr 70% der Ribonucleinsäure zusammen mit Proteinen aus der Mikrosomen-Fraktion der *Ratten*leber freizumachen und den Mikrosomenüberrest mit Desoxycholat aufzulösen. Der Desoxycholatextrakt enthielt: Proteine, Ribonucleinsäure, Cholesterol, DPNH-Diaphorase und TPNH-Diaphorase. Trypsin (LUST und DROCHMANN, 1963) verdaut die Ribosomen in der mikrosomalen Leberfraktion; anschließend durchgeführte chemische Bestimmungen ergaben eine Herabsetzung des totalen Stickstoffs und Phosphors. Verglichen mit den Mitochondrien ist die Ausstattung der Mikrosomen bzw. des Ergastoplasmas mit Enzymen sehr dürftig (HULTIN, 1950). Nach ROTH (1960) gehört die alkalische Ribonuclease zum normalen Bestandteil des Ribosomeneiweißes der *Ratten*leber; sie ist für die optimale biologische Funktion der Ribosomen wesentlich. CHAUVEAU u. Mitarb. (1955) beziffern die Durchmesser der Mikrosomen in der Fraktion von der *Ratten*leber mit 40—300 mμ und die Durchmesser der Ribosomen mit 10—15 mμ. Nach den Befunden dieser Autoren verteilt sich die gesamte cytoplasmatische Ribonucleinsäure zu 85% auf die Mikrosomen, zu 9% auf das Sediment S und zu 6% auf die supranatanten Flüssigkeit; die Ribosomen aber seien reich an Phospholipiden und besonders reich an Ribonucleinsäure.

D'AMELIO und PERLMANN (1960) injizierten *Kaninchen* Zellfraktionen, die sie durch mehrfaches Zentrifugieren von der *Ratten*leber erhalten hatten. Sie verwendeten dann die durch diese Injektionen bei den *Kaninchen* erzeugten Antisera zur Analyse der von der *Ratten*leber hergestellten Mikrosomen- und Zellsaftextrakte. Immunologische Infusionstechniken ergaben eine sehr verschiedene immunologische Spezifität der Proteine in den Leberzellfraktionen. Die Autoren isolierten mit Natriumdeoxycholat wichtige Antigene aus den Membranen der Mikrosomen. Die Antigene waren frei von Ribonucleinsäure. Mikrosomen der *Ratten*leber, die *Kaninchen* injiziert wurden, riefen bei diesen eine starke Antikörper-Reaktion gegen die Proteine des *Ratten*serums hervor.

Der Gehalt der Leberepithelzellen an Desoxyribonucleinsäure richtet sich bei jungen, im frühen postnatalen Wachstum stehenden *Ratten* nach dem Körpergewicht. Für erwachsene Tiere gilt das gleiche, wenn sie infolge langen Hungerns an Gewicht verlieren, ebenso für junge Tiere, deren Wachstum durch Einschränkung der Calorienzufuhr gehemmt wird (FUKUDA und SIBATANI, 1953).

Bei *Ratten* (BAGLIO und FARBER, 1965) treten nach Verabreichung von Ethionin zahlreiche kleine osmiophile Körperchen, Liposomen, im endoplasmatischen Reticulum der Leberepithelzellen auf. Durch die Verschmelzung der Liposomen entstehen in den Zellen große Fettansammlungen, Riesenliposome. Adeninverabreichung an die ethionin-behandelten *Ratten* beseitigt die Liposomen und verursacht das vorübergehende Erscheinen von osmiophilen Tropfen im Disseschen Raum.

Allylisopropylacetamid bewirkt bei der hungernden *Ratte* (POSALAKI und BARKA, 1968) innerhalb 14—24 Std eine beträchtliche Vergrößerung und Gewichtszunahme der Leber, hauptsächlich verursacht durch die Zunahme der Phospholipoide des glattwandigen endoplasmatischen Reticulums (Nachweis durch Extraktion dieser Lipide aus der mikrosomalen Fraktion des Reticulums). Die elektronenmikroskopische Untersuchung ergab eine starke Hypertrophie des glattwandigen endoplasmatischen Reticulums in den Leberepithelzellen. Anzeichen von Zelldegeneration und Zellnekrose lagen nicht vor. Zellkerne, Mitochondrien und Golgi-Apparat zeigen keine erkennbaren Veränderungen. Die cytoplasmatischen Fetttröpfchen waren vermehrt und das rauhwandige endoplasmatische Reticulum etwas vermindert.

DOUGHERTY u. Mitarb. (1967) wandten ihre Aufmerksamkeit dem Verhalten des glattwandigen endoplasmatischen Reticulums in regenerierenden Leberepithelzellen teilhepatektomierter *Ratten* während der Mitose zu. In der Interphase scheint es rein zufällig im Cytoplasma verteilt zu sein. In der Prometaphase nimmt es die Beziehung zu den zentrosomalen Regionen des Cytoplasmas auf. Während der Metaphase und frühen Anaphase ist es zwischen den Polen der Mitosespindel und der polaren Zellrinde lokalisiert. Während der späten Anaphase findet es sich nicht mehr an den Zellpolen, sondern seitlich und getrennt von der Spindel im subcorticalen Zellbereich. In der frühen Telophase liegen seine Membranen abseits des Furchungseinschnittes im Rindenbereich des Zelleibes und verbleiben dort auch in der späten Telophase, ohne also in die Furchung verwickelt zu werden. Diese Vorgänge zeigen, daß das glattwandige endoplasmatische Reticulum im Laufe der Zellteilung bestimmte, für eine gesetzmäßige Verteilung vorgesehene Standorte in der Leberepithelzelle einnimmt.

ββ) Die Mitochondrien

Im elektronenmikroskopischen Schnittbild zeigen die Mitochondrien der Leberepithelzellen die gleiche Struktur wie die Mitochondrien anderer Organe: eine Doppelmembran umschließt den Inhalt, die Matrix; die Innenschicht der Doppelmembran ist in Gestalt von Falten oder Röhrchen in die Matrix eingestülpt; so entstehen die radiär zur Oberfläche des Körperchens angeordneten Cristae und Tubuli mitochondriales. Die Matrix ist feingranulär und mehr oder minder elektronendicht. Bis zur Zeit haben sich nur wenige elektronenmikroskopische Arbeiten dem Bau der Leber-Mitochondrien im besonderen zugewendet. Vor allem mit der Struktur der Mitochondrien der Leberepithelzellen junger *Mäuse* befaßt sich GIESEKING (1954). Ihre Membran besteht aus einer osmiophilen Außen- und Innenschicht und einer osmiophoben Zwischenschicht. Die durchschnittliche Dicke dieser Oberflächenmembran beträgt 18,5 mμ, die mittlere Dicke jeder Membranschicht 4,5 mμ. Von der Oberflächenmembran dringen Membranen der gleichen Art radiär und verschieden tief in das Körperchen ein. Den Raum zwischen den Innenmembranen füllt die Matrix als dichte, gefügelose oder durchscheinende Masse aus. Die verschiedene Beschaffenheit der Matrix soll den verschiedenen Funktionszustand widerspiegeln. GIESEKING (1954) stellt sich die Innenlamellen der Mitochondrien als ein System senkrecht um eine Achse angeordneter Ringscheiben vor. PALADE (1952) fand, daß die Mitochondrien zahlreicher Epithelien der *Ratte*, auch der Leberepithelzellen, übereinstimmend eine 7—8 mµ dicke Außenmembran und ein System innerer Leisten besitzen. Die Leisten gehen von der Oberflächenmembran aus und stoßen gegen das Innere vor. Nach PALADE (1955) besitzen die Leber-Mitochondrien der *Ratte*, des *Kaninchens* und der *Maus* 7—25 mµ dicke Außenmembranen. Die Mitochondrienleisten enden bei den rundlichen und ovalen Mitochondrien der Leberepithelzellen dieser Tiere mit freien Enden, während sie bei den langen Mitochondrien quer von der einen Seite zu der anderen verlaufen. Die Dicke der Leisten beträgt 20 mµ. Die Matrix besteht aus dichten, 20—30 mµ großen Granula. PORTER und BONNEVILLE (1963) zufolge enthalten Anhäufungen dieser Granula gebundenes, bivalentes, metallisches Eisen. MARINOZZI und GAUTIER (1961) deckten Lipoideinschlüsse in der Matrix auf. Die Cristae in den Mitochondrien der Leberepithelzellen normaler *Mäuse* sind nicht, wie DEMS und WISSE (1966) an elektronenmikroskopischen Reihenschnitten zeigen, einfach Ausstülpungen der Innenmembran der Mitochondrien. Sie sind vielmehr durch eine verschiedene Zahl runder Stiele („Pedunculi cristae") mit der Innenmembran verbunden. Die Verbindung wird nur sichtbar, wenn die Pedunculi angeschnitten sind; sonst scheinen die Cristae frei in der Matrix zu liegen. Die Autoren vermuten, daß solche Verbindungen der Cristae mitochondriales auch bei anderen Zellen bestehen.

NOEL und PIGEAUD (1931) untersuchten das Vorkommen der Mitochondrien in den Leberepithelzellen *menschlicher Feten*. Bis zum 4. Fetalmonat enthalten die Zellen nur granuläre Mitochondrien, ab 5. Fetalmonat auch stäbchenförmige. Bis zur Geburt nehmen letztere an Zahl zu. Hieraus schließen die Autoren, die Funktion der Leber beginne im 5. Fetalmonat. NORTH und POLLAK (1961) haben über eine altersbedingte verschiedene Lage der Mitochondrien im Zelleib berichtet. Die Leberepithelzellen 8 Tage alter *Kücken*embryonen besitzen nur wenige, nahe den Zellkernen gelegene Mitochondrien. Mit fortschreitender Entwicklung des Embryos nimmt die Zahl der Mitochondrien zu, aber die Zahl derer in Kernnähe ab. In den Leberepithelzellen der erwachsenen Tiere liegen die Mitochondrien im ganzen Zelleib verstreut. — Auch bei 15—16 Tage alten *Ratten*embryonen finden sich die Mitochondrien um den Zellkern gruppiert, bisweilen auch bei erwachsenen *Ratten*. Die Autoren versuchen, das enge nachbarliche Verhältnis des Zellkernes und der Mitochondrien mit Beziehungen des Stoffwechsels zwischen den beiden Gebilden zu erklären und in Zusammenhang mit der Synthese der Diphosphorpyridin-Nucleotide im Zellkern zu bringen.

In der embryonalen *Kücken*leber (GOLDHOR, 1968) nimmt die Dichte der Mitochondrien und mit ihr das Protein-Lipidverhältnis zu.

Zahl und Gestalt der Mitochondrien in den Leberepithelzellen scheinen in Abhängigkeit von der Ernährung zu stehen und während der Verdauung einem Wechsel zu unterliegen. So sind die fädigen Mitochondrien der *Ratten*leber bei Fettnahrung lang, dünn und buchtig, dagegen bei Zuckernahrung gedrungen und kurz, bei Eiweißnahrung noch gedrungener und kürzer (MUGGIA und MASNELLI, 1932). Die Mitochondrien behalten die Fadenform, wenn die Tiere hungern. Von den Leberepithelzellen selbst sagen die Autoren, sie seien bei Fett- und Zuckernahrung größer und bei Eiweißnahrung und im Hunger kleiner als gewöhnlich. McKURDY und DERRICKSON (1939) beschreiben die Mitochondrien der Leberepithelzellen des *Salamanders* bei gut gefütterten Tieren als vorwiegend langfädig, sonst ringförmig, und bei Hungertieren als klein und körnchenförmig. Nach Fütterung der Hungertiere seien die Mitochondrien wieder langfädig. Die Leber-epithelzellen von *Mäusen*, die eine zuckerreiche Kost erhalten oder 48 Std ge-hungert hatten, besitzen kurze oder geschwollene Mitochondrien (DEANE, 1942). Wenn die Zucker- und Hungertiere auf Normalkost eingestellt werden, normali-siert sich das Bild der Mitochondrien. MILLETTI (1939) beschreibt den Übergang

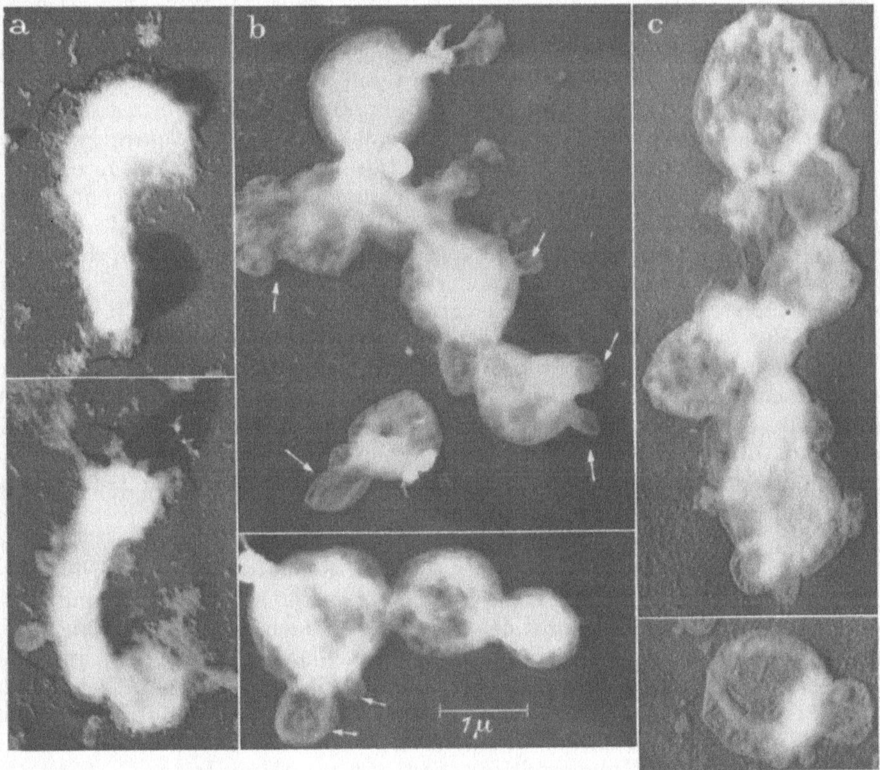

Abb. 26. Isolierte Mitochondrien von a mit Osmiumsäure fixierten und b, c frischen Lebern des Krallenfrosches. a Kompakte filamentöse Mitochondrien (Schatten!) mit Hyaloplasma-Fragmenten an der Oberfläche. b Mitochondrien in isotonischer KCl-Lösung, gequollen und in kompakte Blasen aufgeteilt, an welchen sog. „blisters" (→) zu sehen sind. c Mitochondrien in hypotonischer KCl-Lösung, gequollen und mit weitgehend aufgelöstem Binnenkörper; unten eine der sehr häufigen „Mondsichel"-Formen. 11250fach. (Aus WEBER, 1954)

der Mitochondrien der Leberepithelzellen von der Stäbchen- in die Granulaform während der Verdauung. KATER (1937) führt den Gestaltwechsel der Mito-chondrien in den Leberepithelzellen der *Ratte* und des *Meerschweinchens* nach Adrenalininjektion auf vermehrte Wasseraufnahme zurück. Beim *Kaninchen* trete dieser Gestaltwechsel nicht auf, weil der Adrenalinversuch bei diesem Tier keine Störung im Wasserhaushalt der Leberepithelzelle verursache. Nach PETRA-VICZ (1938) bewirkt die Alkoholvergiftung der *Ratte* die Anordnung der Mito-chondrien zu Perlschnüren, ferner ihre Verkleinerung und Umwandlung in die Fadenform. Außerdem stellte er bei den mit Alkohol vergifteten Tieren einen geringeren Wassergehalt der Leber fest. Als ein fundamentales Phänomen be-zeichnen KALTENBACH und HARMAN (1955) die Tatsache, daß die Umstellung in der Enzymbildung bei den Lebermitochondrien mit einem Gestaltwechsel dieser

Organellen verbunden ist und dieser Umstellung eine strukturelle Umformung vorausgeht. Über eine Verklumpung, nicht Vermehrung der Mitochondrien bei erhöhter Gallensekretion berichtet KATER (1938). Eine morphologische Veränderung der einzelnen Mitochondrien war dabei nicht nachweisbar.

Seit der Einführung der Zentrifugierung von Organstückchen und der differentiellen Zentrifugierung von Organhomogenaten im besondern durch BEAM und KING (1934), HOERR (1934) und CLAUDE (1941) sind wir über Form, Größe, Zahl und Funktion der Mitochondrien, auch jener der Leber, gut unterrichtet. Die stäbchen- und granulaförmigen, gleichmäßig in den Leberepithelzellen der *Ratte* verteilten Mitochondrien werden durch die Zentrifugierung von Leberstückchen einseitig verlagert und angehäuft, ohne jedoch ihre Form zu verlieren. LAIRD u. Mitarb. (1953) erhielten von Homogenaten der *Ratten*leber durch fraktionierte Zentrifugierung eine zweischichtige Mitochondrien-Ablagerung: eine tiefe Schicht mit dicht gelagerten Partikeln und eine darüber liegende lockere und flockige Partikelschicht. Durch wiederholtes Waschen und Sedimentieren trennten sie die oberflächliche von der tiefen Schicht. Wie die elektronenmikroskopische Untersuchung der isolierten Partikel zeigt, sind die Partikel der oberflächlichen Sedimentschicht kleiner als die der tiefen Schicht; aber die kleineren ähneln den Befunden zufolge in Gestalt, osmotischem Verhalten und in der Succinoxydase-Aktivität den gewöhnlichen (großen) Mitochondrien und werden deshalb von den Verfassern „kleine Mitochondrien" genannt. Die alkalische Phosphatase-Aktivität der kleinen Mitochondrien ist fast doppelt so groß wie die der großen Mitochondrien und der Mikrosomen des Zentrifugates, ihr Phospholipid-Gehalt dagegen geringer. Auch andere Organzellen als die Leberepithelzellen besitzen kleine und große Mitochondrien.

WEBER (1954) isolierte aus dem Leberhomogenat des *Krallenfrosches* die mit Osmiumsäure fixierten Mitochondrien (Abb. 26). Erfolgte die Fixation nach der Homogenisierung des frischen Lebergewebes in isotonischer KCl-Lösung, dann waren die Mitochondrien gequollen; sie quollen auch in hypotonischer KCl-Lösung, dabei wurde aber dazu noch ihr Binnenkörper weitgehend aufgelöst. ALARD u. Mitarb. (1952) gewannen aus dem Zentrifugat eines Homogenates der *Ratten*leber Mitochondrien und bedampften sie im fixierten Zustand mit Metall.

DAVID und KETTLER (1961) erzielten bei *Kaninchen* und *Ratten* starke Veränderungen der Leber-Mitochondrien durch Ammonium-Intoxikation. Sie spritzten den Tieren einmal maximal 50 mg N/g Körpergewicht einer 9,6%igen Lösung von Ammoniumkarbonat in die Milzvene und töteten sie 6—22 Std nach der Injektion. In fast allen Leberzellen war ein Teil der Mitochondrien fadenförmig verlängert und verschmälert und an den Enden aufgetrieben. Ferner traten im Inneren der Mitochondrien, parallel zur Längsachse, Membranen mit je zwei osmiophilen Außenschichten und einer osmiophoben Zwischenschicht auf (Abb. 27). Es können schließlich 8—10 derartige Membranen das Mittelstück eines solchen Mitochondrions ausfüllen; seine Enden sind dann kolbig aufgetrieben, homogen oder granuliert (Abb. 28). Häufiger noch waren Mitochondrien mit homogener Matrix, verkürzten oder vacuolär ausgeweiteten Cristae und großen Hohlräumen. Es fanden sich auch Mitochondrien ohne Cristae, mit vollkommen homogener Matrix und schließlich schüsselförmige sowie verfilzte. Ähnliche Veränderungen der Mitochondrien sind bei anderen Organen beobachtet worden.

DAVID und KETTLER (1961) fanden die Oberfläche isolierter Mitochondrien mit kleinen, besonders strukturierten Bläschen (Durchmesser 0,2—0,5 μ) besetzt, die vielleicht „mitochondrien-eigene Stoffe" enthielten. Im Gegensatz zu den Kontrolltieren besaßen die Leberepithelzellen (KIESSLING und TOBÉ, 1964) von männlichen und weiblichen *Ratten*, die zu einer hinreichenden und kräftigen

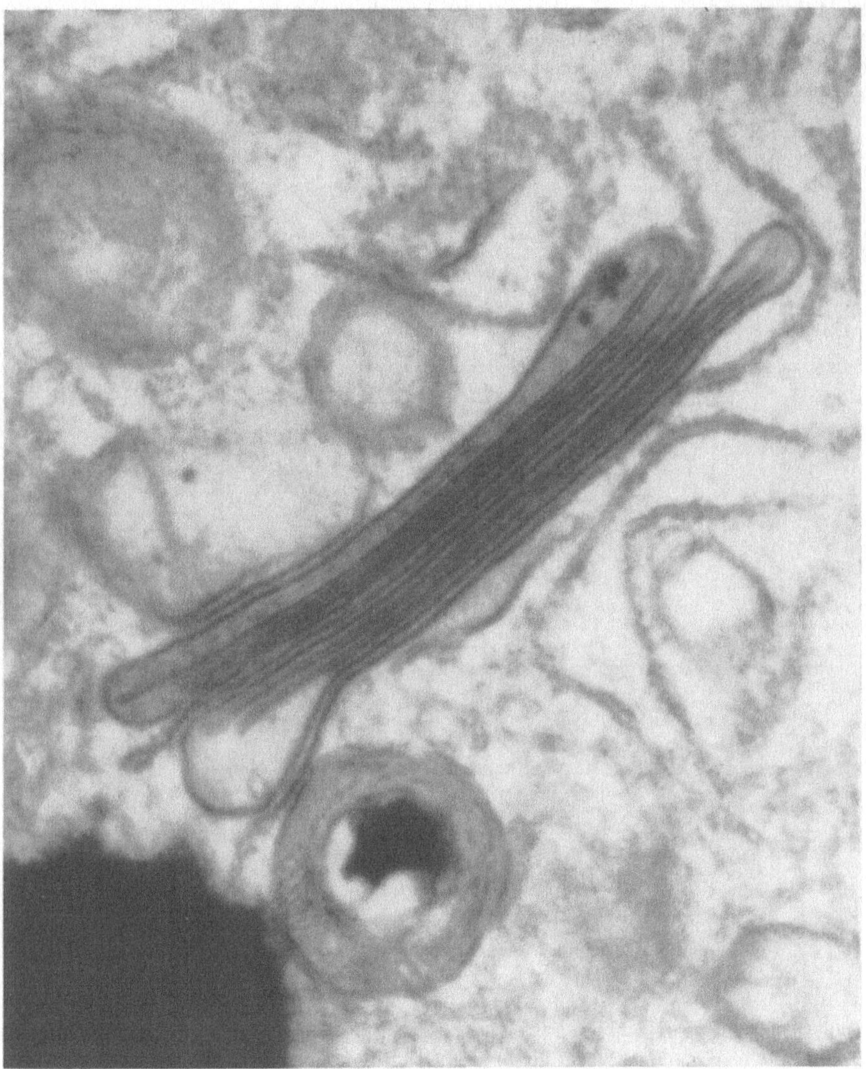

Abb. 27. In der Bildmitte zwei langausgezogene Mitochondrien mit Membranen im Mittelteil und aufgetriebenen Polen. 50000fach. (Aus DAVID und KETTLER, 1961)

Nahrung längere Zeit 15%igen Äthylalkohol statt Wasser zu sich genommen hatten, überwiegend geschwollene Mitochondrien mit mangelhaft ausgebildeten und dislozierten Cristae. Oft fanden sich diese nur in der Peripherie des Mitochondrienkörpers, dicht an der Mitochondrienmembran und parallel zu dieser angeordnet. Andere, nicht so häufige Mitochondrien waren in die Länge gezogen und ihre Endabschnitte frei von Cristae, während das schmale Zwischenstück solche zahlreich enthielt. O'HEGARTY und HARMAN (1966) untersuchten experimentell die Spontanschwellung und die damit verbundenen Veränderungen isolierter Mitochondrien der *Ratten*leber. Von den Choleretica Biliton (Dehydrocholsäure) und Felogen (Bernsteinsäuremonoäthylester) führt letzteres bei der *Ratte* (HEGEWALD u. Mitarb., 1967/68) zu Schwellungen der Mitochondrien, Auflösung ihrer Matrix und Zerfall der Cristae in Bruchstücke bei Erhaltung der Außenmembran, ferner zu Vacuolisation und cysternaler Erweiterung des endoplasmatischen Reticulums in der Leberepithelzellen. Nach 14tägiger Felogengabe normalisiert sich das Bild der Leberepithelzellen weitgehend. Zu dieser Zeit ist die Zunahme der Lysosomen, besonders peribiliär, auffällig. Die funktions-

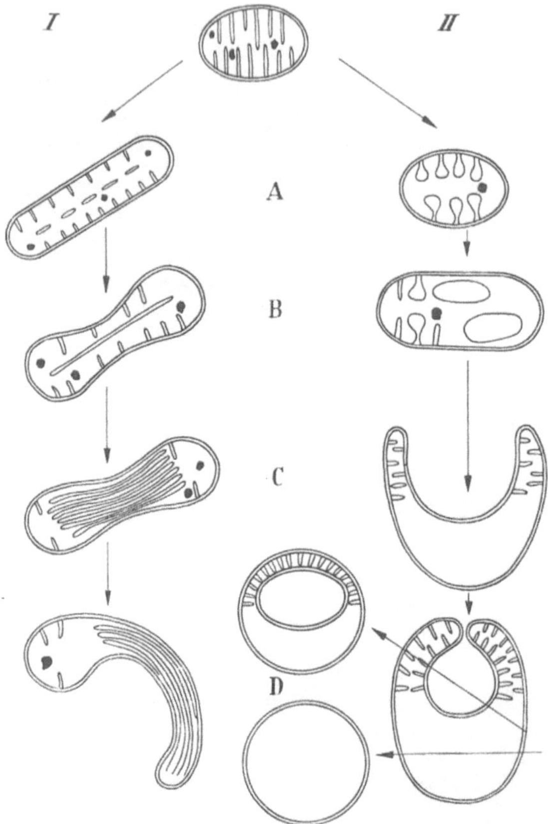

Abb. 28. Schema zweier Formen der Mitochondrien-Transformation. *IA* Längliches Mitochondrium mit beginnender Ausbildung einer Längsmembran, *IB* neuentstandene Membran im Mittelteil und Vergrößerung beider Pole des Mitochondriums, *IC* vollständige Ausfüllung des Mitochondrien-Mittelstückes mit Membranen, *ID* „komma"- oder „kaulquappen"artige Transformation mit Auftreibung eines Poles und Membranansammlung im übrigen Mitochondrienteil. *IIA* Vacuoläre Ausweitung der Cristae mitochondriales, *IIB* intramitochondriale Vacuolenbildung, *IIC* „schüssel"artige Umwandlung des Mitochondriums mit fadenförmiger Einziehung und Krümmung beider Pole bei Erhaltung der regelrechten Innenstruktur, aber Fehlen der Cristae mitochondriales im verdickten Mittelteil, *IID* Verstärkung des Gestaltwandels von *IIC* durch zangenartige Verbindung der beiden Pole und Ausbildung eines Hohlraumes (die Pfeile geben verschiedene Anschnitte an). (Aus DAVID und KETTLER, 1961)

steigernde Wirkung eines Cholereticums kann, wenigstens im Tierversuch, leberschädigende Folgen haben.

Verschiedene Autoren beobachteten unter experimentellen und krankhaften Verhältnissen Mitochondrien-Einschlüsse oder Mitochondrien-Invaginationen. Bei hungernden *Meer*schweinchen (PALADE und SCHILDLOWSKY (1958) können vereinzelte Mitochondrien der Leberepithelzellen der Oberfläche von

Lipideinschlüssen eng angeschmiegt sein, diese auch manchmal so umgeben, daß das Profil eines mehr oder weniger vollständigen Ringes entsteht. Diese Verbindung zwischen Mitochondrien und Lipiden könnte nach Meinung der Verfasser der Ausdruck der Kohlenhydratumwandlung in Lipide oder der aktiven Lipidsynthese sein. In den Leberepithelzellen normaler *Ratten* (STEPHENS und BILS, 1965) kommen neben gewöhnlichen Mitochondrien zahlreiche andere Mitochondrien mit Cytoplasma-Einschlüssen vor. Diese Einschlüsse haben manchmal Lamellenstruktur und stehen durch eine kleine Pore mit dem Cytoplasma des Zellleibes in Verbindung. Auch in diesem Falle umschließen einzelne Mitochondrien Lipidtropfen. Viele Leberepithelzellen von *Mäuse*embryonen (Alter 13, 15, 17 Tage), die im Mutterleib röntgenbestrahlt worden waren, besitzen Mitochondrien mit bucht- oder becherförmigen Invaginationen der Mitochondrienmembran. Der Inhalt der Invaginationen besteht aus Cytoplasma mit „mehrschichtigen Membrangebilden", deren Herkunft und Schicksal unbekannt sind. Unbestrahlte Leberepithelzellen zeigen derartige Mitochondrien nicht. MINIO u. Mitarb. (1965a, b, 1966, 1967) berichten über Mitochondrien mit fibrillären und vacuolären Einschlüssen sowie Pigmenteinschlüssen in den Leberepithelzellen des *Menschen* beim Dibin-Johnsonschen, Gilbertschen und Rotorschen Syndrom und bei atypischer Gelbsucht.

STEMPAK (1967) untersuchte die Mitochondrien der Leberepithelzellen *neugeborener Ratten* elektronenmikroskopisch an Serienschnitten. Der Mitochondrientyp, den es beim erwachsenen Tier gibt, war eindeutig in der Minderheit. Von den ungewöhnlichen Mitochondrien fielen vor allem diskusförmige auf, die anscheinend hantelförmig sind. Innerhalb der napfförmigen Vertiefungen schmiegt sich das endoplasmatische Reticulum diesen Mitochondrien eng an (vgl. BADE, 1964b).

Über Formabweichungen der Lebermitochondrien bei Fischen, Reptilien, Vögeln, Säugern und *Mensch* berichtet DAVID (1962a) anhand elektronenmikroskopischer Abbildungen. FLETSCHER und SANADI (1961) geben die Halblebenszeit („half-live-time") der Mitochondrien in den Leberepithelzellen der *Ratte* mit 10,3 Tagen an.

Die Zentrifugierung des Leberhomogenates ermöglicht die Reingewinnung der Mitochondrien und ihre Auszählung. So bestimmten ALARD u. Mitarb. (1952) die Zahl der Mitochondrien der *Ratten*leber durch Partialzentrifugierung in drei getrennten Fraktionen. Für 1 g normale Rattenleber geben sie $31, 84 - 34,18 \times 10^{10}$ Mitochondrien an. Bezogen auf die Zahl der vorhandenen Leberzellkerne ergaben sich je einkernige Leberepithelzelle 2500 Mitochondrien. Im Tumorgewebe der *Ratten*leber waren es dagegen nur 1400 und im präcarcinomatösen Lebergewebe nur 1700 Mitochondrien je Zelle. Nach partieller Hepatektomie wurden 22,8 bis $28,6 \times 10^{10}$ Mitochondrien je Gramm Leber gezählt. SHELTON u. Mitarb. (1953) bestimmten mit Hilfe einer Bakterien-Zählkammer und des Phasenkontrastmikroskopes die Zahl der Mitochondrien von Leberhomogenaten 3 Monate alter *Mäuse*. Wenn die Tiere eine Basiskost erhielten, fanden die Autoren je Gramm Leber $8,7 \times 10^{10}$ Mitochondrien; das machte bei einer Kernzahl von 229×10^6 je Leberepithelzelle 558 Mitochondrien aus. Wurden die Tiere mit dem nichtcarcinomatösen DAB gefüttert, betrug die Zahl der Mitochondrien je Gramm Leber $30,2 \times 10^{10}$ und je Leberzelle 1570. Die Zahl der Mitochondrien sank stark ab, wenn die Tiere das carcinomatöse 3-Methyl-DAB bekamen; sie betrug dann $7,1 \times 10^{10}$ je Gramm Leber und 115 je Leberzelle. Zu wesentlichen Ergebnissen führten auch die Untersuchungen DAVIDs (1957) an normalen *Mäusen* und solchen, die gehungert hatten. Die durchschnittliche Zahl der Leberepithelzellen normaler Tiere betrug je Gramm Leber 189×10^6 ($\sigma = 9,9 \times 10^6$), die der Mitochondrien je Gramm Leber $30,83 \times 10^{10}$ ($\sigma = \pm 1,1 \times 10^{10}$) und die Zahl der Mitochondrien je Leberepithelzelle 1630 ($\sigma = \pm 70$). Der Ermittelung der Zellzahl wurde die Zahl der Zellkerne zugrunde gelegt; dabei ging der Autor von der Annahme aus, daß nur einkernige Zellen vorhanden waren. Bei Hungertieren wurden folgende Zahlen ermittelt:

a) Nach 24stündigem Hungern und einer durchschnittlichen 25%igen Abnahme des Körpergewichts: Zahl der Epithelzellen je Gramm Leber 197×10^6 ($\sigma = \pm 8,4 \times 10^6$), Zahl der Mitochondrien je Gramm Leber $32,86 \times 10^6$ ($\sigma = \pm 0,75 \times 10^{10}$), Zahl der Mitochondrien je Leberepithelzelle 1670 ($= \pm 70$);

b) nach 48stündigem Hungern und einer durchschnittlichen 30%igen Abnahme des Körpergewichtes: Zahl der Epithelzellen je Gramm Leber 210×10^6 ($= \pm 8,8 \times 10^{10}$), Zahl der Mitochondrien je Gramm Leber $29,51 \times 10^{10}$ ($= \pm 1,35 \times 10^{10}$), Zahl der Mitochondrien je Leberepithelzelle 1400 ($= \pm 60$);

c) nach 96stündigem Hungern und einer durchschnittlichen 30%igen Abnahme des Körpergewichtes: Zahl der Epithelzellen je Gramm Leber 226×10^6 ($= \pm 6 \times 10^6$), Zahl der Mitochondrien je Gramm Leber $28,01 \times 10^{10}$ ($= \pm 0,92 \times 10^{10}$), Zahl der Mitochondrien je Leberepithelzelle 1210 ($= \pm 3,5$).

Diese Befunde besagen, daß die Zahl der Leberepithelzellen mit der Dauer des Hungerns steigt, aber die Zahl der Mitochondrien je Gramm Leber und Leberepithelzelle sinkt. Die Verminderung der Zahl der Mitochondrien hängt zweifellos mit dem Mangel an Nährstoffen und dem Rückgang der Zelltätigkeit zusammen. Morphologisch äußert sich diese Umstellung der Zellfunktion in der Verklumpung und im Zugrundegehen einzelner Mitochondrien. Wie die Befunde am Tumorgewebe zeigen, reagiert die Leberepithelzelle nicht nur unter physiologischen Bedingungen, sondern auch im Falle einer pathologischen Veränderung mit einer Verminderung der Mitochondrien.

KLEIN (1957) erzielte mit Zählungen der Leber-Mitochondrien bei *Mäusen* und *Ratten* fast genau die gleichen Ergebnisse wie SHELTON u. Mitarb. (1953) bei *Mäusen;* seine Zählungen ergaben je Gramm Frischleber $8,37 \pm 17 \times 10^{10}$ Mitochondrien. Von einem Unterschied in der Mitochondrienzahl bei der *Maus* und *Ratte* ist in der Arbeit nicht die Rede. Die von ALARD u. Mitarb. (1952) mitgeteilte viel höhere Mitochondrienzahl, so meint KLEIN (1957), sei mangels genauer technischer Angaben mit kritischer Zurückhaltung aufzunehmen. Sonderbar bleibt jedoch, daß die von DAVID (1957) an *Mäusen* und die von ALARD u. Mitarb. (1952) an *Ratten* ermittelten Mitochondrienzahlen ebenfalls fast genau übereinstimmen (die Davidsche Arbeit konnte KLEIN nicht bekannt sein, da sie ebenfalls 1957 erschien). Offenbar sind die starken Abweichungen doch methodisch bedingt. — Auf eine Abhängigkeit der Mitochondrien-Menge vom Wachstumshormon des Vorderlappens der Hypophyse weisen GREENBAUM u. Mitarb. (1955) hin. Statistisch ausgewertete Ergebnisse von Zählungen der Mitochondrien zeigten, daß Leberhomogenate hypophysektomierter und mit Wachstumshormon behandelter *Ratten* mehr Mitochondrien enthielten als Homogenate ebenfalls hypophysektomierter, aber nicht mit Wachstumshormon behandelter *Ratten.*

Aufgrund einer geometrischen Analyse beziffern ELIAS und COHEN (1955) den Durchmesser der sphärischen Mitochondrien der Leberepithelzellen der *Ratte* mit 0,8—2,0 μ, die Oberfläche mit 2,0—12,6 μ^2 und das Volumen mit 0,27—4,19 μ^3. Die Mitochondrien vermehren ihr Gewicht, wenn sie eine bestimmte Größe erreicht haben, durch lineares Wachstum (BAHR und ZEITLER, 1962).

SMITH (1956) bestimmte bei *Ratte, Kaninchen, Schaf* und *Stier* die Anzahl und den Sauerstoff-Verbrauch der Mitochondrien der Leberhomogenate im Vergleich zu der Größe dieser Tiere und kam dabei zu den folgenden Ergebnissen: die Anzahl der Mitochondrien je Gramm Leber nimmt mit zunehmender Körpergröße der Tiere ab; der Sauerstoff-Verbrauch des Leberhomogenates hängt von der Zahl der Mitochondrien im Gramm Leber und nicht von der Masse des einzelnen Mitochondrions ab. Er bezeichnet die Mitochondrien als den kontrollierenden Faktor des Sauerstoff-Verbrauches eines jeden Gewebes.

Die differenzierte Zentrifugierung der Gewebshomogenate ermöglicht ferner die chemische Untersuchung einzelner Zellbestandteile, so auch der Mitochondrien. BENSLEY und HOERR (1934) wiesen in den Mitochondrien der Leberepithelzellen des *Meerschweinchens* 43,6% Fettstoffe und zwei Proteine nach; sie konnten letztere aufgrund ihrer verschiedenen isoelektrischen Punkte voneinander trennen. Über die Art dieser Proteine wird in der Arbeit nichts gesagt. Nach SWANSON und ARTON (1950) bestehen die Mitochondrien der *Ratten*leber zu 63% aus Nucleoproteinen und zu 29% aus Lipiden; diese waren zusammengesetzt aus Phospholipoiden (79%), Cholesterin (4,4%), Neutralfett (17%) und aus anderen Lipoiden. GETZ u. Mitarb. (1962) beziffern die Mitochondrienlipide der *Ratten*leber mit 26%; Lecithin und Kephalin waren daran mit ungefähr gleichen Mengen (je 38% der Totalphosphatide) beteiligt. Die Lebermitochondrien der *Ratte* sollen eine beachtliche Menge saurer Phosphatase enthalten (PALADE, 1951).

Es ist nicht Aufgabe einer mikroskopisch-anatomischen Abhandlung, chemische Fragen im einzelnen zu erörtern, hier soll nur auf einige Aussagen über die Funktion der Mitochondrien hingewiesen werden. Die Mitochondrien machen nach LANG (1954, *Ratten*leber) 15—25% der Stoffbestandteile der Zelle aus und enthalten ein geordnetes Multienzymsystem. Es liegen in ihnen 50—100 strukturgebundene, am Endabbau der Nahrungsstoffe und an der oxydativen Phosphorylierung beteiligte Enzyme vor. Aufgabe dieser Enzyme ist die Bildung energiereicher Phosphatverbindungen, in erster Linie der Adenosintriphosphorsäure. Nach LANG (1954) können aus der *Ratten*leber verschiedene Mitochondrien-Arten isoliert werden; sie unterscheiden sich durch die Größe, Sedimentierbarkeit, chemische Zusammensetzung und Ausstattung mit Enzymen. Trotz der Ungleichheit der Mitochondrien eines Organes, in diesem Falle der Leber, sind die Stoffwechsel-Leistungen dieser Mitochondrien doch grundsätzlich gleich. Nach HÖTZL (1956) sind die Mitochondrien „für die Oxydation der Nährstoffe verantwortlich". „Der damit verbundene Vorgang der oxydativen Phosphorylierung und Energiegewinnung ist nach heutigen Kenntnissen eine ausschließliche Funktion der Mitochondrien. Die einzelnen Fermentreaktionen laufen dabei teilweise in ganzen Kettenreaktionen ab, z. B. im Citronensäurecyclus zum Abbau der Kohlenhydrate, im Fettsäurecyclus und im Harnstoffcyclus. Weiterhin verlaufen die wichtigsten synthetischen Vorgänge, wie Aufbau von Eiweiß aus Aminosäuren, Fettsynthesen, Steroidsynthese usw. in den Mitochondrien." Die Fermentaktivität und die Mitochondrienzahl gehen parallel und sind in Organen mit lebhaftem Stoffwechsel größer als in Organen mit gemäßigtem Stoffwechsel. „Die Leber, die aufgrund ihrer vielfältigen Leistungen im Mittelpunkt des gesamten Stoffwechselgeschehens steht, stellt praktisch ein einziges außerordentlich großes Fermentsystem dar." Ähnlich heißt es bei POHL (1959) mit Bezug auf die Mitochondrien der Leberepithelzellen: „Die Mitochondrien sind Träger eines geordneten Multienzymsystems. Die Enzyme sind in den Mitochondrien unlöslich und strukturgebunden und somit als Desmoenzyme anzusehen. Als funktionelle Einheit wird das Enzymsystem auch Cyclophorasesystem genannt. Neben den Fermenten des Cyclochrom-Cytochromoxydase-Systems sind in den Mitochondrien die Enzyme des Endabbaues der Nährstoffe lokalisiert, wobei die Fermente des Citronensäurecyclus an erster Stelle zu nennen sind. Weiter geht in den Mitochondrien die Atmungskettenphosphorylierung vonstatten, die mit der Bildung energiereichen Phosphats (ATP) auf das engste verbunden ist."

Zu den Stoffen, welche die Mitochondrien der Leberzelle strukturell und in ihrer enzymatischen Aktivität schädigen, gehört, wie PURVIS (1959) feststellt, das Digitonin; es bewirkt Schwellung, Auflösung und Spaltung der Mitochondrien der *Ratten*leber. Die Mitochondrien spalten sich in Teilchen; dabei gehen Enzyme verloren, z. B. die Glutamindehydrogenase. Die Phosphorylierung mit β-Hydroxybutyrat wird davon nicht betroffen, da sie sich unabhängig von der Teilchengröße vollzieht. Die Phosphorylierung mit Succinat ist dagegen stark vermindert, da sie von der Teilchengröße abhängig ist.

Immer noch ungelöst ist die Frage, wie die Mitochondrien entstehen. Im allgemeinen wird die Auffassung vertreten, daß die Zellorganellen — sie zählen

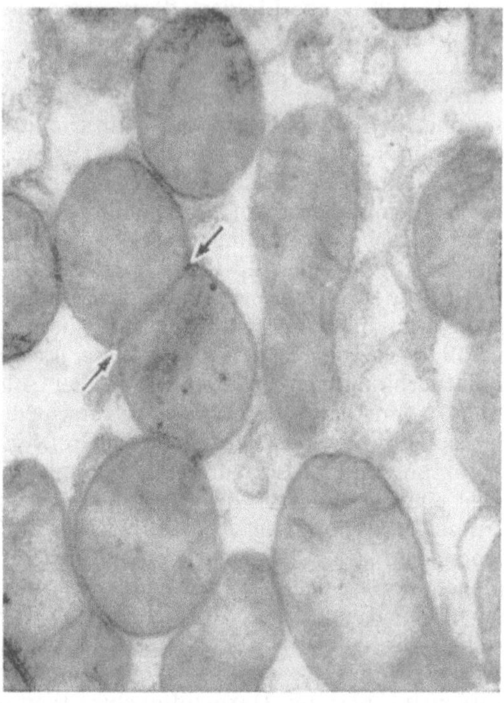

Abb. 29. Anscheinend in Teilung (Pfeile) begriffenes Mitochondrium einer Leberepithelzelle der Ratte nach Verfütterung eines Azofarbstoffes, der eine starke Vermehrung der Mitochondrien in den Leberepithelzellen bewirkt. Präparat Dr. J.-G. LAFONTAINE. 30000 fach. (Aus HAM und LEESON, 1961)

zu den lebendigen Bestandteilen der Zelle — nur aus ihres Gleichen hervorgehen, also Mitochondrien aus Mitochondrien (GANTHERET, 1949). HAM (1961) erwähnt, daß Mitochondrien, die sich zu teilen oder umzugestalten scheinen, im Phasenmikroskop und bei der Dunkelfeldbeleuchtung gesehen werden. Das Elektronenmikroskop vermittelt manchmal den Eindruck, als würden Mitochondrien sich einfach quer durchspalten (Abb. 29). Der Autor erwähnt, LAFONTAINE (zit. nach HAM, 1961) habe *Ratten* nur kurze Zeit einen Azofarbstoff gegeben und dann eine gewaltige Vermehrung der Mitochondrien in den Leberepithelzellen festgestellt; dabei seien viele Mitochondrien ähnlich den in Abb. 29 dargestellten zu sehen gewesen. Nach der Zerstörung der Mitochondrien mit Röntgenstrahlen werden, wie HIRSCH (1931) mit Janus-Grün-Färbung an lebenden Zellen beobachtet hat, sehr dünne fädige Mitochondrien in der Peripherie des Zelleibes neu gebildet, entweder an der Zellbasis oder „in halber Höhe der Zellwände". „An bestimmten Stellen" im Cytoplasma sollen, „vielleicht durch prosthetische Molekülgruppen, neue Stoffe in Form von langen Fäden" restituiert werden.

EICHENBERGER (1953) versuchte, die Entstehung der Mitochondrien bei normalen und mit Eiweiß behandelten *Mäusen* durch differentielle Zentrifugierung von Nierenhomogenaten aufzudecken. Beim normalen Tier fand er unter schlanken und kugeligen Mitochondrien zahlreiche viel kleinere Korpuskel, vermutlich Mikrosomen. Schon nach einer intraperitonealen Injektion von Hühnereiweiß seien die stäbchenförmigen Mitochondrien im Homogenat selten; statt ihrer wurden 5 μ große geballte Massen und kleinere kompakte Kugeln beobachtet. Nach fünftägiger Eiweißspeicherung gebe es im Zentrifugat weder schlanke noch große Speicherformen, sondern nur mittelgroße, leicht zerfallende Kugeln und zahlreiche „Zwischenformen", d. h. Körperchen, die wesentlich größer als die Mikrosomen und bedeutend kleiner als die Mitochondrien sind. Die Umwandlung schlanker, stäbchen- oder wurstförmiger Mitochondrien zu großen Kugeln erfolgt nach EICHENBERGER (1953) durch Eiweißaufnahme, der Zerfall dieser Kugeln durch chemische Umwandlung („Verdauung") des körperfremden Eiweißes. In den „Zwischenformen" sieht er die Nachschubelemente für die aufgelösten Mitochondrien: „Die Regeneration des Mitochondrienapparates nach Erschöpfung durch Speicherung scheint somit von den Mikrosomen auszugehen und in einem Ausreifen der einzelnen Elemente zu bestehen."

Spätere Untersuchungen anderer Autoren ergaben, daß die Mikrosomen im Zentrifugat Bruchstücke der Membranen des Ergastoplasmas sind und in der lebenden Zelle nicht vorkommen, Mitochondrien aus ihnen also nicht hervorgehen können. Der Auffassung EICHENBERGERs (1953) von der Entstehung der Mitochondrien wurde dadurch zwar der Boden entzogen; aber die Möglichkeit, daß Mitochondrien aus kleineren corpusculären Zellelementen hervorgehen können, wurde darum noch nicht ad absurdum geführt. Über die Herkunft und Struktur der Zwischenformen oder Zwischengrößen sagt der Autor nichts aus. Vielleicht hätte das elektronenmikroskopische Schnittbild in dieser Sache eine Klärung gebracht. ROUILLER und BERNHARD (1956) — sie zitieren die Arbeit EICHENBERGERs (1953) nicht — haben einen Vorstoß in dieser Richtung gemacht. Sie wiesen im Cytoplasma normaler Leberepithelzellen der *Ratte* ovoide, seltener auch runde, dichte Granula („Mikrobodies") nach, mit Durchmessern von 0,1 bis 0,5 μ; diese Granula sind wesentlich kleiner und viel weniger zahlreich in der Leberzelle vorhanden als die Mitochondrien. Sie besitzen eine einfache Außenmembran, enthalten eine dichte, feingekörnte Substanz und einen tief dunklen Kern im Zentrum. Die Mikrobodies liegen in der Nähe der Mitochondrien oder der Gallenkanälchen, oder wie die Mitochondrien bei den Membranen des Ergastoplasmas. Viel zahlreicher als in gewöhnlichen Leberepithelzellen sind sie in den Leberepithelzellen von *Ratten*, die nach 6—32 Std Hunger wieder gefüttert worden waren. Sie finden sich dann massiert in den Formationen des Ergastoplasmas und bilden mit diesen kompakte Blöcke innerhalb des Zelleibes. In Lebern, die nach partieller Hepatektomie regenerierten oder durch Tetrachlorkohlenstoff geschädigt waren, erscheinen die Mikrobodies polymorpher als in normalen Lebern; sie weisen Längenunterschiede von weniger als 100 mμ und bis zu 800 mμ auf. Die Außenmembran sei kaum sichtbar, oder scheine sogar zu fehlen. Die Innensubstanz dieser Mikrobodies kann sehr dicht und ihre Granula können zu Ketten oder schmalfaserigen Gebilden angeordnet sein; es gibt darunter Strukturen ähnlich denen der Cristae mitochondriales. Diese Körperchen können auch eine mit den Mitochondrien vergleichbare Größe annehmen. Des öfteren sind sie in ein Hyaloplasma eingebettet, in dem große Mengen kleiner und unregelmäßig angehäufter Granula liegen; der Durchmesser eines Granulum beträgt 20 mμ. In der normalen Leber ist es, den Autoren zufolge, leicht, Mikrobodies und Mitochondrien zu unterscheiden, dagegen schwer und oft sogar unmöglich in regenerierenden Leberzellen. Dies besage, daß es Übergangsstufen zwischen Mikrobodies und Mitochondrien gebe. Die Autoren sehen sich in ihrer Schlußfolgerung, „Microbodies are the precursors of Mitochondria", durch die alten klassischen Theorien bestätigt: Mitochondrien entstehen, außer durch Teilung, aus Cytoplasmateilchen, die lichtmikroskopisch unsichtbar sind. Im „Ultrachondriom" (in Blutzellen gefundene Granula- und Stäbchengruppe) LASTLYs und seiner Mitarbeiter sowie in den von SELBY und BERGER, PORTER und KALLMANN beschriebenen Granula in Carcinomzellen und Fibroblasten sehen ROUILLER und BERNHARD (1956, Lit.) zumindest „enge Verwandte" der Mitochondrien.

Mit der Entstehung der Mitochondrien aus Mikrobodies, auch in anderen Zellen als Leberepithelzellen, haben sich weiterhin befaßt ROUILLER (1957), BELT (1958), HUDSON u. Mitarb. (1961), HARTMANN (1962).

ESSNER und NOVIKOFF (1961) bezweifeln die Entstehung der Mitochondrien aus Mikrobodies. Trotz gründlicher Untersuchungen an der *Ratten*leber fanden sie keine Übergangsformen zwischen den Mikrobodies und den Mitochondrien. Man müsse auch den Beweis für den drastischen biochemischen Umbildungsprozeß (Verlust der sauren Hydrolasen und Neubildung von Oxydasen) fordern, der mit der Umwandlung von Mikrobodies in Mitochondrien verbunden wäre. Hierauf scheint sich die Behauptung LAPPs (1963), die Auffassung über die Entstehung der Mitochondrien aus Mikrobodies sei allgemein verlassen, zu stützen. In den Leberzellen des *Feuersalamanders* sollen die Mitochondrien außer aus Mikrobodies und durch Querteilung oder Durchschnürung durch Mitochondriengeburt entstehen (DAVID, 1962b). BADE (1964) untersuchte 46 Std nach Teilhepatektomie das Leberregenerat der *Maus* und gelangte zu der Auffassung, daß die Mitochondrien aus erweiterten Zisternen des endoplasmatischen Reticulums über mehrere Zwischenstufen hervorgehen.

$\gamma\gamma$) Der Golgi-Apparat

Mit dem Golgi-Apparat der Leberepithelzellen haben sich seit dem Erscheinen des Handbuchbeitrages von PFUHL (1932) nur wenige Autoren befaßt.

Gegenstand lichtmikroskopischer Untersuchungen war nur die Beteiligung dieser Zellorganelle an der Synthese, Speicherung und Abgabe von Zellstoffen. Nach AHARA (1933a) verbraucht eine starke Glykogenspeicherung in den Leberepithelzellen der *Ratte* die Golgi-Substanz, Hunger und Phosphorvergiftung führen zu ihrem Zerfall und Verschwinden. Bei *Ratten* besteht der Golgi-Apparat nach AHARA gegen Ende der Trächtigkeit in einem Teil der Leberepithelzellen aus einem grobmaschigen, um den Zellkern gelagerten Netz. Bei dem anderen Teil der Zellen sei er verkleinert oder zerstückelt; dies sei ein Zeichen hochgradiger Funktion dieser Zellen. Nach der Geburt und während der Lactation bestehe der Golgi-Apparat nur aus wenigen Fäden. Zu dieser Zeit werde er durch die starke Glykogenspeicherung der Leber verbraucht. Auch KAWAI (1933), der hungernden *Kaninchen* Adrenalin injizierte, spricht von einem innigen Zusammenhang zwischen Golgi-Apparat und Glykogenbildung; die Veränderung des Glykogengehaltes der Leberepithelzelle gehe Hand in Hand mit der Veränderung des Golgi-Apparates. Nach PFUHL (1938) werden beim *Kaninchen* und *Meerschweinchen* saure Vitalfarbstoffe (Trypanblau, Carmin, Kollargol) Pigmente und Lipoide in der Zelle an eine eiweißartige Trägersubstanz adsorbiert, in das Golgi-Internum aufgenommen und dort offenbar für die Ausscheidung in die Gallenkanälchen vorbereitet. Die Trägersubstanz sei ein wesentliches Vehikel zur Unschädlichmachung zellfremder und zellschädlicher Stoffe. Als erstem gelang es WORLEY (1951), durch Homogenisierung und Fraktionierung an der *Ratten*leber den Golgi-Apparat von den Leberepithelzellen zu trennen und durch die Färbung seiner Lipide mit Sudanschwarz B, Osmiumtetroxyd und Nilblausulfat im isolierten Zustand sichtbar zu machen (Abb. 30). Zweifellos würde, wie WORLEY (1951) sagt, kein Cytologe zögern, diese Netzwerke dem Golgi-Apparat gleichzusetzen. In Wirklichkeit aber bestünden sie aus isolierten, mit Nilblausulfat gefärbten Fettkügelchen. Daraus ergebe sich mit großer Wahrscheinlichkeit, daß „the Golgi network configuration of the fixed liver cell is also artifically produced and is

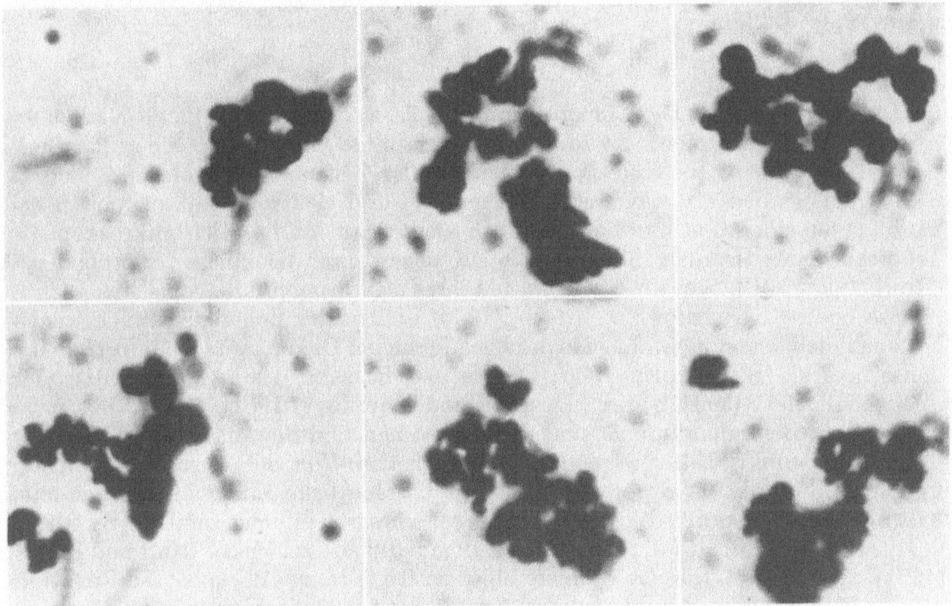

Abb. 30. Aus dem Homogenat der normalen Rattenleber durch Zentrifigierung gewonnene und mit Nilblausulfat gefärbte Golgi-Netzwerke. 3200fach. (Aus WORLEY, 1951)

not a natural feature of the cell", eine Auffassung, die später von der Elektronenmikroskopie bestätigt wurde. Ein Golgi-Internum war bei dieser Präparation nicht feststellbar. Da diese Komponente vermutlich in erster Linie aus Eiweiß besteht, könnte sie nach Meinung des Autors beim Zentrifugieren vom Lipidanteil getrennt worden und in eine der schweren Schichten des Zentrifugates abgesunken sein.

Der Golgi-Komplex der Elektronenmikroskopie (DALTON und FELIX, 1954; DALTON, 1961) liegt in der Leberepithelzelle, wie der Golgi-Apparat der Lichtmikroskopie, stets zwischen dem Zellkern und dem Gallenkanälchen (ROUILLER, 1954, 1956; FAWCETT, 1955). Er unterscheidet sich morphologisch nicht von dem Golgi-Komplex anderer Zellen. Es handelt sich um eine „Anhäufung zweischichtiger Membranen mit glatter Oberfläche" (RAPPAPORT 1960); er hat „die gewöhnliche Zusammensetzung aus platten, glattflächigen, membranösen Bläschen und Vacuolen wie anderswo" (HAM, 1961). Nach DAEMS (1961) besteht der Golgi-Komplex der Leberepithelzelle aus einer variablen Zahl doppelschichtiger Membranen mit glatter Oberfläche und aus weiten Vacuolen. Vom endoplasmatischen Reticulum unterscheidet sich der Golgi-Komplex dadurch, daß seine abgeplatteten Säcke und Bläschen dicht gepackt in Haufen und

Stapeln im Cytoplasma liegen (PORTER und BONNEVILLE, 1963). In der Leberepithelzelle synthetisierte und ihm durch das endoplasmatische Reticulum zugetragene Substanzen konzentriert er zu Tropfen oder Granula, die er dann zur Ablagerung in der Zelle oder zum Abtransport, in Bläschen verpackt, abstößt. RAPPAPORT (1960) nennt die Sekretgranula das „Produkt der glattwandigen Bläschen des Golgi-Apparates, die sich zu größeren Vacuolen während der Aktivität der sekretorischen Zellen erweitern". In den Vacuolen des Golgi-Komplexes kann man oft dichte Partikel sehen, wahrscheinlich Lipoide (DAEMS, 1961). CAESAR (1961) fand regelmäßig im Golgi-Feld der Leberepithelzellen des normalen *Meerschweinchens* feintropfiges, von den Membranen des Golgi-Apparates umhülltes Fett.

δδ) Die Lysosomen

Die ursprünglich „Cytosomen", dann aber wegen ihres hohen Gehaltes an hydrolytischen Enzymen „Lysosomen" genannten Gebilde sind eine „Partikelpopulation" (LAPP, 1963) des Cytoplasmas aller Zellen. Sie gelten als Zellorganellen und wurden als solche erst biochemisch und elektronenmikroskopisch erkannt. Von einer bestimmten Größe ab sieht man sie im Lichtmikroskop als Tröpfchen oder Granula. Man nannte sie wegen ihrer Kleinheit „microbodies" (ROUILLER und BERNHARD, 1956), wegen ihrer elektronenmikroskopischen Dichte „dense bodies" (NOVIKOFF u. Mitarb., 1956) und in der Leberepithelzelle wegen der von ihnen bevorzugten Lage in der Umgebung der Gallenkanälchen „peribiliary dense bodies" (RAPPAPORT, 1960; DAEMS und RIJSSEL, 1961; HAM, 1961) oder „pericanaliculary dense bodies" (ESSNER und NOVIKOFF, 1961).

Neueren Befunden zufolge sind die Lysosomen und die Mikrobodies morphologisch und funktionell verschiedene Zellorganellen. Von der Lysosomenfraktion kann eine Subfraktion getrennt werden, die beträchtliche Enzymaktivitäten enthält, aber elektronenmikroskopisch aus Mikrobodies zusammengesetzt ist (BEAUFAY u. Mitarb., 1959; DE DUVE, 1960; ROUILLER und JEZEQUEL, 1963). HOLT und HICKS (1961) zeigen, daß die Lysosomen eine positive saure Phosphatase-Reaktion geben, die Mikrobodies nicht. ASFORD und PORTER (1962) schließen aus Glucagonversuchen an der Leber der *Ratte*, Lysosomen und Mikrobodies seien verschiedene Organellen. Dagegen behaupten NOVIKOFF und ESSNER (1960) sowie NOVIKOFF (1961) die Identität der Lysosomen und Mikrobodies.

Für die Leberepithelzellen gilt es als sicher, daß die „peribiliary dense bodies" oder „pericaniculary dense bodies" (Abb. 31) mit den Lysosomen identisch sind (NOVIKOFF u. Mitarb., 1956; PALADE und SIEKEVITZ, 1956; DAEMS und RIJSSEL, 1961; ROUILLER und JEZEQUEL, 1963).

Aufgrund der großen Enzymaktivität scheinen die Lysosomen zuvörderst „implicated in the lytic processes, digestion of substances in the cytoplasm" zu sein (ROUILLER und JEZEQUEL, 1963). Sie verdauen sogar Mitochondrien und Vacuolen des endoplasmatischen Reticulums (ASHFORD und PORTER, 1962) und beladen sich mit injizierten Stoffen, welche die Zelle aufnimmt: Proteine (NOVIKOFF, 1961 b), Quecksilbersalze (HAMPTON, 1958), Dextran (DE MANN u. Mitarb., 1960, zit. nach ROUILLER und JEZEQUEL, 1963).

DE DUVE u. Mitarb. (1955) und DE DUVE (1958, 1959 a, b, 1961; BEAUFAY u. Mitarb., 1959) haben die Bezeichnung „Lysosomen" für jene Cytoplasmapartikel vorgeschlagen, die saure Phosphatase, Ribonuclease, Desoxyribonuclease, Kathepsin und β-Glucuronidase — also Hydrolasen — enthalten. Für die Lysosomen ist ferner bezeichnend, daß in ihnen speichelresistentes Material vorkommt (NOVIKOFF u. Mitarb., 1960). NOVIKOFF u. Mitarb. (1956) haben als erste durch fraktionierte Zentrifugierung von Homogenaten der *Ratten*leber „dense bodies" isoliert

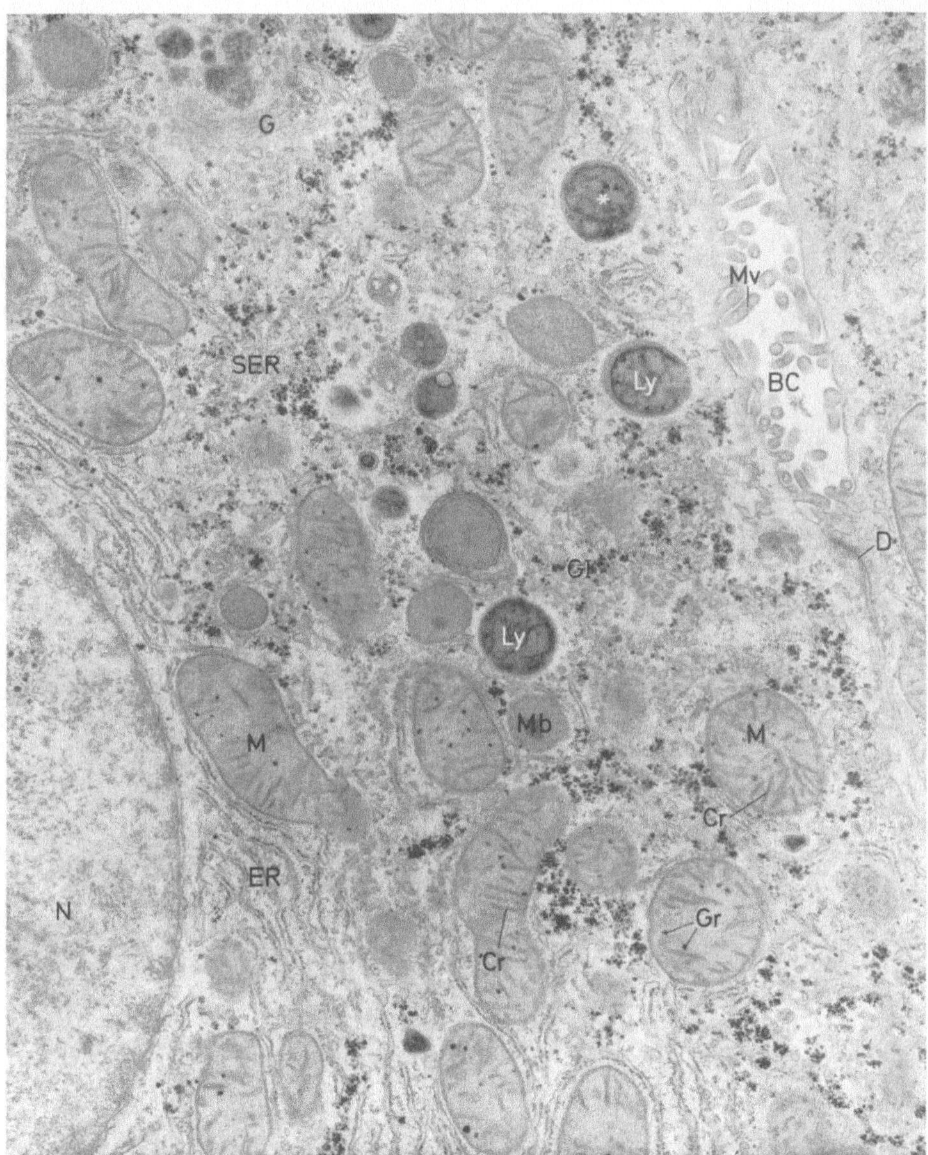

Abb. 31. Organellen einer Leberepithelzelle der erwachsenen Ratte. *ER* Ergastoplasma,
SER agranuläres endoplasmatisches Reticulum, *M* Mitochondrien, *Ly* Lysosomen, * Lysosom
mit Überresten von aufgenommenen Mitochondrien, *Mb* Mikrobodies, *G* Golgi-Apparat,
Gl Glykogen, *Gr* Granula, *N* Nucleus, *BC* Gallenkanälchen, *Mv* Mikrovilli, *D* Desmosom,
Cr Cristae 30000fach. (Aus Porter und Bonneville, 1963)

und elektronenmikroskopisch dargestellt (Abb. 32). Sie fanden diese Körperchen
in jeder Fraktion mit hohem saurem Phosphatasegehalt, dagegen nur selten in
Fraktionen mit niedrigem saurem Phosphatasegehalt. Diese „dense bodies" sind
polymorph und haben Längendurchmesser von 0,25—5 μ (Mittel 0,37 μ). Sie sind
bedeutend kleiner als die meisten Mitochondrien und besitzen eine Membran und
sehr elektronendichte Granula mit Durchmessern von 4—10 mμ. Diese Granula

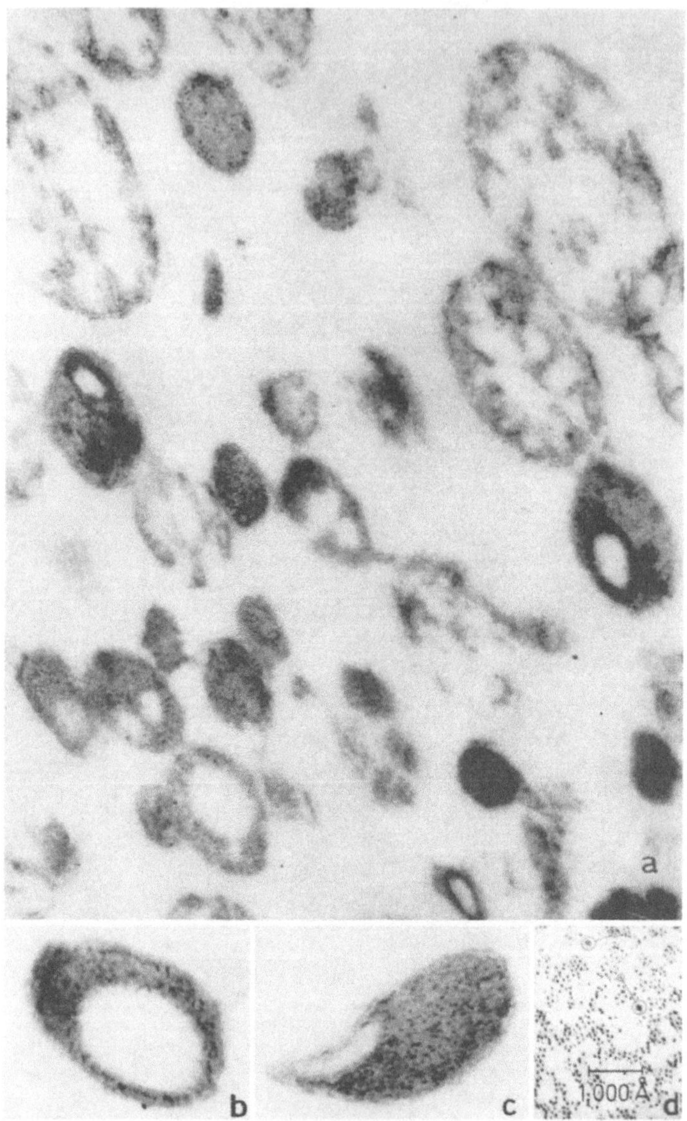

Abb. 32a—d. Durch fraktionierte Zentrifugierung aus dem Homogenat der Rattenleber gewonnene „dense bodies". a Zahlreiche sehr verschieden gestaltete „dense bodies", 50000fach. b „Dense body" mit großer Höhle, 90000fach. c „Dense body" mit deutlich erkennbarer Außenmembran, 90000 fach. d Isolierte Ferritin-Mizellen, die ähnlich groß sind wie die Granula in den „dense bodies", 90000fach. (Aus NOVIKOFF, BEAUFAY und DE DUVE. 1956)

sind dichter und kleiner als die Granula der mikrosomalen Membranen und annähernd so groß wie die Ferritin-Mizellen (Abb. 32d). Ungefähr die Hälfte der Körperchen enthält große, von einer breiten Schicht dichten Materials eingefaßte Höhlen (Abb. 32a, b). Mit den isolierten „dense bodies" des Leberhomogenates offenbar identische Körperchen, die ROUILLER (1954) zuerst beschrieben hat, konnten auch NOVIKOFF u. Mitarb. (1954) an Schnitten von der *Ratten*leber in Nähe der Gallenkanälchen nachweisen. Mangels reiner Präparationen vermochten sie jedoch nicht zu entscheiden, ob ihre „dense bodies" in den isolierten Fraktionen und in den Leberschnitten Lysosomen waren; Maße, Kavitäten und Außenmembran sprachen dafür. Den „dense bodies" von Novikoff u. Mitarb. (1956) entsprechen in Größe und Struktur bis auf einige Abweichungen die von Rouiller und Bernhard (1956) beschriebenen „microbodies" der Leberepithelzelle der *Ratte*. Diese Körperchen besitzen jedoch keine Höhlen, sondern öfters zentrale Verdichtungen der sonst homogenen und granulären Innenmasse. Dieser Befund gilt ebenso für normale *Ratten* wie für solche, die gehungert hatten, oder hepatektomiert oder mit Tetrachlorkohlenstoff vergiftet worden waren. Rappaport (1960) sieht in den „peribiliären Körperchen", die sich von den Mitochondrien durch einfache Außenmembran und Fehlen der Cristae unterscheiden, Lysosomen mit undeutlicher Verschattung ihres Inneren.

Nach der Untersuchung von Daems und Rijssel (1961) an der *Mäuse*leber sind die Verhältnisse dieser „peribiliary dense bodies" viel verwickelter, als oben dargelegt wurde. Die Autoren beschreiben „dense bodies", die sie typische Lysosomen nennen, und andere, die sie als „second – group bodies" bezeichnen; letztere sind atypische Lysosomen. Beide Arten von Körperchen sind rund oder oval und liegen nur zwischen dem Zellkern und dem Gallenkanälchen.

Die Körperchen der ersten Gruppe, die typischen Lysosomen, haben Längsdurchmesser von 0,13—0,61 μ (im Mittel 0,34 μ). Diese Durchmesser entsprechen weitgehend denen der „dense bodies" der *Ratten*leber (Novikoff u. Mitarb., 1956). Die Körperchen der ersten Gruppe besitzen eine einfache, ungefähr 7 mμ dicke Membran und eine Matrix mittlerer Dichte, vergleichbar der Dichte der Mitochondrien-Matrix; darin eingelagert sind sehr dichte, ungefähr 5,5 mμ große Granula nach Art der Ferritin-Micellen. Diese Granula sind unregelmäßiger geformt als die cytoplasmatischen Ferritin-Granula, lassen sich aber hinsichtlich Umfang und Verteilung mit diesen vergleichen. Außerdem enthalten die Körperchen der ersten Gruppe in Übereinstimmung mit den Befunden von Rouiller und Bernhard (1956) an den „microbodies" der *Ratten*leber einen oder mehrere rundliche oder ovale 0,03—0,2 μ große Klumpen; diese sind dichter als die Matrix und weisen wie diese auch Granula auf, die aber viel kleiner sind (Längsdurchmesser etwa 2 mμ).

Die Körperchen der zweiten Gruppe („second-group bodies"), die atypischen Lysosomen, unterscheiden sich von denen der ersten Gruppe durch Abweichungen der Innenstruktur. Das geht so weit, daß drei, hier nur kurz zu charakterisierende Typen aufgestellt werden konnten. Typ I: mittlerer Durchmesser 0,37 μ, Außenmembran, Matrix mitteldicht und mit hellen Feldabschnitten, Granula 5 mμ, Vacuolen oder unregelmäßig zusammengerollte Membranen; gelegentlich auffallende Ähnlichkeit der Körperchen des Types I in Form und Größe mit veränderten Mitochondrien. Typ II: mittlerer Durchmesser 0,398 μ, Außenmembran, innen fast nur unregelmäßig zusammengerollte Membranen, manchmal auch Granula und Bläschen, auffallende Ähnlichkeit mit benachbarten Mitochondrien mittleren Durchmessers von 0,40 μ. Typ III: mittlerer Durchmesser 0,498 μ, konzentrische lamelläre Innenstruktur in Gestalt abwechselnder heller und dunkler Linien (Myelinstrukturen) und mit dichtem zentralem Kern.

Alle peribiliären Körperchen haben eine helle, ± 10 mμ breite, die eigentliche Matrix von der Außenmembran trennende Zone; in ihr schlägt sich das Blei beim Phosphatase-Nachweis nicht nieder. Der Niederschlag des Bleies erfolgt nur in der Matrix, nicht in den Klumpen, so daß ein funktioneller Unterschied zwischen beiden anzunehmen ist. Über die Bedeutung der Granula in der Matrix der typischen Lysosomen — haben sie z. B. mit der Bildung des Ferritins etwas zu tun? —, ließ sich nichts Bestimmtes aussagen. Das gleiche gilt bezüglich des

Ursprungs und der Natur der dunklen Granula in der „second-group bodies".
Sollten diese umgewandelte Mitochondrien sein, dann könnte in ihrem dichten
Material an Eisen gebundene Cytochromoxydase vorliegen. Ähnliche Granula
wie in den Körperchen von Typ I und Typ III haben BESSIS und BRETON-GORIUS
(1959) in den Mitochondrien von Erythroblasten als „micelles ferrugineuses" beschrieben. Mitochondrien und typische Lysosomen sind, morphologisch gesehen,

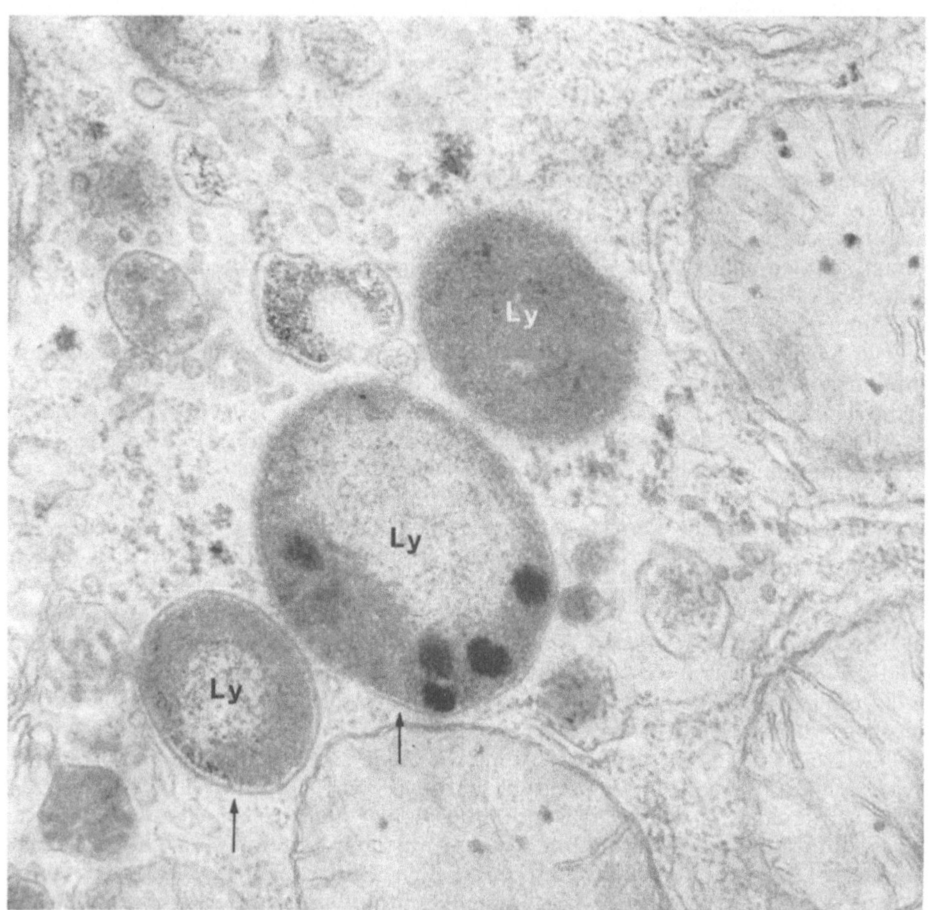

Abb. 33. Lysosomen (*Ly*) von unterschiedlicher Größe und Innenstruktur. Granula und
Granulaklumpen in der Matrix. Die Außenmembran der Lysosomen wird in bezeichnender
Weise durch eine helle Schicht (Pfeile) von der Matrix getrennt. Mäuseleber, Osmiumsäure-
Fixation, Epon, Uranylacetat- und Bleihydroxyd-Färbung. 64000fach. [Originalaufnahme
von Dr. W. TH. DAEMS, Leiden (Niederlande)]

nicht identische, aber ähnliche Partikel. Es spricht manches dafür, daß die typischen und atypischen Lysosomen saure Phosphatase enthalten. Unter den
atypischen Lysosomen sind die mit Myelinfiguren (Typ III) ausgestatteten wahrscheinlich degenerierte Mitochondrien: 1. weil sie so groß wie diese sind, 2. weil
sich unter ihnen solche mit ähnlichen Strukturmerkmalen wie bei den Mitochondrien
finden. Die typischen Lysosomen fehlen in Zellen, in denen die atypischen vorhanden sind. Wahrscheinlich spielen erstere bei der physiologischen und pathologischen intracellulären Autolyse eine Rolle. Nach ihrem Zerfall werden neue

enzymhaltige Partikel gebildet; in ihrer Feinstruktur enthüllt sich die Natur des verdauten endogenen Materials. Nach PORTER und BONNEVILLE (1963) enthalten die peribiliären Körperchen („dense bodies") manchmal Überreste von Zellstrukturen, z. B. von Mitochondrien; wahrscheinlich deute dieses Verhalten auf ihre Beteiligung an katabolischen bzw. abbauenden Stoffwechselvorgängen in der Zelle hin. Auch bei dem elektronenmikroskopischen Nachweis der sauren Phosphatase (ESSNER und NOVIKOFF, 1961) erscheinen die peribiliären Körperchen

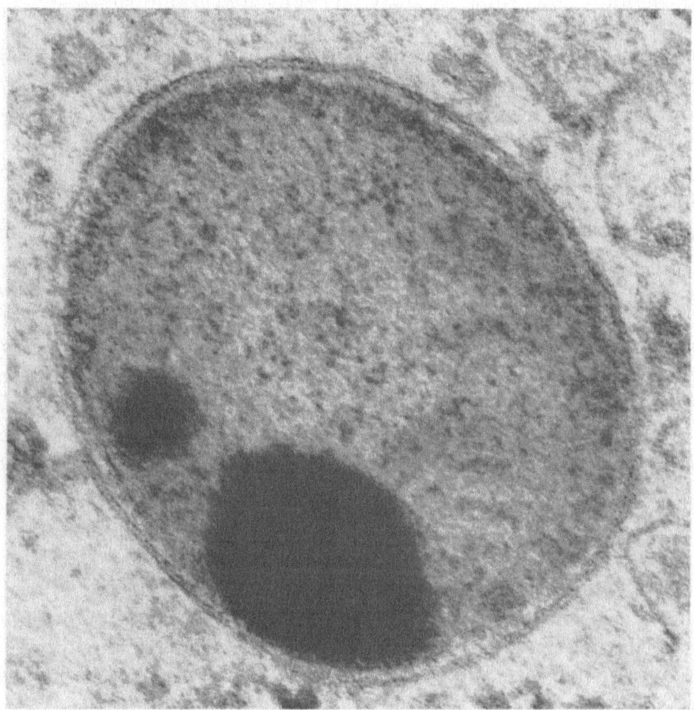

Abb. 34. Lysosom, das bei sehr starker elektronenmikroskopischer Vergrößerung die Dreischichtung der Außenmembran und die helle Randzone zeigt. In der Matrix verstreut elektronendichte, wahrscheinlich aus Eisen bestehende Granula und zwei sehr dichte Klumpen. Mäuseleber, Technik wie bei Abb. 33. 100000fach. [Originalaufnahme von Dr. W. TH. DAEMS, Leiden (Niederlande)]

als „dense bodies". Die Autoren nennen sie „pericanalicular bodies" und zählen sie zu den Lysosomen, weil sie die für diese charakteristischen Merkmale besäßen: einfache Außenmembran und Gehalt an saurer Phosphatase. Nach LAPP (1963) stimmen die kleinsten und einfachsten Lysosomen der Leberepithelzelle mit den „microbodies" — wohl gleichzusetzen den typischen Lysosomen von DAEMS und RIJSSEL (1961) — und die größeren, zuweilen auch dichteren und in ihrem Aufbau weiter differenzierten Lysosomen in der Umgebung der Gallenkanälchen mit den peribiliären Körperchen oder „dense bodies" überein, d. h. mit den atypischen Lysosomen der „second-group bodies" von DAEMS und RIJSSEL (1961).

Elektronenmikroskopische Aufnahmen aus jüngster Zeit (Abb. 33, 34), die DAEMS mir zur Verfügung stellte, zeigen mehr vom ultrastrukturellen Feinbau der Lysosomen als ältere technisch nicht so vollendete Aufnahmen. Die Lysosomen können sehr verschieden groß sein. Die Matrix enthält feine Granula und Granulaklumpen. Die elektronendichten Granula bestehen wahrscheinlich aus Eisen. Die

Außenmembran ist nicht einfach, sondern dreischichtig; sie besteht aus einer dunklen Außen- und Innenschicht und einer hellen Zwischenschicht. Zum Unterschied von den Mikrobodies kommt noch hinzu, daß eine helle Randzone die Lysosomenmembran von der Matrix zu trennen scheint.

Wie ASHFORD und PORTER (1962) fanden, wächst die Zahl der Lysosomen nach Perfusion der *Ratten*leber mit Glucagon. Für gewöhnlich liegen in der Umgebung eines Gallenkanälchen bis zu 10 Lysosomen, nach Glucagondurchströmung dagegen findet man am Einzelschnitt in nur einer Zelle etwa 30 Lysosomen, manchmal ein Mitochondrion oder einen Mitochondrienrest in einem Lysosom. Andere cytoplasmatische Bestandteile in Lysosomen sind Bläschen, Ribonucleoprotein-Partikel und Cysternen des endoplasmatischen Reticulums.

Die peribiliären Körperchen sind zweifellos fermentativ tätig; wahrscheinlich spielen sie auch eine Rolle beim Transport des Bilirubins in der Leberepithelzelle und bei seiner Ausscheidung in die Gallenkanälchen (ESSNER und NOVIKOFF, 1959/60, 1961). Die genannten Autoren beschreiben das Vorkommen dichter Ablagerungen des Gallenpigmentes in Vacuolen und vacuolisierten peribiliären Körperchen und halten diese für die Lysosomen der Leberepithelzelle. Nach der Infusion freien, nicht koagulierten Bilirubins beobachteten sie einen dramatischen Anstieg der Zahl bei den an saurer Phosphatase reichen Lysosomen in der Nähe der Gallenkanälchen. Andere Autoren stellten eine „Umkehr der fermentativen Polarität" der Leberepithelzelle fest: Verschwinden der Lysosomen am Gallenufer und Verteilung in der ganzen Zelle beim experimentellen Drogen- und Verschlußikterus sowie Auftreten vacuolisierter und bilirubinhaltiger Lysosomen auf der sinusoidalen Seite bei cholestatischer Hepatose, Hepatitis und Verschlußikterus des Menschen (Lit. bei LAPP, 1963).

εε) Die Mikrobodies (Peroxysomen)

DAEMS (1966) stellte für die Leberepithelzellen der Maus eindeutig klar, daß es eine von den Lysosomen morphologisch verschiedene Partikelpopulation gibt, nämlich die Mikrobodies (Abb. 35). Diese Partikel unterscheiden sich in der Feinstruktur wesentlich von den Lysosomen. An ultradünnen Schnitten erscheinen sie rund oder oval, von einer einschichtigen Membran umgeben. Ihre Matrix ist feingranuliert und ähnlich dicht wie die der Mitochondrien. Da die umhüllende Membran der Matrix unmittelbar anliegt, fehlt bei den Mikrobodies die den Lysosomen (vgl. Abb. 33, 34) eigene helle Zone zwischen Membran und Matrix. Ferner weist die Matrix der Mikrobodies nicht die Variabilität der Lysosomen-Matrix auf. Am ultradünnen Schnitt zeigen fast alle Mikrobodies eine mehr oder weniger zentral gelegene, faden-, stern- oder schlangenförmige Innenstruktur, die eine etwas größere Elektronendichte besitzt als die Matrix. Es handelt sich um das „Nucleoid" oder „dense core" oder „Kristalloid". Das Nucleoid besteht aus parallelen Zylindern. Morphologische und biochemische Befunde deuten an, daß es die Urikase der Leberepithelzelle enthält (BAUDHUIN u. Mitarb., 1965; HRUBAN

Abb. 35a—e. Mikrobodies. a Teile zweier Leberepithelzellen mit Mikrobodies (*mb*). Die starke Variabilität der Nucleoide in den Körperchen ist bei der relativ schwachen Vergrößerung nur andeutungsweise erkennbar. Mäuseleber. 32500fach; b Mikrobody mit längsgeschnittenem Nucleoid, das sich durch die ganze Länge des Körperchens erstreckt. Ein Bläschen (*) mit glatter Oberfläche liegt dem Mikrobody an. Mäuseleber. 100000fach; c Mikrobody mit längsgeschnittenem Nucleoid und enger Anlagerung des agranulären endoplasmatischen Reticulums (*). Mäuseleber. 90000fach; d Mikrobody mit längsgestrecktem, in der Schnittebene liegendem Nucleoid mit peripher angelagertem Bläschen (*). Der Pfeil weist auf einen längsgeschnittenen Zylinder des Nucleoids. Mäuseleber. 105000fach; e Mikrobody mit schräggeschnittenem Nucleoid, das aus Zylindern besteht. Mäuseleber. 95000fach. (Aus DAEMS, 1966)

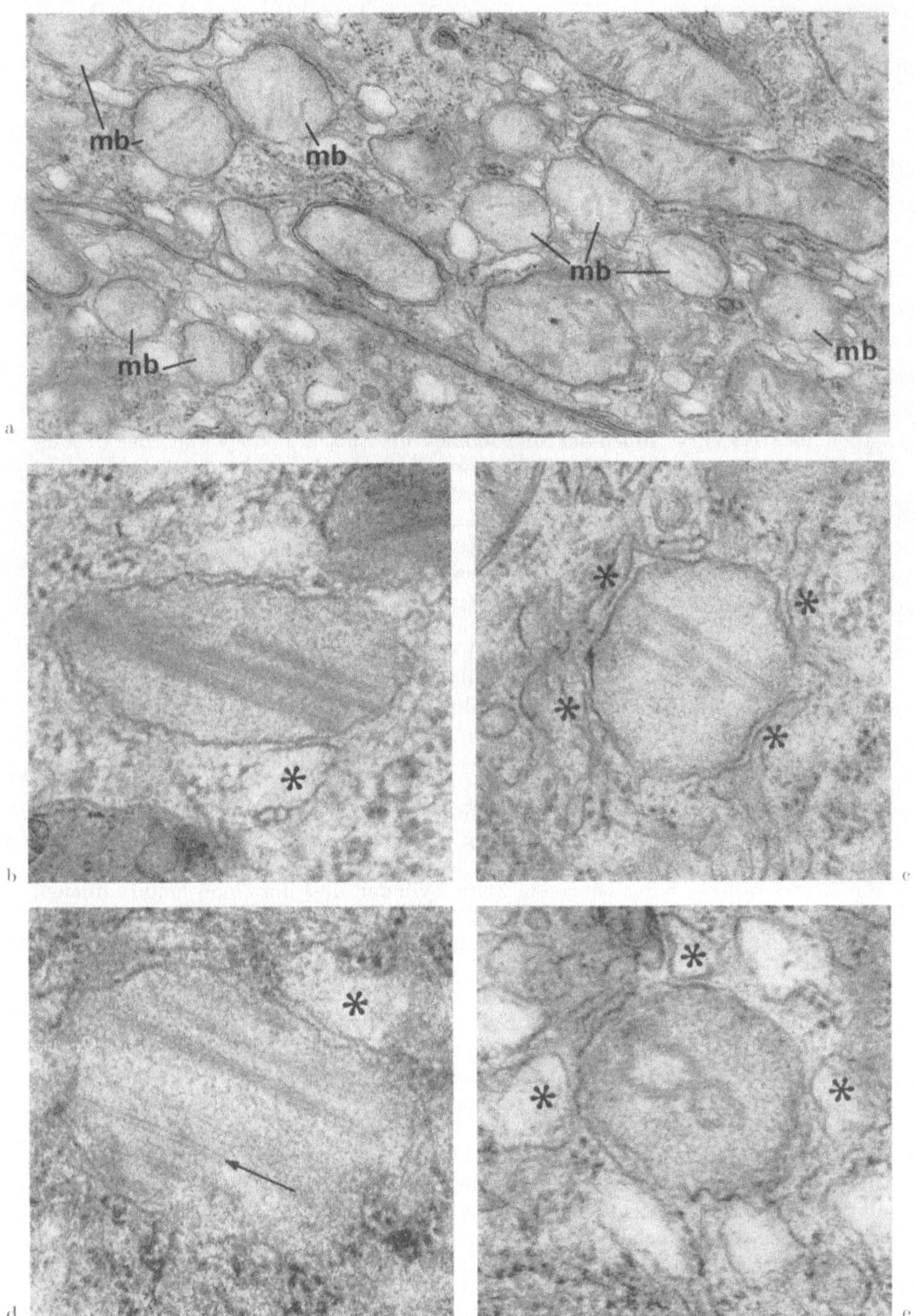

Abb. 35a—e

und SWIFT, 1964). Für das Mikrobody mit Nucleoid wurde daher die Bezeichnung „Urikosom" vorgeschlagen (AFZELIUS, 1965).

Die erwähnten zentralen Verdichtungen der Mikrobodies ROUILLERs und BERNHARDs (1956) und die mit diesen Verdichtungen identische Verschattung im Innern von Lysosomen (RAPPAPORT, 1960) wurden in der Folgezeit näher untersucht. Inzwischen hat sich für Körperchen, die den Lysosomen ähneln, aber eine hellere Matrix haben, die Bezeichnung Mikrobodies durchgesetzt. Zu diesen rechnet man nun auch die Körperchen mit zentraler Verdichtung oder Verschattung. BAUDHUIN u. Mitarb. (1965) fanden bei der *Ratte* mit Hilfe biochemischer und elektronenmikroskopischer Untersuchungen Anhaltspunkte dafür, daß die pericaniculären dense bodies der Leberepithelzelle Lysosomen und die Mikrobodies der Zelle die Träger der Enzyme Uratoxydase, Katalase und D-Aminosäureoxydase sind. Die Partikel der Mikrobody-Matrix sollen die Katalase, der Partikelsaft die D-Aminosäureoxydase und der Binnenkern („crystalloid core") die Uratoxydase verkörpern. Letztere könnte aber auch mit der Außenmembran des Körperchens verknüpft sein. Bei AFZELIUS (1965) finden sich Angaben über das Vorkommen der Mikrobodies mit Einschlußkörper und der Urikase bei Tieren, die bis dahin untersucht worden waren. AFZELIUS (1965) untersucht die Struktur der Mikrobodies und insbesondere des Einschlusses („inclusion") bei *Kücken, Ratten, Hunden* und *Mensch* elektronenmikroskopisch. Wegen der Kleinheit des Einschlusses und des Fehlens von Serienschnitten blieb die Frage offen, ob alle untersuchten Mikrobodies ihn besaßen. Dort, wo das Enzym Urikase in den Leberepithelzellen nicht nachweisbar ist, fehlt der Einschlußkörper in den Mikrobodies (*Kücken, Mensch*). Die *Ratte* und gewisse *Hunder*assen besitzen beide, Mikrobodies mit Einschlußkörper und Urikase. Das Vorkommen von Einschlußkörpern und Urikase in Lebermikrobodies läßt auf eine Wechselbeziehung schließen. Für Mikrobodies mit Einschluß empfiehlt AFZELIUS die Bezeichnung „uricosome". Er wies den zylindrischen oder tubulären Aufbau des Einschlußkörpers nach und nimmt an, daß er aus einem Kristall des Enzyms Urikase besteht. TSUKADA u. Mitarb. (1966) isolierten die von ihnen Nucleoide („nucleoids") genannten Binnenkörper der Mikrobodies aus Leberepithelzellen der *Ratte*. Die elektronenmikroskopische Untersuchung ergab, daß die Nucleoide aus parallelen Bündeln sehr dichter Hohlzylinder bestehen, deren Außen- und Innendurchmesser annähernd 15 bzw. 5 mμ betragen. Zehn Zylinder sind um einen longitudinalen, 19 mal 20 mμ weiten Raum angeordnet. Am Querschnitt erscheint ein Nucleoid wabenförmig, am Längsschnitt dagegen aus parallel gebündelten Leisten zusammengesetzt. Neben anderen Enzymen, welche die Mikrobodies hervorbringen, sollen die Nucleoide nur das Enzym Uratoxydase bilden. Enzyme, wie sie in den Mitochondrien, Mikrosomen und Lysosomen enthalten sind, konnten in den Nucleoiden nicht ermittelt werden.

Bei *Ratten* (Untersuchungsalter 15. Fetaltag bis 60. Postnataltag) treten in den Leberepithelzellen cytoplasmatische Organellen vom Aussehen der Mikrobodies auf, von denen nur ein kleiner Teil Nucleoide besitzt und die meisten infolge geringer Dichte der Matrix elektronenundicht sind. Etliche von diesen Mikrobodies stehen in direkter Verbindung mit dem granulären endoplasmatischen Reticulum. Es hat den Anschein, daß sie von diesem gebildet werden. Wachstum und Reifung der Mikrobodies vollziehen sich durch Ausweitung, Vermehrung der Matrix, Auftreten und Ausdehnung der Nucleoide, Vermehrung des Enzymeinschlusses. Die spezifische Aktivität der Uratoxydase der isolierten Nucleoidfraktion ist auf der frühen Stufe des Wachstums niedriger als auf der späten.

Für eine besonders weitgehende Reingewinnung und biochemische Analyse der Peroxysomen (Mikrobodies), Mitochondrien und Lysosomen — auch seltener cytoplasmatischer Partikel, z. B. Eiweißpartikel —, eignet sich Triton WR-1339, das Ratten injiziert wurde (LEIGHTON u. Mitarb., 1968). Bei Anwendung dieser Methode stellt sich heraus, daß die Peroxysomen im wesentlichen die ganze L-α-saure Oxydase der Leber und eine kleine, aber bezeichnende Fraktion ihrer NADP-gebundenen Isocitrat-Dehydrogenase-Aktivität enthalten. Eine andere kleine Fraktion dieses Enzyms ist in den Mitochondrien vorhanden und der Rest an den Zellsaft gebunden. Die Lokalisation der stoffwechsel-aktiven cytoplasmatischen DNA in den Mitochondrien wird bestätigt. Die Arbeit enthält eine Fülle biochemischer Untersuchungsbefunde, die sich der Zuständigkeit des Morphologen entziehen.

b) Der Kern

α) Allgemeine Struktur

Der Kern der Leberepithelzelle hat die gleichen morphologischen Bestandteile (Kernmembran, Kernsaft, Chromosomen, Kernkörperchen) wie die Kerne anderer Somazellen.

Über die Proteinsynthese in isolierten Zellkernen von der gefrorenen und aufgetauten Leber der *Ratte* berichten ARNOLD u. Mitarb. (1968). Die Arbeit ist auch insofern bedeutsam, als in der biologischen und biochemischen Technik das Gefrierverfahren eine große Rolle spielt.

Isolierte 40 S-Ribonucleoprotein-Partikel von Leberzellkernen der *Ratte* (MONNERON und MOULÉ, 1968) erscheinen im Elektronenmikroskop rein und gleichförmig. Sie sind sphärisch, haben Durchmesser von 20—30 mμ, bestehen nicht aus kleineren Einheiten und sind nicht miteinander verbunden. Die ultrastrukturelle und cytochemische Analyse zeigen bei jeder Fraktionsstufe, daß das äußere Erscheinungsbild der Zellkerne und der Fraktionen von der Magnesiumkonzentration des Isolierungsmittels abhängt. Die Kernpartikel scheinen keine Ribosomen und keine ribosomalen Untereinheiten zu sein. Es besteht aber eine überraschende Ähnlichkeit zwischen ihnen und den interchromatischen Granula im enzymatischen Verhalten.

αα) Die Kernmembran

Die Kernmembran der Leberepithelzelle ist dreischichtig: eine Innen- und Außenschicht fassen eine breitere Schicht, den perinucleären Raum, zwischen sich (WATSON, 1955, 1959). Bei der *Maus* sind die elektronenoptisch dichte Innen- und Außenschicht 7—8 mμ dick. Der mit einer elektronenoptisch weniger dichten Substanz gefüllte perinucleäre Raum ist 12—14 mμ breit (BARNES und DAVIS, 1959). Die Außenschicht hängt kontinuierlich mit dem endoplasmatischen Reticulum und Ergastoplasma zusammen; daher wird die Kernmembran auch als ein Teil des endoplasmatischen Reticulums angesehen (WATSON, 1955, 1959; PALADE, 1956a, b; HOSHINO, 1961; PORTER, 1960, 1961a, b). Es besteht somit eine unmittelbare Verbindung zwischen dem perinucleären Raum und dem Raumsystem des endoplasmatischen Reticulums. Hinzu kommt noch eine Verbindung, nämlich die des Nucleoplasmas — also des Kernes selbst —, mit dem Cytoplasma. Diese Verbindung stellen Poren in der Kernmembran her (WATSON, 1955, 1959; HAGUENAU und BERNHARD, 1955; BARMES und DAVIS, 1959; WISCHNITZER, 1960). Im Bereich der Poren verbinden sich die Innen- und Außenschicht der Kernmembran und dämmen die Poren gegenüber dem perinucleären Raum ab. Auf diese Weise wird eine unmittelbare und ausschließliche Kommunikation des Karyoplasmas mit dem Grundplasma geschaffen. Die Weite der Poren beträgt bei der *Ratte* 40—100 mμ (WATSON, 1959), bei der *Maus* 70—100 mμ (BARNES und Davis, 1960). Mit den Poren, die ein diffus und dünn verbreitetes Material enthalten, stehen intranucleäre Kanäle in Verbindung. Wie erwähnt, halten Ruhenstroth-Bauer und Zeininger (1956) Membranporen für Fixierungsartefakte. Hoshino (1961) fand bei Hepatomzellen kanälchenförmige, tief in das Karyoplasma hineingehende oder dieses ganz durchdringende Invaginationen der Innenschicht der Kernmembran, mit anderen Worten, eine Ausdehnung des perinucleären Raumes in das Nucleoplasma. Kurze Invaginationen enden mit sackartigen Erweiterungen.

Aus der *Ratten*leber (Sadowski und Steiner, 1968) durch Waschen mit Triton-X-100 gewonnene und durch Zentrifugierung mit 2,2 M Sucrose von cytoplasmatischen Verunreinigungen befreite Zellkerne besitzen keine Kernmembran mehr, gleichen aber im übrigen den Zellkernen der intakten Leber. Die morphologischen Untersuchungen und chemischen Schätzungen der DNS, RNS, des Eiweißes und der cytoplasmatischen Enzyme deuten auf eine nur geringe Verunreinigung der Kerne durch Bestandteile des Cytoplasmas. Die Kernausbeute beträgt ca. 70% und kann für die Isolierung der Kernkörperchen verwendet werden. Die Arbeit bringt Ergebnisse von der DNS-, RNS- und Enzymzusammensetzung der Leberzellkerne.

ββ) Das Kernkörperchen

Das Elektronenmikroskop weist das Kernkörperchen tierischer Zellen als ein membranloses, aus dem Nucleolonema und der Pars amorpha zusammengesetztes, frei im Zellkern liegendes Gebilde aus (Bernhard u. Mitarb., 1955). Das Nucleolonema, ein locker gefügtes Fadenknäuel, besteht aus 10—20 mμ großen osmiophilen Granula und aus 8—10 mμ dicken Filamenten. Die Granula besitzen die Größenordnung der Makromoleküle. Die Pars amorpha ist eine homogene Masse, die das Nucleolonema in sich einschließt und zu maskieren vermag, wenn sie anteilmäßig überwiegt. Das kann dann zur Folge haben, daß das Kernkörperchen sogar elektronenoptisch als dichtes, undurchsichtiges und strukturloses Gebilde erscheint. Das Nucleolonema ist wahrscheinlich Träger molekularer Ribonucleinsäure-Komplexe; diese können offenbar die Kernmembran durchschreiten, wenn das Kernkörperchen sich ihr angelagert hat. Magrot und Sova (1962a) beschreiben den Übertritt von Kernkörperchen-Substanz in das Cytoplasma der Leberepithelzellen teilhepatektomierter *Ratten*.

Der Nucleolus ist Feulgen-negativ, aber doch von einem einigermaßen kompakten Ring Feulgen-positiver Substanzen umgeben. Der Feulgen-negative Hauptanteil färbt sich mit Pyronin. Nach der Behandlung mit Ribonuclease nimmt er den Farbstoff nicht mehr an; somit enthält er Ribonucleinsäure. Er ist nach Stöcker und Altmann (1963) an der Neubildung der Ribonucleinsäure stärker beteiligt als das Karyoplasma.

Durch Zertrümmerung der Leberzellkerne mit Ultraschall und Differentialzentrifugierung gewonnene Kernkörperchen (Sadowski und Steiner, 1968) von der intakten *Ratten*leber wurden auf ihre Ultrastruktur untersucht. Bei starker Vergrößerung scheint ihr granulärer Anteil aus eng verflochtenen Fasern zu bestehen. Die Kernkörperchen-Ausbeute betrug mindestens 30%. Die isolierten Kernkörperchen enthalten doppelt so viel DNS wie RNS. Der hohe DNS-Gehalt der Kernkörperchen könnte von dem Chromatin, das den Kernkörperchen in dicker Schicht anhaftet („nucleolus-associated-chromatin") herrühren. Zweifellos sind aber auch Fragmente freien Chromatins in der Kernkörperchen-Fraktion vorhanden. Der Eiweiß- und RNS-Gehalt ist bei Sadowski und Steiner (1968) etwas kleiner als bei anderen Autoren.

Die Bedeutung des Kernkörperchens für den Eiweißstoffwechsel der Zelle, so auch der Leberepithelzelle, wurde durch experimentelle Untersuchungen sichergestellt. Welche Rolle das Nahrungseiweiß dabei spielt, ist nicht geklärt. LAGERSTEDT (1949) verabreichte *Ratten* bis zu 18 Tage lang eine eiweißreiche oder eiweißarme Kost und fand die Nucleolen in den Leberepithelzellen bei eiweißreicher Nahrung größer als bei eiweißarmer. Zu umgekehrten Ergebnissen gelangte STOWELL (1949): die Nucleolen der Leberepithelzellen von *Ratten*, die 21 oder 25 Tage lang geteilt eine niedrige und eine hohe Eiweißkost erhalten hatten, waren gleich groß; nach Ausdehnung der Versuche auf 54 oder 96 Tage dagegen waren die Nucleolen der eiweißarm ernährten Tiere größer als die Nucleolen der eiweißreich ernährten. Die Befunde LAGERSTEDTs (1949) stimmen mit der Feststellung CASPERSONs (1950) überein, daß der Nucleolus größer wird, wenn die Eiweißsynthese in der Zelle ansteigt, die Befunde STOWELLs (1949) laufen ihr zuwider. Zu ähnlichen Ergebnissen wie STOWELL (1949) kam STENRAM (1953): keine der Leberepithelzellen von *Ratten*, die er in 10tägigen Versuchen eiweißarm bzw. eiweißreich ernährt hatte, besaßen im ersten Falle größere Kernkörperchen. In detaillierteren Untersuchungen erhielt STENRAM (1956) die gleichen Ergebnisse wie LAGERSTEDT (1949): die Kernkörperchen in den Leberepithelzellen von Hunger*ratten* waren klein und wurden größer, wenn die Tiere eine Kost mit 25% Casein erhielten. Wiederum in einer späteren Untersuchung (STENRAM, 1957) erschienen die Nucleolen — wie in der ersten Untersuchung von STENRAM (1953) und derjenigen von STOWELL (1949) — bei *Ratten*, die eiweißfrei ernährt worden waren und bei solchen, die eine eiweißhaltige Kost mit Schilddrüsen-Trockensubstanz erhalten hatten, abermals „considerably larger" als die Nucleolen von *Ratten* mit einer 25%igen Caseinkost. Der Gehalt der Lebernucleolen betrug im Falle dieser Untersuchungen bei den eiweißfrei ernährten *Ratten* $38 \pm 1\%$, bei den *Ratten* mit Schilddrüsensubstanz im Futter $37 \pm 2\%$ und bei den *Ratten* mit 25% Casein im Futter $37 \pm 1\%$. Diese Befunde sollen ein anderes Anwachsen der Kernkörperchensubstanz während der Eiweißberaubung und der Fütterung mit Schilddrüse als durch Wasser anzeigen. SCHLAGER (1960) erzielte bei *Mäusen* durch intraperitoneale Eiweißinjektionen (Humanalbumin und Human-γ-Globulin) und Injektionen von physiologischer Kochsalzlösung eine Volumzunahme der Lebernucleolen und eine Erhöhung der Nucleolenzahl. Die Volumzunahme war nach Kochsalzinjektionen kleiner als nach Eiweißinjektionen, verlief aber im Gegensatz zu der Volumzunahme der Nucleolen nach Eiweißinjektion parallel mit der Volumzunahme der Zellkerne. Die Vermehrung der Kernkörperchen soll nicht die Folge einer Polyploidie, sondern des Zerfalles der größer gewordenen Kernkörperchen sein. Die Veränderungen an den Nucleolen der Leberzellkerne sei auf das verabreichte Eiweiß und nicht auf die mitgegebene physiologische Kochsalz-Lösung zurückzuführen.

Die Leberepithelzellen von *Ratten* (STENRAM u. Mitarb., 1965), die mit Actinomycin behandelt worden waren, zeigten radioautographisch im Lichtmikroskop eine Abnahme der Ribonucleinsäure und kleine, dichte Kernkörperchen. Wenn die Tiere nach der Behandlung mit Actinomycin Aminosol-Glucose erhalten hatten, wiesen die Leberepithelzellen mehr Glykogen und größere Mengen glattwandiger endoplasmatischer Bläschen auf als die nur mit Actinomycin behandelten Tiere. In lichtmikroskopischen autoradiographischen und elektronenmikroskopischen Untersuchungen stellte STENRAM (1966) an den Leberepithelzellen der *Ratte* nach 5-Fluoruracilgaben und späteren Cytidin-^{3}H- oder Leucin-^{3}H-Gaben eine Abnahme der Ribonucleinsäure-Markierung und eine Zunahme des Kernkörperchen-Volumens fest. Außerdem zeigten die Kernkörperchen einen elektronenmikroskopisch faßbaren Strukturwandel.

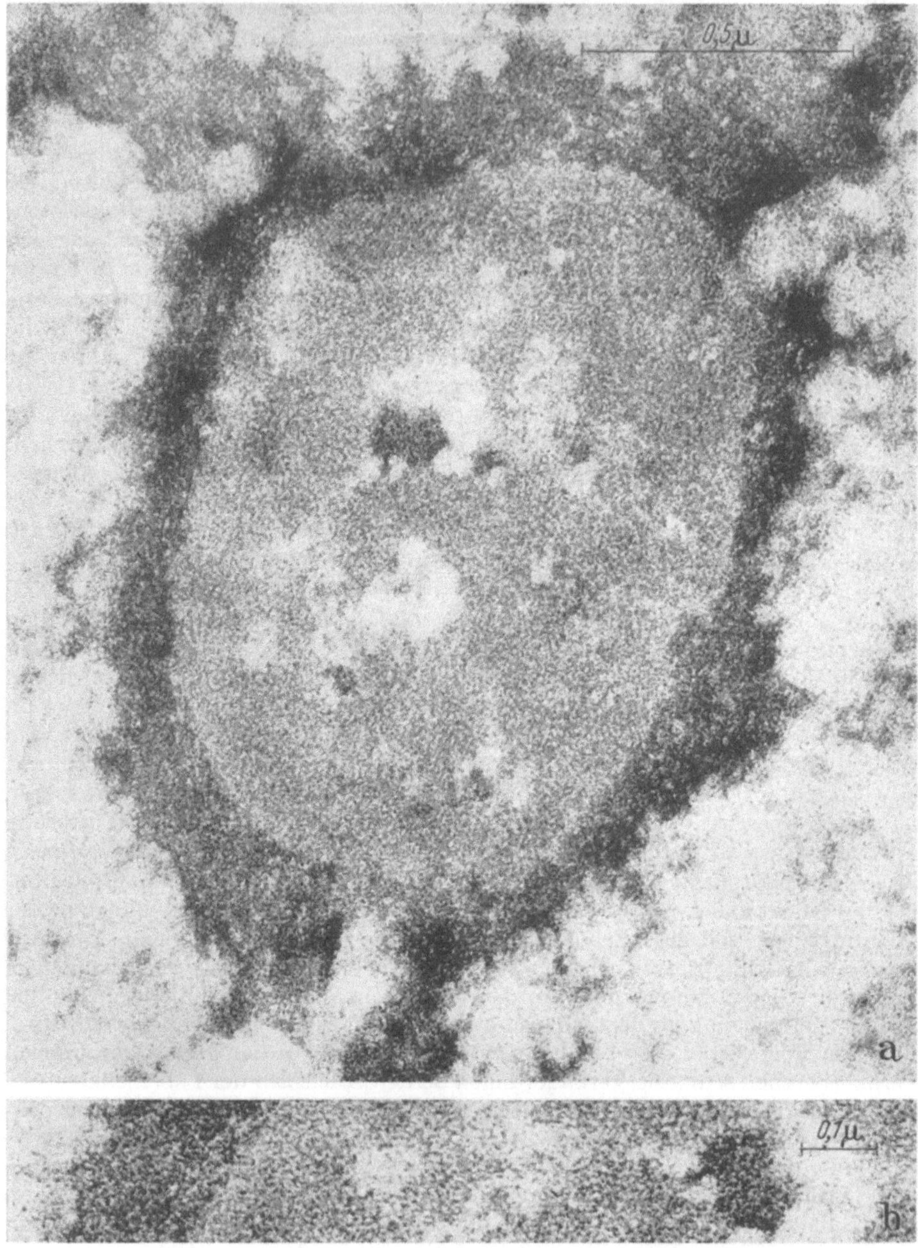

Abb. 36 a u. b. a Nucleolus einer normalen Leberepithelzelle der Ratte. Scharfe Grenze zwischen „chromatischer Randschale" und Nucleolarsubstanz. Chromatin-Einschlüsse in Vacuolen des Kernkörperchens. Perinucleäres und intranucleäres Chromatin haben gleiche Dichte. 72000fach. b Nucleolus-Ausschnitt. Nucleolarsubstanz und Chromatin zeigen das gleiche feingranuläre Muster. Die „granulären Einheiten" liegen ungefähr gleich eng, unterscheiden sich jedoch durch ihre Eigendichte. 100000fach. (Aus ALTMANN, STÖCKER und THOENES, 1963)

Unter dem Einfluß von Proflavin (STENRAM und WILLÉN, 1968) nimmt die Größe der Kernkörperchen in den Leberepithelzellen der *Ratte* ab. Die Kernkörperchen verschmelzen und es verwischt sich ihre Ultrastruktur. Radioautographisch vermindert sich in ihnen und im Cytoplasma die RNS, auch die Synthese der ribosomalen RNS. Die Proteinsynthese verläuft offenbar normal. Das Proflavin verursacht ähnliche Veränderungen wie das Actinomycin D.

In den Kernkörperchen der Epithelzellen der *Ratten*leber (ALTMANN u. Mitarb. 1963) sind Aufhellungen („Vacuolen") mit Durchmessern von 50—200 mμ vorhanden. Bei 60—70% aller Nucleolen sind in einigen von diesen Aufhellungen in einer Schnittebene 1—6 Brocken dichten Materials nachweisbar (Abb. 36). Diese Brocken sind keine Nucleolarsubstanz, sondern Chromatin, wahrscheinlich nucleologene Strecken der gewöhnlichen Chromosomen im Interphasenkern. „Wir sind also der Ansicht, daß Chromatinpartikel in allen Nucleolen der Leberzelle vorhanden sind und glauben ferner, daß sie zu Chromosomenfäden gehören, welche über kürzere oder längere Strecken den Nucleolus durchsetzen." In einigen besonders günstigen Fällen war die H^3-Thymidin-Inkorporation bei Kernkörperchen eindeutig zu sehen, d. h. im Nucleolus wird Desoxyribonucleinsäure synthetisiert. Bei gewöhnlichen Zellen gelingt der DNS-Nachweis in den Kernkörperchen lichtmikroskopisch deshalb nicht, weil die DNS-haltigen Granula oder Fäden elektronenmikroskopisch klein sind.

Die Arbeit von UNUMA u. Mitarb. (1968) bestätigt in jeder Hinsicht die Befunde von ALTMANN u. Mitarb. (1963), aber ohne Erwähnung dieser Autoren. Mit Thioacetamid aus den Leberzellkernen der Ratte (UNUMA u. Mitarb., 1968) isolierte Kernkörperchen besitzen peripher an sie gebundenes Chromatin („perinuclear nucleolus-associated chromatin") und intranucleoläres Chromatin. Das perinucleoläre Chromatin wird mit Desoxyribonuclease in einer Konzentration von 10 μg/ml in einer Lösung, die 7,5 mM $MgCl_2$ enthält oder eine Konzentration von 50 μg/ml ohne Mg^{2+} hat, selektiv beseitigt. Die optimale Inkubationszeit beträgt 40 min bei 4° C. Bei dieser Verfahrensweise bleibt das intranucleoläre Chromatin erhalten. Aber beide, das peri- und intranucleoläre Chromatin isolierter Kernkörperchen, werden bei 60 min langer Behandlung mit Desoxyribonuclease in einer Konzentration von 100 μg/ml in Lösungen, die 7,5 mM Mg^{2+} enthalten, beseitigt. Wenn die isolierten Kernkörperchen nacheinander mit Desoxyribonuclease und Ribonuclease behandelt werden, dann fließen sie zusammen. Am intranucleolären Chromatin sind eine Klumpenform mit Durchmesser von 10 mμ und eine verstreute fädige Form mit Durchmesser von 2 mμ zu unterscheiden.

β) Die Kerngröße

Mit der Kerngröße normaler und experimentell beeinflußter Leberepithelzellen haben sich mehrere lichtmikroskopische Arbeiten befaßt. MICHAELIS (1938) gibt die Kerndurchmesser der *menschlichen* Leberepithelzellen mit 5,4—12,5 μ an und stellt für diese die Kerngrößen-Formel 5,4 μ — *7,32 μ* — 8,94 μ — 12,5 μ auf. CHVATOV (1933) bestätigte die von JAKOBY (1925) an den Leberepithelzellen von Nagern ermittelte Mehrgipflichkeit der Variationskurve der Kerngrößen. Nicht so eindeutig war diese Mehrgipflichkeit bei Paarhufern, Unpaarhufern und beim *Menschen*. Die Lebern von *Hund, Katze, Igel* und niederen Wirbeltieren ergaben nur eingipfelige Kernkurven; bei den letzteren kann aber auch jegliche Gesetzmäßigkeit in den Größenverhältnissen der Leberzellkerne fehlen. — Für das *Pferd* lautet die Kernformel der Leberepithelzellen: 4,39 μ — *4,68 μ* — *5,85 μ* — 7,31 μ — *7,60 μ*; mit zunehmendem Alter nimmt die Größe der Kerne seiner Leberepithelzellen ab (LEISTNER, 1937). — Bei der *weißen Maus* wandelt sich die zweigipfelige Kernkurve der Leberepithelzellen nach der Geburt binnen 1—3 Monaten in eine mehrgipfelige um; dies soll mit der „Ausbildung der für die erwachsene *Maus* charakteristischen Zellstruktur der Leberläppchen zusammenhängen". Nach CASPERSON und HOLMGREEN (1934) gibt es bei der *weißen Maus* eine Variation der Kerngröße, die der Kurve des Leberglykogens folgt und mit dem 24stündigen Rhythmus des Glykogenaufbaues und Glykogenabbaues in Beziehung zu stehen scheint. Gegen 24 Uhr, zur Zeit des Glykogenmaximums, erreichen die Kerndurchmesser der Leberepithelzellen die höchsten Werte. Diese fallen mit der Verringerung der Glykogenwerte gegen den Morgen zu, erreichen dann gegen 14 Uhr ein neues, aber niedrigeres Maximum und steigen mit wieder zunehmendem Glykogengehalt der Leber gegen 20 Uhr allmählich zu dem Maximum der Nacht hinauf. Die Autoren sehen in diesem Verhalten des Kernvolumens einen Gradmesser der Zellaktivität: Höhepunkt der Aktivität der Leberepithelzelle wäre demnach die Phase des maximalen Glykogenaufbaues.

Daß es möglich ist, die Kerngröße der Leberepithelzellen durch parenterale und orale Stoffzufuhr zu beeinflussen, geht u. a. aus folgenden Arbeiten hervor: CARMINATI (1934) stellte nach parenteraler Verabreichung von Nucleoproteiden des Kalbsthymus an *Ratten* eine Zunahme der Kerngröße fest. Bei der *Maus* führen Hunger und Speckfütterung zu einer Verkleinerung, Eiweißfütterung dagegen zu einer Vergrößerung der Leberzellkerne. Bei Zuckerfütterung ändert sich die Kerngröße nahezu nicht. Das Verhältnis der Kernmaxima 1:2:3 verliert unter dem Einfluß der verschiedenen Fütterungen an Stetigkeit (SCHRÖTER, 1937). STENRAM (1958) fand hingegen die Leberzellkerne proteinfrei ernährter *Ratten* beträchtlich größer als die Kerne von *Ratten*, die eine 25%ige Eiweißkost erhalten hatten und stellte dabei ein absolutes Anwachsen der Ribonucleinsäure in den vergrößerten Kernen fest. Der Autor schließt auf einen intensiven Ribonucleinsäure-Stoffwechsel der vergrößerten Kerne, während er die kleineren Kerne der mit Eiweiß gefütterten Tiere für stoffwechselaktiv hält. In allen Fällen, in denen MAYERSBACH und SCHLAGER (1960) *Mäusen* Humanalbumin, Human-γ-Globulin (120 mg) und physiologische Kochsalzlösung (2 ml) intraperitoneal verabfolgten, nahmen die Kerne der Leberepithelzellen an Größe zu. Während aber die Eiweißgaben starke Änderungen der Kernklassen — auch Amitosen, Kernprotrusionen, Kernknospungen und Kernzerfall — auslösten, bewirkte die physiologische Kochsalz-Lösung nur eine allgemeine Volumenzunahme bei allen Kernklassen. Erklärend kann dazu nur gesagt werden, daß die Zellkerne durch die hohen Eiweißdosen sicher stark belastet wurden. Nach ODAR (1955) sind Größe und Volumen der Leberzellkerne des *Siebenschläfers* im Schlafzustand kleiner als im Wachzustand. Die wachen Tiere hatten fünf Kernklassen (Häufigkeitsmaxima) mit Volumwerten von 43,5 μ — 58 μ^3 — 86 μ^3 — 122 μ^3 — 156 μ^3, die schlafenden Tiere vier Kernklassen mit Volumina von 43,5 μ^3 — 63 μ^3 — 92,5 μ^3 — 122 μ^3. Nach BIEREIGEL (1938) ist die starke Inanspruchnahme der Leber während der Tragzeit bei der *Maus* nicht am Verhalten der Speichersubstanzen (Glykogen, Eiweiß, Fett) ablesbar, wohl aber am Verhalten der Kerngrößen der Leberepithelzellen. Die Zellkerne sind regelmäßig in allen Klassen vergrößert; diese Vergrößerung wird durch die Rechtsverschiebung der Maxima und durch das „Überwandern" der Regelzelle aus dem zweiten in das dritte Maximum eindeutig angezeigt. Vier Wochen nach dem Ablauf der Tragzeit wird der normale Stand der Zellkerne wieder erreicht, d. h. die Schwangerschafts-bedingte Kernvergrößerung rückgängig gemacht. Die angeführten Beispiele der Kernvergrößerung und -verkleinerung sind ein Ausdruck der Stoffwechsel-Tätigkeit des Zellkernes und wahrscheinlich eine Ausdrucksform der Zellaktivität überhaupt. Wenn *Frösche* (ALVAREZ und COWDEN, 1966) bei Raumtemperatur hungern, nimmt das Volumen der Leberzellkerne ab. Werden *Frösche* dagegen 10 Tage lang nur einer niedrigen Raumtemperatur ausgesetzt, nimmt das Volumen der Leberzellkerne über das normale Maß zu. Um festzustellen, was diesen Wandel des Kernvolumens verursache, wurden die Mengen der Desoxyribonucleinsäure, der Ribonucleinsäure und der proteingebundenen Sulfhydrylgruppen je Zellkern cytophotometrisch gemessen. Die Messungen ergaben die Unabhängigkeit des Volumwandels der Kerne von diesen Komponenten. Daraus wird geschlossen, daß die bei Hunger und Kälte auftretende Variation der Kerngröße durch den nicht-chromosomalen Proteingehalt und nicht durch Veränderung in der Ploidie bedingt ist. In diesem Zusammenhang ist auf BARTON (1964, Lit.) zu verweisen, der in den Kernen der Leberepithelzellen von *Ratten* lösliche Proteine nachgewiesen hat, die mit Proteinen des Cytoplasmas übereinstimmen, aber keine Histone enthalten und an Eisen im Zellkern gebunden sind. Diese löslichen Kernproteine spielen wahrscheinlich eine Rolle im Stoffwechsel der Leberepithelzelle. Die Volumänderungen des Zellkernes im allgemeinen entsprechen der „funktionellen Kernschwellung" und der „funktionellen Kernschrumpfung" BENNINGHOFFs (1949).

ANDERSON (1953) untersuchte den Einfluß zweier Nucleasen und zweier Proteasen auf isolierte Zellkerne der *Ratten*leber in einem Phosphat-Bicarbonat-Sucrose-Medium. Bei Zusatz von Desoxyribonuclease verlieren die Kerne ihre Dichte und erscheinen im Phasenkontrast leer. Der Kerndurchmesser nimmt etwas ab und die Kernmembran tritt deutlich hervor; die Kernkörperchen verdichten sich zu granulären Massen und verhindern oft die Brownsche Bewegung. Diese Bewegung der intranucleären Teilchen ist ein Zeichen dafür, daß der Kern seine Gelstruktur verloren hat. Die Ribonuclease hellt die Kerne zwar nicht auf, aber auch sie verdichtet die Kernkörperchen und bewirkt außerdem die Bildung anderer, sehr kleiner Verdichtungen (Granula) im Kernraum. Die intranucleären Teilchen zeigen keine Brownsche Bewegung. Bei gleichzeitigem Zusatz der beiden Nucleasen werden die Kernkörperchen ebenfalls verdichtet. Außerdem entstehen zahlreiche intranucleäre Verdichtungen; diese vollführen zusammen mit den verdichteten Kernkörperchen eine rasche Brownsche Bewegung. Trypsin und Chymotrypsin verursachen eine schnelle Abnahme der Kerndichte, Ruptur der Kernmembran und gleichzeitiges Verschwinden der Kernkörperchen. Die beiden Proteasen verdauen auch die granulären Verdichtungen, die durch die beiden Nucleasen in den Kernen hervorgerufen werden. ANDERSON (1953) meint, die Membran des isolierten Kernes der Leberepithelzellen habe eine poröse Struktur und erlaube Substanzen mit hohem Molekulargewicht den Durchtritt. Dagegen vertreten RUHENSTROTH-BAUER und ZEININGER (1956) in Betreff der Porosität der Kernmembran der Leberepithelzellen und der Kerne überhaupt folgende Auffassung: „Elektronenmikroskopische Bilder von Kernmembranen . . . weisen . . . eine poröse Struktur auf, doch läßt sich kaum ausschließen, daß dies durch Artefakte bei der Fixierung bedingt ist, während unsere Präparation viel schonender ist." Die Autoren maßen die Impedanz (Gesamtwiderstand im elektrischen Feld) der Zellkerne, Mitochondrien und Mikrosomen von Leberhomogenaten der *Ratte* und des *Schweines*.

γ) Mitose und Amitose der Leberepithelzelle

Die Fähigkeit der Leberepithelzellen, sich zu teilen, ist unstreitig; der eindeutigste Beweis dafür ist die Tatsache, daß das Lebergewebe regenerieren kann (s. Kapitel „Leberregeneration", S. 221). MACMAHON (1933) bejaht die Neubildung von ein- und mehrkernigen Leberepithelzellen durch mitotische und amitotische Teilung; seine Befunde stammen von pathologischen *menschlichen* Lebern. Selbst große Mengen von intracellulärem Fett, Pigment, Bilirubin oder Hämosiderin seien kein Hindernis für die mitotische Kernteilung dieser Zellen.

Wie Pfuhl (1932) vertritt er die Ansicht, daß es in der normalen Leber kein physiologisches Wachstum gebe. Die Leberepithelzellen behielten jedoch für den Bedarfsfall die Fähigkeit, sich mitotisch und amitotisch zu teilen. In einer sehr gründlichen Untersuchung der Leber des *Meerschweinchens* griff Pfuhl (1939) das Problem der Leberzellteilung auf. Seine Aussagen sind deshalb besonders gewichtig, weil er auf diesem seinem Spezialgebiet so viele Lebern untersucht hat wie kein anderer und eigens betont, er habe „bei allen Untersuchungen an Leberzellen" auf das Vorkommen von Mitosen geachtet und diese wenigstens bei einem Teil seiner Versuchstiere gefunden: „bald nur vereinzelt, bald in beachtlicher Zahl". Im Falle der oben zitierten Arbeit setzte er durch kleine Trypanblaugaben einen funktionellen Leberreiz. Fast in allen Leberepithelzellen liegen wenige Farbstoffteilchen als „Internumgranula" im Golgi-Apparat und regelmäßig in Nähe der Gallenkanälchen. Die Leberepithelzellen weisen keine Anzeichen einer Schädigung vor; bei ihnen treten „Reaktionsmitosen" in beträchtlicher Zahl auf. Pfuhl (1939) bestreitet, daß es in der Leber eine amitotische Zellvermehrung gibt. Er läßt für alle Klassen und Typen der Leberepithelzellen nur die mitotische Vermehrung gelten. Die von MacMahon (1933) und früheren Untersuchern (Lit. bei Pfuhl, 1939) beschriebenen Amitosen seien „Pyknomitosen" (Pseudomitosen); diese entstünden dadurch, daß die Chromosomen in der Anaphase oder Telophase verklumpten, während die voraufgehenden Phasen „mehr oder weniger normal" verliefen. Auch nach Pfuhl (1939) behalten die Leberepithelzellen zeitlebens die Fähigkeit, sich mitotisch zu teilen; sie vermögen sich nur so lange nicht zu teilen, wie sie Glykogen enthalten. Lipide und kolloidale Farbstoffe dagegen hindern sie nicht daran (vgl. MacMahon, 1933).

Noch auf anderen Wegen als auf dem von Pfuhl (1939) beschrittenen wurde versucht, die mitotische Teilung der Leberepithelzellen anzuregen. Leduc (1947) berichtet über Ergebnisse bei Hunger- und Wiederfütterungsversuchen an *Mäusen*. Junge, 3—4 Wochen alte *Mäuse*, deren Leberepithelzellen unter normalen Verhältnissen Mitosen aufweisen, zeigen im Hungerzustand einen Rückgang der Mitosenzahl oder gar deren gänzliches Fehlen. Wiederfütterung bewirkt allmählich eine erneute Mitoseaktivität, und schließlich übertrifft diese sogar die Mitoseaktivität der Kontrolltiere. Der Höhepunkt der wieder in Gang gekommenen mitotischen Aktivität liegt um den 5. und 6. Tag der Wiederfütterung und fällt dann schnell. Bei erwachsenen, 14 Wochen alten *Mäusen*, deren Leberepithelzellen sich für gewöhnlich nicht mehr teilen (Leduc, 1947), treten, wenn die Tiere nach einer Hungerzeit wieder gefüttert werden, ebenfalls Mitosen auf; diese Mitosen erreichen am 5. Tag der Wiederfütterung den höchsten Zahlenwert. Die Umstellung von einer 7,4%igen Eiweißnahrung auf eine 63,9%ige führt bei 5—6 Wochen alten *Mäusen* schon nach 6—12 Std zu einem Anstieg der Leberzellmitosen und nach 18—24 Std zu dessen Höhepunkt; nach 48—72 Std ist die Mitosezahl auf diejenige der Kontrolltiere abgesunken.

Wilson und Leduc (1947) gelang es, die Mitoserate der Leberepithelzellen junger *Mäuse* durch intraperitoneale Injektionen von Mäuse- und Meerschweinchen-Leberbrei, Nierenbrei, gekochter und autolysierter Leber und gekochtem Eigelb zu erhöhen. Nach anfänglicher, sich über den 2. oder auch noch 3. Tag erstreckender Hemmung kommt die Mitosetätigkeit der Leberepithelzellen wieder in Gang und rückt bis zum 5. und 8. Tag zum Höhepunkt vor. Bei erwachsenen *Mäusen* erzielten die Autoren bei diesen Verfahren eine schwächere und zeitlich kürzere Mitosewelle. Die Frage nach den Faktoren, die zu diesen Ergebnissen führten, konnte nicht befriedigend beantwortet werden. Wilson und Leduc (1948) verzeichnen auch bei *Mäusen*, denen sie je Gramm Körpergewicht $4\,\gamma$ Thyroxin einmal intraperitoneal gespritzt hatten, einen Mitoseanstieg der Leberepithelzellen. Ein Mitose-Maximum stellt sich bei 15 Wochen alten *Mäusen* am 4. Tag, bei 31 Wochen und bei 50—60 Wochen alten *Mäusen* am 5. Tag nach der Injektion ein. Bei alten *Ratten*, die ebenfalls auf Thyroxin ansprachen, stellten die Autoren wie STERNHEIMER (1939) nach 48 Std ein Mitose-Maximum fest. *Mäuse*, die durch Thiouracilbeigabe zur Kost vermutlich thyroxinfrei gemacht worden und verkropft waren, weisen zwischen dem 3. und 5. Tag nach der Thyroxinverabreichung eine Mitosewelle auf. WILSON und LEDUC (1950) beschreiben anomale Mitosen in der Leber von *Mäusen*, die sie mit Tetrachlorkohlenstoff, Aminoazotoluen oder Coramin behandelt hatten. Es treten drei Zellgruppen mit anomalen Mitosen auf. In der ersten Gruppe orientieren sich die Chromosomen in der Metaphase dreipolig, und es entstehen drei gleich große Tochterkerne, mit oder ohne Teilung des Zelleibes. In der zweiten Zellgruppe orientieren sich die Chromosomen bipolar und trennen sich die Tochterchromosomen in der Anaphase unvollständig. Bei der dritten Gruppe schließlich bleiben die beiden Sätze der Tochterchromosomen durch eine Chromatinbrücke verbunden; letztere bleibt intakt oder wird, wenn der Zelleib sich teilt, zerrissen. Diese Zellteilungsbilder haben eine unverkennbare Ähnlichkeit mit Amitosen und geben PFUHL (1939) recht, der erklärt hat, die als Amitosen in der Leber beschriebenen Zellteilungen seien Pseudomitosen. Während der Leberregeneration nach Tetrachlorkohlenstoff-Nekrose (MELVIN, 1967) verdoppelt sich der Mitoseindex bei *Mäusen*, denen Actinomycin D intrasplenikal verabreicht wurde. Auch intrasplenikale Applizierung von 5-Fluoruracil erhöht den Mitoseindex, die Verabfolgung von Riboflavin und Puromycin dagegen nicht. Die Verdoppelung des Mitoseindex kam nicht durch vermehrten Eintritt der Leberepithelzellen in die Mitose zustande, sondern durch Verzögerung der Prophase.

TEIR und RAVANTI (1953) nennen die Leber erwachsener Säuger ein „beständiges" Organ, in dem Mitosen nach Abschluß des Wachstums selten seien. Bei *Ratten* fanden sie die meisten Mitosen während der ersten drei Lebenswochen. Von da ab bis zur 8. Woche nehme die Zahl der Mitosen immer mehr ab und sinke nach der 8. Lebenswoche auf den Wert Null. Die Leber junger *Ratten* reagiert auf das die Mitose hemmende, aber auch stimulierende Colchicin empfindlicher als die Leber alter *Ratten*. Lebersuspensionen von 2 Wochen alten *Ratten*, intraperitoneal an 2, 4 und 12 Monate alte *Ratten* verabreicht, bewirken bei diesen Tieren eine deutliche Stimulierung der Mitoseaktivität der Leberepithelzellen. Dagegen bleibt diese Wirkung fast ganz aus, wenn 2 und 12 Monate alten *Ratten* Lebersuspensionen von 12 Monate alten Tieren eingespritzt werden. Der die Mitose stimulierende unbekannte Faktor der Lebersuspensionen scheint ziemlich wärmelabil zu sein; denn Versuche mit Suspensionen, die bis zu 100° erhitzt worden waren, hatten sehr an Wirksamkeit eingebüßt. Bei Tieren, die eine Lebersuspension und Colchicin erhalten hatten, war der Mitosewert etwas höher als nach bloßer Suspensionsgabe, jedoch nicht so hoch wie nach alleiniger Colchicingabe. Cortison erwies sich nicht als genereller antimitotischer Faktor.

Auch die Außentemperatur wirkt über die Schilddrüse auf die mitotische Zelltätigkeit der normalen *Ratten*leber (PETERS, 1962b). *Ratten*, die bei 4° C Raumtemperatur gehalten wurden, weisen einen Mitose-Mittelwert von $8{,}29 \pm 8{,}14$ auf und andere, bei 32—35° C gehaltene *Ratten* den Mittelwert $1{,}25 \pm 0{,}37$. Lebten die Tiere bei 25° C Raumtemperatur, dann wurden in der Leber keine Mitosen mehr gefunden. Versuche mit Thyroxin bestätigten den Einfluß der Schilddrüse. Eine einmalige Injektion von $1/_{20}$ mg Thyroxin steigert die Mitosetätigkeit der Leberepithelzellen nur geringfügig, eine einmalige Injektion von $1/_{10}$ mg dagegen auf das 6fache ($32{,}3 \pm 3{,}2$) des Wertes der Kontrolltiere ($5{,}45 \pm$ 4,3). Sehr hohe Thyroxingaben legen die Mitosetätigkeit der Leber lahm. Bei

5*

$^1/_{10}$ mg Thyroxin kamen auf je 18000 Leberepithelzellen durchschnittlich: 5 Mitosen bei 35° C (beim Normaltier ohne Thyroxin keine Mitosen), 32 Mitosen bei 23° C und 65 Mitosen bei 4° C.

Anderen Arbeiten zufolge sind die Mitoseaktivität und die Größenschwankung der Leberepithelzellen einem tageszeitlichen Rhythmus unterworfen, der parallel mit dem Glykogenrhythmus geht. So berichten WILSON (1948) und HALBERG (1957) von der *Maus*, JACKSON (1959) und PETERS (1962a) von der *Ratte* übereinstimmend über eine Abhängigkeit der Mitosehäufigkeit von der Tageszeit. Junge *Mäuse* weisen zwischen 5 und 9 Uhr morgens ein Mitosemaximum und zwischen 5 und 9 Uhr abends ein Mitoseminimum auf; zu den gleichen Zeiten liegen das Glykogenmaximum und das Glykogenminimum. Bei der *Ratte* (JACKSON, 1959) ist die Mitoserate am Tage hoch und in der Nacht niedrig; umgekehrt nimmt die Größe der Leberepithelzellen am Tage ab und in der Nacht zu. Wie PETERS (1962a) feststellte, besteht bei *Ratten* auch eine Abhängigkeit der Mitoserate vom Körpergewicht im tageszeitlichen Rhythmus. Tiere verschiedenen Geschlechtes mit einem Gewicht von 67—84 g haben in den Morgenstunden eine Mitoserate von etwa 40 und am Abend eine solche von etwa 5, dagegen beträgt die Mitoserate bei 100 g schweren Tieren nur $10,15 \pm 1,5$ morgens und $1,5 \pm 1,1$ abends; diese Zahlen beziehen sich auf je 18000 Leberepithelzellen. Für den Gewichtsbereich zwischen 70 und 160 g ergab sich für die *Ratte*, „daß die Mitosehäufigkeit ständig abfällt und dann etwa in einem Wert von 6/18000 Zellen konstant bleibt". Im Einklang damit steht die Feststellung HALBERGs (1957), daß die mitotische Aktivität der Leberepithelzellen bei der *Maus* im 2. Monat des extrauterinen Lebens rapid abnimmt. Wie LEDUC (1947), so beobachtet auch PETERS (1962a), daß die Mitoseaktivität der Leberepithelzellen im Hunger sehr schnell zurückgeht. Bei *Ratten*, die 48 Std gehungert hatten, ist der Mitosewert um 9 Uhr morgens gleich Null. — Das Blutserum hepatektomierter *Ratten* (1mal 2 cm³ intraperitoneal) ändert den rhythmischen Mitoseablauf nicht (PETERS, 1962a). Eine Erklärung für die tageszeitlichen mitotischen Schwankungen fand auch PETERS (1962a, b) nicht. Sie bezeichnet es als denkbar, daß dieser Rhythmus „über den Weg Lichtwechsel — Hypophyse — Schilddrüse verläuft".

JAFFE (1954) untersuchte den tageszeitlichen Mitose-Rhythmus der Leberepithelzellen an der nach partieller Hepatektomie regenerierenden *Ratten*leber. Auch hier zeigt sich ab 24 Std nach der Hepatektomie eine klare Tagesperiodizität der Mitose. Die Mitoseaktivität ist zwischen 6 und 10 Uhr am größten, zwischen 18 und 22 Uhr am kleinsten, so daß der Spielraum zwischen Höhepunkt und Tiefpunkt genau einem 12stündigem Intervall entspricht. Für die Aufdeckung der relativ minimalen Kernmitosen in der normalen erwachsenen Leber ist die Art der Untersuchungsmethode von Bedeutung. Nach BASERGA und KISIELESKI (1961) ist die Methode mit tritiummarkiertem Thymidin, das von den Zellkernen aufgenommen wird, der üblichen Mitose-Zählmethode um das 15—40fache überlegen; diese Autoren wundern sich nicht, daß mit der alten Methodik in der normalen Leber keine Mitosen gefunden werden.

δ) Geschlechtschromatin

Wie die Kerne zahlreicher anderer Zellen, so waren auch die Kerne der Leberepithelzellen Gegenstand der Untersuchung des Geschlechtschromatins (HINRICHSEN, 1957; HINRICHSEN und GOTHE. 1958) Untersuchungsobjekte waren zunächst die Lebern männlicher und weiblicher *Kaninchen*. Nach Carnoy-Fixierung und Kresylechtviolett-Färbung besteht kein deutlicher Unterschied zwischen den männlichen und weiblichen Kernen. In der Nähe des Nucleolus oder an der Kern-

membran haften stark gefärbte Körperchen mit 1 µ Durchmesser. Nach Perchlor-
säure-Extraktion und anschließender Gallocyaninchromalaun-Färbung erscheinen
die sich mit Kresylechtviolett färbenden Körperchen beim männlichen *Kaninchen*
als nucleäre Blasen, ebenso bei den weiblichen Kernen, doch sind dort außer diesen
Blasen noch kompakte Chromatinkörperchen mit planokonvexer oder delta-
ähnlicher Gestalt vorhanden. Solche Körperchen finden sich nur in 3—7% der
Leberkerne männlicher *Kaninchen*, dagegen in 77% der Kerne weiblicher *Kaninchen*. Dazu kommen bei 45% der weiblichen Kerne, aber längst nicht so häufig
bei den männlichen, zusätzlich noch ebenso große, an den Nucleolen hängende
Chromatinpartikel. Besonders deutliche Bilder ergibt die Methylgrün-Pyronin-

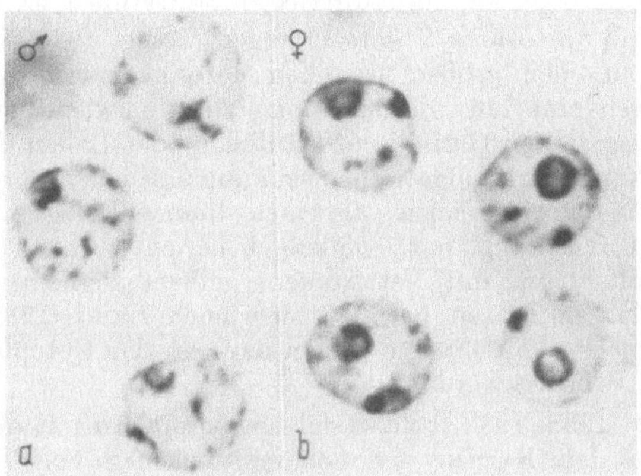

Abb. 37a u. b. Kerne von Leberepithelzellen der Ratte mit Geschlechtschromatin. a Beim
männlichen Tier mehrere nucleoläre Blasen an der Kernmembran. b Beim weiblichen Tier
große randständige Chromatinkörper. Paraffin, 8 µ, Thionin nach KLINGER und LUDWIG.
2400fach. (Aus HINRICHSEN und GOTHE, 1958)

Färbung. Die Chromatinscheibchen (= Geschlechtschromatin) an der Kernmembran und an den Kernkörperchen färben sich grün, der Inhalt des Kernkörperchens und der oben erwähnten nucleären Blasen dagegen rot. Wie beim
Kaninchen (HINRICHSEN, 1957) überwiegen in den Kernen der Leberepithelzellen
männlicher *Ratten* (HINRICHSEN und GOTHE, 1958) die nucleären Blasen an der
Kernmembran. „Werden nur die der Kernmembran anliegenden, kompakt erscheinenden Chromatinpartikel von mehr als 1 µ Kantenlänge gewertet, finden
sich bei weiblichen Tieren 35% gegenüber nur 3% der männlichen Zellkerne mit
diesem Material" (Abb. 37). Bei der *Maus* (HINRICHSEN und GOTHE, 1958) ist
die Bestimmung des Geschlechtschromatins in den Leberepithelzellen durch die
große Zahl der Kernkörperchen (4—8 je Zellkern) erschwert.

BÜRGER (1961) untersuchte das Geschlechtschromatin an Punktaten von
pathologisch veränderten *menschlichen* Lebern. Er wertete nur an der Innenseite
der Kernmembran liegende chromatische Körperchen als Geschlechtschromatin.
Diese seien plankonvex, halbmondförmig oder dreieckig und nur in den Kernen
weiblicher Leberepithelzellen eindeutig vorhanden. Untersuchungen von BIANCHI
u. Mitarb. (1963) an Lebern von *Ratten*embryonen ergaben bei beiden Geschlechtern ein Vorhandensein des Geschlechtschromatins bis zum 17. Tag. Von diesem
Zeitpunkt ab besteht es bei den weiblichen Embryonen weiter, während es bei
den männlichen zurückgeht und bei diesen fehlt, wenn sie 21 Tage alt sind. Die
Autoren meinen, das bei weiblichen und männlichen Embryonen beobachtete

Geschlechtschromatin könne ein X-Chromosom sein, bei den männlichen aber auch ein Autosom, das in der Zeit des starken Leberwachstums in Beziehung zur Mitose und Stoffwechselaktivität steht.

ε) Kerneinschlüsse

Ungewöhnliche, d. h. vergleichsweise seltene Kerneinschlüsse der Leberepithelzellen sind in erster Linie Kristalle und Vacuolen, aber auch Glykogen, Lipid und Eisen. Im Fall der Anwesenheit dieser Einschlüsse im Kern ist zu erwägen, ob sie Bestandteile gesunder oder stoffwechselgeschädigter Leberepithelzellen sind und wie sie in den Zellkern gelangen oder darin entstehen. Mit diesem Fragenkomplex wird auch das Verhältnis Kern zu Cytoplasma berührt.

Die im Anschluß an frühere Untersuchungen (BERG, 1929, 1932a) von BERG (1934a, b) erneut an einem großen tierischen Material und an den Lebern zweier Hingerichteter durchgeführten Untersuchungen deckten wieder nucleäre Vacuolen und Blasen mit ausgefällten Gerinnseln, Häutchen oder Ballen und Kernkristalle auf. Der Zellkern kann stark aufgetrieben sein und eine einzige große Flüssigkeitsblase enthalten, die das Chromatin „als einen dünnen Belag an die Innenfläche der Kernmembran" verdrängt hat. Schließlich berichtet BERG (1935) noch über nucleäre Flüssigkeitsblasen mit Fetttropfen, gelbem Pigment, Glykogen und Eisen. Diese nucleären Blasen begeben sich nach BERG (1935) zu der Kernmembran, verschmelzen mit ihr und treten dann in das Cytoplasma über, ohne daß der Kernraum eröffnet werde.

WEATHERFORD (1938, 1939) befaßt sich im besondern mit der Untersuchung der Kristalle in den Kernen der Leberepithelzellen von *Hunden, Wölfen, Füchsen* und *Schakalen*. Bei den alters- und rassenmäßig verschiedenen *Hunden* beträgt der durchschnittliche Prozentsatz der kristallhaltigen Kerne 1,03, bei den anderen untersuchten Tieren 0,08—0,98. Die Kristalle (Abb. 38) liegen einzeln und zu mehreren in scheinbar leeren Kernvacuolen und großen Kernblasen; sie sind durchschnittlich 7—12 μ lang (größte Durchmesser 25—35 μ), maximal 5—7 μ dick und am Querschnitt hexagonal. Im polarisierten Licht zeigen die Kristalle keine Doppelbrechung, im ultravioletten Licht keine Fluorescenz. Bei doppelkernigen Zellen enthalten selten beide Kerne Kristalle. Im frischen Zustand lösen sich die Kristalle in Wasser, Alkohol, Äther, Chloroform, Benzol, Xylol und Zedernöl nicht. In verdünnter Natrium- und Kalilauge, in wäßriger Natrium- und Lithiumcarbonatlösung quellen und zerfallen sie; konzentrierte Schwefel-, Salpeter- und Essigsäure lösen sie auf. Auch von anderen Chemikalien werden die Kristalle bis auf Bruchteile oder restlos aufgelöst. Sie sind weder ausgesprochen basophil noch acidophil und färben sich weder mit Sudan III noch mit Turnbullblau. WEATHERFORD (1938, 1939) nimmt an, daß sie das Produkt des Purin-Stoffwechsels der Leberepithelzelle sind und sich von einer Purinbase herleiten.

An bioptisch und autoptisch gewonnenem Lebergewebe von *Menschen*, die an Hepatitis epidemica erkrankt waren, fand ALTMANN (1949) die Ausschleusung von Kernblasen — so, wie BERG (1932) sie als „Ausschleusungsmechanismus" beschrieb — bestätigt (Abb. 39). Diese Kernblasen sind immer dann vorhanden, wenn große Leberzellen mit polyploiden Kernen auftreten, während sie in Zellen mit mehreren kleinen Kernen fehlen. Für gewöhnlich vollziehe sich der Stoffaustausch zwischen Kern und Cytoplasma ohne auffällige morphologische Erscheinungen. Es handele sich daher beim Ausschleusungsmechanismus um einen kompensatorischen Vorgang. Gemäß ihrer Basophile und Pyroninophilie bestehe die in das Cytoplasma eingeschleuste Substanz aus Ribonucleinsäure. ALTMANN (1955) spricht von der Umwandlung der Nucleolen in den Großkernen der Leber-

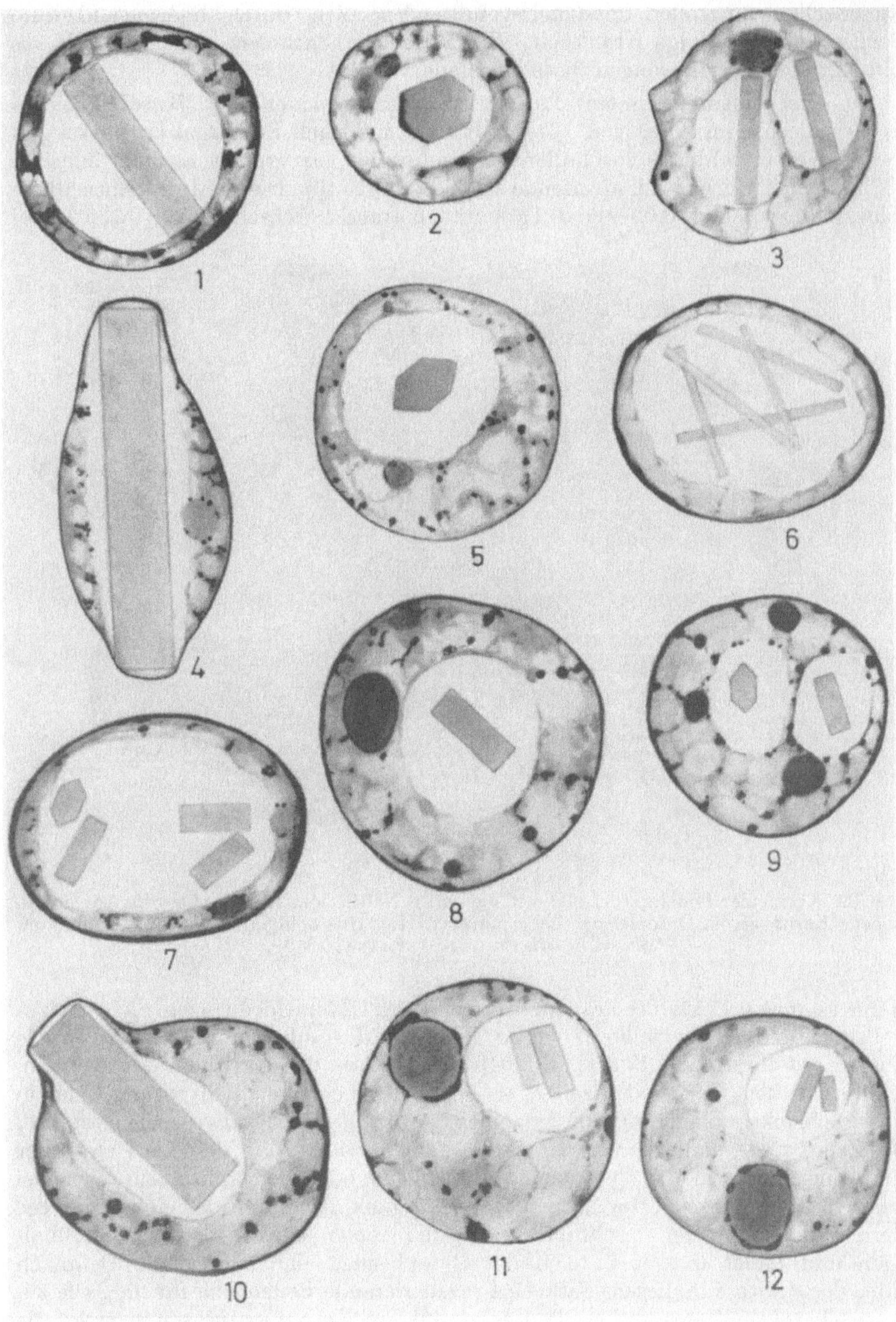

Abb. 38. Sechskantige Kristalle mit prismatischen Flächen in Kernen der Leberepithelzellen von *Canis latrans* (*1—3*), *Vulpes fulva* (*4—5*), *Fennecus cerda* (*6—7*), *Urcyon cinero-argentus* (*8—9*), *Thos anthus* (*10*), *Icticyon venatus* (*11*), *Lycaon pictus* (*12*). Die Kristalle liegen in scheinbar leeren Kernvacuolen oder Kernblasen. (Aus WEATHERFORD, 1939)

Riesenzellen „zu großen, flüssigkeitsgefüllten Vacuolen" durch abnorme und akute Beanspruchung infolge Krankheit. Würden solche Vacuolen nicht gänzlich aus den Kernen entfernt, gingen diese zugrunde.

In „anscheinend gesunden" Lebern (25 Probeexcisionen) von *Menschen* beiderlei Geschlechts im Alter von 17—73 Jahren sind nach SCHILLER (1949a) regelmäßig Kerneinschlüsse vorhanden: blasenförmige, in großen Kernen häufiger als in kleinen Kernen anzutreffende Gebilde (Abb. 40). Die Zahl der Einschlüsse schwanke zwischen 0,02 und 0,16% und betrage durchschnittlich 0,138% bei

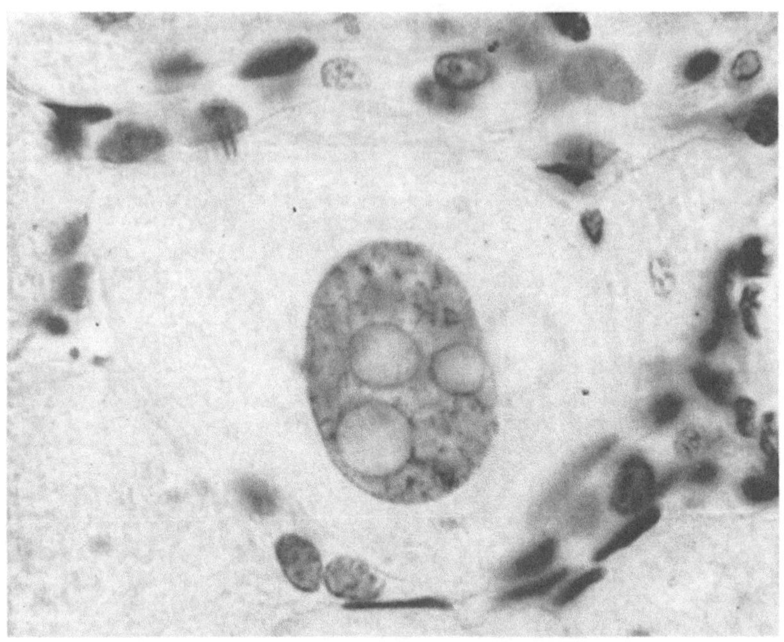

Abb. 39. Kern einer Leberepithelzelle mit Vacuolen. Neben dem Kern rechts offenbar ausgestoßene Kernblase im Cytoplasma. Leberpunktat, Hepatitis epidemica. Formol, Hämalaun-Eosin. 1000fach. (Aus ALTMANN, 1949)

Männern und 0,175% bei Frauen. Altersmäßige Unterschiede seien nicht festzustellen. Nur ein Leberzellkern wurde gefunden, der außer einer großen Vacuole einen Kristall enthielt. SCHILLER (1949b) betrachtet das Auftreten der Kerneinschlüsse in den Leberepithelzellen als einen degenerativen Zellvorgang, „der in einer Schlackenablagerung infolge eines gestörten Kernstoffwechsels besteht". Die Zelle werde dadurch vor dem Untergang bewahrt, daß der Kern entweder seine Einschlüsse in das Cytoplasma ausschleuse oder sich amitotisch teile. Bei dieser Teilung kommen die Kerneinschlüsse „ganz extrem an das eine Ende des Kernes zu liegen". Der einschlußfreie Kernteil trennt sich von dem einschlußhaltigen und bildet mit einem Teil des Cytoplasmas eine neue Zelle. Demnach käme der Amitose in diesem Falle eine regenerierende Bedeutung für die Zelle zu. In zweikernigen Leberepithelzellen birgt nur ein Kern Einschlüsse in sich. Die dunklen Leberepithelzellen besitzen keine Kerneinschlüsse.

WILSON (1954) beschreibt granulierte, eosinophile Schiff-positive und manchmal fetthaltige sphärische Körperchen in den Zellkernen normaler und experimentell geschädigter Leberepithelzellen der *Maus*. Er fand auch Zwischenstufen und glaubt, daß sich die Einschlüsse von Kernkörperchen herleiten, doch gäbe es in Kernen mit Einschlüssen auch normale Kernkörperchen. WILSON meint, irgendeine Störung des Zellstoffwechsels könne die Ursache für die Entstehung der Kerneinschlüsse sein; in diesem Zusammenhang verweist er auf das Virus vom Cowdryschen Typ, das die gleichen Einschlüsse hervorrufe.

Inwieweit die lichtmikroskopische Deutung der Entstehung der Kerneinschlüsse richtig und falsch ist, bleibt unentschieden. Die Elektronenmikro-

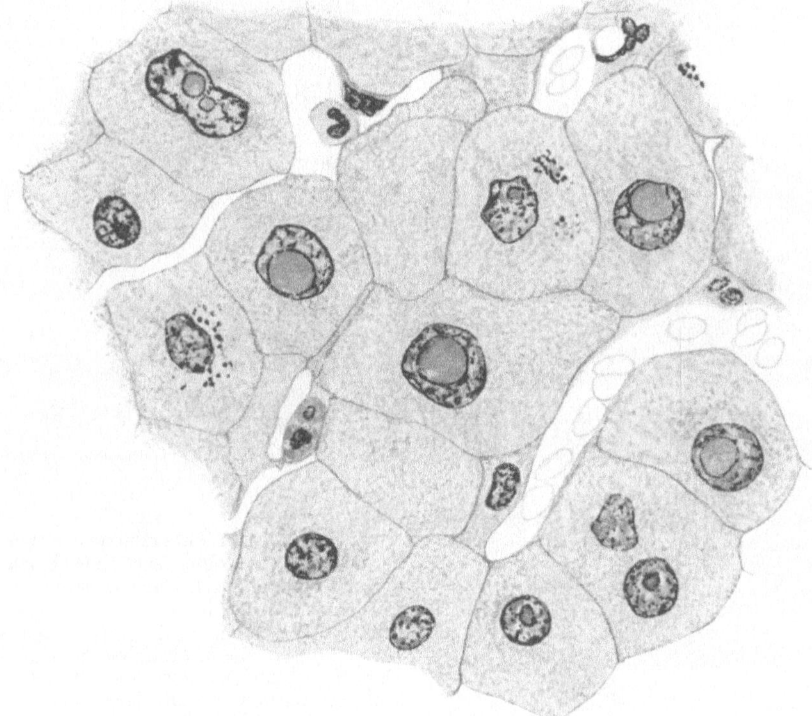

Abb. 40. Kerneinschlüsse in Leberepithelzellen eines 51jährigen Mannes, Probeexcision von einer anscheinend gesunden Leber. Formol, Paraffin, 6 μ, Hämatoxylin-Eosin. 1000fach (gez. K. HERSCHEL, Leipzig). (Aus SCHILLER, 1949)

skopie deckte immerhin noch eine andere Art der Entstehung von Kerneinschlüssen auf: mindestens ein Teil der Kerneinschlüsse entsteht nicht im Kern, sondern wird vom Kern hereingeholt (KLEINFELD u. Mitarb., 1956; LEDUC und WILSON, 1959a, b). KLEINFELD u. Mitarb. haben den Beweis hierfür an Leberepithelzellen des *Menschen* und der *Ratte* erbracht (Abb. 41). Der Kern der menschlichen Leberepithelzelle (Abb. 41a) besitzt einen durch die Einstülpung der Kernmembran entstandenen großen Sack mit Vacuolen und endoplasmatischem Reticulum (ER), letzteres als unverkennbaren Bestandteil des Cytoplasmas; der Kernsack ist zum Zelleib hin weit offen. Ähnliche Kerneinschlüsse haben Leberepithelzellen von *Ratten* (Abb. 41b, c), die Thioacetamid erhalten hatten, doch ist bei diesen die Öffnung des Kernsackes immer eng und enthalten die Einschlußköper im allgemeinen keine organisierten Cytoplasmabestandteile. Mit der Größenzunahme des Einschlußkörpers wächst der Membransack, d. h. es handelt sich um ein echtes Wachstum der Kernmembran. Alle Einschlüsse, auch die abgeschnürten, werden von einer doppelten, in der Struktur mit der Kernmembran identischen Hülle umgeben. Anzeichen für eine Umwandlung von Kernkörperchen in Einschlußkörper gibt es anscheinend nicht; lediglich Verbindungen zwischen Nucleolen und Einschlußkörpern wurden oft beobachtet (Abb. 41 b).

In geradezu stürmischer Weise soll sich diese Art der Bildung von Kerneinschlüssen bei Hepatomzellen abspielen (LEDUC und WILSON, 1959a, b).

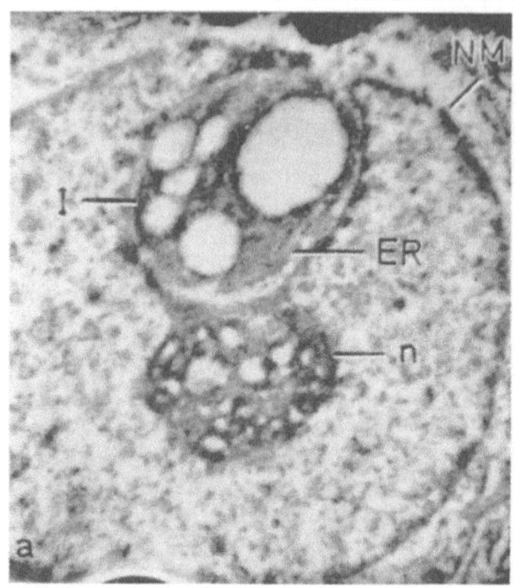
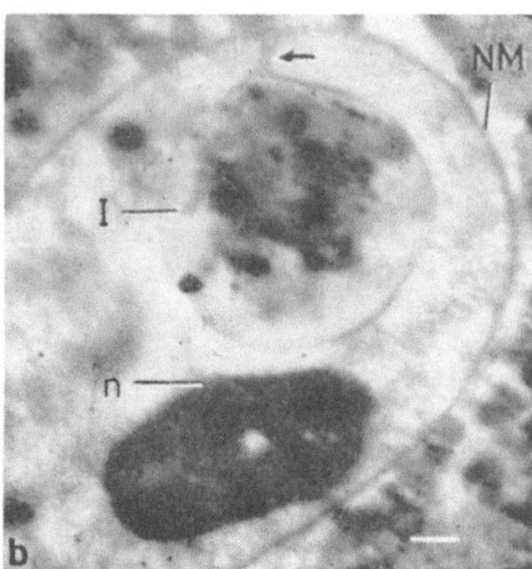
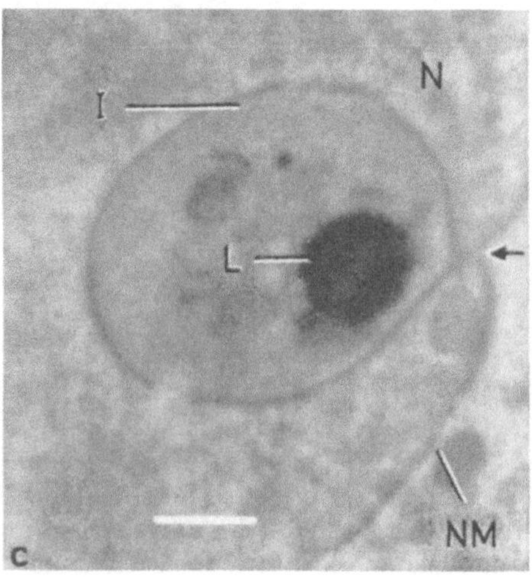

Abb. 41 a—c. Von Leberzellkernen aus dem Cytoplasma übernommene Kerneinschlüsse. a Kern einer menschlichen Leberepithelzelle mit eingestülpter Kernmembran (*NM*) und großem, Vacuolen und endoplasmatisches Reticulum (*ER*) enthaltendem Einschluß (*I*). Der Nucleolus (*n*) liegt eng an der eingestülpten Kernmembran. 9000fach. b Kern einer Leberepithelzelle der Ratte 14 Tage nach Thioacetamid-Behandlung. Großer intranucleärer Einschluß (*I*). Enge Einschnürungsstelle der Kernmembran (Pfeil). *n* Nucleolus. 5500fach. c Leberepithelzelle der Ratte 14 Tage nach Thioacetamid-Behandlung. Nucleus (*N*) mit Inklusionskörper (*I*) und Lipidtropfen (*L*) darin. Einziehung der Kernmembran (*NM*) an der Einstülpungsstelle (Pfeil). 12000fach. (Aus KLEINFELD, GREIDER und FRAJOLA, 1956)

Wie die Zellmembran bei der Pinocytose, so stülpe sich die Kernmembran ein, um Cytoplasmateilchen einzufangen und als Einschlußkörper verschiedener Größe dem Kern einzuverleiben (Abb. 42); auch in diesem Fall grenzt eine Doppelmembran die Körper ab. Solange sie nicht abgeschnürt und unter die Kernmembran verlagert seien, stehe ihr Inhalt durch eine weite Öffnung in kontinuierlicher Verbindung mit dem Cytoplasma. Alle Kerneinschlüsse der Hepatomzellen enthalten Fetttröpfchen, mitunter auch offenbar normal strukturierte Mitochondrien (Abb. 42, unten rechts) und Membranen von der Art des endoplasmatischen Reticulums, dagegen keine Golgi-Elemente und kein Glykogen. In einigen

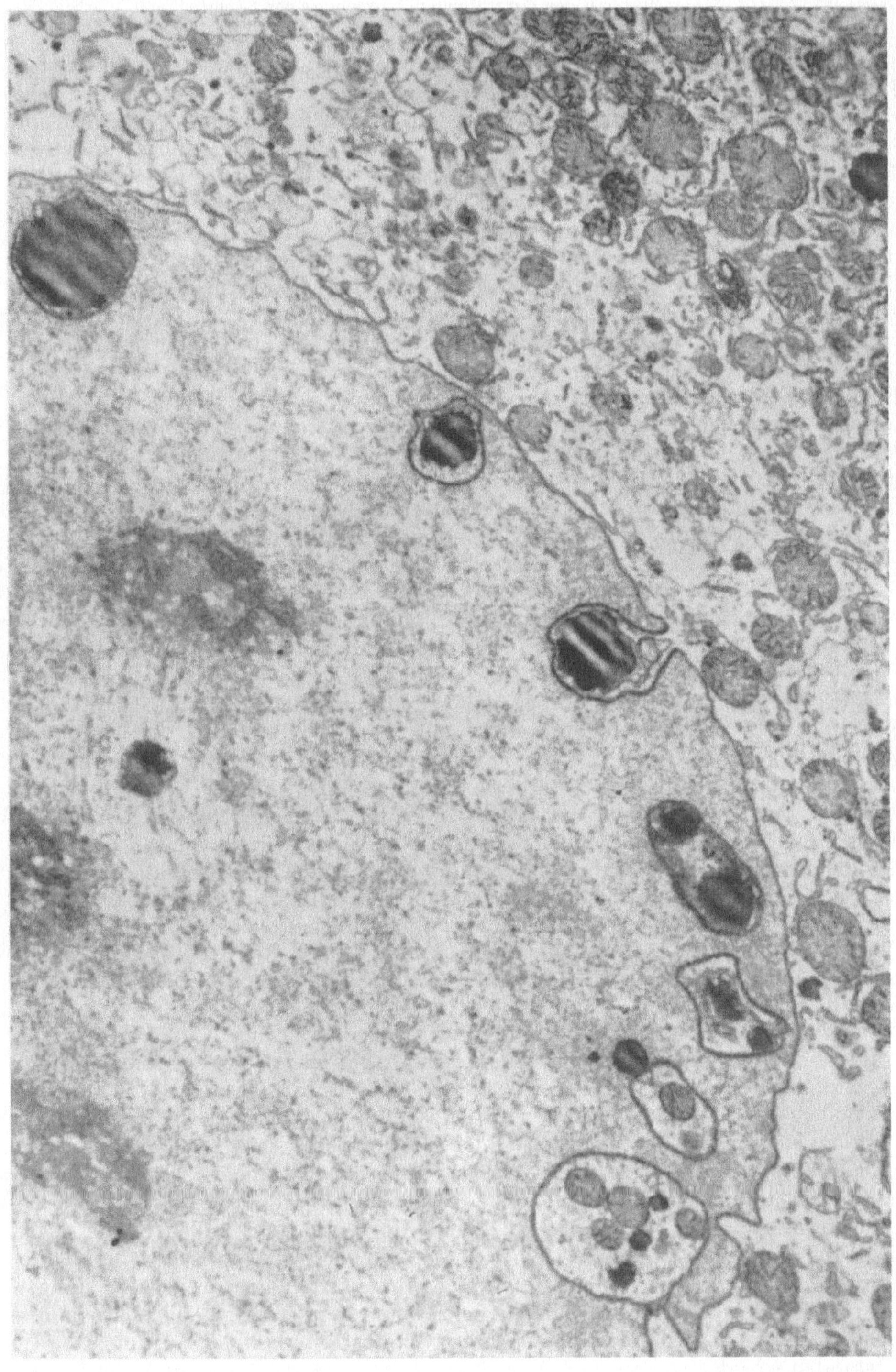

Abb. 42. Hepatom-Riesenzelle von einer Mäuseleber. Zahlreiche Kerninvaginationen mit Cytoplasma-Einschlüssen entlang der Kernmembran. Die Einschlüsse enthalten Lipidtropfen, einige (rechte untere Bildecke) auch normale Mitochondrien. 9000fach. (Aus LEDUC und WILSON, 1959)

von ihnen konnten auch alkalische und saure Phosphatase nachgewiesen werden. In der gleichen Weise entstehende oder schon abgeschnürte, zwar weniger zahlreiche, dafür aber meist viel größere Kerneinschlüsse fanden LEDUC und WILSON (1959a, b) in vergrößerten Leberzellen der *Maus*: diese Einschlüsse enthalten Ergastoplasma, mit Granula gefüllte Bläschen und zugrunde gehende, jedoch keine normalen Mitochondrien, ferner Ferritin und selten Fetttröpfchen. Histochemisch fanden die Autoren in diesen Kerneinschlüssen mit Ribonuclease verdaubare basophile Substanzen, spärliche Glykogenmengen, viel saure und alkalische Phosphatase, Esterase, β-Glucuronidase und Hämosiderin. LEDUC und WILSON sehen in den Kerninvaginationen beständige oder flüchtige, d. h. sich fortwährend bildende und verschwindende Strukturen, die eine Rolle im Stoffaustausch zwischen Kern und Cytoplasma spielen und das Gleichgewicht zwischen Kernvolumen und Kernoberfläche herstellen sollen. Unverständlich ist noch, weshalb der Zellkern zu diesem Zweck so hoch differenzierte Zellorganellen wie Mitochondrien, endoplasmatisches Reticulum und Ergastoplasma, sich einverleibt und weshalb diese Organellen in den Kerneinschlüssen der Hepatomzellen normal, dagegen in denen der großen Leberepithelzellen degeneriert erscheinen.

WESSEL (1958) untersuchte färberisch und elektronenmikroskopisch die Kerneinschlüsse in den Leberepithelzellen colchicin-vergifteter Tiere und in Crocker-Sarkomzellen (Ascites-Tumorzellen) von *Mäusen*. Stets sah er das Vorkommen von Kerneinschlüssen mit einer beträchtlichen Volumzunahme der betreffenden Kerne verbunden. Die Einschlüsse färben sich mit Methylgrün-Pyronin und mit Hämatoxylin-Eosin rot und mit dem Überjodsäure-Schiff-Reagens zart violett; sie sind Feulgen-negativ, geben aber eine positive Ribonuclease-Reaktion. Wie KLEINFELD u. Mitarb. (1956), LEDUC und WILSON (1959a, b), so wies auch WESSEL (1958) nach, daß die von ihm untersuchten Einschlüsse durch Invagination der Kernmembran hervorgerufen werden und in offener Verbindung mit dem Cytoplasma stehen; wie der Zellkern besäßen sie eine Doppelmembran. Die Kerneinschlüsse der mit Colchicin vergifteten Leberepithelzellen enthalten Ribosomen, Ergastoplasmamembranen, osmiophile Kondensate, Gebilde mit konzentrisch angeordneten Lamellen (Ergastoplasma, Mitochondrien?); die Kerneinschlüsse der Crocker-Sarkomzellen enthalten außerdem noch Golgi-Elemente. Wie bei der Thioacetamid-Vergiftung (KLEINFELD u. Mitarb., 1956) ergaben sich keine Anhaltspunkte für eine Umwandlung von Nucleolen oder Kernvacuolen in Kerneinschlüsse. WESSEL (1958) erörtert die Möglichkeit der physikalischen Entstehung der Kerneinschlüsse. Er hält es für denkbar, daß der Kern durch starke Wasseraufnahme um Cytoplasmateile „herum schwelle" oder daß diese in den Kern „hineingedrückt" würden. Eine Stütze für diese Erklärung sieht er im Verschwinden der Einschlüsse bei der Abschwellung des Kernes. Ihr Verbleib ist dann unklar, weil sie im Cytoplasma nicht nachweisbar sind; sie sollen dennoch in das Cytoplasma ausgeschleust und darin sehr schnell aufgelöst werden.

COSSEL (1962) spricht großvacuolige Kerne *menschlicher* Leberepithelzellen als „Lochkerne" an. Die Vacuolen lägen zentral im Kern, nicht in den Kernkörperchen. Der Vacuolenraum enthält eine netzige und elektronenoptisch wenig dichte Substanz. Nach COSSELs Annahme entstehen diese Vacuolen, wenn zwecks vermehrter Bildung und Ausschleusung von Riboprotein-Granula „eine besonders dichte Ansammlung ribonucleinsäure-haltiger Substanzen an der Kernmembran" entstanden ist oder wenn osmiophile Substanzen in zunehmendem Maße in das Kernplasma eingelagert werden.

ALTMANN und HAUBRICH (1964, 1965) untersuchten erneut lichtmikroskopisch das Vorkommen und die Entstehung von Kerneinschlüssen in der Leber der weißen Maus — diesmal wie WESSEL (1958) — nach intraperitonealen Injektionen

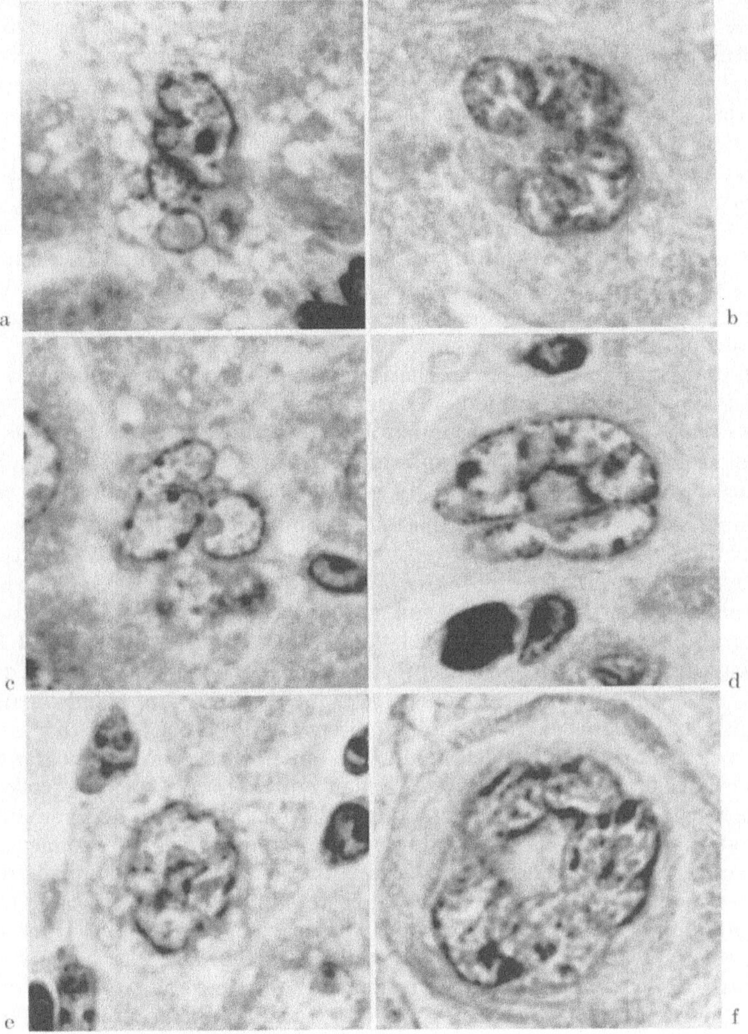

Abb. 43a—f. Entstehung von Kerneinschlüssen durch Verschmelzung selbständiger Teilkerne.
Unten Mitte: eine Plasmaeinbuchtung in einem Karyomeriten. a—c Hämatoxylin-Eosin,
d Feulgen-Lichtgrün, e, f Kresyl. 1900fach. (Aus ALTMANN, 1965)

von Colchicin. Die Autoren kamen zu dem Ergebnis, daß „die so zu erzielenden
Kerneinschlüsse überhaupt nicht am fertigen Ruhekern entstehen, sondern bereits
in der voraufgehenden nuclearen Restitutionsphase zustande kommen, und zwar
deshalb, weil die Bildung des Ruhekernes infolge der colchicinbedingten Mitosestörung abnorm vonstatten geht". Es können dann (Abb. 43) „größere Plasma-
portionen von den verquellenden Chromosomen umfaßt und in den sich for-
mierenden Ruhekern eingeschlossen werden" (ALTMANN und HAUBRICH, 1965).
Auf diese Weise sollen mit dem Cytoplasma auch Fetttropfen in den Kern gelangen. Die lichtmikroskopisch „chromatinbesetzte Membran" der Kerneinschlüsse stellt nach ALTMANN und HAUBRICH (1965) „nicht den sekundär eingestülpten Teil einer ehemals weiter außen gelegenen Kernmembran dar. Sie ist

vielmehr aus erhalten gebliebenen, unter einander vereinigten Membranabschnitten mehrerer benachbarter und sonst völlig vereinheitlichter Karyosomen oder Kernlappen an Ort und Stelle hervorgegangen ... Manchmal geht das eingeschlossene Material, besonders bei nucleoperipherer Lagerung, in breiter Front in das restliche Cytoplasma über, in anderen Fällen ist es mit ihm wenigstens durch einen breiteren oder schmäleren „Gang" oder Kanal verbunden. Aber eine solche Kommunikation ist doch nicht unerläßlich und, nach Beobachtungen an genügend dicken Schnitten, sicher auch nicht immer vorhanden ... später, wenn der Ruhekern die übliche Gestalt gewinnt, bekommt auch der Einschluß eine glatte Kontur und ein rundliches Aussehen". ALTMANN und HAUBRICH (1965) sprechen die Überzeugung aus, daß Kerneinschlüsse jeglicher Art in der Regel wie in den Colchicinversuchen entstehen, d. h. als Folge einer „voraufgegangenen Mitosestörung". Gegen die allgemeine Gültigkeit dieser Vorstellung von der Entstehung der Kerneinschlüsse sprechen die elektronenmikroskopischen Befunde an Hepatomzellen und großen Leberepithelzellen der Maus von LEDUC und WILSON (1959). Dort sind es, besonders bei Hepatomzellen (Abb. 42), sehr kleine und sehr viele intranucleäre Cytoplasma-Einschlüsse, die in der Peripherie des Zellkernes liegen und „are formed by invagination of the nuclear envelope".

In den Kernen der Leberepithelzellen fanden des weiteren: MEYER (1934) Eisen beim *Kalb, Rind, Pferd, Hund* und *Menschen;* BERG (1935) Fett, Glykogen, Eisen, Pigment beim *Menschen;* WANG u. Mitarb. (1953) Lipoproteide bei der *Ratte;* HIMES und POLISTER (1958) Glykogen bei der *Kaulquappe;* MAHNKE und GANTENBEIN (1965) Glykogen bei *Kindern.* HIMES und POLISTER führen an, daß die Glykogeneinschlüsse in den Leberzellkernen der *Kaulquappe* nicht von Kernmembranen umgeben, also nicht durch Invagination der Kernmembran entstanden seien. Bezüglich dieses Befundes sei auf die Arbeit von SHELDON u. Mitarb. (1962) verwiesen. In einem Fall von Glykogen-Speicherkrankheit enthielten viele Leberepithelzellen zentral im Kern einen großen Glykogenkörper. Die Glykogenteilchen (30 mµ), die einen solchen Körper zusammensetzen, seien kleiner als die Glykogenrosetten (95 mµ) im Cytoplasma und kleiner als die Poren der Kernmembran: „Perhaps the material in the nucleus represents an unbranched or short-chained glycogen which has been sequestered therein, since small molecules can pass through the nuclear pores, while the larger, branched molecules cannot." BOECKER (1963/64) stellte bei *Menschen* fest, daß intranucleäre Fetttropfen in Abhängigkeit von der „Verfettung des Cytoplasmas" entstehen. Eine weitere Voraussetzung sei das Vorkommen polyploider Großkerne. Das intranucleäre Fett nimmt mit dem Alter des Menschen zu. Der Höhepunkt liegt zwischen 40 und 60 Jahren. Das entspricht dem Maximum an tetra- und oktaploiden Leberepithelzellen in diesem Zeitabschnitt. Neugeborene *Mäuse* weisen einen auffallend hohen Lipidgehalt der Leberepithelzellen und eine gleichmäßige Verteilung der Lipide im Zentralvenenläppchen auf, wahrscheinlich als Folge einer noch mangelhaften funktionellen Differenzierung der Läppchenzonen (TURCHINI und MANDON, 1961a).

c) Paraplasmatische Stoffe

α) Glykogen

Die vollständige und ortsgetreue Sichtbarmachung des Glykogens in der Zelle ist immer noch eine Frage der Auslegung der mit dieser oder jener Methode gewonnenen Ergebnisse. Es dürfte daher nützlich sein, unter anderem auch die Wege, die in der histologischen Glykogenuntersuchung gegangen wurden und noch gegangen werden, aufzuzeigen und kritisch zu beleuchten.

αα) Lichtmikroskopische und biochemische Befunde

Glykogendarstellung. Der bis zum Jahre 1933 üblichen Glykogenfärbung mit dem Bestschen Carmin folgten die histochemischen Glykogendarstellungen mit fuchsinschwefliger Säure (BAUER, 1933; McMANUS, 1946; HOTCHKISS, 1948). Man nimmt an, daß das Glykogen im Cytoplasma gleichmäßig und in flüssiger Form enthalten ist. Als Artefaktbildungen der lichtmikroskopischen Glykogendarstellung am Leberschnitt gelten daher: 1. die „Alkoholflucht" (die Fixierungsflüssigkeit schwemmt das gefällte Glykogen an einer Zellseite an = polare Glykogenablagerung in der Zelle); 2. das „Randzonenphänomen" (relativ größerer Glykogengehalt der subcapsulären Leberepithelzellen und der Zellen an den kapselfreien Schnitträndern als im Innern des Schnittes); 3. granuläre oder schollige Glykogenfällung. Mit der Glykogendarstellung in den Leberepithelzellen der *Maus*, des *Meerschweinchens* und *Menschen* — bei verschiedener Fixierung — nach BEST und nach BAUER (1933) und mit den dabei auftretenden Bildern der Glykogenflucht und des Randzonenphänomens haben sich WALLRAFF und BECKERT (1939), WALLRAFF und BEDNARA-SCHÖBER (1943), KICK (1944) und ROMEIS (1950) eingehend befaßt. Die Leberepithelzellen glykogenreicher Lebern erscheinen nach der Bestschen Färbung überall im Schnitt gleichmäßig und dicht mit Glykogen beladen, nach der Bauerschen Färbung dagegen fast nur in den Randzonen des Schnittes (KIRSTEN, 1941; EGER, 1942; WALLRAFF und BEDNARA-SCHÖBER, 1943; KICK, 1944; ROMEIS, 1950). Wie die Nachuntersuchung von ROMEIS (1950) ergab, stellt das Bauersche Verfahren das Glykogen deshalb so mangelhaft dar, weil es während der Chromierung vom Wasser der 4%igen wäßrigen Chromsäurelösung zum größten Teil aus den Schnitten herausgelöst wird. Durch Überziehen der Schnitte nach der Entparaffinierung mit einer dünnen Celloidinschicht gelingt es, den Glykogenverlust zu verhindern.

In weiteren Untersuchungen wurden die Brauchbarkeit verschiedener chemischer Fixierungen und Gefrierverfahren für die Darstellung des Glykogens erprobt. CONTEAUX-BARGETON (1950) findet das Glykogen nach der Fixierung mit Osmiumsäure diffus in der Zelle verteilt; frei davon sind nur der Zellkern und andere geformte Zellbestandteile, so die Mitochondrien. Wegen der wäßrigen Beschaffenheit der Fixierungsflüssigkeit nimmt die Autorin an, daß das dargestellte Glykogen „Desmoglykogen" sei. In vergleichenden Untersuchungen kam GRAUMANN (1957, 1958) zu folgenden Ergebnissen: Von den alkoholischen Fixierungsmitteln (Absol. Alkohol, Formolalkohol, Carnoysche Flüssigkeit) eignet sich die letzte am meisten. Verlagerungsartefakte treten bei deren Verwendung weniger auf, wenn die Organstücke bei —5° C, statt bei Zimmertemperatur fixiert werden. Von den auf Pikrinsäure-Basis wirksamen Fixierungsflüssigkeiten (Bouin, Bouin-Allen, Gendre, Rossman), angewandt bei —7° C, erweisen sich das Gendresche und das Bouinsche Gemisch im Hinblick auf die quantitative Ausbeute und Lokalisationstreue als wesentlich bessere Fixierer als das Carnoysche Gemisch; indessen konnte mit diesen „an einigen embryonalen Objekten eine vollbefriedigende Glykogendarstellung nicht erzielt werden". Kaltfixation begünstigt die Konservierung des Glykogens. Nach McMANUS und MOWRY (1958) ist es wichtig, das Untersuchungsgut nicht in Berührung mit Wasser zu bringen und allenfalls bei niedriger Temperatur zu fixieren. Neutrale Mucopolysaccharide, so das Glykogen, würden in kaltem bis sehr kaltem absol. Alkohol (mehrere Tage bei —20° C) vollständig fixiert und die Gewebe nicht zerstört. Saure Mucopolysaccharide ließen sich am besten in eiskaltem, gepuffertem, neutralem Formol oder in kaltem Formol-Alkohol (Handelsformol 10 cm³, 95%iger Alkohol 90 cm³) fixieren. Überjodsäure, 0,5% in Eisessig gelöst, gebe eine stärkere Schiff-Reaktion als die wäßrige Lösung. GRILLO (1959) empfiehlt für die Beurteilung der „echten Glykogenverbreitung in ganzen Embryonen anhand von Serienschnitten" die intrakardiale Durchströmung mit Rossmanscher Flüssigkeit. Einlegen in diese Flüssigkeit über Nacht bei Zimmertemperatur, Auswaschen in 95%igem Alkohol, Entwässerung in absol. Alkohol 6 Std, Xylol, Paraffin, Überjodsäure-Schiff-Reaktion. Kaltfixierung sei für „große Gewebsstücke (z. B. ganze Embryone)" ungeeignet, obgleich man damit noch bessere Ergebnisse erhalte. VAES und ISAAC-MATHY (1959) diskutieren ausführlich die Art der Glykogenfällung durch die gebräuchlichen Fixierungsmittel und den Einfluß der Temperatur auf die Fixation des Glykogens. In vergleichenden Untersuchungen an Leber und Gebärmutter bedienten sie sich des Bauerschen Reagens: die Autoren bezeichnen die Rossmansche Flüssigkeit als das beste chemische Fällungsmittel für das Glykogen. Der postmortale Abbau des Glykogens in der Leber ist nach EGER und OTTENSMEIER (1952a) nicht so hoch, wie man erwarten würde: er beträgt beim Normaltier 1 Std p.m. 3,4%, geht auch an Leberstückchen vor sich, die in Alkohol fixiert wurden und beläuft sich 1 Std p.m. auf 1,4%. Das Randphänomen werde durch die Alkoholfixierung und durch den postmortalen Abbau des Glykogens im Innern des Leberstückchens verursacht. Eine Herauslösung des Glykogens durch die wäßrige Chromsäure-Lösung im Fall des Bauerschen Verfahrens könne dafür „nicht in erster Linie verantwortlich" gemacht werden, wie ROMEIS (1950) annehme. Das nach Vollzug der Bauerschen Reaktion nur schwach sichtbare Glykogen im Innern des Schnittes lasse sich mit Bestschem Carmin deutlich anfärben;

es sei im Abbau begriffen und werde deshalb vom Bauerschen Reagens nicht vollständig erfaßt.

Mehrere Autoren bezeichnen Gefrierverfahren als die besten Methoden für die Darstellung des Glykogens am Schnitt. EGER und OTTENSMEIER (1952a) sagen vom einfachen, mit 96%igem Alkohol fixierten und celloidinierten Schnitt, er zeige eine gleichmäßige Verteilung des Glykogens ohne Randphänomen und Alkoholflucht. Nach VAES und ISAAC-MATHY (1959) ist die „Congélation-dissolution" LISONs (1953) allen chemischen Fixationen in der Darstellung des Glykogens überlegen, weil es dabei weder Verlagerung noch Granulabildung des Glykogens gebe. Ein Nachteil dieser Methode sei jedoch die schlechte Fixierung der Gewebe. Nach MANCINI (1948) wird die Dislozierung des Glykogens mit Hilfe der Gefriertrockentechnik vermieden. Ferner sei bei Anwendung dieser Technik die Glykogenreaktion (mit Jod in Mineralöl gelöst) konstanter, stärker und gleichmäßiger als bei anderen Techniken. Sie falle dann sogar dort positiv aus, wo nach chemischer Fixation scheinbar kein Glykogen vorhanden sei. Anhand eigener und fremder Befunde, so führt der Autor aus, betrage die kleinste, am Schnitt aufdeckbare Glykogenmenge bei warmer chemischer Fixation (Zimmertemperatur) 0,4 g-%, bei kalter chemischer Fixation (0° C) 0,08 g-% und bei Anwendung der Gefriertrocken-Methode 0,02—0,004 g-%. An der Gefriertrocken-Methode beanstanden GRAUMANN (1956) den Aufwand, VAES und ISAAC-MATHY (1959) die Kostspieligkeitder Apparatur.

Die derzeitig zur Verfügung stehenden Verfahren der histologischen Darstellung des Glykogens (Bestsche Carminfärbung, Chromsäure- und Überjodsäure-Schiff-Reaktion, Blei-acetat-Schiff-Reaktion) sind nicht glykogenspezifisch; die Färbungen oder Reaktionen erfassen vielmehr ganz allgemein Polysaccharide. Um die Art der mit diesen Verfahren sichtbar werdenden Polysaccharide zu bestimmen, müssen Enzymreaktionen angestellt werden. Der für das Glykogen spezifische Speicheltest wurde durch den Diastasetest (LILLIE und GRECO, 1947) mancherorts verdrängt. GRAUMANN und CLAUSS (1959) empfehlen, die Diastase 1%ig in destilliertem Wasser oder in 0,8%iger, auf pH 6,4—6,8 eingestellter Kochsalzlösung zu lösen und 2 Std bei Zimmertemperatur auf den Schnitt einwirken zu lassen; die Autoren führten die Untersuchungen nach der Fixierung mit Carnoyscher Flüssigkeit und alkoholischer Pikrinsäure-Lösung durch. Ihrer Meinung nach ist das so fixierte Glykogen in destilliertem Wasser und in der gepufferten Kochsalzlösung unlöslich, „die Anwendung eines Celloidinüberzuges daher überflüssig" (vgl. ROMEIS, 1950). Der Unterscheidung des Glykogens von den diastasefesten, aber auch Überjodsäure-Schiff-positiven Polysacchariden dient die Aldehydblockade-Methode BULMERs (1959) mit „Dimedone" (5,5-Dimethylcyclohexa-1,3-dione) nach Stückfixation in 10%igem Formalin, Essigsäure-Alkohol-Formolgemisch, Rossmanscher Flüssigkeit, Bouinscher oder Carnoyscher Flüssigkeit und anderen. Die Schnitte werden celloidiniert, 10 min lang in 0,5%iger wäßriger Überjodsäure oxydiert, in fließendem Wasser gewaschen, 3 Std lang bei 60° C in alkoholische Dimedone-Lösung (5%ig in absol. Alkohol) eingestellt, wieder gewaschen und dann mit dem Schiffschen Reagens behandelt. Eine halbstündige Dimedone-Behandlung blockiert den größten Teil der diastasefesten Polysaccharide. Die Glykogenblockade tritt erst nach längerer Dimedone-Behandlung ein. KUGLER und WILKINSON (1961) untersuchten die Entstehung des Desmoglykogens und Lyoglykogens (WILLSTÄTTER und ROHDENWALD, 1934) aus Glucose beim *Kaninchen* und fanden, daß die derzeitigen histochemischen Methoden nur das säurelösliche Lyoglykogen aufzudecken vermögen. Die Ablagerung des Lyoglykogens beginnt in der Umgebung der Zentralvene und schreitet radiär peripherwärts fort. Wenn die Mitochondrien im überlebenden Lebergewebe zugrunde gehen, sterben die Leberepithelzellen ab, und es setzt die Glykogenolyse ein. MEYER und LOURAU (1956) isolierten das Lyoglykogen aus der homogenisierten Leber bei 0° C zunächst mit Trichloressigsäure, anschließend das an Eiweiß gebundene Desmoglykogen mit einer Harnstofflösung; die Hydrolyse des letzteren ergibt fast nur Glucose.

Nach der Methode von OKAMOTO u. Mitarb. (1948) werden die Glucose und Galaktose in alkoholunlösliche Barium-Glucose und Barium-Galaktose übergeführt; diese gehen mit einer alkoholischen Silbernitratlösung eine im Sonnenlicht oder mit alkoholischer Formalinlösung zu metallischem Silber reduzierbare Silberverbindung ein. An der *Mäuse*leber treten mit diesem Verfahren im Cytoplasma der Leberepithelzellen, besonders in Kernnähe, dicht gelagerte, anscheinend auf das Vorhandensein von Glucose zu beziehende schwarze Silbergranula auf (MÜLLER, 1955/56). Als „PAS-positive structures of nonglycogenic character" bezeichnen POPPER u. Mitarb. (1960) distaseresistente, lipid-mucopolysaccharidhaltige Stoffe, die in Leberepithelzellen nahe der Zentralvene, im Endothel der Sinusoide und in v. Kupfferschen Zellen an Paraffinschnitten vorkommen.

Glykogenablagerung. Die Lebern *neugeborener Ratten* und *Kaninchen* enthalten einen beträchtlichen Vorrat an Fett und Glykogen, um damit die Hungerstrecke vom Zeitpunkt der Geburt bis zur Nahrungsaufnahme und -verwertung durch den eigenen Körper zu überwinden (STIEVE und KAPS, 1937). Ähnlich ver-

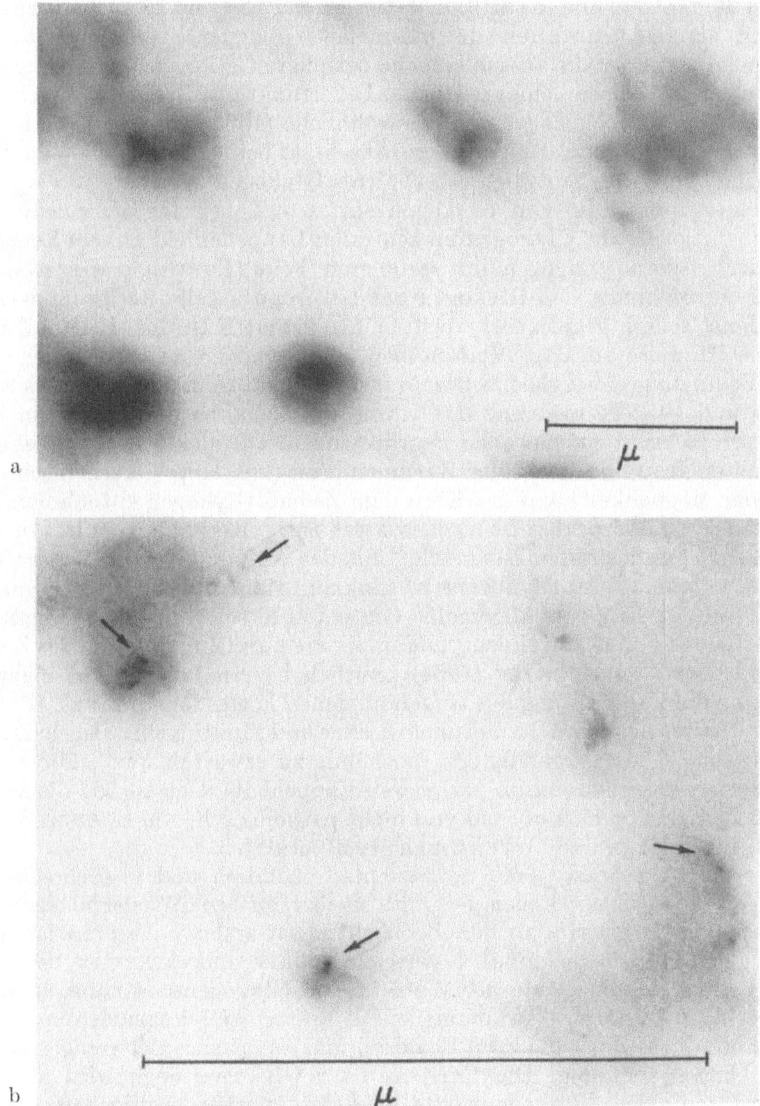

Abb. 44a—b. Glykogenpartikel von der Leber des normal ernährten Meerschweinchens. a Glykogenpartikel dritter Ordnung, darin eingeschlossen die dichteren Glykogenpartikel zweiter Ordnung (60—150 mμ). 25000fach. b Glykogenpartikel zweiter Ordnung, darin eingeschlossen (Pfeile) als dunkle Zentren die Glykogenpartikel erster Ordnung (13 mμ). 75000fach. (Aus BONDAREFF, 1957)

halten sich hierin andere Tiere und der *Mensch*. Beim letzteren überwiegt zur Zeit der Geburt der Glykogengehalt der Leber den Fettgehalt. In den ersten Wochen nach der Geburt schwindet bei den untersuchten Tieren der größte Teil des Fettes, das Glykogen dagegen nicht nennenswert.

EGER und KLÄRNER (1948) sowie EGER und OTTENSMEIER (1952) unterscheiden eine zentrale, periphere und diffuse Ablagerung des Glykogens im Zentralvenen-Läppchen und teilen dieses in ein zentrales und peripheres Funktionsfeld ein. Sie betrachten die zentrale und die diffuse, d. h. peripherwärts im Läppchen erweiterte Ablagerung als den Ausdruck der normalen Glykogen-Speicherfunktion der Leber. Dementgegen sei die ausschließliche periphere Glykogenspeicherung in den Leberläppchen das Zeichen einer gestörten Leberfunktion. Der zentrale Abschnitt des Zentralvenen-Läppchens leiste die gewöhnliche Glykogenaufbau- und Glykogenabbau-Arbeit, während der periphere Abschnitt beim Überangebot an Zucker und bei Schädigung des zentralen Abschnittes Glykogen speichere. So lagert die durch Hunger vollständig von Glykogen entleerte Leber des *Meerschweinchens* nach Traubenzuckergabe Glykogen im zentralen Läppchenfeld ab, bei Leberschädigung durch Alkohol dagegen im peripheren Feld (EGER und OTTENSMEIER, 1952). Mit der Meinung, das Glykogen der Leberepithelzelle werde im Kern gebildet und im Zelleib gespeichert, dürften EGER und KÄRNER (1948) allein dastehen: Die Hinweise auf das ,,Vorkommen von Glykogen im Kern unter pathologischen Bedingungen bei gleichzeitigem fast regelmäßigem Fehlen dieses Stoffes im Zelleib und eine Vermehrung des Harnsäure-Gehaltes der Leber bei hohen Glykogenwerten" sind zu schwache Begründungen. Die elektronenmikroskopisch sichergestellten Invaginationen der Kernmembran (vgl. Kap. ,,Kerneinschlüsse") lassen an der Möglichkeit, daß der Kern dem Zelleib Glykogen entnehmen kann, keinen Zweifel. Zu überprüfen ist auch, wie der Satz ,,Kernglykogen ist Ausdruck einer gestörten Funktion der Leberzelle" mit der Auffassung vom Leberzellkern als der Bildungsstätte des Glykogens in Einklang steht und ob — nun ganz abgesehen davon — dieser Satz allgemeine Gültigkeit haben soll. Der Antagonismus zwischen Glykogen- und Fetteinlagerung im inneren und äußeren Teil des Zentralvenen-Läppchens ist nach KIEF (1964) ,,zeitlich begrenzt und nicht mehr vorhanden, wenn die Verarbeitung des aufgenommenen Fettes fortschreitet. Glykogen und Fett verhalten sich dann in morphologischer und funktioneller Hinsicht synergistisch, was nach dem Ergebnis der Biochemie zu erwarten war". Mit anderen Worten, die Glykogenbildung im peripheren Läppchenbereich ist wie die zentrale und die im Zwischenbereich normal und nicht pathologisch, wie EGER und KLÄRNER (1948) sowie EGER und OTTENMEIER (1952) erklären.

CORRIN und ATERMAN (1968) untersuchten chemisch und histochemisch die Glykogenverteilung in der Leber der *Ratte* nach Hungern, Wiederfütterung und Cortisongabe. Im Gegensatz zu den Beobachtungen anderer Autoren fanden sie das Glykogen ziemlich gleichmäßig verteilt. CORRIN und ATERMAN bezeichnen die PAS-Reaktion als Methode der Wahl für die Glykogenschätzung, besonders im Falle geringen Glykogen-Vorkommens. Die Bestsche Glykogenfärbung spreche nicht so empfindlich an wie die PAS-Reaktion und eigene sich viel weniger als diese für die Glykogenschätzung. Die Existenz fixer Glykogenzonen wird abgelehnt und es wird von einer ,,Glykogenwoge" im Leberläppchen gesprochen.

Verfütterung von Äthylalkohol, Methylalkohol, Äthylalkohol und Traubenzucker sowie Methylalkohol und Traubenzucker an *Ratten* und *Meerschweinchen* führt teils zu Glykogenzunahme, teils zu Glykogenabnahme in der Leber; das Glykogen wurde histologisch und chemisch nachgewiesen (EGER, 1952). Einseitige Zuckererernährung bewirkt bei der *Maus* eine starke Anreicherung des Glykogens in den Leberepithelzellen, die ,,auch in den glykogenarmen Phasen" bestehen bleibt, so daß der 24 Std-Rhythmus im Glykogenaufbau und -abbau lahm gelegt wird (SÜNDER, 1937). Bei *Kaninchen*, die 48 Std gefastet haben, zeigen die Epithelzellen von Leberproben ein homogenes, ziemlich stark anfärbbares Cytoplasma (MILLETTI, 1938). Nach Erzeugung einer Glykämie durch Glucose-Injektionen weist das Cytoplasma als Zeichen starker Glykogenablagerung große helle Räume auf, wenn die glykämische Kurve den Höhepunkt erreicht hat. Sowie sich die Kurve dem Normalstand nähert, nimmt das Cytoplasma wieder eine völlig homogene Beschaffenheit an. GERLICH und REMY (1952) überprüften bei *Ratten* die Ablagerung und den Glykogen-Abbau in der Leber durch Fütterungsversuche mit verschiedenen Zuckern und durch Methionin-Verabreichung. Nach Verfütterung von Invertzucker (Trauben- und Fruchtzucker) ist die Glykogenablagerung größer als nach Verfütterung von Glucose und Fructose. Die Leber normal ernährter Tiere lagert schneller und mehr Glykogen ab als die Leber von Tieren, die 2 Tage lang gehungert haben. Kleine Methioningaben steigern durch eine assimilatorische Wirkung auf den Kohlenhydrat-Stoffwechsel die Ablagerung des Glykogens in den Leberepithelzellen. Große Methionindosen hingegen üben eine dissimilatorische Wirkung aus, so daß eine geringere Glykogenablagerung die Folge ist. Von besonderem Belang ist die Feststellung, daß im Hunger und sogar bei schwerer Leberschädigung (so durch Vergiftung mit Tetrachlorkohlenstoff) ein Restglykogen, genannt „trophisches Glykogen", von der Leberepithelzelle festgehalten wird: es dient der Erhaltung der Zellfunktion und ist die Voraussetzung für den erneuten Glykogenaufbau in der Leber. Daß aber dieses Restglykogen — auf ihm beruht nach GERLICH und REMY (1952) die Gesetzmäßigkeit des Glykogenaufbaues und Glykogenabbaues —, allein die neuerliche Glykogenablagerung nicht verbürgt, geht aus Untersuchungen von EGER und OTTENSMEIER (1952b) an hungernden *Ratten* hervor. Die Autoren gingen vom Glykogen-Schwellenwert (= „Prozentgehalt/Feuchtgewicht [Leber], bei dem Glykogen histologisch gerade noch nachweisbar ist") aus. Dieser Schwellenwert (EGER und OTTENSMEIER, 1952a) beträgt 0,15—0,2%. Durch 2—4tägigen Hunger entspeicherten sie den Glykogenvorrat der *Ratten*leber möglichst bis zu diesem Schwellenwert. Das Glykogen wurde mit der Pflügerschen Methode bestimmt und die Versuche (Sondenfütterung) zur gleichen Tageszeit durchgeführt. Die Fütterung mit reiner Glucose, Fructose, Stärke, Brenztraubensäure und Milchsäure verlief „praktisch negativ": ohne Glykogenbildung in der Leber. Dagegen stieg der Schwellenwert mit Weißmehl und Traubenzucker von 0,16 auf 0,81%, mit vitaminfreiem Casein und Traubenzucker von 0,14 auf 2,02% und mit Fibrin und Traubenzucker von 0,18 auf 1,16%; es kann somit bei diesen Versuchen von einer deutlichen Glykogenspeicherung die Rede sein. Als Ursache für den Fehlschlag nach reiner Zuckerfütterung nehmen die Autoren an, daß durch „forcierten Hunger Stoffe verloren gehen, die zur Glykogenbildung notwendig von außen zugeführt werden müssen". Aufgrund der Ergebnisse GERLICHs und REMYs (1952) könnte es das in der Eiweißnahrung enthaltene Methionin sein, das eine wichtige Rolle im Stoffwechsel der Leberepithelzellen spielt.

NEPORENT und GLICKSMAN (1961) untersuchten die Glykogenablagerung in der Leber adrenalektomierter *Mäuse* nach intravenöser Verabfolgung von Glucose und Fructose. (Fixierung in eiskalter Rossmanscher Flüssigkeit, Überjodsäure-Schiff-Reaktion nach McMANUS). Glucose-Injektionen ergeben unwesentliche, teils fleckige, teils generalisierte Glykogenablagerungen in den Zentralvenen-Läppchen, Fructose-Injektionen teils periphere, teils ebenfalls generalisierte Ablagerungen. Das Glykogen wird frühestens 10—20 min nach der Injektion der Zucker sichtbar. WETZEL u. Mitarb. (1934) geben den mittleren Glykogengehalt der *Ratten*leber mit 4,25% des Frischgewebes an. LAZAROW (1942) isolierte durch hochtourige Zentrifugierung aus der Leber des *Meerschweinchens* einen wasserreichen, partikelartigen, submikroskopischen Glykogenkomplex. Dieser enthielt, bezogen auf das Trockengewicht, 92—93,5% Glykogen, ungefähr 1% Protein sowie kleine Mengen Stickstoff und Phosphor; letztere gehörten ganz oder doch in etwa zum Bestand des Proteinanteiles. Die Glykogenpartikel lösten sich bei Erhitzung in Trichloressigsäure und in Kalilauge in kleinere Einheiten auf. Das Glykogen, so urteilt LAZAROW (1942) in bemerkenswerter Vorausschau, ist in der

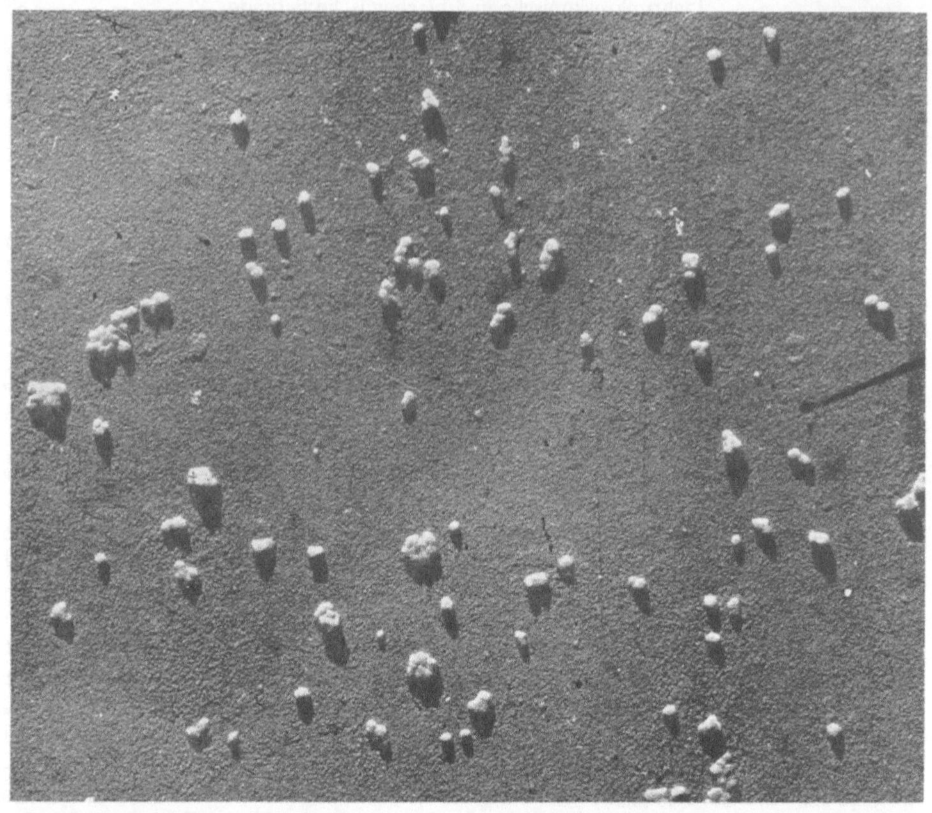

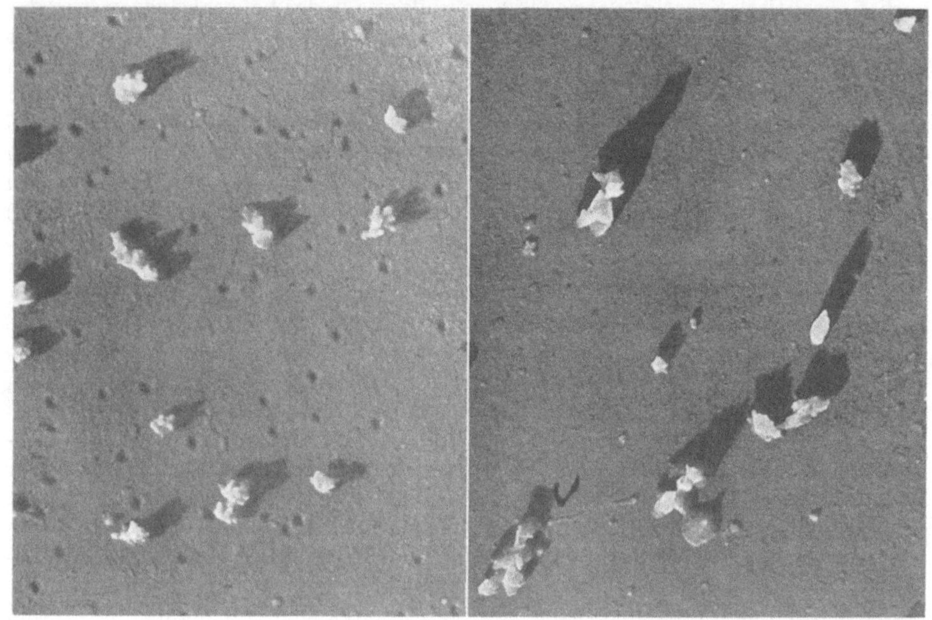

Abb. 45a—c. Glykogenpartikel. a Glykogen-Grundform, 1-Glykogen, einzelne und zum Teil agglutinierte kugelige Partikel von einer diabetischen Ratte. b und c Zwei Aspekte des aus größeren und sehr unregelmäßig gestalteten Partikeln zusammengesetzten s-Glykogens. Gefriertrocknung. 70000fach. (Aus ARBER, KELLENBERGER und LASZT, 1957)

Leberzelle gleichmäßig verteilt; die Frage, ob auch in mikroskopisch sichtbarer Form, müsse durch spätere Untersuchungen beantwortet werden.

Sacks u. Mitarb. (1957) unternahmen, anknüpfend an die Arbeit Lazarows (1942), den erfolgreichen Versuch, das histochemisch nachweisbare Glykogen an Teilfraktionen des Leberhomogenates der *Ratte* zu bestimmen, um einen Einblick in die intracelluläre Bindung des Glykogens zu erhalten. Die Kernfraktion enthielt wenige Zehntel von 1% des gesamten Glykogens. Die Autoren wiesen jedoch histochemisch nach, daß dieses Glykogen nicht Bestandteil der Leberzellkerne,

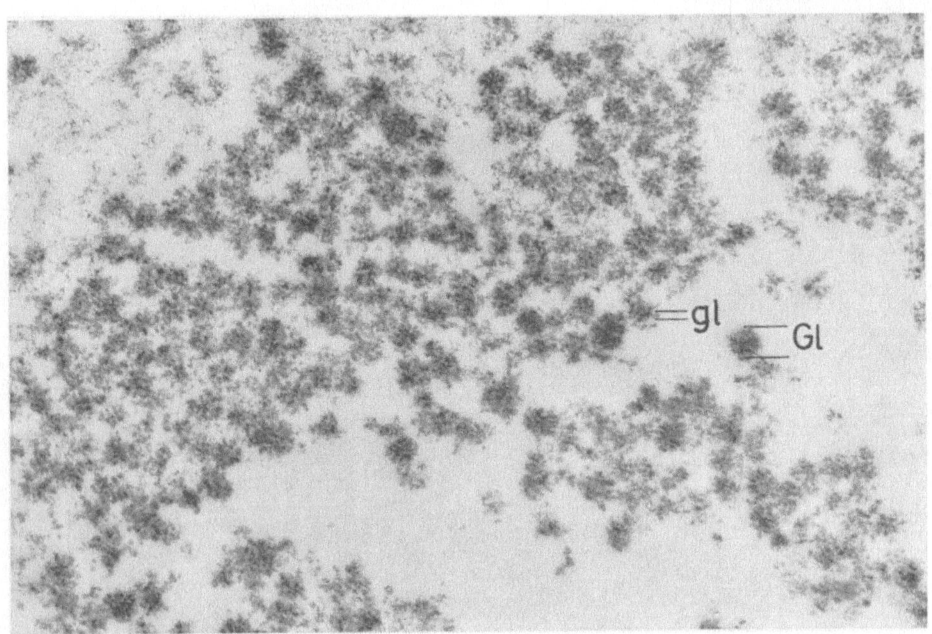

Abb. 46. Mit 2%iger wäßriger Kaliumpermanganat-Lösung fixierte isolierte Glykogenpartikel der Rattenleber. Kleine gl-Partikel von konstanter Größe (10—15 mμ) bilden durch Zusammenhäufung die großen Gl-Partikel (60—120 mμ). 70000fach. (Aus Drochmans, 1960)

sondern Glykogen von unzerstörten Zellen in der Kernfraktion sei. Wenn auch die Mehrzahl der Autoren lichtmikroskopischer Untersuchungen bis dahin die Ansicht vertreten hatte, die Kerne der Leberepithelzellen seien glykogenfrei, so dürfte die Frage des Kernglykogens — wenigstens für die normale Leberepithelzelle — doch erst aufgrund der Untersuchung von Sacks u. Mitarb. (1957) endgültig gelöst worden sein. Dies gilt auch hinsichtlich anderer Strukturelemente der Leberepithelzelle: die Mitochondrien-Fraktion enthielt 7,5—16,9%, die Mikrosomen-Fraktion (d. h. das endoplasmatische Reticulum oder das Ergastoplasma) 4,1 bis 12,2% und die supernatante Flüssigkeit des Zentrifugates 38,3—81,7% des Gesamtglykogens; letzterer Befund bedeutet, daß der größte Teil des Glykogens gelöst, nämlich als Lyoglykogen, im Cytoplasma der Leberepithelzelle eingebettet ist. Schließlich fand sich noch Glykogen in einer an Menge kleinen sedimentierenden Fraktion von Eiweißmaterial; dieses Glykogen entspricht offenbar dem Desmoglykogen. Damit dürfte auch entschieden sein, daß das färberisch (Bestsche Methode) und das histochemisch (Bauersche, McManussche, Hotchkisssche Methoden) darstellbare Glykogen vorherrschend Lyoglykogen ist.

Wie MAHNKE und GANTENBEIN (1966) feststellten, ist die *fetale Leber* fast frei, die *Leber des Neugeborenen* dagegen reich an Glykogen. In beiden Fällen wird das Glykogen postmortal nicht abgebaut. Schon bald nach der Geburt schwindet das Glykogen mehr oder weniger vollständig. Den Glykogengehalt der *Säuglings-* und *Kinder*leber bestimmen in immer größerem Maße extrahepatische Faktoren. Dieses Glykogen ist instabil und wird postnatal rasch abgebaut. Nach DAWKINS (1963) fällt der Glykogengehalt der Leber am ersten Tag nach der Geburt auf $^1/_{12}$ der pränatalen Glykogenmenge ab.

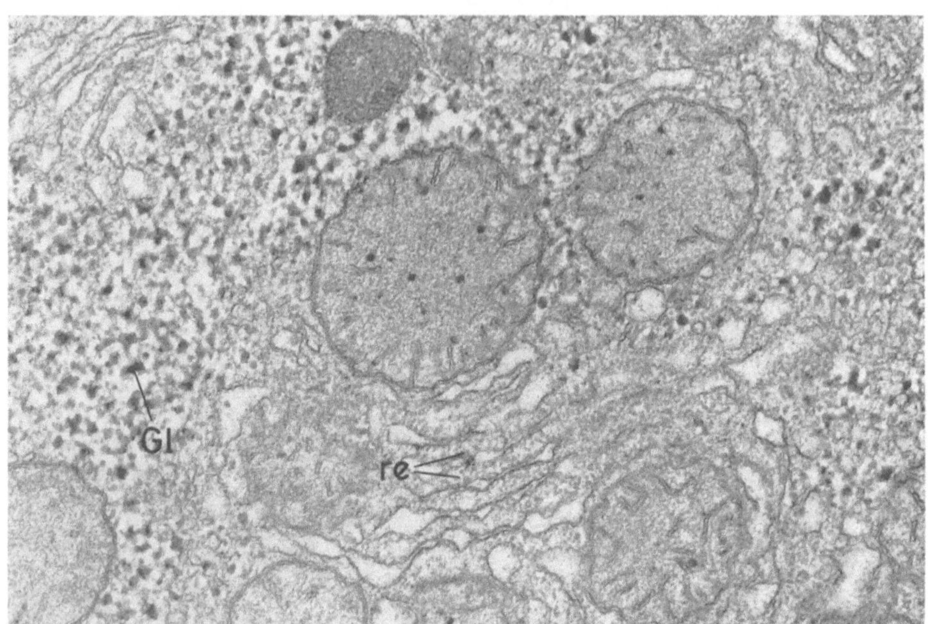

Abb. 47. Nach Osmiumtetroxyd-Fixation mit Permanganat gefärbter Schnitt der Rattenleber. *Gl* stark gefärbte Glykogenpartikel, *re* endoplasmatisches Reticulum mit schwach gefärbten Ribosomen. 70000fach. (Aus DROCHMANS, 1960)

In einer weit zurückliegenden, bei PFUHL (1932) nicht angeführten Arbeit macht SCHEIFF (1931) beachtenswerte Mitteilungen über die chemische Zusammensetzung der verschiedenen Leberlappen bei Tieren. Danach betragen die größten Unterschiede im Glykogengehalt der einzelnen Leberlappen beim *Hund* 37,9%, beim *Kaninchen* 37,8% und bei der *Schildkröte* 26,7%. SCHLEIFF begründet diese Befunde mit der Lehre von den Partialströmen in der Pfortader. Auch sei der Glykogengehalt in den Randteilen der Leberlappen größer als im Lappeninnern; das hänge mit der Gefäßverzweigung und dem Bindegewebsvorkommen zusammen.

$\beta\beta$) Elektronenmikroskopische Befunde

MORGAN und MOWRY (1951) dürften zuerst versucht haben, Glykogen, — und zwar in der *menschlichen* Leber, nach Formol-Alkoholfixation durch Palladium-Beschattung elektronenmikroskopisch sichtbar zu machen. Sie fanden im Cytoplasma und in den Kernen der Leberepithelzellen einen Stoff, der ihrer Meinung nach gestalt- und lagemäßig mit dem Glykogen übereinstimmte; zudem ließ er sich an den ultradünnen Schnitten mit Diastase beseitigen. Anderen Autoren gelang die Kontrastierung des Leberglykogens mit Bleihydroxyd für die elektronenmikroskopische Darstellung (WATSON, 1958; MILLONING und PORTER, 1960; REVEL u. Mitarb., 1960; KARNOWSKY, 1961; BAKER, 1963); diese Kontrastierung wird durch Zusatz von Natrium- oder Kaliumhydroxyd zum Bleihydroxyd noch verstärkt (MILLONING, 1961). Mit dem Blei stellt sich das Glykogen in Gestalt schwarzer Klümpchen und Rosetten dar. REVEL u. Mitarb. (1960) geben die Größe der mit Blei kontrastierten Glykogenteilchen mit 15—40 mµ an.

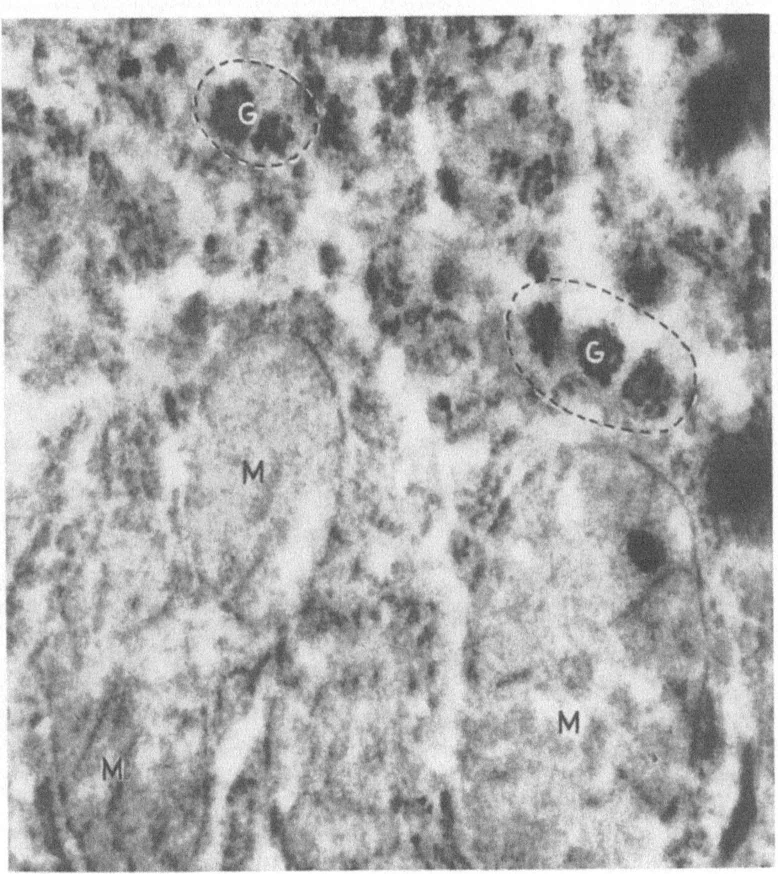

Abb. 48. Nach Osmiumtetroxyd-Fixierung mit Bestschem Carmin gefärbte rundliche Glykogengranula (G) im Grundplasma einer Leberepithelzelle der Maus. Die großen Granula (100 bis 200 mµ) enthalten kleinere Partikel (10—20 mµ). Glykogenpartikel finden sich auch an den Außenmembranen der Mitochondrien (M). 54000fach. (Aus THEMANN, 1960)

Einen weiteren Fortschritt in der elektronenmikroskopischen Untersuchung des Leberglykogens bedeutet die Arbeit BONDAREFFs (1957). Er unterzog kleine Leberstückchen vom *Meerschweinchen* der Gefriertrocknung, dann der Stückfärbung mit Perjodat-Leukofuchsin nach HOTCHKISS und schließlich dem elektronenmikroskopischen Schneide- und Untersuchungsverfahren; zu Vergleichszwecken führte er lichtmikroskopische Untersuchungen durch. Bei dieser elektronenmikroskopischen Untersuchung am histochemisch vorbehandelten Objekt spielt nicht der Farbton, sondern der elektronendichtere Fuchsin-Glykogenkomplex die Rolle. Das Glykogen erscheint im Licht- und Elektronenmikroskop

in Partikelform im Cytoplasma verteilt und ist, auch elektronenmikroskopisch
erweislich, mit Speichel hydrolysierbar. Es tritt in drei Größenordnungen auf:
die lichtmikroskopischen Glykogengranula sind die 300—900 mµ großen Partikel
dritter Ordnung (Abb. 44a); sie entstehen durch die Vereinigung von 60—150 mµ
großen submikroskopischen Partikeln zweiter Ordnung. Letztere enthalten kleinste,
nur 13 mµ große Partikel, die Glykogenteilchen erster Ordnung (Abb. 44b). Die
Partikel erster Ordnung sind besonders dicht; sie erscheinen als schwarze, von
einem diffusen und schwer abgrenzbaren peripheren Glykogenbezirk umgebene
Körnchen und bilden mit diesem die Partikel zweiter Ordnung. ILLINGWORTH u.
Mitarb. (1952) sowie LARNER u. Mitarb. (1952) weisen nach, daß das, aus mehreren
Tausend Glucosemolekülen aufgebaute Makromolekül „Glykogen" einen dichten

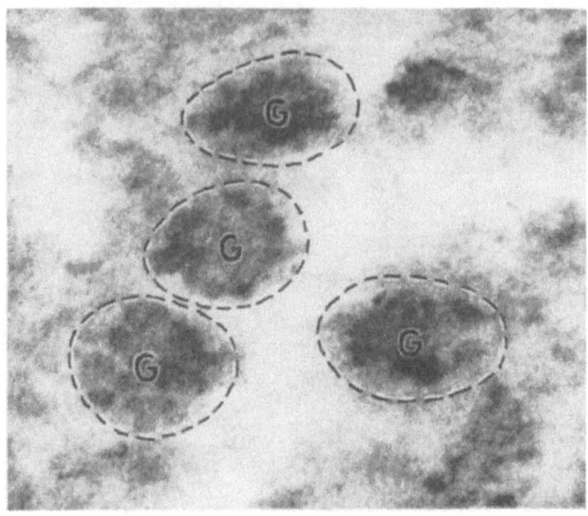

Abb. 49. Nach Osmiumtetroxyd-Fixierung mit Bestschem Carmin gefärbte Glykogenpartikel
(G) der Größenordnung 20—30 mµ in einer Leberepithelzelle der Maus. 116000fach. (Aus
THEMANN, 1960)

Innenteil und einen lockeren Außenteil besitzt. Wahrscheinlich entsprechen die
Partikel erster Ordnung (Durchmesser 13 mµ) dem dichten Innenteil des Glyko-
genmoleküls. Der Durchmesser dieses Moleküls beträgt nämlich nach MEYER (1943)
ungefähr 20 mµ, nach HUSEMANN und RUSKA (1940) 15—30 mµ. In Flocken-
und Granulaform kommt das Glykogen nach BONDAREFF (1957) nur dann vor,
wenn es durch Fixation gefällt wird: durch die Fällung verklumpen die Partikel
zweiter Ordnung. Erscheint das Glykogen lichtmikroskopisch homogen, z. B.
nach der Fixation mit Joddampf, so hat diese Verklumpung nicht stattge-
funden und liegt das Glykogen größtenteils in Form der Partikel zweiter
Ordnung vor.

   Einen ebenfalls bedeutenden Beitrag zur Morphologie des Glykogens der
Leberepithelzellen liefern ARBER u. Mitarb. (1957). Sie untersuchten wäßrige, auf
Formvarfilme aufgesprühte, gefriergetrocknete und mit UO₂ bedampfte Glyko-
genlösungen aus *Ratten*leber elektronenmikroskopisch. Vom Normaltier seien zwei
Glykogenfraktionen mit verschiedenen Sedimentationskonstanten und verschiedener Teilchengröße erhältlich: l-Glykogen und s-Glykogen. Die Grundform,
l-Glykogen, besteht aus annähernd kugeligen Partikeln (Glykogenmoleküle?);
diese neigen zur Agglutination, bleiben aber deutlich abgegrenzt, wenn sie aggluti-
nieren (Abb. 45a). Die andere Form, das s-Glykogen, besteht aus größeren, sehr
unregelmäßig gestalteten Partikeln (Abb. 45b, c). Da durch eine besondere Art
der Präparation und der Gefriertrocknung Oberflächenspannungen an den Glyko-

genpartikeln ausgeschaltet wurden, ist ihre Darstellung räumlich und sehr wahrscheinlich figürlich echt. Die Ausmessung auf den Mikrophotographien ergab gemäß den Sedimentationskonstanten für die l-Partikel Durchmesser von 17 bis 38 mμ und 26—50 mμ sowie für die s-Partikel Durchmesser von 100 mμ.

Ausgehend von den Befunden LUFTs (1956) bezüglich der mutmaßlichen Darstellbarkeit des Glykogens mit Kaliumpermanganat in Rosettenform führte DROCHMANS (1960a, b) elektronenmikroskopische Untersuchungen an isoliertem Glykogen und an Glykogen in Schnitten von der *Ratten*leber nach Osmiumfixierung und Behandlung mit Kaliumpermanganat durch. Die Osmiumsäure färbt Glykogen nicht, die glykogenhaltigen Bezirke des Cytoplasma bleiben hell, ungefärbt. Kaliumpermanganat dagegen macht es bei vorausgegangener Osmiumsäure-Fixierung und ohne diese sichtbar. Isoliert und nur mit Kaliumpermanganat behandelt gibt sich das Glykogen in Gestalt zweier Partikelklassen zu erkennen: Glykogenpartikel mit ungefähr 60—120 mμ Durchmesser und Glykogenpartikel mit annähernd 10—15 mμ Durchmesser (Abb. 46). Diese Größenmaße stimmen vollauf überein mit denen, die BONDAREFF (1957) für seine Glykogenpartikel zweiter und erster Ordnung angibt (DROCHMANS erwähnt die Arbeit BONDAREFFs nicht). Im Leberschnitt (Abb. 47), der hier bei gleicher Vergrößerung den Vergleich mit dem isolierten Glykogen (Abb. 46) ermöglicht, entsprechen nicht gleichförmige Partikel dem Glykogen, sondern Granula mit unregelmäßigen Umrissen und größerer Dichte. Wenngleich das Kaliumpermanganat das Glykogen nicht selektiv färbt — es verstärkt auch die Kontraste osmiophiler Strukturen —, so reagiert es doch zweifellos mit dem Glykogen. Im Schnittpräparat liegt das granuläre, Kaliumpermanganat-positive Material in den Leberepithelzellen dort, wo das Glykogen aufgespeichert ist, nämlich in den bei reiner Osmiumfixierung hell und leer aussehenden Bezirken des Cytoplasmas. Die Kontrastierung des Glykogens mit Bleihydroxyd ergibt ähnliche Resultate wie diejenige mit dem Kaliumpermanganat (DROCHMANS, 1960b).

THEMANN (1960) gelang es sogar, das Leberglykogen der *Maus* nach Osmiumsäure-Fixierung durch die Bestsche Carminfärbung der Leberstückchen elektronenmikroskopisch sichtbar zu machen. Ähnlich wie Metalle (Palladium, Blei, Molybdän), Fuchsin und Permanganat bewirkt auch der Farbstoff Carmin — vermutlich infolge seines Aluminium- und Calciumgehaltes — eine Kontrastierung des Glykogens. So sieht man im Cytoplasma der Leberepithelzellen „zahlreiche mehr oder weniger gleichmäßig verteilte stark kontrastierte Komplexe" (Abb. 48), aus rundlichen Granula in der Größenordnung von 100—200 mμ zusammengesetzt. Bei stärkerer Vergrößerung (Abb. 49) erkennt man, daß diese Granula aus kleineren Granula in der Größenordnung von 20—30 mμ bestehen. Beide Größenordnungen liegen höher als die entsprechenden bei BONDAREFF (1952) und DROCHMANS (1960).

Bezüglich dieser Größenunterschiede ist der Hinweis von THEMANN (1960) wichtig, daß die Durchmesser der Partikel je nach der Dauer der Färbung mit

Größenordnung der Glykogenpartikel

	Partikel		
	III. Ordnung	II. Ordnung	I. Ordnung
BONDAREFF	300—900 mμ	60—150 mμ	13 mμ
DROCHMANS	—	60—120 mμ	10—15 mμ
THEMANN	—	100—200 mμ	20—30 mμ
ARBER u. Mitarb.	100 mμ	26—50 mμ	17—38 mμ

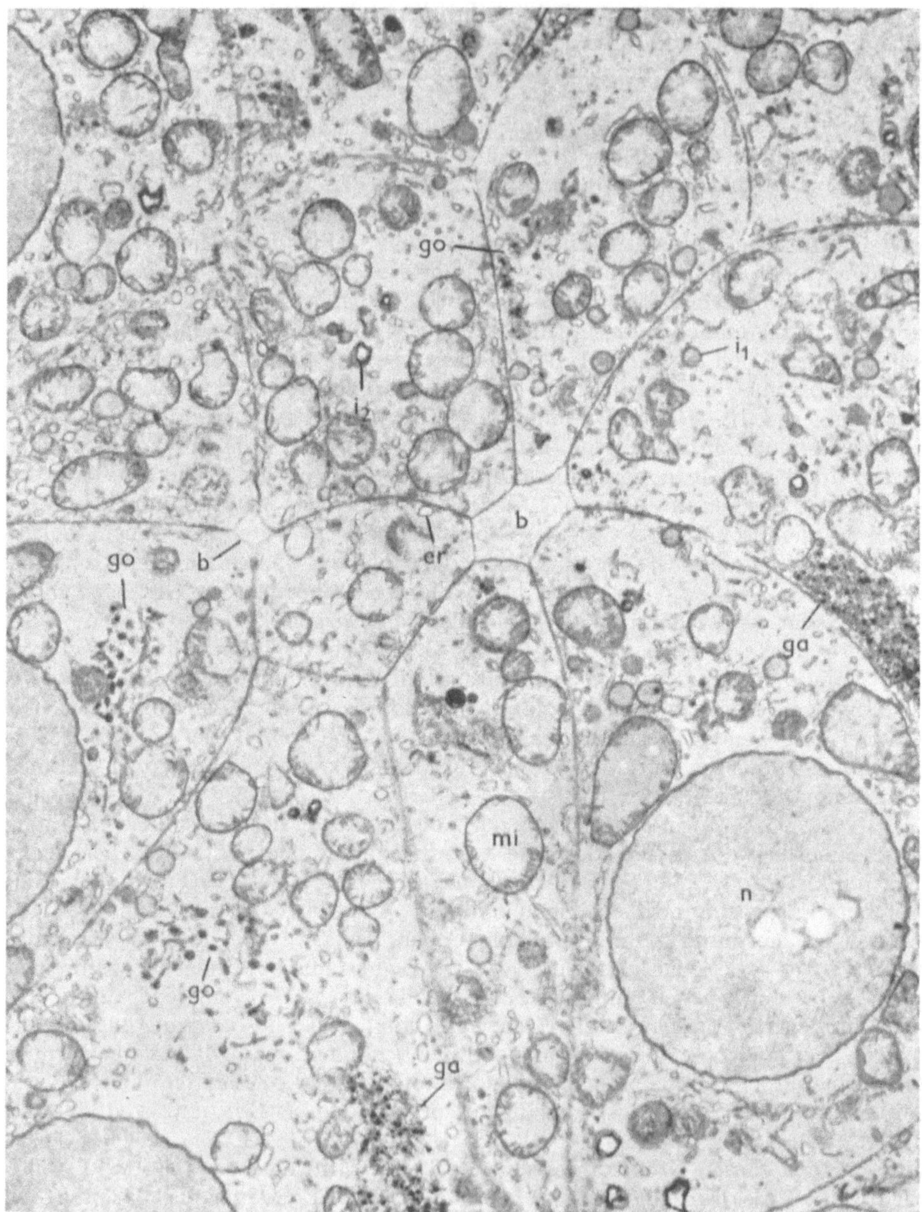

Abb. 50. Leberepithelzellen von einem 8 Tage alten Kückenembryo. Zwei von mehreren Leberepithelzellen (*n* Zellkern) begrenzte Gallenkanälchen (*b*), große Mitochondrien (*mi*) und kleine Bläschen des endoplasmatischen Reticulums (*er*), aus glatten Zisternen und Bläschen mit sehr dichtem Inhalt zusammengesetzte Golgi-Apparate (*go*), Glykogenfelder (*ga*), mitteldichte (i_1) und sehr dichte vacuolisierte (i_2) Inklusionskörperchen. Permanganat-Fixierung, Epon. 6700fach. (Aus Karrer, 1961)

dem Bestschen Carmin schwankt. Wahrscheinlich hängt es von der Färbedauer ab, ob wenig oder viel Farbstoff an die Glykogenteilchen angelagert wird, so daß die kleinstmögliche Farbstoffanlagerung, die gerade noch zur Sichtbarmachung

der Glykogenpartikel ausreicht, zu Größenordnungen führt, die den von BON-
DAREFF (1952) und DROCHMANS (1960) angegebenen entsprechen. Die fuchsin-
schwefelige Säure und das Kaliumpermanganat, die das Glykogen nur durch
Anlagerung chemischer Reaktionsgruppen verändern, dürften die Teilchen des
Glykogens, wenn überhaupt, dann nur unwesentlich vergrößern und deshalb am
besten geeignet sein, ihre Größe zu bestimmen. Bei Hungertieren sollen die
Leberepithelzellen ganz oder weitgehend bei normal ernährten Tieren völlig frei
von kontrastierten Granulakomplexen sein. Die Erzielung eines eindeutigen
Diastasetestes hat zur Voraussetzung, daß der Test vor der Osmiumfixierung an
den Leberstückchen durchgeführt wird. Über die elektronenmikroskopische Darstellung des Glykogens mit dem Überjodsäure-Schiff-Reagens berichten auch
PORTER und BRUNI (1960).

Unter Heranziehung der negativen Färbungsmethode untersuchte DROCH-
MANS (1962) erneut die Morphologie der Glykogenpartikel im Homogenat der
Rattenleber. Sowohl das mit der negativen als auch mit positiver Färbung dargestellte isolierte Glykogen tritt in einer, aus zwei Unterklassen zusammengesetzten Partikelform auf. Die grobe, komplexe Form (α-Partikel), mit Durchmessern von 40—200 mμ, ist aus kleineren Elementen (β-Partikel) mit einem Durchmesser von 30 mμ zusammengesetzt, diese wiederum aus noch kleineren Elementen (γ-Partikel), bestehend aus regelmäßig angeordneten Filamenten mit
einem Durchmesser von 3 mμ. In Essigsäure und Phosphorsäure mit verschiedenem pH dissoziierten die α-Partikel in die β- und γ-Partikel.

KARRER (1960a, b, 1961) untersuchte die Entstehung des Glykogens
bei 6—18 Tage alten *Hühner*embryonen an ultradünnen Schnitten von osmium-
säure- oder kaliumpermanganat-fixierten Leberstückchen. In den reichlich mit
Mitochondrien und kleinen Vacuolen ausgestatteten Leberepithelzellen 6—8 Tage
alter Embryonen entfaltet sich der Golgi-Komplex und zwischen den Vacuolen
entstehen kleine Glykogengranula und Glykogenfelder (Abb. 50). Ob der Golgi-
Komplex Glykogen oder Glykogenvorstufen oder Enzyme erzeugt, die für die
Bildung des Glykogens notwendig sind, ist eine offene Frage. In zwei von den
drei Leberepithelzellen auf Abb. 51 sind Glykogenfelder von kleinen Vacuolen
umgeben, teils auch durchsetzt. Die Vacuolen selbst enthalten kein Glykogen.
Größe und Dichte der Glykogenkörnchen in den zugehörigen Feldern können
verschieden sein. In dem Glykogenfeld der oberen Zelle sind sie sehr dicht und
groß, in dem Feld der unteren Zelle dagegen viel weniger dicht und sehr klein.
Das einzelne Granulum ist 20 —33 mμ dick. Durch Zusammenlagerung entstehen
auch in der embryonalen Leberepithelzelle verschieden große Granulahaufen und
Granularosetten (Abb. 52) mit Durchmessern von 50—130 mμ und 100—140 mμ.
In älteren Lebern, z. B. 18 Tage alter Embryonen, gibt es keine Glykogenbezirke
mehr (Abb. 53): die Glykogengranula sind nun zusammen mit Mitochondrien und
Vacuolen ziemlich gleichmäßig im Cytoplasma verbreitet; aber auch bei dieser
lockeren Glykogenverteilung schließen sich manchmal Einzelgranula zu Granula-
häufchen zusammen.

Auf der Suche nach einer praktischen und zuverlässigen Methode für die
Darstellung des Leberglykogens, die es ermöglichen soll, dieses von anderen Zellbestandteilen zu unterscheiden, wandten MINO u. Mitarb. (1966) verschiedene
Fixations-, Einbettungs- und Färbungsmethoden an der *Mäuse*leber an. Das
Glykogen wird — immer in Abhängigkeit von der Methode — in Gestalt verschiedener Rosettentypen, Granula und Haufen sowie maskiert in hellen Cyto-
plasmafeldern dargestellt. Permanganat-Fixation und Glutaraldehyd-Osmium-
säure-Fixation machen es immer sichtbar, mit und ohne Schnittfärbung. Die
letztgenannte Fixation bewahrt die Zellstrukturen besser und erleichtert die

Unterscheidung von Glykogen und Ribosomen. Auch nach ROSATI (1967) erscheint das Glykogen der *Ratten*leber bei Gutaralaldehyd-Osmiumsäure-Fixation in Form großer Rosetten. Es verschwindet auf ultradünnen Schnitten, wenn sie mit Pepsin, Diastase und Amylase behandelt werden. In 0,1%ige Glucose zwecks vermehrter Glykogensynthese eingelegte Leberstückchen enthalten größere

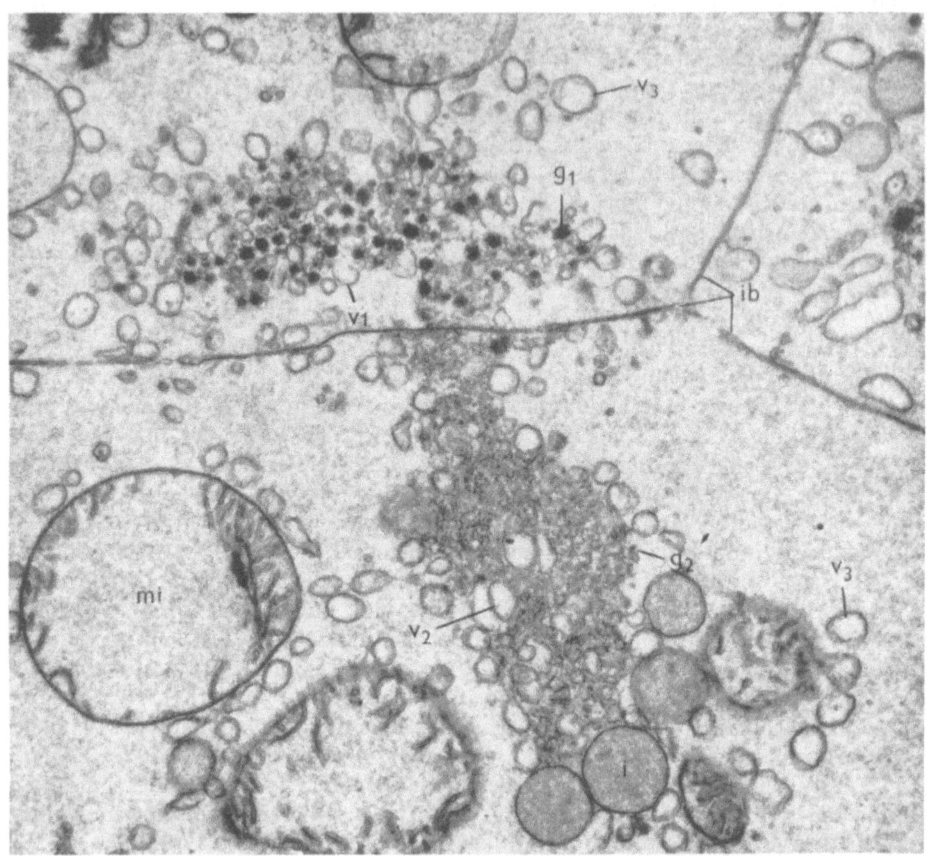

Abb. 51. Teile dreier, von ihren Zellmembranen (*ib*) begrenzter Leberepithelzellen eines 8 Tage alten Kückenembryos. Das Glykogenfeld der oberen Zelle besteht aus kleinen Vesikeln (v_1) und sehr dichten Glykogenpartikeln (g_1), das Glykogenfeld der unteren Zelle aus ähnlichen Vesikeln (v_2), aber weniger dichten und feineren Granula (g_2). Außerhalb der Glykogenfelder liegen im Grundplasma größere Vesikel (v_3), große Mitochondrien (*mi*) und Inklusionskörperchen (*i*) mit Außenmembranen und homogener Matrix. Permanganat-Fixation, Epon. 20000fach. (Aus KARRER, 1961)

Glykogenpartikel als man sie für gewöhnlich im Elektronenmikroskop zu sehen bekommt.

Es ist eine umstrittene Frage, ob das endoplasmatische Reticulum und der Golgi-Apparat das Glykogen synthetisieren und abbauen. Nach KARRER (1961) könnte der Golgi-Komplex beim Aufbau des Glykogens in der Leberepithelzelle wirksam sein. MILLONING und PORTER (1960) glauben an eine Beteiligung des endoplasmatischen Reticulums im Glykogenstoffwechsel der Leberepithelzelle, da es während des Glykogenabbaues vermehrt sei. Dagegen erscheint das endoplasmatische Reticulum in der von Glykogen fast entleerten Leber

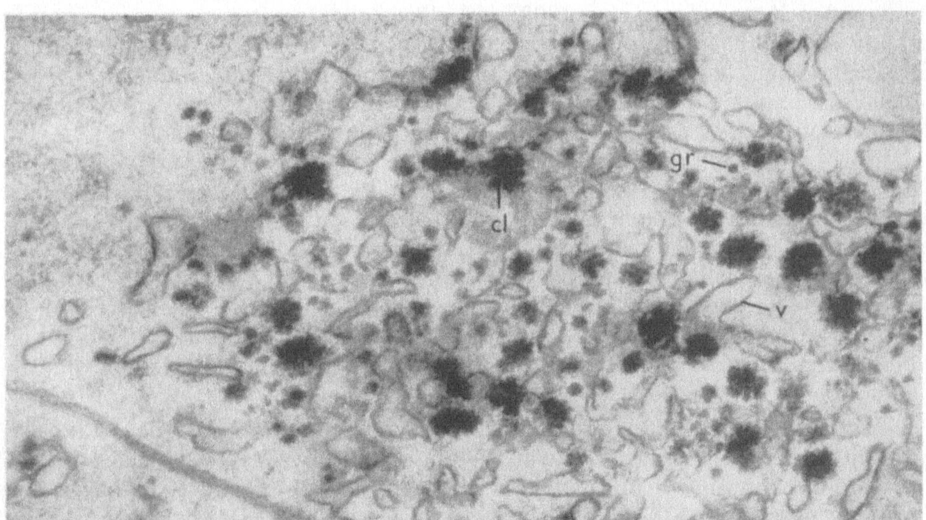

Abb. 52. Glykogenfeld einer Leberepithelzelle von einem 8 Tage alten Kückenembryo. Zwischen der Vesikelkomponente (*v*) einzelne, sehr dichte, ungefähr 33 mμ große Granula (*gr*) sowie 100—140 mμ große Granulahaufen und Granularosetten (*cl*). Permanganat-Fixierung, Epon. 50000fach. (Aus KARRER, 1961)

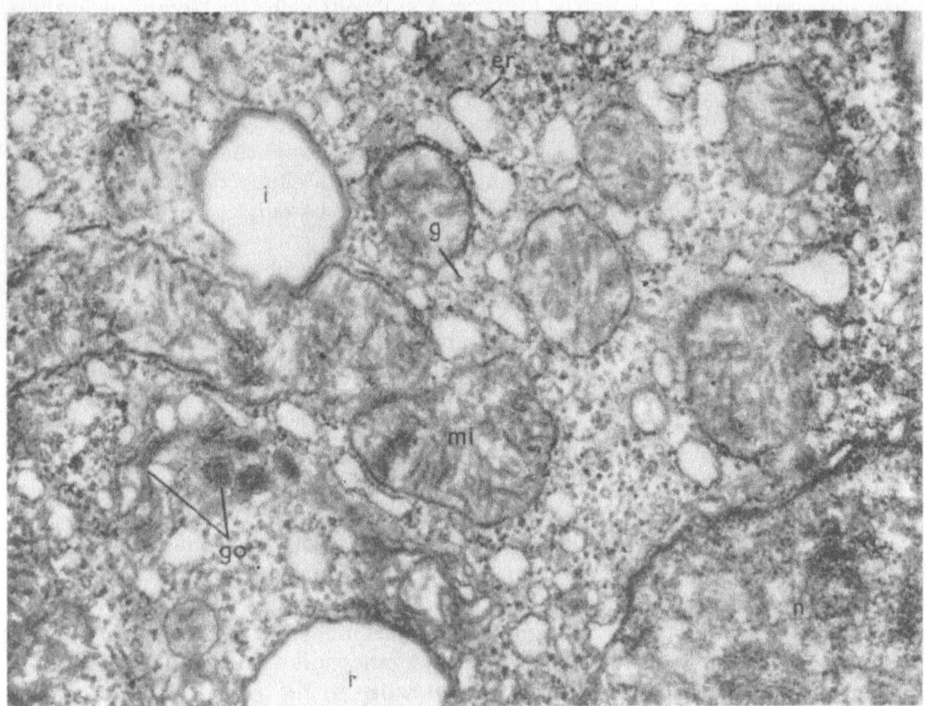

Abb. 53. Leberepithelzelle eines 18 Tage alten Kückenembryos. Keine Glykogenfelder, sondern nur noch zusammen mit Mitochondrien (*mi*), Bläschen des endoplasmatischen Reticulums (*er*) und großen vacuolisierten Lipidkörperchen (*i*) im Grundplasma verstreute kleine Glykogengranula (*g*). *go* Golgi-Komplex mit Vacuolen, die eine dichte Matrix enthalten. *n* Teil des Zellkernes. Osmiumtetroxyd-Fixierung, Metacrylat. 30000fach. (Aus KARRER, 1961)

hungernder *Mäuse* (THEMANN, 1963) von allen Zellorganellen am meisten pathologisch verändert: es ist „sehr stark vacuolig erweitert und nur noch gelegentlich mit Ribosomen besetzt, zum Teil auch nicht mehr deutlich konturiert. Bei längerem Nahrungsentzug kommt es schließlich zu pathologischen Veränderungen und Zerstörung aller Zellorganellen". Ähnliche Beobachtungen machten PHILLIPS u. Mitarb. (1967) an neugeborenen *Ratten*. Der zur Zeit der Geburt vorhandene Glykogenvorrat wird in den ersten 12 Std nach der Geburt vollständig abgebaut. Während dieser Zeit fehlt den Leberepithelzellen das endoplasmatische Reticulum. Die Autoren glauben daher nicht, daß es bei der Mobilisation des Glykogens eine Rolle spielt. Sie halten es eher für erwiesen, daß Cytosomen — von den Autoren nicht gerade glücklich „Glykogenosomen" genannt — in gewissem Maße beim Glykogenabbau mitwirken, da diese 6 Std nach der Geburt zahlreich in den Leberepithelzellen auftreten und Glykogen enthalten. Für die Lysosomennatur dieser Gebilde spreche ihr Gehalt an saurer Phosphatase.

TÖRÖ und VIRÁGH (1966) untersuchten die Lebern von *Fledermäusen*, die sich im Winterschlaf befanden, ferner von Tieren, die aufgeweckt, aber nicht gefüttert wurden, und von solchen, die aufgeweckt und zwangsweise gefüttert wurden. Die Leberepithelzellen der 1. Tiergruppe erweisen sich als glykogenreich, die der zweiten Gruppe gaben ihr Glykogen innerhalb 24 Std. nach dem Wecken ab und bei den Tieren der 3. Gruppe fand sich in Kürze wieder Glykogen. Parallel mit dem Glykogenbefund gingen Veränderungen an den Zellorganellen (Mitochondrien, endoplasmatisches Reticulum, Golgi-Apparat, Lysosomen) einher.

In vivo und *in vitro* (Schnittinkubation) vollzieht sich die Glykogensynthese in der *Ratten*leber nach Verabreichung von Glucose-H³ (COIMBRA und LEBLOND, 1966) innerhalb 15 min bis 1 Std. Licht- und elektronenmikroskopisch werden dann Glykogenfelder und verstreute kleine Glykogeneinlagerungen in Leberepithelzellen mit autoradiographischen Reaktionen sichtbar. Die Behandlung inkubierter Leberschnitte mit α-Amylase ergibt, daß die synthetisierte radioaktive Substanz zu 95% aus Glykogen besteht. An der Entstehung des Glykogens sind wahrscheinlich glatte cytoplasmatische Membranen beteiligt.

γγ) Glykogenrhythmus

Die Lehre FORSGRENs vom 24 Std-Rhythmus des Leberglykogens (Lit. bei PFUHL, 1932) hat sich in den letzten Jahrzehnten als unwiderleglich erwiesen. Versuche, sie als vermeintliche — nicht endogene, sondern alimentäre — Rhythmik zu bewerten (HIGGINS u. Mitarb., 1932, 1933; WETZEL u. Mitarb. 1935; DEANE, 1944) haben nicht überzeugt. HOLMGREN (1938) fand bei *Ratten* einen rhythmischen Zusammenhang zwischen dem Gewicht und dem Glykogengehalt der Leber. Der Gewichtsunterschied war am größten bei den Tieren, die in der Zeit von 2—6 Uhr und 20—22 Uhr getötet wurden; er betrug 0,49 ± 0,153%, bezogen auf das reduzierte Körpergewicht (Gewicht ohne Brust- und Baucheingeweide). Mit dem Gewicht der Leber steigt und fällt ihr Glykogengehalt. Das Glykogenmaximum wurde gegen 8 Uhr und das Glykogenminimum gegen 20 Uhr erreicht. Die Gewichtszunahme und -abnahme hängt indes nicht nur vom Glykogengehalt ab, sondern auch von der Durchblutung des Organes; diese schwankt tageszeitlich rhythmisch wie die Glykogenkurve (ENGSTRÖM u. Mitarb., 1938). Nach der Methode von SJÖSTRAND (1934, 1935) bestimmten die Autoren an Schnitten von *Ratten*lebern, die mit Ortholidin gefärbt worden waren, die Menge der Blutkörperchen. Diese war bei den zwischen 24 und 6 Uhr (assimilatorische Glykogenphase) getöteten Tieren bedeutend größer als bei den zwischen 12 und 18 Uhr (dissimilatorische Glykogenphase) getöteten. Der Unterschied der Blutkörperchen-Menge belief sich auf 83610 ± 33620 je Kubikmillimeter Lebergewebe; die Differenz gilt als statistisch wahrscheinlich. Die Versuchstiere waren keiner Beschränkung der Nahrung unterworfen. Aus Versuchen an *Ratten*, die 24 Std gehungert hatten und deren Lebern dennoch in der Nacht den höchsten Blutgehalt aufwiesen, geht hervor, daß die Nahrungszufuhr auch für die Rhythmik der Leber-Durchblutung nicht der entscheidende Faktor ist. Für die Unabhängigkeit der tageszeitlichen Glykogenrhythmik der Leber von der Nahrungszufuhr sprechen auch die Arbeiten von SJÖGREN u. Mitarb. (1938) sowie EKMAN und HOLMGREN (1949). Erstere stellten bei *Kaninchen*, die Futter nach Belieben aufnehmen konnten, durch chemische Bestimmung des Leberglykogens zwei Glykogenmaxima — ein niedriges gegen 5 Uhr und ein hohes gegen 15 Uhr — sowie zwei Glykogenminima — ein niedriges gegen 9 Uhr und ein hohes gegen 24 Uhr — fest. Die Glykogenmaxima standen in keiner Beziehung zu den Fütterungszeiten. Diese Befunde stimmen grundsätzlich mit den — auch an *Kaninchen* — von FORSGREN (1918—1931) erhobenen überein. Belangreich sind zudem die Beobachtungen, die SJÖGREN u. Mitarb. (1938) an *Kaninchen* nach 24stündigem Hungern machten. Das niedrige Glykogenminimum (um 5 Uhr) fehlte, das höhere dagegen war vorhanden und lag bei 13 Uhr, war also um 2 Std vorverlegt. Männliche und weibliche Tiere verhielten sich glykogenrhythmisch gleich. Tiere mit längerem Entzug der Nahrung (48 und 72 Std) hatten unregelmäßige Glykogenwerte. Männchen besaßen eine größere Glykogenkapazität als Weibchen. Die Werte für Leberphosphor und Lebercalcium zeigten im Ablauf der Lebertätigkeit keine rhythmischen Schwankungen.

EKMAN und HOLMGREN (1949) experimentierten mit *Mäusen* und *Ratten*, die 24 Std gehungert hatten und dann entweder ab 11 Uhr (Tagestiere) oder ab 23 Uhr (Nachttiere) nach Belieben fressen konnten. Die Versuche wurden in der gleichen Jahreszeit durchgeführt, um jahreszeitliche und temperaturbedingte Veränderungen ausschließen zu können. Bei den Tagestieren stieg der Glykogenwert der Leber nach der Fütterung von $0{,}29 \pm 0{,}05\%$, dem niedrigsten Stand, ab 11 Uhr stetig bis auf $9{,}44 \pm 0{,}65\%$ um 19 Uhr an und erreichte mit $9{,}74 \pm 0{,}67\%$ um 23 Uhr — 12 Std nach der Futterfreigabe — ein Glykogenmaximum. Bei den Nachttieren, die gehungert hatten, lag der Glykogenwert um 23 Uhr bei $0{,}42 \pm 0{,}008\%$, mithin höher als bei Hungertieren um 11 Uhr. Nach der Fütterung ab 23 Uhr stieg der Glykogenwert bei den Nachttieren in 4 Std erheblich schneller an als bei den Tagestieren, nämlich bis auf $6{,}10 \pm 0{,}25\%$. In der 5. Stunde machte der Glykogenwert den noch unerklärlichen Sprung auf $8{,}76 \pm 0{,}76\%$. Das Maximum betrug bei Tieren im Nachtversuch $10{,}64 \pm 0{,}76\%$, bestand aber praktisch mit $10{,}55 \pm 0{,}50\%$ schon um 7 Uhr. Hier zeigt sich aus dem Vergleich der Maxima, daß die Leber des Nachttieres ($10{,}55 \pm 0{,}50\%$) schneller und mehr Glykogen speichert als die Leber des Tagestieres ($9{,}74 \pm 0{,}67\%$). Beide Tiere weisen diese Höchstwerte 8 Std nach Beginn der Wiederfütterung auf. Die Prozentzahlen beziehen sich auf das Lebergewicht, Versuchsergebnisse mit P^{32}, der *Mäusen* und *Ratten* 1 Std vor der Tötung intraperitoneal gespritzt wurde, nachdem sie 24 Std gehungert und dann während 4 Std gefressen hatten, bestätigten den Unterschied in der Tag- und Nachtspeicherung des Leberglykogens: reichere Ausbeute an markiertem Phosphor bei den Nachttieren als bei den Tagestieren. Im Gegensatz zu Befunden und Auffassungen von der zentralen als der normalen Glykogenspeicherung im Anfang erneuter Glykogenaufladung des Zentralvenen-Läppchens beginnt diese nach EKMAN und HOLMGREN (1949) in der Peripherie des Läppchens. Nach 4 Std enthielten alle Zellen des Läppchens Glykogen. Auch die Glykogenolyse begann in der Peripherie des Läppchens und hinterließ einen „zentralen Ablagerungstyp"; indes war dieses Bild keineswegs immer eindeutig.

Noch unbekannt ist der endogene Faktor, der dem 24 Std-Rhythmus im Glykogenaufbau und -abbau der Leber zugrunde liegt. STAHLE (1949) ging von der Annahme aus, die Hypophyse könnte dabei im Spiele sein und untersuchte den Glykogenrhythmus der Leber normaler und hypophysektomierter *Kaninchen*. Es stellten sich keine deutlichen Unterschiede heraus: die Lebern der Normaltiere wiesen um 10 Uhr ein Glykogenminimum und um 17 Uhr ein Glykogenmaximum auf, bei den hypophysektomierten Tieren war das Leberglykogen um 10 Uhr eindeutig vermindert und um 17 Uhr eindeutig vermehrt.

Eine weitere Frage ist die, ob der tageszeitliche Glykogenrhythmus der Leber jahreszeitlichen Veränderungen ausgesetzt ist. Einen Ansatz zur Beantwortung dieser Frage machten HIRSCH und VAN PELT (1937). Sie stellten bei *Mäusen*, die sie im Februar untersuchten, gegenüber „Märzmäusen" eine Verschiebung des Glykogenmaximums und -minimums um einige Stunden vorwärts fest. PETRÉN (1939) untersuchte an 332 *Meerschweinchen* den tageszeitlichen Glykogenrhythmus der Leber während des Winter- und Sommerhalbjahres; dieser Rhythmus war bis dahin beim *Meerschweinchen* noch nicht untersucht worden. Für die Tiere, die im Winterhalbjahr (Oktober bis März) untersucht wurden, ergab sich in der Zeit zwischen 5 und 9 Uhr ein Glykogenminimum, in der Zeit zwischen 11 und 15 Uhr ein Glykogenmaximum. Die ermittelten Werte sind statistisch gesichert: der niedrigste Glykogenwert mit $3,52 \pm 0,352\%$ wurde um 9 Uhr und der höchste mit $6,49 \pm 0,241\%$ um 13 Uhr gemessen. Zwei Minima und zwei Maxima, wie sie das *Kaninchen* hat, gibt es beim *Meerschweinchen* nicht. Bei den im Sommerhalbjahr (April bis September) untersuchten *Meerschweinchen* bestand die gleiche 24 Std-Rhythmik wie bei den Wintertieren, doch war der Glykogengehalt ihrer Leber bedeutend niedriger als bei diesen. Er betrug um 9 Uhr $1,76 \pm 0,239\%$ und um 13 Uhr $3,62 \pm 0,242\%$. Dieser Befund ist keinesfalls unerklärlich, ist doch schon lange bekannt, daß der Glykogengehalt der Leber bei Tieren im Sommer niedriger ist als im Winter. Entscheidend ist in diesem Falle, daß der tageszeitliche Glykogenrhythmus der Leber bei den Winter- und Sommertieren derselbe ist. PETRÉN (1939) vermutet, der unterschiedliche Glykogenbefund im Winter und Sommer sei durch die Ernährung bedingt: konzentriertes und besonders kohlenhydratreiches Heu- und Kohlrübenfutter im Winter, wasserreiches Grünfutter im Sommer. Er schaltete einen exogenen Faktor, nämlich langes Muskeltraining, in seine Untersuchungen ein, um dessen Einfluß auf den Glykogenrhythmus zu erproben. Ein Teil der Tiere mußte 2 Monate lang täglich zu einer bestimmten Zeit $^1/_2$ Std lang auf einem Teppichläufer, der von einem Motor getrieben wurde, laufen. Eine Gruppe dieser Trainingstiere wurde im Sommer um 9 Uhr (Zeit des Glykogenminimums) getötet: Glykogenwert $4,67 \pm 0,429\%$, bei Sommer-Kontrolltieren dagegen nur $1,76 \pm 0,239\%$. Eine zweite Gruppe der Trainingstiere wurde ebenfalls im Sommer, aber um 15 Uhr (Zeit des Glykogenmaximums) untersucht: Glykogenwert $3,58 \pm 0,327\%$, bei Sommer-Kontrolltieren $3,75 \pm 0,448\%$. Eine dritte Trainingsgruppe schließlich wurde im Winter um 9 Uhr (Zeit des Glykogenminimums) getötet: Glykogenwert $4,09 \pm 0,266\%$, bei Winter-Kontrolltieren $3,52 \pm 0,352\%$. Diese Befunde geben insofern eine Beeinflussung der Tagesrhythmik des Leberglykogens zu erkennen, als die Leber körperlich trainierter *Meerschweinchen* zur Zeit des Glykogenminimums einen größeren Glykogengehalt hatten als die der nichttrainierten Tiere; das Glykogenmaximum jedoch blieb unverändert. Entscheidend ist wiederum, daß auch bei den Trainingstieren der tageszeitliche Glykogenrhythmus der Leber nicht durchbrochen wurde.

Nach FARAGGIANA (1941) üben die Jahreszeiten auch auf die Glykogenrhythmik der *Mäuse*leber (Minimum zwischen 9 und 12 Uhr, Maximum zwischen 23 und 24 Uhr) keinen Einfluß aus.

Entgegen den Befunden PETRENs (1939) und FARAGGIANAs (1941) ergaben an der *Ratte* durchgeführte Untersuchungen von MAYERSBACH (1961) „starke Veränderungen in den Kurvengängen der 24 Std-Periodik des Glykogengehaltes im Laufe des Jahres". Auch seien bei der *Ratte* „hinsichtlich des Zeitpunktes der Tagesminima und -maxima in den einzelnen Jahreszeiten sowie im durchschnittlichen Glykogengehalt der Leber" bei den beiden Geschlechtern Unterschiede zu verzeichnen: „Dieser liegt bei den männlichen Tieren durchwegs höher als bei den weiblichen. Im Rahmen des Jahrescyclus nimmt bei den Männchen der durchschnittliche Glykogengehalt vom Winter bis zum Herbst stetig ab, bei den Weibchen zu." Schlußfolgerung: „Da die Tiere keinen anderen Wechselbedingungen als den normalen jahreszeitlichen Hell- und Dunkelzeiten ausgesetzt waren, kann geschlossen werden, daß die 24 Std-Periodik des Leberglykogens saisonbedingt beeinflußt ist." Die wirkliche Ursache für dieses Verhalten der *Ratten*leber im Gegensatz zur *Meerschweinchen*- und *Mäuse*leber ist unbekannt.

HOLMGREN (1941) untersuchte Meerschweinchen und Ratten, die im Dunkel geboren und aufgewachsen waren, histochemisch auf den Glykogenrhythmus der Leber hin, ohne einen Einfluß des Lichtmangels feststellen zu können. Die im Dunkel gehaltenen Meerschweinchen hatten einen Leberrhythmus mit einem Maximum (5,32 $\pm$ 0,715%) um 15 Uhr und einem Minimum (0,59 $\pm$ 0,119%) um 3 Uhr. Bei der *Ratte* ließ sich unter den gegebenen Versuchsbedingungen kein sicherer Leberrhythmus feststellen.

MÜLLER u. Mitarb. (1966) untersuchten das Glykogen und die Organellen der Leberepithelzellen der *Ratte* zu den Zeiten des Glykogenmaximums und -minimums unter der Berücksichtigung der Jahreszeit, elektronenmikroskopisch. Im Mai enthielten die Zellen um 8 Uhr, der Zeit des Glykogenmaximums, viel Glykogen in Rosettenform, Mitochondrien mit zahlreichen Cristae und relativ elektronendichter homogener Grundsubstanz, herdförmig verteiltes endoplasmatisches Reticulum mit dichtem Ribosomenbesatz, freie Ribosomen, vermehrtes glattes endoplasmatisches Reticulum, zahlreiche Mikrobodies und Lysosomen. Im selben Monat besaßen die Leberepithelzellen zur Zeit des Glykogenminimums (22 Uhr) sehr wenig Glykogen (kleine Körnchen, selten Rosetten), weniger dichte Mitochondrien mit Verminderung der Zahl und der Länge der Cristae, weniger gut ausgeprägtes rauhes endoplasmatisches Reticulum, weniger Ribosomen, vermehrtes glattes endoplasmatisches Reticulum, mehr Mikrobodies und Lysosomen. Diesen Befunden gegenüber zeigten das Glykogen und die Zellorganellen im Juli gewisse Abweichungen (jahreszeitlicher Unterschied).

β) Fette (Lipide) und fettähnliche Stoffe (Lipoide)

Die cytologische Darstellung der Lipide hat in den letzten Jahrzehnten, trotz der beachtlichen Erweiterung der histologischen Methodik, keine entscheidenden Fortschritte gemacht. Zu den alten Fettfärbemethoden kamen zwar andere, darunter histochemische Verfahren hinzu, aber auch diesen fehlt weitgehend die zur Identifizierung der sehr verschiedenartigen Fettstoffe (Fettsäuren, Neutralfette, Lipoide) erforderliche Spezifität. Als Fettkomponenten, die in allen *menschlichen* Leberepithelzellen enthalten seien, bezeichnet MONTGOMERY (1955) Triglyceride, Fettsäuren, Phospholipide, Cholesterol und seine Ester, Acetallipide und Ölsäuren.

Sudanschwarz B, das immer mehr an die Stelle der früher gebräuchlichen roten Sudanfarbstoffe tritt, färbt alle Fettstoffe, nämlich die freien (Lipide und Lipoide) und die an Eiweiß gebundenen (Lipoproteide = Lipide mit Proteinanteil) unterschiedslos schwarz oder blau. Eine schwarzbraune Substratfärbung mit Sudanschwarz B besagt nach PEARSE (1954), daß Lipide oder Lipoide — vermutlich in geringer Menge — vorhanden sind. Die freien Fettstoffe, die „einfache Sudanophilie" besitzen, sind leicht mit absol. Äthylalkohol, absol. Aceton, Methanol-Chloroform (1:1) und reinem Pyridin extrahierbar. Die proteingebundenen Fettstoffe sind dagegen sehr schwer extrahierbar, infolgedessen in Paraffinschnitten noch vorhanden und können an diesen mit dem Sudanschwarz B-Verfahren BERENBAUMs (1958) bei erhöhter Temperatur oder durch Einbrennen des Farbstoffes dargestellt werden. Dem Nachweis der Neutralfette dienen — außer Sudan III, IV und Sudanschwarz B — Ölrot 0 und Fettrot (Lillie, 1944). Die Nilblau-Methode Cains (1947) ermöglicht die verschiedene Färbung der neutralen und sauren Lipoide. Für die histologische Darstellung von Fettsäuren, die in freiem Zustand „in animalen Geweben unter physiologischen Bedingungen nicht oder nur in Spuren" (Lipp, 1959) vorkommen, stehen die Verfahren von Fischler (1904), Tandler (1951, 1952) und Meyer-Brunot (1952) zu Diensten, doch sind „die Möglichkeiten des histochemischen Nachweises von freien Fettsäuren und ihren Seifen (Salzen) umstritten" (Lipp, 1959). Von den Lipoiden — Phosphatide (Phospholipoide), Cerebroside, Sterine — sind hier die beiden Untergruppen der Phosphatide, die Ester- und die Acetalphosphatide, besonders wichtig. Für beide Gruppen besteht die Möglichkeit der histochemischen Darstellung, nicht

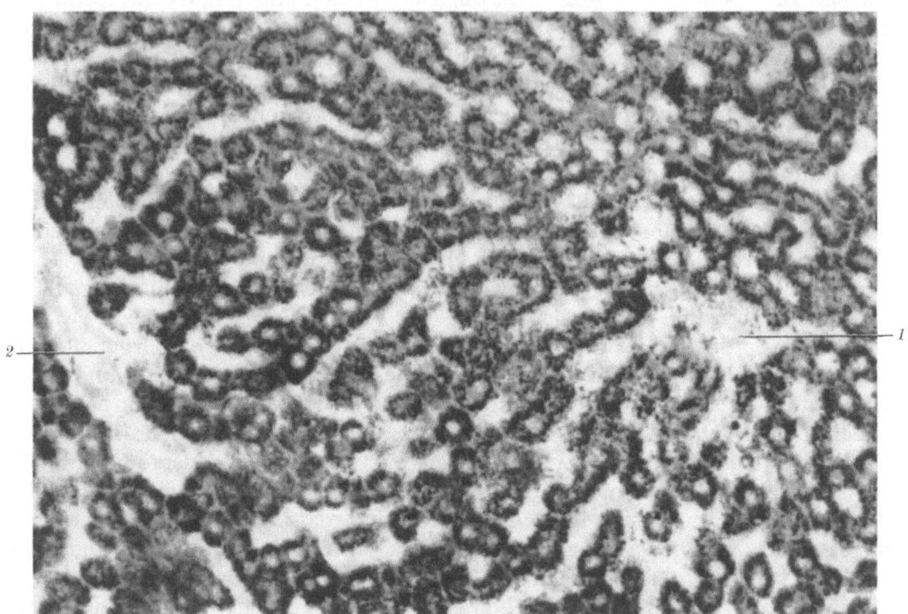

Abb. 54. Rattenleber. Pericapilläre myelin-tropfige Entmischung der Leberepithelzellen-Lipoide (besonders der Phosphatide) durch 24stündige künstliche Autolyse in physiologischer Kochsalzlösung bei 37° C. *1* Zentralvene, *2* periportales Feld. Formol, Gefrierschnitt, Thionin-Einschlußfärbung. 300fach. (Aus Feyrter, 1956)

aber die Möglichkeit, ihre einzelnen Vertreter histochemisch zu bestimmen. Zur Erfassung der Esterphosphatide, deren Hauptvertreter die Lecithine, Kephaline und Sphingomyeline sind, kommen in Frage: die saure Hämatein-Methode Bakers (1946), die Esterphosphatid-Färbung Menschiks (1953) und die Weinsteinsäure-Thioninfärbung Feyrters (1942). Die Acetalphosphatide (Plasmalogene) können mit der Plasmalreaktion (Feulgen und Voit, 1924; Pischinger, 1942; Hayes, 1949; Cain, 1949a, b; Wallraff, 1951; Wallraff und Dietrich, 1957) nachgewiesen und von den Esterphosphatiden, die meist mit den Acetalphosphatiden vergesellschaftet sind, sicher unterschieden werden.

Neutralfette. Ducommun-Lehmann (1951, Fettnachweis mit Sudan III, Sudanschwarz B und Blau-BZL) konnte in der fetalen Leber des *Meerschweinchens* schon am 22. Tage der Tragzeit Fett nachweisen, Glykogen dagegen erst ab dem 45. Tag. Mit fortschreitendem intrauterinem Wachstum nimmt das Fett in der fetalen Leber zu. Acht Tage nach der Geburt ist die Leber des neugeborenen *Meerschweinchens* fettfrei. Die Leber des Muttertieres enthält während der ganzen Trächtigkeit fast kein Fett, wohl aber reichlich Glykogen. An diese Feststellung wird die Vermutung geknüpft, „daß alles vom Muttertier gebildete Fett in den Kreislauf des Fetus gelange und sich in dessen Leber anhäufe". Diese Annahme findet eine Stütze in den Befunden von Rupp und Bickenbach (1932): nach Verfütterung von Leinöl mit Jodzusatz an trächtige *Kaninchen* tritt bei den Feten jodiertes Fett auf. Nach Rice und Jackson (1934) ist der Fettgehalt der *Ratten-leber* zur Zeit der Geburt spärlich. In den ersten Lebenstagen wächst er an, in der 3. Woche ist er sichtlich kleiner und bei sehr alten Tieren wieder etwas größer. Bei den neugeborenen Tieren findet sich das Fett hauptsächlich in den v. Kupffer-schen Sternzellen und nach 3 Tagen auch in den Leberepithelzellen. In der Leber der Maus (Wilson u. Mitarb., 1968) bewirkt eine Fettdiät die Verfettung der Leber-epithelzellen, die starke Ablagerung von Ceroidpigment in den v. Kupfferschen Sternzellen sowie die Verschmelzung dieser Zellen und anderer Makrophagen zu großen Ceroidkugeln bzw. gigantischen Zellen mit 5—10 Kernen.

Esterphosphatide. Über die Chromotropie der Leberphosphatide an Ge-frierschnitten bei Thionin-Einschlußfärbung und Kresylechtviolett-Färbung nach teils mehrstündiger Autolyse der Leberstückchen in physiologischer Kochsalz-lösung und anschließender Formolfixierung berichtet Feyrter (1956a, b, c) anhand eines großen Sektionsmaterials sowie anhand von Leberpunktaten und tierischen Lebern (*Maus, Ratte, Meerschweinchen, Kaninchen, Schwein, Rind*). Seiner Auffassung zufolge sind die Phosphatide im Cytoplasma gesunder Leber-epithelzellen so fein verteilt, daß sie sich „im Gefrierschnitt weder gestaltlich fassen noch mittels der im neueren Schrifttum angegebenen Phosphatidfärbungen tönen" lassen. Dies gelingt jedoch durch die künstliche Autolyse, die zu einer „myelinigen tropfigen Entmischung" des Cytoplasmas der Leberepithelzellen führe, wobei es sich „offenbar im wesentlichen um das Aufrahmen der Zellipoide, vor allem der Phosphatide", handele (Feyrter, 1956c). Die Zellipoide erscheinen körnig bis tropfig (Abb. 54), mit Thionin rosarot bis rot und mit Kresylecht-violett blau gefärbt. Sie werden, anscheinend je nach dem Funktionszustand des Zentralvenen-Läppchens, bald überwiegend in der zentralen Läppchenzone (Abb. 55), bald in der peripheren und seltener in der intermediären Zone gefunden. „Unter krankhaften Verhältnissen" können die Phosphatide in der *menschlichen* Leber auch ohne künstliche Autolyse mit den Einschlußfärbungen in Körnchen-gestalt dargestellt werden (Feyrter, 1956a). Das durch Autolyse entstandene Entmischungsprodukt der Leberphosphatide hat freie Säuregruppen und färbt sich deshalb chromotrop. Mit dem Chromierungsverfahren von Smith-Dietrich für den Phosphatid-Nachweis färben sich die Lipoidkörnchen schwarz, mit Sudan III und Scharlachrot nur gelblich und mit Sudanschwarz B graugrünlich. Die Plasmalreaktion fällt blaßrötlich oder negativ und die Überjodsäure-Schiff-Reaktion nur negativ aus. Vom sauren Hämatein-Test Bakers (1946), der auf der Methode von Smith-Dietrich aufgebaut und dieser an Spezifität und Sicherheit in der vollständigen Erfassung der Phosphatide überlegen ist, hat Feyrter keinen Gebrauch gemacht. Mit diesem Test habe ich in den Leberzellen der *Maus* massen-haft schwarzgefärbte und gleichmäßig im Cytoplasma verbreitete Körnchen ge-funden.

Acetalphosphatide. Die Leber gilt als die wesentlichste Bildungsstätte für das Plasmalogen des Blutserums, enthält aber biochemisch und histologisch nur Spuren von Plasmalogen (Imhäuser, 1927; Voit, 1928; Christl, 1953; Seckfort, 1956; Voit u. Mitarb., 1957). Nach den letztgenannten Autoren ist die physio-logische Bedeutung des Plasmalogens noch nicht geklärt. In Kultur gezüchtete Leberepithelzellen neugeborener *Mäuse* bilden innerhalb 7 Tagen cytoplasmatische Granula, die sich mit 2,4-Dinitrophenylhydrazin (Albert und Leblond, 1946) gelb und mit der Plasmalreaktion nach Hayes (1949) purpurrot färben. Beide Reagentien sprechen auf Aldehyde an, wie sie das Plasmalogen besitzt. Es ist daher wahrscheinlich, daß die sich in den Zellkulturen mit beiden Reagentien

7*

färbenden Granula von dem Acetalphosphatid Plasmalogen stammen. Mit dem
Alter der Zellkulturen wachsen Zahl und Größe der Granula; diese sind möglicher-
weise mit den Fetttröpfchen in den Zellen alternder Kulturen identisch. Nicht in
der Kultur, sondern *in vivo* entstandene Leberepithelzellen von 1—7 Tage alten
Mäusen besitzen die Granula nicht. Diese Differenz soll mit einer Umwandlung
des normalen Fettstoffwechsels der Leberepithelzelle in der Kultur zusammen-

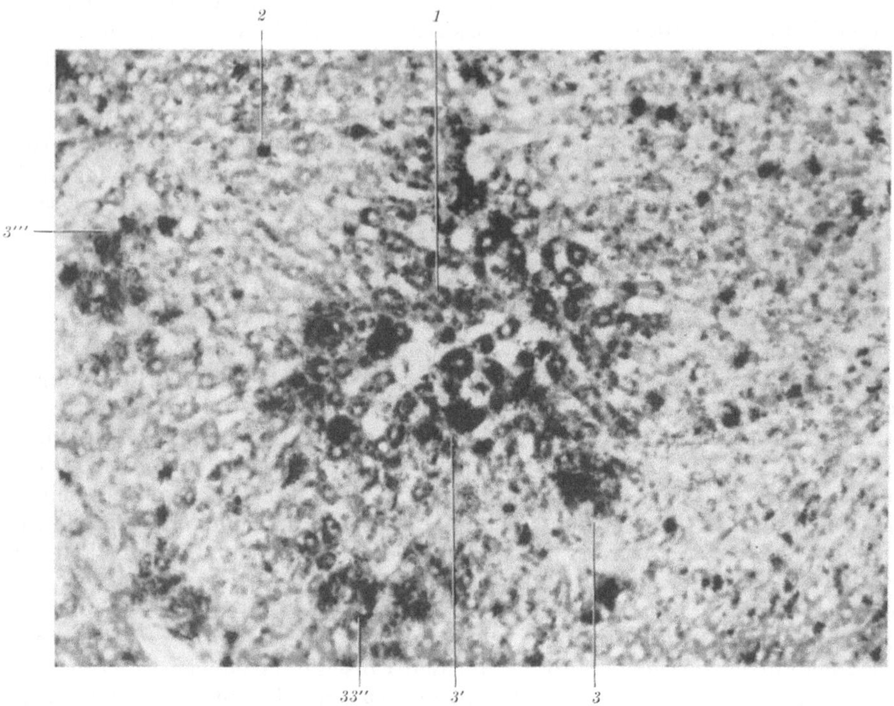

Abb. 55. Rattenleber. *1* Dichte myolintropfige Entmischung der Lipoide im Innenbereich
eines Zentralvenen-Läppchens. *2* Schüttere myelin-tropfige Entmischung im peripheren
Läppchenbereich. *3—3'''* Büschel ausgefallener, von der myelintropfigen Entmischung im
Schwarzweißbild nicht zu unterscheidender Fettsäurekristalle. Technik wie bei Abb. 54.
160fach. (Aus FEYRTER, 1956)

hängen. Nach CHRISTL (1953) beträgt der Plasmalogengehalt der Leber des
Schweines 12,36 mg-%. Dieser Wert ist im Vergleich zu dem Plasmalogengehalt
der weißen Hirnsubstanz, der beim *Rind* mit 821,44 mg-% bestimmt wurde, ver-
schwindend gering.

    Fettverteilung im Zentralvenen-Läppchen. Fette gehören im Zentral-
venen-Läppchen zum Bestand der Leberepithelzellen und der v. Kupfferschen
Sternzellen; ihr Auftreten im Zentralvenen-Läppchen hängt von dessen Funk-
tionslage, ferner von der Nahrung und vom Gesundheitszustand der Leber ab. So
ist das mengenmäßig und örtlich wechselhafte Vorkommen der Fette in diesem
Läppchen unter normalen Verhältnissen jeweils nur der Ausdruck einer derzeit
bestehenden Stoffwechsellage, die sich über eine unbestimmte Zeit erstrecken
kann. Bei der neugeborenen und drei Tage alten *Maus* sind die fetthaltigen Leberepithelzellen und die v. Kupfferschen Sternzellen diffus in den Läppchen verteilt
(RICE und JACKSON, 1934), der Fettgehalt der Leber ist gering. Bei 5 und 10 Tage
alten *Mäusen* liegt er etwas höher. Hauptsächlich die Leberepithelzellen in der

intermediären und peripheren Läppchenzone enthalten mittelgroße Fetttropfen; bei 28 Wochen alten Tieren lagert das Fett dagegen überwiegend in den Zellen der peripheren Zone. Beim erwachsenen *Menschen* fand BERG (1935) Fett hauptsächlich in den zentralen Läppchenbezirken und in den Mittelzonen, SCHILLER (1942) ebenfalls hauptsächlich in den zentralen, weniger in den intermediären und am wenigsten in den peripheren Bezirken. Bei besonders reichlicher Fetteinlagerung enthalten auch die intermediären und peripheren Läppchenbezirke viel Fett (SCHILLER, 1942). Äthylalkohol- und Methylalkoholfütterung wirken sich auf den Fettgehalt der *Ratten-* und *Meerschweinchen*leber unterschiedlich aus: teils ist eine Zunahme, teils eine Abnahme des Fettes zu verzeichnen (EGER, 1952). Dieses unterschiedliche Verhalten soll mit der verschiedenen Zellzusammensetzung der Pankreasinseln beider Species (Alloxanresistenz dieser Inseln beim *Meerschweinchen*) erklärt werden können. Werden *Ratten* mit LARSENs Zuckerdiät (= eiweiß- und fetthaltige kariogene Kost mit Überschuß an raffinierten Saccharosen) ernährt (VASEC und NOVOTNÝ, 1959), sind drei Grade der Fettablagerung in den Leberläppchen wahrnehmbar: zunächst entstehen nur in einer schmalen Zone der peripheren Läppchenbereiche Fetttröpfchen verstreut im Cytoplasma der Leberepithelzellen, dann verbreitert sich diese Zone und die Zellen füllen sich mit Fetttröpfchen; schließlich belädt sich das ganze Läppchen mit Fett und fließen die Fetttröpfchen zu einem großen, fast die ganze Zelle ausfüllenden Fetttropfen zusammen. Beim *Goldhamster*, vollzieht sich diese Fettablagerung in der gleichen Weise, aber nicht so stark und gleichmäßig; in der Endphase (3. Grad) bleibt die zentrale Läppchenzone frei und die Fetttröpfchen fließen nicht zusammen. HOLMGREN (1932) vertritt aufgrund von Befunden, die er an *weißen Mäusen* nach der Fütterung mit einer Mischung von zwei Gewichtsteilen Zwieback und einem Gewichtsteil Schmalz erhob, eine 24 St-Rhythmik der Fettspeicherung, die im Antagonismus zur Glykogenspeicherung stehe. Demzufolge hätte die Fettspeicherung bei der *weißen Maus* ihr Maximum am Tage und ihr Minimum in der Nacht. Entgegen den Befunden beim *Menschen* (BERG, 1935; SCHILLER, 1942), aber in Übereinstimmung mit den Befunden VASEKs und NOVOTNÝs (1959) bei *Ratte* und *Goldhamster*, beginnt die Fettspeicherung in der Leber der Maus nach HOLMGREN (1932) in der Peripherie der Läppchen und schreitet von dort zur Läppchenmitte hin fort, während der Fettschwund den umgekehrten Weg nimmt. Eine weitere Bestätigung für die Existenz einer 24 Std-Rhythmik der Fettspeicherung in der Leber fand HOLMGREN (1938b) bei der *Ratte*, allerdings in einem umgekehrten Verhältnis. Das Minimum lag nun am Tag bei 14 Uhr; ihm folgten zwei Maxima, das erste um 18 Uhr und das zweite, absolute Maximum, in der Nacht um 2 Uhr. Das letztere deckt sich zeitlich mit dem Maximum der Fettresorption im Darm um 2 Uhr nachts. Die Fettablagerung in den Leberläppchen verläuft wie bei der *Maus*; sie beginnt peripher und endet mit dem Bild der totalen Fettbeladung bei der Zentralvene. Umgekehrt spielt sich die Fettentleerung ab. Untersuchungen, die sich mit einem etwaigen Fettrhythmus der Leber befaßt und die Befunde HOLMGRENs (1932, 1938b) bestätigt oder widerlegt hätten, scheinen nicht vorzuliegen. Auch nach OVERBECK (1943) und BÜCHNER (1957) findet das Fett nach reichlicher oraler Zufuhr zunächst Eingang in die peripheren, vom Blut zuerst erreichten Läppchenteile.

Im neueren Schrifttum nehmen einige morphologische Arbeiten zu der Fettresorption der Leber Stellung. WADELL u. Mitarb. (1953) verabreichten *Ratten* intravenös eine Fettemulsion, die 25% Cocusöl und 3% Cerebrosid enthielt, um die Bedeutung verschiedener Organe für die Entfernung emulgierten Fettes aus dem Blut zu untersuchen. An Sudan IV-gefärbten Gefrierschnitten stellten sie fest, daß vornehmlich die Leber und die Milz dieses Fett dem Blute entziehen.

Cogan und Kuwabara (1957) brachten Ölsäure und Natriumoleate direkt in die Leber von *Kaninchen* und *Meerschweinchen*, oder sie legten einige Millimeter dicke, lebensfrische Leberscheiben in Serumoleate bzw. in reines Blutserum ein. In jedem Falle entstanden Fettgürtel in der Randzone der Zentralvenen-Läppchen. Außerdem wurden an den in Serum eingelegten Leberscheiben noch schmale Fettringe um die Zentralvenen gebildet. Injizierten Murray und Freeman (1951) *Ratten* und *Hunden* intravenös dem Ductus thoracicus entnommenen Fettchylus oder eine Olivenöl-Emulsion, so trat 10 min nach der Injektion Chylusfett in den Leberepithelzellen und Emulsionsfett in den v. Kupfferschen Zellen der *Hunde*leber auf. Nur die v. Kupfferschen Zellen anaesthesierter *Ratten* nahmen Emulsionsfett auf. Chylusfett aber fand sich nie in diesen Zellen. Die Arbeit von Murray und Freeman (1951) enthält auch beachtenswerte Ergebnisse über das Verhalten anderer Organe zu den injizierten Fetten. Über eine unmittelbare Resorption von Lebertranöl, das mit Sudan IV vorgefärbt und *Kaninchen* in die Ohrvene eingespritzt oder mit der Magensonde verabreicht wurde, berichten Wotton und Levin (1957). Sie fanden vorgefärbte Öltröpfchen in den Lebersinusoiden, im Cytoplasma und in vielen Kernen der Leberepithelzellen. Es ist anzunehmen, daß die Zellkerne, wie früher schon dargelegt wurde, die Fetteinschlüsse aus dem Cytoplasma aufgenommen haben. Wotton und Mosti (1955) haben den Vorgang der Resorption vorgefärbter Öltröpfchen aus dem Blut auch am Herzmuskel beobachtet. Diese Befunde sind eine wesentliche Stütze für die Auffassung (Frazer, 1953), wonach die Fette für die Resorption nicht vollständig (Pflüger-Verzársche Theorie), sondern nur zu 30—40% hydrolysiert werden sollen. Der nicht hydrolisierte Fettanteil besteht aus wasserunlöslichen Glyceriden, die in Darmzellen, Chylus und Blut nachgewiesen werden können. Demnach gibt es, entsprechend der Resorption vorgefärbter Öltröpfchen, eine Resorption feinemulgierter, corpusculärer Glyceride durch Gewebszellen. Im Widerspruch zu den Befunden Murrays und Freemans (1951) sowie Wottons und Levins (1957) sah Fukushi (1958) bei *Kaninchen* und *Ratten* eine Aufnahme des Fettes nur durch die v. Kupfferschen Zellen, wenn er den Tieren eine Olivenöl-Emulsion in die Ohrvene oder Pfortader gespritzt oder per os gegeben hatte. Die Sternzellen sollen das dem Sinusoidblut entnommene Emulsionsfett speichern und dann allmählich an dieses Blut zurückgeben, damit es überall dort im Körper, wo Fettgewebe vorhanden ist, als Vorratsfett gespeichert und nach Bedarf für die Leber oder andere Organe mobilisiert werden kann. Das mobilisierte Fett werde dann, sofern es in die Leber gelangt, zwar auch noch zum Teil von den Kupffer-Zellen, aber doch größtenteils von den Leberepithelzellen unmittelbar aufgenommen. Nach Kief (1964) verhindert reichlicher Lipoidgehalt im Fett den Zusammenfluß der Tröpfchen des Neutralfettes zu größeren Tropfen. Eine überwiegende Aufstapelung von Cholesterinestern bei der Fettspeicherung sei die Ursache für die Entstehung der Waben- und Schaumzellen. Kief macht auch bemerkenswerte Feststellungen über Fettspeicherung in der *Ratten*leber. Danach ist der histochemische Fettgehalt der Leberläppchen bei der *Ratte* morgens höher als abends. Tiere, denen 1 cm³ Olivenöl mit der Schlundsonde gegeben wurde, „zeigten ohne Ausnahme eine feintropfige, überwiegend periphere perivasculäre Verfettung in einem Stärkegrad, der bei keinem der morgens getöteten Normaltiere zu beobachten war. Zeitlich ist diese Fettablagerung bereits 2 Std nach der Ölverabreichung nachweisbar. Sie nimmt an Intensität bis gegen die 5. Stunde zu und wird dann wieder geringer." Während der Zeit der starken Fettspeicherung enthalten die peripheren Epithelzellen im Leberläppchen wenig, die zentralen viel Glykogen. 5 Std nach der Ölzufuhr besitzen die peripheren Läppchenzellen Fett und sehr reichlich Glykogen, die zentralen Läppchenzellen auch viel Glykogen, aber weniger

Fett. „Die Glykogenanreicherung ist von der Nahrungsaufnahme nach der Ölgabe unabhängig."

EGER (1944) bestimmte an 197 *menschlichen* Sektionslebern die Trockensubstanz — sie betrug $^1/_4$ des Feuchtgewichtes der Leber — und ihren Fettgehalt. Die Menge der Trockensubstanz hängt wesentlich vom Fettgehalt der Leber ab; dieser sei bei Erwachsenen und Kindern im Durchschnitt prozentual gleich. Im Falle der Leberverfettung kann er $^3/_4$ der Trockensubstanz betragen. Nach KAUCHER u. Mitarb. (1943) sind die Lipide der *Rinder*leber mit folgenden Prozenten am Trockengewicht der Leber beteiligt: Gesamtlipide 20—25%; Neutralfett 5,5—6%; freies Cholesterin 0,4—0,5%; Cholesterinester 0,4—0,6%; Phospholipide 14—19%; Kephalin 5,0—8,5%; Lecithin 8,0—10%; Sphingomyelin 0,7—0,8%. Auffallend hoch ist der Prozentsatz der Phospholipoide.

Bei der normalen *Ratte* fand CECIO (1964, Lit.) in Golgi-Feldern, Lipidtropfen, Gallencapillaren und im Disseschen Raum der Leberepithelzellen sowie im Cytoplasma v. Kupfferscher Sternzellen und gewöhnlicher Sinusoidwandzellen elektronenmikroskopisch kleine Myelinfiguren. Diese Gebilde sollen „a special intermediate stage in carbohydrate lipide metabolism" sein. Dieser Deutung widersprechen DVOŘÁK und MAZANEC (1967).

γ) *Eiweiß*

„Die bisher erhobenen mikroskopischen Befunde über Eiweißspeicherung in den Leberzellen von Wirbeltieren werden durch solche an *Schaf, Rind, Pferd, Hund* und außerdem an frei lebenden brasilianischen Tieren: *Amphibien, Blindwühle, Gürteltier, Beutelratten* ergänzt." Mit diesem Satz rundet BERG (1932b) seine umfassenden, 1912 begonnenen Untersuchungen über das „paraplasmatische Eiweiß" der Leberepithelzelle ab (Lit. bei PFUHL, 1932). BERG erklärte als erster, die Einschlüsse der Leberepithelzelle, die sich mit der Pappenheimschen Methylgrün-Pyronin-Methode rot färben, seien Eiweiß. Fütterungsversuche an hungernden und mit Eiweiß gefütterten Tieren, die Ausschaltung von Fett und Glykogen und chemische Reaktionen stützten diese Auffassung. In einer späteren Arbeit setzte sich BERG (1934) mit KREMER (1932) auseinander, der behauptet hatte, die angeblichen Eiweißeinschlüsse der Leberepithelzelle seien Gallensekretstoffe, die als Kernkörperchen im Zellkern entstünden, vom Kern an das Cytoplasma abgegeben würden, dieses durchwanderten und in die Gallenkanälchen überträten. Wie BERG (1934), so lehnte auch CLARA (1934) aufgrund seiner Untersuchungen an der Leber des *Salamanders* die Auffassung KREMERs (1932) ab.

Nach LAGERSTEDT (1947) stellt das Gallocyanin (Gallocyanin-Chromalaun-Färbung) in den Leberepithelzellen der *Ratte* außer den Zellkernen und Kernkörperchen die fraglichen Cytoplasma-Einschlüsse spezifisch dar. Auch MAYERSBACH (1957) führte mit dem Gallocyanin-Chromalaun und vergleichshalber mit Methylgrün-Pyronin Untersuchungen an der *Mäuse*leber durch. Den Versuchstieren waren native und kristallisierte, frische, mit Kochsalzlösung verdünnte oder mit Fluorescein markierte Lösungen von Hühnereiweiß injiziert worden. Es zeigte sich eindeutig, daß die basophilen Eiweißkörper „in der lebenden Zelle — im lichtmikroskopischen Bereich wenigstens — eine über das gesamte Cytoplasma hin fein verteilte Substanz" sind. „Von den meisten Fixierungsmitteln wird sie jeweils in charakteristischer Weise ausgefällt; die gebildeten Koagulate erscheinen dann in Form mehr oder weniger feiner Schollen, Tropfen und Stäbchen." Mit Bezug auf die Artefaktbildung heißt es dann weiter, zweifellos mit Recht, diese mindere „aber keineswegs den Wert von Qualitätsbestimmungen an fixiertem Material ... Im Gegenteil, Mengenveränderungen — gleiche Fixierung vorausgesetzt — können erst durch diese Fällungsprodukte, welche stets bestimmte Äquivalentbilder liefern, festgestellt werden. Bei der diffusen, ortsrichtigen Lokalisation in gefroren-getrocknetem Material, das fast keine Unterschiede erkennen läßt, gelingt dies nicht ohne weiteres; besonders nicht mit einfachen histologischen Mitteln." Die Gallocyanin-Färbung ist nach MAYERSBACH (1957) verläßlicher als die Pyronin-Färbung.

JUCKER (1937) untersuchte an der *Ratte* den Einfluß der Ernährung auf die Morphologie und auf das Verhältnis von Plasma- zu Kernstickstoff der Leberepithelzelle. Bei Hungertieren sank das durchschnittliche Lebergewicht von 7,5 g auf 3,5 g, während der Quotient PN·100/GN sich gleich blieb (PN = Purinstickstoff, GN = Gesamtstickstoff). Die Leberepithelzellen waren atrophisch, Zelleib und Kern stark geschrumpft und verdichtet. Wurden die Tiere eiweißfrei ernährt, verfettete die Leber und war das Cytoplasma der Leberepithelzellen großvacuolig; der Purinstickstoff war kaum, der Gesamtstickstoff dagegen erheblich vermindert. Nach langer eiweißfreier Ernährung (35—73 Tage) treten hämorrhagische Nekrosen und das Bild der akuten gelben Leberatrophie auf. Überfütterung mit Eiweiß hat eine geringe Abnahme des Purinstickstoffes und eine bedeutende Steigerung des Gesamtstickstoffes zur Folge; dabei sind die Leiber der Leberepithelzellen mit stark eosinophilen Stoffmassen vollgestopft.

Ihre volle Bestätigung fand die Auffassung BERGs von der Eiweißnatur der pyroninophilen cytoplasmatischen Einschlüsse der Leberepithelzelle erst durch die Ultraviolett-Mikroskopie CASPERSSONs (1936, 1940). Diese zeigt, daß die Nucleinsäuren das ultraviolette Licht in sehr hohem, für sie spezifischem Grade absorbieren. Als besonders geeignetes Objekt für die Erprobung dieses Sachverhaltes wählten LANDSTRÖM u. Mitarb. (1941) die Nissl-Substanz der Nervenzellen vom *Menschen, Kaninchen* und von der *Katze*. Die Ultraviolett-Photographie und die Nissl-Färbung ergaben dasselbe Bild von den Nissel-Schollen. Diese enthalten cytoplasmatische Nucleinsäuren mit Ribosezusatz und sind somit Ribose- oder Ribonucleinsäuren: auf ihnen beruht die starke Basophilie der Nissl-Substanz. „Die Absorptionsmessungen im Ultraviolett ergeben also die Anwesenheit von Nucleotiden in der Nissl-Substanz." Auch der Nucleolus ist reich an Ribonucleinsäuren.

Wiederum in einer Untersuchung an der *Ratten*leber bestätigt auch LAGERSTEDT (1947) — diesmal mit ultraviolettem Licht und mit Methylgrün-Pyronin — die Befunde und die Deutung BERGs. Es ergab sich völlige Übereinstimmung im Bild der Ultraviolett-Photographie und der Methylgrün-Pyronin-Färbung, übrigens auch bei Gallocyanin-Chromalaun-Färbung. Die basophilen Einschlüsse der Leberepithelzelle resorbieren das ultraviolette Licht stark und sind mit den Eiweißschollen BERGs und anderer Untersucher identisch: sie enthalten Nucleinsäuren und stellen einen Eiweiß-Kohlenhydrat- (Ribose-) Komplex dar. Die übereinstimmende Wiedergabe der basophilen Granula im Cytoplasma der Leberepithelzellen durch Färbung und Ultraviolett-Mikroskopie betonen auch SZANTO und POPPER (1951); sie untersuchten durch Punktion und Laparatomie von 151 *Menschen* gewonnene Leberproben. Geschädigte Leberepithelzellen zeigten eine eigentümliche Abnahme der cytoplasmatischen Basophilie.

Schließlich legte LAGERSTEDT (1949) in einer sehr eingehenden Untersuchung mit Hilfe der Gallocyanin-Chromalaun-Färbung, der Ultraviolett-Photographie, der Feulgen-Reaktion und mit sauren Farbstoffen Ergebnisse über den Eiweißstoffwechsel der *Ratten*leber vor. Das wesentlichste Ergebnis dieser Untersuchung ist folgendes: die basophilen cytoplasmatischen Einschlüsse der Leberepithelzellen und die Nucleolen ihrer Zellkerne bestehen aus ribonucleinsäure-haltigen Eiweißstoffen. Diese Einschlüsse werden „dicht an der Kernmembran durch Zusammenwirken des Nucleolarapparates und des Nucleus gebildet". Ferner ergab sich eine mengen- und zahlenmäßige Verminderung der Kernkörperchen und das Verschwinden der Eiweißeinschlüsse aus dem Cytoplasma bei hungernden und bei eiweißarm ernährten *Ratten*. Dieser Befund erfährt eine Umkehrung, wenn die Hungertiere eiweißreich ernährt werden: zuerst kommt es zu Vergrößerung der Oberfläche des Nucleolarapparates um 100%, dann zu Neubildung großer Mengen basophiler Eiweißstoffe an der Kernmembran (Abb. 56). Die Neubildung der cytoplasmatischen Einschlüsse und der Anstieg der Gesamtstickstoff-Werte verlaufen parallel.

STENRAM (1954a) bestreitet die Entstehung der proteinhaltigen Cytoplasma-Einschlüsse der Leberepithelzelle an der Kernmembran. Er untersuchte die Leber

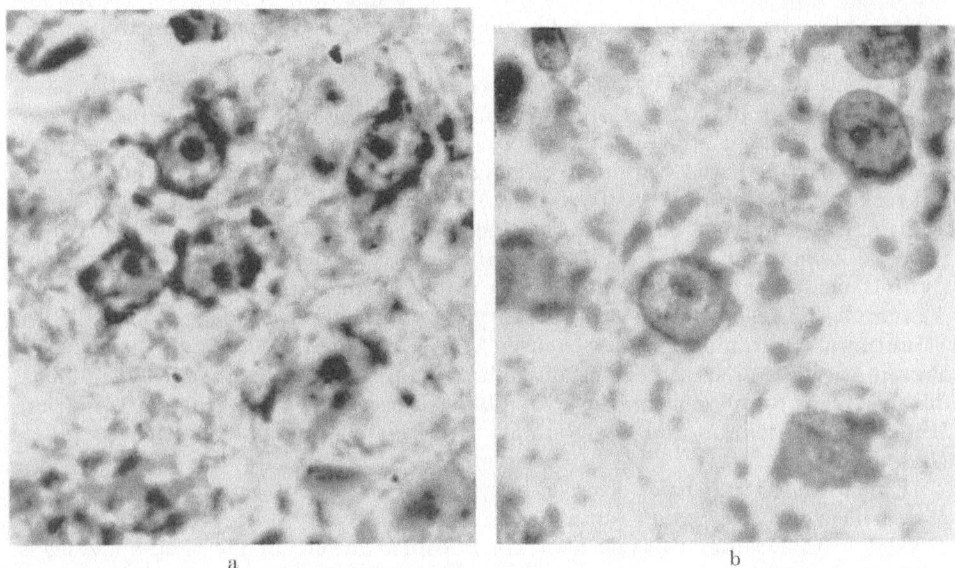

a   b

Abb. 56a u. b. Rattenleber. Die Tiere erhielten nach 5 Hungertagen eine eiweißreiche Kost. a Gallocyanin-Chromalaun-Färbung 6 Std nach Fütterung, b Ultraviolettlicht-Aufnahme 12 Std nach der Fütterung. Anhäufung basophiler bzw. ultraviolett-absorbierender Substanz an den Kernmembranen der Leberepithelzellen. Gefriertrocken-Schnitt, 7 μ. 1000fach. (Aus LAGERSTEDT, 1949)

von *Mäusen*, die 5 Tage gehungert und von solchen, die nach dieser Hungerzeit 5 Tage lang eine fast reine Caseinkost oder eine überwiegende Zuckernahrung erhalten hatten. Nach seinen Beobachtungen verschwinden die Einschlüsse im Hunger nie ganz, sondern es bleiben von ihnen kleine Stäbchen übrig. Wenn Hungertiere mit Eiweiß gefüttert wurden, wandelten sich die Stäbchen allmählich „in die normalen, grobkörnigen Einschlüsse um". Die Stäbchen und die Einschlüsse lägen nicht an der Kernmembran. Ferner berichtet STENRAM (1954b) über eine Abnahme des Gesamtstickstoffes und der Ribonucleinsäure in der Leberepithelzelle während der Umwandlung der Einschlüsse in Stäbchen.

Eine ungenügende Zufuhr von schwefelhaltigen Aminosäuren und Stoffen mit Sulfhydrylgruppen vermindert in der Leber die Synthese sulfhydryl-haltiger Enzyme und der Nucleinsäuren (KOSTERLITZ, 1947; HIMSWORTH, 1950; BARONE u. Mitarb., 1956). Der Gehalt der Leberepithelzellen an Sulfhydrylgruppen ist ein Gradmesser für die Funktion dieser Zellen (s. auch ROSSOWSKI, 1963). Die Methode von MAURI u. Mitarb. (1954) ermöglicht den Sulfhydryltest mit 1-oxy 2-(p-choromercuriphenylazo)-8-aminonaphthalino-3.6-disulfosäure am histologischen Schnitt. Der damit geführte Thiolgruppen-Nachweis wird aus der ziegelroten Substratfärbung ersichtlich. An Schnitten von normaler *Menschen-* und *Ratten*leber färben sich mit dem Reagens die Leberepithelzellen im ganzen Leberläppchen gleichmäßig diffus braunrot, die Kerne stärker als das Cytoplasma und die v. Kupfferschen Sternzellen noch stärker als die Leberepithelzellen (PIERAGNOLI, 1961). Im Krankheitsfall zeigt sich „ein bedeutender Unterschied an Gehalt von Sulfhydrylgruppen" bei den Leberepithelzellen: „Im allgemeinen kann gesagt werden, daß in Abhängigkeit vom Grad des Degenerationszustandes die Zellen einen geringeren Gehalt an cytoplasmatischen Sulfhydrylgruppen aufweisen." Nach ROSSOWSKI u. Mitarb. (1963) steigert sich mit dem Anstieg der zellgebundenen Sulfhydrylgruppen in der *Ratten*leber nach der Geburt die Aktivität der Hydrolasen und Atemfermente.

MAYERSBACH (1958a, b) untersuchte bei *Mäusen* das Verhalten der Leber nach intraperitonealer Injektion großer Mengen von Proteinen (120 mg) verschiedener Molekulargewichte: Ovalbumin 35000, Humanalbumin 74000, Humanserum-γ-Globulin 150000. Die Eiweißablagerung verfolgte er mit Hilfe der Fluorescenz-Mikroskopie und immun-histologischer Methoden. Beide Verfahren lassen übereinstimmend erkennen, daß diese Proteine alle und unterschiedslos in den v. Kupfferschen Zellen und Leberepithelzellen abgelagert werden, „und zwar sowohl im Cytoplasma als auch in Zellkernen". „Eine bevorzugte Inkorporierung oder Akkumulierung der einzelnen Eiweißkörper in Mitochondrien oder RNS-haltigen Strukturen" sei „nicht zu beobachten". Die von den Zellen aufgenommenen Proteine verlieren „verschieden schnell ihre immunbiologische Spezifität, offenbar durch Abbau durch Zelleingriff". Ovalbumingaben bewirken eine mittelstarke, Humanserumalbumin- und γ-Globulingaben eine vollständige Entspeicherung des Glykogens.

Einmalige intralienale Flüssigkeits-Injektionen von Sublimat, p-Chloromercuribenzoat (Na-Salz), Aqua dest., hypertonischer (3%iger) NaCl-Lösung, physiol. NaCl-Lösung, isotonischem Na-Phosphatpuffer, Jodacetamid erzeugen in den periportalen Läppchenzonen der *Ratten*leber (ROSCHLAU und KEMMER, 1967/68) intraplasmatische hyaline Einschlußköeper. Diese treten schon 1 Std nach der Injektion meist in den Leberepithelzellen, anteilig auch in Sternzellen und vereinzelt frei in Sinusoiden der Leber auf. Nach 3—6 Std ist ihre Zahl am größten. Nach 48 Std sind sie weitgehend verschwunden. Färberisch und histochemisch verhalten sich diese Einschlüsse wie konzentriertes Eiweiß; sie bestehen aus tryptophanhaltigen Glykoproteiden. Vermutlich handelt es sich um gespeicherte Serumeiweiße. Elektronenmikroskopisch erscheinen diese Körper teils als homogene, teils als zellnekrotische Gebilde (Autophagosomen). Als kausalgenetische Faktoren werden die akute Erhöhung des Pfortaderdruckes und die Wirkung permeabilitätssteigernder Noxen angenommen.

Von großer Bedeutung sind die an den Zellfraktionen von Leberhomogenaten erhobenen Eiweißbefunde. LAIRD u. Mitarb. (1955) stellten Kern-, Mitochondrien- und Mikrosomenfraktionen von der *Ratten*leber her und analysierten den Eiweißstickstoff- und Nucleinsäuregehalt. Die Leber verlor innerhalb 6 Hungertagen nahezu 50% ihres Gewichtes; entsprechend groß war der Verlust am totalen Eiweiß- und Nucleinsäuregehalt. Die Eiweiß- und Ribonucleinsäureverluste der Zellfraktionen verhielten sich proportional. Ausnahmen machten die Kernfraktion mit einem verhältnismäßig geringen und die Fraktion der kleinen Mitochondrien mit einem vergleichsweise großen Verlust an diesen Substanzen. Die Wiederfütterung brachte am 1. Tag einen Anstieg des Lebergewichtes von ungefähr 50%. Im Verhältnis dazu war die Steigerung des Eiweißes und der Ribonucleinsäure gering. Am schnellsten, nämlich innerhalb 24 Std, verdoppelte sich der Protein- und Ribonucleinsäuregehalt der Fraktion der kleinen Mitochondrien. Geschwind, aber doch langsamer vollzog sich diese Stoffaufladung für die Fraktionen der großen Mitochondrien, der Zellkerne und der Mikrosomen. Später machte sie bei allen Fraktionen schnelle Fortschritte und näherte sich in ungefähr 7 Tagen dem Normalstand. Mit dem Zuwachs des Proteins und der Ribonucleinsäure stieg das Kernvolumen. Nach Erreichung des Zuwachsmaximums waren die Zellkerne groß und rund, zuvor dagegen meist klein und runzelig. Schließlich trat Eiweiß gehäuft im Cytoplasma auf. — Aus fraktionierten Untersuchungen an den Leberepithelzellen der *Ratte* (HULTIN, 1955) geht hervor, daß die Proteine dieser Zellen den Azofarbstoff 3-Methyl-4'-Dimethylaminoazobenzen binden. Die Mikrosomenfraktion weist einen höheren Gehalt an proteingebundenem Farbstoff auf als die anderen Zellfraktionen; dieses Verhalten beleuchtet die große Bedeutung des Ergastoplasmas für den Eiweißstoffwechsel der Zelle. Nach GORDON und NÜRNBERGER (1955) steigt die Konzentration des Eiweißes und fällt die Konzentration der Ribonucleinsäure (Ultraviolett-Mikroskopie) im Cytoplasma der Leberepithelzelle bei *Ratten*, die der Kälte ausgesetzt sind. Biochemische Analysen am ganzen Leberhomogenat und an Leberzellfraktionen bestätigten diese Befunde. Bei den Zellfraktionen beschränkt sich die verstärkte Eiweißkonzentration auf die mikrosomale und supranatante Fraktion. Die Konzentration der Ribonucleinsäure nimmt proportional dem Proteingehalt zu. Die Ultrarot-Spektralanalyse ultrazentrifugierter Zellbestandteile (Kerne, Mitochondrien, Mikrosomen, Hyaloplasma) der *Ratten*leber (WEGMANN u. Mitarb., 1957) sichert das Vorhandensein von Protein-, aber auch Lipoidbanden; dies deutet auf komplexe Strukturen (Lipoproteide) hin. Ziemlich gewiß war auch der Nachweis von Gluco- und Nucleoproteiden. In den Mikrosomen von Zellfraktionen der *Ratten*leber wiesen HELGELAND und LALAND (1962) Prothrombin nach; die Mitochondrien enthielten es nicht.

Die experimentell erzeugte Radioaktivität der Leberepithelzelle (Abb. 57) ist bedeutend, wenn auch nicht so groß wie etwa diejenige der Pankreas-Epithelzelle. Die Radioaktivität der Leberzellkerne ist wesentlich stärker als die des Cytoplasmas; sie ist dagegen außerordentlich schwach bei den anderen Zellen des Lebergewebes (Bindegewebszellen, Zellen der Gefäß- und Gallengangwände). FICQ und BRACHET (1956) stellten an der *Mäuse*leber durch intraperitoneale Injektion von Phenylalanin-2-^{14}C ferner ein enges Abhängigkeitsverhältnis zwischen dem Gehalt der Leberepithelzelle an Ribonucleinsäure (Methylgrün-Pyronin-Färbung nach UNNA) und Radioaktivität fest. Hoher Protein- und Ribonucleinsäuregehalt gehen parallel. Es ist daher anzunehmen, daß die Ribonucleinsäure eine wichtige Rolle bei der Eiweißsynthese spielt. Wie die angeführten Autoren, so bedienten sich auch ROBERTS und KELLEY (1956) des mit C^{14} markierten Phenylalanins, um das Verhalten der Leberepithelzellen der *Ratte* zu Plasmaproteinen *in vitro* zu studieren. Sie injizierten das Markierungsmittel den Tieren in die Vena saphena und ließen sie nach 24 Std ausbluten. Dann fraktionierten und untersuchten sie das radioaktive Plasma-Eiweiß elektrophoretisch und brachten es in Verbindung mit Leberschnitten von jungen, entbluteten *Ratten*. Als wesentliche Ergebnisse wurden verzeichnet: die Leberepithelzellen bauen Plasmaeiweiß — zumal Albumin, weniger die anderen Proteine — für ihren Energiehaushalt schnell ab und verwenden es für die Glykogensynthese. Ferner wandeln sie Albumin in ein Protein um, das die elektrophoretische Wandergeschwindigkeit des α_1-Globulins hat. Schließlich können Plasmaproteine ungespalten, d. h. als Molekülkomplexe, die Leberepithelzelle durchschreiten.

HULTIN und v. DECKEN (1957) führten an *Ratten* eine partielle Hepatektomie durch, homogenisierten Stunden bis Tage nach dem Eingriff das Leberregenerat, stellten mitochondrien-freie Homogenate her und inkubierten diese in C^{14}-L-Leucin und C^{14}-Glycin. Der Vergleich mit Kontrollebern ergab eine Aktivierung des Enzymsystems im Leberregenerat; sie erreichte 40 Std nach der Operation ihr Maximum und war dann $2^1/_2$—3mal größer als in den Kontrollebern. Die Enzymaktivierung betraf Enzyme, welche die Einverleibung der beiden markierten Aminosäuren in die Proteine des Homogenates bewirkten. Diese Enzyme fanden sich vermehrt im mikrosomalen und supernatanten Teil des Homogenates, aber die Wirksamkeit der mikrosomalen Aktivität auf die Einverleibung der beiden Aminosäuren in die Proteine war stärker als die Aktivität der Zellflüssigkeit.

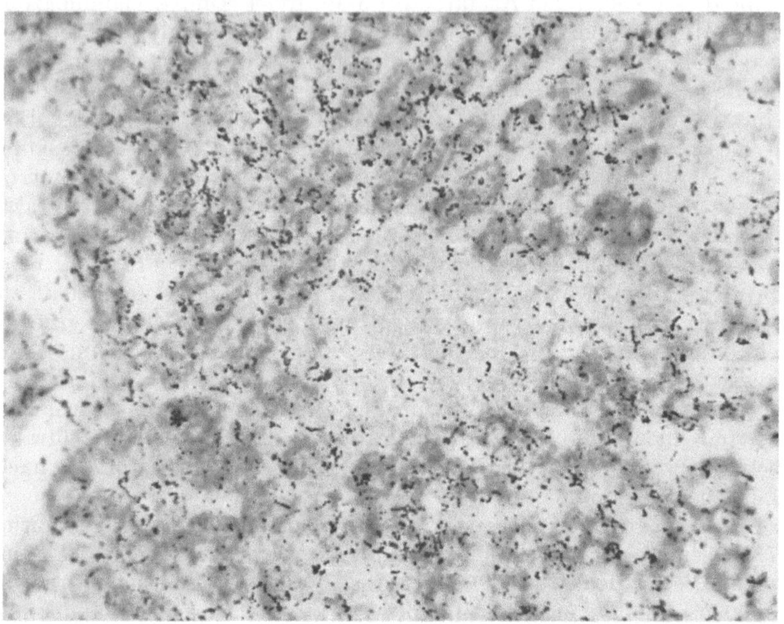

Abb. 57. Mäuseleber mit starker Inkorporation von Phenylalanin-2-^{14}C der Leberepithelzellen. In der Mitte der Abbildung Lymphocyten-Infiltration mit sehr schwacher Inkorporation. (Aus Ficq und Brachet, 1956)

Über die Zusammensetzung des Lebereiweißes beim *Menschen* sagt Demling (1952): „Das elektrophoretische Bild der menschlichen Leber ist charakterisiert durch ein hohes sog. β-Globulin und ein niedriges β-Globulin. α- und γ-Globulin stehen in der Mitte, wobei die γ-Komponente die größere ist." Die von Kaplansky u. Mitarb. (1956) durchgeführte elektrophoretische Analyse der Proteine der *Ratten*leber ergab 8 Proteinfraktionen: es wanderten mit der Geschwindigkeit der α-Globuline 30—35%, mit der Geschwindigkeit der β- und γ-Globuline des Blutes ungefähr 40%, langsamer als diese ungefähr 25% und mit der Geschwindigkeit der Albumine 10—15% der Eiweißkörper. Das bedeutet, daß der Anteil der Albumine unter den Proteinen der Leber am kleinsten ist. Wollensack und Seybold (1957) prüften Leberschnitte von *Mensch, Ratte* und *Meerschweinchen* mittels fluorescierender Antikörper auf homologes Albumin. Sie fanden in den Leberepithelzellen nur Spuren von Albumin, bedeutend mehr davon in den v. Kupfferschen Zellen und kein Albumin in den Zellkernen. Human-γ-Globulin enthielten nur die v. Kupfferschen Zellen. In der Leber der *Ratte* und des *Meerschweinchens* speicherten diese auch nur intravenös injiziertes Humanalbumin und Human-γ-Globulin im Cytoplasma. Bezüglich des spärlichen Albumin-Vorkommens besteht Übereinstimmung mit Kaplansky u. Mitarb. (1956).

δ) Lipofuscin

Die Entstehung und Bedeutung der Organ-Lipofuscine, an denen man Jahrzehnte lang herumgerätselt hat, sind in jüngster Zeit durch die Histochemie, Biochemie und Elektronenmikroskopie einer Klärung näher gebracht worden. Im

Mittelpunkt der Untersuchungen stand allerdings der Herzmuskel, nicht die Leber. Es ist auch noch nicht entschieden, ob die Lipofuscine der verschiedenen Organe (Herzmuskel, Skeletmuskel, Leber, Nebennieren, Hoden, Zentralnervensystem) chemisch gleichartig oder unterschiedlich zusammengesetzt sind; nur das Lipofuscin des Herzmuskels wurde bisher chemisch untersucht (SIEBERT u. Mitarb., 1962). Sah man früher im Lipofuscin ein Abbau-, Abnutzungs- oder Alterspigment, so mehren sich die Stimmen derer, die es für wahrscheinlich halten, daß dieses Pigment eine zellphysiologische Bedeutung hat (BÖHMIG, 1937; BACHMANN, 1953; HEIDENREICH und SIEBERT, 1955a, b; GEDIGK und BONTKE, 1956; SIEBERT u. Mitarb., 1962; SCHMIDTMANN, 1937, 1950).

Diesen Bemühungen und Überlegungen gegenüber ist die lichtmikroskopische Morphologie des Lipofuscins in den Hintergrund getreten. BERG (1935) beschrieb Lipofuscingranula im Cytoplasma und in Kernblasen *menschlicher* Leberepithelzellen und den Übertritt dieser Blasen in das Cytoplasma, DE ROBERTIS (1939) das Vorkommen eines vacuolären gelben und granulären braunen Pigmentes in Leberepithelzellen von *Bufo arenarum* (HENSEL).

Einige lichtmikroskopische Arbeiten haben schon die Lehre vom Lipofuscin als einem „Abnutzungspigment" in Zweifel oder Abrede gestellt, ohne sie aber wirklich entkräften zu können. Im Laufrad trainierte oder mit Herzmitteln und physiologischer Kochsalzlösung (Erhöhung der Menge der Blutflüssigkeit) behandelte *Kaninchen* zeigen eine Zunahme des Pigmentes in den Muskelfasern des Herzens. Das hauptsächliche Ergebnis dieser Untersuchungen FINCKs (1936) ist die folgende Feststellung: „Die Pigmentablagerung im Herzmuskel ist . . . verschieblich und ein brauchbarer Maßstab für die Leistung des Herzmuskels." Ein Zusammenhang zwischen der Leistung des Herzmuskels und der Zunahme des Lipofuscins ist in diesem Falle nicht abzustreiten. Dennoch kann dieses Lipofuscin ein Schlackenstoff sein, der bei gesteigerter Leistung des Herzmuskels in größerer Menge entstehen könnte. Das Pigment wäre dann nur ein Zeichen erhöhter Stoffwechsel-Aktivität des Herzmuskels, es besäße keine Eigenaktivität. Auch BÖHMIG (1937) sieht in der Lipofuscin-Einlagerung der Herzmuskelfasern nicht den Ausdruck einer Störung, sondern einer physiologisch bedingten Änderung des Stoffwechsels: „Als Überraschung ergab sich, daß vollkräftige Individuen (junge Handarbeiter, Sportler, Soldaten), die z. B. durch Verkehrsunfall plötzlich zu Tode kamen, sehr häufig mehr Lipofuscin der Einzelfaser aufweisen als abgemagerte Individuen mit zehrenden Krankheiten. Ferner ist in hypertrophierten Herzmuskelabschnitten die Lipofuscinablagerung reichlicher als in nicht-hypertrophen." Bewegungsmuskeln (M. sartorius, M. gracilis) weisen größere Lipofuscineinlagerungen auf als Haltungsmuskeln (M. sternocleidomastoideus, M. subscapularis) und gelähmte Muskeln. „Damit ist bewiesen, daß die Ablagerung des Lipofuscins abhängig ist von der Muskelfunktion" —, aber doch nicht, daß das Lipofuscin kein Schlackenstoff oder Abnutzungspigment ist.

Nach SCHMIDTMANN (1937, 1950) unterscheidet sich „das sog. braune Abnutzungspigment (von manchen auch Lipofuscin genannt) nicht grundlegend von den Melaninen"; es stehe „dem Adrenalin nicht nur chemisch, sondern auch in seiner physiologischen Wirkung nahe" (SCHMIDTMANN, 1950). BACHMANN (1953), dem wir eine ausführliche lichtmikroskopische Studie verdanken, untersuchte das Lipofuscin an 712 Leberpunktaten von 562 Personen (Kranke und Gesunde) aller Lebensalter nach Formol- und Alkoholfixierung. Lipofuscin fand sich teils spärlich im Cytoplasma der Leberepithelzellen verteilt, teils füllte es den Zelleib fast ganz aus, und weniger beträchtliche Mengen des Pigments wurden oft inmitten der Leberzellbalken angetroffen, also in der Umgebung der Gallenkanälchen (s. auch SCHAFFENROTH, 1944, Lebern von Hingerichteten). Am lipofuscin-

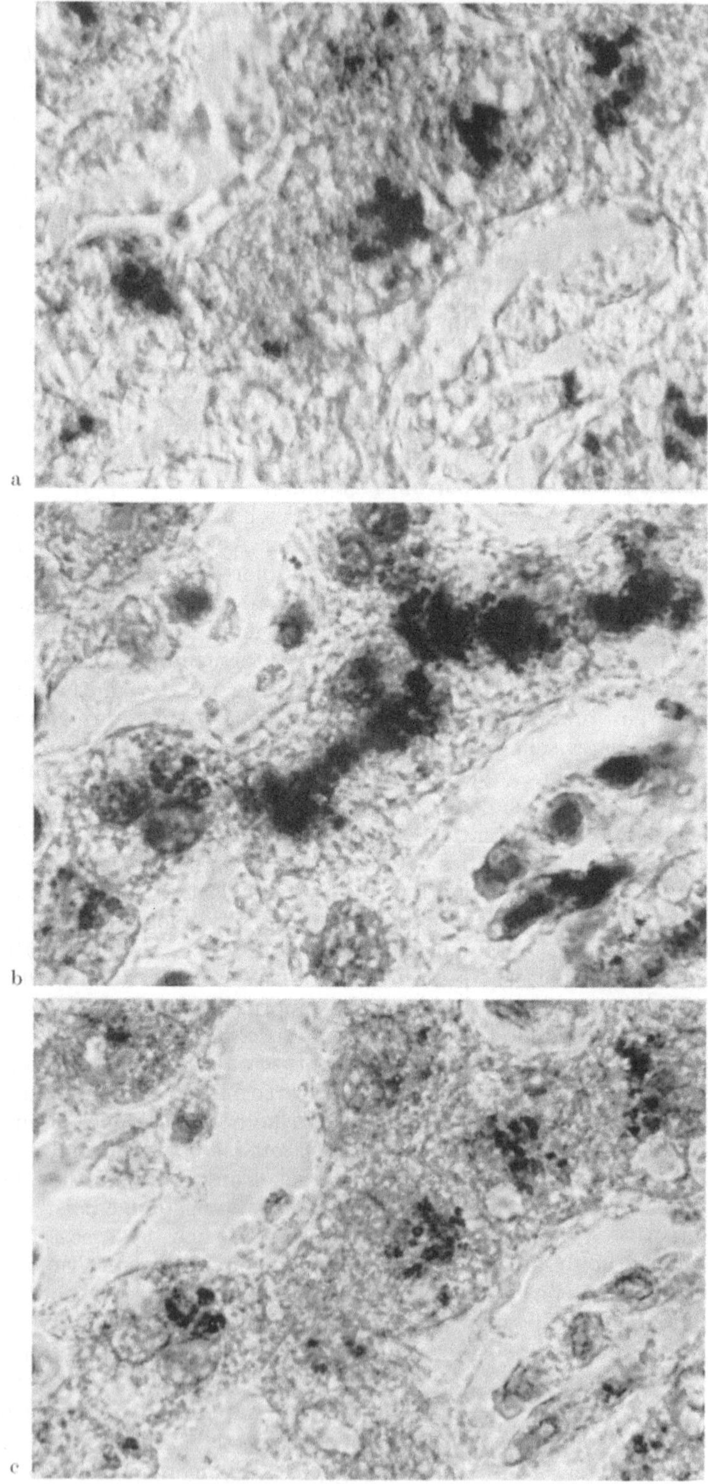

Abb. 58a—c

reichsten waren die zentralen Bezirke der Zentralvenen-Läppchen. Bei Personen
im Alter von 60—69 Jahren stellte BACHMANN lipofuscinfreie, bei solchen von 10
bis 19 Jahren lipofuscinreiche Lebern fest. Alter und auszehrende Krankheiten
üben anscheinend keinen wesentlichen Einfluß auf die Ablagerung des Lipofuscins
in der Leberepithelzelle aus. Bei 65 wiederholt Leberpunktierten mit insgesamt
162 Punktaten zeigten 60% einen gleichbleibenden und 40% einen sehr verschiedenen Gehalt an Lipofuscin: es gibt also nicht nur eine Lipofuscin-Ablagerung, sondern auch einen Lipofuscin-Schwund. Lipofuscin, so folgert BACHMANN
(1953), ist keine „tote" Schlacke, „die sich bloß durch Alter und Krankheit vermehrt, sondern ein Stoff, der verhältnismäßig rasch schwinden und abgelagert
werden kann". „Die Bezeichnung „Abnutzungspigment" für das Lipofuscin der
Leber glauben wir also ablehnen zu dürfen, da sie grundsätzlich falsche Vorstellungen über das Schicksal dieses Pigmentes erweckt und zumindest etwas
aussagt, was noch keineswegs erwiesen ist."

Trotz dieser Bewertungen und Überlegungen bleiben Herkunft und Funktion
des Lipofuscins im Dunkeln. Auch nach HAMPERL (1955) stellt das Lipofuscin
„einen flukturierenden Bestandteil im Cytoplasma der Leberzelle" dar: es könne
abgelagert und abgebaut werden. RAPPAPORT (1960) nennt es ein Polymerisations-
produkt von ungesättigten Fettsäuren.

GEDIGK und BONTKE (1956a, b) haben Fermentuntersuchungen an
lipofuscin-haltigen Organen des *Menschen* (Herzmuskel, Skeletmuskel, Ganglienzellen des Grenzstranges, Nebennieren, Hoden, Leber) durchgeführt und dabei
im Lipofuscinbereich der Zellen dieser Organe regelmäßig saure Phosphatase und
unspezifische Esterase gefunden; nur im Lipofuscinbereich des Grenzstranges
fallen außerdem noch die Reaktionen auf β-Glucuronidase und Dehydrogenasen
positiv aus. In der Leber enthalten die Leberepithelzellen und die Sternzellen
saure Phosphatase-Niederschläge in Gestalt eckiger, schwarzer Körnchen; ihre
streifen- und herdförmige Anordnung entspricht derjenigen des Lipofuscins
(Abb. 58). Fehlen von Lipofuscin schließt jedoch die Anwesenheit des Ferments
in den Leberepithelzellen nicht aus. Im allgemeinen ist das Enzym im ganzen
Zentralvenen-Läppchen verbreitet, das Pigment dagegen hauptsächlich im
zentralen Läppchenbezirk. Auf unspezifische Esterase reagieren die Leberepithelzellen mit blauer oder schwarzer Anfärbung, mitunter aber auch mit besonders
starker Anfärbung des Lipofuscins. Die Reaktion auf alkalische Phosphatase
fällt nur an den Gallenkanälchen positiv aus. Die Verfasser halten es für wahrscheinlich, daß die Pigmente im Stoffwechsel eine besondere Rolle spielen und erwägen die Möglichkeit, daß die bei Störungen des Stoffwechsels „frei werdende
Fettsäurekomponente der Lipide nicht weiter abgebaut wird, sondern im Bereich
der fermentativen Cytoplasmabezirke liegen bleibt und zum Pigment umgewandelt
wird". Ungeklärt bleibt die Frage, ob die Enzyme im Bereiche der Pigment-
ablagerungen „reaktiv gebildet bzw. aktiviert werden oder ob das
Lipopigment in Cytoplasmabezirken entsteht, welche von vorn-
herein saure Phosphatase und unspezifische Esterase enthalten"
(GEDIGK und BONTKE, 1956b).

Abb. 58a—c. Menschliche Leber (Sektionsmaterial). a Ungefärbter, in Puffer eingedeckter
und mit Blaufilter photographierter Leberschnitt zeigt Lipofuscin-Granula. b Der gleiche
Schnitt wie a nach alkalischer Phosphatase-Reaktion, Inkubation 20 Minuten. c Der gleiche
Schnitt wie a und b nach der Entfernung des Bleisulfid-Niederschlages mit 20%iger Salz-
säure und Färbung mit Sudanschwarz. Die Lipofuscin-Granula bei a und c liegen in Cytoplasmabezirken, die eine deutliche Enzymaktivität (vgl. b) besitzen. 1228fach. (Aus GEDIGK
und BONTKE, 1956)

Zur Genese der Lipofuscin-Granula in der *menschlichen* Leber liefern Essner und Novikoff (1959/60) einen wesentlichen Beitrag. Der Reichtum des Lipofuscins an saurer Phosphatase (Gedigk und Bontke, 1956a, b) wird bestätigt. Die im Vordergrunde stehenden elektronenmikroskopischen Befunde sprechen dafür, daß die Lipofuscin-Granula aus Lysosomen hervorgehen (Abb. 59). Die Abb. 59 zeigt Lipofuscin-Granula (→), Lysosomen (dense bodies *db*) und Zwischenformen (a, b) in der für das Lipofuscin typischen Lage in der Umgebung eines Gallenkanälchens. Die Lipofuscin-Granula besitzen eine einfache Außenmem-

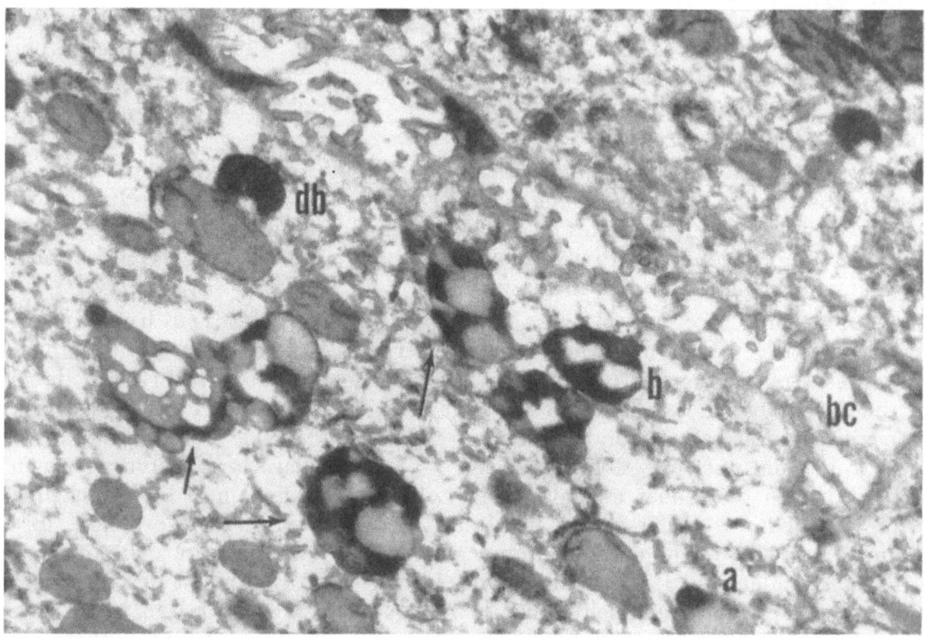

Abb. 59. Leberpunktat von einem 72jährigen Kranken. Reichliches Leber-Lipofuscin. Längsgeschnittenes Gallenkanälchen (*bc*) mit zahlreichen Mikrovilli; in seiner Nähe Entwicklungsstadien vom pericaniculären dense bodies (*db*) über Zwischenformen (*a, b*) zu ausgereiften Lipofuscin-Granula (Pfeile) mit verschieden elektronen-dichten Materialbezirken. 21 000fach. (Aus Essner und Novikoff, 1959/60)

bran und enthalten wie die Lysosomen große Mengen saurer Phosphatase sowie Lipide in den Vacuolen. Der Lipidnachweis mit Ölrot 0 an 0,5—1 μ dicken Schnitten von methakrylat-eingebettetem Gewebe gelang nicht. Die Autoren nehmen an, daß die Lysosomen auch eine Rolle beim Transport der intracellulären Galle spielen.

Einen weiteren Fortschritt in der Erforschung des Lipofuscins bedeutet die Isolierung und chemische Untersuchung dieses Pigmentes durch Heidenreich und Siebert (1955a, b) sowie Siebert u. Mitarb. (1962), die vorerst nur am Lipofuscin des Herzmuskels durchgeführt wurden. Dies schmälert ihre Bedeutung im Hinblick auf das Lipofuscin der Leber in keiner Weise, selbst dann nicht, wenn sich im Vergleich zum Lipofuscin des Herzens Abweichungen physikalischer oder chemischer Art ergeben sollten. Die Lipofuscin-Granula wurden aus menschlicher Herzmuskulatur mit Hilfe des üblichen Verfahrens der Homogenisierung in reiner Form gewonnen. ,,Die Granula sind von einer auffallenden mechanischen Festigkeit. Bei der Zerkleinerung in der ,,starmix‘‘-Apparatur werden Kerne, Myofibrillen und andere Zellelemente zerstört, während die Pigmentkörner unbeeinflußt bleiben" (1955b). Ferner: „Die Granula haben die Form rundlicher Körner oder eckiger Schollen. ... Die Pigmentschollen zeigen eine gelblich-bräunliche Eigenfarbe, manchmal mit einem Stich ins gelblich-grünliche. Sie sind durchscheinend und völlig homogen. ... Sie sind stark lichtbrechend geben aber keine Doppelbrechung im polarisierten Licht. Im Fluorescenzmikroskop ... zeigt Lipofuscin eine schwache gelblich-bräunliche Eigenfluorescenz" (1955b). Die chemischen Untersuchungen an isoliertem und getrocknetem Lipofuscin ergaben: Fettgehalt 20%, Stickstoffgehalt 11,8%, Phosphorgehalt 0,424%, Aminosäuren und Benzolabkömmlinge. „Schließlich wurden noch zwei Fermentgruppen, die Proteasen und die Esterasen, im Lipofuscin nachgewiesen" (1955a). Aufgrund des geringen Fettgehaltes und der Zusammensetzung des lipidfreien Restes folgern HEIDENREICH und SIEBERT (1955b), daß „besondere Beziehungen des Lipofuscins zum Fettstoffwechsel" nicht bestehen. Die Arbeit von SIEBERT u. Mitarb. (1962) stellt den Befunden HEIDENREICHs und SIEBERTs (1955a, b) weitere histochemische, chemische und enzymatische Befunde an die Seite. Histochemischen Reaktionen gegenüber verhält sich das isolierte Lipofuscin des Herzmuskels wie das Lipofuscin in situ. Die Färbungen mit Sudanschwarz B und Nilblau, die Cholesterin-, Fettsäure-, Perameisensäure-Schiff-, Osmiumsäure-, Longziehl-Neelsen-, Überjodsäure-Schiff-, gekoppelte Tetrazonium-, Millon- und die Schmorl-Reaktionen fallen positiv aus. Die chemischen Analysen ergaben — im Vergleich zum 20%igen Fettgehalt (HEIDENREICH und SIEBERT, 1955b) — einen hohen, etwa 50%igen Proteingehalt, jedoch keinen Kohlenhydratgehalt. Die Spaltung des Proteins im Lipofuscin mit 6n HCl hinterläßt einen „schwarzen Rückstand", der sich auf rund 30% des Lipofuscin-Trockengewichtes beläuft; er ist in Wasser, Säuren und organischen Lösungsmitteln unlöslich und enthält Schwefel und Stickstoff. Offenbar bedingt der „schwarze Rückstand" die braune Farbe des Pigmentstoffes. Bezüglich anorganischer Bestandteile bestand „keine irgendwie auffällige Abweichung gegenüber dem Herzgewebe". „Der für Melaningranula typische hohe Gehalt an Schwermetallen ... findet sich ... im Lipofuscin nicht." Enzymatisch wird das Lipofuscin des Herzmuskels von Trypsin und Chymotrypsin abgebaut, nicht aber vom Pepsin; für letzteres Verhalten konnte eine Erklärung noch nicht gegeben werden. Nach subcutaner Injektion isolierten Lipofuscins im Tierversuch läßt sich „eine Phagocytose oder ein Abtransport des Pigmentes ... nirgends eindeutig sicherstellen". Nach intravenöser Zufuhr entstehen in den Lungencapillaren mit zerfallenen Leukocyten und jungen Bindegewebszellen durchsetzte Lipofuscin-Emboli. Das Lipofuscin ist ein „enzymatisch schwer aufspaltbares Material". Der schwarze Rückstand, die „farbstofftragende Komponente des Lipofuscin", enthält wahrscheinlich „melaninartige Bausteine" fraglicher Herkunft.

ε) Eisen

Nur ein verhältnismäßig kleiner Teil des in der Nahrung enthaltenen Ferrieisens wird vom Darm, hauptsächlich vom Duodenum, resorbiert und in Ferroeisen umgewandelt; dieses passiert die Darmwand und zirkuliert als Siderophilin im Blut, oder es wird als Ferritin in der Leber — sie enthält 15% des Körpereisens — gespeichert (POPPER und SCHAFFNER, 1957). Ferritin ist Eisen, das an einen Apoferritin genannten Eiweißkörper gebunden ist. Es ist wasserunlöslich, in den Leberepithelzellen diffus verteilt, für den färberischen Nachweis unzugänglich und daher lichtmikroskopisch nicht erfaßbar. Wenn aber Eisen im Überschuß von dem Eiweißkörper Apoferritin gebunden wird, dann tritt es als Hämosiderin in Gestalt grober, goldbrauner Körner auf, die sich mit Turnbullblau und

Berlinerblau färben. Ferritin, die Eisendepot-Substanz der Zelle, ist ein anti-
diuretischer und den Blutdruck senkender Stoff; er wird in der Leber und in der
Milz gebildet (Kühnau, 1952). Für gewöhnlich enthält die Zelle das Ferritin in
der inaktiven Disulfidform (F-S-SF). Durch die Reduktion dieser Disulfidgruppen
wird es aktiviert: $F\text{-}S\text{-}FS \underset{O_2}{\overset{N_2}{\rightleftarrows}} 2\,F\text{-}SH$. „Das aktive (SH-Ferritin) führt sofort
zu Gefäßerweiterung und Verbesserung der Sauerstoffzufuhr; diese wiederum

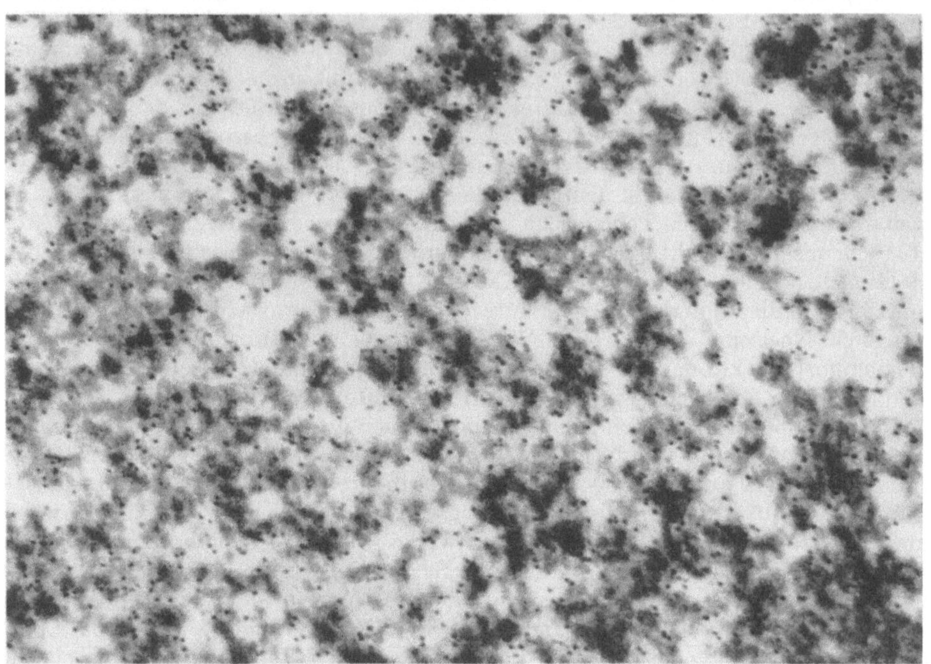

Abb. 60. Schnittuntersuchung der Fraktion IV eines Homogenates der Rattenleber. Die
Hauptmasse der Fraktion besteht aus diffusem granulärem Material. Die punktförmigen
kleinsten, sehr dichten Partikel (5,5 mμ) könnten eisenhaltige Micellen des Ferritin-Moleküls
sein. 75000fach. (Aus Kuff und Dalton, 1957/58)

bewirkt Rückoxydation des Ferritins zur Disulfidform und damit seine Inaktivierung.“

Eine abnorme, nach Blutungen und Gewebszerfall vorkommende Form gespeicherten Eisens ist das Cytosiderin: „wahrscheinlich eine Mischung von
Hämosiderin und Lipofuscin“ (Popper und Schaffner, 1957). Das bei der Bindung des Eisens eine so wichtige Rolle spielende Apoferritin wird in der Leber
gebildet.

Die Resorption, Umwandlung und Speicherung des Eisens verrichtet der
Körper im Rahmen seines Stoffwechsels. Über die den Eisenstoffwechsel be-
treibenden und regulierenden Kräfte ist Bestimmtes nicht bekannt. Gruner u.
Mitarb. (1959) untersuchten das Verhalten der Ferritin- und Hämosiderinbildung
in den Leberepithelzellen der *Ratte* und fanden Anzeichen für eine Steuerung durch
die Hypophyse und die Nebennierenrinde. Ihren Befunden zufolge verhindert Cortison, daß die Leberepithelzellen das Eisen in Form der Siderine
speichern. Wenn nämlich die Leberepithelzellen infolge der Einwirkung des Cortisons reichlich Aminosäuren enthalten, dann findet eine Siderinbildung nicht statt,

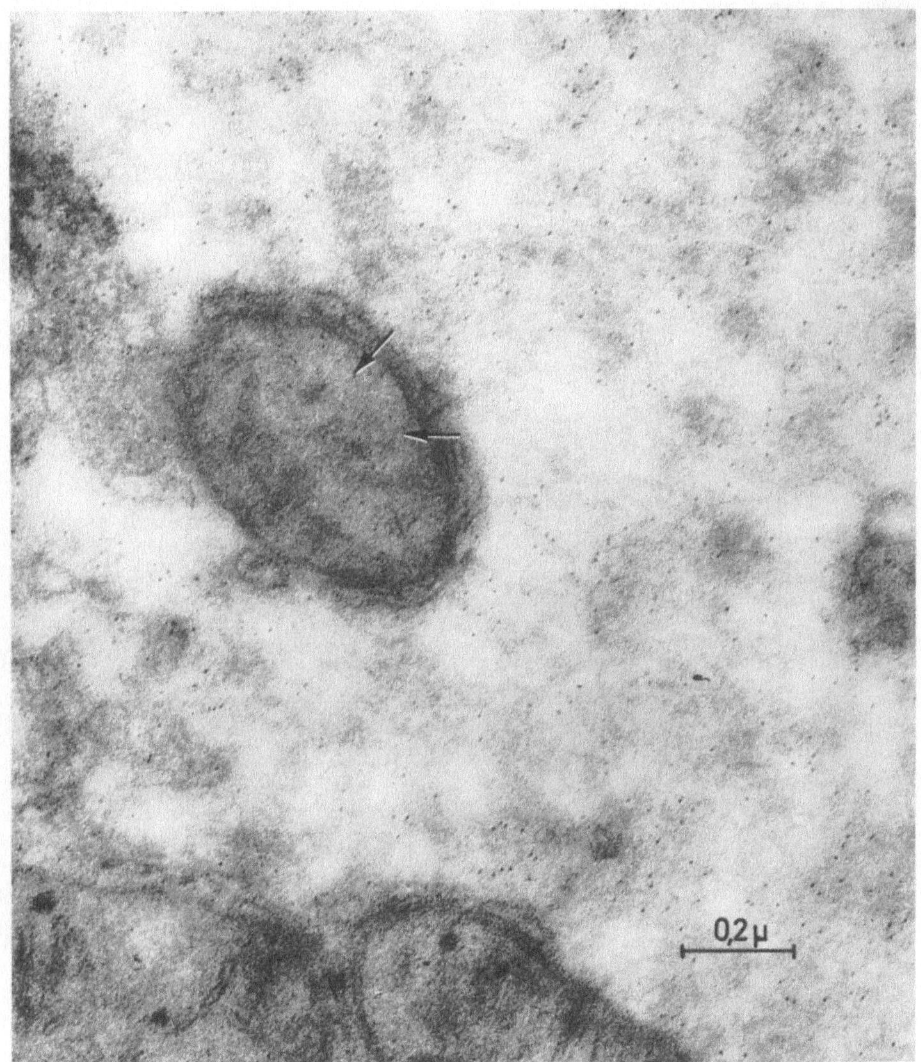

Abb. 61. Cytoplasma-Ausschnitt von einer Leberepithelzelle der Ratte nach 9tägiger Behandlung mit Eisenzucker. Im Grundplasma sehr viele kleine, dichte Granula. Offenbar enthält auch die Matrix der Mitochondrien (Pfeile) diese Granula. 75000fach. (Aus KUFF und DALTON 1957/58)

weil das Eisen als eiweißreiches Ferritin in die Zellen eingebaut werden kann. Wenn dagegen die Leberepithelzellen keine überschüssigen Aminosäuren haben, wie es beim hypophysektomierten Tier infolge Unterfunktion der Nebennierenrinde der Fall ist, dann wird das der Leber zugeführte Eisen nicht in die Zelle eingebaut, sondern in Form des Hämosiderins gespeichert. GRUNER u. Mitarb. (1959) fanden bei hypophysektomierten *Ratten* Hämosiderin auch in den Kernen der Leberepithelzellen; sie führen diesen außergewöhnlichen Befund auf den Ausfall der Nebennierenrinden-Funktion zurück.

KUFF und DALTON (1957/58) identifizierten das Ferritin („molecular ferritin") elektronenmikroskopisch in Homogenaten und Schnitten der *Ratten*- und *Mäuse*-

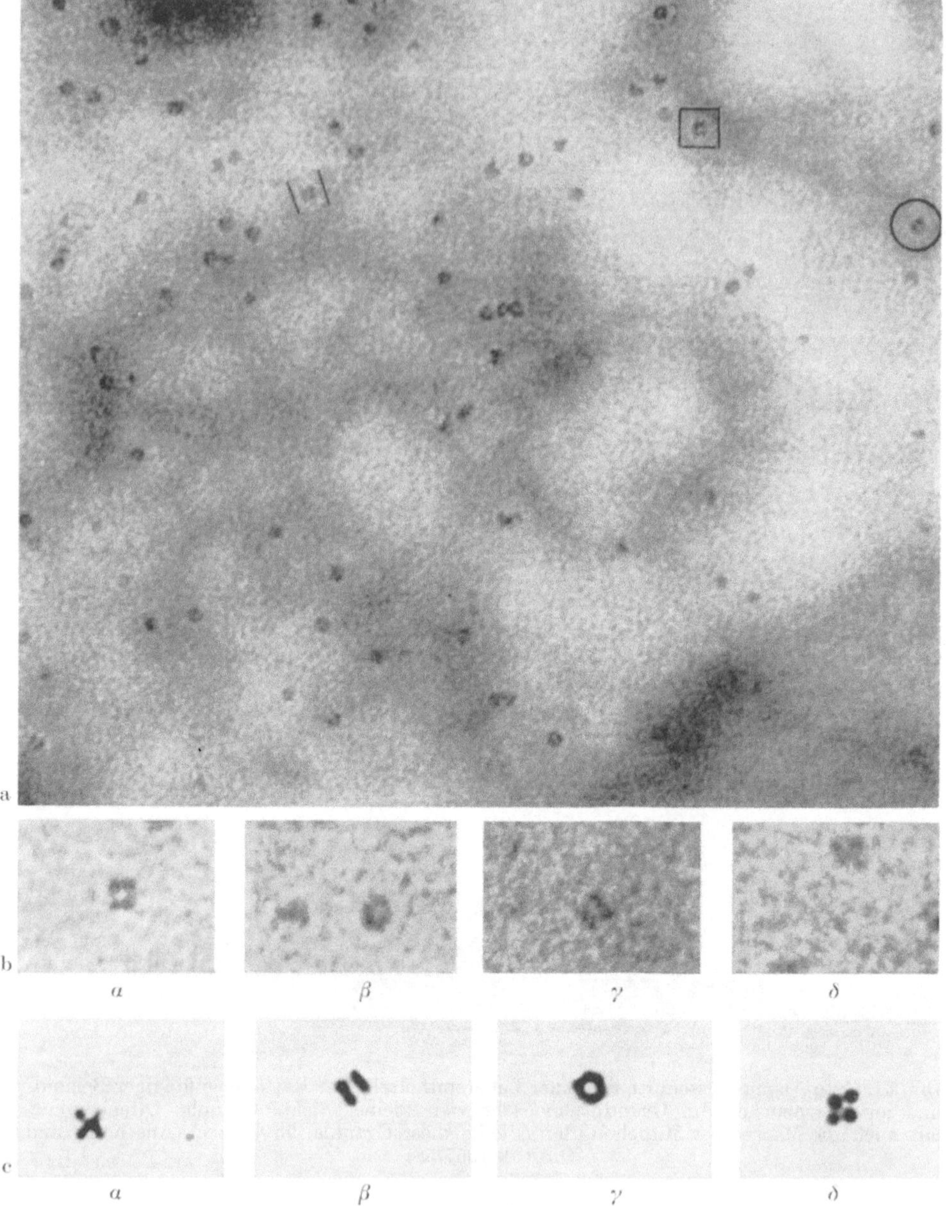

Abb. 62a—c. Mensch, Hämochromatosis. a Ferritin-Moleküle im Grundplasma einer Leber-epithelzelle. || Parallele Paarform (vgl. β in Abb. 62b, c), □ Tetradenform (vgl. δ in Abb. 62b, c), ○ Ringform (vgl. γ in Abb. 62b, c) des Ferritin-Moleküls. 290 000fach. b Einzelne Ferritin-Moleküle. 660 000fach. c Modellaufnahmen von einem Oktaeder. (Aus KERR und MUIR, 1959/60)

leber. Der Schnitt „of a fixed pellet of Fraction IV" eines solchen Leberhomo-genates besteht aus einer körnigen, aus groben und sehr feinen Partikeln zu-sammengesetzten Masse (Abb. 60). Die punktförmigen, sehr dichten Partikel „might represent the iron-containing micelles of ferritin molecules"; sie haben einen Durchmesser von ungefähr 5,5 mμ. Partikel gleicher Dimension und Dichte wurden, wenn auch natürlich viel spärlicher als im Zentrifugat, elektronenmikroskopisch in Schnitten durch Leberepithelzellen normal ernährter *Mäuse* und *Ratten* gefunden. Sie liegen in der Zelle vorzugsweise in der Nähe von Plasmamembranen und zwischen den Mitochondrien; der Zellkern, die Mitochondrien und das endoplasmatische Reticulum enthalten die Partikel nicht. Nach parenteraler Eisenzufuhr treten sie stark vermehrt in den Leberepithelzellen auf und scheinen nun auch in der Matrix der Mitochondrien zu liegen (Abb. 61).

In dieser Sicht gewinnen die von KERR und MUIR (1959/60) an bioptischem Lebergewebe vom *Menschen* erhobenen Befunde besondere Bedeutung. Es handelt sich um 4 Fälle mit idiopathischer Hämatochromatose und um 2 Fälle mit intramuskulärer Verabreichung von Eisen. Unter diesen Bedingungen wiesen die Leberepithelzellen einen sehr hohen Gehalt an Eisen auf. Das Ferritin fand sich darin angehäuft und wie bei KUFF und DALTON (1957) fein verteilt im Cytoplasma, aber auch reichlich in den Zellkernen. In den Mitochondrien jedoch kamen Ferritingranula selten, nie gehäuft und nicht in der Matrix vor. Der Eisenkern des Ferritingranulums ist in kleine, in Oktaederform angeordnete Kugeleinheiten unterteilt (Abb. 62). Das Granulum selbst mißt ungefähr 5 mµ und eine Kugeleinheit weniger als 2 mµ.

Die Endothelzellen der Lebersinusoide der *Maus* nehmen Eisendextran und Eisenoxydzucker schon während der ersten Stunde nach intraperitonealer Injektion auf und häufeln sie im Cytoplasma (RICHTER, 1959, 1960). In der Folgezeit wird ein Teil dieser Aggregate von einer einfachen Membran umhüllt; auch liegen dann in der Umgebung des gestapelten Materials elektronenmikroskopisch sichtbare, aus 4 Teilchen („quadruplets") bestehende Ferritinmoleküle und unzählige kleinere Einzelteilchen. Der letztgenannte Befund zeigt die Umwandlung der von der Zelle aufgenommenen kolloidalen Eisenkomplexe in Ferritin an. Erst nach 2—3 Wochen findet man im Cytoplasma der Leberepithelzellen Körperchen mit Leisten, Ferritineisenmicellen und doppelter Außenmembran, sog. Siderome, eine Spezialform der Mitochondrien; sie verarbeiten von den Zellen aufgenommenes Eisenmaterial.

Anhäufungen von Ferritingranula bis zu der Größe der Kernkörperchen und darüber beobachtete RICHTER (1961) in Kernen der Leberepithelzellen bei *Mäusen*. Die Tiere hatten während eines Monates vier intraperitoneale Eiseninjektionen erhalten und waren 5 Monate nach der Einstellung der Behandlung getötet worden. Lichtmikroskopisch erschienen die intranucleären Granulamassen braun, sie besaßen Durchmesser von 0,5—1,0 µ und färbten sich mit Preußischblau. Im Gegensatz zu den Nucleolen färbten sie sich jedoch nicht selektiv mit Methylgrün-Pyronin. In einem Zellkern kamen bis zu 4 Ferritinkörperchen mit Durchmessern bis zu 2 µ vor. Das elektronenmikroskopische Schnittbild des Kernes einer Leberepithelzelle (Abb. 63) zeigt ein großes Ferritinkörperchen. Bei außerordentlich starken Vergrößerungen erkennt man die dichte Anordnung der Ferritingranula (Abb. 64) und deren Eisenkerne (Abb. 64, links oben). In der Peripherie ist das Körperchen von einem weniger dichten, offenbar cytoplasmatischen Gürtel (*B*) umgeben. In der linken oberen Bildecke sind, wie bei KERR und MUIR (1960), die Kugeleinheiten („the iron hydroxyd micelles of ferritin molecules") mehrerer Eisenkerne von Ferritingranula dargestellt. Isoliert liegende Ferritingranula finden sich auch im Cytoplasma vieler Leberepithelzellen. In den Leberepithelzellen unbehandelter *Mäuse* fehlt intranucleäres Ferritin. RICHTER (1961) erwägt die Möglichkeit, daß sich der Zellkern das Ferritin aus dem Cytoplasma holt und einverleibt, er hält es aber doch für wahrscheinlicher, daß der Zellkern selbst die Ferritinsynthese durchführt, wenn ihm Eisen in genügender Menge und passender Form angeboten wird. Auch nach BASS und SALTMAN (1959) ist der Kern der

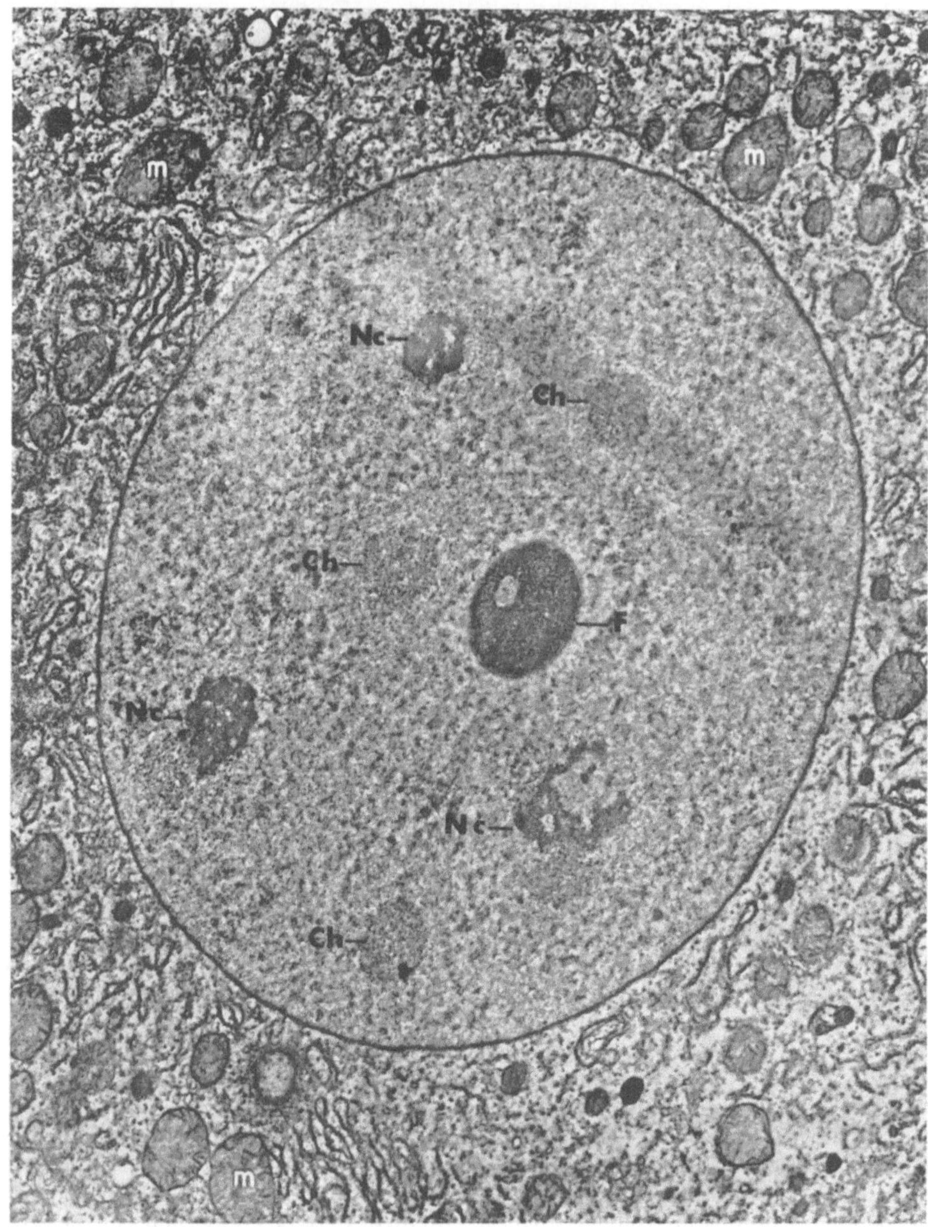

Abb. 63. Großes eisen-positives Granulum (*F*) im Zellkern einer Leberepithelzelle der Maus, die 6 Monate lang mit Eisenoxyd-Zucker behandelt wurde. *Nc* Nucleoli, *Ch* verdichtetes Chromatin (chromosomales?), *m* Mitochondrien. 9100fach. (Aus RICHTER, 1961)

Leberepithelzelle vorrangig an der Eisenaufnahme beteiligt, da in ihm zuerst radioaktives Eisen (^{59}Fe) bei der *Ratte* eingelagert wird: „From the photomicrographs of the stained radioautographs seen in Fig. 10 it is clear that the distribution of the radioactivity does indicate an initial intranuclear incorporation of iron.“

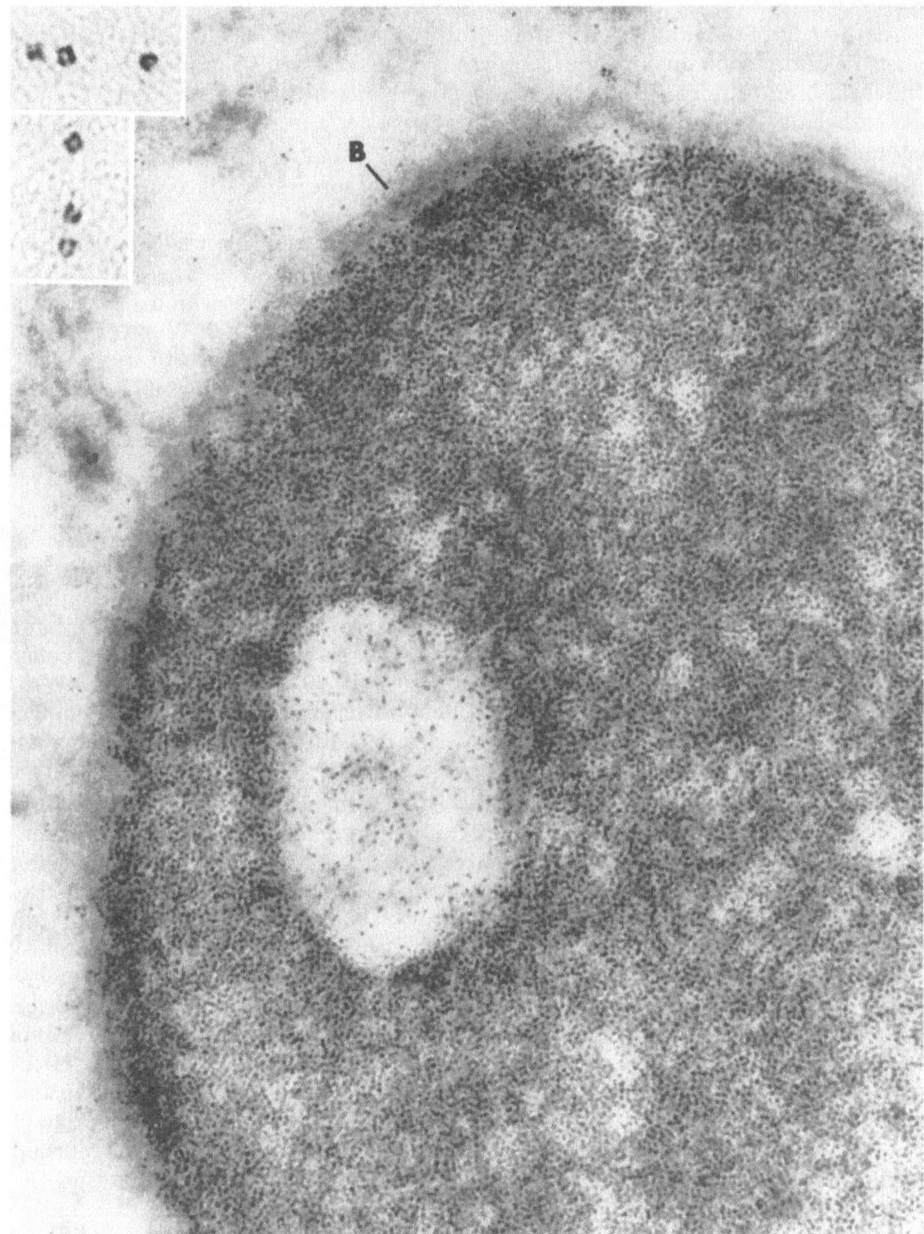

Abb. 64. Intranucleäres Ferritin-Granulum der Abb. 63 stark vergrößert. Das Granulum enthält unzählige, dicht beisammenliegende Partikel, die Kernstücke der Ferritin-Moleküle. Mittlerer Partikeldurchmesser 6 mμ, Partikelabstand 10,5 mμ. B Weniger dichte, offenbar cytoplasmatische Außenschicht des Körperchens. 100000fach. Nebenbilder in der oberen linken Bildecke zeigen die Strukturen von Eisenoxyd-Micellen der Ferritin-Moleküle. 417000fach. (Aus RICHTER, 1961)

η) Vitamine

Als dem größten und wichtigsten Stoffwechsel-Organ des Körpers fällt der Leber die Hauptrolle im Vitamin-Stoffwechsel zu. Von den bekannten Vitaminen können bislang bedingt — nur bei genügender Konzentration im Gewebe — und mit Vorbehalt — Fraglichkeit der Spezifität des Verfahrens — nur die folgenden histologisch nachgewiesen werden:

1. das Vitamin A mit ultraviolettem Licht im Fluorescenz-Mikroskop (POPPER, 1944),

2. das Vitamin B_1 an formol-fixierten Gefrierschnitten mit 1%igem Kalium-ferricyanid in n/10 Natriumlauge gelöst (v. MURALT, 1943),

3. das Vitamin B_2 mit ultraviolettem Licht im Fluoreszenz-Mikroskop (ELLINGER und KOSCHARA, 1933; ELLINGER, 1938; HIRT und WIMMER, 1939; METCALF, 1943) und nach der Methode von CHÉVREMONT und COMHAIRE (1939),

4. das Vitamin C mit essigsaurer, wäßriger Silbernitratlösung nach BOURNE (1933), GIROUD und LEBLOND (1934, 1936), TONUTTI (1938, 1940), BARNETT u. Mitarb. (1941), WOLF-HEIDEGGER und WALDMANN (1942), HAASE (1952), CLARA (1953) und mit essigsaurer, wäßriger Goldchlorid-Lösung (TONUTTI und PLATE, 1938).

Vitamin A. Die Leber nimmt im Vitamin A-Stoffwechsel des Körpers die zentrale Stellung ein. Das Vitamin wird mit der Fleischkost unmittelbar oder mit der Pflanzenkost mittelbar, d. h. in Form des Carotins als Provitamin A aufgenommen. Wahrscheinlich führt nicht die Leber, sondern die Darmschleimhaut die Spaltung des Carotins in Vitamin A durch. Der Anteil der *menschlichen* Leber am Gesamtgehalt des Körper-Vitamin A wird mit 70—85% angegeben (WILLIAMS, 1943). Es ist in den Zellkernen, den Mitochondrien und in der supernatanten Flüssigkeitsschicht des Zentrifugates enthalten. Ausführliche Angaben hierüber finden sich bei POWELL und KRAUSE (1953).

Das Vitamin A enthalten alle Fraktionen der Leberhomogenate normaler und mit 6200—7500 internationalen Vitamin-Einheiten eine Woche lang täglich behandelter *Ratten*. Die Vitamin A-Konzentration ist bei Normaltieren am höchsten in der Fraktion „X", am niedrigsten in den Kernen der Leberepithelzellen. Bei mit Vitamin A behandelten Tieren ist sie zwar auch in der Fraktion „X" am höchsten, aber am niedrigsten in den Mitochondrien. Die künstliche Vitamin A-Zufuhr erhöht die Vitamin-Menge in allen Zellfraktionen, jedoch nicht in gleicher Weise. Die Erhöhung liegt bei der Kernfraktion 345%, bei den Mitochondrien 230% und bei der Fraktion „X" 141% über der Norm. Hierin drückt sich eine Umkehr der Vitamin A-Konzentration von der Fraktion „X" auf die Mitochondrien und vor allem auf die Zellkerne aus: "When the number of micrograms of vitamin A in the various cell fractions was expressed in terms of milligrams of nitrogen, the following average values ($\pm$ their standard deviations) for normal animals were noted: nuclei, 6.1 ± 1.1; mitochondria, 5.3 ± 2.2; and fraction 'X' 6.5 ± 1.6. The values for supplement animals were: nuclei, 23.6 ± 2.6; mitochondria, 14.3 ± 5; and fraktion 'X' 15.7 ± 6.5. It may be noted from these figures that again the distribution of vitamin A was shifted from fraction 'X' to the nuclei as a result of the supplementation." Schließlich heißt es noch: "The mitochondria showed the least change in concentration, which indicated that it may possibly act as a mechanism to control the distribution or storage of vitamin A in the liver."

Vitamin A fluoresciert im ultravioletten Licht grün, die Farbe blaßt schnell ab. In der Leber kann es auf diese Weise in den Leberepithelzellen und in den Sternzellen nachgewiesen werden (Abb. 65). Die Leber der Haustiere ist nach

Harms (1942) das an Vitamin A reichste Organ; den höchsten Vitamin A-Gehalt stellte er beim Geflügel, vor allem beim *Huhn*, fest. Hungernde *Ratten* speichern das meiste Vitamin A in der Leber, besonders dann, wenn ihnen dieses in Tropfenform zugeführt wird und sie danach keine Nahrung erhalten (Braekkan u. Mitarb., 1959/60). Bei *Hähnen* weisen die einzelnen Leberlappen bezeichnende Unterschiede im Vitamin A-Gehalt auf (Gazo und Feldheim, 1960/61). Die Vitamin C- und E-Bestimmungen ergeben ebenfalls Abweichungen, doch waren sie nicht signifikant. Nach Popper (1940) gibt es in der Leber des *Menschen* — er

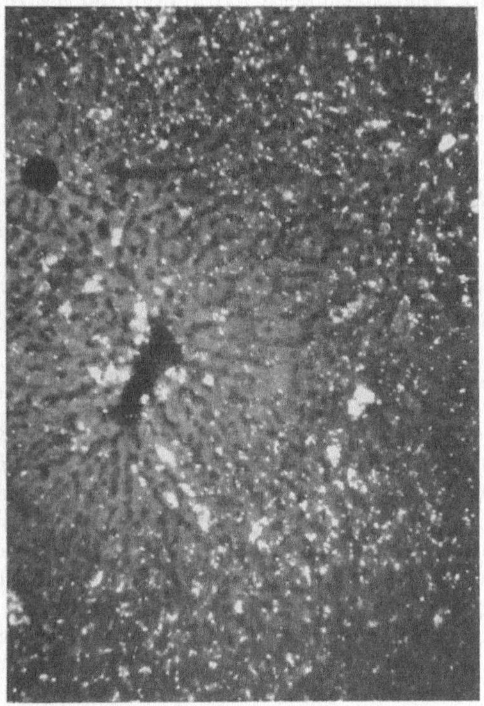

Abb. 65. Zentralvenen-Läppchen der menschlichen Leber mit normaler Vitamin A-Fluorescenz in den Leberepithelzellen und v. Kupfferschen Sternzellen. Grobe Partikel = Fetttröpfchen, die ebenfalls stark fluorescieren. 85fach. (Aus Popper und Schaffner, 1957)

untersuchte 113 Lebern — zwei fluorescierende Stoffe, das Vitamin A und eine lipoidartige Trägersubstanz. Die gleiche Fluorescenz wie die Leberepithelzellen zeigen die Glomerulosa- und Fasciculatazellen der Nebennieren-Rinde, die Epithelzellen des Gelbkörpers, die Hodenkanälchen, die Hoden-Zwischenzellen und in geringerem Maße die Fettzellen. Die Sternzellen sollen das Vitamin A aufnehmen und an die Leberepithelzellen weitergeben. Zu dieser Auffassung gelangten auch Wendt und König (1937) aufgrund von Phenylhydrazin-Versuchen an *Kaninchen*. Nur Lebern mit intakten Sternzellen enthielten Vitamin A; diese Intaktheit vorausgesetzt, wiesen selbst schwer geschädigte Leberepithelzellen einen normalen Vitamin A-Gehalt auf. Wismutversuche an *Kaninchen* führten zu der Folgerung, „daß das RES der Leber in nahen Beziehungen zum Vitamin A-Stoffwechsel der Leber steht".

Bauereisen (1938) äußert nur beiläufig die Annahme, das Vitamin A werde vom RES aus der Blutbahn herausgenommen und an das intakte Parenchym weitergegeben. Seine Untersuchungen betreffen den Einfluß des Vitamin A auf den Glykogen-Stoffwechsel der *Meerschweinchen-* und *Kaninchen*leber (Glykogen-Bestimmung nach HAGEDORN-JENSEN, Vitamin A-Bestimmung nach KUHN und BROCKMANN). Zusätzlich zur normalen Kost gegebenes Vitamin A (Vogan, Merck) führt zu vermehrter Glykogenbildung in der Leber. Diese ist am größten, wenn die Tiere außer Vogan noch Traubenzucker zur Normalkost erhalten. Die Lebern von Vitamin A-frei ernährten Tieren enthalten nur geringe Mengen bis Spuren von Glykogen. Die glykogenspeichernde Wirkung sei eine Teilfunktion des Vitamin A, es habe sie mit dem Vitamin C gemeinsam. Letzteres vollbringe diese Leistung jedoch nicht, wenn das Tier A-avitaminotisch sei. Im Insulinversuch am *Kaninchen* setzt das Vitamin A die Insulin-Empfindlichkeit herab; diese findet beim Vitamin A-versorgten Tier ihren Ausdruck in einer geringeren Senkung des Blutzuckers. So sagt auch ROLLER (1937) mit Bezug auf den *Menschen:* „Vitamin A vermindert die Zuckeraufnahmefähigkeit der Gewebe, weil es die Insulinwirkung hemmt." Eine Wirkung des Vitamin A auf die Lipide der *Ratten*leber besteht nach SCHULZE und SALEMI (1961) nicht.

Eine bei der *Maus* durch orale Verabreichung von 30000 IE Vitamin A-Palmitat in vegetabilischem Öl (0,1 ml Vogan) erzeugte akute Vitamin A-Intoxikation (RIECKEN u. Mitarb., 1967) hat den Schwund der sauren Phosphatase in den Leberepithelzellen und v. Kupfferschen Sternzellen zur Folge. Da das Vitamin A durch die Steigerung der proteolytischen Aktivität die in den Lysosomen enthaltene saure Phosphatase freisetzt (FELL u. Mitarb., 1962), scheint eine direkte spezifische Wirkung dieses Vitamins auf die Lysosomen der Leberepithelzellen und Sternzellen vorzuliegen.

Vitamine B. Nach STEPP u. Mitarb. (1937) übt das Vitamin B_1 (Aneurin, Thiamin) einen „sehr ausgesprochenen Einfluß auf den Kohlenhydratstoffwechsel aus". LAJOS (1936) stellte bei Hunger*ratten* nach intraperitonealer Verabreichung von Glucose und Vitamin B_1 biochemisch eine bedeutende Zunahme des Leber- und Muskelglykogens fest. Die Glykogenwerte der so behandelten Tiere liegen um 48,8% höher als bei Hunger*ratten*, die nur Glucose erhalten hatten. Glucose und Insulin, in der gleichen Weise an Hunger*ratten* verabfolgt, bewirken eine noch stärkere Vermehrung des Glykogens, nämlich um 65,4%. Es zeigte sich ferner, daß die glykogen-bildende Tätigkeit des Vitamin B_1 langsamer vor sich geht als die des Insulins und daß das Vitamin den Blutzucker bei der *Ratte* nicht so stark herabsetzt wie das Insulin; auf jeden Fall aber hat das Vitamin B_1 eine insulinähnliche Wirkung. — Bei *Hunden* sinkt der Blutzucker-Spiegel nach LEWINSON (1937) in der ersten Periode der B_1-Avitaminose, während er in der zweiten Phase bis zur Norm und darüber hinaus steigt. B_1-avitaminotische *Tauben* weisen meist eine Hyperglykämie auf, „der jedoch zuweilen Hypoglykämie vorausgeht". „Der Glykogengehalt der Leber ist je nach der Intensität des Zustandes bei avitaminotischen *Hunden* und *Tauben* herabgesetzt" (LEWINSON, 1937). EGER (1942) konnte im braunen und weißen Fett und in der Leber der gesunden *Ratte* histologisch und chemisch keine Vermehrung des Glykogens durch das Vitamin B_1 feststellen, auch nicht durch Lactoflavin und Vitamin C. Die untere Grenze des histologisch möglichen Glykogennachweises liege bei 0,3% des chemisch nachgewiesenen Glykogens. Mit Recht betont er, daß beim histologischen Glykogennachweis „lediglich von einer negativen, schwach positiven und positiven Reaktion" die Rede sein könne.

Von TONUTTI und WALLRAFF (1937a, b) an B_1-avitaminotischen *Mäusen* mit Traubenzucker-, Vitamin B_1- und Insulininjektionen durchgeführte histologische Untersuchungen ergaben: a) bei unbehandelten B_1-avitaminotischen Tieren glykogenfreie Lebern; b) bei nur mit Traubenzucker behandelten B_1-avitaminotischen Tieren Fortbestehen der Beri-Beri und teils kein, teils sehr wenig Leberglykogen;

c) bei mit Traubenzucker und Vitamin B_1-behandelten Tieren spontane Heilung und positiven Glykogenbefund der Leber (Glykogen zentral und diffus in den Leberläppchen verteilt); verendeten so behandelte Tiere, war ihre Leber glykogenfrei; d) bei nur mit Vitamin B_1 behandelten Tieren glykogenfreie Lebern und nicht einmal Besserung des Krankheitszustandes; e) bei mit Insulin und Traubenzucker behandelten Tieren in den meisten Fällen glykogenfreie Lebern und Fortbestehen der Beri-Beri und f) bei Tieren, die mit Vitamin B_1, Traubenzucker und Insulin behandelt wurden, grundsätzlich den gleichen Befund wie bei e). Diese Befunde zeigen, daß das Vitamin B_1 eine glykogen-speichernde und insofern eine insulinähnliche Wirkung (LAJOS, 1936) ausübt. Während indessen der Insulin-Effekt die Intaktheit des Vitamin B_1- und des Kohlenhydratstoffwechsels voraussetzt, ist der glykogen-speichernde Effekt des Vitamin B_1 an diese Voraussetzung offenbar nicht gebunden. Es kommt noch ein weiteres hinzu: die Beri-Beri wird zwar durch den Vitamin B_1-Mangel primär verursacht, ist letzten Endes aber doch die Folge einer sekundären Störung des Kohlenhydratstoffwechsels; ihre Heilung ist nur durch die Beseitigung dieser Störung zu erreichen. Das vermag das Vitamin B_1, jedoch nur bei gleichzeitiger Zufuhr von Kohlenhydrat. Das Insulin ist nicht in der Lage, diese Störung zu beheben, auch dann nicht, wenn zusammen mit ihm Glucose oder Glucose und Vitamin B_1 verabreicht werden. Offenbar verbrennt es den Zucker in den Geweben, statt ihn als Glykogen zu deponieren.

Im Gegensatz zur Leber der B_1-avitaminotischen *Maus* enthält die Leber der B_1-avitaminotischen *Taube* histologisch darstellbares Glykogen (KIRSTEN, 1941). Der Glykogenbefund unterscheidet sich bezüglich Menge und Verteilung im Zentralvenen-Läppchen nicht einmal von dem der normalen *Taube* (Kontroll- und Versuchstiere wurden zur gleichen Tageszeit getötet). Im älteren Schrifttum (s. KIRSTEN, 1941) finden sich Angaben über die Herabsetzung des Leberglykogens bei B_1-avitaminotischen *Mäusen, Ratten, Hunden* und *Tauben*. Nach GERLICH und REMY (1952) bleibt im Hunger und bei schwerer Schädigung der Leber durch Gift (Tetrachlorkohlenstoff) ein Restglykogen — genannt „trophisches Leberglykogen", weil es der Erhaltung der Zellfunktion dienen soll — bestehen. Der negative histologische Glykogenbefund der B_1-avitaminotischen *Mäuse*leber schließt das Vorhandensein eines „trophischen Glykogens" nicht aus; vielleicht ist nur dessen Menge für die histologische Erfassung zu klein. Jedenfalls scheint die Störung des Kohlenhydratstoffwechsels und des Glykogenanbaues in der B_1-avitaminotischen *Taube*nleber nicht so groß zu sein wie bei der *Maus*, oder die *Taube*nleber hält das Glykogen zäher fest als die *Mäuse*leber (Unterschied der Tierart?). — Im Vergleich zur *Maus* ergab sich für die B_1-avitaminotische *Taube* noch eine wichtige Abweichung im biologischen Versuch (WALLRAFF, 1943). Ausschließliche Vitamin B_1-Gabe (Benerva 5 mg) führt bei Beriberi-*Tauben* zur spontanen Heilung: nur wenige Minuten nach der intramuskulären Injektion plusterten sich die „in schweren Krämpfen liegenden *Tauben*" auf, fingen an zu fressen, verließen den Käfig und machten Flüge im Zimmer. Ebenso verhielten sich Beriberi-*Tauben*, wenn sie gleichzeitig Traubenzucker (2 cm^3 einer 1%igen Lösung) und Vitamin B_1 (Benerva 5 mg) intramuskulär gespritzt bekamen. Die Lebern der nur mit Vitamin B_1 behandelten *Tauben* erwiesen sich histologisch teils als glykogenfrei, teils als schwach glykogenhaltig. Dagegen enthielten die Lebern der mit Traubenzucker und Vitamin B_1 behandelten Tiere viel Glykogen. Die Feststellung, daß die Leber der Beriberi-*Taube* histologisch faßbares Glykogen in sich schließt und der Mangelfaktor allein die Krankheit zu beheben vermag, ist damit zu erklären, daß der Kohlenhydratstoffwechsel weniger gestört ist als bei der *Maus* und das Vitamin daher noch die für sein Wirkungsvermögen erforderliche Angriffsfläche vorfindet.

Das Vitamin B_1 wird im tierischen Körper in Thiaminpyrophosphat (= Cocarboxylase oder Codecarboxylase), die enzymatisch wirksame Form dieses Vitamines, verwandelt; die damit verbundene Phosphorylation erfolgt in der Hauptsache in der Leber (WESTENBRINK, 1960). DIANZANI u. Mitarb. (1957) haben das Vorkommen der Cocarboxylase in den Bestandteilen der Leberepithelzellen am Homogenat der *Ratten*leber untersucht und fanden von der vorhandenen Cocarboxylase: 7% in der Kernfraktion, 35% in den Mitochondrien und 55% in der supernatanten Flüssigkeit; der Gehalt der Mikrosomen an Cocarboxylase war unbedeutend. Besonders beachtlich ist der hohe Cocarboxylase-Gehalt der supernatanten Flüssigkeit, also des Cytoplasmas. Diese Cocarboxylase ist nach GOETHART (1954) zum großen Teil frei, d. h. nicht an Eiweiß gebunden. Den Vitamin B_1-Gehalt der Leber geben LOWRY (1952) und KODICEK (1954) für den *Menschen* mit 1—2 γ, KODICEK (1954) für *Kalb, Ochse, Schaf* und *Schwein* mit 2—5 γ und KODICEK (1954) für die *Ratte* mit 8—9 γ an.

Das Vitamin B_2 (Riboflavin, Lactoflavin) wirkt in der Zusammensetzung zweier Coenzyme, nämlich als Flavinomononucleotid und als Riboflavin-Adenindinucleotid (LANG, 1962). In Form des letzteren fanden IMAGA u. Mitarb. (1953) 60—85% des gesamten Vitamin B_2 beim *Menschen* in der Leber. Die Fraktionierung des Leberhomogenates der *Ratte* ergibt, daß die Mitochondrien mehr als 50% dieses Coenzymes enthalten (DE LUCA u. Mitarb., 1956). KÜHNAU (1952) berichtet ebenfalls über das Vorkommen des Riboflavins, aber auch anderer Vitamine der B_2-Gruppe (Nicotinsäure, Pyridoxin, Pantothensäure) in den Mitochondrien. Die Leber besitzt von allen Organen das meiste Riboflavin: ihr Riboflavin-Gehalt beträgt beim *Menschen* (IMAGA u. Mitarb., 1953), beim *Kalb, Ochsen* und *Schwein* (KODICEK, 1954) und bei der *Ratte* (LOWRY, 1952; KODICEK, 1954) durchschnittlich 30 γ, beim *Kücken* 22 γ und beim *Schaf* 50 γ (KODICEK, 1954).

Das Riboflavin fluoresciert in den Leberepithelzellen mit dem ultravioletten Licht in hellgrünem Farbton (HIRT und WIMMER, 1939, 1940). Intravenös injiziert, erscheint es bei *Fröschen, Mäusen* und *Ratten* im Cytoplasma der Leberepithelzellen — nicht in den Kernen — und tritt dann in die Gallenkanälchen über. Letztere werden dabei „als Blitzlinien in der Mitte der Leberbalken in einer hellgelben Fluorescenz, die nach 8—15 sec verschwindet" dargestellt; einen Teil des Riboflavins halten die Leberepithelzellen zurück. Das Riboflavin soll in den v. Kupfferschen Sternzellen an Eiweiß gebunden und so von diesen an die Leberepithelzellen abgegeben werden. Nach BEIGLBÖCK (1955) übt das Riboflavin, auch das Nicotinamid, eine wichtige Schutzfunktion für die Leber aus. Nicht mit diesen Vitaminen vorbehandelte, allylvergiftete *Meerschweinchen* erkrankten an akuter gelber Leberatrophie, während die Leber vorbehandelter Tiere eine starke Abwehrreaktion des Mesenchyms und insbesondere des Parenchyms der Leber aufwies. Auch fehlten bei diesen Tieren Anzeichen für eine beginnende Cirrhose.

Das Vitamin B_6, eine Stoffgruppe, von der im tierischen Organismus nur das Pyridoxal und Pyridoxamin angetroffen werden (LANG, 1962), scheint nach SCHULZE und SALEMI (1961) eine Wirkung auf die Leberlipide auszuüben, und zwar „insofern, als unter seiner Wirkung eine Verschiebung im Mischungsverhältnis der Leberlipide bei der unter Cholinmangelkost gehaltenen *Ratte* zugunsten des Phospholipids und zuungunsten des Neutralfettes, ohne Veränderung des Gesamtlipidgehaltes eintritt". Der Vitamin B_6-Gehalt der Leber beträgt beim *Menschen* und der *Ratte* 3 γ, beim *Schwein* 3—10 γ und beim *Ochsen* 7 γ (KODICEK, 1954).

Das Vitamin B_{12} — auch ein „Sammelbegriff für eine Reihe näher verwandter Verbindungen, die Cobalamine" (LANG, 1962) — ist in der Leber des *Menschen* mit 1 γ enthalten (DROUET u. Mitarb. 1951 a, WOLFF u. Mitarb. 1951 a).

Einen ähnlichen Wert fanden Wolff u. Mitarb. (1951b) beim *Meerschweinchen* und Kodicek (1954) beim *Ochsen*. Die *menschliche* Leber enthält ungefähr ein Drittel des im menschlichen Körper vorhandenen Vitamin B_{12} (Heinrich, 1961). Swendseid u. Mitarb. (1951) fanden es bei der *Maus* in erster Linie in der Mitochondrienfraktion des Leberhomogenates. Nach Wagle u. Mitarb. (1958) kommt es bei der *Ratte* besonders reichlich in den „Mikrosomen" der Leberepithelzellen vor; demnach könnte sich seine Wirksamkeit auf die Proteinsynthese erstrecken. Entgegen dieser Annahme stellten Rasch u. Mitarb. (1955) fest, Vitamin B_{12}-Mangelkost führe bei der *Ratte* zu einer Herabsetzung der Gesamtzahl der Leberepithelzellen, jedoch nicht des Lebergewichtes; dabei sei das Gesamteiweiß der Leber unverändert und in der einzelnen Leberepithelzelle, deren Cytoplasma-Volumen zugenommen habe, deutlich vermehrt.

Auch die anderen B-Vitamine (Biotin, Cholin, Folsäure, Inosit, Nicotinsäure, Pantothensäure) wurden in der Leber nachgewiesen:

Der Gehalt des menschlichen und tierischen Körpers an Biotin ist gering, derjenige der Leber aber im Vergleich zu anderen Organen doch insofern groß, als in ihr 90% des gesamten Körper-Biotin an Eiweiß gebunden sind (Semenza u. Mitarb., 1959). Die Leber des *Menschen* enthält $0,7\,\gamma$, die der *Ratte* $0,9$—$1,5\,\gamma$ Biotin; andere Tiere weisen ähnliche Mengen auf (Kodicek, 1954; Terroine, 1956).

Der Gehalt der Leber an Cholin ist bedeutend höher, aber auch unterschiedlicher als der Gehalt an Biotin. Er beträgt bei der *Ratte* 2300—$3550\,\gamma$ (Jacoby u. Mitarb., 1941), beim *Ochsen* $6070\,\gamma$ (Luecke und Pearson, 1944).

Ebenfalls niedrig ist der Gehalt der Leber an Folsäure. Er beträgt beim *Menschen* nur $7\,\gamma$, bei Tieren noch weniger (Kodicek, 1954). Die Leber verwandelt dieses Vitamin in seine wirksame Form, das Coenzym Tetrahydrofolsäure (Futterman, 1957; Rabinowitz und Himes, 1960).

Verhältnismäßig hoch ist der Gehalt der Leber an Inosit (Wooley, 1941; Maibauer und Herken, 1956). Wooley gibt ihn für die Leber des *Ochsen* mit $340\,\gamma$ an. Nach Maibauer und Herken enthalten die corpusculären Elemente der Leber von *Ratten, Mäusen, Kaninchen* und *Katzen* keinen freien Inosit; er findet sich vielmehr nur in der Plasmafraktion, in der Kernfraktion und in den Mikrosomen. „Ein auffallend hoher Inositgehalt wurde in den Lipoiden der Lebermikrosomen festgestellt" (Lang, 1962).

Die Leber ist reich an Nicotinsäure. Für die Leber des *Menschen* werden $60\,\gamma$, für die Leber der *Ratte* sogar 100—$180\,\gamma$ angegeben (Kodicek, 1954).

Die Leber enthält von allen Organen die meiste Pantothensäure: beim *Menschen* ungefähr $40\,\gamma$, bei Tieren in der Regel mehr, so bei der *Ratte* $110\,\gamma$ (Marnay, 1953; Giroud u. Mitarb., 1954; Kodicek, 1954). Dieses Vitamin ist in den Leberzellen nur in sehr kleiner Menge frei vorhanden, der größte Teil kommt darin als Coenzym A gebunden vor (Novelli u. Mitarb., 1949). Die Leber ist das an Coenzym A reichste Organ; mehr als die Hälfte dieses Coenzyms ist in den Mitochondrien der Leberepithelzellen lokalisiert. Die Umwandlung der Pantothensäure in das Coenzym A vollzieht sich sehr schnell. Bei *Enten* mit künstlich herabgesetztem Coenzym A-Gehalt der Leber steigt dieser nach einer Injektion von Pantothensäure in einer Stunde auf die normale Höhe (Olson und Kaplan, 1948).

Vitamin C (L-Ascorbinsäure). Hinsichtlich ihres Vitamin C-Gehaltes nimmt die Leber unter den Körperorganen nach der Nebenniere und dem Gehirn die dritte Stelle ein (Williams, 1943). Der *Mensch*, die anderen *Primaten* und das *Meerschweinchen* sind auf seine Zufuhr mit der Nahrung angewiesen. Im übrigen scheinen die Tiere es wie die Pflanzen aus Glucose oder Galactose zu synthetisieren. Dazu sind drei Enzyme erforderlich, die bei den Säugetieren in den Mikrosomen

der Leber, dagegen bei den Sauropsiden in den Mikrosomen der Niere enthalten
sind (CHATTERJE u. Mitarb., 1961; LANG, 1962). Die *Primaten* einschließlich des
Menschen und das *Meerschweinchen* können das Vitamin C nicht synthetisieren,
weil ihre Leber nur zwei von diesen Enzymen bildet (LANG, 1962). Quantitative
und andere Untersuchungen über das Vitamin C der Leber stammen von BESSEY
und KING (1933), WILLIAMS (1943), KUETHER u. Mitarb. (1944), PENNEY und
ZILVA (1946), BURNS u. Mitarb. (1951), LOWRY (1952), WINTERS u. Mitarb. (1952),
CLARA (1955), DAYTON u. Mitarb. (1956), HASSAN und LEHNINGER (1956), KEM-
PER (1963). Für den *Menschen* gibt LOWRY (1952) den Vitamin C-Gehalt der Leber
mit 110—250 γ an.

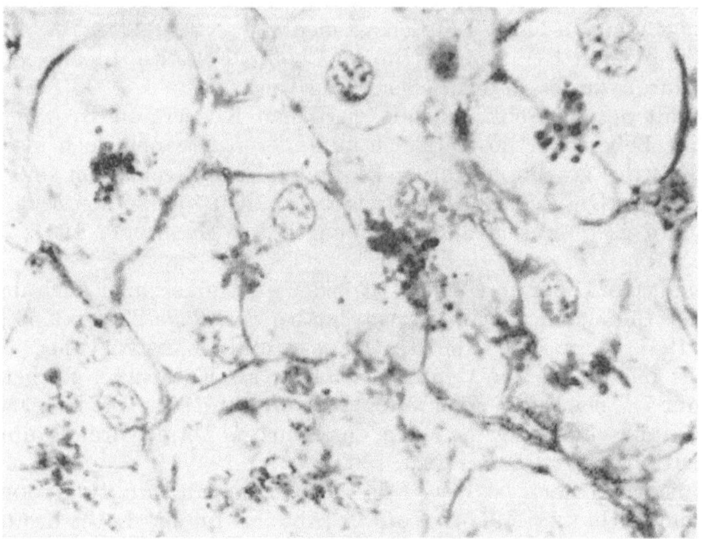

Abb. 66. Menschliche Leberepithelzellen. Vitamin C-Reaktion nach GIROUD und LEBLOND
(1934). Paraffin, 8 µ, Gegenfärbung mit Kernechtrot und Lichtgrün. 520fach. (Aus
SCHAFFENROTH, 1944)

Das Vitamin C hat nach POPPER und SCHAFFNER (1957) „keine bekannte besondere Beziehung zur Leber. Es beteiligt sich an der Oxydation der aromatischen
Aminosäuren und am Kohlenhydratstoffwechsel, beeinflußt die Ausbildung und
die Größe des Golgiapparates und wohl auch die Ausscheidung des Gallenpigmentes. 1,5—7% der mit der Nahrung aufgenommenen Ascorbinsäure erscheint
in der Leber." Der Wirkungsbereich des Vitamin C erstreckt sich wie die Wirkungs-
bereiche der anderen Vitamine „auf einen Großteil der wichtigsten für den Bestand des Lebens unerläßlichen Zellfunktionen" (TONUTTI, 1940). Das Vitamin C
ist wie die anderen Vitamine funktionsmäßig zellgebunden, seine Anwesenheit in
den Zellen richtet sich nach deren Bedarf und der Zufuhr mit der Nahrung.

SCHAFFENROTH (1944) berichtet über die histochemische Vitamin C-
Reaktion nach GIROUD und LEBLOND (1934) an lebensfrisch gewonnenen Leberstückchen von 17 erwachsenen *Menschen*. In drei dieser Fälle fiel die Reaktion
bei den Epithelzellen der Leber stark und in den anderen 14 Fällen schwach aus;
sie war jedoch nie in allen Leberepithelzellen positiv. In den Zellen mit reichlichen
schwarzen Silbergranula waren diese grob und eckig und hauptsächlich „dicht
gehäuft, oft zu Klumpen verbacken", um die Gallencapillaren gruppiert (Abb. 66).
Wiesen die Leberzellen dagegen nur wenig Granula auf, so waren diese klein und

kugelig und meistens diffus im Cytoplasma verbreitet. Das häufig in den Epithelzellen der Leber vorhandene Lipofuscin hat grundsätzlich die gleiche massierte
Lage um die Gallencapillaren oder die diffuse Lage im Zelleib wie die Silbergranula. Die Silber- und Lipofuscingranula können, aber müssen nicht gleichzeitig vorhanden sein. Das gleiche topische Verhalten wie das Vitamin C und das
Lipofuscin zeigt die saure Phosphatase der Leberepithelzellen (GEDIGK und BONT-
KE, 1956b). Wenn die Silbergranula im Falle der Leberepithelzellen tatsächlich
vom Vitamin C reduziertes Silber verkörpern, dann erhebt sich für das Vitamin C
die gleiche Frage wie für die saure Phosphatase: ist das gleiche örtliche Vorkommen dieser beiden Stoffe und des Lipofuscins nur Zufall oder hat auch das
Vitamin C mit der Entstehung des Lipofuscins, etwa aus der frei werdenden Fettsäurekomponente der Lipide bei Stoffwechselstörungen (GEDIGK und BONTKE,
1956), etwas zu tun ?

Die v. Kupfferschen Sternzellen der *menschlichen* Lebern sind so gut wie frei
von Vitamin C (SCHAFFENROTH, 1944); diesen Befund und die an den Epithelzellen
der Leber von SCHAFFENROTH erhobenen Vitamin C-Befunde hat CLARA (1955)
bestätigt.

TONUTTI (1937) fand nur spärliche Silbergranula in den Leberepithelzellen
des *Meerschweinchens* und viel mehr „Vitamin C-Granula" in der Golgi-Zone der
Epithelzellen einer *menschlichen* Leber. MONTGOMERY (1958) konnte bei autoptisch gewonnenen Lebern Silbergranula nur aufs Geratewohl in wenigen Epithelzellen feststellen.

Es gibt keinen unmittelbaren Beweis für die Spezifität des Giroud- und
Leblondschen Vitamin -C-Testes. Nach GIROUD und LEBLOND (Lit. siehe TONUTTI,
1940) und BOURNE (1936) kommen in den Organen, außer gewissen Pigmentgranula in der Haut, keine anderen Substanzen vor, die die saure Silbernitratlösung reduzieren, als das Vitamin C. Diese Autoren fanden ferner Übereinstimmung der histochemischen Reaktionsstärke mit den Ergebnissen der chemischen und titrimetrischen Vitamin C-Bestimmungen bei verschiedenen Organen.
Eindeutige Beweise für die Reduktion der sauren Silbernitratlösung durch das
Vitamin C sieht TONUTTI (1940) in dem starken Ausfall der Reaktion nach der
Verabreichung synthetischen Vitamins C bei Organen, die für gewöhnlich nur
geringe Mengen dieses Vitamins aufweisen, und in dem negativen Reaktionsaus-
fall beim skorbutischen Meerschweinchen (s. auch TONUTTI, 1937, 1938). PFUHL
(1941) vertritt die Auffassung, es seien immer zelleigene, mit Redoxsubstanzen
versehene Speicherstoffe (Pigmentgranula, chromaffine Granula, Lipoidtröpfchen),
die durch Vitamin C aktiviert und mit dem Silbernitrat geschwärzt würden. Diese
Granula bestünden beim Skorbuttier weiter, reagierten aber nicht, weil ihre
Redoxsubstanzen oxydiert seien und daher nicht mit der angesäuerten Silbernitratlösung reagieren könnten. PFUHL (1940) bestreitet indessen nicht, daß die
Ascorbinsäure letztlich doch die Ursache eines positiven Reaktionsausfalles ist:
„Die Mitwirkung der im Gewebe vorhandenen Ascorbinsäure ist zur Silber-
schwärzung unentbehrlich, auch wenn die schwärzbaren Granula selbst nicht aus
Vitamin C bestehen." Die chromaffinen Granula des menschlichen Nebennieren-
markes erscheinen nach der Durchführung des Giroud-Leblondschen Testes nicht
wie die metallischen Silbergranula („Vitamin C-Granula") undurchleuchtbar
schwarz, sondern gelb oder braun oder braunschwarz; aber eingestreut zwischen
die chromaffinen Granula liegen echte Silbergranula (WALLRAFF, 1949). Es
steht außer Zweifel, daß diese Silbergranula nicht identisch sind mit den chromaffinen Granula. Auch nach BARGMANN (1942) ist die „Wahrscheinlichkeit eines
Vitamin C-Nachweises durch GIROUDs Methode" gegeben, „wenn nach experimenteller Vitamin C-Zufuhr eine positive Reaktion in Zellen auftritt, in welchen

unter Einwirkung angesäuerter Silbernitratlösung normalerweise keine Silber-
körner auftreten".

Ein Gramm *Kälber*leber enthält nach MARXER und MÜLLER (1938) 0,300 bis
0,500 mg, ein Gramm *Schweine*leber 0,185—0,415 mg und ein Gramm *Pferde*leber
0,309—0,449 mg Vitamin C. Die Vitamin C-Werte sollen bei kranken Tieren
normal sein. Zufuhren von Vitamin C, Adrenalin und Glucose steigern den Ascor-
binsäuregehalt der Leber. SUMMERWELL und SEALOCK (1952) extrahierten aus
1 g Homogenat von der *Schweine*leber 76—123 γ freie und 16—22 γ (= 16—18%)
an Eiweiß gebundene Ascorbinsäure. Ein gleichsinniges Ergebnis erzielten DAYTON
u. Mitarb. (1956) mit Hilfe radioaktiv markierter Ascorbinsäure beim *Meerschweinchen*. Rund 19% der in der Leber enthaltenen L-Ascorbinsäure waren
beim normalen *Meerschweinchen* an Eiweiß gebunden, beim skorbutischen *Meerschweinchen* sogar ungefähr 28%. Fast genau so verhielt es sich mit der D-Ascor-
binsäure. KEMPER (1963) gelang es, aus dem Homogenat der *Ratten*leber die freie
Ascorbinsäure zu entfernen und eine Ascorbinsäure zu ermitteln, die an eine
Globulinfraktion des Cytoplasmas der Leberepithelzellen gebunden ist.

ALTENBURGER (1936) untersuchte den Einfluß von Vitamin C und
Thyroxin auf die Glykogenbildung in der Leber des *Meerschweinchens*.
Bei Normaltieren beträgt der Glykogengehalt der Leber im Durchschnitt 3,5%,
bei Skorbuttieren 1,1%. Vitamin C-Zufuhr bewirkt bei letzteren einen Anstieg
des Glykogenwertes bis über die Norm. Traubenzuckergaben allein führen bei
den Skorbuttieren zu keinem Anstieg des Leberglykogens, Traubenzucker- und
Vitamin C-Gaben dagegen zu einem erheblichen, oft mehr als das Doppelte der
normalen Glykogenwerte erreichenden Anstieg. Thyroxin verringert das Leberglykogen beim unbehandelten Tier bis auf 50% der Norm, während die Glykogenwerte bei Thyroxin- und Vitamin C-Verabreichung normal bleiben. Hieraus
schließt der Verf., daß das Vitamin C nicht nur die Glykogenspeicherung in der
Leber fördere, sondern auch den Glykogenabbau durch das Thyroxin hemme.

Das Vitamin C hat einen entscheidenden Anteil an der Bildung der Inter-
cellularsubstanzen der Bindegewebe und übt für diese auch nach ihrem Aufbau noch eine Schutz- und Abwehrfunktion aus. Bei Skorbut-*Meerschweinchen*
hat die Allylvergiftung die völlige Zerstörung der Gitterfasern in der Leber zur
Folge. Dagegen zeigen mit Vitamin C vorbehandelte Allyltiere eine Zunahme des
Bindegewebes mit Verdickung der Gitterfasern sowie Vermehrung und Verdickung
der kollagenen Fasern, ferner eine Hypertrophie der v. Kupfferschen Zellen
(BEIGLBÖCK, 1955).

So reich an Vitamin D die Fischleber, besonders die Leber mancher Seefische,
ist, so erstaunlich gering ist der Vitamin D-Gehalt der Leber bei den übrigen
Wirbeltieren (KODICEK, 1954). Von der Leber des *Menschen* sagt LANG (1962),
sie sei praktisch frei von Vitamin D. Wie CRUICKHANK u. Mitarb. (1954) in Versuchen mit Vitamin D_2-Gaben an *Ratten* gezeigt haben, scheint die Leber von allen
Organen der Säuger die größte Bereitschaft für die Aufnahme dieses Vitamins zu
haben (zit. nach LANG, 1962).

Dem Vitamin E, Tokopherol, wird von „fast allen Untersuchern" die
Bedeutung als „Leberschutzstoff bei Eiweißmangeldiät" zugeschrieben (BECK-
MANN, 1955). Es scheint als prosthetische Gruppe eines Enzymproteids zu fun-
gieren, d. h. die „Nucleoproteidsynthese", die „Glykoneogenese aus gluco-
plastischen Aminosäuren" und die Leberregeneration zu fördern. Mangel an
Vitamin E beeinträchtigt die Glykogenablagerung in der Leber des *Kaninchens*
(MILMAN u. Mitarb., 1954), künstliche Zufuhr erhöht sie in der Leber der *Ratte*
(KOCH, 1952). Mit der quantitativen Bestimmung des Vitamin E in der *mensch-
lichen* Leber befaßten sich DJU u. Mitarb. (1952), MASON u. Mitarb. (1952), MASON

und DJU (1953) und KODICEK (1954). Der Vitamin E-Gehalt der *menschlichen* Leber steigt mit dem Alter. Nach MASON u. Mitarb. beträgt er beim Menschen im Fetalalter 750 γ-%, im Alter von 1—3 Jahren 830 γ-%, bei 13—17jährigen 1300 γ-% und bei Erwachsenen 2190—2490 γ-%. Im höheren Alter sinkt der Vitamin E-Gehalt der Leber wieder, bei Greisen bis auf 930 γ. Wie COWLISHAW u. Mitarb. (1957) an der *Kücken*leber sowie DRAPER und ALAUPOVIC (1959) an der *Ratten*leber fanden, ist das Vitamin hauptsächlich in den Mitochondrien und Mikrosomen enthalten.

Der gesamte Gehalt des menschlichen und tierischen Körpers an Vitamin K, das von den Darmbakterien synthetisiert wird, ist gering. Den größten Teil davon enthält und speichert bei künstlicher Zufuhr die Leber, wie DAM u. Mitarb. (1954) bei *Kücken* und *Ratten* sowie TAYLOR u. Mitarb. (1956) bei *Ratten* nachgewiesen haben. Von dem Vitamin K, das der Leber durch die V. portae zugeführt wird, nehmen die Mitochondrien am meisten auf (GREEN u. Mitarb., 1956). Im Leberhomogenat vom *Rind* entfallen auf die Mitochondrienfraktion 61%, auf die Kernfraktion 24% und auf die supernatante Flüssigkeit 15% des Vitamin K-Gehaltes (GREEN u. Mitarb., 1956).

ϑ) Enzyme (Fermente)

Auf- und Abbau der angeführten paraplasmatischen Stoffe der Leberepithelzelle vollzieht sich mit Hilfe der in ihr in großer Zahl vorhandenen Enzyme. Für einen Teil dieser Enzyme konnten histochemische Reaktionen ausgearbeitet werden. Alle Leberenzyme sind, wie die Enzyme anderer Zellen und des Blutserums, Eiweißkörper. Hieraus ergibt sich die allgemeine Abhängigkeit des Fermentgehaltes und der fermentativen Tätigkeit der Zellen von der Ernährung.

ALLARD u. Mitarb. (1957) stellten bei *Ratten* nach 7tägigem Fasten eine Abnahme cytoplasmatischer Bestandteile (Mitochondrien, Ribonucleinsäure, Adenosintriphosphatase, Urikase, Inosinphosphorylase, Kathepsin) bei den Leberepithelzellen und eine entsprechende Minderung der betreffenden Enzymaktivitäten fest. Demgegenüber war die Wirksamkeit von Glutamindehydrogenase, saurer und alkalischer Phosphatase, Ribonucleasen und Guanase der Leberepithelzellen hungernder *Ratten* durchschnittlich hoch. Von den untersuchten Enzymen des Purinstoffwechsels fehlte die Xanthinoxydase. Das Festhalten der Leberepithelzellen an der Glutamindehydrogenase könnte ein Hinweis auf die Bedeutung dieses Enzyms für die Gluconeogenese sein. Bei hungernden und eiweißarm ernährten *Kaninchen* sinken die Werte für das Lebereiweiß und die Leberenzyme parallel (SCHULTZ, 1949; s. auch FORD (1962), NIEMEYER u. Mitarb., 1962).

Nach SCHUMACHER (1960) ist die überwiegende Mehrzahl der in der Leber histochemisch nachweisbaren Fermente inhomogen, aber in einem einheitlichen Muster über das Organparenchym verteilt. Das Verteilungsmuster werde von der Gliederung der Strombahn bestimmt, offenbar besonders von der Sauerstoffspannung in den verschiedenen Stromabschnitten. So ist die Dichte der Cytochromoxydase und der Bernsteinsäuredehydrogenase in der Läppchenperipherie am größten und nimmt gegen das Läppchenzentrum zu ab. Umgekehrt ist die Dichte der Diaphorasen (DPN- und TPN-Diaphorase) und der meisten DPN- und TPN-abhängigen Dehydrogenasen im Läppchenzentrum größer als in der Läppchenperipherie. „Die Gliederung der Strombahn bestimmt damit nicht nur die morphologische, sondern auch die funktionelle Differenzierung des Leberparenchyms. Als Bau- und Funktionselement des Organs ist angesichts der neueren histologischen Befunde das portale Läppchen (Mall) anzusehen, jener Parenchymanteil, der vom gleichen terminalen Pfortader- und Leberarterienast gespeist wird" (SCHUMACHER, 1960).

Die Enzyme sind auch im Cytoplasma und Kern der Leberepithelzelle nicht gleichmäßig verteilt, sondern in gesetzmäßigen Mengenverhältnissen in bestimmten Zellbestandteilen konzentriert (KÜHNAU, 1952). Geradezu Enzymbehälter sind die Mitochondrien, weshalb sie auch bei eiweißfreier Ernährung mit den Enzymen schwinden. „Die Mitochondrien der Leber enthalten die Fermente dieses Organes nicht in regelloser Mischung, sondern als geordnete funktionelle Einheit höheren Grades im Sinne des Gestaltbegriffs" (KÜHNAU, 1952). Es gibt im allgemeinen keine Enzyme mit isolierten Funktionen, sondern Enzymketten z. B. diejenigen des Tricarbonsäurecyclus oder der Fettsäureoxydation. Die Mitochondrien der Leberepithelzellen enthalten auch Enzyme, die durch oxydative Wirkung Hormone inaktivieren und dadurch das Gleichgewicht im endokrinen System aufrechterhalten. Nicht in den Mitochondrien lokalisierte Leberzellenzyme sind die alkalischen Phosphatasen, die Esterasen und die Enzyme des Nucleinsäurestoffwechsels.

αα) Leberphosphatasen

Nach MAJNO und ROUILLER (1951) ist eine Phosphatase ein Enzym, „das die Fähigkeit besitzt, die hydrolytische Spaltung eines Phosphorsäureesters zu katalysieren" und spielen Phosphatasen im Stoffwechsel der Kohlenhydrate, Fette, Nucleoproteide und anderer Eiweißverbindungen eine Rolle, die in der Beschleunigung hydrolytischer Spaltungen besteht. Phosphatasen sind an der Zuckerresorption des Darmes und der Hauptstücke der Nierenkanälchen sowie am Eiweißstoffwechsel der Zelle beteiligt. Die alkalische Phosphatase ist eine Phosphomonoesterase; sie ist bei pH 8,5—10 wirksam und wird unterhalb pH 5 unwirksam, sie heißt deshalb „alkalische" Phosphatase. Die saure Phosphatase ist bei pH 3—6 wirksam und oberhalb pH 8 unwirksam, man nennt sie deshalb „saure" Phosphatase.

Alkalische Phosphatase. Dieses Enzym wird nach EMERICH und PETZODI (1959) „überall dort gefunden, wo ein aktiver Transport von Glucose durch die Zellmembran erfolgt". Es soll auch an Stellen mit aktivem Nucleinsäure- und Proteinstoffwechsel auftreten, wobei angenommen wird, daß es die Bildung von Faserprotein beeinflußt. Nach GOEBEL und PUCHTLER (1954) spaltet es bei pH-Optimum 9,3 Phosphorsäureester der Formel $R\text{-}OPO_3$ in $R\text{-}OH + HOPO_3H_2$.

Über das Vorkommen der alkalischen Phosphatase in den Kernen der Leberepithelzellen berichten WACHSTEIN (1945, *Ratte, Maus*), SULKIN und GARDNER (1948, *Ratte*), CLEVELAND u. Mitarb. (1950, bioptisches Material vom *Menschen*), EGER und GELLER (1952, *Ratte*), RICHTERICH und WOLF (1953, *Ratte*), EMERY und DOUNCE (1955a, b, *Ratte*), LAMBERS (1959, Leberpunktate vom *Menschen*). GOMORI (1951) bezeichnet die Kernfärbung mit den bis zu diesem Zeitpunkt für die Darstellung der alkalischen Phosphatase angewandten Verfahren als das Ergebnis sekundärer Absorption von Ca-Phosphat aus dem Reagens; diese Färbung sei in den meisten, wenn nicht in allen Fällen ein Kunstprodukt. Die neue Azo-Färbemethode, die auf dem Nachweis des von Naphthylphosphat befreiten Naphthols beruhe, zeige keine Spur alkalischer Phosphatase in den Zellkernen. „Die Kerne gelten aufgrund chemischer Untersuchungen als arm an alkalischer Phosphatase. Ihr Phosphatasegehalt wird bei der Leber mit 5—10% der Gesamtaktivität angegeben. Nach der Azofarbstoffmethode sind die Kerne frei von alkalischer Phosphatase. NOVIKOFF warnt daher vor irgendwelchen Schlußfolgerungen bezüglich des Phosphatasevorkommens in Zellkernen" (zit. nach GOEBEL und PUCHTLER, 1954). VERNE (1956) bemerkt, alkalische Phosphatase sei dann in den Kernen vorhanden und es liege kein Artefakt vor, wenn das Cytoplasma keine Phosphataseaktivität aufweise. Das Enzym könne im Bereich der Chromosomen vorhanden sein und bei der Synthese der Desoxyribonucleinsäure mitwirken, die bei der Mitose gebildet wird. Es verschwinde aus den Kernen, wenn durch Berylliumsalze die Verdoppelung der Chromosomen und damit die Bildung neuer Desoxyribonucleinsäure verhindert werde. LAMBERS (1959) hält nur die Reaktion des Nucleolus für den Ausdruck einer echten Phosphatasereaktion des Zellkernes der Leberepithelzelle. Das Kernchromatin besitze keine eigene Phosphataseaktivität.

Berichte über positive alkalische Phosphatasereaktionen des Cytoplasmas der Leberepithelzellen (Abb. 67) finden sich bei WACHSTEIN (1945), SULKIN und

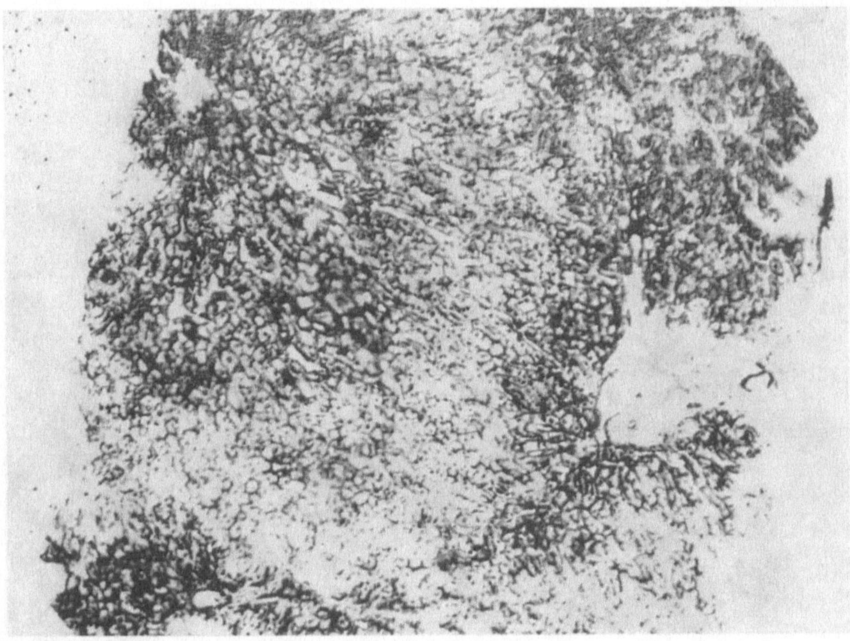

Abb. 67. Menschliches Leberpunktat. Alkalische Phosphatase-Reaktion mit cytoplasmatischem Einschlag. Reaktionsmaximum in der zentralen und peripheren Zone, schwache Reaktion in der intermediären Zone der Zentralvenen-Läppchen. 80fach. (Aus LAMBERS, 1959)

GARDNER (1948), EGER und GELLER (1952), LANG (1952), RICHTERICH und WOLF (1953), MONTGOMERY (1955), LAMBERS (1959), EMMRICH und PETZOLD (1959). WACHSTEIN (1959) hingegen betont, das Cytoplasma der Leberzelle reagiere nicht mit alkalischen Phosphatasereagentien. NOVIKOFF (zit. nach GOEBEL und PUCHTLER, 1954) rät gegenüber Arbeiten, die Kern- und Cytoplasmaphosphatasen unterscheiden wollen, zur Vorsicht.

Die alkalische Phosphasereaktion beginnt nach den Feststellungen von EGER und GELLER (1952) in der Peripherie der Leberläppchen, in Nähe der Portalfelder, und schreitet allmählich auf das Läppchenzentrum zu, das aber nach 8 Std Bebrütung noch ausgespart ist. Die Autoren dehnten die Reaktion nicht über diese Zeit aus, glauben jedoch, daß auch die zentralen Läppchenbezirke bei längerer Bebrütung noch reagiert hätten. Die erste deutliche Enzymreaktion (Substratschwärzung) zeigen nach 20 min die Nucleolen der Leberzellkerne, es folgen die Schwärzung der Kerne und die Nachdunkelung der Zelleiber. Das Optimum der Bebrütungszeit mit dem nach NEUMANN angesetzten Reagens betrage am nativen Gefrierschnitt 5 Std. In der gleichen Zeit fällt die Reaktion an

9*

Schnitten von alkoholfixierten und in Paraffin eingebetteten Leberstückchen viel
schwächer aus. Die Autoren sprechen von einer 70—80%igen Aktivitätseinbuße,
die durch eine dreimal längere Bebrütungszeit bis zu einem gewissen Grad aus-
geglichen werden könne. Von 120 *menschlichen* Leberpunktaten (davon 29 mit
Parenchymschäden) wiesen 71 eine unterschiedliche Verteilung der alkalischen
Phosphatase in den Leberläppchen auf: 21 ein zentrales, 25 ein peripheres sowie
25 ein peripheres und zentrales Reaktionsmaximum, worin sich funktionelle Unterschiede in der Tätigkeit der Läppchenbezirke ausdrücken könnten (LAMBERS,
1959). Ein eindeutiger Zusammenhang zwischen der Lokalisation der alkalischen

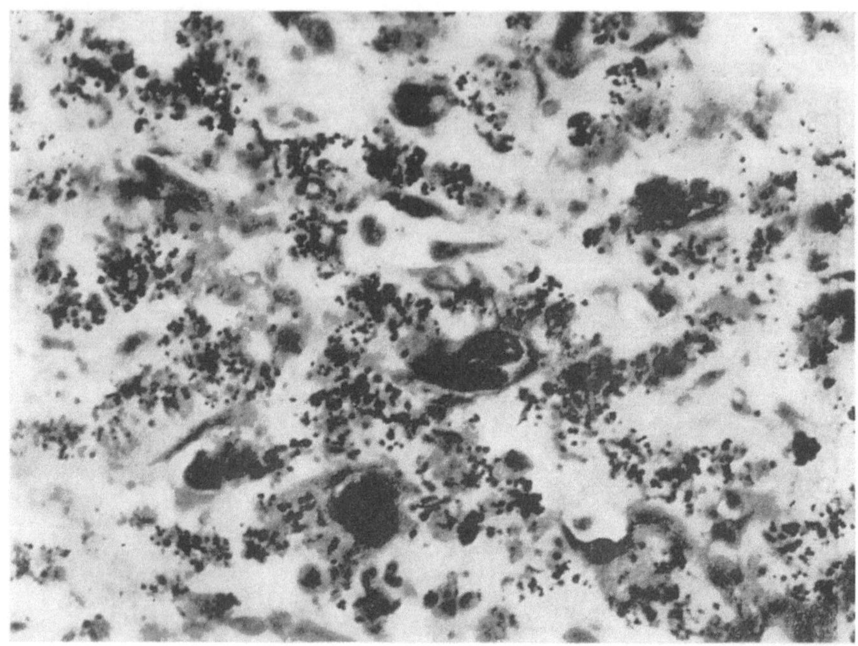

Abb. 68. Menschliches Leberpunktat. Alkalische Phosphatase-Reaktion. Starker Reaktions-
ausfall an den Orten der Lipofuscin-Ablagerung. Lipofuscin-Granula und v. Kupffersche
Zellen geschwärzt. 560fach. (Aus LAMBERS, 1959)

Phosphatase und der Fettablagerung fand sich nicht. Nach den Fixierungen mit
80%igem Alkohol, kaltem Aceton und Carnoyscher Flüssigkeit, Paraffineinbettung und Anwendung des Gomori-Reagenzes vermißten SULKIN und GARDNER
1948) in den meisten Fällen die alkalische Phosphatase im Cytoplasma der Leberepithelzellen; dagegen sahen sie eine große Enzymaktivität der Zellkerne, besonders der Nucleolen und der Kernmembran.

Die Mitochondrien scheinen relativ wenig alkalische Phosphatase zu enthalten (LANG, 1952; EMERY und DOUNCE, 1955c).

In Analogie zu der starken sauren Phosphatasereaktion, die GEDIGK und BONT-
KE (1955a) an den Orten der Lipofuscinablagerungen in den Leberepithelzellen
erhielten, steht die an diesen Orten in der gleichen Stärke von LAMBERS (1959)
gefundene alkalische Phosphataseaktivität (Abb. 68). Zum Unterschied hierzu
erzielten GEDIGK und BONTKE (1956b) diese Reaktion am Lipofuscin oder in
dessen Bereich in der Leberzelle nicht; sie konnten nur eine Reaktion der Gallencapillaren verzeichnen. LAMBERS (1959) sieht die Ursache für diese Abweichung
darin, daß GEDIGK und BONTKE (1956b) „ausschließlich Obduktionsmaterial"

benutzten, während ihm „frische Punktate zur Verfügung standen". LAMBERS (1959) erhielt die alkalische Phosphatasereaktion nur an Gefrierschnitten von fixierten Punktaten, nicht an Paraffinschnitten. GEDIGK und BONTKE führten die Reaktion an Gefrier- und Paraffinschnitten durch, jedoch beide Male ohne Erfolg. LAMBERS (1959) betrachtet den positiven Ausfall der alkalischen Phosphatasereaktion „im Lipofuscin der Leber" als eine Bestätigung für die „Bedeutung des Lipofuscins als Stoffwechselreaktionsprodukt". Diese Schlußfolgerung ziehen auch GEDIGK und BONTKE (1956a, b) aufgrund der positiven Ergebnisse, die sie an diesem Pigment mit der sauren Phosphatasereaktion erzielten.

FETZER u. Mitarb. (1964) verzeichnen an formolfixierten Gefrierschnitten der *Ratten*leber mit der Azofarbstoffmethode nach GÖSSNER (1958) nur eine kräftige alkalische Phosphatasereaktion der Gefäßwände, vor allem in den Glissonschen Feldern, und bei einem Teil der Gallenkanälchen. Die Leberzellen färbten sich nur schwach und gleichmäßig braun. Im Verbrühungsversuch war die Reaktion dieser Gewebsanteile insgesamt etwas stärker. EGER und GELLER (1952) stellten nach der Fixierung nativer Gefrierschnitte mit 80 %igem Alkohol eine schwächere Kern- und Plasmareaktion und nach der Fixierung mit Alkohol-Chloroform die Aufhebung der Kern- und Plasmareaktion fest, während die Gallenkanälchen so wie an den unfixierten Schnitten stark geschwärzt waren. An Schnitten von fixierten und in Paraffin eingebetteten Leberstückchen war die Enzymeinbuße oder die Enzymhemmung noch beträchtlicher, sie betrug bis zu 80 %. Nach RICHTERICH und WOLF (1953) könnte der hohe Gehalt der Gallenkanälchen an diesem Enzym anzeigen, daß die Leber nicht nur Bilirubin, sondern auch alkalische Phosphatase ausscheidet. Was aber „den geringen Gehalt der Leberzellen an alkalischer Phosphatase" anbelangt, so rechtfertige dieser kaum" die Annahme, daß dieses Organ normalerweise die Quelle der alkalischen Serumphosphatase" sei. Ungeklärt bleibe auch die Frage, „ob die alkalische Phosphatase in der Leber selbst bestimmte metabolische Funktionen" habe, oder „ob sie dort bloß auf dem Wege der Ausscheidung" erscheine, „um dann in die Galle weitergegeben zu werden".

Manche Untersucher verzeichnen außer den schon genannten Substratreaktionen noch die Reaktion der Endothelien der Lebersinusoide, Zentralvenen, Pfortader- und Leberarterienäste oder der v. Kupfferschen Sternzellen (CLEVELAND u. Mitarb., 1950; RICHTERICH und WOLF, 1953; MONTGOMERY, 1955; VERNE, 1956; LAMBERS, 1959; WACHSTEIN, 1959). SULKIN und GARDNER (1948) betonen das Vorhandensein der alkalischen Phosphatase in allen Leberepithelzellen, besonders in deren Kernen, und in den Gallenkanälchen während der ersten 15 Tage der Leberregeneration.

EMERY und DOUNCE (1955a, b) unterscheiden zwei Arten alkalischer Phosphatase: eine, die durch Magnesium aktiviert wird, und eine weitere, die mit diesem Metall nicht reagiert. Die erstere fand sich in der supernatanten Flüssigkeit von der *Ratten*leber und ist wahrscheinlich eine freie Phosphatase des Cytoplasmas; sie soll in die Zellkerne diffundieren, die diese Phosphatase selbst in beträchtlicher Menge enthalten. Die letztere kommt nur in der Fraktion der Zellkerne vor, wo sie sehr fest an strukturiertes Kernmaterial gebunden sei. Als Diffusionswege vom Cytoplasma in die Zellkerne können für das mit Magnesiumionen aktivierbare Enzym die Kernporen in Frage kommen. Dieses Enzym und die Leberproteine waren bei Hungertieren vermindert; das nicht aktivierbare Enzym dagegen wurde davon nur wenig betroffen. Nach TESSMANN (1963) ist das Fermentbild der alkalischen Phosphatase in der *Ratten*leber im Hungerexperiment uneinheitlich und durch Aktivitätsverlust gekennzeichnet.

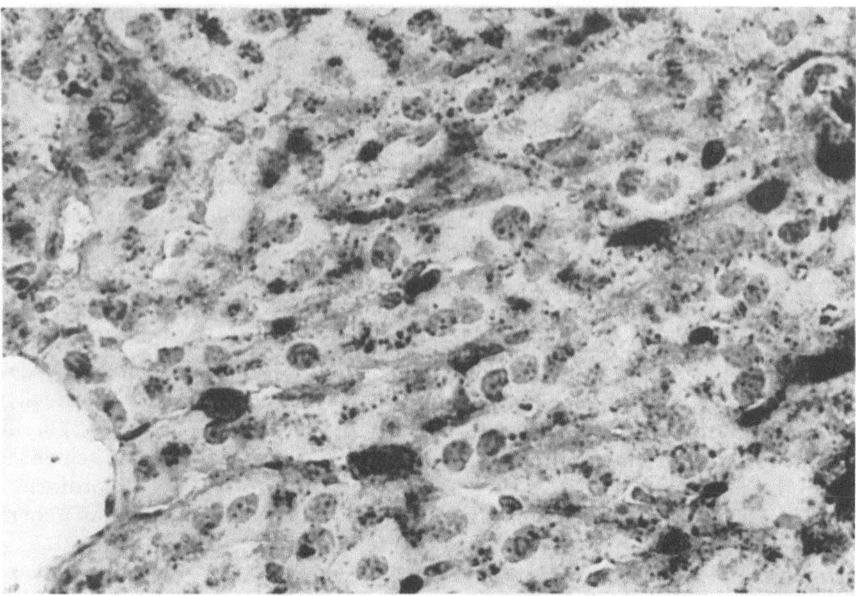

Abb. 69. Starke saure Phosphatase-Aktivität in den Leberepithelzellen eines Zentralvenen-Läppchens der Maus. Granuläre Form des Reaktionsproduktes, das in den Kernen und im Cytoplasma der Leberepithelzellen locker, in den v. Kupfferschen Zellen dagegen sehr dicht gefügt ist. 615fach. (Aus DE MAN, DAEMS, WILLIGHAGEN und RUSSEL, 1960)

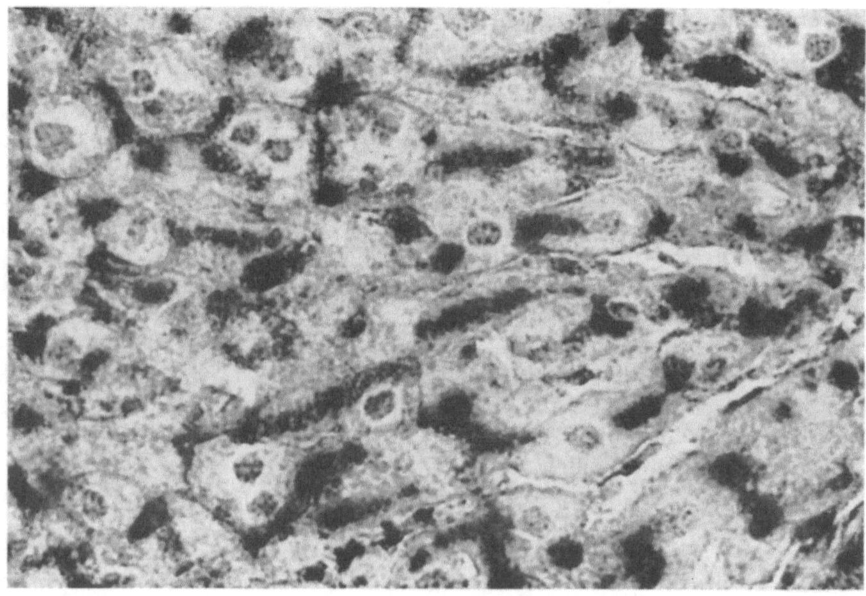

Abb. 70. Ausschnitt aus dem zentralen Teil eines Zentralvenen-Läppchens der Maus. Saure Phosphatase-Reaktion. Der Ausfall der Reaktion ist im Cytoplasma der Leberepithelzellen („zwischen den Kernen") so intensiv wie in den v. Kupfferschen Zellen der Abb. 69. 615fach. (Aus DE MAN, DAEMS, WILLINGHAGEN und RUSSEL, 1960)

SARKAR und DEB (1965) erzielten bei Fischen, Amphibien, Reptilien, Vögeln und Säugern unterschiedliche Ergebnisse bezüglich des alkalischen und sauren Phosphatasegehalts der Leber.

Bei den Leberepithelzellen der *Ratte* (GEYER und FEIGE, 1967/68) konzentriert sich die Verteilung der alkalischen Phosphatase auf das Plasmalemm im Bereich der Intercellularfuge und des Disseschen Raumes, beim Kaninchen auf das Plasmalemm im Bereich der Gallenkanälchen. Die übrigen Abschnitte des Plasmalemms weisen nur wenig alkalische Phosphatase auf. Das Enzym haftet der Außenseite des Plasmalemms an. Innerhalb der Leberepithelzellen finden sich alkalische Phosphatase-Korpuskeln mit inhomogenem, unterschiedlich dichtem elektronenmikroskopischem Inhalt, den eine Membran umhüllt. Organellen und Zellkerne sind frei von Bleiniederschlägen. 1- und 4tägige Gallenstauung nach Unterbindung des Ductus choledochus bringt eine Zunahme der Enzymaktivität, besonders im Bereich der Gallenkanälchen, mit sich. Die alkalische Phosphatase-Aktivität ist hauptsächlich an das Plasmalemm der Leberepithelzellen gebunden.

Mit steigendem Fettgehalt der Leberepithelzellen nimmt die alkalische Phosphatase in diesen Zellen bei der *Ratte* histochemisch und biochemisch zu und die Succinodehydrogenase ab (RECKNAGEL u. Mitarb., 1967/68).

In der *fetalen menschlichen* Leber der 12. und 18. Woche etwa fanden PICARDI u. Mitarb. (1967) das Reaktionsprodukt der alkalischen Phosphatase als Bleiphosphatniederschlag elektronenmikroskopisch granulär auf dem Plasmalemm der Leberepithelzellen und der Erythroblasten angehäuft, im letzten Fall besonders stark bei den unreifen Formen. Eine hohe Enzymaktivität zeigten ferner peribiliäre Granula und Granula der erythropoetischen Zellen.

Saure Phosphatase. Für die Phosphatester aufspaltende saure Phosphatase gilt, was das Vorkommen und die Lokalisation in der Leberepithelzelle anbetrifft, im allgemeinen das gleiche wie für die alkalische Phosphatase. Das Reaktionsprodukt ist, je nach der Intensität, ein gelbbrauner bis schwarzbrauner Substratniederschlag; eine Schwärzung wie bei der starken alkalischen Phosphatasereaktion, tritt nicht ein.

WACHSTEIN (1945) erhielt bei *Mäusen* und *Ratten* eine saure Phosphatasereaktion des Kernchromatins und der Chromosomen bei Leberepithelzellen, die sich teilten, und eine stärkere Reaktion des Cytoplasmas dieser Zellen mit dem sauren Phosphatasereagens als mit dem alkalischen. Bei Hungertieren war die Enzymreaktion ziemlich normal, nach Eiweißentleerung und Verfettung der Zellen jedoch abgeschwächt. SULKIN und GARDNER (1948) verzeichnen bei normalen Ratten eine variable Reaktion des Cytoplasmas der Leberepithelzellen und eine konstantere Reaktion der Zellkerne, zumal des Chromatins und der Nucleolen. Während der saure Phosphatasegehalt des Cytoplasmas im Leberregenerat im wesentlichen der Norm entsprach, war dieser in den Kernen deutlich vermehrt. Nach ROBINOVITCH (1949) gibt es zwar eine saure Phosphatasereaktion des Kernchromatins, nicht aber der Nucleolen. An nativen, mit Neumannscher Flüssigkeit bebrüteten Gefrierschnitten von der *Ratten*leber zeigt sich nach EGER und GELLER (1952) die erste deutliche saure Phosphatasereaktion wie die alkalische an den Leberläppchen nach 1 Std in der Nähe der Portalfelder. Der optimale Befund stelle sich in 3—4 Std ein. Dann seien die Zellkerne im ganzen Leberläppchen tief schwarzbraun, das Cytoplasma der Leberepithelzellen blaßgelb, das Netz der Gallenkanälchen und seitlich von diesen in den Leberzellen liegende peribiliäre Massen schwarzbraun gefärbt. Acetonfixierung der Schnitte vor der Bebrütung hätten nur eine schwächere Kernreaktion, Alkoholfixierung dagegen den Verlust der Nucleolenfärbung und eine Abschwächung der übrigen Substratfärbungen zur Folge. Nach Fixierung und Paraffineinbettung sei die saure Phosphatasereaktion noch nach 4 Std Bebrütung fast negativ. GEDIGK und BONTKE (1956a, b) erzielten an menschlichem Sektionsmaterial eine positive saure Phosphatasereaktion am Lipofuscin (Abb. 58b), am Cytoplasma der Leberepithelzellen und an den Sternzellen. WACHSTEIN (1959) registriert saure Phosphatase bei *Mensch* und *Ratte* hauptsächlich im Bereich der kleinen Gallengänge und in den v. Kupfferschen Zellen. Ein besonders eindrucksvolles Bild von der Lokalisation der sauren Phosphatase geben die licht- und elektronenmikroskopischen Untersuchungen von DE MAN u. Mitarb. (1960). Das Reaktionsprodukt erscheint bei der *Maus* außer in den Kernen in granulärer Form im Cytoplasma der Leberepithelzellen und der v. Kupfferschen Zellen. In Abb. 69 erscheint es in den Leberepithelzellen als ganz dichte Punktierung („stippling") zwischen den Kernen und in den Sternzellen. So massiv wie hier in den v. Kupfferschen Zellen kann die saure Phosphatasereaktion aber auch in den Leberepithelzellen zwischen den Kernen ausfallen (Abb. 70). Sowohl die lockere als auch die dichte körnige Ansammlung zwischen den Kernen entsprechen der Lokalisation des Lipofuscins in den Leberepithelzellen (vgl. GEDIGK und BONTKE, 1956; ESSNER und NOVIKOFF, 1960). Die saure Phosphatase ist nach TESSMANN (1963) beim Normal- und Hungertier (Ratte) über das ganze Leberläppchen gleichmäßig verteilt.

HOLMGREN und SWESON (1953) berichten über tagesrhythmische Schwankungen der alkalischen und sauren Phosphatase-Aktivitäten bei der Ratte.

Die gleiche Lage wie das saure phosphatase-positive Lipofuscin haben in den Leberepithelzellen PAS-positive Dextrantröpfchen bei Tieren, denen eine Dextranlösung intraperitoneal gespritzt wurde. Im elektronenoptischen Bild liegen zwischen den Kernen der Leberepithelzellen und den Gallencapillaren zahlreiche elektronendichte Körperchen. "These structures were called cytosomes. They could be considered as analogous to the electron dense bodies." Ihre Lokalisation ist im allgemeinen dieselbe wie diejenige großer saurer Phosphatasemengen. Die gleiche Lage wie die elektronendichten Körperchen haben verschieden große, maximal im Durchmesser bis zu 1 μ messende elektronenoptisch leere, gegen das Cytoplasma scharf abgegrenzte Vacuolen, die nur nach Dextraninjektion auftreten. Auf der Seite der Lebersinusoide ist das Cytoplasma der Leberepithelzellen fast immer frei von diesen Vacuolen. In den v. Kupfferschen Sternzellen sind sie durchwegs größer, maximal 2 μ groß. Es besteht sowohl bei den Leberepithelzellen als auch bei den v. Kupfferschen Zellen eine Beziehung zwischen der Intensität der sauren Phosphasereaktion und der Menge der dichten Körperchen. Die Granulabefunde stimmen mit den von ESSNER und NOVIKOFF (1960) erhobenen überein. Ebenso unverkennbar ist die Ähnlichkeit mit den Lipofuscingranula. Später erbrachten ESSNER und NOVIKOFF (1961) zugleich histochemisch und elektronenmikroskopisch beim *Menschen* und bei der *Ratte* den Beweis für den Zusammenhang der sauren Phosphatase mit den Lipofuscingranula und mit den Lysosomen überhaupt. " The sites of reaction product of acid phosphatase activity as visualized in electron micrographs are consistent with those in frozen sections studied by light microscop. They indicate that the pericanalicular bodies of parenchymatous cells, the large peripherical bodies of Kupffer cells, the microbodies appearing after bilirubin infusion and lipofuscin granules belong to the class of cytoplasmatic organelles called lysosomes by Duve." Abb. 71 zeigt eindeutig den Niederschlag des Reaktionsproduktes der sauren Phosphatase bei den Lipofuscingranula. Intraperitoneale Dextraninjektionen verstärken die saure Phosphatasereaktion. Im Leberhomogenat der *Ratte* fanden BERTHET und DUVE (1951) 55—60% der unspezifischen sauren Phosphatase an Mitochondrien gebunden und den Enzymrest in der Fraktion der kleinen Granula sowie in der supernatanten Flüssigkeit. Der Gehalt der Zellkerne an saurer Phosphatase war

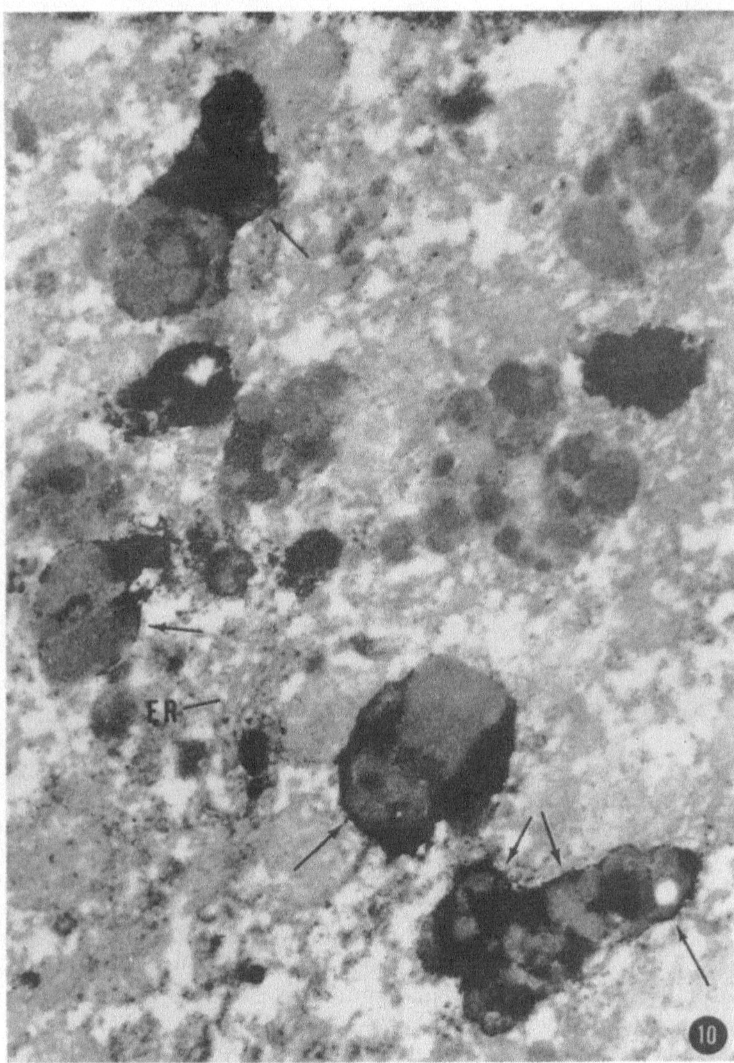

Abb. 71. Menschliche Leber. Saure Phosphatase-Reaktion. Eindeutige Niederschläge des Reaktionsproduktes in den peripheren Bereichen der Lipofuscin-Granula (Pfeile). Die mäßig elektronendichten zentralen Bereiche der Granula und das endoplasmatische Reticulum (ER) weisen kein Reaktionsprodukt auf. 25000fach. (Aus ESSNER und NOVIKOFF, 1961)

gering. BREWER und HEATH (1963) behaupten dagegen aufgrund elektronenmikroskopischer Feststellungen an der *Ratte,* daß die saure Phosphatase nur in den Lysosomen der Leberepithelzellen und in Vacuolen, die aus Lysosomen hervorgegangen sind, lokalisiert sei. Von TRUMP und ERICSSON (1964) an der *Mäuse*leber durchgeführte licht- und elektronenmikroskopische Untersuchungen ergaben, daß die saure Phosphatase in der Matrix und an der Innenseite der Lysosomenmembran liegt. In den Mikrobodies, den Multivesicularbodies, im endoplasmatischen Reticulum, Golgi-Apparat und Grundplasma sei das Ferment nicht nachweisbar. Auch HOLT und HICKS (1961) verzeichnen den Niederschlag

des Bleiphosphates, des Reaktionsproduktes der Gomorischen sauren Phosphatase-
technik, nur in den vacuolisierten „dense bodies"; sie sahen ihn nie in den Mikrobodies. Aber nicht jedes vacuolisierte dense body enthielt das Blei, vielmehr lagen
manchmal gefärbte und ungefärbte Körperchen beisammen. In Leberpunktaten
von 15 an Virus-Hepatitis erkrankten und von 5 augenscheinlich gesunden *Menschen* fanden BERTOLINI und HASSAN (1967) das Reaktionsprodukt mit der sauren
Phosphatase als Bleiphosphat nur im Golgi-Komplex und in Lysosomen der
Leberepithelzellen und der v. Kupfferschen Sternzellen. Der Golgi-Komplex
enthielt es sonderbarerweise stets nur im aufgetriebenen Endabschnitt eines
Lamellensackes und in abgestoßenen Golgi-Bläschen. In den Lysosomen war das

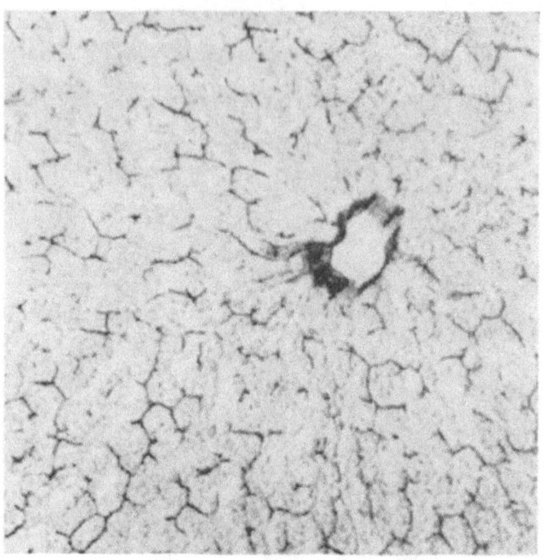

Abb. 72. Adenosintriphosphatase-Reaktion eines Zentralvenen-Läppchens der Rattenleber.
Positive Fermentreaktion der Zentralvene und der Gallenkanälchen. 270fach. (Aus WACHSTEIN,
1959)

Reaktionsprodukt in der Gestalt großer Einschlußkörper vorhanden. Nach diesen
Befunden wären also nur der Golgi-Komplex und die Lysosomen die Behälter der
sauren Phosphatase. Gewisse Übereinstimmungen zwischen diesen Befunden und
denen der vorhin zuletzt genannten Autoren bestehen.

AUTUORI und BERTOLINI (1965) bestimmten nach der Homogenisierung der
Leber von *Ammocoetes* und *Petromyzon* quantitativ die sedimentierbare saure Phosphatase und Proteinase. Der Prozentsatz der sedimentierten Aktivitäten betrug
bei *Ammocoetes* 67% Phosphatase und 56% Proteinase. Bei Larven, die mindestens
2 Monate gehungert hatten und bei erwachsenen *Petromyzonten* waren die Prozent-
sätze niedriger. Die Messungen ergaben bei der verhungerten Larve 46% Phosphatase, 52% Proteinase und beim erwachsenen *Petromyzon* 44% Phosphatase,
49% Proteinase.

Die Existenz der Phosphoamidase ist strittig (EGER, 1954/55); nach
PEARSE (1954) ist sie mit der sauren Phosphatase identisch. Das Reaktionsprodukt,
das sie mit der p-Chloranilidophosphorsäure geben soll, ist je nach dem Stärke-
ausfall der Reaktion wie dasjenige der sauren Phosphatase hell- und dunkelbraun.
EGER (1954/55) fand dieses Produkt im Cytoplasma der Leberepithelzellen der
Ratte, hauptsächlich aber in deren Kernen und in den Capillarwänden. Die saure
Phosphatase soll mehr im peripheren, die Phosphoamidase mehr im zentralen
Funktionsfeld des Leberläppchens der Ratte lokalisiert sein.

Adenosintriphosphatase. Die Adenosintriphosphatase der *Ratten*leber (Wachstein und Meisel, 1957; Novikoff u. Mitarb., 1958; Wachstein, 1959) und der *Mäuse*leber (Turchini, 1960a) kann mit Adenosintriphosphat und Bleisalz in den Gallenkanälchen (Abb. 72 nachgewiesen werden, deren Netze wie bei der Silberimprägnation in Erscheinung treten. Ähnlich, aber nicht so regelmäßig reagieren beim *Menschen* die Wände der Lebersinusoide, der Zentralvenen und der anderen Lebergefäße, nicht hingegen das Epithel der Gallengänge. Essner u. Mitarb. (1958), Novikoff (1959) sowie Novikoff und Essner (1960) fanden das Enzym bei *Ratten* elektronenmikroskopisch fast nur im Plasmalemm des Leberepithelzellen auf der Seite der Gallenkanälchen und in den Mikrovilli dieser

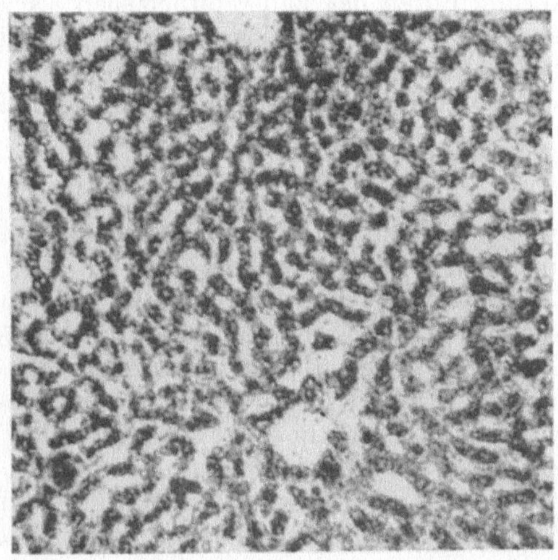

Abb. 73. Glucose-6-Phosphatasereaktion eines frischen Gefrierschnittes von der Probeexcision einer normalen menschlichen Leber. Gleichmäßige, starke Fermentreaktion der Leberepithelzellen im Zentralvenen-Läppchen. 75fach. (Aus Wachstein, 1959)

Membranabschnittes. Persijn u. Mitarb. (1961) gelang bei der *Maus* die elektronenmikroskopische Darstellung der Adenosintriphosphatase hauptsächlich in den Mikrovilli des Disseschen Raumes und der Gallenkanälchen sowie in denjenigen Pasmalemmabschnitten der Leberepithelzellen, die an die intercellulären Räume angrenzen. Das Enzym fand sich außerdem in den Endothelzellen der Sinusoide und in den Epithelzellen der Gallengänge. Die Substratniederschläge sind fein- bis grobkörnig. Schatzki (1962) erhielt mit der Methode von Wachstein und Meisel bei *Ratten* eine spezifische und scharfe Färbung der Gallenkanälchen, eine Färbung des Bindegewebes in den Portalfeldern, der Glissonschen Kapsel sowie des Endothels der Arterien und Venen und schließlich der großen Gallengänge.

Adenosin-5'-Phosphatase. Den Nachweis dieses Enzyms führte Tuchini (1960a, b, c und 1961b) an den Leberepithelzellen, Sinusoiden, Zentralvenen und Gallenkanälchen der *Mäuse*leber. Das Enzym ist vorwiegend in der peripheren Zone der Leberläppchen lokalisiert. Wasser- und Kohlenhydratmangel haben die Ausbreitung des Enzyms über die Gallenkanälchen bis zu den Zentralvenen zur Folge. Bei der neugeborenen *Maus* ist das Enzymmuster unterschiedlich ausgeprägt. Nach Essner u. Mitarb. (1958) stimmt die Lokalisation der Adenosin-5-Phosphatase mit derjenigen der Adenosintriphosphatase bis auf einen Unterschied überein: auch die Mikrovilli auf der Sinusoidseite der Leberepithelzellen geben die Reaktion auf Adenosin-5-Phosphatase.

Glucose-6-Phosphatase. Dieses Enzym kann mit Glucose-6-Phosphat und Bleisalz bei pH 6,7 am frischen Gefrierschnitt nachgewiesen werden und kommt nur in den Leberepithelzellen vor, in erster Linie im periportalen Bereich (CHIQUOINE, 1955), beim *Menschen* dagegen gleichmäßig im ganzen Zentralvenenläppchen (Abb. 73). Das Enzym nimmt eine Schlüsselstellung im intermediären Kohlenhydratstoffwechsel ein. Wenn die Glucose-6-Phosphatase fehlt, können die Leberepithelzellen zwar Glykogen aufbauen, aber nicht abbauen; die Folge ihres Fehlens ist die Glykogen-Speicherkrankheit (CORI, 1933; SIDBURY u. Mitarb., 1961; SHELDON u. Mitarb., 1962). ORRENIUS und ERICSSON (1966) wiesen die Glucose-6-Phosphatase bei *Ratten* im endoplasmatischen Reticulum und in der Kernmembran der Leberepithelzellen als Bleiphosphatniederschlag nach. Barbital-Verabreichung bewerkstelligt zugleich die Neubildung von Membranen des endoplasmatischen Reticulums und die Verminderung der Reaktion auf Glucose-6-Phosphatase. Aktinomycin verhindert den Schwund dieses Enzyms nicht.

ββ) Leberesterasen

Die Leberesterasen umfassen einen Fermentkomplex, der funktionell in spezifische Esterasen, unspezifische Esterasen und Lipasen aufteilbar ist und die Aufgabe hat, die Ester carboxylhaltiger Säuren zu hydrolysieren. Spezifische, d. h. substratspezifisch wirksame Esterasen, sind die Cholinesterase und die Cholesterinesterase. Die unspezifischen Esterasen greifen hauptsächlich Ester der niedrigen Fettsäuren und Lipasen Ester höherer Fettsäuren an, d. h. sie wirken substratunspezifisch. Allerdings sind die Wirkungskreise der Esterasen nicht in der angeführten Weise scharf abgegrenzt, sondern es kommen Überschneidungen vor. Für die histochemische Darstellung der unspezifischen Esterasen bieten sich die Methoden von GOMORI (1945, 1946), NACHLAS und SELIGMAN (1949) sowie MARK (1950) an.

NACHLAS und SELIGMAN (1949), MARK (1950), KLEIN u. Mitarb. (1952), RICHTERICH (1952a, b), MONTGOMERY (1955), VERNE (1956) und EGER (1958) stimmen darin überein, daß die Leberepithelzellen Esterasen enthalten. Ebenso übereinstimmend lauten die Angaben, daß die Zellkerne und die Wände der Lebersinusoide der periportalen Gefäße und der Gallengänge sowie das Leberbindegewebe bei Mensch und Tieren esterasefrei sind. Eine nur gelegentliche und meist schwache Esterasereaktion der v. Kupfferschen Sternzellen erwähnen NACHLAS und SELIGMAN (1949), RICHTERICH (1952b) und VERNE (1956). Das Reaktionsprodukt ist braun und feinkörnig. Es kann in allen Epithelzellen des Leberläppchens gleichmäßig und in geringer Menge verteilt sein. Öfters jedoch tritt es im zentralen Funktionsfeld, um die V. centralis herum, seltener und weniger *intensiv* — aber doch betont — auch in den an die Portalfelder angrenzenden Läppchenzellen (Abb. 74) auf. Bei GEDIGK und BONTKE (1956b) findet sich ein Hinweis auf das Lipofuscin der Leberepithelzellen mit Bezug auf die unspezifischen Esterasen: „Die Nachweisreaktion für unspezifische Esterasen führt zu einer fast diffusen blauen oder schwarzen Anfärbung der Leberzellen, so daß die Lipofuscinkörnchen kaum zu erkennen sind. Gelegentlich tritt das Pigment aber auch wegen seiner starken Blau- bzw. Schwarzfärbung sehr deutlich in Erscheinung (s. auch GOMORI, 1955)." Die Blau- statt Braunfärbung bewirkt in diesem Falle das Naphthol-AS-Acetat-Reagens GOMORIs (1952). KLEIN u. Mitarb. (1952) deckten an autoptisch gewonnenen *menschlichen* Lebern folgende Beziehungen zwischen der Enzymreaktion und der Fettablagerung im Leberläppchen histochemisch und titrimetrisch auf: bei starker zentraler Lipasereaktion Fettablagerung im mittleren und im peripheren Läppchenbereich, bei verhältnismäßig starker peripherer

Lipasereaktion Fettablagerung im zentralen Läppchenbereich und bei gleich-
mäßig schwacher Lipasereaktion im ganzen Läppchen keine Fettablagerung.
Dieser Aussage ist jedoch hinzuzufügen, daß der Enzym- und Fettgehalt des
Leberläppchens sich nicht immer gegensätzlich verhalten.

Nach MARK (1950) vermindern Paradimethylaminoazobenzene die Lipaseaktivität der Leberepithelzellen in der Umgebung der Portalfelder beträchtlich,
während die Leberepithelzellen im Bereich der Zentralvenen diese Aktivität unverändert behalten. EGER (1958) führt eine Reihe von Faktoren an, die das Lipase-
muster des Leberläppchen umgestalten. Die Acetonalkohol-Fixation und die
Ätheralkohol-Fixation nativer Gefrierschnitte hat eine zentrale, die Vorbehand-

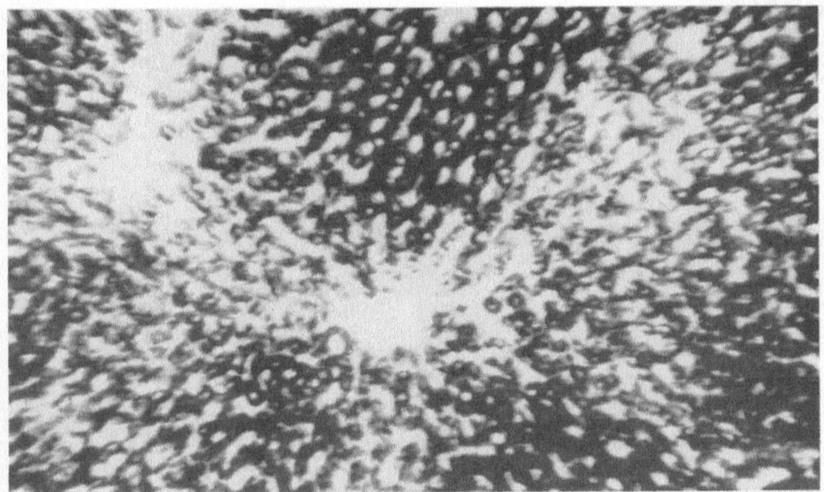

Abb. 74. Lipasereaktion der Leberepithelzellen einer normalen Rattenleber am Gefrierschnitt.
Mäßige Enzymmenge in den Zellen rund um die Portalfelder, sehr reichliche Enzymmenge in
den Zellen rund um die Zentralvenen (Bildmitte oben). Die Zellkerne sind ungefärbt. 270fach.
(Aus MARK, 1950)

lung mit Tetrachlorkohlenstoff und Chloroform dagegen eine diffuse Ablagerung
des Reaktionsproduktes zur Folge. Methylalkohol hemmt die Lipaseaktivität
vollständig. Calcium, Strontium und Zink aktivieren sie, Calcium am stärksten.
Magnesium übt keinen Einfluß auf sie aus. Bei *Ratten* tritt im akuten Vergiftungs-
versuch mit Äthyl- und Methylalkohol, Chloroform, Tetrachlorkohlenstoff und
Phosphor eine Leberverfettung, aber keine Veränderung der Lipasereaktion ein;
diese ist erst nach mehrmaliger Vergiftung mit Tetrachlorkohlenstoff und Phosphor abgeschwächt.

MAYERSBACH und YAP (1965, Lit.) bestimmten biochemisch die physiologische
Schwankungsbreite und das quantitative Verteilungsmuster der Leberesterase
im Laufe des Tages (24 Std-Periode) bei männlichen und weiblichen *Ratten*. Es
ergab sich bei beiden Geschlechtern ein Tagesrhythmisches Aktivitäts-
muster mit erheblichen quantitativen, aber auch zeitlichen Unterschieden.
Der Esterasegehalt der Lebern weiblicher Tiere lag bedeutend niedriger als derjenige der Männchen. Den größten Esterasegehalt wies die Leber in den Abendstunden auf, bei den weiblichen Tieren gegen 18 Uhr und bei den männlichen
gegen 20 Uhr. Die Zeiten des Esterase-Minimums lagen bei den Weibchen bei
6 Uhr, bei den Männchen bei 24 Uhr. Auffallend sind die kurzen Intervalle zwischen Minimum und Maximum bei beiden Geschlechtern. Über den tageszeit-

lichen Rhythmus der Enzymbildung in den Organen gibt es bis zur Zeit nur
wenige Arbeiten (vgl. hierzu MAYERSBACH und YAP, 1965; HOLGREN und SWESON,
1953, Lit.).

γγ) Andere Leberenzyme

Die Leber enthält noch andere, in der physiologischen Chemie längst bekannte
und seit einigen Jahren zum Teil histochemisch darstellbare Enzyme.

GOEBEL und PUCHTLER (1955) empfehlen für die histochemische Darstellung
der Succinodehydrogenase das von ihnen modifizierte Verfahren von RUTEN-
BURG, WOLMAN und SELIGMAN (1953). Die Succinodehydrogenase ist bei

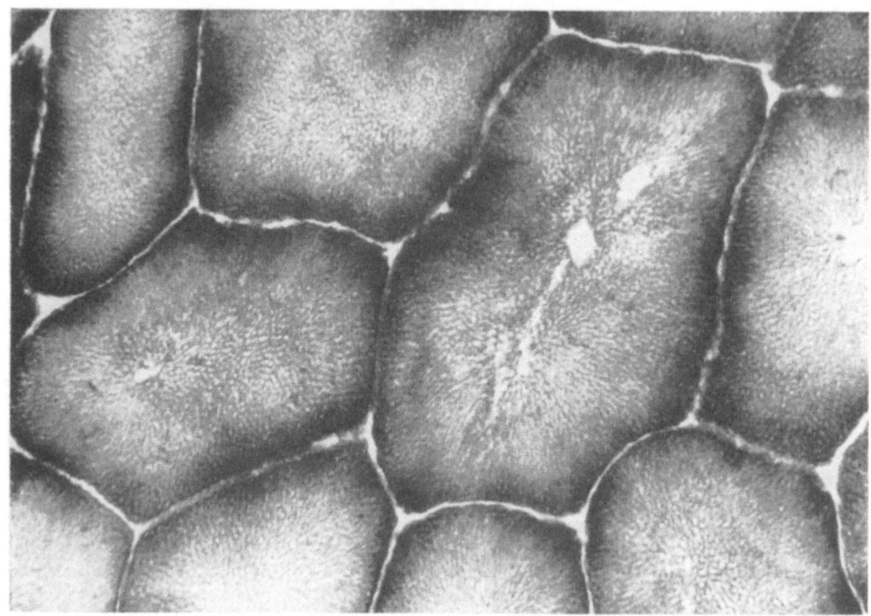

Abb. 75. Succinodehydrogenase in der Leber des Schweines. Kontinuierlicher Ferment-
saum in der Peripherie der Zentralvenen-Läppchen. (Aus KITZING und SCHUMACHER, 1961)

Mensch und *Ratte* (BUNO und GERMINO, 1958; WACHSTEIN, 1959) hauptsächlich
in den periportalen Leberepithelzellen vorhanden. In geringem Maße reagieren
beim *Menschen* nach längerer Bebrütungszeit auch die Gallengänge. Cortison verstärkt die Reaktion, Adrenalektomie schwächt sie ab (BUNO und GERMINO, 1958).
Die v. Kupfferschen Sternzellen reagieren nicht, die Ablagerung des Reaktionsproduktes mit Tetrazoliumsalzen, „indicating dehydrogenase activity, occurs in
the mitochondria" (WACHSTEIN, 1959). SCHEIN und YOUNG (1953) fanden in
Leberhomogenaten 70—75% der Succinodehydrogenase in der Mitochondrienfraktion. Bis zum 3. Hungertag zeigt die *Ratten*leber (TESSMANN, 1963) keine
wesentliche Aktivitätsänderung dieses Enzyms. Ab dem 4. Hungertag stellt sich
eine ausgeprägte Zunahme ein, die mit der Fortdauer des Hungers nur noch
größer wird. Nach Wiederfütterung geht die Fermentaktivität zurück.

Für die Atmungsfermente (Bernsteinsäuredehydrogenase, Cytochromoxydase, DPN-diaphorase, TPN-diaphorase) in den Läppchen der *Schweine-*,
Rinder- und *Pferde*leber gibt SCHUMACHER (1957) folgende Verteilungsmuster an:
die Bernsteinsäuredehydrogenase-Reaktion mit dem G-Nadireagens und die

Cytochromoxydase-Reaktion fallen in der Peripherie, die Diaphorasen-Reaktionen — ebenfalls mit Tetrazoliumsalzen — am stärksten im Zentrum der Leberläppchen aus. KITZINGER und SCHUHMACHER (1961) untersuchten das Vorkommen der Bernsteinsäuredehydrogenase in der *Kaninchen-, Meerschweinchen-* und *Ratten*leber während der Fetalzeit und nach der Geburt bei Tieren, die einen Tag bis 5 Wochen alt waren. Bis zur Geburt enthält die Leber dieser Tiere das Enzym in histochemisch faßbarer Form (Verfahren von GOEBEL und PUCHTLER, 1955) fast nicht. Nach der Geburt tritt es allmählich und zunehmend in der Peripherie

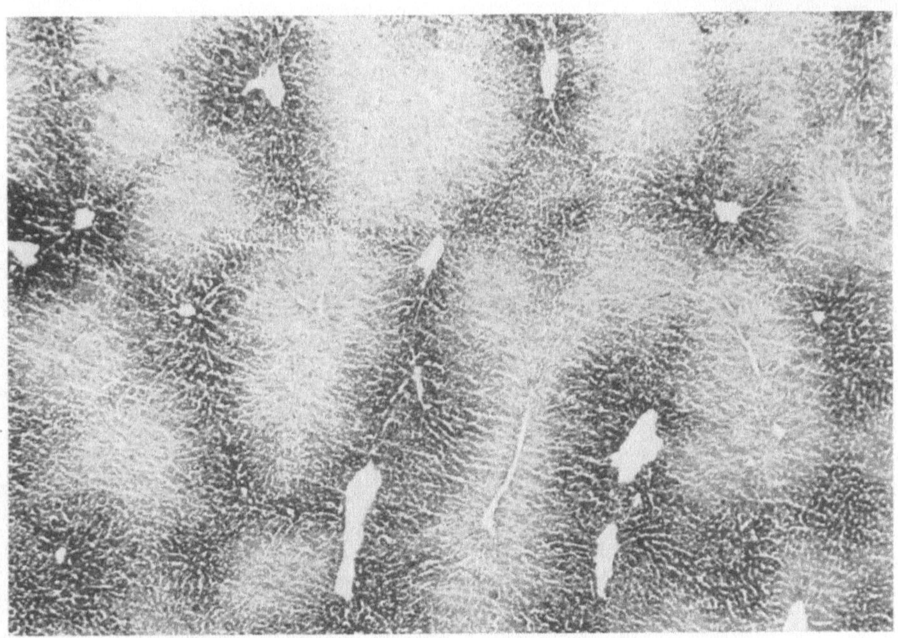

Abb. 76. Nachweis der Succinodehydrogenase in der Rattenleber. Die Läppchenperipherie zeigt sehr starke Aktivität, im Gegensatz zum sehr schwach reagierenden Läppchenzentrum. Normales männliches Tier, Tötung morgens ca. 9.00 Uhr, unfixierter Kryostatschnitt, Methode nach PEARSE (1960) unter Verwendung von Nitro-BT, Inkubationszeit 75 min bei 37° C. 32fach. [Originalaufnahme von Prof. Dr. TH. H. SCHIEBLER (Würzburg)]

der Leberläppchen auf und erreicht dann innerhalb weniger Wochen die für erwachsene Tiere geltenden Werte. Histochemische und biochemische Fermentaktivität gehen einander parallel; die Proportionalität des histochemischen Nachweises ist damit erwiesen. Da die Sensibilität des Nachweises relativ gering ist, liegen die niedrigen Fermentkonzentrationen der Fetalzeit jenseits der Erfassungsgrenze. Dem Auftreten der Bernsteinsäuredehydrogenase in der Leber und ihrer Vermehrung unmittelbar post natum gehen ähnliche Vorgänge an anderen Fermenten parallel, die mit der SDH sowohl funktionell als auch strukturell besonders eng verknüpft sind. So zeigen vor allem jene Fermente, die für die Energiebildung und Energienutzung der Zelle von Bedeutung sind, nämlich Cytochromoxydase und Adenosin-Triphosphatase, einen analogen Konzentrationsanstieg nach der Geburt (FLEXNER, 1955; FLEXNER und HELLERMANN, 1955; FLEXNER, BELKNAP und FLEXNER, 1953; PÖTTER, SCHNEIDER und LIEBL, 1945). Wie bei erwachsenen *Kaninchen, Meerschweinchen* und *Ratten* stimmen die Stärke und Lokalisation der Leber-Bernsteinsäuredehydrogenase auch beim *Schwein, Rind* und *Pferd* überein. Das Verteilungsprinzip dieses Fermentes im Leberläppchen ist bei allen gleich: „periportales Konzentrationsmaximum, perivenöses Konzentrationsminimum". Entsprechend der Verteilung der Succinodehydrogenase im Zentralvenenläppchen sei „die Atmungsintensität in der Läppchenperipherie am größten und fiele sie in Richtung auf das Läppchenzentrum". Als Beispiele für die Verteilung der Succinodehydrogenase in den Leberläppchen bei Säugetieren seien das *Schwein* und die *Ratte* angeführt (Abb. 75, 76, 77). In den Leberepithelzellen (Abb. 77) sind die Substratniederschläge nur im Cytoplasma, nicht aber in

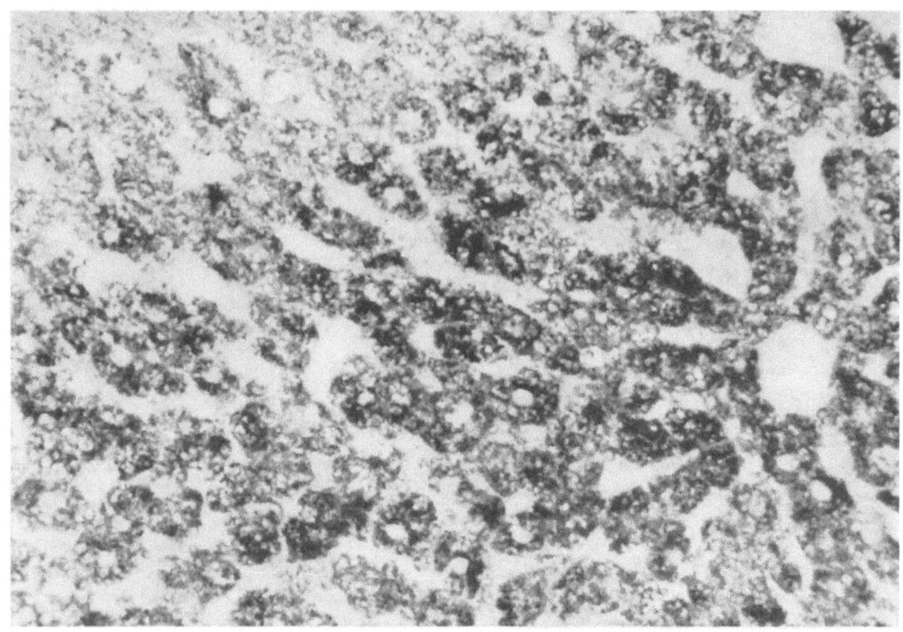

Abb. 77. Darstellung der Succinodehydrogenase in den Leberepithelzellen der Ratte. Die Substratniederschläge sind nur im Cytoplasma, nicht in den Zellkernen lokalisiert. Material und Technik wie bei Abb. 76. 325fach. [Originalaufnahme von Prof. Dr. Th. H. Schieblfr (Würzburg)]

den Kernen lokalisiert. Die Atmungsfermente (Succinodehydrogenase, Cytochromoxydase bzw. DPN- und TPN-Diaphorase) sind nach den genannten Autoren zum überwiegenden Teil in den Mitochondrien lokalisiert. Fetzer u. Mitarb. (1964) fanden die DPN-diaphorase in Leberschnitten von normalen *Ratten* in mittelstarker und feingranulärer Verteilung in den Leberepithelzellen, aber im Läppchenzentrum etwas stärker vertreten als in der Peripherie. Nach Verbrühung fällt die Enzymreaktion in der Läppchenperipherie deutlich schwächer aus; daraus schließen die Autoren auf eine Verminderung der Atmungsaktivität im peripheren Bereich des Leberläppchens.

Auerbach und Waisman (1959) bestimmten die Aktivitäten von Tyrosin-α-Ketoglutarat-, Phenylaminopyruvat-, Phenylamino-α-Ketoglutarat-Transaminase, Tryptophan-Peroxydase-Oxydase und Histidase histochemisch in *Ratten*lebern vor und nach der Geburt. Von diesen Fermenten sei 1—2 Tage vor der Geburt noch keines in der Leber nachweisbar. Die genannten Transaminasen träten in der Leber zur Zeit der Geburt auf. Die Histidasewerte seien in der Zeit vom 1.—16. Tag nach der Geburt niedrig, um dann allmählich anzusteigen, bei weiblichen Tieren schneller als bei männlichen. Die Tryptophan-Peroxydase konnte nicht vor dem 12. Tag nach der Geburt nachgewiesen werden.

Nach CAMPBELL und LEVVY (1950) ist die β-Glucuronidase in der normalen *Mäuse*leber an die Mitochondrien gebunden. Im Leberregenerat trat sie wider Erwarten nicht vermehrt in den Mitochondrien, sondern in den Kernen der Leberepithelzellen auf. Nach einmaliger CCl_4-Gabe sinkt die totale β-Glucuronidase im Leberhomogenat der *Ratte* (RATH und NILIUS, 1967/68) in $2^1/_2$ Std um etwa 50% ab. Sie bleibt auch in den Untersuchungsstadien mit längerer Zeitdauer (bis zu 192 Std) niedrig und erreicht mit dem Auftreten der Nekrosen ihr Minimum. Dabei erhöht sich der Anteil der freien cytoplasmatischen Aktivität von 40 auf 60—70% und sinkt der Anteil der in den Lysosomen gebundenen Aktivität von durchschnittlich 60 auf 30—40% der Gesamtaktivität ab, vermutlich infolge der Permeabilität der Lysosomenmembranen. Histochemisch wandelt sich dabei ,,die normale feingranuläre Aktivität unter Abnahme der Zahl der Farbstoffgranula über eine grobschollige pericapilläre in eine vacuolige Aktivität um‘‘.

SCHEIN und YOUNG (1952) untersuchten Leberhomogenate von *Ratten* auf das Vorkommen von Arginase und fanden sie in allen Zellfraktionen: 36% in der Kernfraktion, 31% in der Mitochondrienfraktion, 15% in der Mikrosomenfraktion und in der supernatanten Flüssigkeit.

In einer elektronenmikroskopischen Untersuchung legt LABAW (1967) Befunde von der Kristallstruktur der Leberkatalase des *Ochsen* vor.

Das Reaktionsprodukt der Ornithin-Carbomoyltransferase findet sich in der Leber der *Ratte* und *Maus* (MIZUTANI, 1968) nur in den Leberepithelzellen und ist lichtmikroskopisch gleichmäßig im Cytoplasma dieser Zellen verteilt. Die Enzymreaktion fällt in der periportalen Zone des Zentralvenen-Läppchens am stärksten aus. Elektronenmikroskopisch zeigt sich, daß nur die Mitochondrien das Enzym enthalten.

Das glykogen-synthetisierende Enzym (UDPGGT) kann beim *Goldhamster* in den periportalen Bezirken der Leberläppchen (BRAUSS und SASSE, 1968, Lit.) in massiver Form histochemisch nachgewiesen werden. Mengenmäßig unterliegt es individuellen Schwankungen. In den Abendstunden läßt sich jedoch allgemein eine Aktivitätszunahme beobachten. Insulin und Glukose beeinflussen die Aktivität des glykogen-synthetisierenden Enzyms nicht.

Unter traumatischer Schockwirkung kommt es beim *Menschen* (KAUFMANN u. Mitarb., 1968) zu dystrophischen Veränderungen, gelegentlich auch zu Nekrosen, und histochemischen Veränderungen der Enzymaktivitäten in den Leberläppchen. Je nach der Dauer und Schwere des Schockes schwindet die ATP-ase im Läppchenzentrum und der Intermediärzone und sogar im ganzen Läppchen. Die SDH-Aktivität verhält sich ähnlich, kann aber auch zunehmen. Die DPND-Aktivität nimmt in den meisten Fällen zu. ,,Die Verminderung der Enzymaktivitäten ist Ausdruck einer schockbedingten Stoffwechselstörung.‘‘

d) Oberflächen der Leberepithelzellen

Jede Leberepithelzelle hat aufgrund ihrer verschiedenen Nachbarschaft drei Oberflächen: a) eine an die Nachbarzelle grenzende, b) eine dem Gallenkanälchen und c) zwei dem Disseschen Raum zugekehrte Oberflächen, die je nach der Tierart unterschiedlich gestaltet sind (DAVID, 1961a):

Die der Nachbarzelle zugekehrte Oberfläche ist glatt, d. h. frei von Mikrovilli, aber oft gefaltet. Die Faltung führen die Membranen der aneinandergrenzenden Zellen gleichsinnig aus (Abb. 78 rechts). Bei *Mäusen*, *Ratten* und *Meerschwein-*

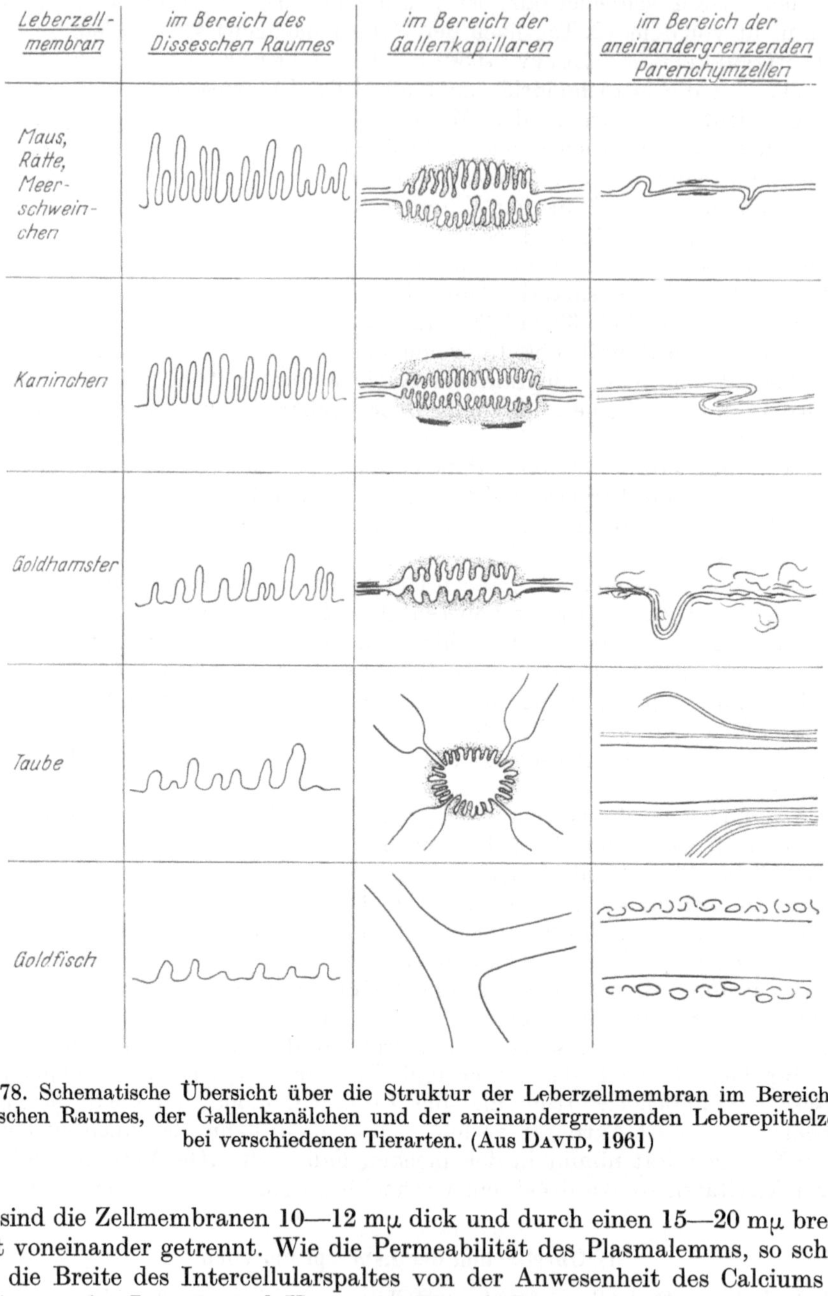

Leberzell-membran	im Bereich des Disseschen Raumes	im Bereich der Gallenkapillaren	im Bereich der aneinandergrenzenden Parenchymzellen
Maus, Ratte, Meer-schwein-chen			
Kaninchen			
Goldhamster			
Taube			
Goldfisch			

Abb. 78. Schematische Übersicht über die Struktur der Leberzellmembran im Bereich des Disseschen Raumes, der Gallenkanälchen und der aneinandergrenzenden Leberepithelzellen bei verschiedenen Tierarten. (Aus DAVID, 1961)

chen sind die Zellmembranen 10—12 mµ dick und durch einen 15—20 mµ breiten Spalt voneinander getrennt. Wie die Permeabilität des Plasmalemms, so scheint auch die Breite des Intercellularspaltes von der Anwesenheit des Calciums abhängig zu sein (LEESON und KALANT, 1961). Außer den Verklammerungen der Zellen durch Faltungen ihrer Oberflächen kommen Verbindungen durch Desmosomen vor. Beim *Kaninchen* überwiegt die Faltenbildung vor der Desmosomenbindung und wechselt die Breite des Intercellularspaltes. Beim *Goldhamster* sind die Oberflächen der benachbarten Leberepithelzellen häufig und sehr stark gefaltet. *Tauben-* und *Goldfisch*leber fallen gegenüber den Säugerlebern durch 5 bis 15mal so breite zwischenzellige Spalten auf; diese sind bei der *Taube* 70—200 mµ, beim *Goldfisch* 60—120 mμ breit. RAPPAPORT (1960) gibt die Breite des Spalt-raumes zwischen den benachbarten Leberepithelzellen der Säuger mit 10—15 mμ an.

Die dem Disseschen Raum zugekehrte Oberfläche der Leberepithelzellen (PARKS, 1957; WASSERMANN, 1957; RÜTTNER und VOGEL, 1958; NOVIKOFF und ESSNER, 1960; DAVID, 1961a) ist mit zahlreichen Mikrovilli besetzt, die tief in den Disseschen Raum hineinragen und die resorbierende Oberfläche der Leber-epithelzellen wesentlich vergrößern können (Abb. 78, links). Nach DAVID (1961a) beträgt die Länge dieser Mikrovilli bei *Maus* und *Ratte* 9,25—1 μ, die Dicke 40—160 mμ. Zahl, Länge und Breite der Mikrovilli wechseln mit der resorptiven Tätigkeit der Leberepithelzelle. Außerdem sind Form und Größe der Mikrovilli je nach Species verschieden; sie sind besonders stark bei *Maus, Ratte, Meer-schweinchen, Kaninchen* und *Goldhamster* ausgebildet, bei *Taube* und *Goldfisch* nur in geringer Zahl und Größe vorhanden (Abb. 78, links, s. auch Abschnitt „Dissescher Raum", S. 178).

Auch die dem Gallenkanälchen zugekehrte Oberfläche der Leberepithel-zelle besitzt — wahrscheinlich bei den meisten Säugern — zahlreiche Mikrovilli (Abb. 78, Mitte). Beim *Kaninchen* scheinen diese von 5—7 Kanälchen durch-zogen zu sein, die 7—9 mμ weit sind (DAVID, 1961a). Im Bereich der Gallen-kanälchen der *Maus* fand DAVID keine Mikrovilli. ESSNER u. Mitarb. (1958) sowie NOVIKOFF und ESSNER (1960) haben in den Mikrovilli der Gallenkanälchen Adenosintriphosphatase und 5-Nucleotidase nachgewiesen (s. auch Abschnitt „Gallenkanälchen", S. 158).

BENEDETTI und EMMELOT (1965) berichten über negativ gefärbte Zellmem-branen von isolierten Leberepithelzellen der *Ratte*. Dünne Membranstellen zeigen bei hoher elektronenmikroskopischer Auflösung in der Aufsicht eine sehr feine granuläre Struktur. Die Ränder der Membranen sind teils glatt, teils mit einer regelrechten Reihe kleiner Kugeln von 5—6 mμ im Durchmesser besetzt. Die einzelnen Kügelchen haften der Membranschicht entweder unmittelbar oder vermittels kurzer, ungefähr 2 mμ langer Stiele an. Ferner beobachteten die Autoren gelegentlich eine Reihe enggepackter hexagonaler Facetten, welche die Membranschicht bildeten.

e) Einfluß des Hungers auf die Leberepithelzellen

Bei hungernden *Mäusen* (WILLIAMS, 1951) treten stoffliche Veränderungen im Cytoplasma der Leberepithelzellen auf: Liposis, Anreicherung der alkalischen Phosphatase, Abnahme der Ribonucleinsäure, des Glykogens, der acidophilen Proteine, des Arginins und Thyrosins. Diese Veränderungen spielen sich in den ersten Hungertagen hauptsächlich in den inneren Bereichen der Zentralvenen-läppchen ab. Eine längere Hungerzeit (3—7 Tage) führt zu einer Ausbreitung dieser cytologischen Veränderungen auf alle Läppchenzonen. Zu einer Nekrose der Leberepithelzellen kam es in den Hungerversuchen von WILLIAMS nicht. PARR u. Mitarb. (1953) beobachteten bei *Ratten*, die gehungert hatten, eine Ab-nahme der dunklen und eine Zunahme der hellen Kerne der Leberepithelzellen. Deutlich wurde diese Veränderung erst nach dem 2. Hungertag; nur zwei Hunger-tage wirkten sich nicht aus. Einen noch stärkeren Einfluß als der Hunger übt die Verabreichung einer eiweißfreien Kost auf die Veränderung der Kerne aus, so daß die Annahme berechtigt erscheint, die schwächere Färbbarkeit der Zellkerne spiegele den Grad des Eiweißabbaues wider. PARKS (1960) ließ *weiße Mäuse* 15 bis 96 Std hungern und untersuchte die Leberepithelzellen elektronenmikroskopisch. Innerhalb 48stündigem Hunger stellt sich eine Liposis und eine Verbindung vieler

Fetttropfen mit Mitochondrien ein. Nach 72 Std Hunger ist alles Glykogen und meistens auch alles Fett aus der Zelle verschwunden. Nach 96 Std Hunger haben die Golgi-Körper die Bildung von Sekretgranula eingestellt. Im Cytoplasma liegen geschwollene Mitochondrien, von Membranen umschlossene, undefinierbare Massen und andere, aus vielen Lamellen bestehende Strukturen, die Mitochondrien, Mikrokörper und endoplasmatisches Reticulum enthalten. Neben den geschwollenen Mitochondrien sind zahlreiche kleine, offenbar neugebildete Mitochondrien zu sehen. Wurden die Tiere wieder gefüttert, dann stellten sich innerhalb zweier Stunden die Glykogenbildung und die Funktion des Golgi-Apparates in den Leberepithelzellen wieder ein. Nach 8 Std war das Cytoplasma wieder normal. Anderen Autoren zufolge (Lit. bei POPPER und SCHAFFNER, 1961) werden die Kerne der Leberepithelzellen und besonders rasch die Kernkörperchen im Hunger sowie bei Eiweißmangel kleiner. Wenn schließlich nach der Aufzehrung des Depotglykogens die endogene Glykogenese einsetzt, dann wird die Cholesterin- und die Fermentbildung in der Leber herabgesetzt, letztere infolge der Eiweißaufzehrung.

f) Vitale Farbstoffspeicherung

Saure und basische Vitalfarbstoffe (Trypanblau, Neutralrot, Brillant-Kresylblau, Toluidinblau) werden von den Leberepithelzellen der *Maus* und des *Frosches* in gleicher Weise aufgenommen und im Golgi-Feld in Granulaform abgelagert (LUDFORD, 1931). Nach PFUHL (1938) phagocytieren die Leberepithelzellen im Gegensatz zu den v. Kupfferschen Sternzellen nicht, d. h. sie nehmen keine Partikel, so auch keine im Blut ausgeflockten Partikel, sondern nur kolloidal gelöste Farbstoffteilchen auf, „die sie in der Golgi-Substanz ausflocken und verdichten können". Bei der *Maus* geht die Glykogenspeicherung in der 1. und 2. Woche der Trypanblaubehandlung zurück; die Fettablagerung und die Sekretion der Gallensäuren scheinen nicht betroffen zu sein (DEANE, 1944). Die Schädigung durch Chloroform und Tetrachlorkohlenstoff hat zur Folge, daß sich die Leberepithelzellen der *Maus* mit Trypanblau diffus färben und keine Farbstoffgranula bilden (WILLIAMS, 1948).

Eine 14tägige Vorbehandlung von *Mäusen* mit Na-Molonat (täglich 120 mg pro 100 g Körpergewicht subcutan), dann einmalige intraperitoneale Injektion von 1 ml einer 0,1%igen wäßrigen Trypanblau-Lösung und Fortsetzung der Malonat-Behandlung bis zur Tötung der Tiere (6, 12, 24, 48, 96 Std und 7 Tage nach der Trypanblau-Injektion) ergab gegenüber den Kontrolltieren infolge hypoxischer Schädigung durch das Malonat eine verlangsamte Speicherung und Abgabe des Farbstoffes bei den v. Kupfferschen Sternzellen (RIEDEL u. Mitarb., 1967/68).

g) Mehr- und großkernige Leberepithelzellen

Die Frage nach der Entstehung und Bedeutung der mehrkernigen Leberepithelzellen ist seit dem Erscheinen des Handbuchbeitrages von PFUHL (1932) immer wieder Gegenstand zahlreicher Untersuchungen gewesen. Nach wie vor gilt, daß die Anzahl der mehrkernigen Zellen in Abhängigkeit vom Lebensalter steht. Keine vollständige Übereinstimmung gibt es bezüglich des Vorkommens dieser Zellen in der embryonalen Leber. Nach LEISTNER (1937) fehlen sie in der embryonalen Leber des *Pferdes*, während nach AUBIN und BUCHER (1952) beim *Ratten*embryo annähernd 7% der Leberepithelzellen binucleär sind. Bei der 4 Wochen alten *Maus* erreichen die zweikernigen Zellen die für dieses Tier charakteristische Durchschnittszahl (MÜLLER, 1937). Der Prozentsatz der binucleären Leberepithelzellen beträgt bei der jungen *Ratte* (Alter 8 Wochen) 58%, bei der erwachsenen *Ratte* (Alter 6—7 Monate) 31% und beim alten Tier (Alter 2 Jahre) 35% (AUBIN und BUCHER, 1952). Entgegen dieser Angabe spricht PFUHL (1932) von einer Zunahme der Zweikernigkeit im Alter.

CHVATOV (1933) und MICHAELIS (1938) haben sich mit der Verteilung der zweikernigen Leberepithelzellen im Zentralvenenläppchen befaßt. CHVATOV kam bei *Mensch* und *Ratte* zu dem Ergebnis, daß die zweikernigen Zellen überall in diesem Läppchen vorkommen, aber in der Peripherie viel zahlreicher als im Zentrum sind. Nach den variationsstatistischen Untersuchungen von MICHAELIS (1938) an einer frischen *menschlichen* Leber sind 24% aller Zellen zweikernig. Rechnerisch ergab sich die folgende Verteilung im Zentralvenenläppchen: 29% in der zentralen Zone, 49% in der intermediären Zone und 22% in der peripheren Zone. BÖHM (1931), der Gewährsmann PFUHLs, gibt für die Lebern von vier *Kaninchen* folgende Verteilung an: 35,8% zweikernige Zellen in der zentralen Zone, 61,2% in der intermediären Zone und 58,6% in der peripheren Zone. Eine ausgesprochene Diskrepanz, und zwar von 22:58 besteht bei MICHAELIS und BÖHM hinsichtlich der Häufigkeit der zweikernigen Zellen in der Läppchenperipherie.

Hinsichtlich der Entstehung der mehrkernigen Leberepithelzellen ist die Meinung nach wie vor geteilt. MACMAHON (1933) behauptet, diese Zellen entstünden mitotisch und amitotisch. Wichtig ist seine Bemerkung, er habe in der *menschlichen* Leber (Sektionsmaterial) „mitotische Teilung von nur einem Kern in zwei- oder mehrkernigen Leberzellen niemals gefunden"; er habe zweikernige Zellen gesehen, deren Kerne gleichzeitig in der Mitose standen, außerdem auch Multimitosen in einer Zelle. PFUHL (1932) bestreitet aus guten Gründen (s. auch Abschnitt „Mitose und Amitose", S. 65), daß sich die Leberepithelzellen amitotisch teilen. Nicht nur einkernige, sondern auch zwei- und mehrkernige Leberepithelzellen entstünden mitotisch, die letzteren endomitotisch. Wenn die Zellen zweikernig sind, dann hat jeder der beiden Kerne die Größe des Mutterkernes. WILSON und LEDUC (1948) nehmen an, daß die zweikernigen Zellen lediglich durch Kernteilung einkerniger Zellen und große, mehrkernige Zellen durch die Verschmelzung einkerniger Zellen entstehen, schließen aber auch die Entstehung von Riesenkernen durch Endomitose nicht aus. SWARTZ (1956) hinwiederum spricht sich wie PFUHL (1932) für die endomitotische Entstehung der mehrkernigen Leberepithelzellen aus: „it seems that simple endomitosis remains the most feasible explanation for the formation of polyploid nuclei in the human liver".

Neben den Leberepithelzellen mit gewöhnlich großen Kernen und mit zwei und mehr Kernen gibt es noch solche mit Groß- oder Riesenkernen. Das Volumen dieser Kerne entspricht dem Gesamtvolumen von zwei oder mehr Kernen mit gewöhnlichem Volumen (PFUHL, 1939). Die Großkerne sind polyploid, sollen durch Kernverschmelzungen entstehen und sich in zwei oder mehr Kerne teilen können. Hierbei handelt es sich wahrscheinlich um eine Anpassung der Kernoberfläche an die Stoffwechselanforderungen, die an die Zelle gestellt werden (Verkleinerung der Kernoberfläche durch Bildung eines Riesenkernes, Vergrößerung durch Bildung zweier oder mehrerer Teilkerne). CHVATOV (1933) setzt die Leberepithelzellen mit Riesenkernen zu Recht den mehrkernigen Leberepithelzellen gleich und zählt sie ihnen zu. Wie die Mitoseaktivität der einkernigen Leberepithelzellen, so unterliegt nach JACKSON (1959) auch diejenige der doppelkernigen einem tageszeitlichen Rhythmus. Der Prozentsatz der Doppelkernigen steigt während des Tages, bleibt während der Nacht konstant und fällt in den frühen Morgenstunden. Nach MEEK und HARBISON (1967) kann man aus der Größe der Leberzellkerne und ihrem DNS-Gehalt den annähernden Stand der Kernpolyploidie ermitteln.

Isonicotinsäurehydrazid (INH), für lange Zeit an *Ratten* mit dem Trinkwasser verabreicht, führt lichtmikroskopisch (SZENDE u. Mitarb., 1967/68) bei den Leberepithelzellen ' zu Variationen der Kerngröße, Vergrößerung der Kernkörperchen und Mitochondrien, Verminderung des Glykogens und der scholligen cytoplasmatischen Basophilie und zu Verfettung. Bei einigen Tieren entstanden in den letzten 100 von 700 Versuchstagen Lebertumoren. Die elektronenmikroskopische Untersuchung der Tumoren (KENDREY u. Mitarb., 1967/68) ergab bei den Leberepithelzellen Kernvergrößerung und Abnahme der Kerndichte, Ver-

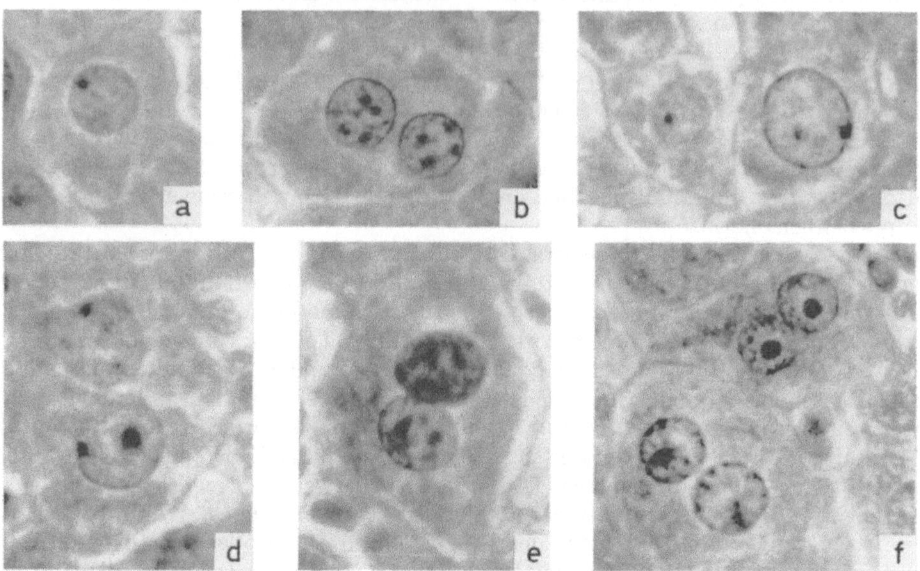

Abb. 79a—f. Leberepithelzellen der nach Teilhepatektomie regenerierenden Rattenleber. a Einkernige diploide Zelle. b Zweikernige Zelle; jeder Kern ist diploid, die Zelle daher tetrapoid. c Kleine einkernige diploide Zelle links, große einkernige polyploide Zelle rechts. d und e Zweikernige Zellen; jeder Kern wahrscheinlich tetraploid, die Zellen daher oktaploid. f Zwei wahrscheinlich tetraploide Zellen mit je zwei diploiden Kernen. Bouin, Eisenhämatoxylin-Eosin. 1160fach. (Aus BEAMS und KING, 1942)

mehrung der Pars amorpha in den Kernkörperchen, Zunahme des agranulären endoplasmatischen Reticulums, Aufhellung der Mitochondrien-Matrix und Auflösung der Cristae. Ferner wurden Glykogenschwund und schwere Verfettung der Leberepithelzellen beobachtet.

Besonderes Interesse verdient das Verhalten der mehrkernigen Leberepithelzellen während der Leberregeneration (Abb. 79a—f) nach teilweiser Hepatektomie. BEAM und KING (1942) entfernten bei *Ratten* zwei Drittel der Leber und 3 Tage nach dem Eingriff den Leberrest. Verglichen mit den Lebern der Kontrolltiere waren die binucleären Zellen im Leberregenerat nicht bezeichnend vermehrt. MACMAHON (1933), BEAM und KING (1942) sahen, wie sich die Kerne zweikerniger Leberepithelzellen gleichzeitig für eine Teilung vorbereiteten, aber in der Metaphase meistens nur eine Spindel bildeten. Entweder entstanden dann nach Ablauf einer vollständigen Mitose zwei Tochterzellen mit tetraploiden Kernen oder die Cytoplasmateilung wurde unterdrückt, und es entstand eine Zelle mit zwei tetraploiden Kernen, d. h. eine 8ploide Zelle. Es fanden sich sogar Zellen mit 16ploider Chromosomenzahl. Im Falle der Entstehung mehrkerniger Leberepithelzellen wird die Cytokinese unterdrückt. Faktoren, die derartiges bewerkstelligen, sind bisher unbekannt. Sulkin (1943) beziffert den Prozentsatz der zweikernigen Zellen in der *Ratten*leber mit 11,7 ± 0,36, den Prozentsatz dieser Zellen im Leberregenerat mit 4,95 ± 0,24. Er fand, daß die Polyploidie der Leberepithelzellen in der normalen Leber und im Leberregenerat im Bereich der Zentralvene häufiger als im übrigen Leberläppchen sei. Swartz (1956) betont für den *Menschen* die bevorzugte Lage der großkernigen Leberzellen „in small areas of the lobule, most often near the portal area and at the periphery, and less frequently near the central vein", und fährt fort: „However, whenever such concentrations of polyploid nuclei occur it is always near an area of high vascularity." Sulkin (1943) schließt aus seinen Befunden, daß es in der normalen Leber einen schwachen kontinuierlichen Zellersatz gebe, der sich hauptsächlich in der Umgebung der Zentralvene vollziehe. Auch Popper und Schaffner (1961) glauben aus der „Zahl der zweikernigen Zellen" die Neubildung von Leberzellen, die eine „begrenzte Lebenszeit" hätten, „ablesen" zu können. Es ist mehr als zweifelhaft, ob die zweikernigen Leberepithelzellen dem Zellersatz dienen. Hierfür sind wohl doch in erster Linie die Mitosen der einkernigen Zellen verantwortlich. Da diese Mitosen aber in der erwachsenen Leber selten sind, ist die Mehrzahl der Autoren der Ansicht, daß die Leberepithelzellen „beständige Zellen" seien. Es klingt sehr unbestimmt, wenn von „begrenzter Lebenszeit" der Leberzellen und von „verschiedenen Stellen", an denen „ständig Zellen zugrunde gehen" geredet wird (Popper und Schaffner, 1961). Wie sehr selbst zahlenmäßig belegte Untersuchungsbefunde differieren können, zeigt sich, wenn Sulkin (1943) die Zahl der zweikernigen Zellen im Leberregenerat der *Ratte* mit 4,95 ± 0,24 % angibt, Aubin und Bucher (1952) sie dagegen mit 31 % beziffern.

Man hat versucht, Ursachen für die Entstehung der mehr- und großkernigen Leberepithelzellen ausfindig zu machen. Prolan verändert bei infantilen *weißen Mäusen* nicht nur die Geschlechtsorgane, sondern bewirkt auch eine Zunahme dieser Zellen (Chwatov und Solowiej, 1935). Auch Hunger und einseitige Ernährung beeinflussen bei der *weißen Maus* die ein- und mehrkernigen Leberzellen, wie Schröter (1937) nachgewiesen hat: 4tägiger Hunger verkleinert „scheinbar" die Kerne und verringert die Zahl der zweikernigen Zellen geringfügig, Speckfütterung verkleinert die Zellkerne ebenfalls, vermehrt aber stark die Zahl der zweikernigen Zellen, Eiweißfütterung vergrößert die Kerne und führt zu einer geringen Vermehrung der zweikernigen Zellen. Bei Zuckerfütterung bleibt das Kern- und Zellbild nahezu normal. Wesentlich ist an diesen Befunden, daß äußere Faktoren — in diesem Falle einseitige Ernährungsweisen — „auf die Größe der Kerne" und „auf das zahlenmäßige Verhältnis zwischen ein- und zweikernigen Zellen einen Einfluß ausüben". Biereigel (1938) stellt bei der *weißen Maus* während der Schwangerschaft eine allgemeine Vergrößerung der Leberzellkerne, d. h. eine „Erweiterung der Variationsbreite nach rechts" in der Kernformel fest. Entgegen der Norm traten mehr großkernige Zellen auf, es nahm aber auch die Zahl der Zweikernigen um rund 5 % zu. Nach der Schwangerschaft normalisierten sich die Kerngrößen und die Zahl der zweikernigen Zellen innerhalb 4 Wochen. van Phan und David (1958) sahen — im Gegensatz zu Schröter (1937), dessen Arbeit die Autoren nicht erwähnen — bei *weißen Mäusen* am 3. Hungertag eine Zunahme der groß- und zweikernigen Zellen, und zwar mit betonter Anhäufung der letzteren in der Intermediärzone des Zentralvenenläppchens; sie beobachteten ferner am 4. Hungertag eine weitere Zunahme der Zweikernigen und eine Abnahme der Großkernigen. Aus dem letztgenannten Befund schließen sie, daß die zweikernigen Zellen durch amitotische Teilung der Großkerne und nicht durch die Verschmelzung zweier Zellen entstehen. Nach der Meinung dieser Autoren ist die Entstehung der Großkerne durch „erhöhte

funktionelle Stoffwechselbelastung und/oder durch endomitotische Vorgänge"
bedingt. Die Amitose soll der „Kernteilungsvorgang funktionell hoch belasteter
oder geschädigter Zellen" sein, „während Mitosen nur dann ablaufen können,
wenn der Stoffwechsel normal" ist. Nach Wiederfütterung kehrt die Zahl der
zwei- und großkernigen Zellen zur Norm zurück. Auch Holle (1961)
meint, die Zweikernigkeit sei ein Ausdruck der Leistungssteigerung. Aufgrund
der Ergebnisse „anderer Untersuchungen" (es fehlen Autorenangaben) glauben
van Phan und David (1958), „daß eine Koppelung zwischen RNS- und DNS-
Gehalt und -Synthese der Zelle und der Art der Kernteilung besteht", und zwar
in der Weise, daß sinkender RNS-Gehalt des Kernes und des Cytoplasmas die
Mitose hemme und die Amitose fördere. Mayersbach (1958) sowie Mayersbach
und Schlager (1960) stellten nach parenteraler Zufuhr von Humanserum-
proteinen (Humanalbumin und Human-γ-Globulin) bei *weißen Mäusen* eine Zunahme der mehrkernigen Zellen fest, nicht hingegen nach Verabreichung von
physiologischer Kochsalzlösung. Nach Popper und Schaffner (1961) haben die
Leberepithelzellen unbegrenzte Lebenszeit. Zugrunde gehende Zellen sollen
durch die Teilung von Nachbarzellen ersetzt werden. Der Gradmesser der Zell-
erneuerung sei an der Zahl der zweikernigen Leberzellen abzulesen.

Recht bemerkenswert sind die Ergebnisse, die Swartz (1956) an Lebern von
2 Wochen bis 90 Jahre alten *Menschen* erzielte. Bis zum 6. Lebensjahr sind alle
Leberepithelzellen diploid. Zwischen dem 6. und 10. Lebensjahr steigt die Wachs-
tumskurve der Leber. An einigen Zellkernen macht sich eine Desoxyribonucleinsäure-Synthese bemerkbar, anscheinend der Auftakt zur Entstehung tetraploider
Zellen. Mit dem 11. und 12. Lebensjahr tritt die Leber, anscheinend ohne Mitosen,
in ihre aktivste Wachstumsphase ein, die fast linear verläuft und bis zum 20. Lebensjahr anhält. Zu den diploiden kommen während dieser Phase tetraploide
Zellkerne. Dann bricht die Wachstumsphase abrupt ab, und es treten oktaploide
Zellkerne auf, deren Zahl bis zum 50. Lebensjahr konstant zu bleiben scheint.
Nach dem 50. Lebensjahr sind alle drei Zellklassen (diploide, tetraploide, oktaploide) vertreten. Swartz (1956) hält es für möglich, daß die oktaploiden Zellen
den Ersatz für zugrunde gehende Leberepithelzellen liefern; er glaubt auch, daß
die Polyploidie das Mittel sei, mit dem die Leber ihr Wachstum aufrechterhalte,
da sie die Fähigkeit zu normalem mitotischen Wachstum früh verliere. Das Auftreten der Polyploidie in der Leber während der Pubertät hänge womöglich auch
mit der zu dieser Zeit einsetzenden starken hormonalen Tätigkeit der Keimdrüsen
und mit der für die Leber neuen Aufgabe zusammen, die Sexualhormone zu inaktivieren oder zu entgiften. Diese Ansicht findet eine Stütze in der Auffassung
von Schultz (1952), daß die Polyploidie eine quantitative und qualitative Differenzierung der betreffenden Zellen anzeige, besonders hinsichtlich der Enzym-
ausstattung der polyploiden Zellen gegenüber den diploiden. Diese Vorstellungen
von der Polyploidisation in der menschlichen Leber werden durch Untersuchungsergebnisse von Naora (1957) bestätigt. Das Leberparenchym des *Ratten*säuglings
(Körpergewicht unter 25 g) ist nahezu ausschließlich aus diploiden Zellen und
dasjenige der jungen Ratte (Körpergewicht über 80 g) fast nur aus tetraploiden
Zellen zusammengesetzt. Bei *Ratten* mit einem Gewicht von 25—80 g werden die
diploiden Zellen weitgehend durch tetraploide Zellen ersetzt. In der Leber alter
Ratten (Körpergewicht über 150 g) läßt sich mit Sicherheit weder eine Zu- noch
Abnahme der diploiden und tetraploiden Zellen feststellen. Naora (1957) ist der
Meinung, daß die tetraploiden Leberzellen in der Interphase der Kernteilung aus
diploiden Zellen hervorgehen. Die Mitose soll sich ganz auf die Neubildung
diploider Leberepithelzellen beschränken. Swartz u. Mitarb. (1960) fanden die
Kerne in der Leber der 31 Tage alten *Ratte* vorherrschend diploid, dagegen jene

der 100 Tage alten normalen *Ratte* vorherrschend tetraploid. Die Autoren bestätigen damit die Befunde NOARAs (1957), wonach die tetraploiden Zellen mit 80% vertreten seien, zu dem 2% oktaploide Zellen hinzukommen. Für die *Ratte* haben auch ALFERT und GESCHWIND (1958) den Nachweis erbracht, daß die Zellpopulation der Leber kurz nach der Geburt überwiegend diploid ist und polyploide Zellen erst in der Folgezeit erscheinen und mit dem zunehmenden Alter des Tieres zahlreicher werden. Bei 122 Tage alten *Ratten* habe die Leber den normalen Polyploidstand erreicht (18—20% diploide Zellen, 1—2% oktaploide Zellen, SWARTZ und FORD, 1960).

3. Sonderformen der Leberepithelzellen (dunkel- und helleibige Zellen)

Die Morphologie der „dunklen Leberzellen" hat PFUHI (1932) in Anlehnung an die Untersuchungen CLARAs (1931) beschrieben; er hält sie für degenerative Zellen. CLARA (1932) spricht von einer geloiden Umwandlung ihres Cytoplasmas und bezeichnet sie als nicht besonders tätige, erschöpfte und geschädigte Zellen, die auch entgegen anderer Meinung (Lit. bei CLARA, 1932) mit der Gallenbildung nichts zu tun hätten. Das die Gallensekretion steigernde Decholin (Dehydrocholsäure) bewirkt keine Zunahme der dunklen Leberzellen. Als geschädigte Zellen aber seien sie aufzufassen, weil sie nach Phosphor-, Arsen-, Toluylendamin- und Atropinvergiftung, auch nach Entfernung eines Teiles der Leber und bei Lebercirrhose zahlreicher als gewöhnlich vorkämen. Eine Rückverwandlung der dunklen Leberzellen in gewöhnliche Leberepithelzellen wird als möglich angenommen. SCHARRER (1938) bezeichnete die dunklen Leberzellen als Fixierungsartefakte, die beim Einlegen von Lebergewebe in Fixierungsflüssigkeiten entstünden, nicht aber, wenn die Leber nach Narkotisierung der Tiere durch intravenöse Injektion fixiert würde. In einer durch zahlreiche Experimente fundierten Arbeit weisen FISCHLER und ROECKLE (1938) die Ansicht, die dunklen Leberzellen seien Fixierungsartefakte, zurück. Die Hauptursache für das Auftreten dunkler Zellen ist nach Ansicht dieser Autoren ein Traubenzucker- oder Glykogenmangel der Leber; sie treten nämlich in glykogenarmen Lebern auf.

In einer weiteren Arbeit lenkte CLARA (1933, *Kaninchen*) die Aufmerksamkeit auf die zwar bekannten (Lit. bei CLARA, 1933), aber meist übersehenen und in den Lehr- und Handbüchern bis dahin nicht erwähnten „hellen Leberzellen" (Abb. 80). Wie die dunklen, so sind auch die hellen Leberzellen des *Kaninchens* Leberepithelzellen. Sie besitzen ein helles, glasartiges, homogenes Cytoplasma, ganz wenige oder keine Mitochondrien und überhaupt kein Glykogen. Zwischen den Kernen dieser Zellen und denen der gewöhnlichen Leberepithelzellen bestehen keine Unterschiede. Eine Klärung der Funktion dieser Zellen gelang CLARA nicht. Im Gegensatz zu den dunklen Zellen, die im Falle einer künstlich mit Decholin erzeugten Verstärkung der Gallensekretion unverändert fortbestehen, nahmen die hellen Zellen bei der Decholinbehandlung der Leber bis zum völligen Verschwinden ab. Läge das an dem mit starker Erhöhung der Gallensekretion einhergehenden Glykogenverlust, dann müßten die hellen Zellen vermehrt auftreten; ihre Entstehung läßt sich aber auch nicht mit bloßer Wasseraufnahme, ihr Verschwinden nicht einfach mit Wasserabgabe erklären. ATERMAN (1960) führt die Entstehung der dunklen und hellen Leberzellen auf die Menge und Verteilung des basophilen Materials (Ribonucleinsäure) im Cytoplasma dieser Zellen zurück, das er an gefrier-getrockneten Lebern von *Ratten* mit Methylgrün-Pyronin und Toluidinblau färbte. Die dunklen Zellen zeigen dieses Material in Gestalt feiner, gleichmäßig im Cytoplasma verteilter Granula, während es in den hellen Zellen nur in der Nähe der Zell- und Kernmembran vorkommt. Diese verschiedene Verteilung des basophilen Materials steht in Abhängigkeit von der Menge und der Verteilung des Glykogens im Cytoplasma der Zellen. Die Basophilie folgt dem Cyclus des Glykogenaufbaues und des Glykogenabbaues im Leberläppchen. Einleuchtend ist dieser Zusammenhang nicht ohne weiteres, da die Zahl der hellen und der dunklen Leberzellen im Verhältnis zu der Gesamtzahl der am Glykogenstoffwechsel beteiligten Epithelzellen eines Leberläppchens sehr klein ist.

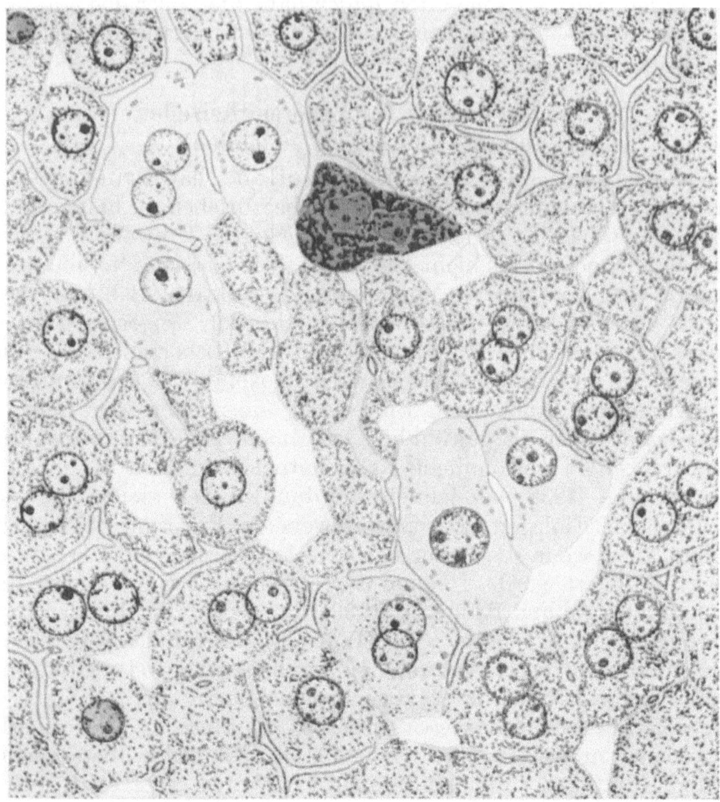

Abb. 80. Helle Leberepithelzellen neben zahlreichen gewöhnlichen Zellen und einer dunklen Zelle in der Kaninchenleber. Im Cytoplasma der hellen Zellen keine Mitochondrien. In der unteren Bildhälfte eine Übergangszelle zwischen einer gewöhnlichen und einer hellen Leberepithelzelle. 20%iges Formol, Celloidinschnitt, 6 μ, Färbung nach STÖLTZNER-HOLMER. (Aus CLARA, 1933)

SHEINING und DAVENPORT (1931) ermittelten mit einer Variante der Malloryschen Bindegewebsfärbung zwei Typen der Leberepithelzellen, die sich nur im färberischen Verhalten ihrer Kerne unterscheiden. In Zusammenhang mit Hungerversuchen an *Ratten* nahmen PARR u. Mitarb. (1953) diese Untersuchung wieder auf. Sie färbten mit Gallocyanin nach EINARSON und einem Mallory-Gemisch und gelangten zu einer Einteilung der Leberepithelzellen in solche mit hellen, goldgelb gefärbten Kernen und solche mit dunklen, blaugefärbten Kernen. Diese Unterschiede im färberischen Verhalten scheinen auf dem Eiweißgehalt der Kerne zu beruhen, etwa in der Weise, daß die hellen Kerne entweder weniger Eiweiß bilden oder mehr Eiweiß abgeben als die dunklen Kerne. Ein Fingerzeig für die Richtigkeit dieser Annahme könnte die Beobachtung sein, daß die hellen Zellkerne beim Hungertier überwiegen.

4. Embryonale und postnatale Differenzierung der Leberepithelzellen

Die embryonale Differenzierung der Leberepithelzellen der *Ratte* (HOWATSON und HAM, 1955; DvoŘÁK, 1964; WOOD, 1967), des *Kückens* (KARRER, 1960) und des *Menschen* (SCHWARZ, 1962) besteht in fortschreitenden Veränderungen dieser Zellen. Soweit elektronenmikroskopisch erkennbar, betrifft sie hauptsächlich das Cytoplasma, während die Struktur des Kernes verhältnismäßig konstant bleibt (DvoŘÁK, 1964).

1. **Kern.** Die Leberepithelzellen besitzen in der Embryonalzeit immer nur 1 Kern und meist nur 1 Kernkörperchen. Das Chromatin ist gleichmäßig verteilt. Die Kerne pflegen Lipidteilchen zu enthalten, die sie angeblich pinocytotisch aus dem Cytoplasma aufnehmen oder die bei der Mitose in sie hineingelangen sollen (DvoŘÁK, 1964).

2. **Cytoplasma.** Die am Cytoplasma wahrnehmbaren Veränderungen spielen sich an Organellen und paraplasmatischen Einschlüssen ab. Nach DvoŘÁK (1964) sind die Zellorganellen zwischen dem 14.—18. Embryonaltag bei der *Ratte* gleichmäßig im Cytoplasma verteilt. In der Zeit vom 19.—21. Tag häufen sie sich zu kleinen Gruppen, zwischen denen große Hyaloplasmabezirke mit Glykogenkörnchen liegen.

α) **Endoplasmatisches Reticulum.** Nach HOWATSON und HAM (1955) haben alle embryonalen Leberepithelzellen der *Ratte* viele Ribosomen, aber nur wenige ausgeprägte ergastoplasmatische Strukturen. Erst in der späteren Embryonalzeit weisen die meisten Zellen Areale mit reichlich geformtem Ergastoplasma und Mitochondrien auf. Zwischen den Arealen liegen ausgedehnte Glykogenfelder. Die Leberepithelzellen von 6—8 Tage alten *Kücken*embryonen (KARRER, 1960) besitzen nur spärliches rauhwandiges endoplasmatisches Reticulum in der Peripherie des Golgi-Komplexes oder im umgebenden Cytoplasma, nicht aber im Golgi-Komplex selbst. Es erscheint in Form abgeplatteter Zisternen. Nach DvoŘÁK (1964) ist die basophile Substanz in den Leberepithelzellen von *Ratten*embryonen in der Zeit vom 14—21. Tag gut entwickelt; sie besteht aus parallel verlaufenden Membranen und aus Säckchen. Das ebenfalls vorhandene agranuläre endoplasmatische Reticulum hat das Aussehen verschieden großer und geformter Beutelchen, deren Gesamtmenge sich am 18. Tag, gleichzeitig mit dem Auftreten des Glykogens, erhöhe. WOOD (1967) beobachtete in den Leberepithelzellen von *Ratten*feten anfänglich die Bläschenform des endoplasmatischen Reticulums, später die Umwandlung der Bläschen in abgeflachte Zisternen und die Organisierung membran-gebundener Ribosomenmuster. Unter Ethionin-Wirkung zerreißt das endoplasmatische Reticulum.

Die Entstehung des endoplasmatischen Reticulums in den Leberepithelzellen *menschlicher* Feten (2, $2^1/_2$, $3^1/_2$, 5 Monate) spielt sich nach SCHWARZ (1962) wie folgt ab: Im 2. Monat besteht es aus meist runden, leer erscheinenden Bläschen, deren 7—8 mμ dicke Membranen frei von Ribosomen sind. Dennoch liegen zwischen runden und ovalen, noch kleinen Mitochondrien mit nur 1 oder 3 Cristae und den endoplasmatischen Bläschen freie Ribosomen. Beim $2^1/_2$ Monate alten Fetus sind die endoplasmatischen Bläschen ebenfalls rundlich, aber nun mit einem elektronendichten Inhalt und stellenweise mit Ribosomen versehen. Ein Monat später folgt die Umwandlung zum endoplasmatischen Reticulum. Die Bläschen ordnen sich in Reihen und vereinigen sich an den Kontaktstellen. Die Hohlräume brechen durch, und aus den Bläschen gehen plattgedrückte Schläuche hervor, die sich zu Lamellensystemen gruppieren (lamelläre Form des endoplasmatischen Reticulums). Im 5.—6. Fetalmonat unterscheiden sich das endoplasmatische Reticulum und die Mitochondrien nicht mehr von denen des Erwachsenen.

β) Mitochondrien. Die Leberepithelzellen junger *Ratten*embryonen enthalten relativ wenige Mitochondrien, die in Form und Größe beträchtlich variieren (Howatson und Ham, 1955). Aber nicht nur die Form und Größe der Mitochondrien ändern sich, sondern auch ihre Struktur: die Färbbarkeit der Matrix nimmt zu, die anfangs blattförmigen Cristae wandeln sich in Tubuli um (Dvořák, 1964; s. auch Wood, 1967). Diese Umwandlung der Cristae in Tubuli wird als Zeichen der Ausreifung und erhöhten Sekretionstätigkeit der Mitochondrien gewertet. Wood (1967) stellte ferner fest, daß dichte und mit der fortschreitenden Entwicklung zahlreicher werdende Granula in der Matrix auftreten und daß die Form der Mitochondrien bei älteren Embryonen vielgestaltiger wird. In den kleinen Mitochondrien (Längs- und Querdurchmesser 0,5:0,4 und 1,3:1 μ) der Leberepithelzellen junger *menschlicher* Feten sind nach Schwarz (1962) an Längs- und Querschnitten nur 1—3 kurze und oft bogenförmig verlaufende Cristae zu sehen. „Dementsprechend ist die interkristale Matrix reichlich ausgebildet, die aus einer elektronendichten Masse von kleinsten Granula besteht." Im 5.—6. Monat haben die ovalen Mitochondrien eine Länge und Breite von 0,7:0,4 bis 1:0,7 μ. Auch jetzt sind die Cristae noch wenig zahlreich und meist bogenförmig. „Die elektronendichte Matrix besteht aus feinsten verzweigten Filamenten und Granula mit einer Dicke von ungefähr 38 Å."

γ) Golgi-Komplex und Lysosomen. Diese Organellen sollen sich nach Dvořák (1964) in den Leberepithelzellen der *Ratte* während der Embryonalzeit nicht ändern. In den Leberepithelzellen von 6 Tage alten *Kücken*embryonen (Karrer, 1960) ist der Golgi-Komplex sehr klein. Er besteht aus einer kleinen Menge paralleler Zisternen und aus Bläschen oder Vacuolen. Wenig später, zwischen dem 6. und 7. Tag, wird er größer und besser sichtbar. Manche der großen Vacuolen enthalten dichte körnige Massen oder wenig dichtes homogenes Material. Bei der *Ratte* tritt der Golgi-Komplex vor dem 18. Embryonaltag nicht deutlich in Erscheinung (Dvořák, 1964). Erst allmählich wird er an verschiedenen Stellen des Cytoplasmas deutlich, und zwar am Rande der Glykogenmassen. Am stärksten entwickelt sei er am 18. Tag.

Die Lysosomen (Dvořák, 1964) sind während der Embryonalzeit in den Leberepithelzellen der *Ratte* viel weniger zahlreich als im postnatalen Leben. In Form und Struktur sind sie einheitlich. „Diese Tatsache läßt sich damit in Zusammenhang bringen, daß ihre Hauptrolle in der Hydrolyse des endogenen und exogenen Materials besteht und ihre Feinstruktur vom Grad ihrer Aktivität abhängt. In der embryonalen Periode, die sich hauptsächlich durch formative Vorgänge auszeichnet, überwiegt der Anabolismus den Katabolismus."

δ) Zellmembran. Die Plasmalemm-Oberfläche embryonaler Leberepithelzellen der *Ratte* (Dvořák, 1964) ist im allgemeinen glatt. Nur gegenüber dem Gallenkanälchen und Disseschen Raum kommt es zur Bildung relativ weniger, kurzer Mikrovilli, die mit zunehmendem Alter der Embryonen zahlreicher und länger werden, sich aber erst nach der Geburt voll entwickeln.

ε) Paraplasma. Bei 7—8 Tage alten *Kücken*embryonen (Karrer, 1960) zeigen PAS-gefärbte Leberschnitte zahlreiche Glykogengranula, bei 14 bis 18 Tage alten Embryonen große Glykogenmassen. Bei *Ratten*embryonen erscheint das Glykogen in den Leberepithelzellen zuerst vereinzelt am 17. Tag bzw. 18. Tag (Wood, 1967; Dvořák, 1964), größere Ablagerungen finden sich am 20. Tag (Wood, 1967). Die ersten Glykogenkörnerchen messen 10 mμ und sind kleiner als die *β*-Partikel von Drochmans (1962). Zehn Stunden später haben sich außer den kleinen Partikeln bis zu 200 mμ große Partikel eingestellt, die den α-Partikeln von Drochmans (1962) entsprechen dürften. — Lipidtröpfchen sind nach Dvořák (1964) ständige Bestandteile der Leberepithelzellen im embryonalen und postnatalen Leben. Oft sind sie sehr groß und von einer osmiophilen Membran umgeben; letzteres kann bedeuten, daß die Fetttröpfchen phagocytiert wurden. Auch WOOD (1967) bezeichnet Lipidtropfen in embryonalen Leberepithelzellen als normalen Befund.

Nach der Geburt, d. h. bis zum Alter von 40 Tagen (DVOŘÁK und MAZANEC, 1967, Lit.), vollziehen sich die Veränderungen an der Leber der *Ratte* am schnellsten in den ersten 19 Tagen. In den allerersten Tagen fehlen noch die Anordnung der Leberepithelzellen in Bälkchen oder Platten und der Läppchenbau. Die Gallenkanälchen werden noch von 2—4 statt von 2 Zellen begrenzt. Am 10. Tag ist die Umkonstruktion vollendet. Besondere Beachtung fanden die Differenzierungsvorgänge in den Leberepithelzellen in der Zeit bis zum 40. Lebenstag (DVOŘÁK und MAZANEC, 1967).

1. Kern. Der Kern ist mehr oder minder kugelig und locker strukturiert („hell"), das Chromatin gleichmäßig verteilt. Ein bis mehrere 1,5 µ große Kernkörperchen mit weitmaschigem Nucleolonema sind vorhanden. Bis zum 40. Tag des postnatalen Lebens lassen sich Änderungen der Struktur, Lokalisation und Größe des Kernes nicht feststellen. Mehrkernige Leberepithelzellen wurden nicht gefunden. Große Fettpartikel im Kern kommen vor.

2. Cytoplasma. Im Laufe der ersten 24 Std nach der Geburt schwindet das Glykogen in den Leberepithelzellen, die Zahl der Organellen nimmt zu.

α) Endoplasmatisches Reticulum. Wie vor der Geburt, so überwiegt nach der Geburt das granuläre endoplasmatische Reticulum. Das in der frühen postnatalen Zeit in geringer Menge vorhandene argranuläre endoplasmatische Reticulum nimmt nicht wesentlich zu. Die Menge der freien Ribosomen nimmt ab, während die Strukturen des granulären endoplasmatischen Reticulums zunehmen. Nach DALLNER u. Mitarb. (1966) hat das glattwandige endoplasmatische Reticulum in der Leberzelle der *Ratte* in den ersten 8 Tagen nach der Geburt einen größeren Zuwachs als das rauhwandige.

β) Mitochondrien. In der ersten Phase der postnatalen Leberentwicklung erhöht sich die Zahl der Mitochondrien, die kugel-, ellipsen- und fadenförmig sind. Die Matrix ist nun bedeutend osmiophiler als während der Embryonalzeit, die Cristae werden länger, ihre Zahl gesteigert.

γ) Mikrobodies. Nach der Geburt sind immer Mikrobodies im Cytoplasma der Leberepithelzellen vorhanden. Sie nehmen schnell an Zahl und Größe (0,6 µ) zu und liegen nahe dem Golgi-Komplex, aus dem sie zum Teil hervorgehen sollen.

δ) Lysosomen. Die Lysosomen sind am 1. und 2. Tag nach der Geburt noch selten, vom 3. Tag ab werden sie häufiger. Sie sind polymorpher als die Mikrobodies, haben eine einfache Membran und eine Matrix mit verschiedenen Graden der Osmiophilie. Man findet sie oft in Nähe der Gallenkanälchen und des Golgi-Komplexes, aus dem sie hervorgehen sollen.

ε) Golgi-Komplex. DVOŘÁK und MAZANEC (1967) nennen den Golgi-Komplex einen „markanten Bestandteil des Cytoplasmas der postnatalen Leberepithelzellen". Er ist auf einige nicht zusammenhängende Cytoplasmafelder verteilt und wird von 3—4 schmalen parallel verlaufenden Membranpaaren gebildet, die sich an den Kanten zu kleinen Vesikeln erweitern. Die Autoren stellen wie FRANKE und GOETZE (1963) eine postnatale Vermehrung der Golgi-Strukturen fest; sie soll mit der erhöhten Sekretionstätigkeit der Leberepithelzellen nach der Geburt zusammenhängen (vgl. BARTOK und VIRÁGH, 1965). In den Räumen des Golgi-Komplexes tritt während der postnatalen Periode an die Stelle des bis dahin amorphen Inhaltes ein granuläres Material (s. auch DALLNER u. Mitarb., 1966). DVOŘÁK und MAZANEC (1967) stimmen mit LUST und DROCHMANS (1963) darin überein, daß das granuläre Golgi-Material nicht, wie Bruni und Porter (1965) meinen, unbedingt zu den Eiweißstoffen gehören muß.

ς) Zellmembran. Das Plasmalemm der postnatalen Leberepithelzellen ist größtenteils glatt oder nur mäßig gewellt. Die Mikrovilli im Bereich des Gallenkanälchens und Disseschen Raumes werden mit zunehmendem Alter der Tiere länger und zahlreicher.

η) Paraplasma. Glykogen ist in den Leberepithelzellen der *Ratte* nach der Geburt in großen Komplexen im Hyaloplasma enthalten. Von diesen in der pränatalen Fetalzeit entstandenen Glykogenkomplexen werden die Zellorganellen auf enge Felder des Zelleibes zusammengedrängt. In den ersten Stunden nach der Geburt nehmen die β-Partikel des Glykogens ab, d. h. es kommt zu einer Verringerung der α-Partikel. Am 5. Tag tritt wieder mehr Glykogen auf. Der hohe Glykogenstand der Leber zur Zeit der Geburt wird jedoch im postnatalen Leben nicht mehr erreicht. **Fettpartikel** treten hauptsächlich am 2.—7. Tag nach der Geburt in den Leberepithelzellen auf. Lamelläre Körperchen, die Cecio (1964), in den Leberepithelzellen junger *Ratten* zahlreich gefunden hat, sind nach Dvořák und Mazanec (1967) selten. „Nach unseren Beobachtungen können sie einerseits aus Zellorganellen bestehen (Abb. 4), andererseits, und zwar öfter, aus Fetttröpfchen (Abb. 9)."

Die postnatale morphologische Differenzierung der Leberepithelzellen findet bei der *Ratte* ihren Abschluß in der 5. und 6. Woche. 5—6 Wochen entsprechen „etwa der zur Beendigung der Histogenese des Lebergewebes nötigen Zeit, wenn wir die Bildung der Leberläppchen oder das Erlöschen der Hämatopoese in der Leber im Auge haben" (Dvořák und Mazanec, 1967).

Das stürmische Wachstum der fetalen Leber wird nach der Geburt langsamer (Post und Hoffman, 1964). Die Zahl der bis zur Geburt mit der DNS-Synthese und Mitose beschäftigten Zellen verringert sich rasch. Schließlich laufen die Phasen der Mitose bei den Leberepithelzellen der erwachsenen *Ratte* langsamer ab als vor und in der ersten Zeit nach der Geburt. Das Wachstum hört nach 24 Wochen auf. Bis zu diesem Zeitpunkt sinkt der Mitoseindex der Leber auf eine sehr tiefe Stufe. Die DNS-Synthese ist bei der erwachsenen *Ratte* um die Hälfte herabgesetzt (Stöcker und Heine, 1965). Unter dem Zwang zu starker Zellvermehrung nach Teilhepatektomie werden die Phasenlängen im Mitoseablauf etwa auf die Hälfte verkürzt, die DNS-Syntheserate verdoppelt (Stöcker und Bach, 1965; Stöcker und Pfeifer, 1965).

II. Das interparenchymatöse Hohlraumsystem der Leber

Das interparenchymatöse Hohlraumsystem der Leber bildet zusammen mit den Leberepithelzellen, für die es Stoffe an- oder abtransportiert, eine funktionelle Einheit.

1. Gallenkanälchen (Gallencapillaren)

1. Vitalbeobachtung. Die von Ellinger und Hirt (1929) eingeführte Fluorescenzmikroskopie bedeutete auch für die Leberforschung und nicht zuletzt für das Studieren der Gallenkanälchen in vivo einen wichtigen Fortschritt. Zu unterscheiden sind die Eigenfluorescenz und die künstlich durch Farbstoffe hervorgerufene Fluorescenz, die Ellinger und Hirt (1929), Franke und Sylla (1933, 1934), Hirt (1934), Hirt u. Mitarb. (1939), Grafflin (1947) sowie Grafflin und Bayley (1952) an der Leber von Tieren demonstriert haben.

Im Falle der Eigenfluorescenz (Abb. 81) ergibt sich folgendes Bild: „Die Leberzellen zeigen ein schwach grünes Eigenleuchten; die verschiedenen Körnchen sind in gelbbraunem Licht zu sehen. Die Gallenkanälchen sind nicht zu erkennen, während die Blutcapillaren dunkel ausgespart sind. Bei starker Eigenfluorescenz ist die Zirkulation gut zu erkennen" (HIRT u. Mitarb., 1939). Die hellen, entlang den Blutcapillaren aufgereihten Körnchen verlieren schnell ihre Eigenfluorescenz im ultravioletten Licht. Sie liegen in den Endothelzellen und Sternzellen. Diese Partikel werden für Vitamin A oder Carotin-Einschlüsse gehalten (QUERNER und STURM, 1934; QUERNER, 1935; POPPER, 1944; GRAFFLING, 1947).

HIRT u. Mitarb. (1939) schildern sehr eingehend die Ausscheidung des Fluorescins in der Leber von *Frosch* und *Ratte*. Dieser Vorgang spielt sich bei

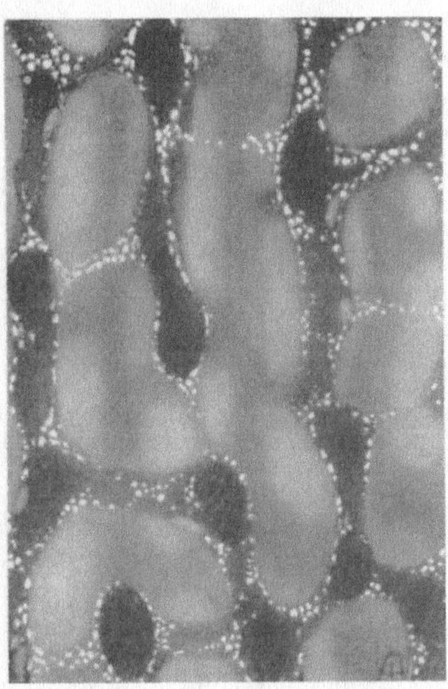

Abb. 81. Leber, Ratte. Ungefärbtes Organ im Luminescenzlicht. Zart grüne Eigenfluorescenz der Leberzellplatten. Hellgelb fluorescierende Körperchen längs der Lebersinusoide. Lebersinusoide dunkel. 600fach. (Aus HIRT, ANSORGE und MARKSTAHLER, 1939)

beiden Tieren in der gleichen Weise ab. Für die Leber der *Ratte* gilt die folgende Darstellung: „Nach Einspritzung des Farbstoffes in die Schwanzvene oder Vena femoralis leuchtet frühestens nach 5 min, spätestens nach 18 min das Serum hell auf. Wenige Minuten danach, frühestens nach 2 bis spätestens 10 min, kommt es zu einer diffusen Anfärbung der Leberzellen, die in einem hellgrünen Licht aufleuchten. Die Anreicherung des Farbstoffes in der Leberzelle, die völlig diffus durchtränkt wird, geht verhältnismäßig rasch vor sich. Sie dauert ungefähr 5—15 min. Nach dieser Zeit wird der Farbstoff zunächst stark verdünnt in die Gallennetze abgegeben, die in einem zartgrünen Licht aufleuchten. Innerhalb weniger Minuten nimmt die Konzentration des Farbstoffes in den Gallencapillaren immer mehr zu, bis sie schließlich wenigstens 20, höchstens 15 min nach der Injektion des Farbstoffes in hellgelbgrünem Licht aufleuchten" (Abb. 82). In der Folgezeit treten seitlich von den Netzen der Gallenkanälchen Tröpfchen auf (Abb. 83); „dann löst sich der Zusammenhang der Gallenkanälchennetze auf, und die Gallencapillaren bröckeln ab". Der zu dieser Zeit noch in den Leberzellen vorhandene Farbstoff fließt zu kleinen und größeren Tropfen zusammen (Abb. 84). Nach 6—8 Std ist die Ausscheidung in der Hauptsache beendet. Ausgenommen die letzten Vorgänge (Verschwinden des Leuchtbildes der Gallencapillaren,

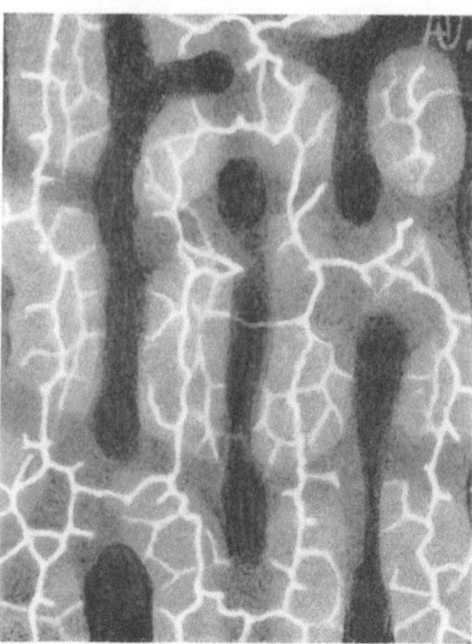

Abb. 82. Leber, Ratte. Völlige Ausfärbung der Gallenkanälchen. Fluorescein. 600fach. (Aus
HIRT, ANSORGE und MARKSTAHLER, 1939)

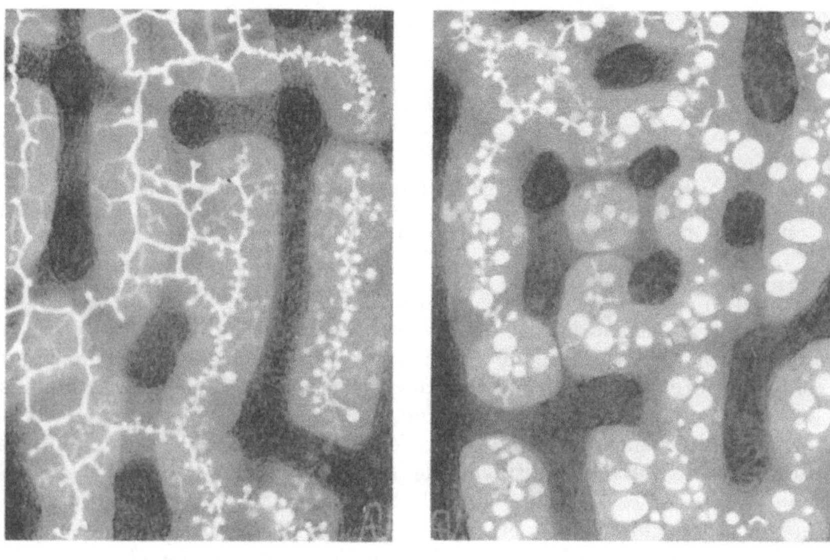

Abb. 83   Abb. 84

Abb. 83. Leber, Ratte. Fortschreitende Ausscheidung des Farbstoffes von rechts nach links
im Bild. Links teilweise Dehnung der Gallenkanälchen (maximale Füllung). In der Bildmitte
beginnende Tröpfchenbildung. Rechts starke Tröpfchenbildung. Fluorescein. 600fach. (Aus
HIRT, ANSORGE und MARKSTAHLER, 1939)

Abb. 84. Leber Ratte. Von oben nach unten im Bild fortschreitende Ausscheidung. Zusammenfluß der kleinen Fluoresceintröpfchen zu größeren Tröpfchen. „Abbröckeln" der
Gallenkanälchen. Die großen Tropfen fließen allmählich in die Gallenkanälchen ab. Fluorescein.
600fach. (Aus HIRT, ANSORGE und MARKSTAHLER, 1939)

Tropfen- und Seenbildung in den Leberepithelzellen) hat GRAFFLIN (1947) diese Ausscheidungsbefunde für den *Frosch* bestätigt. Trypaflavin durchdringt von der Blutseite her gleichmäßig, aber langsamer die Leberepithelzellen, ähnlich wie Fluorescin; es reichert sich in den Zellen an und tritt dann plötzlich in die Kerne ein. Einen Übertritt des Farbstoffes in die Gallenkanälchen konnten HIRT u. Mitarb. (1939) nicht sehen. Fluorescenzmikroskopisch lassen sich die Gallenkanälchen auch mit dem Uranin (Natriumsalz des Fluoresceins) nach der Methode von HANZON (1952) ausgezeichnet darstellen. Mit Akridinorange fluorescieren die Leberepithelzellen des *Frosches* zunächst rot, dann grün und Speicherstoffe in den v. Kupfferschen Sternzellen rot, orange und gelbgrün; die Intercellularspalten und die Gallenkanälchen erscheinen schwarz (ZEIGER und WIEDE, 1954).

2. Histochemische Darstellung der Gallenkanälchen. Eine weitere Möglichkeit, die Gallenkanälchen ausgezeichnet darzustellen, bietet die alkalische Phosphatasereaktion GOMORIs (1939). Nach ADAMS (1950) kann man die Gallenkanälchen des *Menschen* und der Nager mit dieser Reaktion sogar besser sichtbar machen als mit anderen Techniken. Ausgedehnter als das Gallenkanälchennetz des *Kaninchens* (CLARA, 1934) sei dasjenige anderer Nager, aber noch ausgedehnter das eine starke alkalische Phosphatasereaktion zeigende Netzwerk in der *menschlichen* Leber. Die Abb. 85 aus der Arbeit von EDLUND und HANZON (1953) zeigt in einer Gegenüberstellung eine Sichtbarmachung der Gallenkanälchen mit der histochemischen alkalischen Phosphatasereaktion und mit dem fluorescenzmikroskopischen Uraninverfahren (s. o.). Auch GOMORI (1941) sowie JACOBY und MARTIN (1951) bedienten sich der alkalischen Phosphatasereaktion für die Darstellung der Gallenkanälchen mit Erfolg; nach ihren Feststellungen eignen sich die Gallenkanälchen des *Kaninchens* (s. auch HARD u. Mitarb., 1950) ganz besonders für diese Verfahrensweise. Diese Angabe bestätigen MAGROT und CIBULKOVÁ (1962b). Die Autoren fanden ferner, daß die Gallenkanälchen der *Ratten*leber, verglichen mit denjenigen der *Kaninchen*leber, wenig alkalische Phosphatase enthalten; überdies erfordere die Enzymreaktion der *Ratten*leber eine lange Inkubationszeit. Sonderbar ist, daß die Gallenkanälchen der *Meerschweinchen*leber nach den übereinstimmenden Berichten mehrerer Autoren (GOMORI, 1941; BOURNE, 1943; ZORZOLI und STOWELL, 1947; JACOBY und MARTINI 1951; LEDUC und DEMPSEY, 1951; CLARA, 1954) und nach eigenen Untersuchungen diese Enzymreaktion nicht geben. Neben anderen Substratreaktionen beschreiben die Reaktion der Gallenkanälchen mit dem alkalischen Phosphatasereagens CLEVELAND u. Mitarb. (1950), EGER und GELLER (1952), RICHTERICH und WOLF (1953), VERNE (1956), FORD (1958), GEDIGK und BONTKE (1956b). Ferner berichtet HARD (1949) über die alkalische Phosphatasereaktion der Gallenkanälchen des *Kaninchens* nach Unterbindung des Ductus choledochus. Nicht minder deutlich fällt, wie erwähnt, die Reaktion der Gallencapillaren auf Adenosintriphosphatase aus (WACHSTEIN und MEISEL, 1957; NOVIKOFF u. Mitarb., 1958; WACHSTEIN, 1959).

3. Über die Wandung der Gallenkanälchen. Als bedeutende lichtmikroskopische Arbeit ist die Untersuchung CLARAs aus dem Jahre 1934 zu werten, zugleich als Bestätigung der Forsgrenschen Rhythmuslehre von der Leber. CLARA fand, daß die Gallenkanälchen beim *Kaninchen* während der assimilatorischen Leberphase in der Peripherie der Zentralvenenläppchen stets eng, während der sekretorischen Phase aber stets weit sind. Wurde die Cholerese künstlich durch Decholin gesteigert, dann erweiterten sich die Gallenkanälchen außerordentlich stark, aber wiederum nur in den peripheren Läppchenbezirken. Mit Bezug auf die „Wand" der Gallenkanälchen führt CLARA (1934) aus: „In Übereinstimmung mit anderen Forschern (HUECK, PFUHL u. a.) betrachte ich die Wand der

Gallencapillarew als eine Oberflächenverdichtung der zugehörigen Zelle bzw. als eine Verfestigung der oberflächlichen Plasmaschicht." Überzeugend hat auch MORTON (1939) die Richtigkeit dieser Auffassung in lichtmikroskopischen Untersuchungen der Gallenkanälchen von *Schwein*, *Ratte* und *Axolotl* dargelegt. Was andere „Wand" der Gallenkanälchen nennen, bezeichnet er als „spezialized part of the hepatic cells", d. h. eine aus azidophilem und basophilem Material bestehende Cytoplasmastruktur, „which forms the true capillary lining". Entsprechend der Anzahl der an der Begrenzung eines Gallenkanälchens

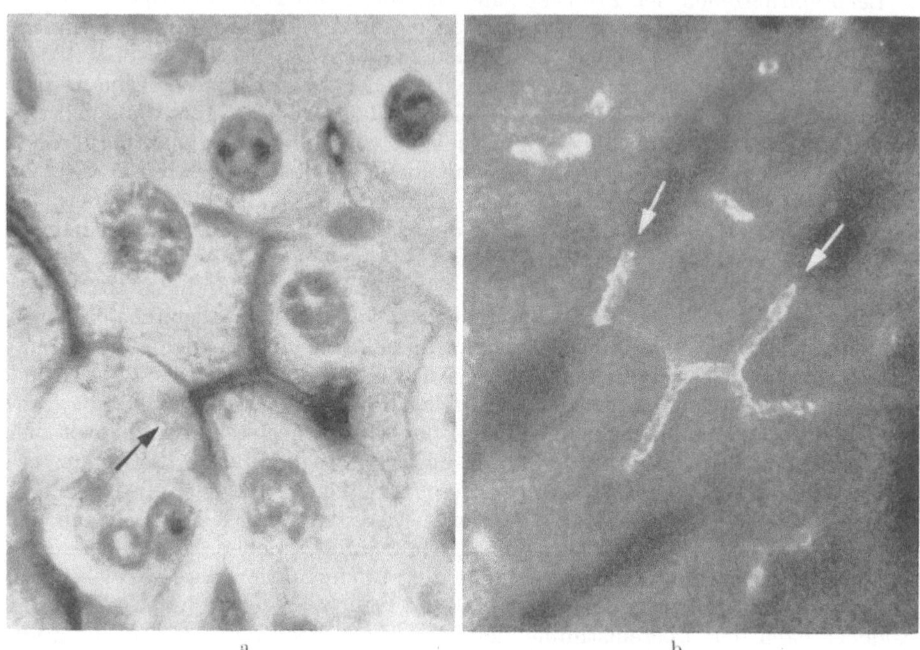

a   b

Abb. 85a u. b. Ratte, Leber. a Alkalische Phosphatase-Reaktion der Gallenkanälchen und der Sinusoidwand. Färbung nach GOMORI. 1500fach. b Fluorescenzmikroskopische Darstellung der Gallenkanälchen mit Uranin. Konzentration des Uranins in den Kanälchen. 1600fach. (Aus EDLUND und HANZON, 1953)

beteiligten Leberepithelzellen sei das spezialisierte Cytoplasma in Segmente aufgeteilt. Das allein beweise schon, daß die Gallenkanälchen keine eigene Wand besitzen.

In einer Studie über die Struktur der Säugerleber befaßt sich ELIAS (1949d) auch mit den Gallenkanälchen. Auch nach seiner Auffassung grenzen die Leberepithelzellen selbst mit ihrem Cytoplasma die Gallenkanälchen ab; ihre sog. Wand ist eine cuticulare Verdichtung des Cytoplasmas dieser Zellen. ELIAS (1949d) bezeichnet die Wand der Gallenkanälchen als den „festesten Bestandteil des Lebergewebes", die selbst dann noch unversehrt bleibe, wenn die übrigen Teile der Leberzellen durch Maceration, Zerzupfen und Quetschen zerstört würden; die Dicke dieser „Wand" betrage weniger als $^1/_5\mu$. Intracelluläre Gallendivertikel und Sekretcapillaren, die einmal Gegenstand vieler Untersuchungen waren (PFUHL, 1932), gibt es in der lebenden Leber nicht (ELIAS, 1949d). Jede Leberepithelzelle ist von einem dreidimensionalen Netz von Gallenkanälchen (Abb. 86) umgeben, und alle Einzelnetze bilden eine geschlossene polygonale

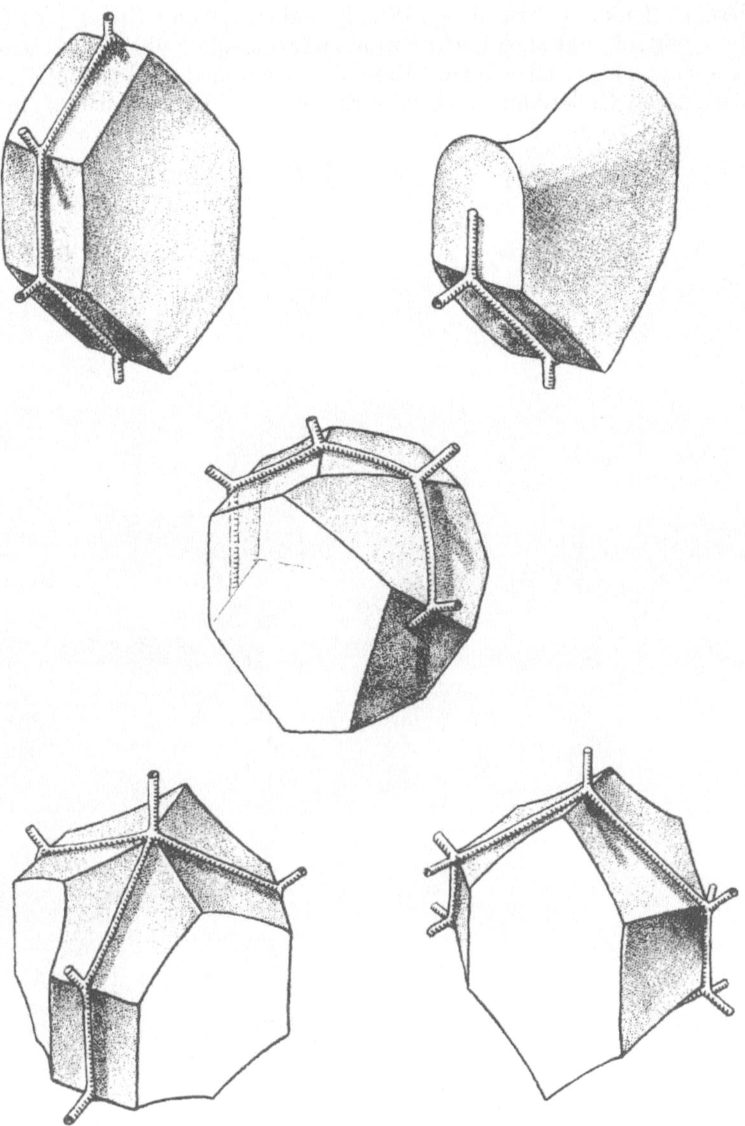

Abb. 86. Verschiedene Formen von Leberepithelzellen mit angrenzenden Teilen des Gallenkanälchen-Netzes. Schema. (Aus ELIAS, 1949)

Netzeinheit in den Leberzellplatten (Abb. 87). Freiendende Gallenkanälchen gibt es weder in der kleinen noch in der großen Netzeinheit. Die von den Gallenkanälchen der Leberzellplatten gebildeten Netze verbinden sich mit den Gallenkanälchen der Grenzplatte des Zentralvenenläppchens oder mit intralobulären Gallengängen, um ihre Galle weiterleiten zu lassen. Die intralobulären Gallengänge folgen den intralobulären Arteriolen der Leberarterie; sie bilden arkadenförmige Schleifen oder anastomosieren miteinander. Außer den zwischenzelligen Gallenkanälchen in den Leberzellplatten gibt es nach ELIAS (1949d) auch solche, die auf der Lacunenseite der Leberepithelzellen liegen. Es ist unverständlich,

woher diese Gallenkanälchen ihre „Wand" haben sollen. Elias (1949d) sagt
selbst: "It is evident that such extra-laminary canaliculi could not exist, did they
not posses a solid wall of their own." Eine eigene Erklärung über die Entstehung
der extralaminären Gallenkanälchen gibt Elias nicht. Er ist geneigt, eine solche

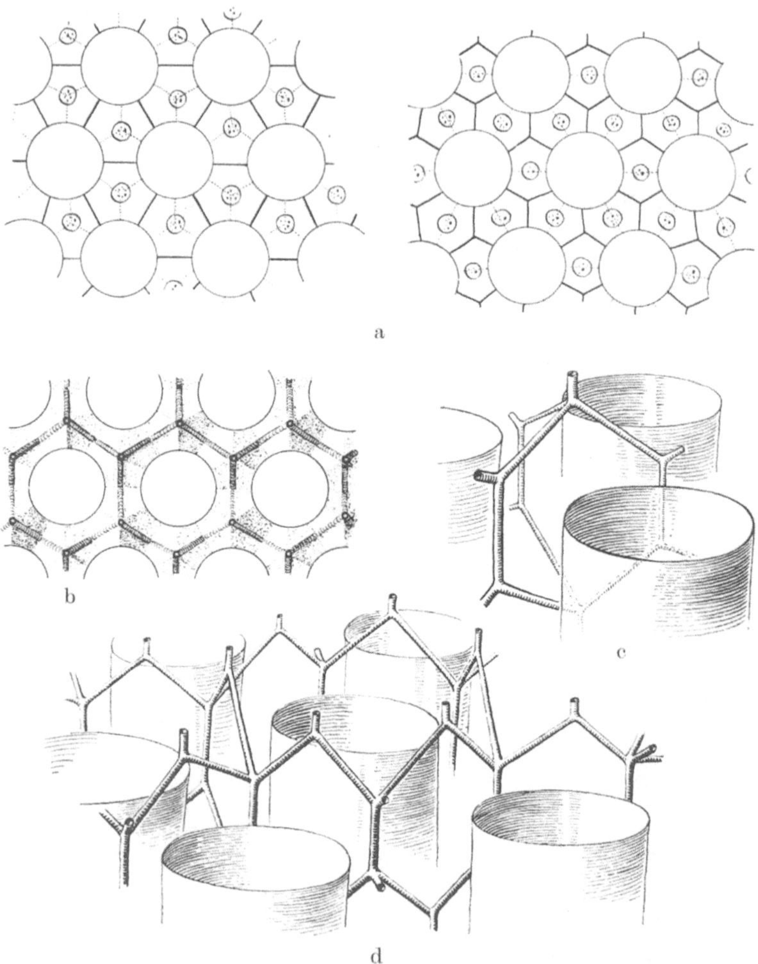

Abb. 87a—d. a Zwei Schnittbilder von Leberepithelzellen und Lebersinusoiden in verschiedenen Höhen parallel zu einer Zentralvene. b Aufsicht auf Leberepithelzellen und
Gallenkanälchen-Netz. c Dreidimensionales Gallenkanälchen-Netz um eine Leberepithelzelle
inmitten dreier Lebersinusoide. d Größerer Ausschnitt aus dem Netz der Gallenkanälchen
und der Lebersinusoide. Schema. (Aus Elias, 1949)

in der Frage zu sehen, die ihm Dr. Frederic T. Levis brieflich stellte: "Is it not
probable — in view of their resistant nature — that they were primarily between
two cells, one of which has desintegrated during the plastic changes which the
parenchyma undergoes ?"

Der Streit um die Wand der Gallenkanälchen wurde durch die Elektronenmikroskopie endgültig entschieden: diese Röhrchen besitzen keine eigene
Wand (Rouiller, 1954, 1956, 1957; Fawcet, 1955; Essner u. Mitarb., 1958;

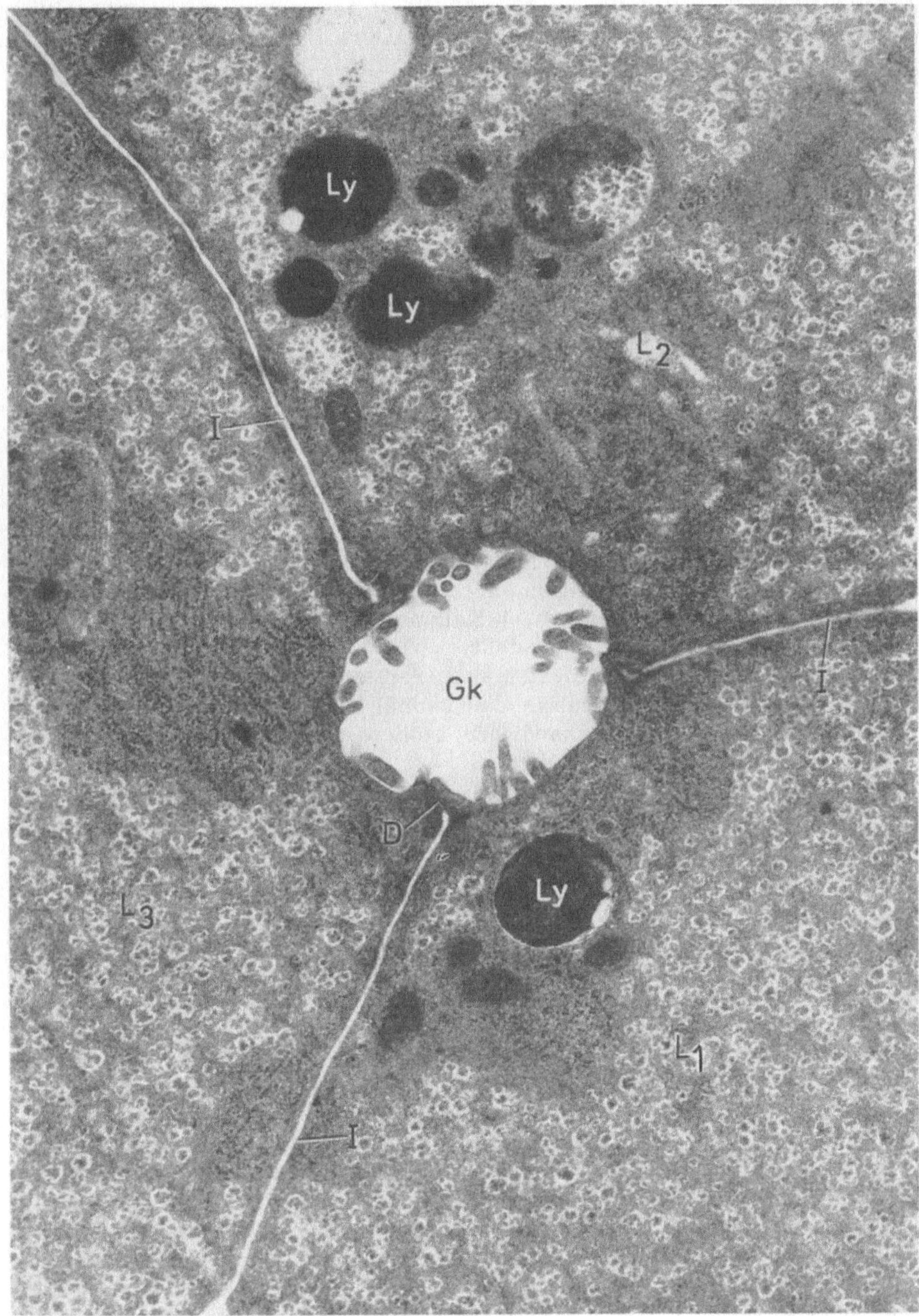

Abb. 88. Gallenkanälchen (*Gk*) von drei Leberepithelzellen (L_1, L_2, L_3) begrenzt. Desmosomen (*D*) dichten die Intercellularspalten (*I*) im Kanälchenbereich ab. *Ly* Lysosomen. Meerschweinchenleber. 30000fach. [Originalaufnahme von Prof. E. Lindner (Kiel)]

HAMTON, 1958; LANZAVECHCIA u. Mitarb., 1959; ASHWORTH und SANDERS 1960; NOVIKOFF und ESSNER, 1960; DAVID, 1961a; DAEMS, 1961; HOLLE, 1961; STEINER und CARRUTHERS, 1961; JEZEQUEL, 1962).

Die Gallenkanälchen, die im Querschnitt kreisförmige oder ovale Lichtungen mit Durchmessern von 0,5—1 µ haben (*Ratte*), werden von rinnenförmigen Einsenkungen zweier oder dreier Leberepithelzellen gebildet und von deren Plasmalemm begrenzt (Abb. 88, 89). Die Gallenkanälchen werden jedoch nicht immer von nur zwei Leberzellen gebildet. Der Behauptung FAWCETTS (1955), in der Säugerleber werde ein Gallenkanälchen von nur zwei Leberepithelzellen aufgebaut, widerspricht DAVID (1961a) mit dem Hinweis auf Befunde, nach denen die Gallenkanälchen von *Maus, Ratte, Meerschweinchen, Goldhamster* und *Kaninchen* zwar im allgemeinen von zwei Zellen begrenzt werden, in Einzelfällen jedoch auch von den Randgebieten dreier Zellen aufgebaut werden können (vgl. Abb. 88). Nach WOOD (1961) werden die 2—3 µ breiten Gallenkanälchen der *Kalbs*leber sogar von 3 und mehr Epithelzellen begrenzt. Weitere Angaben über die Zahl der die Gallenkanälchen bildenden Leberepithelzellen enthalten die älteren Arbeiten von ELIAS und BENGELSDORF (1952), HAMPTON (1958) und LANZAVECCHIA u. Mitarb. (1959). Bei den Nichtsäugern ist die Begrenzung der Gallenkanälchen durch mehrere Zellen typisch. So bauen je 4—5 Zellen ein Gallenkanälchen der Leber der *Taube* auf. Bei 6 Tage alten *Kücken*embryonen sind die Kanälchen bereits ausgebildet (Abb. 50); ihre Lichtung, in die z. T. zottenartige Vorsprünge hineinragen (Osmiumsäurefixierung) — nach Kaliumpermanganatfixierung wurde allerdings eine glatte Umrandung festgestellt — wird von 4—7 Leberepithelzellen begrenzt, deren Membranen verdichtet sind (KARRER, 1961). Beim *Goldfisch* fand DAVID (1961) nur selten eindeutige Gallenkanälchen; in der Leber dieses Tieres entstehen anstelle von Gallenkanälchen größere Gallenräume durch den Zusammenschluß intercellulärer Spalten.

Die Zellmembranen zeigen im Bereich der Gallenkanälchen keine strukturellen Besonderheiten und keine Verdickungen. In der Nachbarschaft der Kanälchen ist jedoch das Hyaloplasma verdichtet (ROUILLER, 1954, 1956; DAVID, 1961a; HOLL, 1961) und enthält eine größere Zahl polymorpher Einschlüsse, d. h. kleiner Bläschen mit rundlichen Partikeln und kleiner dichter Körperchen, deren Struktur und Herkunft noch unbekannt sind (ROUILLER, 1954), ferner Lysosomen. Auch in der *Mäuse*leber sind die Gallenkanälchen nur „by a homogenous zone of apparently condensed cytoplasm" umgeben (DAEMS, 1961). Diese Zonen haben Breiten von 80—100 mµ und trennen die Kanälchen „from all structural cytoplasmatic components, which elsewhere approach the cell membrane very closely" (DAEMS, 1961). Die Verdichtungszone (Abb. 90) ist beim *Kaninchen* sehr breit und bandartig und weist außerdem am Übergang in das gewöhnliche Cytoplasma einen osmiophilen Streifen auf (DAVID, 1961a). Auch beim *Kalb* ist die von den Epithelzellen gebildete Umrandung der Gallenkanälchen dichter als das übrige Cytoplasma und frei von Mitochondrien und endoplasmatischem Reticulum. Starke Vergrößerungen decken in ihr konzentrisch angeordnete, ungefähr 6—8 mµ breite Filamente auf (WOOD, 1961). Bei *Maus* und *Ratte* soll nur eine feingranuläre Ablagerung in der Randzone um die Gallenkanälchen vorhanden sein, beim *Meerschweinchen* dagegen handelt es sich um granuläre, teilweise aber auch schmale homogene bandartige Bildungen; beim *Goldhamster* zeigt sich die granuläre Struktur nur in einer dünnen Zone.

In radiärer Anordnung ragen wenige oder zahlreiche Mikrovilli der Leberepithelzellen in die Kanälchenlichtung hinein (Abb. 88, 89, 90). Nach DAVID (1961a) sind jedoch die Gallenkanälchen der *Maus* frei von Mikrovilli. Die Lichtung

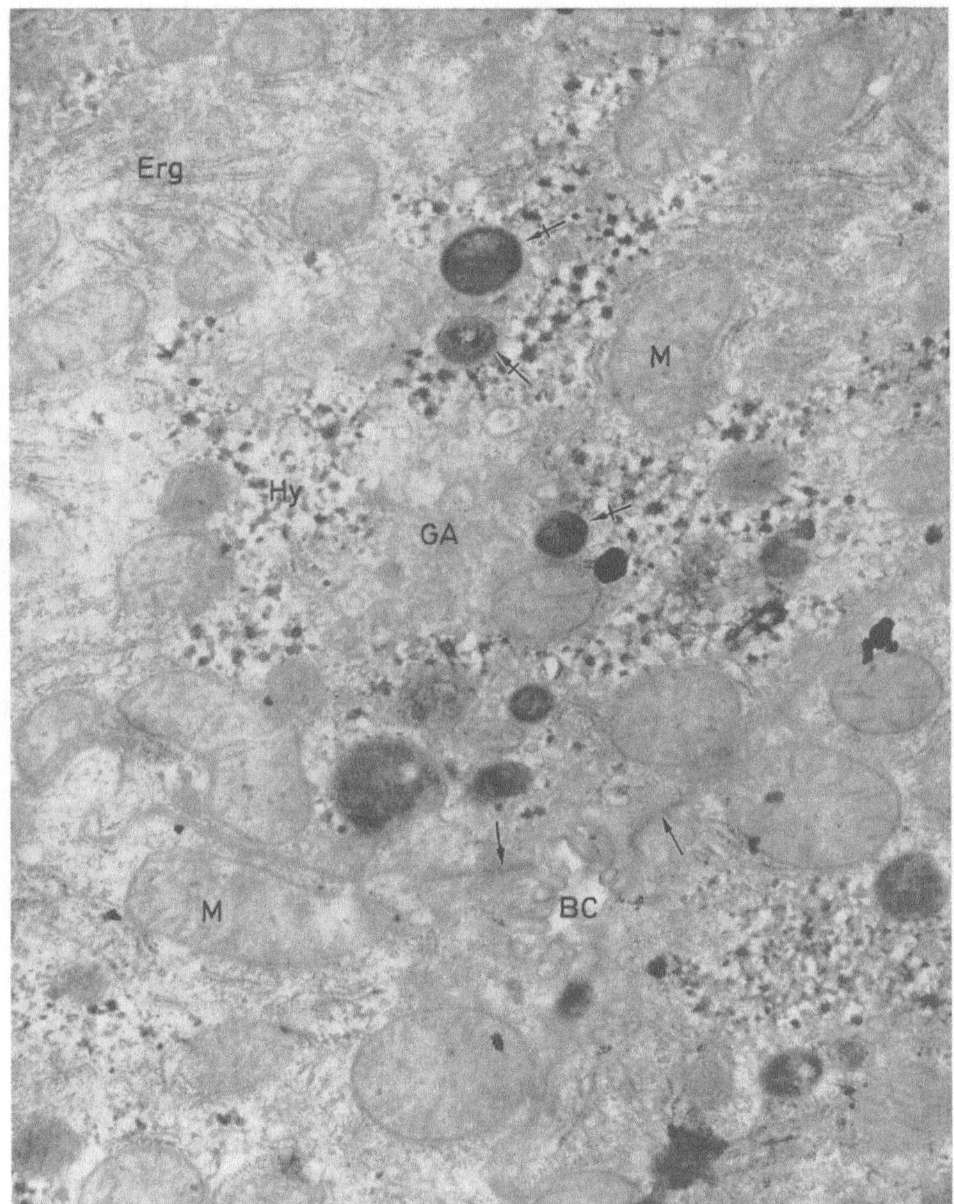

Abb. 89. Leberepithelzellen der Maus begrenzen ein Gallenkanälchen (*BC*) mit homogenen Cytoplasmazonen. Beiderseits des Kanälchens Desmosomen (→). Lysosomen (↦), Mitochondrien (*M*), Golgi-Apparat (*GA*), Ergastoplasma (*Erg*), Hyaloplasma (*Hy*) 26000fach. (Aus DAEMS, 1961)

der Gallenkanälchen ist elektronenoptisch leer oder mit einer flockigen, wenig strahlendichten Masse ausgefüllt.

In der Nähe der Kanälchen verknüpfen Desmosomen die Membranen der angrenzenden Zellen miteinander (Abb. 90). In der *Kaninchen*leber (CARRUTHERS

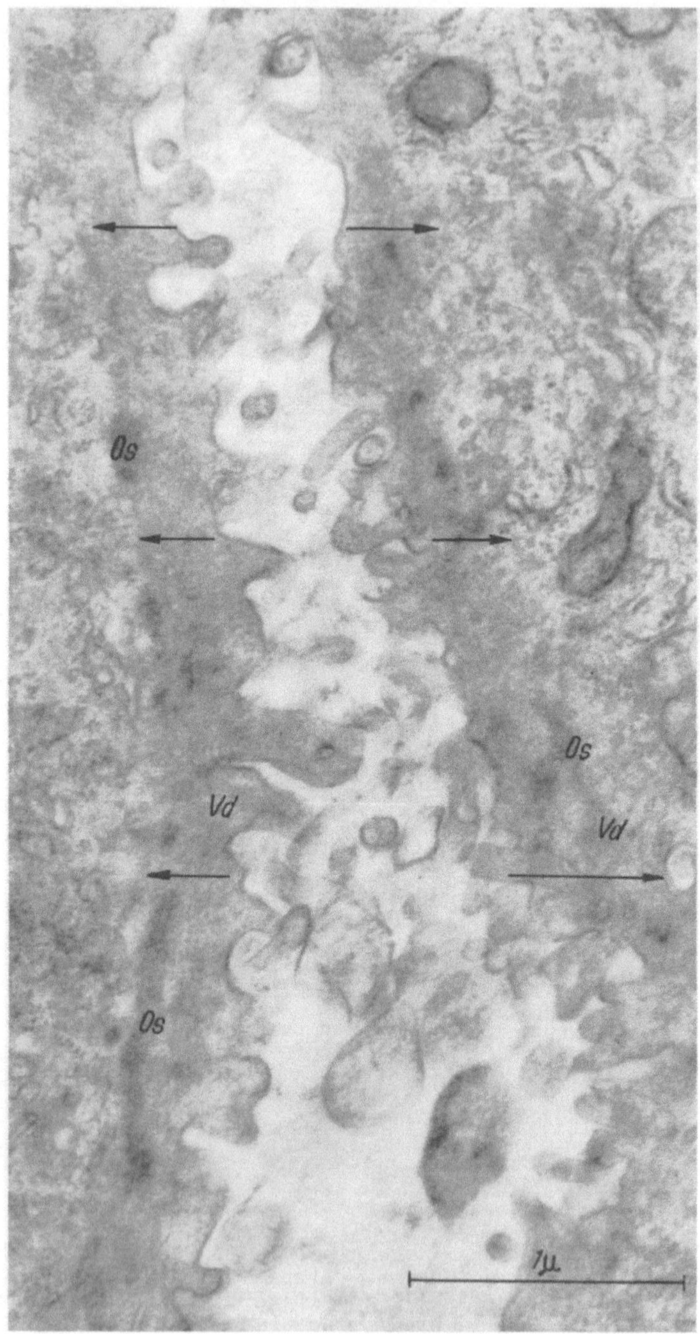

Abb. 90. Längsgeschnittenes Gallenkanälchen der Kaninchenleber mit breiter bandartiger Verdichtung des umgebenden Grundplasmas (*Vd* →). Im Übergangsgebiet zum normalen Cytoplasma streifenförmige Osmiophilie (*Os*). 36000fach. (Aus DAVID, 1961)

und STEINER, 1962) sind in unmittelbarer Nähe der Gallenkanälchen zwei spezialisierte Felder der Zelloberfläche ausgebildet. Bevor die Zellmembranen zweier benachbarter Leberepithelzellen zur Bildung eines Gallenkanälchens auseinanderweichen, rücken sie auf einer Strecke bis zu 1 μ Länge sehr eng zusammen. Unter dem Plasmalemm und im Intercellularspalt liegt feingranuläres Material. Diese Spezialbildungen der Zellmembranen nennen die Verfasser „attachment plate". Selbst eine starke Erweiterung der Gallenkanälchen durch Gallenstauungen vermag den Zusammenhalt der Zellmembranen im Bereich dieser Haftplatten nicht zu sprengen. Die zweite Spezialbildung der Leberzellmembranen sind die weiter entfernt von den attachment plates vorhandenen, bereits erwähnten Desmosomen (s.o.), die keine Tonofibrillen (Kaninchen) besitzen. Der Abstand zwischen den attachment plates und den Desmosomen beträgt rund 300 mμ.

Das neuere Schrifttum läßt keinen Zweifel darüber, daß die Säuger nur intercelluläre und keine intracellulären Gallenkanälchen besitzen (ELIAS, 1949; ROUILLER, 1954, 1956; FAWCETT, 1955; BAUD, 1958; IZARD, 1960; NOVIKOFF und ESSNER, 1960; COSSEL, 1952). Die Gallenkanälchen können, in Übereinstimmung mit älteren färberisch erhobenen Befunden, wohl seitlich verzweigt sein, jedoch nur intercellulär. Nach EDLUND und HANZON (1953) enden diese Seitenästchen in der Leber des *Menschen* und der *Ratte* in größerer Entfernung von der Wand der Lebersinusoide, oder reichen unmittelbar an sie heran, oder sie sind von ihr nur durch das Plasmalemm der Leberepithelzellen getrennt. „Thus a space corresponding to the so called Disse's space, is not demostrable." Wie schon CLARA (1934), so fand ADAMS (1950) lichtmikroskopisch mit Hilfe der Reaktion auf alkalische Phosphatase keinen überzeugenden Beweis für ein Vorhandensein von intracellulären Gallenkanälchen bei *Menschen* und *Ratte*. Die Frage, ob es echte Spalten zwischen den Leberepithelzellen gibt, mußte er offen lassen. Dagegen sah ADAMS Gallenkanälchen, die bis zur Wand der Lebersinusoide reichen und solche, die auf der Lacunenseite der Leberepithelzellen liegen (vgl. ELIAS, 1949d). Im Gegensatz zu ADAMS (1950) wollen WACHSTEIN und ZAK (1949) mit derselben Methode intracelluläre Gallenkanälchen beim Kaninchen gesehen haben.

Bemerkenswert ist ROUILLERs elektronenmikroskopisch begründete Auffassung von der Beziehung der Gallenkanälchen zum Disseschen Raum (ROUILLER, 1954, 1956) (Abb. 91). Danach stehen Seitenzweige der Gallenkanälchen in offener Verbindung mit dem Disseschen Raum und über diesen durch Lücken in der Wand der Lebersinusoide mit deren Lichtung (Abb. 91c). Die Vorstellung von einer Kommunikation zwischen Seitenästchen der Gallenkanälchen und dem Disseschen Raum hatte PAVEL (1949) bereits lichtmikroskopisch gewonnen und zur Grundlage seiner Filtrations-Absorptions-Lehre der Gallensekretion gemacht, doch fehlte seinen Abbildungen die Beweiskraft, welche die elektronenmikroskopischen Bilder ROUILLERs besitzen. Auch COSSEL (1962, 1965) diskutiert aufgrund eigener elektronenmikroskopischer Befunde und derjenigen von ROUILLER (1956), SCHAFFNER und POPPER (1959), MASEK (1961), BIRNS, MASEK und AUERBACH (1962) eingehend die Möglichkeit der Kommunikation zwischen dem System der intracellulären Gallenkanälchen einerseits und dem Disseschen Raum und den Lebersinusoiden anderseits. COSSEL sieht dieses ganze Raumsystem als ein „riesiges Mikrofilter" an. Eine plastische Vorstellung davon gibt die Abb. 92 (COSSEL, 1962; vgl. damit unsere Abb. 91 von ROUILLER, 1956). Nach COSSEL (1961, 1962, 1964) bilden die Gallenkanälchen, der Dissesche Raum und die Lebersinusoide ein interparenchymatöses Kanälchensystem, das drei Abflußmöglichkeiten hat: a) über die Gallenkanälchen in die Gallengänge, b) über den Disseschen Raum und durch die Endothelporen der Lebersinusoide in das Blut, c) bei Verschluß der Sinusoidporen über den Disseschen

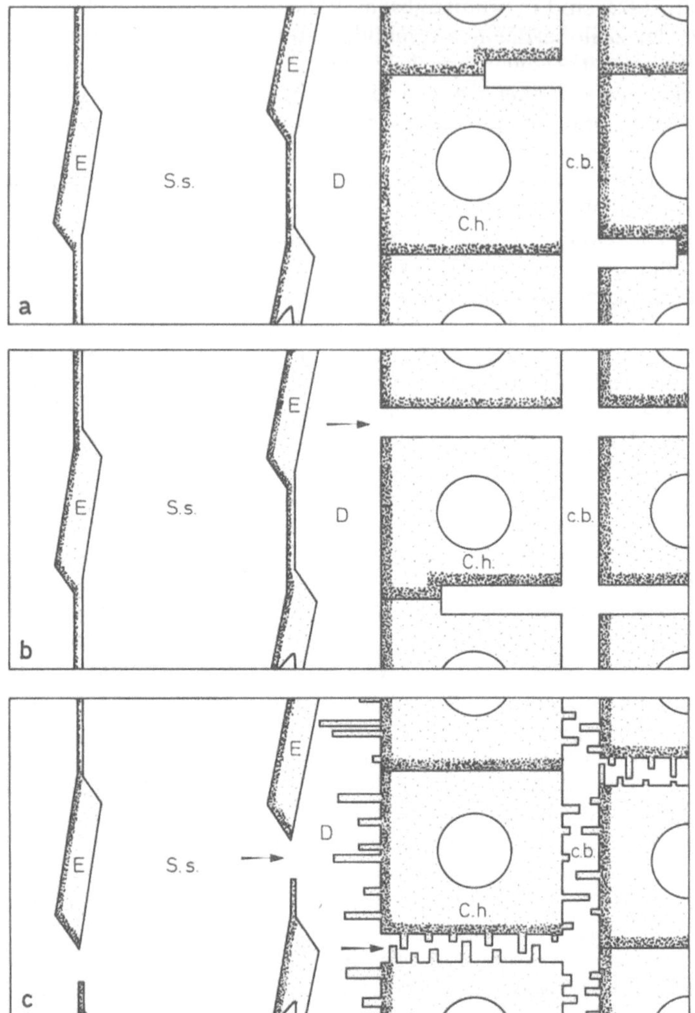

Abb. 91a—c. Beziehungen zwischen Gallenkanälchen und Lebersinusoiden. a Klassische Vorstellung. Die in der Achse der Leberzellbalken liegenden Gallenkanälchen (*c.b.*) senden im rechten Winkel Fortsätze aus, die sich zwischen die Leberepithelzellen (*C.h.*) drängen und blind enden, ohne den Disseschen Raum (*D*) zu erreichen. b Vorstellung von Pavel. Die Gallenkanälchen kommunizieren direkt mit dem Disseschen Raum (Pfeil). c Vorstellung von Rouiller. Der Dissesche Raum steht einerseits (unterer Pfeil) mit den Gallenkanälchen, andererseits (oberer Pfeil) mit der Lichtung der Lebersinusoide *S.s.* in Verbindung. Schema. (Aus Rouiller, 1956)

Raum und den Mallschen Raum in die periportalen Gewebsspalten und Lymphgefäße.

Im Gegensatz zu diesen umstürzenden Behauptungen von Verbindungen der Gallenkanälchen zum Disseschen Raum, zu den Lebersinusoiden und zu den periportalen Lymphgefäßen gelangten Hampton (1958), Izard (1960), Novikoff und Essner (1960), Steiner (1961), Steiner und Carruthers (1961) ebenfalls anhand elektronenmikroskopischer Untersuchungen zu der Auffassung, daß es

Verbindungen der genannten Art unter gewöhnlichen Verhältnissen in der Leber bei *Mensch* und Tier nicht gebe. Auch die fluorescenzmikroskopischen Untersuchungen EHRENBRANDs und WALDECKs (1965) an der *Ratten*leber beweisen das Fehlen von Verbindungen zwischen den Gallenkanälchen und den Lebersinusoiden über die Intercellularräume. Wohl war gelegentlich ein Aufleuchten der trichterförmigen Erweiterungen der Intercellularräume zum Disseschen Raum zu sehen.

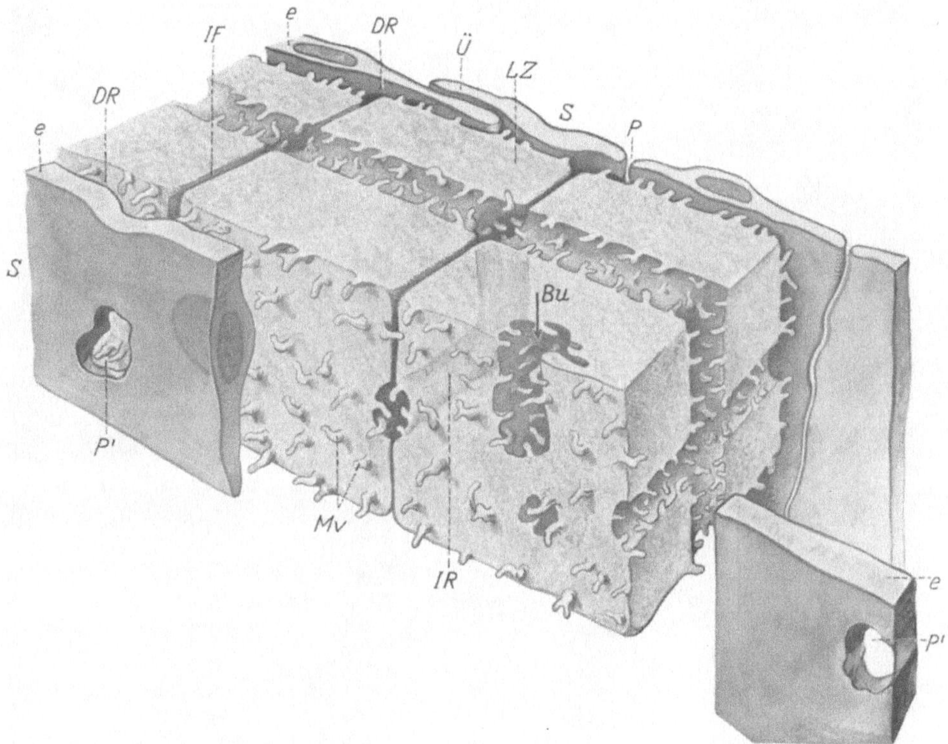

Abb. 92. Darstellung der Lagebeziehungen zwischen Leberepithelzellen, Disseschem Raum und Lebersinusoiden nach elektronenmikroskopischen Befunden. Zwei von Leberepithelzellen (*LZ*) aufgebaute einschichtige Leberzellplatten mit Gallenkanälchen (*IR*). *Mv* Mikrovilli der Leberepithelzellen, *IF* Intercellularfugen zwischen den Zellen, *Bu* Einbuchtung, *DR* Dissescher Raum, *e* Sinusoidendothel, *p* intercelluläre und *p'* intracelluläre Endothellücke, *Ü* sich überlappende Endothelzellen, *S* Sinusoidlichtung. Schema. (Aus COSSEL, 1962)

Das intercelluläre Gallenkanälchensystem, das den Säugern allgemein eigen sein dürfte, scheint bei den niederen Wirbeltieren nicht immer verbreitet zu sein. Einen Beweis für dieses eigenartige Verhalten hat zuerst DAVID (1961) geliefert. Beim *Goldfisch* liegen intracelluläre Gallenkanälchen (Abb. 93) in der Nähe des Kernes der Leberepithelzelle und im Golgi-Feld. In die Kanälchenlichtung ragen zahlreiche Mikrovilli der Leberepithelzelle, in der das Kanälchen liegt, hinein. „Das umgebende Cytoplasma ist wie bei den intercellulären Gallencapillaren durch bandartige Verdichtungen ausgezeichnet. Verschiedene Anschnitte der intracellulären Kanälchen zeigen ihren Weg. Sie wenden sich dem Intercellularraum zu und entleeren sich schließlich in ihn, ohne daß an der Mündungsstelle eine intercelluläre Gallencapillare vorhanden wäre. In ihrem gesamten Verlauf werden die intracellulären Gallencapillaren allseits von den sich

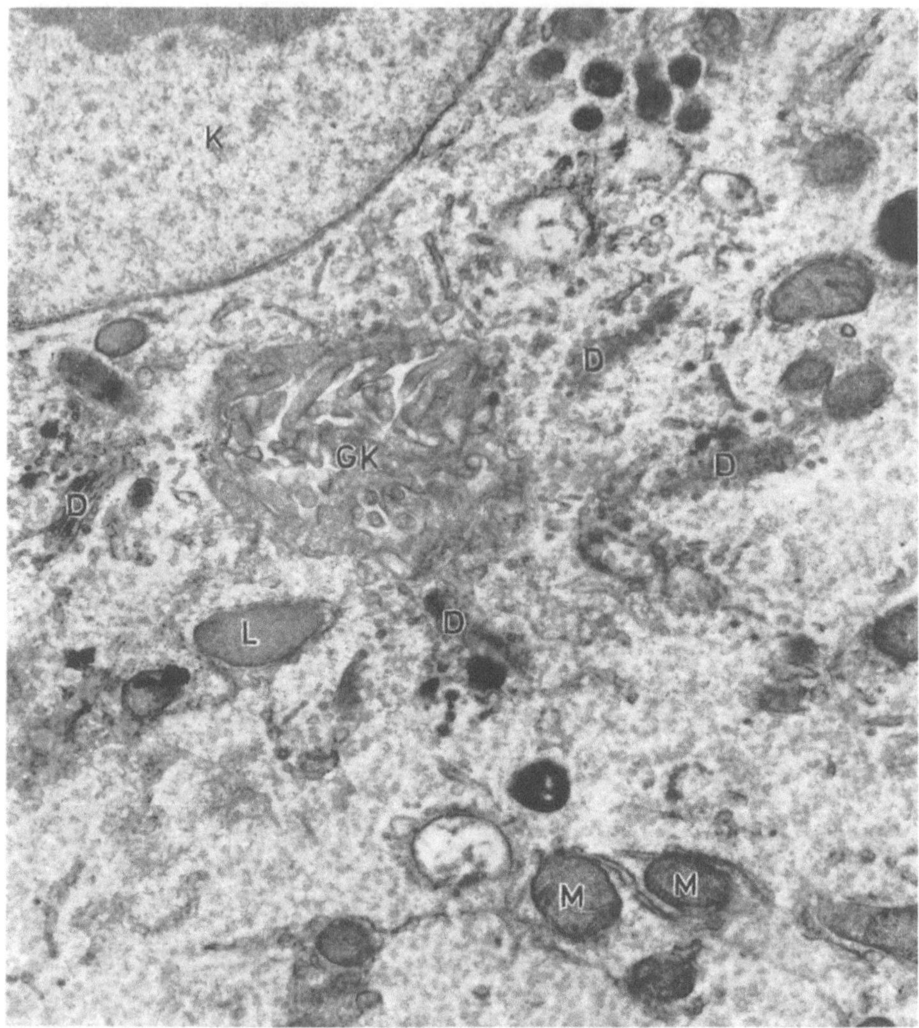

Abb. 93. Intracelluläres Gallenkanälchen (*GK*) in einer Leberepithelzelle des Goldfisches.
Begrenzung des Kanälchens durch zahlreiche Mikrovilli, bandartige Verdichtung des um-
gebenden Cytoplasmas. *D* Diktyosomen des Golgi-Feldes, *M* Mitochondrien, *L* Lysosomen,
K Zellkern. 30000fach. (Aus DAVID, 1961)

bis zur Zellgrenze erstreckenden Membranelementen und Bläschen des Golgi-
Feldes umgeben.“ YAMAMOTO (1962, 1965) bestätigt das ausschließliche Vorhandensein intracellulärer Gallenkanälchen in der Leber des *Goldfisches* und beantwortet darüber hinaus die von DAVID (1961) offen gelassene Frage, wie die
Galle aus den intercellulären Spalten abgeleitet wird. Das intracelluläre Gallenkanälchen — jede Leberepithelzelle des *Goldfisches* besitzt es — wird in der Intercellularspalte an einen Endgallengang („terminal bile duct“) angeschlossen
(Abb. 94). Dieser besteht nur aus 1 Zelle, die viel kleiner als die Leberepithelzelle
ist und fast keine Organellen besitzt. Im Mündungsbereich, also im Intercellularraum, sind die Gangzelle und die das Gallenkanälchen heranführende Leberepithelzelle eingebuchtet. So entsteht ein von den beiden Zellen begrenzter Hohl-

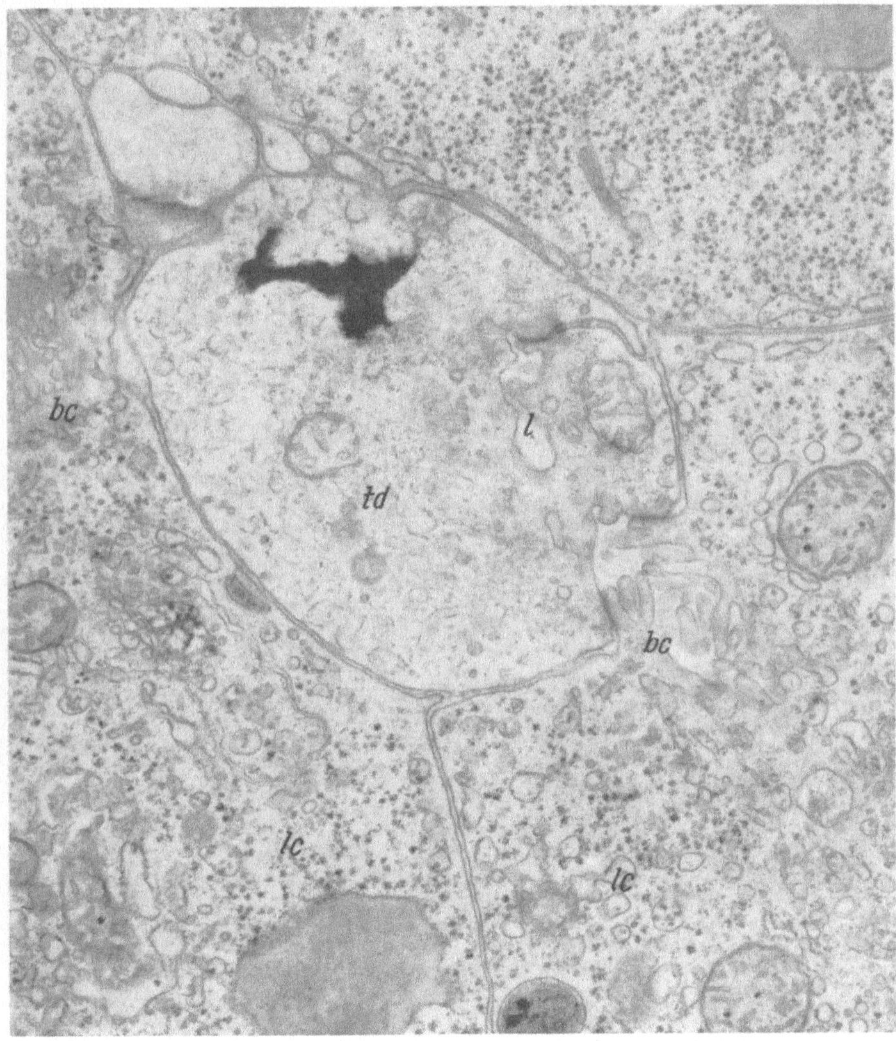

Abb. 94. Goldfisch (Hungertier). Drei Leberepithelzellen grenzen an eine Gallengangzelle, die viel kleiner als eine Leberepithelzelle ist. Zwei von den drei Leberepithelzellen (*lc*) bilden mit dem Endgallengang je ein Gallenkanälchen (*bc*). Der Endgallengang ist eine organellenarme Zelle (*td*); seine Lichtung (*l*) wird von einer Einfaltung der Zellmembran gebildet und durch ein Desmosom verschlossen. 20000fach. (Aus YAMAMOTO, 1965)

raum; in ihn ragen zahlreiche Mikrovilli der Leberepithelzelle hinein, nicht aber der Gangzelle. Desmosomen verknüpfen die Mikrovilli der Leberepithelzelle mit der Gangzelle. Der so geschaffene Raum im Intercellularspalt ist aber nicht die Lichtung des Gallenendganges, sondern nur ein Sammelbecken für die Galle. Die Lichtung des Gallenendganges liegt im Leib der Gangzelle und ist das blinde, erweiterte Ende einer Plasmalemmeinstülpung dieser Zelle. Ein Desmosom trennt die Lichtung des Plasmalemmschlauches vom peripheren Schlauchteil und damit vom Intercellularraum. Die Gangzelle scheint die Aufgabe zu haben, die Galle aus dem Sammelbecken zu resorbieren und in die Lichtung des Plasmalemm-

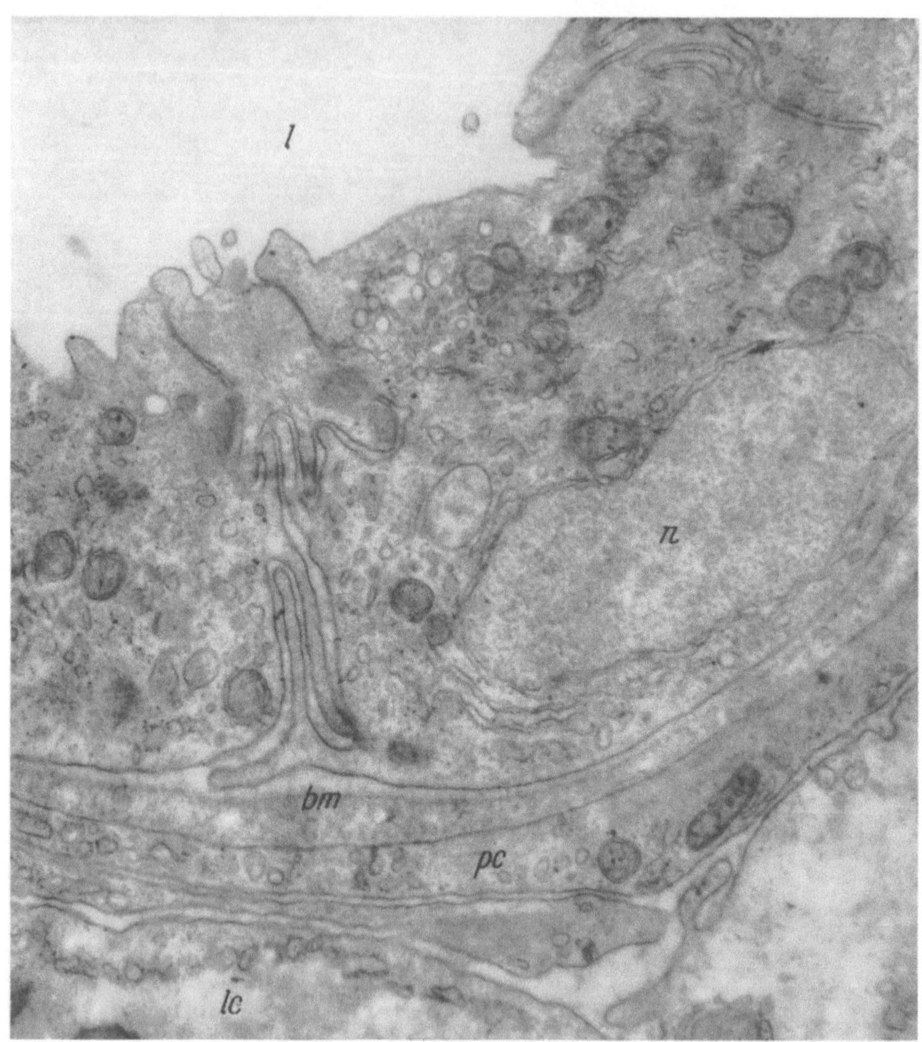

Abb. 95. Goldfisch (regelmäßig gefüttert). Wandteil eines großen Gallenganges. Die niedrigen Epithelzellen der Gangwand haben flache Kerne (*n*). Das Cytoplasma enthält zahlreiche Organellen und im apikalen Teil reichliche Filamente. Die Epithelzellen ruhen auf einer Basalmembran (*bm*). der außen eine dünne Schicht periduktaler Zellen (*pc*) aufgelagert ist. *l* Lichtung des Gallenganges, *lc* Leberepithelzellen. 22000fach. (Aus Yamamoto, 1965)

schlauches zu leiten. An eine Gangzelle können die Gallenkanälchen von zwei und mehr Leberepithelzellen angeschlossen sein. Der nur aus einer Zelle bestehende Endgallengang ist ein etwa 1 μ dickes Zellrohr mit der nur ungefähr 100 mμ weiten Plasmalemmlichtung. Fortgesetzt wird er von einem zweizelligen Gang mit einer nunmehr intercellulären Lichtung. Desmosomen zwischen dem Plasmalemm der beiden Gangzellen verriegeln auch dieses Lumen. Wie der einzellige terminal bile duct, so liegt auch der zweizellige sekundäre Gallengang völlig frei zwischen den Leberepithelzellen; er besitzt keine anderen Wandanteile, auch keine Basalmembran. Im weiteren Verlauf werden der Gang und die Zahl seiner Wandzellen größer. In unmittelbarer Nähe der Ganglichtung verknüpfen

Desmosomen das Plasmalemm der Gangzellen. Ferner werden den eigentlichen Gangzellen noch niedrige periduktale Zellen aufgelagert, zunächst in loser und schließlich bei den großen Gallengängen in zusammenhängender Schicht. Dazu kommt bei diesen noch eine, vielleicht von den periduktalen Zellen gebildete Basalmembran; sie liegt zwischen den Gangzellen und der periduktalen Zellschicht (Abb. 95).

Wahrscheinlich ist das Gallenkanälchen- und Gallengangsystem des *Goldfisches* das ursprünglichere in der Tierreihe; seine Abriegelung gegen den Intercellularraum widerspricht der neuerdings vertretenen Auffassung von diesem Raum als Transportweg der Galle in der Säugerleber.

2. Sekretion der Galle

Unsere Kenntnisse von der Bildung der Galle in den Leberepithelzellen und ihrem Übertritt in die Gallenkanälchen basieren immer noch auf den Untersuchungen (Lit. bei PFUHL, 1932) über die Darstellbarkeit von Bestandteilen der Galle, die mit Bariumchlorid fällbar und mit sulfosauren Anilinfarben färbbar sind. Dem hat das spätere Schrifttum nichts grundsätzlich Neues hinzugefügt, auch nicht hinsichtlich der 24 Std-Rhythmik der Gallensekretion. Ob die Galle wie das Fluorescein (HIRT u. Mitarb., 1939) und wie das Uranin (HANZON, 1952) aus den Leberepithelzellen in die Gallenkanälchen abfließt, ist nicht erwiesen. Die Annahme CLARAS (1953), daß die mit Bariumchlorid in den Leberepithelzellen ausgefällten „Gallegranula" während der Cholerese verflüssigt würden, ist sicher unzutreffend, da es diese Granula *in vivo* — zumindest in dieser künstlich hervorgerufenen Größe — nicht gibt. Im Cytoplasma der Leberepithelzellen der *Ratte* finden sich „dense bodies", besonders in der Nachbarschaft der Gallenkanälchen als „dense peribiliary bodies" (PALADE und SIEKEVITZ, 1956). Sie sind rundlich oder oval, sehr dicht, teils strukturlos, teils verschiedenartig granuliert und manchmal von einer Membran umgeben (Abb. 96a, b). Bei den Einschlüssen dieser Körperchen scheint es sich um Lipide zu handeln. „Their chemical nature and their role in the economy of the cell are completely unknown." Ähnliche, aber künstlich erzeugte dense bodies entstehen in den Leberepithelzellen der *Ratte* in der Nähe der Gallenkanälchen nach Injektion kolloidaler Thorotrast (Th O_2)- oder Quecksilbersulfid (HgS)- Teilchen ins Blut (HAMPTON, 1958). Die Leberepithelzellen entnehmen diese Fremdstoffe dem Blutplasma im Disseschen Raum, um sie in die Gallenkanälchen auszuscheiden. Sie können die Stoffe nicht so schnell ausscheiden, wie sie diese phagocytieren, da der ausscheidende Teil der Zelloberfläche (Bereich der Gallenkanälchen) im Vergleich zum phagocytierenden (lacunare Zellfläche) sehr klein ist. Darum häufen die Zellen die Thorotrast- und Quecksilbersulfidteilchen im Cytoplasma an. So entstehen anfangs kleine, später große Ansammlungen der Fremdstoffe in Gestalt der dense bodies, die dann hauptsächlich in der Nähe der Gallenkanälchen liegen (Abb. 97). HAMPTON (1958) glaubt an die Äquivalenz der von PALADE und SIEKEVITZ (1956) beschriebenen peribiliary bodies mit den Lysosomen von NOVIKOFF u. Mitarb. (1956). Die Fremdstoffe sollen so lange im Cytoplasma liegen bleiben, bis sie in die Gallenkanälchen ausgeschieden werden können. „Because of the concentration of the masses around the bile capillaries, it is assumed that the particles are excreted entirely into the bile, althoug some reflux discharge into the space of Disse cannot be excluded."

Wenn es zutreffen sollte, daß die dense bilary bodies (PALADE und SIEKEVITZ, 1956) aus Lipiden bestehen oder solche wenigstens enthalten, könnten diese Körper die Quelle der Lipide in der Lebergalle sein. Darüber, in welcher submikroskopischen Form die Leberepithelzellen die anderen festen Bestandteile der Lebergalle (Galleproteine, Gallepigmente, Gallensäuren, Gallesalze) ausscheiden, ist nichts bekannt.

ASHWORTH und SANDERS (1960) entwickeln die Vorstellung, daß Bestandteile des Blutplasmas, das den Disseschen Raum erfüllt, von den Leberepithelzellen pinocytotisch aufgenommen und in die Gallenkanälchen ausgeschieden werden

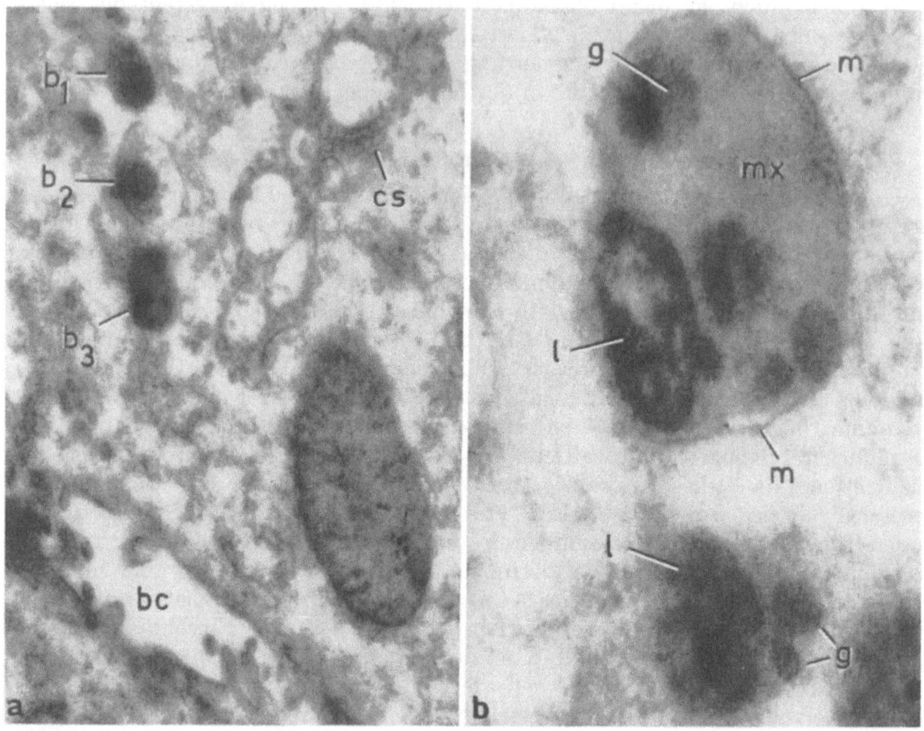

Abb. 96a u. b. Peripherer Cytoplasmabezirk einer Leberepithelzelle der Ratte. a Drei „dense (peribiliary) bodies" (b_1, b_2, b_3) in der Nähe eines Gallenkanälchens (bc), cs dicht gepackte lamelläre Bläschen (Golgi-Apparat?). 46000fach. b Zwei „dense (biliary) bodies" stark vergrößert. Die Körperchen enthalten unregelmäßige Klumpen (l) verschieden dichten Materials, eingebettet in eine weniger dichte Matrix (mx). Kleinere, sehr dichte Granula (g) sind oft in den Klumpen vorhanden. m Außenmembran des Körperchens. 127000fach. (Aus PALADE und SIEKEVITZ, 1956)

und daß Plasmabestandteile auf dem Weg über die 10 mμ weiten Intercellularspalten vom Disseschen Raum in die Gallenkanälchen gelangen.

Choleretica, die eine Hypersekretion der Galle bewirken, führen nach DVOŘÁK und HORKÝ (1967) zu Kernschwellung, markanter Ausbildung des Golgi-Komplexes, Veränderungen an den im Bereich des Golgi-Komplexes und der Gallenkanälchen liegenden Lysosomen (bei diesen zu Vacuolisierung und Reduzierung der Matrix durch intensiv osmiophiles Material) sowie Vermehrung der Zahl und des Volumens der Mitochondrien. Das endoplasmatische Reticulum und die Ribosomen zeigen keine Veränderungen. Aus diesem Verhalten insgesamt schließen die Autoren auf eine aktive Beteiligung des Golgi-Komplexes, der Lysosomen und Mitochondrien an der Gallensekretion der Leberepithelzellen. Die Gallenkanälchen werden beträchtlich erweitert, ihre Wandungen glätten sich und sind dann mit nur wenigen kurzen Mikrovilli ausgestattet. Da die Leberzellmembranen während

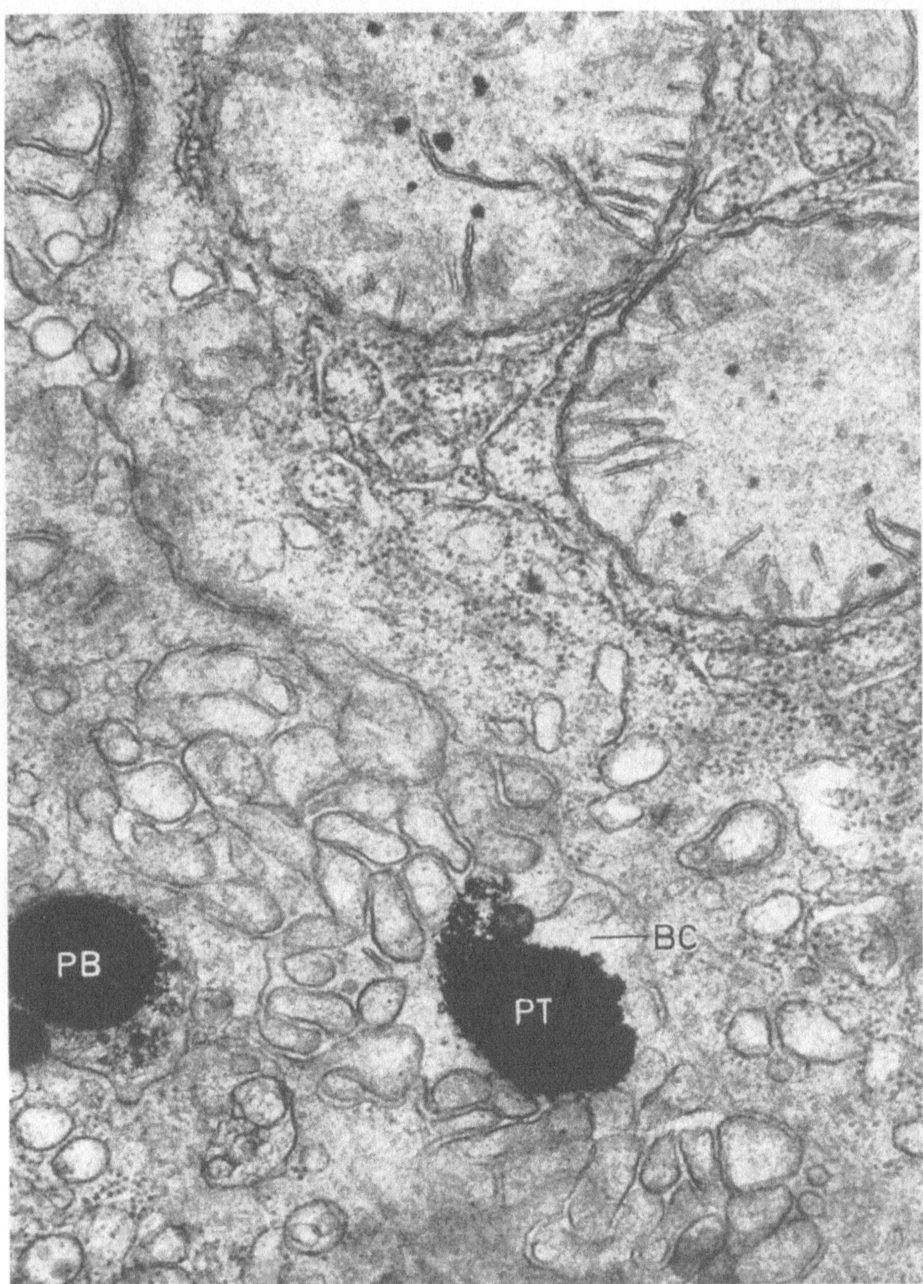

Abb. 97. Mäuseleber nach intravenöser Injektion von Thorotrast (Thoriumdioxyd). In der Nähe eines Gallenkanälchens (*BC*) Thorotrastanhäufung in Gestalt eines „peribiliary body" (*PB*). In der Kanälchenlichtung Thorotrast-Partikel (*PT*). 50000fach. (Aus HAMPTON, 1966)

des Übertritts der Galle in die Gallenkanälchen keine Veränderungen aufweisen, soll die Gallensekretion durch „Transmembranosis", d. h. durch einfachen Durchtritt durch die Zellmembranen, vor sich gehen.

Der Rückfluß der Galle im Falle der Stauung oder Abflußbehinderung (EHREN-BRAND und WALDECK 1965) erfolgt bei der *Ratte* von den Gallenkanälchen aus durch die Leberepithelzellen hindurch in die Sinusoide. Diese und die Zentralvene zeigen dabei eine lebhafte Fluorescenz, an der wahrscheinlich auch der Dissesche Raum oder die Gitterfasertapete in diesem Raum beteiligt ist. Der Rückfluß der Galle „aus den Gallenkanälchen in die Blutbahn beruht auf einer vitalen Beteiligung der Leberzellen". Die bei Rückstauungsdrucken über 25 cm H_2O im portalen Bindegewebe zu beobachtende diffuse Luminiscenz dürfte auf den Austritt des Farbstoffes aus den ableitenden Gallenwegen zurückzuführen sein (s. auch WALDECK und HARTH, 1963; HARTH und WALDECK, 1964, 1965). In einer weiteren Untersuchung gingen EHRENBRAND und WALDECK (1966) den Fragen bezüglich des Ortes des Gallenrückflusses und der Beteiligung der Intercellularspalten am Rückfluß nach. Die wichtigsten Befunde sind diese: Von den Gallenkanälchen aus erfolgt der Rückfluß der Galle mit Hilfe des endoplasmatischen Reticulums, des Golgi-Apparates sowie pinocytotischer und cytopemptischer Vorgänge durch die Leberepithelzellen hindurch in die Lebersinusoide. Desmosomen und streckenweise statthabende Verschmelzungen der Leberzellmembranen lassen es als ausgeschlossen erscheinen, daß die Spalten zwischen den Zellen präformierte Kommunikationen zwischen den Gallenkanälchen und dem Disseschen Raum sind (vgl. hierzu die Ausführungen in den Abschnitten „Gallenkanälchen", S. 158 und „Dissescher Raum", S. 178).

3. Dissescher Raum

a) Existenz des Disseschen Raumes

Die heute gebräuchliche Bezeichnung „Dissescher Raum" ist verhältnismäßig jung. Der Entdecker dieses Raumes ist nicht DISSE — die häufig anzutreffende Schreibweise „Dissé" ist falsch —, sondern MACGILLAVRY (1864). Die ursprünglichen Bezeichnungen waren: „Capillarscheiden", „perivasculäre Lymphscheiden", „perivasculäre Lymphcapillaren" und „perivasculäre Räume". Wie MACGILLAVRY (1864) und IRMINGER und FREY (1866) führte DISSE (1890) seine Untersuchungen an Säugetieren durch. Die Veröffentlichung DISSEs brachte die bis dahin ausführlichste Beschreibung der „Lymphscheiden" oder „perivasculären Räume" in der Leber und wurde dadurch für das spätere Schrifttum tonangebend; ihre Bedeutung ist heute unbestritten. Wie DISSE zu seiner Untersuchung kam und daß er das darin steckende Problem richtig erkannte, sollen einige Sätze aus der Einleitung seiner Schrift zeigen: „Im Jahre 1880 machte ich in Tokio, gemeinschaftlich mit meinem damaligen Collegen Dr. E. TIEGEL die Beobachtung, daß die Leber von Schlangen (*Elaphis*- und *Tropidonotus*arten), denen mit Kochsalz verriebene Tusche unter die Haut des Bauches gespritzt wurde, nach einigen Stunden grauschwarz erschien. Die Färbung betraf das ganze Organ gleichmäßig; sie rührte von einer Durchsetzung mit Tuschekörnchen her, die um die Capillaren der Leber herum angeordnet waren und Räume ausfüllten, die zwischen Capillarwänden und Leberzellen sich befanden." Die gleiche Beobachtung machte DISSE bei *Eidechsen*. Nach zwei weiteren Abschnitten fährt er fort: „Es lag nahe zu untersuchen, ob ein ähnliches System perivasculärer Räume sich in der Leber der Säugetiere findet. Daß die Lebercapillaren in Scheiden stecken und demgemäß die Leberzellen nicht direct berühren: daß in diese Scheiden das Transsudat aus den Lebercapillaren gelange, und daß die Leberzellen aus dem Inhalt der Capillarscheide, nicht aus dem Blut direct, die nöthigen Nährstoffe entnehmen müßten, war verschiedentlich behauptet, aber ebenso oft bestritten worden. Trotz der großen Bedeutung, die die Beantwortung der Frage nach der Existenz einer selbständigen Scheide der Lebercapillaren für die Physiologie dieses Organs hat, ist es bis jetzt nicht gelungen, die Antwort so zu geben, daß die Frage allseitig für gelöst erachtet wird. Eine Übersicht der vorliegenden Literatur wird diese erläutern." An erster Stelle führt Disse MacGillavry an, der die Existenz eines die Blutcapillaren einhüllenden Systems von röhrenförmigen Scheiden in der Leber für Säugetiere erstmalig behauptet habe. Disse (1890) hielt die „Capillarscheiden" für die Lymphwurzeln der Leber. Es blieb der Elektronenmikroskopie vorbehalten, die Frage der Existenz des Disseschen Raumes zu klären und die Befunde Disses zu bestätigen.

Pfuhl (1932) lehnt das Vorhandensein der „sog. pericapillaren Lymphscheiden" Disses aufgrund des Schrifttums und aus eigener Überzeugung ab; es gebe sie nicht unter normalen, sondern nur unter pathologischen und experimentellen Bedingungen: „Unter ‚normalen' Bedingungen sind niemals irgendwelche Spalträume zwischen Leberzellen und Capillarwand zu bemerken." Schiller (1943), der die *menschliche* Leber auf das Vorhandensein eines Grundhäutchens (Gitterfasermembran) der Sinusoidwand und einer Basalmembran (Membrana propria) der Leberzellplatten vor allem mit der Eisen-Silbermethode Gomoris an Lebern von Hingerichteten untersuchte, fand „nur eine Gitterfasermembran zwischen den Endothelzellen und den Leberzellbalken", die beim Leberödem am Capillarendothel haften bleibe. Popper (1950) vertrat die Ansicht, der Dissesche Raum entstehe erst während der Agonie. Braunsteiner u. Mitarb. (1953a, b) sowie Fellinger u. Mitarb. (1953) lehnen aufgrund elektronenmikroskopischer Untersuchungen, die sie an Lebern gesunder und kranker *Ratten* und *Meerschweinchen* durchführten, die Existenz des Disseschen Raumes ab. Sie konnten auch bei schwerer Leberschädigung durch Histamin- und Allylformiatvergiftung einen „sog. Disséschen Raum oder eine Abhebung der Capillarwand von der Leberzelle nie beobachten". „Die Capillarwand besteht nach unseren elektronen-mikroskopischen Untersuchungen aus einem homogenen Rohr, das mit der Wand der Leberzellen in engster Verbindung ist."

Tabelle 1. *Elektronenoptische Messungen an der Sinusoidwand der Leber nach* Cossel *(1959a)*

	Mensch		Maus	
	Extremwerte von bis	Häufigste Werte	Extremwerte von bis	Häufigste Werte
Breite des perisinusoidalen Raumes	0,25 μ bis über 2 μ	um 0,5 μ	0,55—2 μ	0,6—1,2 μ
Breite der Mikrovilli	250—2000 Å	um 600 Å und um 1000 Å	200—2000 Å	500—700 Å
Länge der Mikrovilli	0,15—0,6 μ	0,2—0,3 μ	0,3—0,9 μ	0,5 μ
Dicke der Cytoplasmafortsätze der Endothelzelle	225 Å bis über 1000 Å	0,2 und 0,4 μ	300 Å bis über 4500 Å	gleichmäßige Verteilung zwischen den Extremwerten
Porenweite zwischen benachbarten Endothelzellen	225 Å bis über 1μ	—	unter 220 Å bis 400 Å	—

Eine eindeutige Klarstellung der Existenz des Disseschen Raumes brachten erst die Arbeiten von Rouiller (1954, 1956), Fawcett (1955), Parks (1955), Rüttner und Vogel (1957), Wassermann (1958), Cossel (1959a, b, 1960, 1962),

Schmidt (1960), Caesar (1961), Carsten (1961), David (1961) und Wood (1963). Der Dissesche Raum gehört wie die Lebersinusoide zum Inhalt des Lacunensystems der Leber. Wie der perilymphatische Raum des Innenohres das häutige Labyrinth, so umscheidet der Dissesche Raum die Lebersinusoide in den Leberlacunen. Begrenzt wird er von den Leberzellplatten und vom Endothel der Sinusoide. Er ist bei der *Ratte* immer vorhanden, „mais de longeur inégale (parfois inférieure à 0,3 μ)" (Rouiller, 1956). Nach den Untersuchungen von Cossel (1969a, b, 1962) am *Menschen,* an *Maus* und *Ratte* ist er 0,25 bis über 2 μ

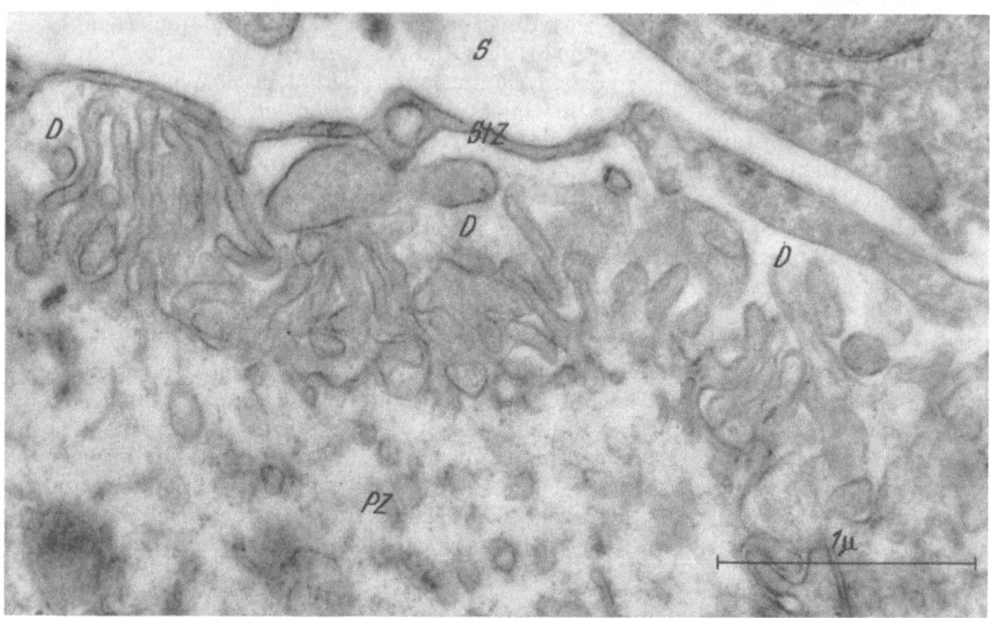

Abb. 98. Mäuseleber. Dissescher Raum (*D*) mit zahlreichen Mikrovilli einer Leberepithelzelle. *StZ* flach ausgezogener Ausläufer einer Sternzelle, *S* Sinusoidlichtung, *PZ* Leberepithelzelle. 38 400fach. (Aus David, 1961)

breit (Tabelle 1) und nach den Angaben Caesars (1961), der *Mäuse, Ratten* und *Meerschweinchen* untersuchte, „etwa 0,5 μ" breit. Mikrovilli der Leberepithelzellen (Abb. 92, 98) können in den Disseschen Raum hineinragen; sie sind bei *Maus* und *Ratte* 0,25—1 μ lang und 40—160 mμ dick (David, 1961a). Im Falle der Abb. 98 ist der Dissesche Raum sehr deutlich ausgeprägt und mit einer Fülle langer und breiter, zum Teil bis an die Sinusoidwand reichender Mikrovilli der angrenzenden Leberepithelzelle durchsetzt, so daß von einem intervillösen Raum die Rede sein könnte. Die Breite des Raumes, die Zahl und Länge der Mikrovilli in ihm weisen bei Mensch und Tier beträchtliche, auch funktionsbedingte Schwankungen auf (s. auch Schmidt, 1960, *Maus*). Auch Cossel (1959a) betont seine unterschiedliche Breite bei der *Maus* und beim *Menschen.* „Entsprechend waren auch die Anzahl, Breite und Länge der in ihm vorhandenen Mikrovilli verschieden." Cossel (1959a) zeigt bei *Maus* und *Mensch* gut ausgebildete Dissesche Räume, von der *menschlichen* Leber aber auch solche, bei denen sich das Endothel der Lebersinusoide „der Zellmembran der Leberzelle bis auf 100 Å, also bis zu einer Entfernung nähert, die der Breite des Intercellularraumes benachbarter Zellen im allgemeinen entspricht". Mikrovilli sind in diesen Fällen nicht vorhanden. Bei guter Ausprägung des Disseschen Raumes und der Mikrovilli in ihm weist

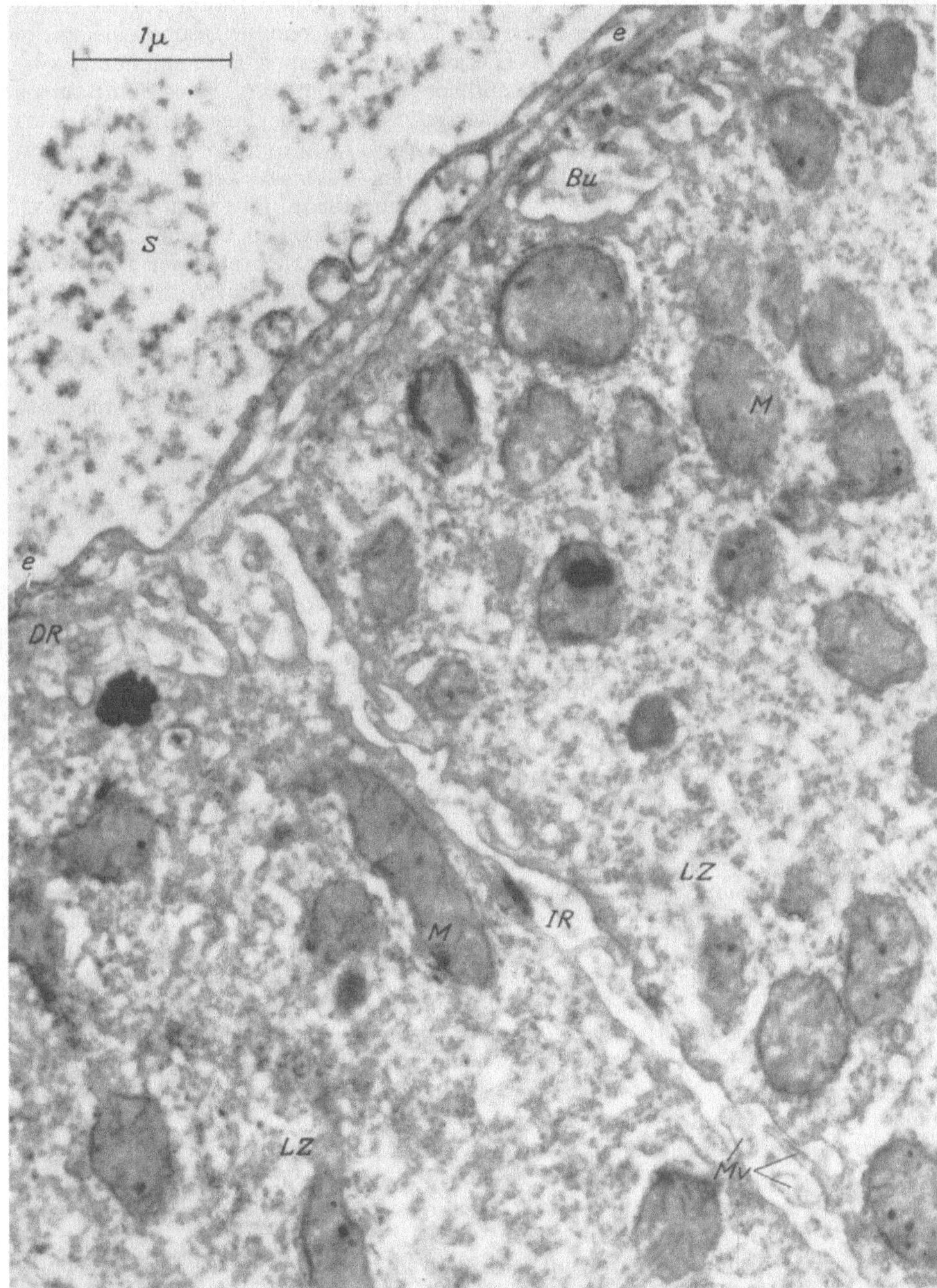

Abb. 99. Lebergesunder Mann, 60 Jahre alt. Intercelluläre Ausdehnung des Disseschen Raumes (*DR*). *LZ* Leberepithelzellen, *M* Mitochondrien, *Mv* Mikrovilli, *B* Buchtraum an der Oberfläche einer Leberepithelzelle, *e* Sinusoidendothel, *S* Sinusoidlichtung, *IR* Intercellularspalte. 20800fach. (Aus Cossel, 1962)

das Cytoplasma der Leberepithelzellen entlang ihres diesen Raum begrenzenden Plasmalemms eine Ansammlung elektronendichter Mitochondrien und eine starke Ausbildung des Ergastoplasmas auf. Hieraus darf auf einen Zusammenhang zwischen der Leberzellfunktion einerseits und der Ausprägung des Disseschen Raumes sowie der Mikrovilli andererseits geschlossen werden. In einer weiteren Untersuchung an den Lebern von *Mäusen* und *Kaninchen* und an Punktaten von lebergesunden und an Virushepatitis erkrankten *Menschen* wendet sich Cossel (1959 b) gegen die Auffassungen von Fawcett (1955), Rüttner und Vogel (1957) sowie Wassermann (1956), die Weite des Disseschen Raumes hänge von der Ausdehnung bzw. Länge der Mikrovilli ab. „Wir beobachteten den Disseschen Raum auch bei nur geringer bzw. fehlender Ausbildung der Mikrovilli (Abb. 2, 3, 6 und 9) und ohne daß die meisten Mikrovilli die Endothelzellen überhaupt erreichten, so daß wir annehmen, daß die im Disseschen Raum vorhandene Flüssigkeitsmenge und nicht die Länge der Mikrovilli seine Breite bestimmt."

Sicher geht die Auffüllung des Raumes mit Blutplasma und damit seine Entfaltung der Aussendung der Mikrovilli durch die Leberepithelzellen voraus. Auch lehnt Cossel (1959 b) die Behauptung Wassermanns (1958) als unbegründet ab, die Mikrovilli seien zum Teil mit dem Endothel der Sinusoide fest verbunden. Die Bemerkung Cossels (1959 b), ein Dissescher Raum sei lichtmikroskopisch in keinem Fall nachzuweisen gewesen, bezieht sich auf seine Untersuchungen an *Maus, Kaninchen* und *Mensch.*

Wie die Gallenkanälchen kann sich der Dissesche Raum zwischen die Leberepithelzellen drängen und in den Intercellularspalten ausbreiten (Cossel, 1962, Wood, 1963). In überzeugender Weise zeigt das für den *Menschen* die Abb. 99. Die Ausweitung des gut erkennbaren Raumes ist keil- oder fjordförmig; ihre Echtheit beweisen Mikrovilli der angrenzenden Leberepithelzellen, denn in den 10 mµ breiten Intercellularspalten der Leberzellplatten sind Mikrovilli sehr selten. Davon, daß solche Ausweitungen, von Cossel „interparenchymatöse Räume" genannt, die Gallenkanälchen erreichen oder sich gar mit ihnen vereinigen, ist bei Cossel (1962) keine Rede mehr. Aufgrund der von Rouiller (1954, 1956) elektronenmikroskopisch beobachteten „Kommunikationen der Gallenkanälchen mit dem Disseschen Raum" bei normalen *Ratten* und bei Tieren, deren Ductus choledochus unterbunden war, hält er das aber doch für möglich. Wood (1963) betont, das bezeichnenste Merkmal für die *Ratten*leber sei der gut ausgebildete perisinusoidale Raum mit vielen Ausbuchtungen, „which extend nearly to the bile canaliculi". Die intercellulären Ausdehnungen des Disseschen Raumes scheinen jedoch nach Wood (1963) bei *Kalb* und *Ratte* nicht mit den Gallenkanälchen zu kommunizieren. Die Abb. 3 der Woodschen Arbeit zeigt einen Ausläufer des Disseschen Raumes, der dem von Cossel wiedergegebenen (unsere Abb. 99) genau gleicht. Wahrscheinlich füllt eine gelartige Substanz die Intercellularspalten aus; ihre Verflüssigung und ein Auseinanderweichen der Leberepithelzellen könnte die Ausweitung des Disseschen Raumes ermöglichen (Cossel, 1962). Bemerkenswert ist schließlich noch, daß Rouiller und Jezquel (1963) die frühere Auffassung von Rouiller (1954, 1956) und anderen Autoren abschwächen: „In normal conditions, direct communication between the bile canaliculi and the Disse space (Rouiller, 1954, 1956; Hampton, 1958; Izard, 1960, Novikoff und Essner, 1960) is ecceptional." Rouiller (1968) — persönliche schriftliche Mitteilung — erklärt, daß er von einer direkten Verbindung zwischen dem Gallen- und Blutsystem nicht mehr überzeugt sei.

Faßt man den Disseschen Raum als den Bereich zwischen der Oberfläche der Leberzellplatten und der Endotheloberfläche der Lebersinusoide auf, dann gehören zu seinen regelmäßigen Bestandteilen Gitterfasern und Blutplasma und zu den weniger regelmäßigen Bestandteilen Mikrovilli und Zellen. Betrachtet man ihn dagegen mit Rüttner und Vogel (1957) als den Bereich zwischen den Leberzellplatten, dem Sinusoidendothel und den Mikrovilli, dann enthält er Gitterfasern, Blutplasma und — offenbar nur bei bestimmten Species — Zellen. Der letzteren Auffassung ist der Vorzug zu geben, weil die Mikrovilli Anteile der an den Raum angrenzenden Epithelien sind.

b) Inhalt des Disseschen Raumes

α) Gitterfasern

Das lichtmikroskopische Präparat vermittelt die Vorstellung, die Gitterfasern im Disseschen Raum bildeten einen dem Endothel der Lebersinusoide außen aufgelagerten Rohrmantel — aus den Fasern und einer homogenen Grundsubstanz bestehend („Gitterrohr", „Grundhäutchenschlauch") —, der für corpusculäre Stoffe undurchlässig ist, und in dem nur die v. Kupfferschen Sternzellen sich „Fenster anlegen" (Pfuhl, 1932), um mit den Leberepithelzellen Kontakte aufzunehmen und an sie Blutstoffe weiterzugeben. Das „Gitterrohr" bildet die Stütze des zarten Endothelschlauches, dessen „eigentliche Wand", und liegt der Oberfläche der Leberepithelzellen eng an, ohne jedoch den Stoffaustausch zu behindern. Über die Natur der Gitterfasern (ob kollagen, elastisch, argyrophil) konnte man sich nicht einig werden; als ihre Bildner galten die Endothelzellen der Lebersinusoide. Rüttner und Vogel (1957, *Ratte, Maus*) gaben wohl die ersten Hinweise auf das elektronenmikroskopische Erscheinungsbild des Gitterfaserrohres: „nur sehr selten treten Anteile des Gitterrohres in Form von Fasern, zusammengesetzt aus Dutzenden von Fibrillen, in Erscheinung. Sie liegen in Buchten der Leberzelloberfläche zwischen den Villi, von Kupffer-Zellen bedeckt. In der Regel sind sie quer zum Fibrillenverlauf getroffen, seltener längs. Durchgehend entlang der Zelloberfläche und der Sinusoidwand können sie nicht verfolgt werden. …Je dünner die Schnittfläche und je kleiner das Blickfeld, um so spärlicher werden die Reticulumfasern, die ein weitmaschiges Netz bilden, gefunden." Cossel (1959a) bestätigt diese Befunde für *Maus, Ratte* und *Mensch*. Nach Wassermann (1958) sind die Gitterfasern im Disseschen Raum bei *Maus, Ratte* und *Meerschweinchen* schwer oder gar nicht zu erkennen; sie bestehen aus Mikrofibrillen. Während die Gitterfasern ungefähr gleich breit sind, variiert die Breite der Mikrofibrillen von einer Faser zur anderen zwischen 20 und 60 mμ. In der *Mäuse*leber sollen Mikrofibrillen im Cytoplasma der Endothelzellen der Lebersinusoide vorkommen. Damit bestätigt sich die Annahme, daß diese Zellen als Fibroblasten tätig sein

Tabelle 2. *Gitterfasern in der Leber (elektronenoptische Messungen)*, Cossel (1959a)

	Mensch			Maus	
	Extracellulär		Intra- cellulär	Extracellulär	
	Extrem- werte von bis	Häufigste Werte		Extrem- werte von bis	Häufigste Werte
Dicke der Elementarfibrille	100—500 Å	250—300 Å	350—650 Å	60—400 Å	300 Å
Anzahl der Elementar- fibrillen in einer Gitterfaser	5—65	10—30	einzeln bis über 1000	6—30	10—15
Dicke der Gitterfaser (des Elementarfibrillen- bündels)	0,35—1 μ	um 0,6 μ	bis zu 4 μ	0,35—0,85 μ	0,5—0,7 μ

könnten. Unsere Tabelle 2 nach Cossel (1959a) zeigt Übereinstimmung mit den von Wassermann angegebenen Werten auch für den Menschen. Neben extracellulären Gitterfasern mit der lichtmikroskopisch bekannten netzförmigen Anordnung fand auch Cossel (1959a) „dreimal im Leberpunktat zweier lebergesunder Patienten Fibrillen vom Aussehen und von der Größenordnung der Elementarfibrillen intracellulär im Cytoplasma von Endothelzellen bzw. dem Blutufer naheliegenden Bindegewebszellen". Der Durchmesser der Gitterfaserschicht beträgt in Endothelnähe 60—100 mμ; auf weite Strecken hin verdünnt sie sich öfters zu Lamellen von ungefähr 25 mμ Breite und noch weniger. Zerrbilder der Gitterfaserschicht deuten nach Wassermann auf postmortale oder methodisch verursachte Zerstörungen hin. Über den Disseschen Raum als solchen sagt Wassermann (1958): „The conclusion seems to be unavoidable that the perisinusoidal space as a whole corresponds to a basement membran." Er hält ihn mit allem, was dazu gehört, für eine funktionelle Basalmembran.

Hinsichtlich der Durchlässigkeit des Gitterfaserrohres hält Cossel (1959b) die Feststellung für wichtig, daß die Maschenweite „für elektronenmikroskopische Dimensionen sehr groß" ist. Das sei auch der Grund dafür, daß Gitterfasern des Disseschen Raumes „auf den üblichen, zur Elektronenmikroskopie verwandten ultradünnen Schnitten nur selten abgebildet" würden, „da die Schnittdicke weit unter der Maschenweite des Gitterfasernetzes liegt". Nach Cossel (1959b, 1962) haben die Lebersinusoide keine Basalmembran: „Die in den ungleich dickeren zur lichtmikroskopischen Untersuchung verwandten Schnitten eine kontinuierliche Begrenzung vortäuschenden Gitterfasern bilden ein für submikroskopische Verhältnisse so weites Maschenwerk, daß sie für eine Begrenzungsfunktion der Capillaren nicht in Betracht kommen" (Cossel, 1962). Aterman (1958b) zufolge ist das Bindegewebe im Disseschen Raum das Leitwerk für die Leberlymphe.

Die Mehrzahl derer, die den Disseschen Raum elektronenmikroskopisch untersucht haben, bestreitet, daß es in diesem Raum ein Gitterfasergefüge gibt wie bei einer Basalmembran, so Parks (1957), Rüttner und Vogel (1957), Hampton (1958), Cossel (1959a, b, 1962), Lanzavecchia u. Mitarb. (1959), Yamagishi (1959), Schaffner und Popper (1961, 1963). Schaffner u. Mitarb. (1961), Bloom und Fawcett (1962). Die elektronenmikroskopischen Untersuchungen von Wood (1962/63) zeigen aber, daß es in der Anordnung der Fasern im Disseschen Raum artspezifische Unterschiede gibt. In eindeutig überzeugender Weise ist das der Fall bei der *Kalbs*leber: „The most striking feature of the endothelium, however, is that it possesses a prominent basement membrane. This basement membrane is a thin, homogeneous, essentially continuous layer about 200 Å wide which appears comparable to the basement membrane of ordinary capillaries" (Abb. 100). Die Mikrofibrillen dieser Membran besitzen die für die kollagenen Fibrillen typische Periodizität. Der zwischen der Membran und den Leberzellplatten liegende Dissesche Raum ist fast ganz mit Mikrovilli und unregelmäßig angeordneten kollagenen Fibrillen ausgefüllt (Abb. 101). Bei der *Ratte* dagegen fand Wood (1962/63) mit der gleichen Methode keine typische, mit dem Sinusoidendothel verbundene Basalmembran, sondern nur „a few collagen fibrils" im Disseschen Raum; hierin decken sich also seine Befunde mit denen anderer Untersucher.

Schaffner und Popper (1963) fanden an bioptischen Leberproben von gesunden *Menschen* in dem 0,5 μ breiten Disseschen Raum „a few collagen fibrils sometimes aggregated in small bundles", dagegen bei akuter Hepatitis viele Faserbündel und im Cirrhosefall unter dem Sinusoidendothel sogar eine kontinuierliche Basalmembran wie bei einer typischen Blutcapillare. Nicht alle Sinusoide

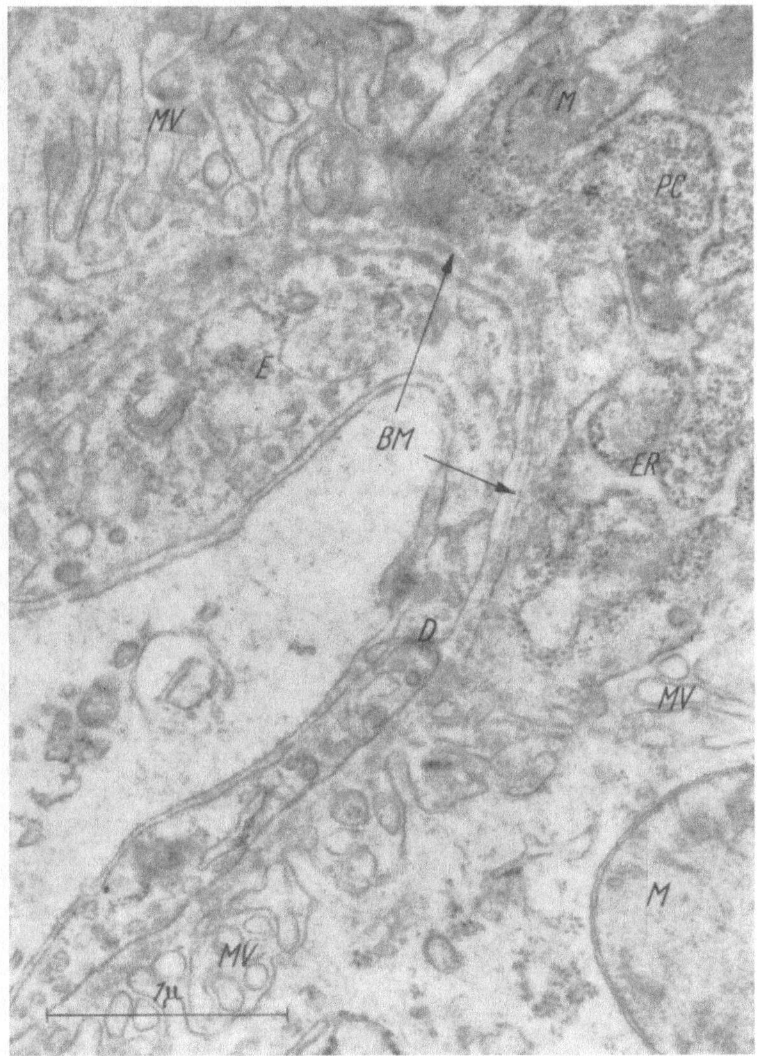

Abb. 100. Sinusoid der Kalbsleber. *E* Sinusoidendothel, *D* Zellverknüpfung im Sinusoid-
endothel, *BM* Basalmembran der Sinusoidwand, *MV* Mikrovilli im Disseschen Raum,
PC Perisinusoidale Zelle, *ER* endoplasmatisches Reticulum, *M* Mitochondrium. 32000fach.
(Aus Wood, 1963)

fanden die Autoren mit einer Membran ausgestattet; es besäßen sie hauptsächlich
Sinusoide mit mehr als einer Endothelzellschicht, die in den fibrösen Parenchym-
bezirken und in der Nähe der Bindegewebssepten liegen. Die Membran sei elektronendicht, ungefähr 10 mμ dick und meistens scharf begrenzt. Es gebe auch dis-
kontinuierliche Membranen im gleichen Parenchymbezirk. Bei aktiver Cirrhose
seien die kollagenen Fibrillen im Disseschen Raum selten, bei weit fortgeschrit-
tener Cirrhose dagegen stark vermehrt.

Aus den erwähnten Befunden scheint hervorzugehen, daß die spärliche und
lockere Anordnung der kollagenen Fibrillen im Disseschen Raum und der Zusam-

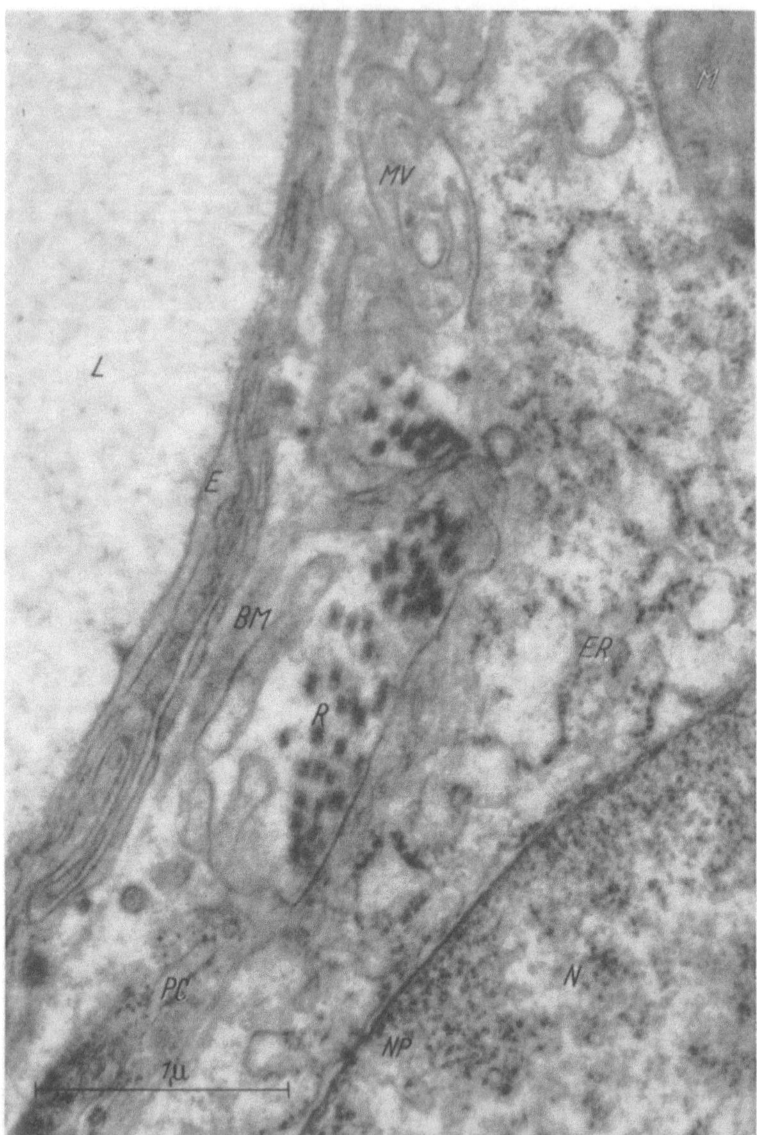

Abb. 101. Sinusoid der Kalbsleber. *L* Sinusoidlichtung, *E* Sinusoidendothel mit sich überlappenden Zellfortsätzen. Mikrovilli (*MV*) der Leberepithelzellen und kollagene Fibrillen (*R*)
füllen den Disseschen Raum zwischen der Basalmembran (*BM*) und den Leberepithelzellen
fast aus. *PC* Fortsatz einer perisinusoidalen Zelle. *M* Mitochondrium, *ER* endoplasmatisches
Reticulum, *N* Kern einer Leberepithelzelle mit Kernpore (*NP*). 34000fach. (Aus Wood, 1963)

menschluß ihres größten Teiles zu einer echten Basalmembran funktionell und
pathologisch bedingt sein kann.

Nach den polarisationsoptischen Befunden Missmahls (1957, 1958) enthalten
die Gitterfasern im Disseschen Raum, auch in der Milz und Niere, gerichtet ein-
gelagertes Lipoid, dessen Moleküle mit ihrer Längsachse senkrecht zur Längsachse
der Mikrofibrillen stehen. Das Lipoid ist in Azeton besser löslich als in Alkohol,

sein Schmelzpunkt liegt bei 60° C. Cortison und Prednison verursachen den Schwund dieses Lipoids.

β) Zellen

Ito und Nemoto (1952) sowie Yamagishi (1959) beschreiben Zellen, die gelegentlich im Disseschen Raum vorkommen und von ihnen für Phagocyten oder eine Spezialform der Fettspeicherzellen gehalten werden. Wassermann (1958) und Schmidt (1960, *Maus*) berichten ebenfalls über Zellen im Disseschen Raum; ersterer hält sie für reticuloendotheliale Zellen, während letzterer meint, daß sie „ihrer Lagebeziehung zur endothelialen Wand nach als Pericyten und ihres Kontaktes zu Fibrillenbündeln kollagener Fasern wegen als Bindegewebszellen bezeichnet werden können". Später hat Wood (1962/63) offenbar dieselben Zellen beim *Kalb* gefunden, sie aber nicht so gut abgebildet wie Schmidt. Wood nennt sie „distinctive cells" und „perisinoidal cells". Sie sind zwischen der Sinusoidwand und den Leberzellplatten eingeklemmt und daher abgeplattet, durchdringen mit Cytoplasmafortsätzen den Disseschen Raum und stehen mit Gruppen kollagener Fibrillen in Berührung. Nach Wood (1962/63) stimmt die Verteilung dieser Zellen im Disseschen Raum mit der Verteilung der Fibrillen überein. Die Zellen sollen „primitive reticular cells or fibroblasts" sein; ihr Vorkommen rechtfertige die Frage, ob in der *Kalbs*leber nur Endothelzellen die Quelle des intralobulären Faserfachwerkes seien. Es wäre wohl nicht verfehlt, die Zellen mit der Bildung der Basalmembran des Sinusoidendothels in Verbindung zu bringen. In der *Ratten*leber fand Wood (1962/63) die fraglichen Zellen nicht, aber auch keine Basalmembran des Sinusoidendothels.

Nach Rhodin (1964, *Maus, Ratte, Kaninchen, Affe, menschliche* Feten) sind die Zellen im Disseschen Raum nicht oder nur wenig differenzierte Mesenchymzellen, die Lipide speichern und kollagene Fibrillen bilden können, aber keine Kohlepartikel phagocytieren. In der Leber 4 Monate alter *menschlicher* Feten sind sie die Stammzellen der Erythrocyten.

Schnack u. Mitarb. (1966) fanden in *menschlichen* Leberpunktaten entsprechende, von ihnen „adventitielle Zellen" genannte Zellelemente im Disseschen Raum und zwar wie Ito und Nemoto (1952) sowie Yamagishi (1959) mit Einlagerung von Fetttropfen (Durchmesser bis zu 3 μ) im Cytoplasma. Die Kerne dieser Zellen sind dicht und rund oder oval und haben oft eine eingefaltete Oberfläche. Das Cytoplasma bildet lange, sich durch den Disseschen Raum erstreckende Fortsätze; es besitzt wenig Ergastoplasma, relativ viele freie Ribosomen, wenige und kleine Mitochondrien, wenig feinkörniges Glykogen und selten Lysosomen. Die Zellen unterscheiden sich von den typischen Fibroblasten nur durch die Fetteinlagerung. In ihrer Umgebung liegen kleine Bündel kollagener Fibrillen, die in pathologischen Fällen stark vermehrt sind. „Hinweise dafür, daß diese adventitiellen Zellen eine Rolle bei der Bindegewebsvermehrung spielen, ergeben sich aus den engen räumlichen Beziehungen zwischen diesen Zellen und den Bindegewebsfibrillen im Disseschen Raum. In Einzelfällen liegt in den erweiterten Zisternen des endoplasmatischen Reticulums dieser Zellen ein feinfädiges Material, das auch an der Oberfläche dieser Zellen angelagert ist (Abb. 5). Dieses Material geht kontinuierlich in kollagene Fibrillen über."

γ) Blutplasma

Die Lücken zwischen den Gitterfasern und den Mikrovilli — und Zellen, wenn sie vorhanden sind — im Disseschen Raum füllt Blutplasma aus, das durch Lücken und Poren im Endothel aus den Lebersinusoiden in den Raum übertritt

(s. Lebersinusoide, S. 188). Fixationsmittel fällen aus diesem Blutplasma ein feinstrukturiertes Granulat, das vermutlich aus Proteinen besteht (RÜTTNER und VOGEL, 1957). Nach COSSEL (1959, 1962) handelt es sich um die gleichen corpusculären und amorphen, wechselnd elektronendichten Stoffe wie in den Sinusoiden (Abb. 100). Auch SCHMIDT (1960) erwähnt feinkörniges Material im Disseschen Raum, das unterschiedlich verteilt sei. Entgegen diesen Darstellungen behauptet WASSERMANN (1958), der Dissesche Raum enthalte eine „continuous ground substance". Ob die PAS-positive Reaktion eines dünnen, einer Basalmembran ähnlichen Streifens auf der Außenseite des Sinusoidendothels nur von den Gitterfasern oder auch von einem Bindemittel (Grundsubstanz) herrührt, ist umstritten (SCHAFFNER und POPPER, 1959; POPPER u. Mitarb., 1961; TRUMP u. Mitarb., 1962; BLOOM und FAWCETT, 1962).

c) Dissescher Raum in der embryonalen Leber

Bei KARRER (1961) findet sich bezüglich des Disseschen Raumes in embryonalen Lebern der Textvermerk, das Capillarendothel stehe bei jungen Embryonen überall in engem Kontakt mit den Leberzellen, so daß kein Dissescher Raum gesehen werde; diese Beobachtung sei „of incidental interest". Der Meinung FAWCETTs (1955), die Beziehung zwischen den Leberzellen und dem Endothel der Sinusoide könne mit dem Funktionszustand wechseln und diese Variation könne elektronenmikroskopisch aufgedeckt werden, hält KARRER (1961) entgegen, daß es eine solche Variation bei jungen *Kücken*embryonen — vor Beginn der Blutbildung in der Leber — nicht gebe und das Endothel immer Kontakt mit dem Parenchym habe. Trotz verhältnismäßig geringer Vergrößerung zeigen die Abb. 18 und 20 der Karrerschen Arbeit zwischen Leberepithel- und Endothelzellen doch Spalträume mit Mikrovilli, die dem Disseschen Raum entsprechen dürften.

CARSTEN (1961) untersuchte die Leber *menschlicher* Feten im Alter von 2 bis 5 Monaten. Die Leberepithelzellen liegen zu dieser Zeit noch „unregelmäßig in Gruppen zwischen den Sinusteilen", sind also noch nicht zu Leberzellplatten angeordnet. Schon bei 10 Wochen alten Feten wird das Sinusoidlumen von einer einschichtigen Endothellage begrenzt. Zwischen ihr und den benachbarten Leberzellen liegt ein Spalt, „der als Dissescher Raum aufzufassen ist. Seine Breite ist beträchtlich; sie schwankt zwischen 800 Å und 2,5 µ" (Abb. 102). Auf Seiten der Leberepithelzellen wird er von diesen, aber auch von Blutbildungszellen begrenzt (Abb. 103). Die meisten Leberepithelzellen besitzen bei diesen Fetalstufen bereits Mikrovilli, die durchschnittlich 240 mµ lang und 40—130 mµ breit sind und im Disseschen Raum liegen. Der Dissesche Raum sei bei allen Embryonen vorhanden und erstrecke sich „mitunter zwischen zwei benachbarte Parenchymzellen mehr oder weniger tief hinein. Hier besitzen die Leberzellen ebenfalls Mikrovilli. Es kann dabei der Eindruck entstehen, daß diese Ausladungen des Disseschen Raumes eine Verbindung zu Gallencapillaren herstellen." Eindeutige Zusammenhänge zwischen Disseschem Raum und Gallencapillaren konnte CARSTEN jedoch nicht nachweisen. Im Disseschen Raum der 2—5 Monate alten menschlichen Feten wurden noch keine Fibrillen beobachtet.

Das Kapitel vom Disseschen Raum wurde dem Kapitel über die Lebersinusoide vorangesetzt, weil die Untersuchung dieses Raumes das Wandproblem der Sinusoide unmittelbar berührt und zu dessen Klärung beiträgt.

4. Lebersinusoide (Leberblutcapillaren)

Den Hauptinhalt der allseitig anastomosierenden Leberlacunen bildet das Netz der vom Disseschen Raum umscheideten Lebersinusoide. Die Bezeichnung „Sinusoide" für die Blutcapillaren der Leber stammt von MINOT (1900), sie

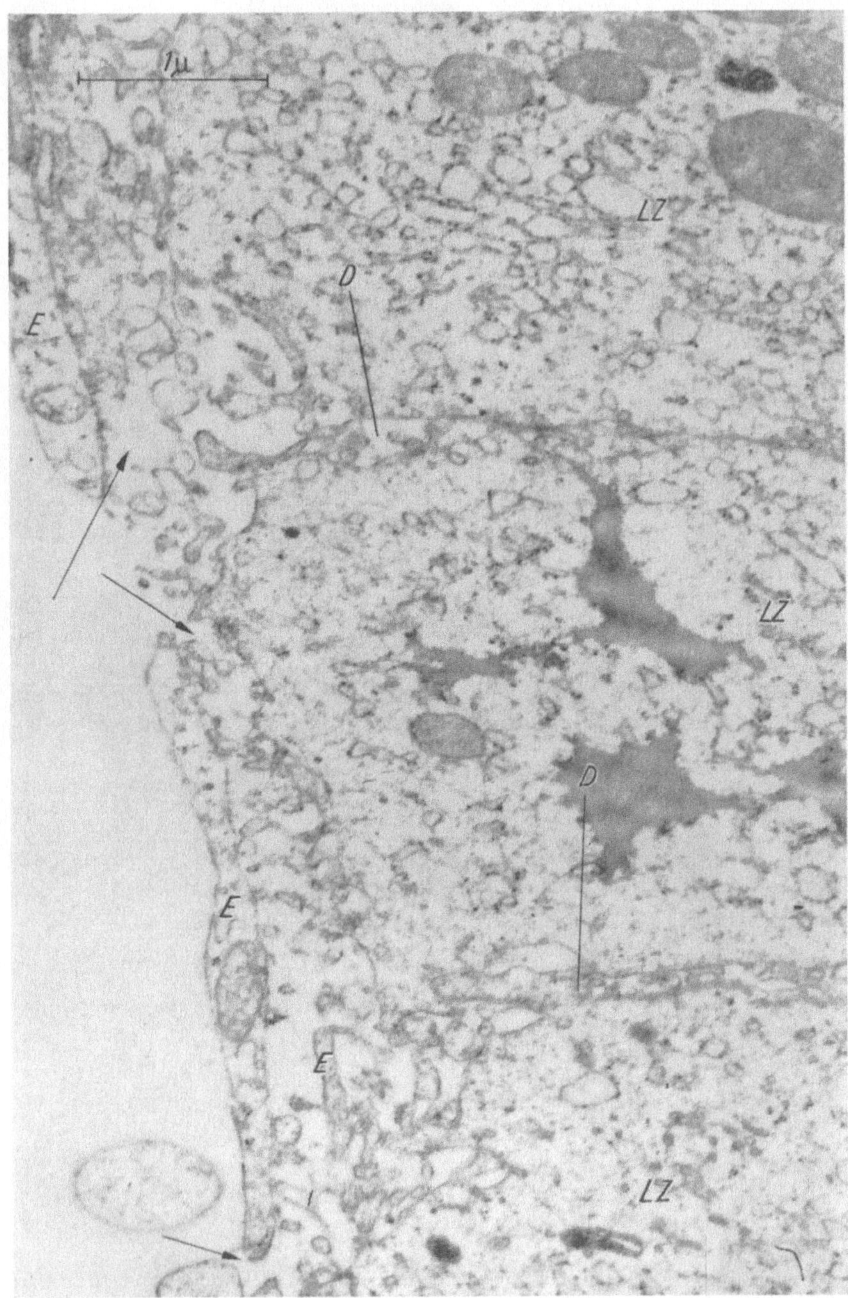

Abb. 102. Leber eines 3 Monate alten menschlichen Embryos. *E* Sinusoidendothel mit Poren und Lücken (Pfeile). *LZ* drei Leberepithelzellen. In den sich auch zwischen die Leberepithelzellen erstreckenden Disseschen Raum (*D*) hängen Zellfortsätze und Mikrovilli hinein. 25000fach. (Aus CARSTEN, 1961)

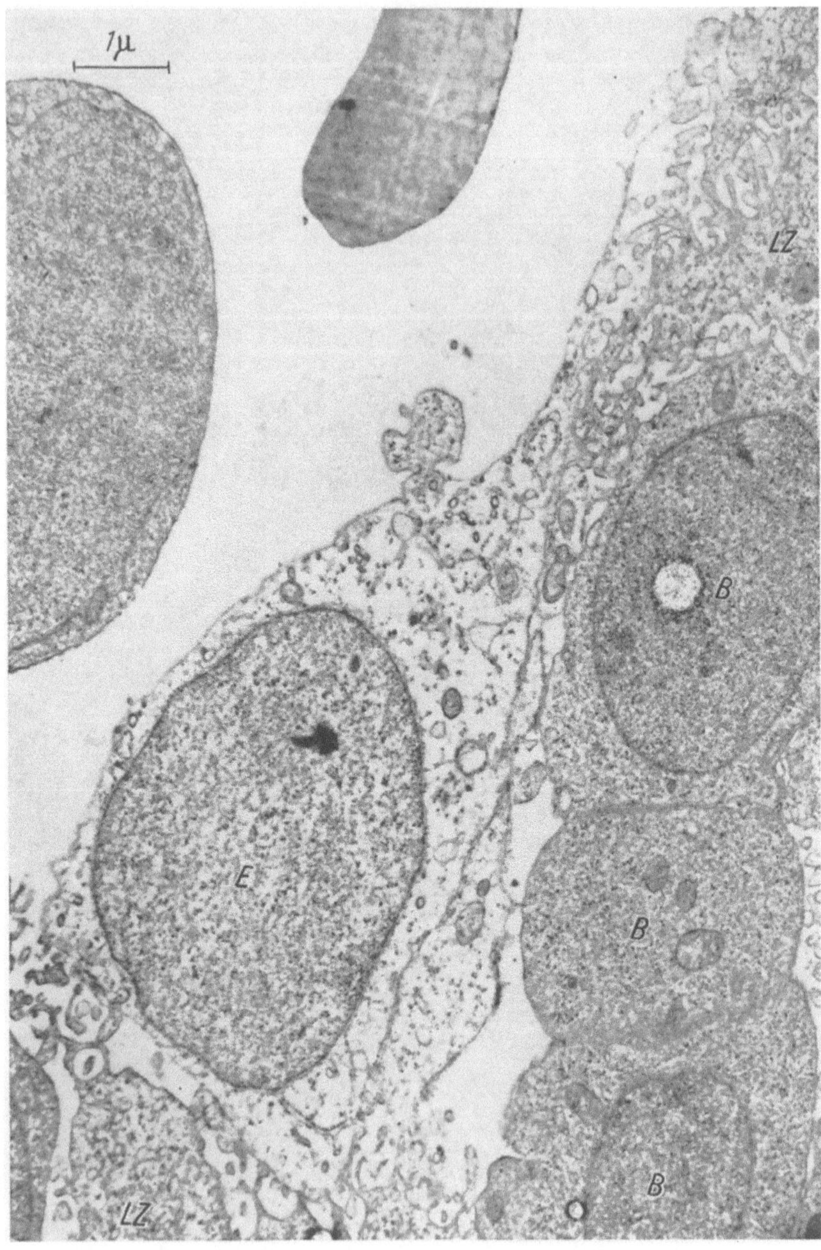

Abb. 103. Leber eines 10 Wochen alten menschlichen Embryos. *E* Endothelzelle der Sinusoidwand. *Lz* Leberepithelzellen mit Mikrovilli. Auf der Seite der Leberepithelzellen begrenzen
Blutbildungszellen (*B*) den Disseschen Raum. (Aus CARSTEN, 1961)

räumt den ungewöhnlich weiten Lebercapillaren (9—12 μ, PFUHL, 1932; 4—15 μ,
POPPER und SCHAFFNER, 1961) eine morphologische und funktionelle Sonder-
stellung gegenüber anderen Blutcapillaren ein. Die Sinusoide der Rattenleber
(PETERS, 1963) sind in der Peripherie der Leberläppchen englumig, in Nähe der

Zentralvene dagegen weitlumig. „Füllungszustand der Sinusoide und Durchströmungsgeschwindigkeit des Blutes ... wechseln, manchmal mehrmals innerhalb von Minuten. Sichtbare Mechanismen, die die Änderung durch Verlegen des Sinusoidlumens bedingen, sind: Schwellung der Leberzellwände, siebartige Blockade der Sinusoidlumina durch v. Kupffersche Sternzellen oder durch Umschlagen der Kanten einer Leberzellwand an die benachbarte Zellwand" (intravitalmikroskopische Untersuchungen).

Die lichtmikroskopische Version vom Wandaufbau der Lebersinusoide — maßgeblich vertreten durch PFUHL (1932, 1934, 1938) — war bis zum Bekanntwerden der elektronenmikroskopischen Befunde im vorigen Jahrzehnt diese: Das „Gitterrohr" oder „Grundhäutchen", also eine Basalmembran, und in dieses Häutchen eingelagerte Pericyten bilden die Wand des Lebersinusoids. Ein „Reticuloendothel" überzieht die Innenfläche des Grundhäutchens. Die Lebersinusoide haben „überhaupt kein Endothel im gewöhnlichen Sinne", sondern ein Reticuloendothel, das ein Sternzellensyncytium ist; es wird als möglich angesehen, daß „erhebliche Teile der Capillarwand ganz frei davon bleiben" und die „Leberzellen durch die Gitterrohrmaschen hindurch mit dem Blut unmittelbar in Berührung kommen können!" (PFUHL, 1934). Zu dem sehr wichtigen letzten Punkt äußert sich PFUHL (1938) wie folgt: Die Leberepithelzellen sind „nicht durch eine geschlossene Capillarwand vom strömenden Blut getrennt. Gitterrohr, Ausläufer der Sternzellen und Pericyten bilden die siebartig durchbrochene Wand der Läppchencapillaren, durch die kolloid gelöste Stoffe unmittelbar in die Leberzellen aufgenommen werden können. Der Umweg über die Sternzellen ist keineswegs notwendig." Diese zu ihrer Zeit sehr umstrittene Auffassung hat inzwischen an Gültigkeit gewonnen. Eine der Besonderheiten des Epithels der Lebersinusoide besteht nach den Beobachtungen PFUHLs (1932) und anderer Untersucher vor ihm darin, daß mit den Silbernitratmethoden in ihm keine Zellgrenzen nachgewiesen werden können. Dem widerspricht, soweit aus dem Schrifttum ersichtlich, anscheinend nur CHUNG (1938), dem es gelang, zwischen den Epithelzellen der Sinusoide Silberlinien darzustellen. Diese sollen genau den für Zellgrenzen gehaltenen Silberlinien in den Endothelien der Interlobular- und Zentralvenen entsprechen. Der Widerstreit dieser Auffassungen wurde insofern beigelegt, als SCHMIDT (1960) wenigstens bei der weißen Maus das Vorkommen von Zellgrenzen im Sinusoidendothel der Leber elektronenmikroskopisch beobachtet hat.

Im folgenden werden nur elektronenmikroskopische Arbeiten angeführt. Die Elektronenmikroskopie hat den von der Lichtmikroskopie für die Lebersinusoide aufgestellten Wandbegriff des „Gitterrohres" oder „Grundhäutchens" gestrichen, weil die Gitterfasern im Sinusoidbereich sicher nicht allgemein in dieser geschlossenen Form vorhanden sind. Auch die Bezeichnung „Reticuloendothel" für das Epithel der Lebersinusoide mußte aufgegeben und stattdessen die für das Gefäßepithel allgemein gültige Bezeichnung „Endothel" angenommen werden. Nur dieses ist in elektronenmikroskopischer Sicht die Wand der Lebersinusoide. Die erste einschlägige elektronenmikroskopische Veröffentlichung stammt von BRAUNSTEINER u. Mitarb. (1953a). Die Autoren beschreiben die Wand der Lebersinusoide bei der Ratte und beim Meerschweinchen als ein homogenes Rohr, das mit den Leberzellbalken engstens verbunden sei. Nach ROUILLER (1954) ist die Wand der Sinusoide aus lancettförmigen Endothelzellen zusammengesetzt, die oft Fortsätze mit Durchmessern von 50—150 mμ besitzen: „Cet endothelium n'est pas continu: l'espace de Disse communique directement avec la lumière du vaisseau sanguin par des fentes larges de 20 à 200 mμ (Fig. 7, flèches)." DEMPSEY und WISLOCKI (1955) nehmen Bezug auf die Beobachtungen

FAWCETTs (1953) und stellen in eigenen Untersuchungen an *Maus, Ratte* und *Meerschweinchen* fest, daß die Zellauskleidung der Sinusoide unvollständig sei. Zu dem gleichen Ergebnis kommen RÜTTNER und VOGEL (1957): „Die grundsätzlich einschichtige Sinusoidwand bildet kein geschlossenes Rohr in der Art eines plasmodialen Syncytiums. Die Kupffer-Zellen sind lose aneinandergereiht, teil-

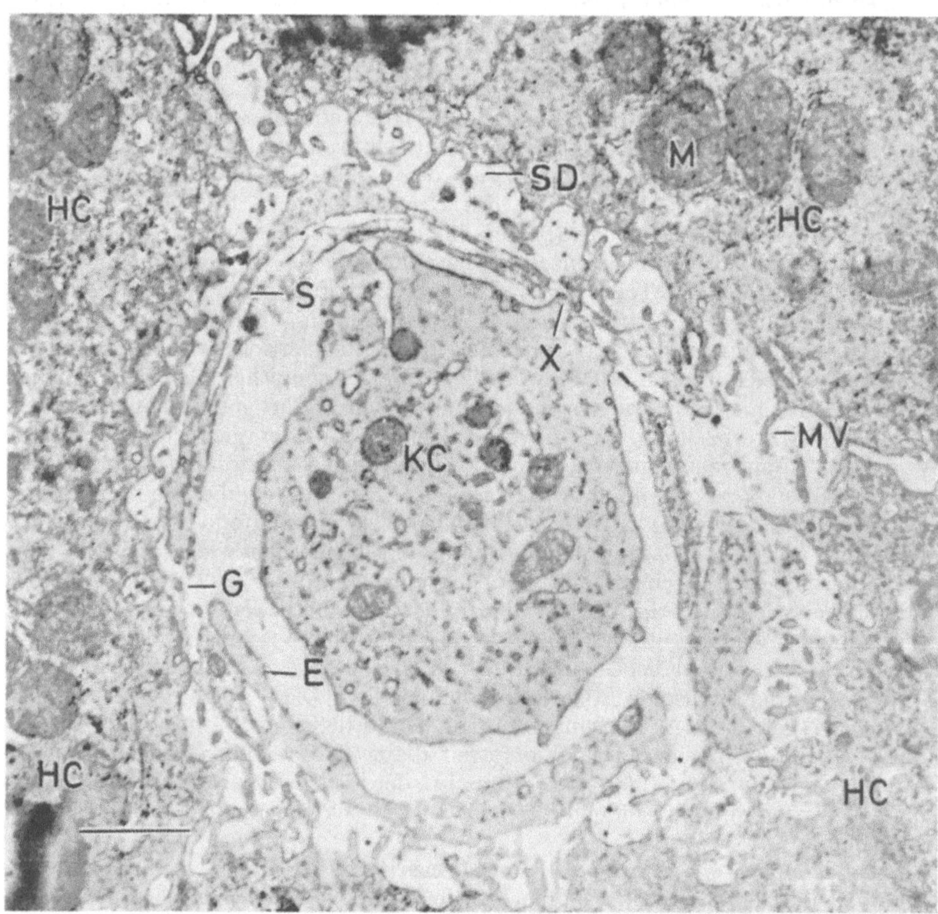

Abb. 104. Querschnitt durch ein Sinusoid der Rattenleber. Leberepithelzellen (*HC*) umgeben das Sinusoid, Mikrovilli dieser Zellen hängen im Disseschen Raum (*SD*) und berühren zum Teil die Endothelzellen (*E*) des Sinusoids. Bei *S* Spalt zwischen sich überlappenden Endothelzellen. *G* Endothellücke. In der Lichtung des Sinusoids eine v. Kupffersche Zelle (*KZ*) mit einem Fortsatz in einer Endothellücke der Sinusoidwand (*X*). *M* Mitochondrien. 136000fach. (Aus HAMPTON, 1958)

weise sich überlappend, getrennt durch verschieden breite Spalten und Lücken. Intercellularbrücken, Schlußleisten oder andere intercelluläre Verbindungen sind nicht vorhanden. Das Beispiel der Sinusoidwand demonstriert einen weiteren Typ eines Zellverbandes. Der lockere Zusammenhalt macht auch die große Beweglichkeit und Formveränderungsfähigkeit der Kupffer-Zellen verständlich.‟ HAMPTON (1958, *Ratte*) bestätigt die Befunde von FAWCETT (1955), ROUILLER (1954, 1956, 157), DEMPSY und WISLOCKI (1955), PARKS (1956), RÜTTNER und VOGEL (1957) bezüglich des Endothels der Lebersinusoide: lamelläre Anordnung

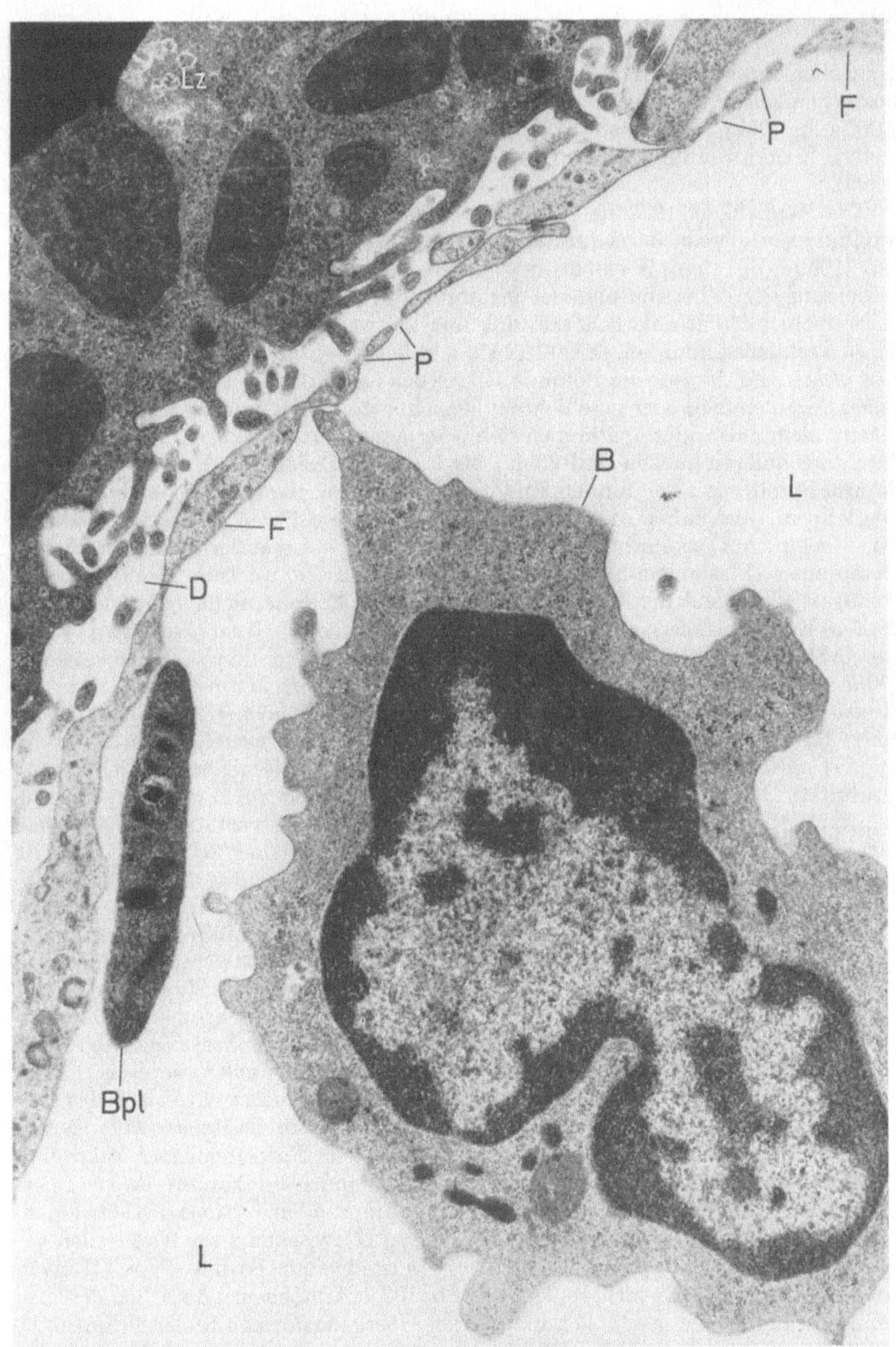

Abb. 105 Die Sinusoidwand wird von Endothelzellen-Fortsätzen (*F*), die sich im oberen Bildteil überlappen, begrenzt. Dort auch scheinbare Unterbrechung der Wand durch Poren (*P*), die jedoch von Membranen verschlossen werden. Dissescher Raum (*D*) mit Mikrovilli einer Leberepithelzelle (*Lz*). In der Lichtung des Sinusoids (*L*) eine weiße Blutzelle (*B*) und ein Blutplättchen (*Bpl*). Meerschweinchenleber. 30000fach. [Originalaufnahme von Prof. LINDNER (Kiel)]

der Zellen infolge Überlappung und breite Endothellücken (Abb. 104). Weitere
Bestätigungen brachten die Arbeiten von BENNETT u. Mitarb. (1959), COSSEL
(1959a, b, 1962), YAMAGISHI (1959), ASHWORTH und SANDERS (1960), SCHMIDT
(1960), KARRER (1961), LASCHI (1963), SCHAFFNER und POPPER (1963), WOOD
(1963).

Die Möglichkeit, daß die Öffnungen im Endothel der Lebersinusoide Kunstprodukte sind, lassen RÜTTNER und VOGEL (1957), WASSERMANN (1958) und COS-
SEL (1959a, b) offen. WASSERMANN (1958) betont, daß die endotheliale Wand-
bekleidung der Lebersinusoide bei der *Maus*, der *Ratte* und beim *Meerschweinchen*
vorherrschend kontinuierlich sei und nur zeitweilig Endothellücken aufweise,
die sich schließen könnten. COSSEL (1959a, b) bestätigt für *Maus, Meerschweinchen,
Kaninchen* und *Mensch* die Befunde RÜTTNERs und VOGELs (1957): die Endothelzellen liegen einfach oder geschichtet; benachbarte Zellen grenzen mit ihren Fortsätzen aneinander oder überlappen sich oder lassen Lücken (Poren) zwischen sich;
die intercellulären Lücken sind 20 mμ bis 1 μ groß (Tabelle 1). Abb. 105 zeigt eine
Sinusoidwand mit zwei dünnen Endothel-Ausläufern, die sich im oberen Bildteil
überlappen. Dort haben diese Ausläufer auch mehrere Poren (Filtrationsspalten),
die — wie beim Deckepithel der Nierenkörperchen — von außerordentlich dünnen
Membranen (Plasmalemmverknüpfungen) verschlossen werden. Nach SCHMIDT
(1960) ist die Wand der Lebersinusoide der *weißen Maus* nicht aus gleichmäßig
großen Endothelzellen aufgebaut. SCHMIDT stellt drei Sinusoidwandtypen
auf (Abb. 106). Die Zellen des Typs I (Abb. 106a) sind dünn, stellenweise nur
200 mμ dick und stets über 3—4 Leberepithelzellen ausgestreckt; ihre der
Sinusoidlichtung zugekehrte Fläche ist glatt bis leicht höckerig, die dem Disseschen Raum zugewandte Fläche dagegen mit Mikrovilli versehen. Im Falle des
Typs II (Abb. 106b) erscheint die Sinusoidwand dicker, lamellär geschichtet und
zerklüftet. Die Endothelzellen sind kurz und sehr reich an Fortsätzen, die sich
mehrfach überlappen und dadurch eine Wandschichtung vortäuschen. Zwischen
den sich überlappenden Zellfortsätzen oder -lamellen sind 30—100 mμ breite
Spalträume, die zur Sinusoidlichtung und zum Disseschen Raum hin offen sind,
weil die sich überlappenden Fortsätze der benachbarten Zellen des in der Tat
einschichtigen Endothels nicht miteinander verschmelzen. Mikrovilli der Leberepithelzellen können bis in diese intraendothelialen Spalträume hineinragen.
„Sucht man nach Zellgrenzen im Bereich der Sinusoidwand Typ II, so findet
man diese als geschlängelte Doppellinie senkrecht zur Längsrichtung der Sinusoidwand von deren Oberseite zur Unterseite verlaufend. Zwischen den Zellgrenzen
liegt eine schmale etwa 300 Å messende Zone elektronenmikroskopisch dichter
Substanz" (Abb. 106b). Im Falle des Typs III der Sinusoidwand (Abb. 106c) sind
die Endothelzellen gedrungen und cytoplasmareich, sie besitzen ovale Kerne;
diese „großen Sinusoidwandzellen" sind fast frei von Fortsätzen und Mikrovilli.
„An der Berührungsstelle mit benachbarten Wandzellen kommt es zu Über-
lappungen und Verzahnungen der aneinandergrenzenden Cytoplasmabezirke, so
daß die Zellgrenzen ähnlich wie beim Wandtyp II zwischen zwei Wandzellen geschlängelt verlaufen" (Abb. 106c). Der Sinusoidwandzelle des Typs III nach
SCHMIDT dürfte die Endothelzelle der Abb. 107 entsprechen. „Zwischen den drei
Sinusoidwandformen lassen sich mancherlei Übergangsformen finden" (SCHMIDT,
1960). Zweifellos sind diese Wandtypen ein Ausdruck lebendigen Wandels des
Endothels der Lebersinusoide.

Auch CAESAR (1961) bestätigt bei *Mäusen, Ratten* und *Meerschweinchen* das
Vorhandensein kleiner Lücken im Sinusoidendothel, durch die das Blut freien
Zugang zum Disseschen Raum erhalte. Das Sinusoidendothel der *Kalbs*leber
(WOOD, 1962) scheint, obgleich es an manchen Stellen sehr dünn ist, im allgemeinen

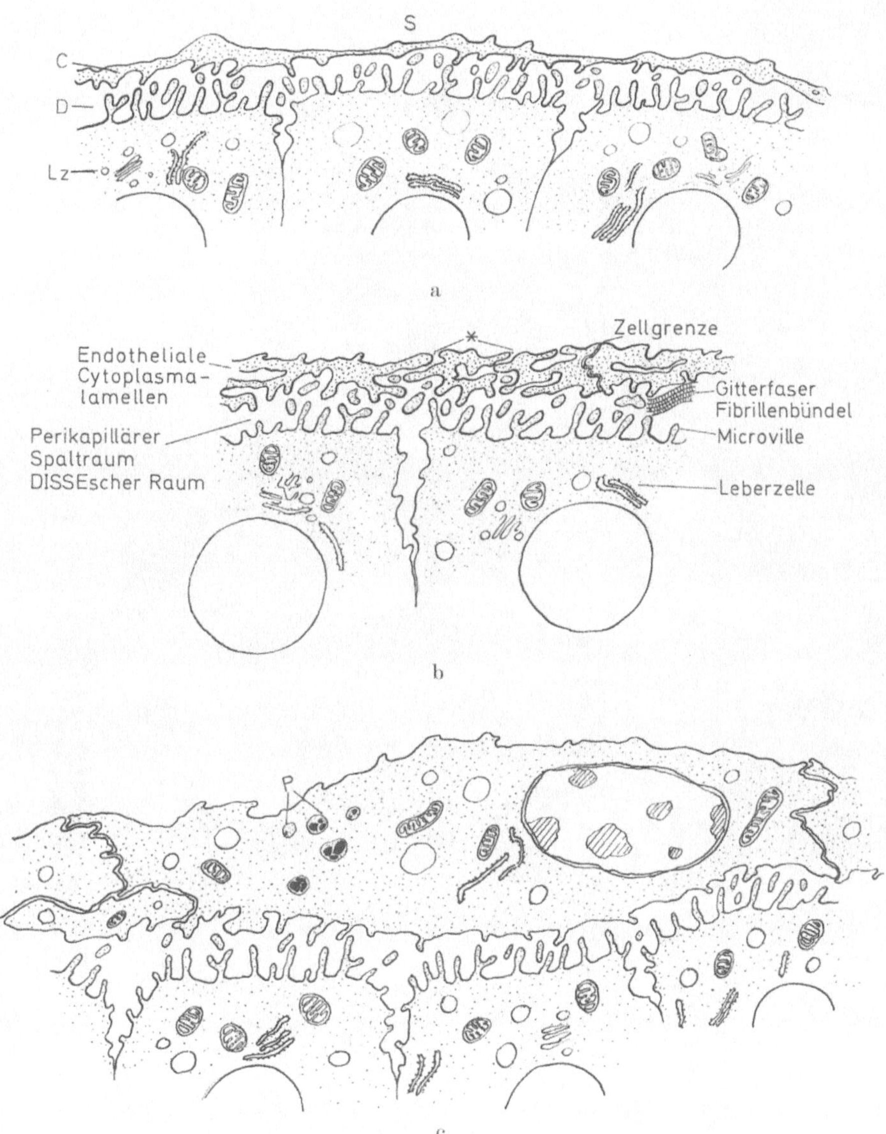

Abb. 106a—c. Sinusoidwand-Typen der Mäuseleber. a Sinusoidwand vom Typ I: *C* Flache endotheliale Cytoplasmalage, *S* Sinusoidlichtung, *D* Dissescher Raum. *Lz* Leberepithelzellen. Schematisierte Zeichnung. b Sinusoidwand vom Typ II: * Lücken in der gegliederten Endothelwand. Keilförmig erweitereter Dissescher Raum zwischen zwei Leberepithelzellen (s. auch a und c). Schematisierte Zeichnung. c Sinusoidwand vom Typ III: Große, cytoplasmareiche Sinusoidwandzelle mit ovalem Kern, Mitochondrien, Vacuolen, endoplasmatischem Reticulum und „Pigmenteinschlüssen". *P* Phagocytierende v. Kupffersche Sternzelle. Schematisierte Zeichnung. (Aus SCHMIDT, 1960)

kontinuierlich zu sein; Lücken darin seien außerordentlich selten. In der *Ratten*leber (WOOD, 1962) ist die Endothelauskleidung dünner als in der *Kalbs*leber und weist an jedem Schnitt große und kleine Unterbrechungen auf. In etlichen Fällen streckten sich Mikrovilli der Leberepithelzellen durch den Disseschen Raum und

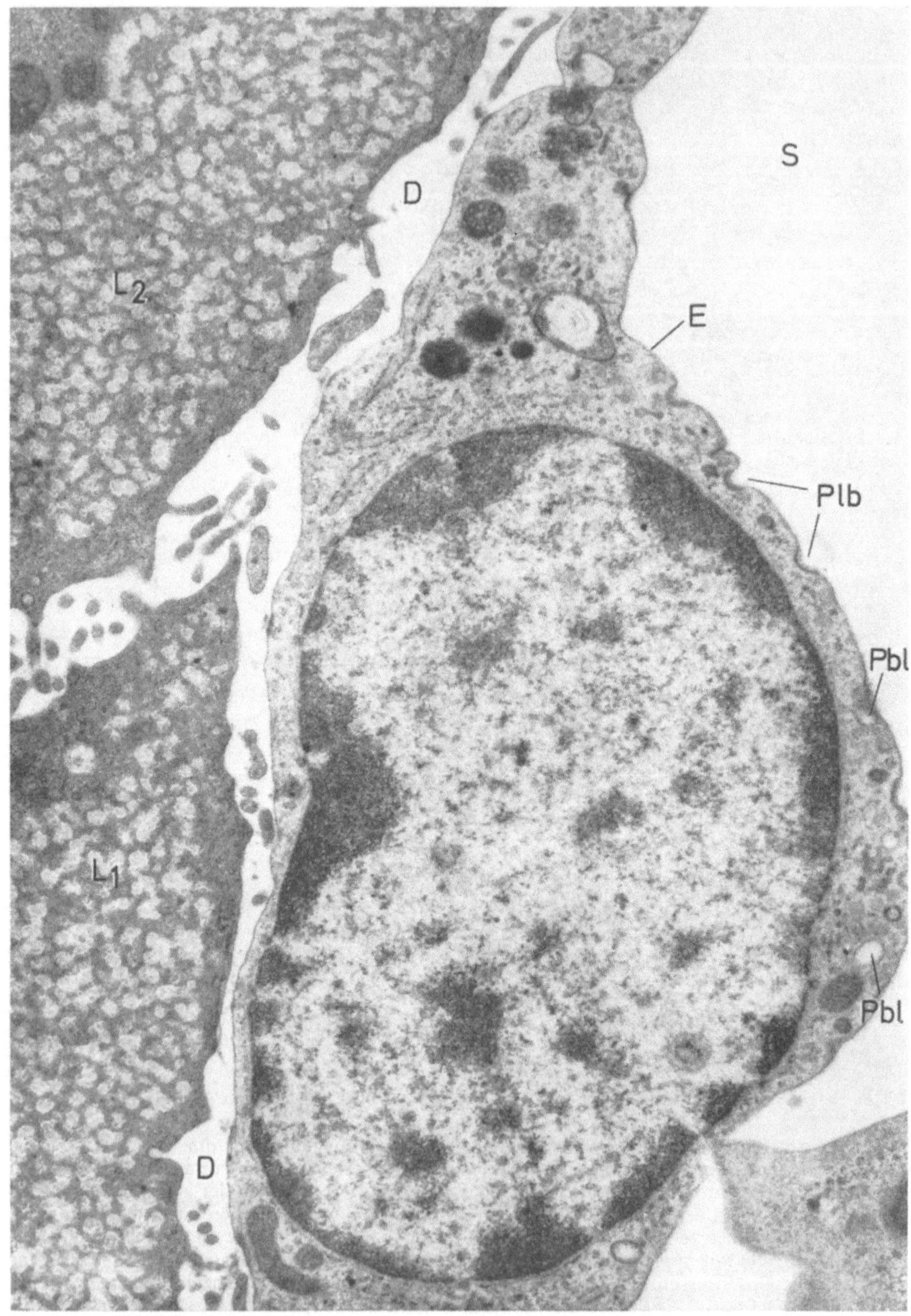

Abb. 107. Endothel- bzw. Sternzelle (*E*) eines Sinusoids (*S*) mit großem ovalem Kern, Plasmalemmbuchten (*Plb*) und Pinocytosebläschen (*Pbl*). Fortsetzung des Disseschen Raumes (*D*) in den Spalt zwischen zwei Leberepithelzellen (L_1, L_2). Meerschweinchenleber. 24000fach. [Originalaufnahme von Prof. E. Lindner (Kiel)]

die Endothellücken bis in die Sinusoidlichtung hinein. Der Auffassung WASSERMANNs (1958), die Unterbrechungen des Endothels seien Artefakte, hält WOOD (1962) entgegen, daß er die *Kalbs-* und *Ratten*leber in der gleichen Weise behandelt habe und daher die unterschiedlichen Befunde wahrscheinlich nicht auf die Technik zurückgeführt werden könnten. Die Ausführungen von POPPER und SCHAFFNER (1961) über die Wand der Lebersinusoide sind entsprechend dem damaligen Stand der Elektronenmikroskopie noch spärlich. HAM (1961) unterscheidet drei Zellformen des Endothels der Lebersinusoide: ,,Consequently the lining of sinusoids in postnatal life is composed of primitiv reticular cells, true phagocytic reticuloendothelial cells and cells in different stages of differentiation between the two types. The primitiv cells are flatter and have darker nuclei than the more highly differentiated phagocytic cells. The latter tend to have larger, paler nuclei and more abundant cytoplasma, which, in sections, may project into the lumen of a sinusoid in a fashion to give the cell a starlike appearance.'' ATERMAN (1963) zieht nach sehr gründlicher Überprüfung der Literatur den folgenden Schluß: ,,It is apparent, therefore, that neither morphologically nor functionally can there be drawn a sharp dividing line between the cells present in the capillaries of liver, and it seems justified to speak simply of the ,,lining'' cells.''

Das Endothel der Lebersinusoide *menschlicher* F e t e n (KARSTEN, 1961) besteht schon aus Zellen mit breiten und flachen, sich überlappenden Ausläufern und ist ein ,,Raumgitter, das kleine und verschlungene Gitterlücken besitzt. Mitunter finden sich auch größere Lücken zwischen den Endothelzellen, die eine sichtbare Verbindung zwischen Sinusoidlumen und perisinusoidalem Raum darstellen (Abb. 1, 2). Die Weite dieser Öffnungen schwankt zwischen 100 Å und 1 μ.'' Die Endothelzellen haben auf der Seite des Disseschen Raumes Mikrovilli, dagegen auf der Seite der Sinusoidlichtung eine glatte Oberfläche.

BURKEL und LOW (1966) unterteilen die Sinusoide der *Ratten*leber in eine periphere, intermediäre und zentrale Zone. In der peripheren Zone ist das Capillarendothel nicht gefenstert und die Basalmembran kontinuierlich. Der Übergang in die intermediäre Zone erfolgt abrupt. Die Basalmembran endet, und die Wandzellen werden dünner und erhalten Fenster. Die Intermediärzone umfaßt 90% und mehr von der Sinusoidlänge. Der Übergang von der intermediären Zone in die zentrale vollzieht sich noch abrupter als der Übergang der peripheren zur intermediären Zone. Das Epithel wird wieder lückenlos und die Basalmembran tritt wieder auf. Die zentrale Zone ist die kürzeste der drei Zonen. Die Parenchymzellen der *Ratten*leber besitzen keine Basalmembran.

5. v. Kupffersche Sternzellen

Die seit dem Erscheinen der Arbeit v. KUPFFERs (1876) der Herkunft und Funktion nach unentwegt umstrittenen Sternzellen gehören, wie nun eindeutig feststeht, zum Bestand des Endothels der Lebersinusoide und damit zur Sinusoidwand. Einen Überblick über die Geschichte der Sternzellenforschung gibt SCHWENK (1950).

a) Die v. Kupfferschen Zellen in späterer lichtmikroskopischer Sicht

Nach der Auffassung PFUHLs (1932) ist das Endothel der Lebersinusoide ,,ein epithelartig gebildetes Syncytium aus Reticulumzellen'' (ein ,,Reticuloendothel''), dessen Zellen teils undifferenziert (inaktiv), teils differenziert (aktiv) sind. Die aktiven Reticulumzellen besitzen die ,,Speichereigenschaften der Histiocyten'' und sind identisch mit den ,,Sternzellen''. Die Bezeichnung

„gewöhnliche Endothelzellen" für die inaktiven Reticulumzellen der Sinusoide möchte Pfuhl vermieden wissen, weil sie keine ausdifferenzierten, kaum mehr veränderlichen Gefäßwandzellen sind, sondern sich auch in aktive Zellen („Sternzellen") verwandeln könnten. Auch Zylberszac (1935) hält das Endothel der Lebersinusoide und die darin eingeschlossenen v. Kupfferschen Sternzellen für ein Syncytium. In diesem Zusammenhang muß jedoch schon jetzt daran erinnert werden, daß der lichtmikroskopische Begriff des Syncytiums in der Histologie nicht mehr vertretbar ist und daß sich auch für das Endothel der Lebersinusoide elektronenmikroskopisch ergeben hat, daß es kein Zellsyncytium bildet. Das Endothel der Lebersinusoide besteht aus freien, sich nur überlappenden Zellen. In einer späteren Arbeit bleibt Pfuhl (1934) bei seiner vorhin dargelegten Meinung.

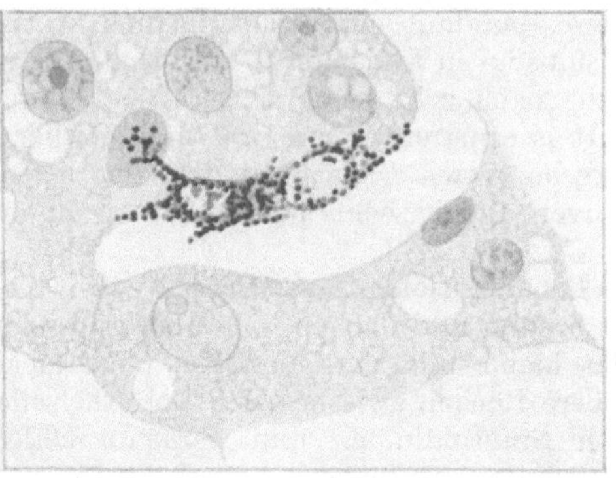

Abb. 108. Zweikernige Sternzelle aus der Leber einer jugendlichen, nebennierenlosen Ratte Giroud-Leblondsche Silbernitrat-Reaktion, 8 μ, Kernechtrot-Methylenblau. Zeichnung bei Ölimmersion. (Aus Wolf-Heidegger, 1941)

Einwandernde Monocyten, vielleicht auch reticuloendotheliale Zellen sollen nun Ersatzzellen für ausgefallene Stern- und Reticuloendothelzellen im Sinusoidendothel sein.

Für Delorenzi (1937) sind die v. Kupfferschen Zellen kein echter Wandbestandteil der Lebersinusoide, sondern „Endocyten" (K. W. Zimmermann, 1928), die der Innenfläche des Endothels nur anhaften. Die in Leberkulturen in großer Zahl auftretenden Makrophagen sollten von Sternzellen abstammen und Wanderzellen sein. Wolf-Heidegger (1941, 1942) wandte bei nebennierenlosen jungen *Ratten* das histochemische Silbernitratreagens von Giroud und Leblond (1939) an und kam zu dem Ergebnis, daß die Sternzellen: a) Bestandteil der endothelialen Gefäßwand seien und diese verdicken könnten, b) der inneren Endothelfläche nur angelagert (Abb. 108) und c) an dieser mit Fortsätzen wie durch „Haltetaue" angeheftet sein könnten (Abb. 109). Im Falle b) und c) seien die Sternzellen nicht wie bei a) integrierender Bestandteil der Sinusoidwand, sondern mehr oder weniger frei in die Sinusoidlichtung hineinragende „Endocyten"; letztere sollen durch das Endothel hindurch in Verbindung mit den Leberepithelzellen treten können. Den Beweis für die Richtigkeit dieser Beobachtungen liefern Rekonstruktionen von sog. ablösungsreifen Kupffer-Zellen mit charakteristischer Sternform, Sinusoiden und Leberepithelzellen (Wolf-Heidegger und Bejdl, 1953). Abb. 110 zeigt eine Kupffer-Zelle, die weitgehend frei ist und einen beträchtlichen Teil der Sinusoidlichtung ausfüllt (= Zelle vom Typ c nach Wolf-Heidegger, 1941, 1942). In der Sinusoidwand finden sich nach Wolf-Heidegger überall auch Sternzellen von den Typen a und b; sie wurden nicht rekonstruiert. Außerdem gebe es in

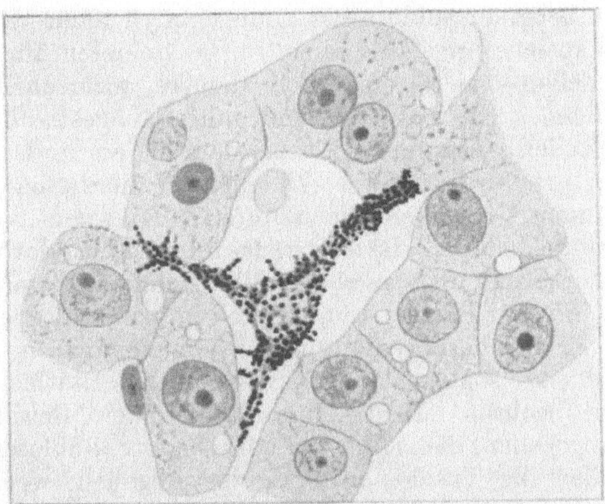

Abb. 109. Sternzelle mit Pseudopodien aus der Leber einer jugendlichen, nebennierenlosen Ratte. Technik wie bei Abb. 108. (Aus WOLF-HEIDEGGER, 1941)

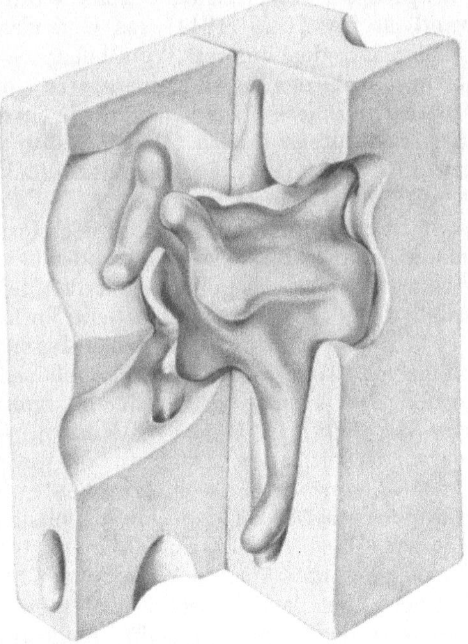

Abb. 110. Rekonstruktion einer Sternzelle mit Sinusoiden und Teilen zweier Leberepithelzellen. Giroud-Leblondsche Silbernitrat-Reaktion, Kernechtrot. 6000fach. Reproduktion im Maßstab 3:1. (Aus WOLF-HEIDEGGER und BEJDL, 1953)

jeder Sinusoidwand Zellen mit Kernen der gewöhnlichen Gefäßendothelien. Die Umwandlung dieser Sinusoidwandzellen beginnt mit einer Dickenzunahme der Kerne und veränderter biologischer Verhaltensweise des Cytoplasmas (Phagocytose, Speicherung, vermehrte Fermentaktivität).

WOLF-HEIDEGGER (1941) hält das Sinusoidendothel der Leber für ein Plasmodium. TÖRÖ (1944) machte Tuscheversuche an *Ratten* und sah wie PFUHL (1932) keinen Grund „in den Sinusoiden besondere K-Zellen und Endothelzellen anzunehmen". Die Lebersinusoide seien „innen durch mehrere Plasmodien ausgekleidet", die alle speicherungsfähig seien". „Die kleineren, für besondere Endothelien gehaltene Zellen" seien „eigentlich kleinere, wahrscheinlich jugendliche Formen der K-Zellen". „Die K-Zellen sind ganz flachgestreckte Zellen, welche mit den Endothelzellen zusammen Plasmodien bilden und die Sinusoidwand überall auskleiden." In auffallendem Widerspruch zu diesen Aussagen folgert Törö (1944) aus seinen Versuchen, die Kupffer-Zellen seien „vom Endothel der Sinusoide abweichende Zellen", „die sich in das durch die Endothelzellen gebildete Syncytium einzuschmelzen und gegebenenfalls sich aus diesem wieder herauszulösen vermögen. Sie sind Histiocyten, die sich in das Syncytium des Endothels begraben haben." Er will ferner nicht nur Übergangsformen „zwischen Sinusendothel und K-Zellen", sondern auch „zwischen den Bluthistiocyten und den Endothelzellen" beobachtet haben, ohne dafür einen Beweis zu erbringen. Tuschebeladene Sternzellen, die sich nicht vom Endothel ablösen und „weiterhin flach bleiben", sollen die Tusche an Pericyten abgeben, welche „in dem die Sinusoidwand bildenden Gitterfasergeflecht liegen und sich eng an das Innenepithel anschmiegen". Der Auffassung Törös (1944) von der Weitergabe der Tuschekörnchen durch die Sternzellen an die Pericyten stellt Schwenk (1950a) die Annahme „einer Diapedese der Sternzellen durch die Sinusoidwand hindurch" entgegen. Sinusoidwand ist für Törö (1944) das Gitterfasergeflecht; Endothel und Kupffer-Zellen bilden nur den inneren Wandbelag. Schwenk (1950b) sagt eindeutig, daß die Sternzellen in der Regel „lumenwärts von der Sinusoidbegrenzung liegen". Sie durchdringen diese nach seinen Beobachtungen nicht mit Fortsätzen, können sie aber doch durchwandern. Als Beweis für ihre Histiocytennatur führt er die Übereinstimmung in den „Formeigentümlichkeiten" und „im biologischen Verhalten" mit den Histiocyten an.

Die Frage, ob die Sternzellen ihrem Wesen und der Herkunft nach Endothel- oder Reticulumzellen sind, konnte Fresen (1953) weder bejahen noch verneinen; er nennt sie „endothelartige reticuläre Uferzellen der Lebersinusoide", deren funktionelle und formale Leistungen „allgemein dem Verhalten der Reticulumzellen" entsprächen. In Widerspruch zu Fresen faßt Gasser (1955) die Sternzellen jedoch als Abkömmlinge eines embryonalen Endothels auf, das ein reticuläres Stadium nie durchlaufen hat. Besondere Beachtung kommt den Lebendbeobachtungen Hardings (1954) an *Fröschen, Mäusen, Ratten* und *Hamstern* angesichts der immer wiederkehrenden Frage zu, ob die Leberphagocyten ein Teil der Sinusoidwand sind oder ob sie als „Sternzellen" wie Spinnen in Röhren darauf sitzen. Die Befunde wurden bei der Durchleuchtung der Leber mit der Quarzstabtechnik erhoben. Das Blut floß unbehindert durch die zylindrischen Sinusoide. In den Lichtungen und an den Wänden der Sinusoide waren keine hängenden Zellen zu sehen. Um die Lage der Phagocyten zu bestimmen, wurde den Tieren schwarzes kolloidales Quecksilbersulfid eingespritzt. Dieses wurde in der Sinusoidwand sichtbar, aber es gab kein Sinusoid, in dem ein hängender Phagocyt zu sehen gewesen wäre. Nach der Meinung Hardings (1954) zeigen diese Untersuchungen, „that the so-called „sternzellen" suspended across the sinusoid represent conditions imposed by death, such as collaps of sinusoid subsequent fixation and staining". Vor Harding (1954) hatten schon Knisely u. Mitarb. (1948), ebenfalls aufgrund von Lebendbeobachtungen, die in der Sinusoidlichtung hängenden Stern- oder Spinnenzellen als Fixationsartefakte bezeichnet. Elias (1955) nennt solche Sternzellenbilder ein „artefact of imagination".

Biologisch hat die Vorstellung, daß Zellen sich an der Wand der Lebersinusoide festhalten, ihr entlang turnen und mit Fortsätzen feste Stoffteilchen aus dem Sinusoidblut wie mit Armen herausfischen, nie ernsthaft befriedigt.

Das Vorkommen von Lymphocyten in den Sinusoiden der Leber hat PISCHIN-GER (1954) zu Untersuchungen über die Beziehungen zwischen diesen und den Sternzellen veranlaßt. PISCHINGER (1954) vergleicht in diesem Zusammenhang das Verhalten der Bindegewebszellen der Mucosa und Submucosa des Darmes (FEYRTER, 1950, 1951), des roten Knochenmarkes (PISCHINGER, 1951), des Lymphgewebes (PISCHINGER, 1951, 1954; PIRINGER, 1953) und der roten Milzpulpa (PISCHINGER, 1952, 1954) mit dem des Endothels der Lebersinusoide (*Mensch, Kaninchen, Maus*). Danach bestände dieses aus zwei Zelltypen, „von denen der eine den Kern eines Fibroblasten, der andere jenen des Lymphocyten trägt". Beide Zelltypen besäßen „ein gemeinsames syncytiales Netz" und verhielten sich daher „geradeso wie die analogen Elemente des weichen Bindegewebes", gemeint ist das reticuloendotheliale System. Die angeblich lymphoiden Zellen des Endothels der Lebersinusoide speichern schwach, die fibroblastischen stark; letztere seien die Sternzellen. Die lymphoiden Sinusoidzellen sollen die Mutterzellen der Lymphocyten und die fibroblastischen die Mutterzellen der Makrophagen, in diesem Fall der Monocyten, sein. PISCHINGER (1954) erklärt mit dieser Befunddeutung den bei scheinbar gesunden Tieren oft zu beobachtenden hohen Lymphocytengehalt der Lebersinusoide. Die Leber, so sagt er, ist „nicht nur eine Monocyten-, sondern auch eine Lymphocytenbildungsstätte". Den Beweis für die Identität seiner „Monocyten" und „Lymphocyten" mit den Sinusoidwandzellen, aber auch den Beweis dafür, daß die angeblich aus diesen Zellen hervorgehenden Mono- und Lymphocyten nicht aus dem Blut stammen, bleibt er schuldig. Damit aber, daß das Endothel der Lebersinusoide kein syncytiales Netz ist (s. vorhergehenden Abschnitt) ist der Pischingerschen Theorie von der Zusammensetzung des Sinusoidendothels der Leber der Boden vollends entzogen. WACHTER (1956) behauptet, von Sternzellen phagocytierte kleine Lymphocyten würden nicht zerstört, sondern wandelten sich in nicht speichernde (ruhende) und in speichernde Zellen um und stellten einen Ersatz für Sternzellen dar; dem widersprachen in der Diskussion BAHRMANN und BÜNGELER.

ATERMAN (1958) bezweifelt die Stichhaltigkeit der Kriterien, die von verschiedenen Autoren für die Unterscheidung mehrerer Typen von Sinusoidwandzellen vorgebracht werden und bemängelt die Methoden, deren sich diese Autoren bedienten. Er versuchte vor allem, die der gewöhnlichen histologischen Arbeitsweise anhaftenden Unsicherheitsfaktoren in bezug auf die natürliche Erhaltung der Sinusoidwandzellen (Vermeidung der Fixierung und Einbettung) durch die Anwendung der Altmann-Gershschen Gefriertrocknung bei *Mäusen* und *Ratten* auszuschalten. Er gelangte zu dem Ergebnis, daß es w a h r s c h e i n l i c h nur e i n e n Typ der Sinusoidwandzellen der Leber gibt, der verschiedene Phasen der Tätigkeit, nämlich als Sinusoidwandzelle und als Phagocyt, aufweisen könne; er schließt sich dem Vorschlag COWDRYs (1950) an, die Bezeichnung „Kupffer"-Zellen aufzugeben.

Es ist der Lichtmikroskopie offensichtlich nicht geglückt, für die S ä u g e r - l e b e r zu einer Übereinstimmung in der Frage nach der Herkunft, der Lage und der objektiven biologischen Verhaltensweise der v. Kupfferschen Sternzellen, wie denn der Sinusoidwandzellen überhaupt, zu gelangen.

Die rasche, durch V i t a l f ä r b u n g nachweisbare Speicherfunktion der Sternzellen war Gegenstand zahlreicher lichtmikroskopischer Untersuchungen (ZYL-BERSZAC, 1935, u. a.), die teilweise auch die Frage ihrer mitotischen Vermehrung berühren. ORTIZ-PICON (1936) konnte aus seinen Versuchen an *Mäusen* nicht mit Sicherheit schließen, daß Fremdstoffe (Natriumkakodylat, Trypanblau) auf die Sternzellen, die nur eine geringe mitotische Neigung haben, mitotische Reize ausüben. Andererseits zeigte sich aber, daß die Mitose zwar während, jedoch nicht nach der Fremdstoffaufnahme unterdrückt war. Während des Ablaufes der Teilung blaßten die in das Cytoplasma aufgenommenen Fremdstoffteilchen ab und verschwanden schließlich. GARVEY (1961) beobachtete, daß sich die v. Kupfferschen Zellen *in vitro* sehr rege mitotisch teilten. Aufgrund von Vitalfärbungen der Sternzellen nach intravenöser Tuscheinjektion folgert CHUNG (1938), daß die Sternzellen nicht zum Wandepithel der Lebersinusoide gehören, sondern selbständige, nur durch Fortsätze mit diesem Epithel verbundene Zellen seien, die frei in die Sinusoidlichtung hineinragen.

In der noch wenig untersuchten *Fisch*leber scheinen die Verhältnisse der v. Kupfferschen Sternzellen anders zu liegen als in der Säugerleber. Bei den Fischen ist die Entstehung dieser Zellen aus den Endothelzellen der Lebersinusoide noch gänzlich in Frage gestellt. Den Versuch einer Vitalfärbung der Sternzellen mit Trypanblau bei Teleostiern machte KRAFT (1924). Nach Injektion einer dünnen Farbstofflösung in die Bauchhöhle verfärbten sich die Tiere stark, aber die Leber blieb farblos; die Leberepithelzellen führten keine Farbstoffgranula, und Kupffer-Zellen waren nicht zu sehen. Über fehlende vitale Farbstoffspeicherung in Sternzellen berichten ferner KRAFT (1932) für die *Karausche*, BARGMANN (1934) für *Lepidosiren* (Dipnoer). STOLZ (1931) beobachtete bei *Karpfen* eine geringe Speicherung von Tusche und Trypanblau im Endothel der Lebercapillaren. VARIĆAK (1938) konnte diesen Effekt bei verschiedenen Fischen (*Aal, Barbe, Barsch, Schleie, Rotauge*) mit allen bei Säugetieren angewandten Speicherstoffen (Tusche, Goldchlorid, Lithiumkarmin, Trypanblau, Kollargol) nicht erzielen; es traten auch keine speichernden Kupffer-Zellen auf. Gespeichert hatten nur Histiocyten im Bindegewebe der Leber sowie isoliert „im Lumen einzelner Capillaren" und „der größeren Lebergefäße" liegende Zellen. Übergangsformen von den Endothelzellen der Lebercapillaren zu den freien Zellen wurden nicht gefunden; es handele sich bei den freien Speicherzellen deshalb wahrscheinlich um Elemente, die aus der stark speichernden Fischmilz und -niere ins Blut eingewandert seien. SCHMIDT (1956) fand beim *Karpfen* für diese Annahme keinen Anhaltspunkt. In keinem Fall (VARIĆAK, 1938) speicherten oder färbten sich die Leberepithelzellen bei den untersuchten Fischen. SCHMIDT (1956, 1959) ging ebenfalls der Frage des Vorkommens v. Kupfferscher Sternzellen in der Leber des *Karpfens* und *Aales* nach. Supravitale Durchspülung der *Karpfen*leber mit Ringer-Lösung und anschließend mit 0,5%iger Trypanblaulösung ergibt selbst nach 45 min andauernder Farbstoffdurchströmung keine Farbstoffaufnahme durch das Sinusoidendothel, während Sternzellen der *Meerschweinchen*leber Farbstoff schon nach 10 min aufgenommen haben. Diese Beobachtung berechtigt zu dem Schluß, daß das Sinusoidendothel der *Karpfen*leber für gewöhnlich keine Speicherfähigkeit besitzt und Kupffer-Zellen nicht vorhanden sind. Erst nach langer, bis zu 65 Tagen währender intraabdominaler Trypanblauverabreichung stellen sich — jedoch nicht vor dem 25. Behandlungstag —, offenbar infolge der langanhaltenden, von dem Farbstoff ausgehenden Reizwirkung, farbstoffspeichernde Zellen nach Art der Sternzellen auf der Innenseite des Sinusoiendothels ein, die wie die Endocyten ZIMMERMANNs dem Endothel aufsitzen und mehr oder weniger in die Sinusoidlichtung hineinragen; andere vital speichernde Zellen liegen völlig frei in der Sinusoidlichtung. Es handelt sich nach SCHMIDT (1956) um Histiocyten, die aus dem interstitiellen Bindegewebe der Leber in die Lebersinusoide eingewandert sind. Offen bleibt die Frage, ob diese Histiocyten mit Farbstoff beladen einwandern oder den Farbstoff nach der Einwanderung den Lebersinusoiden entnehmen. Im Gegensatz zu ITO und NEMOTO (1952), ITO u. Mitarb. (1952) sowie ITO und SATSUKI (1953) konnte SCHMIDT (1956) in der *Karpfen*leber nur farbstoffspeichernde Sternzellen und andere nur fettspeichernde Zellen („fatstoring cells") nicht unterscheiden. Die gleichen Beobachtungen wie an der *Karpfen*leber machte SCHMIDT (1959) an der Leber des *Aales*, für deren Phagocyten er außerdem die Phagocytose von Heubacillen nachwies. Diese werden jedoch von den Sternzellen der *Mäuse*leber in größerer Zahl phagocytiert als von denen der *Aal*leber.

SCHILLER (1948) beschreibt Kerneinschlüsse in den v. Kupfferschen Sternzellen der *menschlichen* Leber. Die Einschlüsse färbten sich mit Eosin, nicht mit Sudan III und Bestschem Karmin; sie sollen Stoffwechselschlacken sein und nichts mit einer ,,Kernsekretion'' zu tun haben.

HALBHUBER (1967/68) untersuchte mittels intravenöser, subcutaner und intraperitonealer Injektion von gereinigtem, trägerfreiem ^{33}P (Na$_2$H^{32}PO$_4$) in neutraler, alkalischer und saurer Lösung autoradiographisch die Verteilung des Phosphats in der Leber der *Maus*. Die Phosphatverteilung wird durch Zellschwärzung angezeigt. Diese fällt je nach der örtlichen Applikation und dem pH-Wert der Lösung sowie der Art der Fixierung (Alkohol, Formol) fleckig, flächig oder punktförmig aus. Die Fleckschwärzung ist den v. Kupfferschen Sternzellen, die Flächenschwärzung den Leberepithelzellen und die Punktschwärzung der Sinusoidwand, offenbar den Endothelzellen, zuzuordnen. Die Morphologie des Schwärzungsbildes wird so gedeutet, ,,daß trägerfreies ^{32}P in neutraler bzw. schwach basischer Lösung zum Teil frei gelöst ist, ein unterschiedlich großer Anteil aber an Partikel gebunden vorliegt. Da diese hochmolekularen Partikel vorwiegend und rasch von den Kupfferschen Sternzellen aufgenommen werden, wird hierdurch eine wesentliche Veränderung in der Verteilung des Phosphats in der Leber verursacht. Das kann zu erheblichen Fehldeutungen bei der Auswertung autoradiographischer und histochemischer Untersuchungen führen.''

b) Die v. Kupfferschen Zellen in elektronenmikroskopischer Sicht

Die v. Kupfferschen Sternzellen waren bis jetzt weniger Gegenstand spezieller elektronenmikroskopischer Untersuchung als die Sinusoidwand als solche. Es liegt das daran, daß die Elektronenmikroskopie nur allmählich von den zunächst notwendigen orentierenden allgemeinen Organuntersuchungen zu den speziellen Gewebsuntersuchungen übergehen kann. Die vorliegenden Befunde der jüngsten Zeit lassen kaum noch einen Zweifel daran, daß die Sternzellen der Säugerleber lage- und herkunftsgemäß dem Endothel der Lebersinusoide zuzuordnen sind. Meinungsverschiedenheiten bestehen noch hinsichtlich der Frage, ob die Zellen dieses Endothels teils gewöhnliche Gefäßwandzellen, teils Sternzellen oder insgesamt Sternzellen sind. Mit größter Wahrscheinlichkeit besitzen alle Wandzellen der Lebersinusoide die gleiche funktionelle und morphologische Wandlungsfähigkeit, bald Gefäßwandzellen (Endothelzellen) und bald Sternzellen (Phagocyten wie die Histiocyten) zu sein.

BRAUNSTEINER u. Mitarb. (1953) sowie FELLINGER u. Mitarb. (1953) vermerken lediglich, die Kupfferschen Sternzellen seien typische Histiocyten, die der Innenseite des Capillarrohres aufsäßen und sich davon unter bestimmten Bedingungen (Reizstadien) lösen könnten, ohne daß es zu einer Eröffnung des Capillarraumes käme. Nach RÜTTNER u. Mitarb, (1956) gibt es in der Sinusoidwand der Leber ,,nur eine Zellart'' und ist ,,eine begriffliche Differenzierung in sog. Endothelzellen und Reticuloendothelzellen bzw. Kupffersche Sternzellen nicht gerechtfertigt''. Die Autoren ,,halten es daher für angezeigt, alle Zellen der Lebersinusoidwand als Kupffersche Zellen zu benennen, wie dies im englischen Schrifttum meist der Fall ist''. RÜTTNER und VOGEL (1957) präzisieren diese Auffassung noch, indem sie betonen: ,,Die sichtbaren Formunterschiede der Kupffer-Zellen, die zur Benennung ,,Sternzelle'', ,,spider cells'', ,,Endocyten'', bes. ,,differenzierte Teile des

Endoplasmodiums" Anlaß gaben, sind nur Ausdruck verschiedener funktioneller Zustände der gleichen Zellart, die sich prinzipiell bezüglich der Speichertätigkeit gleichartig verhalten". Bioptisch an *menschlichen* Lebern vorgenommene Untersuchungen sprechen dafür, daß die v. Kupfferschen Zellen vom Gefäßendothel abstammen (LANZAVECCHIA u. Mitarb., 1959). Die offenbar einzige elektronenmikroskopische Spezialuntersuchung an Kupfferschen Sternzellen, durchgeführt

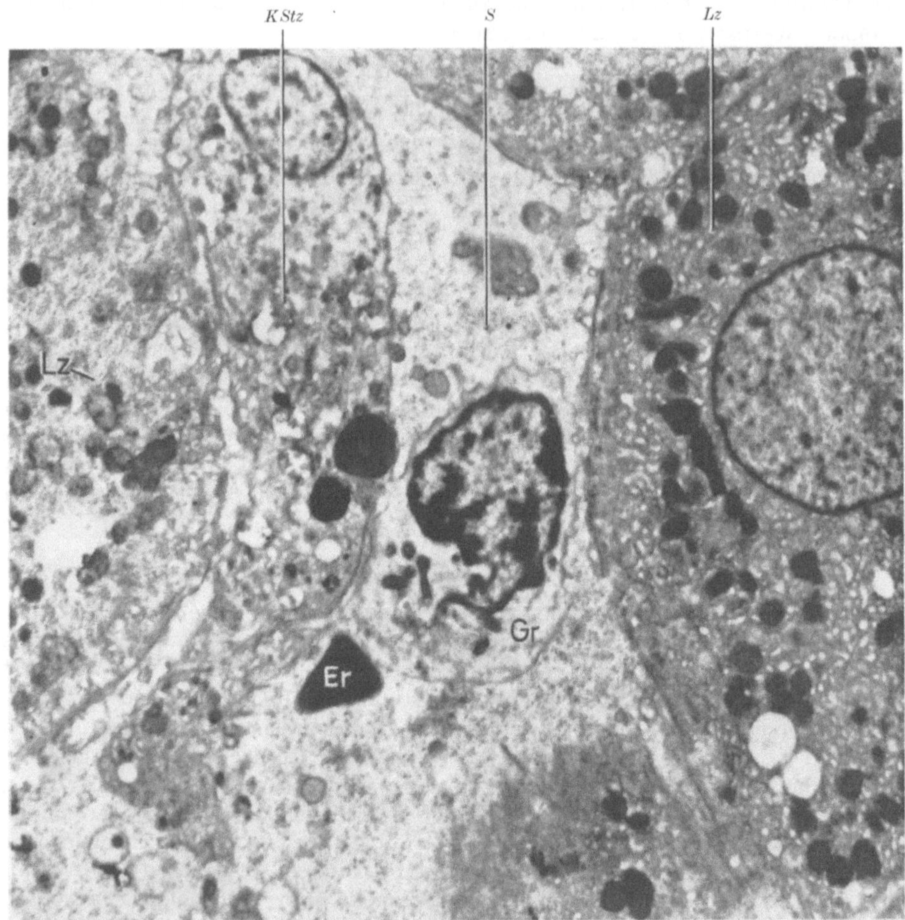

Abb. 111. Lebersinusoid der Maus. *S* Sinusoidlichtung, *Er* angeschnittener Erythrocyt, *Gr* Granulocyt, *KStz* Sinusoidwandzelle vom Typ III = v. Kupffersche Sternzelle mit „Pigmenteinschlüssen", *Lz* Leberepithelzelle. 5550fach. (Aus SCHMIDT, 1960)

bei der *weißen Maus,* stammt von SCHMIDT (1960). Von den drei in den elektronenmikroskopischen Bildern immer wiederkehrenden Zelltypen der Lebersinusoidwand (Abb. 106) weist der dritte unzweifelhaft die Merkmale der Kupfferschen Sternzelle auf (Abb. 106c, 111). Dieser Zelltyp ist groß, cytoplasmareich; er hat einen relativ lockeren, ovalen Kern und elektronendichte, im Cytoplasma liegende Einschlüsse (wahrscheinlich ferritinhaltige Pigmenteinlagerungen) als Zeichen der Phagocytose und Speicherung. Zellen dieses Typs, mit dem Endothel durch dünne Fortsätze verbunden, wurden auch in der Sinusoidlichtung gefunden. Die Abb. 112 zeigt eine sehr große phygocytierende Wandzelle, die neben dem Sinusoidendothel in

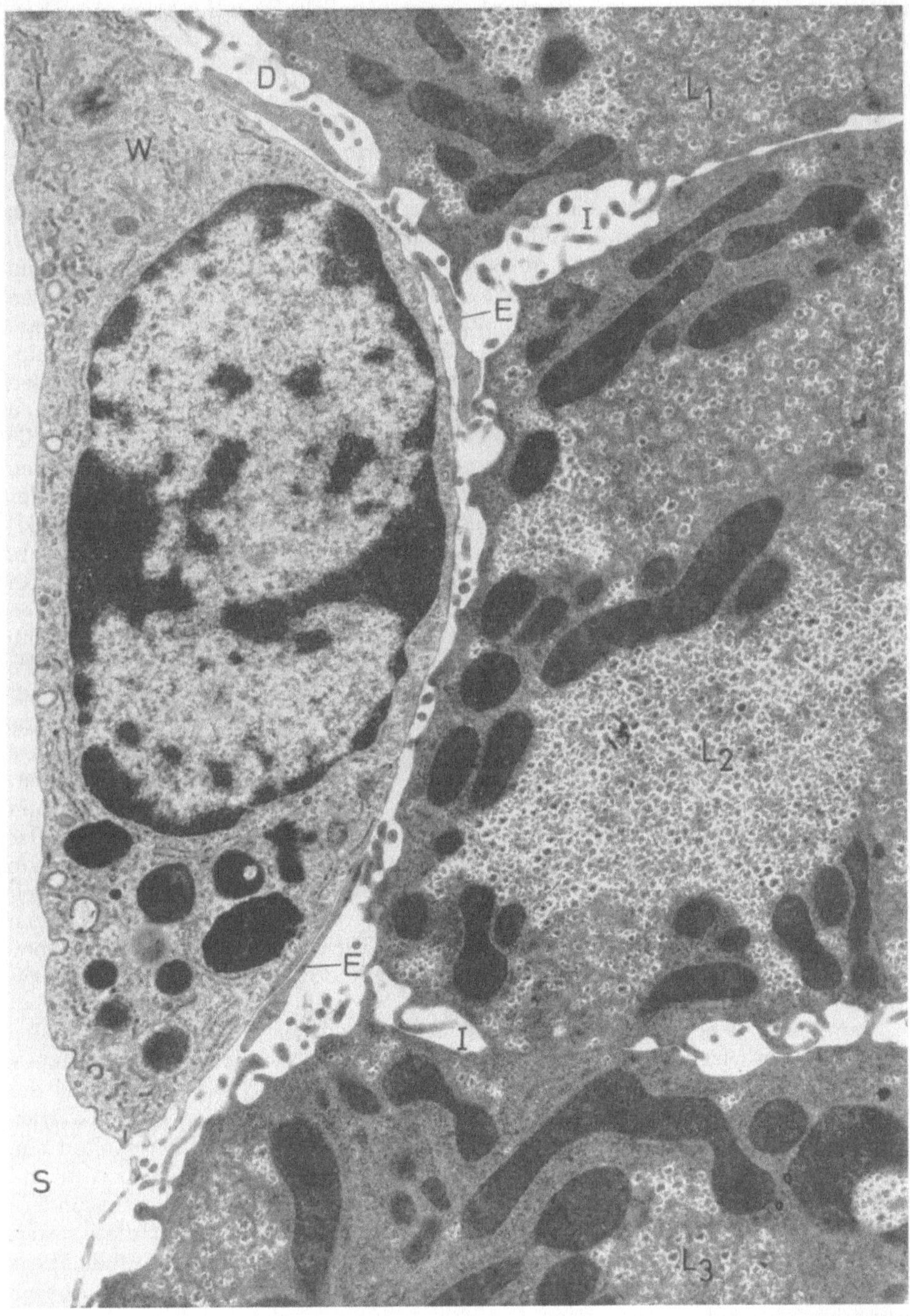

Abb. 112. An das Endothel (*E*) eines Sinusoids (*S*) angelagerte phagocytierende Wandzelle mit Plasmalemmgrübchen, Pinocytosebläschen und Granula. Ausdehnung des Disseschen Raumes (*D*) in die Intercellularspalten (*I*) dreier Leberepithelzellen (L_1, L_2, L_3). Meerschweinchen. 18000fach. [Originalaufnahme von Prof. LINDNER (Kiel)]

der Sinusoidlichtung liegt und offenbar keine gewöhnliche Wandfunktion mehr hat. SCHMIDT (1960) hält im Gegensatz zu ATERMAN (1958) an der Bezeichnung „Kupffersche Sternzelle" fest, dehnt diesen Begriff jedoch nicht wie RÜTTNER u. Mitarb. (1956) sowie RÜTTNER und VOGEL (1957) auf alle Zellen der Sinusoidwand aus. Er nennt die Sinusoidwandzellen „Sinusoidwandtypen" und unterscheidet die Zelltypen I, II und III. SCHMIDT vermeidet die Bezeichnung „Endothelzelle". Nur einmal ist bei ihm im Zusammenhang mit dem Disseschen Raum die Rede von der „Endothelunterseite" der Sinusoidwand. Der am häufigsten bei der *Maus* vorkommende Sinusoidwandtyp I bestehe „aus einem dünnen endothelialen Cytoplasmasaum". SCHMIDT (1960) teilt die Zellen der Sinusoidwand der Leber, so bemerkt CARSTEN (1961) richtig, in „zwei auskleidende Zelltypen und die Kupfferschen Sternzellen" auf, man kann auch sagen, in temporäre Wandzellen und Phagocyten. CARSTEN (1961) bleibt bei der Bezeichnung „Endothel" und unterscheidet zwei Sinusoidwand-Zelltypen der fetalen menschlichen Leber: Endothelzellen und Kupffer-Zellen, von denen die ersten am häufigsten seien. Die v. Kupfferschen Zellen haben nach CARSTEN kürzere Fortsätze als die „eigentlichen Endothelzellen", aber diese Fortsätze können im Gegensatz zu denen der Endothelzellen in die Sinusoidlichtung hineinragen; die Fortsätze beider Zelltypen überlagern sich. Die v. Kupfferschen Zellen haben nach CARSTEN (1961) ferner dunkle Kerne, ein spärliches endoplasmatisches Reticulum, unscheinbare Golgi-Zonen — diese Beobachtungen entsprechen den Befunden SCHMIDTs an der erwachsenen *weißen Maus* —, mehr Mitochondrien als die Endothelzellen sowie Zisternen und Bläschen mit granulärem osmiophilem Inhalt. HOLLE (1962) lehnt wie RÜTTNER u. Mitarb. (1956) sowie RÜTTNER und VOGEL (1957) die Zweizellen-Lehre ab: „Bekanntlich besteht die Capillarwand der Leber ausschließlich aus Endothelzellen, die mit den Kupfferschen Zellen identisch sind. Eine besondere Zweiteilung in Endothelzellen und Kupffer-Zellen, wie sie neuerdings von CARSTEN (9) vermutet wird, existiert also nicht." Nach den elektronenmikroskopischen Untersuchungen von RHODIN (1964) wiederum besteht kein Zweifel an der Existenz zweier Zelltypen im Endothel der Lebersinusoide. Der eine Typ wird durch Zellen mit flachen Kernen und dünnem einschlußfreiem Cytoplasma verkörpert. Den anderen Typ bilden Zellen mit großem, unregelmäßig geformtem Kern, einem Cytoplasma mit verschieden langen Fortsätzen und zahlreichen Einschlußkörperchen von hoher Elektronendichte, ähnlich denen der Makrophagen. Die Zellen des zweiten Typs sind die v. Kupfferschen Sternzellen.

Den bisher sichersten Beweis für die Entstehung der v. Kupfferschen Zellen aus den Endothelzellen der Lebersinusoidwand haben NICOLESCU und ROUILLER (1967) durch Cymosan-Versuche an *Ratten* beigebracht. Cymosan führt bei der *Ratte* zur Hypertrophie des Endothels der Sinusoide. Die Endothelzellen werden größer, überlappen sich mit Fortsätzen und engen ihre Intercellularspalten ein. Im Cytoplasma treten zahlreiche Ribosomen, Mitochondrien, Mikrobodies und Pinocytose-Bläschen auf. Aber nicht alle Endothelzellen hypertrophieren, sondern nur solche, die sich in v. Kupffersche Sternzellen umwandeln. Wenn diese soweit entwickelt sind, liegen sie zwischen den Endothelzellen, in der Sinusoidlichtung und im Disseschen Raum und phagocytotieren. Als Zelleinschlüsse wurden Erythrocyten gesehen, aber keine Äquivalente ihrer Verdauung durch die Sternzellen.

Die Sonderbetrachtung der v. Kupfferschen Sternzellen hat erneut die Wand der Lebersinusoide und die strittige Frage ihrer Zellzusammensetzung in den Vordergrund gerückt. Übereinstimmung besteht weitgehend darin, daß diese Gefäßwand nur aus Zellen besteht, aber dennoch kein gewöhnliches Gefäßendothel ist. Die Bezeichnung „Endothelzellen" für die Zellen der Lebersinusoidwand schlechthin trifft die v. Kupfferschen Sternzellen nicht, und die allgemeine Bezeichnung „v. Kupffersche Sternzellen" für die Sinusoidwandzellen ist deshalb nicht richtig, weil die Mehrzahl dieser Zellen auf jeden Fall zeitweilig die Funktion von Endothelzellen ausübt. Im Gegensatz zu den gewöhnlichen Gefäßendothelien haben die Endothelien der Lebersinusoide, wie die Elektronenmikroskopie zeigt, sich vieles von ihrer ursprünglichen mesenchymalen Eigenart (Bildung und Überlappung von Zellfortsätzen, Loslösung aus dem Zellverband, Eigenbeweglichkeit) bewahrt. Die Bezeichnung „Endothel" sollte beibehalten und damit die gefäßwandbildende und -erhaltende Funktion der Sinusoidwandzellen ausgedrückt werden. Die Zellen selbst aber müßten im Gegensatz zu den gewöhnlichen Endothelzellen „mesenchymal-endotheliale Zellen" genannt werden; ihre histiocytäre Differenzierungsform könnte dann weiterhin die Bezeichnung „v. Kupffersche Sternzelle" tragen. Ob bei den Säugern (vgl. Fische, s. S. 202) Histiocyten aus dem Leberbindegewebe oder Monocyten aus dem Blut dem Endothel der Sinusoidwand zuwandern, um es in der Abwehr zu unterstützen oder Zellersatz zu stellen, ist als möglich, aber nicht als bewiesen anzusehen.

H. Stoffaufnahme und Stofftransport im Zentralvenen-Läppchen

Zwischen dem Blut der Lebersinusoide und den Leberepithelzellen liegen die Sinusoidwand und der Dissesche Raum. Stoffe, die vom Blut aus in die Leberepithelzellen und von dort in das Blut gelangen sollen, müssen diese Schranken durchschreiten. Gegen die veraltete Vorstellung, die Sternzellen seien die „Zuträgerzellen" für die Leberepithelzellen — sie würden an diese alle Stoffe, die sie zu speichern vermögen (Fette, Blutfarbstoff, Eiweiß, Metalle, Vitalfarbstoffe usw.) weitergeben — hat sich PFUHL (1938), nachdem er sie zuvor selbst vertreten hatte (PFUHL, 1932), als erster sehr energisch gewandt. Er betrachtet es in erstaunlicher Vorausschau als ziemlich sicher, daß die Lebersinusoide kein geschlossenes Endothel besitzen. Ob außer den Sternzellen „noch kleinere, noch nicht ausdifferenzierte Reticuloendothelien an der Innenseite des Gitterrohres vorkommen", sei nicht genügend geklärt. Infolge zahlreicher Endothellücken und der Weitmaschigkeit des Gitterrohres kämen die Leberzellen in unmittelbare Berührung mit dem Blut und könnten dem Blutplasma die Stoffe selbst entnehmen. „Es ist gar keine Rede davon, daß die für die Leberzellen bestimmten Speicherstoffe erst die Sternzellen durchlaufen müßten!" PFUHL (1938) nennt die Vorstellung von der Zuträgerrolle der Sternzellen primitiv. Die Sternzellen phagocytieren (nehmen Partikel auf), die Leberzellen können das nicht; sie können Stoffe nur in kolloidaler Lösung aufnehmen (PFUHL, 1938). TÖRY (1944) läßt die Sternzellen einen Teil der von ihnen gespeicherten Stoffe an die Pericyten abgeben, die damit in das Leberinterstitium einwandern sollen, was sie nach der Meinung des Verfassers selbst auch könnten. Im übrigen halte das Endothel der Sinusoide alle Stoffe, die für die Leberzellen schädlich seien, von diesen fern. Nützliche Stoffe dagegen lasse das Endothel in beiden Richtungen, leberzell- und blutwärts, durchtreten.

Die überholte Auffassung von der Zuträgerfunktion der v. Kupfferschen Sternzellen geht auf die Vorstellung der Lichtmikroskopie zurück, das Sinusoidendothel sei nur für molekulare und bestenfalls noch für kolloidal gelöste Stoffe durchgängig. PFUHL (1938) hat die Unhaltbarkeit dieser Theorie — man könnte sagen instinktiv — gespürt und versucht, sie durch Indizienbeweise zu widerlegen. „In den seit dem Erscheinen der Handbucharbeit verstrichenen 5 Jahren sind mir große Zweifel gekommen, ob wirklich der geschilderte Stoffaustausch zwischen den beiden Zellarten stattfindet", nämlich zwischen den Stern- und Leberepithelzellen.

Die sachliche Entscheidung über diesen Fragenkomplex fiel erst mit dem unwiderleglichen Nachweis der Diskontinuität des Sinusoidendothels durch die Elektronenmikroskopie (FAWCETT, 1956; PARKS, 1956; ROUILLER, 1956; RÜTTNER und VOGEL, 1957; HAMPTON, 1958; COSSEL, 1959a, b, 1961, 1962, SCHMIDT, 1960; CAESAR, 1961; HOLLE, 1961; WOOD, 1962; LASCHI, 1963). „Für den Stoffwechsel erscheint aber der Umstand von größter Bedeutung, daß Lücken in der Sinusoidwand vorhanden sind, die eine direkte Verbindung zwischen Blutbahn und Leberzellen ermöglichen. Die intercellulären Lücken bilden als Folge der schichtweise gelagerten Kupffer-Zellen oder Kupffer-Zellfortsätze zusammen mit den Mikrovilli ein vielgestaltiges Labyrinth (Abb. 5). Es ist naheliegend, diese morphologische Struktur mit einer funktionellen Filterwirkung in Verbindung zu bringen" (RÜTTNER und VOGEL, 1957). „Prominent gaps (G) in the endothelium permit the passage of plasma — and, hence, materials suspended in it — from the lumen of the sinusoid into the perisinusoidal space" (HAMPTON, 1958). „Es besteht also über das System der Spalträume innerhalb der Sinusoidwand eine Kommunikation des Sinusoidlumens mit dem wohl ausgebildeten perisinusoidalen Disseschen Raum" (SCHMIDT, 1960).

Die genannten Autoren belegen mit ihren Befunden nicht nur das Vorhandensein von Lücken in der Sinusoidwand, sondern sie fanden auch die Bestätigung für die Existenz des Disseschen Raumes, der nun nicht mehr, wie DISSE und andere annahmen, ein Lymphraum, sondern ein Blutraum ist. „Der Dissesche Raum ist also ein Teil der Blutbahn, er enthält Blutplasma und dient dem unmittelbaren Stoffaustausch zwischen Leberepithelzellen und Blut" (COSSEL, 1962). „Die zahlreichen kleinen Mikrovilli an der Oberfläche der Leberzellen tauchen also unmittelbar in die Blutflüssigkeit im Disseschen Raum ein (Abb. 1). Die Leberzelle wird damit befähigt, Stoffe direkt aus dem Blut ohne Vermittlung der Sinusoidendothelien aufzunehmen" (CAESAR, 1961). Beim *Schwein* üben die Leberzellen und die Endothelzellen, diese mit ihren an den Disseschen Raum angrenzenden Oberflächen, eine starke pinocytotische Tätigkeit aus (LASCHI, 1963). „Auch für die Blutbildung der fetalen Leber ist der Dissesche Raum von Bedeutung. Die Blutzellen können durch die Öffnungen in der Sinusoidwand in den Disseschen Raum übertreten, ebenso aber auch neugebildete Blutzellen aus dem perisinusoidalen Raum in das Sinusoidlumen" (CARSTEN, 1961). Die Gitterfasern im Disseschen Raum sind kein Hindernis für die Passage des Blutplasmas, auch nicht für Blutzellen, die jedoch selten in diesem Raum angetroffen werden. „Das auf Grund lichtmikroskopischer Befunde ursprünglich angenommene argyrophile „Grundhäutchen" erweist sich im Em als so weitmaschiges Netz von Silberfasern, daß es als basale Grundlage für Endothelien und auswählende Schranke für den Stoffdurchtritt zu den Leberzellen nicht in Betracht kommt" (HOLLE, 1961). Diese Meinung vertritt im Gegensatz zu RÜTTNER und VOGEL (1957) auch CARSTEN (1961): „Eine Filterwirkung der Sinusoidwand ist nicht anzunehmen, da die Lücken zu groß sind."

Wenngleich die v. Kupfferschen Sternzellen keine Zuträgerdienste für die Leberepithelzellen leisten, so bleibt doch ihre Bedeutung als Speicherzellen ungeschmälert; daran lassen auch neuere Untersuchungen mit Speicherstoffen, wie Chromphosphat (DOBSON und JONES, 1951), Kohle (BIOZZI u. Mitarb., 1953), kolloidales Silber (VETTER u. Mitarb., 1954), Hämoglobin (RICHTER, 1957), Wismut (CLEMENTI, 1960), kolloidales Eisen (RICHTER, 1959; MOORE u. Mitarb., 1961) und mit anderen Substanzen (BANACERRAF u. Mitarb., 1959) keinen Zweifel. PARKS und CHIQUOINE (1957) wiesen elektronenmikroskopisch nach, daß die

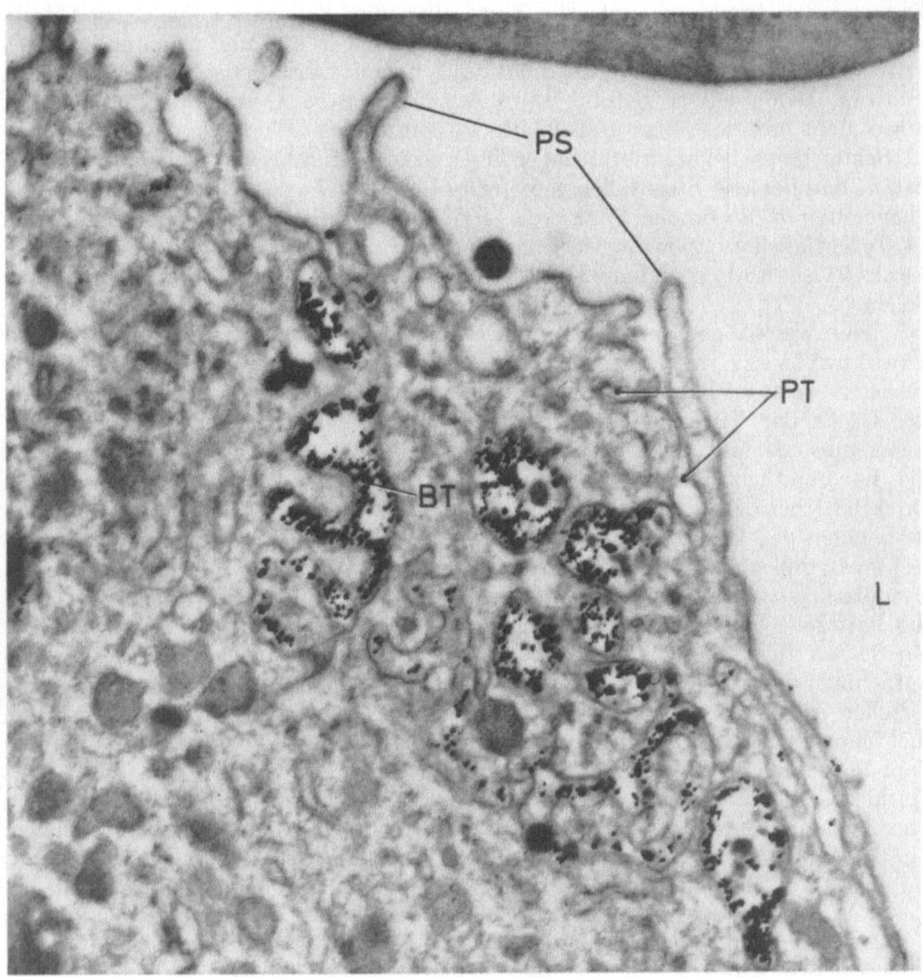

Abb. 113. Teil der freien Oberfläche einer v. Kupfferschen Zelle der Rattenleber 30 min nach
retrograder Injection von Quecksilbersulfid in den Gallengang. *PS* in die Sinusoidlichtung (*L*)
hineinragende Pseudopodien. *PT* Partikel, die vermutlich vor der Aufnahme in die Zelle
stehen. *BT* Zellschläuche mit gespeicherten Quecksilbersulfid-Partikeln. 27200fach. (Aus
HAMPTON, 1958)

Sternzellen in Sekundenschnelle kolloidale Goldteilchen aus dem Blut an sich
nehmen, diese dann innerhalb weniger Minuten mit ihrer Zellmembran umfassen
und in Cytoplasmavacuolen deponieren. In der Fähigkeit zu phagocytieren und
in der Schnelligkeit, mit der sie das tun, übertreffen sie beiweitem die Reticulumzellen der Milz und der Lymphknoten. Schon 5 min nach der Injektion chinesischer Tusche in die V. cava inferior zeigen die v. Kupfferschen Sternzellen der
*Ratten*leber pinocytotische Einschnürungen der Zellmembran, ferner wurm-
ähnliche Gebilde und große, mit Tusche gefüllte Vacuolen im Cytoplasma (TÖRÖ
u. Mitarb., 1962). Die wurmähnlichen Gebilde erscheinen zu Beginn der Tusche-
aufnahme und entstehen wahrscheinlich durch Einfaltung und Abschnürung
pinocytotisch tätiger Abschnitte der Zellmembran; später sind sie nicht mehr
vorhanden. Es ist anzunehmen, daß sie dann zu den großen, mit Tusche gefüllten

Vacuolen verschmolzen sind. Die Sternzellen der *Ratten*leber speichern Hämosiderin bzw. Ferritin granulär in 0,5—2,4 µ großen ovalen und osmiophilen Körpern; diese Granula sind sehr dicht und haben Durchmesser von 80—240 Å (SCHULZ, 1956). Dieser Befund ist vielleicht ein Beweis dafür, daß organisches Eisen nicht in freier Form in der Zelle vorkommt.

Schon lange bekannt und neuerdings elektronenmikroskopisch bewiesen ist, daß v. Kupffersche Sternzellen sehr früh in der Embryonalzeit auftreten und phagocytieren. So fanden SORENSON (1960) bei *Kaninchen*embryonen bereits am 14. Trächtigkeitstag phagocytierte rote Blutkörperchen und CARSTEN (1961) beim *menschlichen* Embryo (Mens II bis V) phagocytierte Erythroblasten in diesen Zellen.

Einen wesentlichen elektronenmikroskopischen Beitrag zur Erschließung der Transportwege im Zentralvenenläppchen der *Ratte* hat HAMPTON (1958) geleistet. Intravenös injizierte Thorotrast- und Quecksilbersulfidteilchen von der Größe der Eiweißmoleküle des Blutplasmas werden vom Blutplasma der Lebersinusoide und des Disseschen Raumes an die v. Kupfferschen Zellen und die Leberepithelzellen herangetragen und erscheinen schon $^1/_2$ Std nach der Injektion: bei den v. Kupfferschen Zellen in spalt- und säckchenförmigen Einstülpungen des Plasmalemms auf der Sinusoidseite, in Cytoplasmabläschen und frei im Cytoplasma; bei den Leberepithelzellen als Häufchen in schlauchförmigen Cytoplasmastrukturen, in Vacuolen oder frei im Cytoplasma. Zu dieser Zeit sind die Partikel auch schon in den Gallenkanälchen und in der Galle nachweisbar, ein Beweis für die Schnelligkeit, mit der sogar die Leberepithelzellen die Partikel aufnehmen und weitergeben. Einige Stunden nach der Injektion sind die v. Kupfferschen Zellen beträchtlich größer geworden und liegen in ihnen die Stoffpartikel dichtgepackt in zahlreichen und großen Cytoplasmavacuolen, während sie auf dem Plasmalemm und im Disseschen Raum weniger geworden sind. Die Leberepithelzellen nehmen die Partikel schneller auf, als sie diese in die Gallenkanälchen ausscheiden können; das hängt ursächlich wahrscheinlich mit der verschiedenen Größe der Blutufer- und der Gallenuferoberfläche der Leberepithelzellen zusammen. Was diese zu viel an Partikeln in sich aufgenommen haben, das schließen sie zu Aggregaten zusammen oder in „dense bodies near the bile canaliculus" ein, die in den Zellen liegen bleiben, bis sie in das Gallenkanälchen ausgeschieden werden können. Da die Gallenkanälchen Thorotrast- und Quecksilbersulfidmassen in konzentrierter Form enthalten, ist anzunehmen, daß die Partikelaggregate und die partikelhaltigen dense bodies im Ganzen von den Zellen ausgestoßen werden. Ein gewisser Partikelrückstrom in den Disseschen Raum ist nicht ausgeschlossen. Der Mechanismus des Partikeltransportes in den Leberepithelzellen ist noch unklar.

Die im Blutplasma suspendierten Fremdkörperpartikel erhalten eine Eiweißumhüllung („Trägereiweiß"), PFUHL, 1938. Nach BIOZZI u. Mitarb. (1951) ist dieses Eiweiß Fibrin (zit. nach HAMPTON, 1958). Die Klebrigkeit des Fibrins könnte eine Erklärung für das Haftenbleiben der Fremdstoffpartikel an der Zellmembran und für ihre Verklumpung in der Zelle sein.

Wenn Thorotrast oder Quecksilbersulfid retrograd, d. h. in den Gallengang der Leber injiziert wird (zu Rupturen der Gallenkanälchen kam es dabei nicht), dann entnehmen die Leberepithelzellen die Stoffteilchen den Gallenkanälchen und transportieren sie einzeln, nicht in Häufchen und Vacuolen im Cytoplasma liegend, zum Disseschen Raum. Die v. Kupfferschen Zellen entnehmen diesem die Stoffe und lagern sie teils frei, teils in Vacuolen und Schläuchen, teils in mitteldichten Körperchen in ihrem Zelleib ab (Abb. 113). Solche Zellen sind hypertroph, reicher an endoplasmatischem Reticulum als gewöhnlich und stark

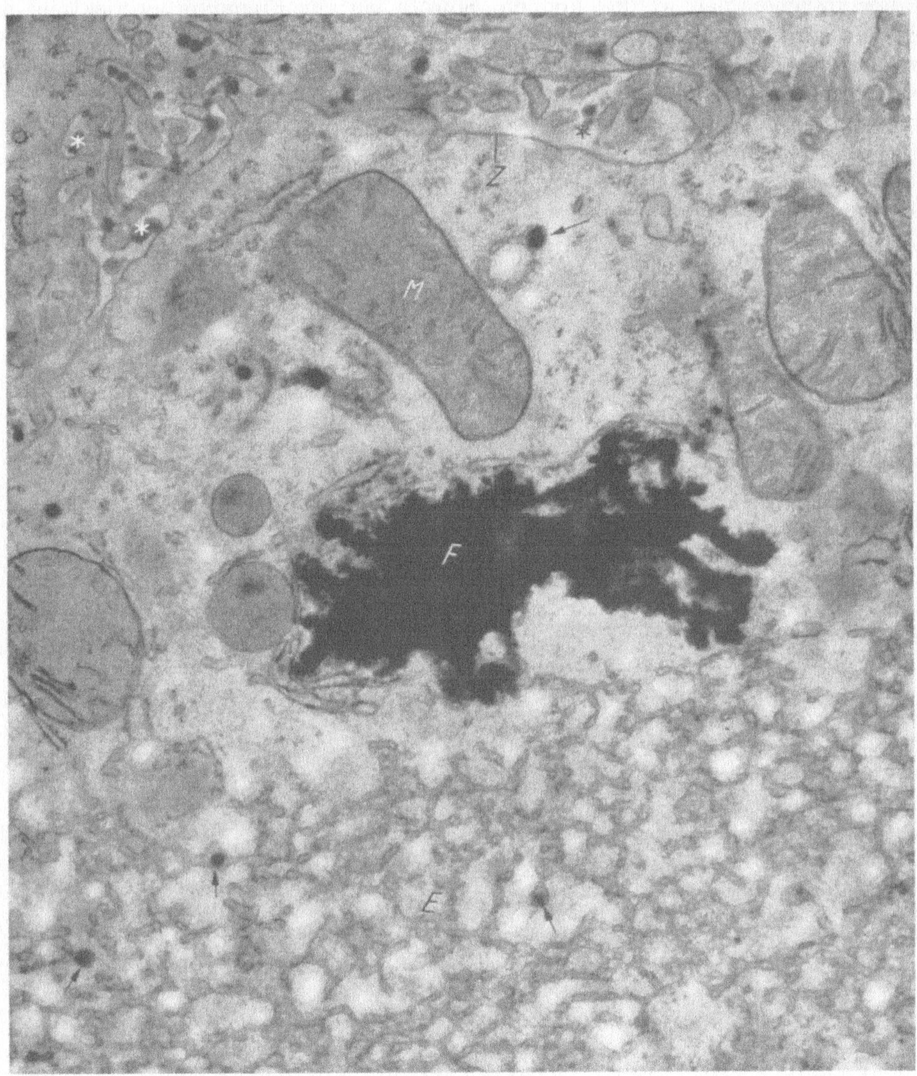

Abb. 114. Normale Leber des Meerschweinchens. Im Disseschen Raum zahlreiche Fettpartikel (*). *Z* Leberzellmembran. Die Pfeile deuten auf intracelluläre, z. T. von Membranen umhüllte Fettpartikel. *F* Fettansammlung, *E* endoplasmatisches Reticulum, *M* Mitochondrien. 32000fach. (Aus Caesar, 1961)

vacuolisiert. Dieser Stofftransport vollzieht sich ebenso schnell wie der in der umgekehrten Richtung. Die Einzellagerung der Stoffpartikel in den Leberepithelzellen und die Partikelhäufelung beim Transport von Gallenkanälchen zum Disseschen Raum kann, so meint Hampton (1958), ein Beweis für die Umhüllung mit Fibrin sein, wenn die Partikel mit dem Blut in die Leber gelangen. Im anderen Falle müßten die Leberepithelzellen die Fremdpartikel am Gallenufer hüllenlos aufnehmen. Diese Annahme wirft die Frage auf, wie die nicht von Fibrin umhüllten Partikel an der Zellmembran haften bleiben sollen und von den Leberepithelzellen ebenso schnell aus den Gallenkanälchen wie aus dem Disseschen

Raum aufgenommen werden können. Sowohl bei der Fremdkörperinjektion in die Blutbahn als auch in die Gallenwege erweisen sich die v. Kupfferschen Zellen im Gegensatz zu den Leberepithelzellen als ausgesprochene Speicherzellen; sie leisten für die Leber offenbar die Hauptarbeit bei der Beseitigung von Fremdstoffen aus dem Blut, das die Leber durchströmt. Die Partikelausscheidung in die Galle dürfte eine von den Leberepithelzellen durchgeführte Hilfsaktion sein, durch welche sie die Tätigkeit der gesamten Körperabwehr unterstützen. Phagocytierte Fremdkörper bleiben lange in den v.Kupfferschen Zellen liegen (EASTON, 1952). Noch 5 Wochen nach der Injektion hatte auch HAMPTON (1958) den Eindruck,

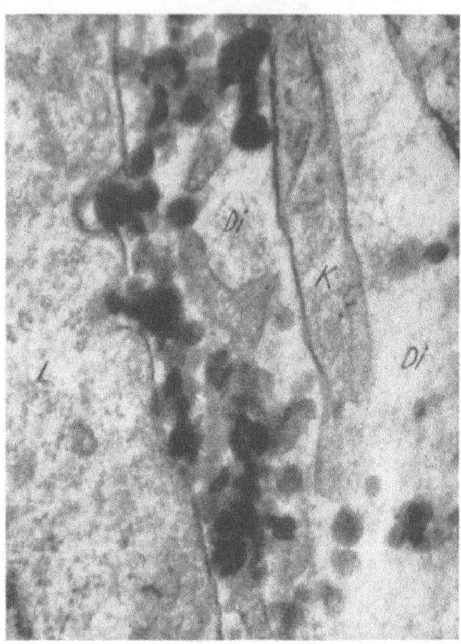

Abb. 115. Normale Leber des Meerschweinchens. Einbuchtungen der Leberzellmembran mit Fettpartikeln, auch im Disseschen Raum (*Di*) zahlreiche Fettpartikel. *L* Leberepithelzelle, *K* v. Kupffersche Sternzelle. 32 500fach. (Aus CAESAR, 1961)

daß der Partikelgehalt noch zunahm; Anzeichen für Partikelverluste und Partikelabgabe lagen nicht vor. KRÜCKE (1950) fand Thorotrastpartikel in den v. Kupfferschen Zellen der *menschlichen* Leber noch 10 Jahre nach der Injektion.

Die Arbeit CAESARs (1961) hat, wie andere, nicht nur jeden Zweifel an der Existenz des Disseschen Raumes beseitigt, sondern auch dessen Bedeutung für reguläre Stofftransporte anhand des Fetttransportes im Leberläppchen bewiesen. CAESAR konnte regelmäßig beim *Meerschweinchen*, gelegentlich auch bei *Ratte* und *Maus*, an Leberschnitten, die er mit Osmiumsäure fixierte, elektronenoptisch „kleine, intensiv schattengebende, rundliche Partikel" mit mittlerem Durchmesser von 60—80 mµ im Disseschen Raum (Abb. 114) und in Intercellularspalten zwischen den Leberepithelzellen beobachten. Die starke Anhäufung dieser Partikel im Disseschen Raum bei Fettlebern sowie nach Ölfütterung bei *Ratten* und ihre Analogie mit dem elektronenmikroskopischen Bild osmierter Fettstoffe weisen diese homogenen und im Disseschen Raum membranlosen Partikel als winzige Fetttröpfchen (Chylomikronen) aus. Im Lumen der Lebersinusoide kommen sie nur vereinzelt vor. Der Stapelort für diese Fetttröpfchen, von dem aus die Leberepithelzellen sie aufnehmen, ist der Dissesche Raum. Die Aufnahme

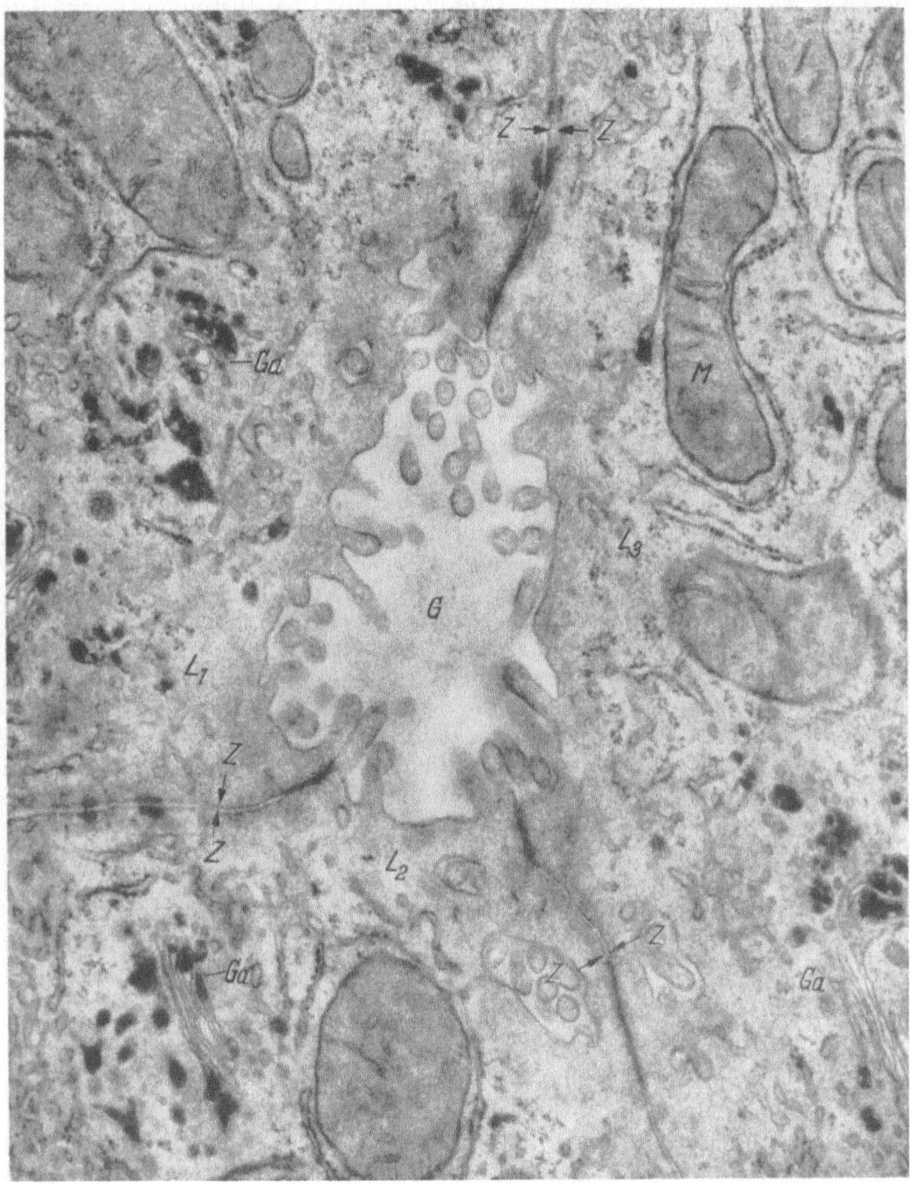

Abb. 116. Normale Leber des Meerschweinchens. In der Bildmitte Gallenkanälchen (*G*), umgeben von drei Leberepithelzellen (*L*₁, *L*₂, *L*₃). *Z* Zellmembran. Ablagerung von Fettpartikeln peribiliär im Bereich des Golgi-Apparates, größtenteils von dessen Membranen umhüllt. *Ga* Golgi-Apparat, *M* Mitochondrien. 32 500fach. (Aus CAESAR, 1961)

erfolgt durch Pinocytose, wie die in Buchten und Einstülpungen des Plasmalemms der Zellen liegenden Fetttröpfchen zeigen (Abb. 115). In den Leberepithelzellen werden die Chylomikronen einzeln, teils mit teils ohne Membran, und zu größeren Fettaggregaten zusammengeschlossen gefunden (Abb. 114). Im Golgi-Feld liegen stets zahlreiche, von Membranen umhüllte Fettpartikel; die Gallenkanälchen sind immer partikelfrei (Abb. 116). In Übereinstimmung mit dem lichtmikroskopischen Sudanschwarz-Färbebefund kamen die Fettpartikel hauptsächlich im peripheren Teil des Leberläppchens vor. Hinweise auf das Verhalten des Sinusoidendothels und der v. Kupfferschen Zellen zu den Fettpartikeln gibt CAESAR (1961) nicht.

COSSEL (1961) fand in den Sinusoiden, im Endothel der Sinusoide, im Disseschen Raum, in den Leberepithelzellen und intercellulären Spalträumen der *Meerschweinchen*leber „im Durchmesser 265—950 Å große überwiegend runde oder ovale, seltener unregelmäßig geformte elektronendichte Partikel". In den Sinusoiden lagen diese Partikel hauptsächlich in der Nähe des Endothels und in den Endothelzellen selbst „in membranbegrenzten Raumabschnitten". Im Disseschen Raum und in den Intercellularräumen wurde „oft eine Lagerung unmittelbar an der begrenzenden Leberzellmembran, meist im Bereich von fingerförmigen Protoplasmaausstülpungen der Leberzellen, den sog. Mikrovilli, beobachtet". Bei den Leberepithelzellen fanden sich die elektronendichten Partikel in Einstülpungen des Plasmalemms auf der Seite des Disseschen Raumes und der intercellulären Spalträume sowie in den Zellen „innerhalb runder, ovaler oder länglicher Raumabschnitte, die von glatten oder mit 120—160 Å im Durchmesser großen Granula (Ribonucleoproteingranula oder Palade-Granula)" besetzt waren, ferner noch im perinucleären Raum und in Vacuolen des Golgi-Apparates. Die „membranbegrenzten Raumabschnitte" (Vacuolen) mit Partikeln in den Endothelzellen der Lebersinusoide entstehen durch Pinocytose, können aber auch erweiterte Abschnitte des endoplasmatischen Reticulums oder intracelluläre Poren sein. Die Partikel in den ausgeweiteten Abschnitten des endoplasmatischen Reticulums der Leberepithelzellen könnten nach COSSEL (1961) aus dem extracellulären Raum, mit dem das endoplasmatische Reticulum in offener Verbindung steht, unmittelbar in dieses eingeschleust werden. Andererseits läßt COSSEL auch die Möglichkeit der Pinocytose offen. Zu der stofflichen Beschaffenheit der elektronendichten Partikel äußert er sich nicht. Vergleicht man die Partikel der Abb. 4 bei COSSEL (1961) mit den Partikeln der Abb. 3 bei CAESAR (1961), könnten es wie dort Fetttröpfchen sein. COSSEL (1961) sieht in seinen Befunden „das submikroskopische Äquivalent des extra- und intracellulären Transports partikulärer Substanzen in der Leber. Sie zeigen, daß der Stofftransport grundsätzlich von der Sinusoidlichtung, also aus dem Blut, über die Endothelzellen bzw. Endothelporen, die Disseschen und interparenchymatösen Räume in das endoplasmatische Reticulum und von dort bis in den perinucleären Raum und das Raumsystem des Golgi-Apparates der Leberepithelien bzw. umgekehrt möglich ist. Der Stoffaustausch zwischen Blut und Leberparenchym auf diesem Wege dürfte von der durch die jeweilige Stoffwechsellage bestimmten Ausbildung der Endothelporen und des endoplasmatischen Reticulums in den Leberepithelzellen abhängig sein. Es ist dies also ein durch aktive Leistungen der Endothel- und Leberzellen bedingter biochemischer und kein passiver physikalischer Vorgang."

I. Innervation des Leberparenchyms

PFUHL (1932) hat seiner Darstellung der Innervation des Leberparenchyms — mangels anderer ihm überzeugend genug erscheinender Literaturunterlagen — nur die Arbeit von RIEGELE (1928) in Wort und Bild zugrunde gelegt. Was die Erhebung morphologischer Befunde anlangt, so sind in der Folgezeit nur wenige, die Riegelesche Arbeit kaum übertreffende lichtmikroskopische Nachuntersuchungen erschienen. Die Schwierigkeiten, welche die feinen Endverzweigungen der Nerven im Organparenchym der Imprägnation und Färbung entgegensetzen, sind heute nicht geringer als damals. Bis zum Jahre 1965 fehlten elektronenmikroskopische Befunde über die Innervation der Leberepithelzellen, selbst in solchen Arbeiten, die den Disseschen Raum behandelten und eingehende Auskunft über die Gitterfasern in ihm geben. Die Lichtmikroskopie kennt jedenfalls nicht nur die groben Begleitnerven der Leberarterie und Pfortader, sondern auch Nervenfasern in den Leberläppchen, „die meist einzeln zwischen Leberzellen und Capillarwand an den Leberbälkchen" entlang verlaufen (PFUHL, 1932), also im Disseschen Raum. Die Lichtmikroskopie behauptet ferner, die Nervenfasern bildeten „um die Leberzellen" ein „geschlossenes Netz", „ein Endnetz"; sie vermutet, daß das „Leberparenchym nahezu gleichmäßig von Nervenfasern durchsetzt" und „jede Leberzelle von ihnen berührt" werde. Auch die Sternzellen sollen „ausgiebig mit den Nervenfasern in Berührung" kommen. Die Elektronenmikroskopie hat sich, wie gesagt, zu diesem Sachverhalt noch nicht geäußert.

ALEXANDER (1940) gelang es wohl, Nervenfasern im Leberbindegewebe, im Bereich der Gefäße und Gallengänge, aber nicht in den Leberläppchen nachzuweisen. MITCHELL (1953) fand nur selten Nervenfasern im Bereich der Leberepithelzellen; er versichert, sie kämen hauptsächlich in der Nachbarschaft der interstitiellen Blutgefäße vor. Anknüpfend an die Arbeiten von SETO (1949, 1954) über die sensiblen Eingeweidenerven untersuchte TE LIN TSAI (1958) die sensible Innervation der Leber des *Menschen* und des *Hundes* (Markscheidenfärbung mit EHRLICHs saurem Hämatoxylin und Imprägnation nach BIELSCHOWSKY-SUZKI). SETO behauptet, daß Nerven, die frei, d. h. ohne ein Terminalreticulum zu bilden, in Eingeweiden enden und wie somatische sensible Nerven erscheinen, sensible Eingeweidenerven seien und von den autonomen Nerven leicht aufgrund ihrer Dicke unterschieden werden könnten. Dazu kam die Beobachtung OTSUs (1953), daß sich die Markscheiden der sensiblen Nervenfasern bis ganz in die Nähe der Endigungen dieser Fasern erstrecken. Die Befunde von TE LIN TSAI (1958) bestätigen die Ergebnisse von RIEGELE (1928) an der *menschlichen* Leber: ein Netzwerk von Nervenfasern im Bereich der interstitiellen Gefäße und Gallengänge sowie in den Leberläppchen, Übertritt einzelner Nervenfasern auf cytoplasmatische Fortsätze der v. Kupfferschen Sternzellen. Wie SETO (1949, 1954) fand er dicke, geschlängelte, markhaltige Nervenfasern, die zugespitzt auslaufen oder sich verzweigen; andere Endigungen dieser Fasern seien keulenförmig oder verwickelt, aber nicht umkapselt. In den Bindegewebssepten der Leber liegen Pacinische Körperchen und bis dahin nicht bekannte sensible Endkörperchen mit 2 und 3 Zentren, zu denen sich eine oder zwei marklose Endfasern einer dicken, bis zum Eintritt in ein solches Körperchen markhaltigen Faser begeben; diese Körperchen sind von einer Bindegewebskapsel umhüllt (Abb. 117).

Die erste elektronenmikroskopische Arbeit, die über die Endigung von Nervenfasern an den Leberepithelzellen berichtet, stammt von YAMADA (1965). Ein Nervenfaserbündel der Mäuseleber, das aus ungefähr 0,4 μ dicken marklosen Fasern zusammengesetzt ist, begibt sich, von einer Schwannschen Zelle bedeckt, in ein Zentralvenen-Läppchen. Seine Nervenfasern verteilen sich im Läppchen, verlaufen als nackte Achsenzylinder in den Intercellularräumen und nehmen den Kontakt mit den Leberepithelzellen auf. Dabei können sie in die Leberepithelzellen eindringen und in das Cytoplasma eingebettet erscheinen (Abb. 118), oder sie liegen in kleinen Vertiefungen der Zelloberfläche. Das Strukturbild dieses Kontaktes zwischen Nervenfaser und Leberepithelzelle ist das der Synapse. Das Plasmalemm der Nervenfaser ist vom Plasmalemm der Leberepithelzelle durch einen Spalt getrennt.

Besondere Beachtung verdienen die Befunde, die TE LIN TSAI (1958) an der Leber des *Hundes* nach der Durchtrennung der hinteren Rückenmarkswurzeln

erhob. Im Bindegewebe der Leber und in den Leberläppchen fanden sich nach
Durchtrennung der Wurzeln von Th 5 bis Th 13 degenerierte Nervenfasern. Am
größten war jedoch die Zahl der degenerierten Fasern, wenn die hinteren Wurzeln
von Th 8 bis Th 11 durchtrennt waren. Es gibt demnach in der Leber sensible
Nervenfasern, die über Spinalganglien und hintere Rückenmarkswurzeln zum
8. bis 11. Brustsegment des Rückenmarks gelangen. Hiermit steht die bei der
paravertebralen Anaesthesie gemachte Beobachtung in Einklang, daß der Leber-
schmerz hauptsächlich über das 6. bis 11. Brustsegment des Rückenmarks ge-
leitet wird. Nach Durchtrennung der vorderen Rückenmarkswurzeln, nach Phreni-

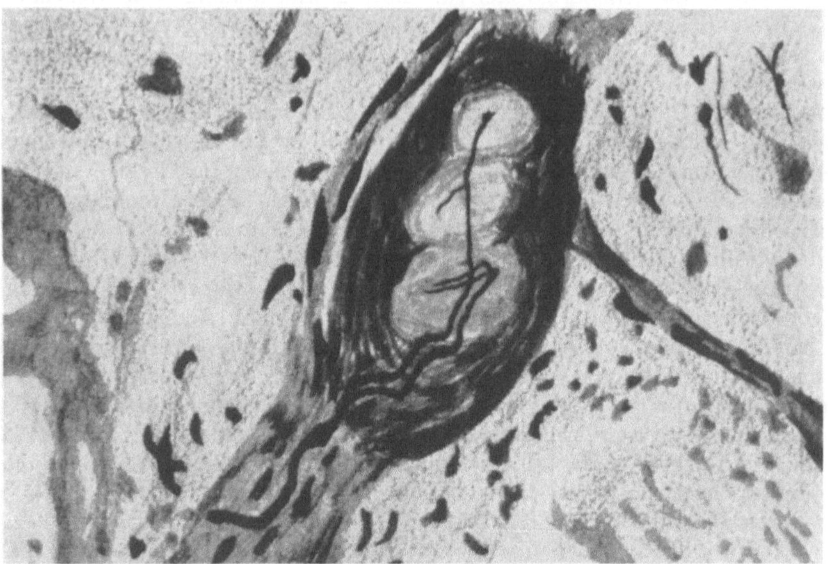

Abb. 117. Spezifisches sensorisches Endkörperchen im interlobulären Bindegewebe der menschlichen Leber. Zeichnung. 400fach. (Aus TE LIN TSAI, 1958)

kotomie und Phrenikoexhairese wurden in den Leberläppchen keine, nach Vago-
tomie nur wenige degenerierte Nervenfasern gefunden. Demzufolge führt der
N. phrenicus keine, der N. vagus nur einen kleinen Teil der sensiblen Leberfasern.
Der Hauptanteil der afferenten Leberfasern besteht aus sympathischen Fasern
der Brustsegmente 5 bis 13. Der Autor schließt das Vorhandensein markloser
sensibler Nervenfasern in der Leber nicht aus (vgl. FEYRTER, 1951; ANDREZE-
JEWSKI, 1953; PH. STÖHR jr., 1954). Er hält auch für nicht ausgeschlossen, ,,that
at least some of the thick nerves, even if they seem to end freely, possibly change
into fine networks undistinguishable from the terminal formation of the vegetative
nerves or form specific structures as STOEHR, CLARA, JABONERO and others
maintain".

MIKHAIL und LATIV SALEK (1961), denen die Arbeit von TE LIN TSAI (1958)
offenbar nicht bekannt war, beschreiben bei *Mäusen, Ratten, Meerschweinchen,
Kaninchen* und *Hunden* interstitielle Nervenfasern in der Leber, ferner Ganglien,
einzelne Ganglienzellen und Nervenfasern in Leberläppchen (Hämatoxylin-Eosin,
1%iges Thionin, Holmsche Methode, Protargolmethode nach BODIAN). Die Befunde stimmten bei den untersuchten Tieren überein. Die Ganglienzellen sind in
der Regel multipolar; sie besitzen meistens lange und kurze Dendriten, selten
nur kurze. ,,The short dendrites often ended in knob like swellings which were

very close to the hepatic cells." Die Ganglienzellen sollen insgesamt parasympathisch sein und Synapsen nur mit präganglionären Vagusfasern bilden. Das Endgeflecht in der Leber, das dem Auerbachschen und Meissnerschen Plexus analog sei, enthalte präganglionäre parasympathische Fasern, intrahepatische Ganglienzellen und postganglionäre sympathische Nervenfasern. Die Autoren zeigen photographisch Nervenfasern entlang den Sinusoiden im Leberparenchym. Entgegen den Angaben früherer Untersucher stellen sie fest, daß die Leber

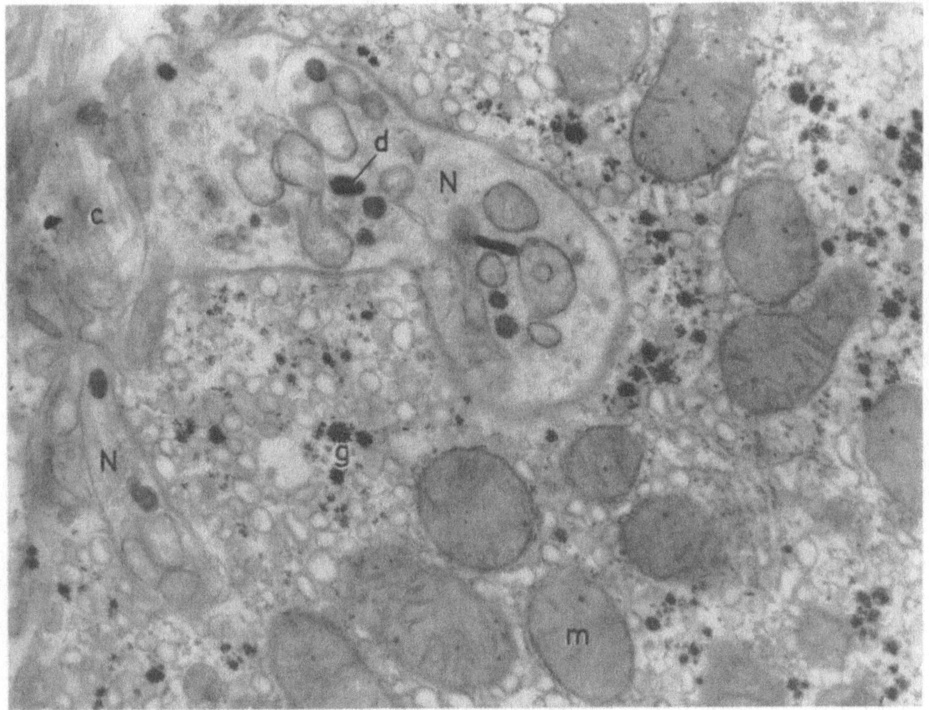

Abb. 118. Zwei in eine Leberepithelzelle eingedrungene Neuriten (*N*), die kleine Mitochondrien (*m*), dichte Körperchen (*d*) und Bläschen enthalten. *c* Kollagene Fibrillen, *g* Glykogen. Mäuseleber, Fixierung mit 1%iger Osmiumsäure in Phosphatpuffer, Färbung mit Millonigscher Bleilösung. 19000fach. (Aus Yamada, 1965)

reichlich mit Nervenfasern versorgt wird. Eine Unterscheidung von afferenten und efferenten Nervenfasern war ihnen nicht möglich.

Auch Russu u. Mitarb. (1961) ist die Arbeit von Te Lin Tsai (1958) entgangen. Unter besonderer Berücksichtigung der Nervenbahnen entlang den Lebervenen untersuchten diese Autoren die Innervation der Leber des *Menschen* nach den Methoden von Bielschowsky-Gros-Schultze (einschließlich der Abänderung Dimitascus) und Lavrentriev. Während die Nerven der Blutgefäße für gewöhnlich marklos sind, herrschen in den Nerven der Lebervenen markhaltige Nervenfasern vor. Ein Teil der marklosen Fasern begleitet die Lebervenen bis zu den Leberläppchen. Alsdann verlassen diese Fasern die Gefäßbahn und umspinnen, spitz auslaufend, die Leberläppchen und dringen in diese ein. Andere zweigen bereits im Interstitium fast rechtwinklig von den Lebervenenästen ab, durchqueren das Bindegewebe, dringen in die Läppchen ein und verlaufen darin „eine bemerkenswert lange Strecke zwischen den Leberzellen und endigen in allen Fällen plötzlich in der Tiefe", manche mit Schlingen, die eine oder zwei Leberepithelzellen umschließen. Die markhaltigen Nervenfasern der Lebervenen sollen receptorisch sein und „direkt aus dem Parenchym" kommen. Vielleicht sind diese Fasern mit den von TE LIN TSAI (1958) beschriebenen identisch; RUSSU u. Mitarb. (1961) sagen nichts über die Herkunft. Sensible Endkörperchen fanden die Autoren „nirgends im Parenchym", im Gegensatz zu TE LIN TSAI offenbar auch nicht im Leberinterstitium; jedenfalls erwähnen sie solche nicht. Als einen neuen Befund bewerten sie spindelförmige Zellen, die in der Intima der Lebervenen liegen und denen sich Nervenfasern anlegen; dabei soll es sich um „receptorische Elemente", und zwar Chemoreceptoren handeln. RUSSU u. Mitarb. fanden, daß das Zentralvenenläppchen der Leber „eine sehr reiche Innervation besitzt, und zwar durch Nervenfasern, die das Läppchen oberflächlich umgeben oder die bis in sein Inneres vordringen".

HADŽISELIMOVIĆ und GLUHBEGOVIĆ (1965, 1966) beschreiben beim *Menschen* Nervenästchen, die aus dem medial von der rechten Nebenniere liegenden Nervenplexus hervorgehen und zum rechten Leberlappen verlaufen. Diese Nervenästchen haben ihren Ursprung im rechten Teil des Ganglion coeliacum und im Plexus coeliacus; sie enden teils in der Leberkapsel, teils im Leberparenchym. Die Parenchymästchen verbinden sich mit dem Nervenplexus, von dem die intrahepatischen Äste der Arteria hepatica propria umgeben sind.

K. Altersveränderungen der Leber

Gerade die natürlichen altersbedingten geweblichen Veränderungen der Leber verdienen in hohem Maße das Interesse der Alternsforschung (Gerontologie), da dieses Organ die zentrale Stellung im Stoffwechsel innehat. Der Satz bei ANDREW u. Mitarb. (1943): „No specific study of the liver parenchyma in old age seems to have been reported" gilt zwar nicht mehr in dieser Ausschließlichkeit, aber genügend durchforscht ist dieses Arbeitsfeld bei weitem noch nicht. Nach FRISCHMANN (1932) ändert sich am kollagenen Bindegewebe und an den Gitterfasern der *menschlichen* Leber in allen Altersstufen bis hinauf zum 86jährigen quantitativ und qualitativ nichts: „In der menschlichen Leber gibt es also im physiologischen Alter weder absolute noch relative Vermehrung des Bindegewebes. Die von mehreren Verfassern als senil gedeutete Vermehrung des Bindegewebes, d. h. die „senile Fibrosis", steht mit dem physiologischen Alter nicht in Beziehung und ist wahrscheinlich als Folgezustand pathologischer Prozesse aufzufassen." Bezüglich des Leberparenchyms fand er, daß „die Zellgröße der untersuchten alten Leber keiner großen Verminderung ausgesetzt war". Eingehende lichtmikroskopische Untersuchungen an den Lebern von je 20 *Menschen* unter 50 Jahren und über 65 Jahren sowie an *Mäusen* im Alter von 40—719 Tagen führten ANDREW u. Mitarb. (1943) durch. Aufschlußreich ist an diesen Untersuchungen, daß das Leberparenchym des alten *Menschen* und der alten *Maus* zum Unterschied vom jungen Menschen und der jungen Maus konstant Leberepithelzellen mit Riesenkernen (Abb. 119) aufweist und daß diese Kerne zahlreiche Nucleolen oder große Kerneinschlüsse besitzen. Als ein anderes angebliches Zeichen der Greisenhaftigkeit treten bei der *Maus* periportale, aus Bindegewebszellen und Lymphknoten zusammengesetzte Infiltrationen auf. Beim *Menschen* sei schwer zu entscheiden, ob solche auch bei diesem vorkommende Infiltrationen als Alterserscheinung zu werten oder pathologischen Ursprungs sind. Die Altersbefunde, die FRISCHMANN (1932) am Bindegewebe der Leber erhob, werden bestätigt. Nochmalige Untersuchungen (ANDREW, 1956, 1962) belegen die früheren Ergebnisse

(ANDREW, 1943). Darüber hinaus berichtet die letzte Arbeit (1962) über wesentliche elektronenmikroskopische Befunde von der Leber der alten *Maus*. Es werden verzeichnet: degenerative Kernveränderungen wie Karyoplasmaverdichtungen, Klumpengebilde, Kernkörperchenschwund, Verbreiterung des Abstandes der Kernmembranlamellen; Herabsetzung der Mitochondriengröße, Schwund der Mitochondrienmembranen und der Mitochondrienleisten, Vacuolisierung der Mitochondrienmatrix und trabekelartige, netzförmige Cytoplasmastrukturen, die wahrscheinlich durch eine radikale Umwandlung des endoplasmatischen Reticulums entstehen. Von diesen Veränderungen sind nur verhältnis-

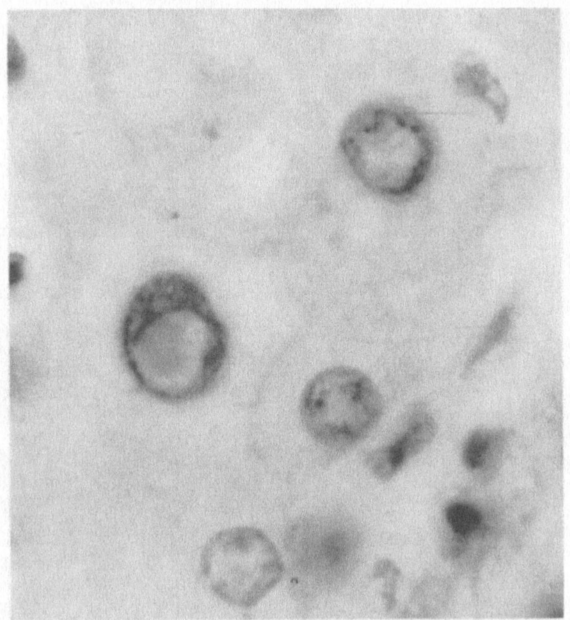

Abb. 119. Leber eines 75 Jahre alten Mannes. Zwei Kerne mit großen Einschlußkörpern. Formol (10%ig), 8 μ, Hämatoxylin nach HARRIS und Eosin. 700fach. (Aus ANDREW, BROWN und JOHNSON, 1943)

mäßig wenige verstreute Leberepithelzellen oder kleine Zellgruppen betroffen. Bemerkenswerte Befunde an Kernen von Leberepithelzellen sind ferner Invaginationen der Kernmembran, die Aufschluß über die Entstehung der lichtmikroskopisch beobachteten Kerneinschlüsse (vgl. Kapitel „Kerneinschlüsse" der Leberepithelzellen) geben. Die Membransäcke enthalten: Mitochondrien, endoplasmatisches Reticulum, Fetttröpfchen und Glykogen. Geringfügige Gefäßveränderungen, wie sie besonders an Arteriolen festgestellt wurden, werden in ursächlichen Zusammenhang mit den degenerativen Zellveränderungen gebracht.

Den bis zu dieser Zeit wichtigsten und praktisch bedeutsamsten Beitrag zur Altersleber haben GERLACH und THEMANN (1964) durch enzymatische, diätetische und elektronenmikroskopische Untersuchungen an Lebern alter *Ratten* geleistet. Die Autoren untersuchten Leberhomogenate von 2 Wochen alten Tieren, außerdem von Tieren, die 2 Jahre lang eine Normalkost und von Tieren, die 2 Jahre lang eine kohlenhydrat- oder fett- oder eiweißreiche Diätkost erhalten hatten, auf den Gehalt an den Enzymen Glutamat-Oxalacetat-Transaminase, Lactatdehydrogenase und Keratophosphogenase. Die beiden erstgenannten Enzyme waren im

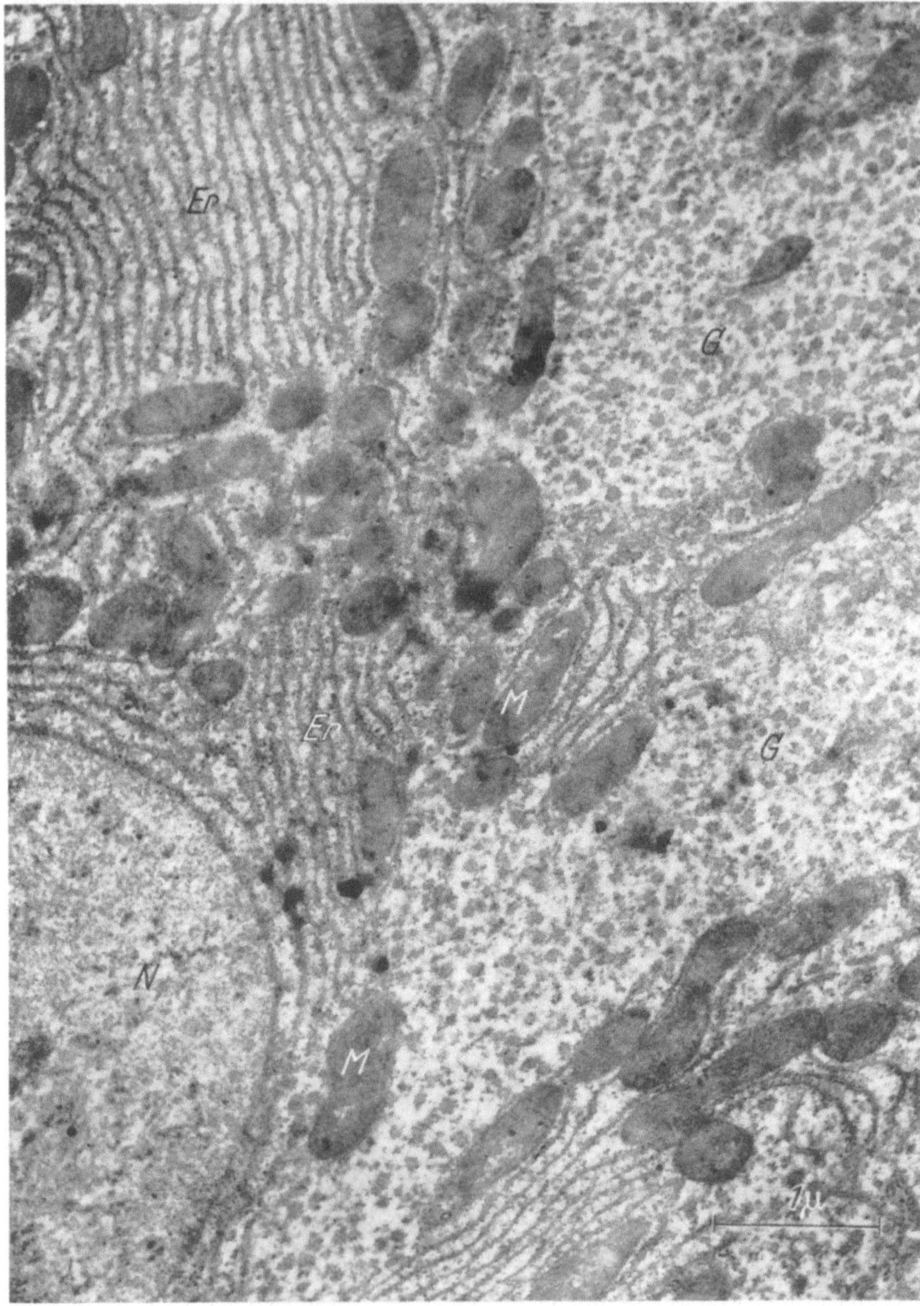

Abb. 120. Leberepithelzelle einer zwei Jahre alten Ratte nach proteinreicher Diät. Sehr stark ausgebildete, doppellamellär organisierte Ergastoplasma-Strukturen. *Er* Endoplasmatisches Reticulum, *G* Glykogen, *M* Mitochondrien, *N* Nucleus. 24000fach. (Aus GERLACH und THEMANN, 1964)

Leberhomogenat der jungen Tiere doppelt so reichlich vorhanden wie im Homogenat der normal ernährten gealterten Tiere. Das gleiche Enzymdefizit bestand bei *Ratten*, die eine Kohlenhydrat- oder Fettzusatzkost erhalten hatten. Nur die Lebern von 2 Jahre alten Tieren mit Eiweißzusatzkost besaßen die gleiche Glutaminat-Oxalacetat-Transaminase-Aktivität wie die jungen Tiere. Im Gegensatz dazu wurde die Lactatdehydrogenase-Aktivität der Leber bei den gealterten Tieren durch die Eiweißzusatzkost nicht wesentlich gesteigert. Völlig unbeeinflußt von den drei Zusatzdiäten blieb der Gehalt der Leberhomogenate an Keratophosphogenase.

Elektronenmikroskopisch unterscheiden GERLACH und THEMANN (1964) am Leberparenchym der normal ernährten 6 Monate alten *Ratte* vier normale Zelltypen, deren Kennzeichen die morphologische und quantitative Vielfalt des endoplasmatischen Reticulum und der verschiedene Glykogengehalt sind. Das endoplasmatische Reticulum und der Glykogengehalt stehen bei diesen Zellen in umgekehrtem Verhältnis. Unter den Leberepithelzellen normal ernährter, 2 Jahre alter *Ratten* sind viele Zellen mit überwiegend kleinvesiculärem endoplasmatischem Reticulum, wenig Ribosomen und reichlichem Glykogen. Beim gealterten Tier mit Kohlenhydratdiät überwiegen die Zellen mit hohem Glykogengehalt, vesiculärem endoplasmatischem Reticulum und wenig Ribosomen, d. h. die Zellen mit doppellamellärem endoplasmatischem Reticulum sind stark vermindert. Noch weit größer ist die Abweichung des Strukturbildes der Leberepithelzellen beim gealterten Tier mit **Fettdiät** im Vergleich zum normal ernährten jungen und gealterten Tier: die Mehrzahl der Leberepithelzellen ist mit Fetttröpfchen beladen, ein organisiertes endoplasmatisches Reticulum kaum zu erkennen, die Mitochondrien haben weniger Cristae, die Mitochondrienmatrix ist oft verdichtet. In klarem Gegensatz zu den Lebern der Alterstiere mit Normalkost, Kohlenhydrat- und Fettkost stehen die Alterstiere mit **Eiweißkost**. Die Leberepithelzellen dieser Tiere entsprechen denen der Jungtiere. Der Zelltyp mit doppellamellärem endoplasmatischem Reticulum herrscht vor, dessen Lamellen dicht mit Ribosomen besetzt sind. Die Mitochondrien sind normal groß und regelrecht strukturiert; es sind glykogenhaltige Cytoplasmaräume vorhanden (Abb. 120). Die biochemischen und elektronenmikroskopischen Ergebnisse der Arbeit von GERLACH und THEMANN (1964) zeigen, daß die Enzymsynthese in der Zelle mit der Eiweißsynthese verknüpft ist und der gealterte Organismus mit Hilfe einer eiweißreichen Kost eine adaptive Steigerung der Leber-Enzymaktivität zu erzielen vermag.

L. Regeneration der Leber

PFUHL (1932) konnte in seinem Handbuchbeitrag bereits auf ein großes Schrifttum über die Leberregeneration und auf frühere Zusammenstellungen dieses Schrifttums in verschiedenen Arbeiten hinweisen. In der Folgezeit hat sich die Zahl derartiger Arbeiten beträchtlich erhöht und die Problemstellung insofern verschoben, als man mehr und mehr dazu überging, die ursächlichen Faktoren der Leberregeneration zu ermitteln. Die gegenwärtig umfassendste, besonders das angelsächsische Schrifttum berücksichtigende Abhandlung zum Thema Leberregeneration hat LEDUC (1964) verfaßt. Alle Veröffentlichungen über die Regeneration der Leber betreffen tierische Lebern.

I. Regenerationsfähigkeit der Leber

Die ersten wissenschaftlichen Berichte über die Regenerationsfähigkeit der Leber — sie erinnern an die Prometheus-Sage — gehen auf das Ende des vorigen

Jahrhunderts zurück. Ponfick (1889, 1891) entfernte beim *Kaninchen* $^3/_4$ der Leber
und fand sie nach 30—40 Tagen zur Gänze wiederhergestellt. Bei *Katzen* und
Hunden erfolgte die vollständige Wiederherstellung der Leber, nachdem $^3/_4$ des Organes entfernt worden war, in 36 Tagen bis zum Gewichtsangleich an das normale Organ (Meister, 1891). Fishback (1929) führte bei ein und denselben *Hunden* mehrmals
Teilhepatektomien durch und beließ immer nur einen Leberlappen im Körper
der Tiere. Nach jeder Teilhepatektomie erreichte die Leber wieder die gewöhnliche Größe und das gewöhnliche Gewicht. Ließ er von den Leberlappen Reste
stehen, so wuchs jeder Lappenrest bis zu der früheren Lappengröße. Wie die
*Hunde*leber besitzt auch die *Ratten*leber diese unbegrenzt erscheinende Regenerationsfähigkeit (Torti, 1954). Nach Leduc (1964) können Tiere einen Leber-
verlust bis zu 80% überleben. Nicht minder erstaunlich als die vollständige und
sehr rasche Wiederherstellung der Leber nach teilweiser Entfernung ist die Beobachtung, daß dieses Organ — jedenfalls bei der *Ratte* — um so schneller regeneriert, je größer der entfernte Leberteil ist (Islami u. Mitarb., 1959; Rabinovice
und Wiener, 1961). Erstere fanden, daß die *Ratten*leber schneller regeneriert,
wenn 70% statt 55% des Organes entfernt werden. Nach Brues u. Mitarb. (1936)
erreicht die Gewichtskurve der regenerierenden Leber schon am 3. Tag nach der
Teilhepatektomie den Gipfelpunkt. Gambaro (1942), der nach Teilhepatektomie
bei *Ratten* keine Neubildung von Leberzellen und kein proliferatives Wachstum
der Gallengangepithelien festgestellt hat, dürfte mit diesem Befund allein dastehen. Teilhepatektomien wurden vornehmlich an *Ratten*, selten an *Mäusen*,
ferner an *Hunden* durchgeführt. Die Untersuchungen von Higgins u. Mitarb.
(1932) am *Kücken*, Mannix u. Mitarb. (1956) am *Affen* und Street (1961) am
Frosch sind Ausnahmen.

II. Zeitlicher Ablauf der Leberregeneration

24 Std nach ausgedehnter Resektion ist die Regeneration der *Ratten*leber schon
weit fortgeschritten, und 10 Tage nach Entfernung von $^2/_3$ der Leber ist sie beendet; nicht selten kommt es zu einer Überregeneration bis zu 200% der ursprünglichen Organgröße; Hauptwachstumszeit ist der 2.—4. Tag (Lombroso,
1950). Nach Weinbren (1959) vermindert sich die schnelle Eiweiß- und Gewebs-
zunahme bei der regenerierenden Leber schon nach 3 Tagen und ist die Mitoserate
dann niedrig. In den folgenden 7—10 Tagen nimmt das Regenerat nur langsam
an Masse zu. Die 100%ige Regeneration des Lebergewebes findet ihren Abschluß
zwischen dem 10.—20. Tag nach der Teilresektion. Werden 65% der *Mäuse*leber
extirpiert, dann wächst der verbliebene Rest so schnell, daß die frühere Lebermasse am 6. Tag prozentual zum Körpergewicht im wesentlichen erneuert ist
(Yokoyama u. Mitarb., 1953); dem Gewicht der restaurierten Leber entsprechen
aber bis zum 8. Tag noch nicht der Stickstoff- und Desoxyribonucleinsäure-
Gehalt. Auch die Totalzahl der Zellen steigt im Leberregenerat nur langsam an;
sie erreicht 28 Tage nach dem Eingriff erst 87% des Normalwertes. In der normalen *Mäuse*leber beträgt die Anzahl der Kerne der Leberepithelzellen 56% der
gesamten Leberzellkerne; der Kernrest (44%) gehört den Gallengangepithelien,
den v. Kupfferschen Zellen, den Zellen des Leberbindegewebes sowie den glatten
Muskel- und Mesothelzellen der Leberkapsel an. Die nichtparenchymatösen Zellelemente vermehren sich zwischen dem 3. und 45. Tag der Regeneration. Nach
Wilson u. Mitarb. (1953) regeneriert die *Mäuse*leber in 2 Phasen. Die 1. Phase
dauert ungefähr 7 Tage. Bezeichnend für diese Phase ist ein steiler Anstieg der
Mitosen der Leberepithelzellen bis zum 3. Tag und von da ab ein allmählicher
Rückgang auf die normale Zahl bis zum 7. Tag. Die Zahl der binucleären Leber-

epithelzellen beträgt bei der normalen *Maus* rund 28%. Bei der teilhepatektomierten *Maus* fällt diese Zahl vom 3. Tag an sehr schnell auf 5%, bleibt dabei bis zum 10 Tag stehen und steigt dann langsam wieder an. Die 2. Phase erstreckt sich vom 7. bis 30. Tag. Sie ist gekennzeichnet durch die Fortdauer der regenerativen Vorgänge, lokal auftretende Nekrosen, erneut einsetzende mitotische Aktivität in den Nekroseherden, und Ansteig der Zahl der binucleären Leberepithelzellen. Das Kernkörperchenvolumen nimmt am 5. Tag sehr stark zu. Dies könnte ein Zeichen dafür sein, daß die Eiweißsynthese in den Leberepithelzellen sich zu dieser Zeit auf dem Höhepunkt befindet. Die Schnelligkeit, mit der die Leberregeneration abläuft, nimmt in der aufsteigenden Tierreihe (GRIGORJEW, 1965) zu. Langam vollzieht sich dieser Ablauf bei *Knochenfischen*, schneller bei *Amphibien* und *Reptilien* und am schnellsten bei *Vögeln* und *Säugern*.

III. Vorgänge im Regenerationsgeschehen

In der 1. und 2. Woche nach der Geburt besteht die Leber der *Ratte* aus einfachen Läppchen mit einer Zentralvene und aus zusammengesetzten Läppchen mit mehreren Zentralvenen; von den beiden Läppchentypen herrscht der letztere vor (MCKELLAR, 1949). Beide Läppchentypen sind auch in der Leber der erwachsenen Ratte vertreten, doch überwiegen nun die einfachen Läppchen. Diese Tatsache besagt, daß die einfachen Läppchen aus den zusammengesetzten hervorgehen. Wie RAPPAPORT (1954, 1958) nachgewiesen hat, ist das Leberparenchym beim *Kaninchen, Hund* und *Menschen* in einfache Acini (= einfachste funktionelle Einheiten), in komplexe Acini (bestehend aus 3—4 einfachen Acini) und in Acinushaufen gegliedert. Der Acinushaufen, die oberste Parenchymeinheit der Leber, umfaßt einfache und komplexe Acini sowie einen großen Pfortader-, Leberarterien- und Gallengangast. Das klassische Zentralvenenläppchen, auch das einfache und zusammengesetzte Leberläppchen bei MCKELLAR (1949) ist eine Summe einfacher Acini im Sinne RAPPAPORTs (1954, 1958).

Die von RAPPAPORT aufgezeigte klare Parenchymgliederung der erwachsenen Leber deckt den Weg auf, den die Entwicklung und wahrscheinlich auch das Wachstum der Leber nach der Geburt geht: den Weg über die Bildung einfacher Acini zu den komplexen Acini und den Acinushaufen. Die Frage, ob die erwachsene Leber im Falle der Regeneration diesen Weg wiederbeschreitet, ist noch nicht entschieden. Nach MEISTER (1891) vollzieht sich die Regeneration „so enormer Massen der Leberdrüse sowohl durch Hypertrophie als auch durch Hyperplasie der Leberzellen" und scheinen sich neue Leberläppchen nicht zu bilden. FISHBACK (1929) behauptet, die Läppchen des Regenerates seien nicht größer als die Läppchen der normalen Leber; es müßten daher neue Läppchen gebildet werden. Bei WEINBREN (1955) und HARKNESS (1957) dagegen heißt es, die Leberzellen nähmen an Größe und Zahl zu, desgleichen die Leberläppchen. FORTAK (1961) stellt fest, daß nur im Wundgebiet des Leberstumpfes neue Leberläppchen entstehen, nicht im Stumpf selbst. Auch bezüglich der Herkunft der neuen Leberzellen im Regenerat gibt es keine Übereinstimmung. Nach HARKNESS (1957) gehen die neuen Leberzellen nur aus vorhandenen durch Teilung hervor. FISHBACK (1929) und FORTAK (1961) sind der Meinung, die neuen Leberzellen entstünden aus sich teilenden verbliebenen Leberzellen und aus Epithelzellen der im Wundgebiet wuchernden kleinen Gallengänge.

Als wesentliche F a k t o r e n, die das Wachstum und die Größe eines Organes bestimmen sollen, führt WEISS (1939) folgende an: die ursprüngliche Organmasse, den Anteil der Proliferation, den Anteil der proliferierenden und nichtproliferierenden Zellen, den Wechsel in der Kerngröße, die Bildung der Inter cellularsubstanz, den Anteil des Gewebsunterganges, stimulierende und hemmende Faktoren der Umgebung und den Zeitabschnitt, über den sich das Wachstum erstreckt. Von diesen Faktoren sollen für das Wachstum der Leber nach der Geburt bestimmend sein: der Proliferationsanteil der Leberzellen bezogen auf die Gewebsmasse zur Zeit der Geburt, der Wechsel in der Zellgröße und der Zeitraum, über den sich das Wachstum erstreckt (McKELLAR, 1949). Nach McKELLAR vollzieht sich das postnatale Wachstum der *Ratten*leber in zwei aufeinanderfolgenden Phasen. Die erste Phase zeichnet sich durch rasche Zellproliferation aus, die in der 2. Woche beginnt und ungefähr am 23. Tag ihr Maximum hat. Darauf folgt in der 7. oder 8. Woche ein allmählicher Abfall der mitotischen Tätigkeit bis zu dem Stand, der genügt, die Ausfälle durch Zelldegeneration auszugleichen. In der zweiten Wachstumsphase, die sich unmittelbar an die erste anschließt, nehmen die Leberepithelzellen an Größe zu und entstehen zwei- und mehrkernige sowie polyploide Zellen. Zu ähnlichen Ergebnissen gelangten WILSON und LEDUC (1948) bei der *Maus* sowie ALFERT und GESHWIND (1958) bei der *Ratte*. McKELLAR (1949) spricht der Mitose die Hauptbedeutung für das postnatale Wachstum der Leber zu. Größe und Gewicht der Leber wachsen im Verhältnis zu Größe und Gewicht des Körpers. Am Ende des postnatalen Leberwachstums erreicht die mitotische Zellaktivität der Leber ihren Tiefstand und verharrt darauf beim erwachsenen Tier. Bei der *Mäuse*leber stellt sich der Tiefstand der Mitose bereits 4—5 Wochen nach der Geburt ein (WILSON und LEDUC, 1950). In der Leber der normalen erwachsenen *Ratte* kann sich nach BRUES und MARBLE (1937) nur eine von 10000—20000 Leberepithelzellen mitotisch teilen. Das entspricht einer Mitoserate von 0,005—0,01%.

CAMERON u. Mitarb. (1957) setzten bei *Ratten, Meerschweinchen, Katzen* und *Hunden* große Wundflächen, indem sie Leberkeile entfernten und tangentiale Leberscheiben abtrugen, und beobachteten, daß die Leberregeneration ausschließlich von den Wundflächen ausgeht. 24—48 Std nach der Wundsetzung traten Leberzellen, die im Bereich der Wundflächen lagen, in die Mitose ein. FRIEDRICH-FREKSA und ZACKI (1954) messen der Größe der Wundflächen keine entscheidende Bedeutung für die Regeneration bei, weil bei der *Ratte* „einzelne Leberlappen fast ohne Wundsetzung" entfernt werden könnten, die Leber aber dennoch in wenigen Tagen regeneriere. Die Mitosetätigkeit läuft nach einer Latenzzeit schrittweise an; ungefähr 24 Std nach der Teilhepatektomie kommen im Regenerat auf 1000 Zellen durchschnittlich 21,3 Mitosen gegenüber höchstens 0,1 Mitose auf 1000 Zellen im normalen ruhenden Lebergewebe (BRUES u. Mitarb., 1937). Nach FISHBACK (1937) treten die zuvor ruhenden Leberzellen nach Teilhepatektomie in das mitotische Wachstum ein und überflügeln dabei sogar das mitotische Wachstum der embryonalen Leberzellen.

Als Zeitpunkte des Mitosewachstums werden von BRUES u. Mitarb. (1937), STOWELL (1948), PRICE und LAIRD (1950), HARKENESS (1952) und YOKOYAMA u. Mitarb. (1953) 24, 30, 36, 48, 72 Std nach der Teilhepatektomie angegeben. ZACKI (1954) entfernte Teile der Leber bei 2 und 6 Monate alten *Ratten* und ermittelte 24, 30, 36, 48, 72 und 96 Std nach dem Eingriff die Mitosen der Leberzellen im Regenerat. Das Mitosemaximum lag bei 48 Std. Eine wichtige Rolle spielt das Alter. Bei den 2 Monate alten Tieren betrug die Mitoserate zur Zeit des Maximums 5,4%, dagegen bei 6 Monate alten Tieren nicht über 3,5%. Auch nach BUCHER (1963) setzt die mitotische Tätigkeit der Leberepithelzellen im Regenerat 24 Std nach der Resektion ein. Je mehr Leber bei der Teilhepatektomie entfernt wird, um so höher steigt nach BRUES und MARBLE (1937) die Mitoserate: nämlich von 0,005—0,01% der normalen erwachsenen Leber auf 0,05% wenn $^1/_3$ entfernt wird, und auf 2% und mehr, wenn $^2/_3$ entfernt werden. Im letzten

Fall handelt es sich um einen 200—400fachen Anstieg der Mitoserate gegenüber der Norm. Das Leberregenerat der *Maus* (BADE, 1964) erreicht den Mitosegipfel 42 Std nach der Operation, er hält 4 Std an und fällt dann rasch ab. RUSSO und LLANOS (1964) beschreiben am Leberregenerat der *Maus* einen 24 Std-Rhythmus der Mitose.

Eigenartig ist die Beobachtung, daß die mitotische Tätigkeit der Leber von der Außentemperatur beeinflußt werden soll (PETERS, 1962b). Normale *Ratten* hatten eine mittlere Mitosehäufigkeit der Leber zu verzeichnen von $8,29 \pm 8,14$ bei 4° C und $0,125 \pm 0,374$ bei 32—35° C. Bei teilhepatektomierten *Ratten* betrug die mittlere Mitosehäufigkeit 48 Std nach der Operation 298 ± 96 bei 4° C, $165 \pm 81,3$ bei 18—23° C und $9,7 \pm 12,2$ bei 35—38° C. Die sehr hohe Mitoserate bei den *Ratten*, die der Kälte ausgesetzt waren, ist die Folge der Schilddrüsenaktivierung durch die Kälte. Eine Bestätigung dafür ist die Feststellung, daß Thyroxin die Mitoseaktivität der Leber normaler und teilhepatektomierter Kälteratten nicht steigert, wohl aber die Mitoseaktivität bei Wärmeratten, deren Schilddrüsenaktivität herabgesetzt ist.

STÖCKER und PFEIFER (1967) überprüften die Phasen im Regenerationscyclus der Leberepithelzellen autoradiographisch bei ausgewachsenen Ratten nach $^2/_3$ Teilhepatektomie und einmaliger ^{3}H-Thymidin-Injektion. Die Autoren stellten bei vielen Zellen eine vorzeitige Unterbrechung und Verkürzung der postmitotischen Lücke (G^1-Phase) infolge des Eintritts in die DNS-Synthese-Phase (S-Phase) fest. Die erste Regenerationswelle nach Teilhepatektomie wird von Zellen getragen, die nur einmal die DNS-Synthese-Phase, die postsynthetische prämitotische Phase (G_2-Phase) und die Mitose (M-Phase) durchlaufen. Die mittlere Länge der S-Phase beträgt 7,2 Std, die minimale Länge von G_2 2 Std und die maximale 1—1,5 Std. Sehr hoch war der Prozentsatz außerordentlich schwach markierter Mitosen.

Zahlreiche Arbeiten berichten über die Cytologie der regenerierenden Leber, d. h. über Veränderungen, die sich während der Leberregeneration am endoplasmatischen Reticulum, am Ergastoplasma, an den Mitochondrien, am Glykogen, an den Lipiden, Aminosäuren, Proteinen, Enzymen, Nucleinsäuren usw. in den Leberepithelzellen abspielen. BUCHER (1963) befaßt sich unter anderem sehr ausführlich mit diesen, die Leberregeneration betreffenden Vorgängen. Die nach der Teilhepatektomie vom Lebergewebe übrig gebliebenen Leberepithelzellen verlieren zunächst beträchtlich an Aktivität, als seien sie wie im Hunger oder durch ein Gift geschädigt. Sie sinken auf einen funktionellen Tiefstand ab, den sie aber bald überwinden. Schon in den ersten Stunden nach der Teilhepatektomie reduziert sich das Glykogen in den Leberepithelzellen bis auf geringe Mengen und sammeln sich Lipide, hauptsächlich Neutralfette im Cytoplasma an (HARKENESS, 1957). Die Zellen bewahren den niedrigen Glykogengehalt für mehrere Tage (HARKENESS, 1957), also auch während des Hauptwachstums des Regenerates zwischen dem 2. und 4. Tag (LOMBROSO, 1950). ATERMAN (1952) sah in den Epithelzellen des regenerierenden Leberrestes schon 5 min nach der Teilhepatektomie glykogenfreie, aber auch fettfreie Vacuolen und meint, diese Vacuolisierung habe die gleiche Ursache wie diejenige, die sich infolge Sauerstoffmangels in diesen Zellen einstellt. BADE (1964) berichtet über das Vorkommen von Glykogen, Fett und Ribonucleoproteiden im Frühstadium der Leberregeneration bei *Mäusen*. 2 Std nach der Operation waren die Leberepithelzellen frei von Glykogen. Nach 10 Std fand sich wieder Glykogen in den mittleren Läppchenabschnitten. Bis zu 26 Std nach der Teilhepatektomie nahm es weiter zu, ging dann zwischen 30 und 34 Std zurück und nahm zwischen 42 und 50 Std erneut stark zu. — 2 Std nach der Operation zeigten die Leberepithelzellen eine feintropfige Verfettung. Diese erreichte in 5—18 Std einen Höhepunkt. Es kam aber nicht zu einer großtropfigen Verfettung. — 2 Std nach der Operation waren die Ribonucleoproteide in der Läppchenperipherie diffus über das ganze Cytoplasma verteilt, im Läppchenzentrum dagegen noch in granulärer Form vorhanden. Nach 42 Std fanden sich in allen Läppchenbezirken wieder granuläre Ribonucleoproteide.

Eine elektronenmikroskopische Untersuchung der Feinstruktur am Regenerat der *Mäuse*leber $3^1/_2$—72 Std nach Teilhepatektomie (TROTTER, 1964) führte zu der Aufdeckung kleiner und dichter, wahllos im Cytoplasma der Leberepithelzellen verteilter Körperchen mit Durchmessern von 30—100 mμ. Derartige Partikel lagen vereinzelt auch im Disseschen Raum und in den Sinusoiden. Nur in den Leberepithelzellen schien jedes Körperchen in einem Bläschen zu liegen. Mit der Zunahme der Fetttropfen in den Zellen nahm die Zahl der cytoplasmatischen Körperchen ab. Diese enthalten wahrscheinlich irgendwelche Fettbestandteile (vgl. CASLEY und SMITH, 1962; WASSERMANN und McDONALD, 1963).

LOMBROSO (1950) spricht von einer leichten Verarmung der Zellen an Eiweiß, und WEINBREN (1959) erwähnt hyaline Eiweißtropfen, die einige Stunden nach der Teilresektion in den Leberepithelzellen auftreten. Binnen Minuten ist die basophile Substanz in den peripheren Zellen der Leberläppchen und nach 8 Std auch in den zentralen Zellen diffus verbreitet (GLINOS, 1958). Alsdann tritt ein weitgehender bis völliger Schwund dieser Substanz ein, elektronenmikroskopisch auch an der Membraneinbuße des endoplasmatischen Reticulums und des Ergastoplasmas erkennbar. Bei 16—18 Std setzt die Restaurierung des endoplasmatischen Reticulums und des Ergastoplasmas ein, offenbar unter der Mitwirkung der Mitochondrien (BERNARD und ROUILLER, 1956). Umgekehrt wie zuvor machen die Leberepithelzellen im zentralen Läppchenbereich den Anfang damit, es folgen die Zellen im peripheren Läppchenbezirk (GLINOS, 1958a). 36—48 Std nach der teilweisen Entfernung der Leber zeigt das Ergastoplasma das lamelläre Bild gewöhnlicher Leberepithelzellen und liegen die Mitochondrien nicht mehr wie zu Beginn der Ergastoplasmaneubildung gruppiert, sondern unregelmäßig verteilt im Zelleib. Auch SZANTO und POPPER, 1951) weisen auf den Reichtum der regenerierenden Leber an basophilen Cytoplasmastoffen hin.

Mit der Entwicklung und Differenzierung des endoplasmatischen Reticulums in den Epithelzellen der regenerierenden Leber der *Ratte* befassen sich besonders BARTÓK und VIRAGH (1965). Ein Tag nach der Hepatektomie setzt die hydropische und fettige Entartung und damit der Untergang des endoplasmatischen Reticulums ein. Die Neubildung beginnt mit der Vermehrung der glatten Tubuli und Bläschen oder mit der Entstehung eines kompakten „Reticulum-Netzwerkes“, begleitet von einer stetigen Anreicherung des Glykogens zwischen den Membranen. Ab dem 3. Tag nach der Operation entstehen Glykogenfelder, um welche die Mitochondrien sowie die Membranen des glatten und rauhen endoplasmatischen Reticulums und freie Ribosomen gruppiert sind.

HULTIN und VON DER DECKEN (1957) haben gezeigt, daß das Cytoplasma eines Leberregenerates der *Ratte* wesentlich mehr zur Aufnahme von Aminosäuren befähigt ist als das Cytoplasma der normalen *Ratten*leber. Sie untersuchten zu verschiedenen Zeiten nach Teilhepatektomie die Einverleibung von C^{14}-L-leucin und C^{14}-glyzin im mitochondrienfreien Leberhomogenat. Das Maximum der Einverleibung dieser Aminosäuren lag bei 40 Std nach der Operation und betrug das 2,5—3fache dessen, was das Leberhomogenat der Kontrolltiere inkorporierte. Im Homogenat der regenerierenden Leber wurde ein großer Teil des C^{14}-glycins in Glutathion eingelagert. Später befaßten sich VON DER DECKEN und HULTIN (1958) mit den Mikrosomen im Homogenat der normalen und regenerierenden *Ratten*leber; für die Aminosäure-Inkorporierung diente C^{14}-L-leucin. Nach einem langsamen, 12—14stündigem Anlauf, gerechnet vom Zeitpunkt der Teilhepatektomie, erfolgt ein schneller Anstieg der Aminosäure-Einverleibung, der eine Änderung in der Zusammensetzung des mikrosomalen Materials mit sich bringt. Der Gehalt an Ribonucleinsäure nimmt zu, der Gehalt an Glucose-6-Phosphatase (mikrosomenspezifisches Enzym) dagegen ab. „The experiments suggest that full microsomal aktivation was normally reached about 30 hours after the hepatectomy." NYGARD und RUSCH (1955) beobachteten an der *Ratte* 12 Std nach Teilhepatektomie nur einen geringen Einbau von P^{32} in die Desoxyribonucleinsäure, der sich jedoch von diesem Zeitpunkt an steigert und zwischen 20 und 24 Std das Maximum erreicht. Im proportionalen Verhältnis dazu stiegen der Gesamtwert der Desoxyribonucleinsäure (auch der Ribonucleinsäure), die Zahl der Zellkerne und das Lebergewicht. Eine Vorstellung davon, wie schnell und in welcher Größe die Desoxyribonucleinsäure-Synthese sich in der regenerierenden Leber vollzieht, vermittelt die Tatsache, „that at 24 hours the specific activity of DNA in normal (resting) liver was only 1/60 as great as that of DNA in regenerating liver".

Der Einbau radioaktiver Stoffe ist ein eindeutiger Gradmesser für die Synthese der Nucleinsäuren und für den Verlauf der Regeneration. In der normalen Leber werden nur wenige Kerne der Leberepithelzellen radioaktiv gezeichnet; nicht anders verhält sich darin die regenerierende Leber 16—18 Std lang nach der Hepatektomie, so daß der Prozentsatz der markierten Leberzellkerne nur 0,2—0,4% beträgt (EDWARDS u. Mitarb., 1959; SCHULTZE und OEHLERT, 1960). Nach dieser Zeit steigt die Kernkurve steil zum Gipfelpunkt an, der bei 20—24 Std liegt. Die Kurve fällt dann zunächst fast ebenso steil und schließlich flach ab. In diesem Zusammenhang liefern auch die Arbeiten von OEHLERT u. Mitarb. (1962), BUCHER und DITROIA (1964) sowie BUCHER und SWAFFIELD (1964) aufschlußreiche Beiträge.

ALLARD u. Mitarb. (1952) bestimmten an Homogenaten von Leberregeneraten der *Ratte* die Mitochondrien-Population für den Durchschnitt der Leberzellen. Sie war während der Zeit des starken regenerativen Wachstums vermindert. Die Mikrobodies der Leberzellen erschienen 36 Std nach Teilhepatektomie größer, zahlreicher und vielgestaltiger als in der normalen Leber; sie besaßen auch eine reichhaltigere Innenstruktur (ROUILLER und BERNARD, 1956). HARKNESS (1957), GLINOS (1958a) und WEINBREN (1959) bemerkten 12 Std nach Teilhepatektomie ein deutliches Wachstum der Zell-, Kern- und Kernkörperchengröße, das bei ungefähr 24 Std den Höhepunkt erreichte, also zu der Zeit, da die Mitose beginnt. GRUNDMANN und BACH (1960) führten bei *Ratten* nach Zweidrittel-Hepatektomie während der ersten 54 Std der Regeneration Messungen des Kernvolumens, des relativen DNS-Gehaltes sowie Zählungen der doppelkernigen Zellen, der Klein- und Großkerne und der Mitose durch. 24—30 Std nach der Hepatektomie stellte sich ein steiler Mitoseanstieg ein. Nach 36 Std, der Zeit des Maximums, standen 8% der Zellkerne in der Mitose. Eine erste, auffällige Erscheinung im Frühstadium der Leberregeneration bei der *Ratte* ist die Vergrößerung der Kernkörperchen (DAVID, 1963). Der Vergrößerung folgt der Verlust eines Teiles der Kernkörperchen-Zwischensubstanz, der Pars amorpha. Später, mit dem Beginn der Mitose, normalisiert sich das Zustandsbild der Kernkörperchen wieder. Bis die normale Leberstruktur erreicht ist, dauert es 36—48 Std (BERNHARD und ROUILLER, 1956; OBERLING, 1959).

IV. Ursächliche Faktoren der Leberregeneration

Die Frage nach den Ursachen der Leberregeneration nimmt einen großen Raum im Schrifttum über die Leber ein. Im Vordergrund steht die Suche nach einem Humoralfaktor oder nach Humoralfaktoren. Dabei wird in erster Linie an Stoffe gedacht, die die Leber selbst bildet und die das Leberwachstum regulieren. WEISS (1947, 1955) spricht jeder Zellart und jedem Organ eine selbständige Wachstumsaufgabe zu. Die Zellen sollen, so lange sie sich vermehren und ein Organ wächst, einen Wuchsstoff erzeugen und — wenn die Zellvermehrung eingestellt werden soll — bei den Organen einen Antiwuchstoff bilden, sobald sie den vorgesehenen Umfang erreicht haben. Beide Stoffe sollen von den Zellen ins Blut abgegeben werden und darin bei gleichzeitigem Vorkommen eine unwirksame Verbindung eingehen. Nach Teilhepatektomie würde der verbliebene Leberrest wieder Wuchsstoff bilden und so die Regeneration des Organs auslösen. Nach der Wiederherstellung sollen die Leberzellen einen Antiwuchstoff produzieren und durch Inaktivierung des Wuchsstoffes die Regeneration beenden. An experimentellen Wegen wurden zur Aufdeckung etwaiger Humoralfaktoren der Leber die Parabiose und die Injektion von Serum eingeschlagen. Kriterien für die Wirksamkeit dieser Maßnahmen sind die Höhe der Mitoserate und die Zunahme der Desoxyribonucleinsäure oder der Ribonucleinsäure der Leberzellen.

1. Parabioseversuche

Auf der Suche nach einem humoralen Regulationsmechanismus der Leberregeneration nahmen CHRISTENSEN und JAKOBSEN (1949), BUCHER u. Mitarb. (1951), WENNEKER und SUSSMAN (1951) ISLAMI u. Mitarb. (1959), ROGERS u. Mitarb. (1961), ALSTON und THOMSON (1963) Untersuchungen an parabiotischen *Ratten* mit gekoppeltem Blutkreislauf vor. Von diesen sechs Untersuchergruppen verzeichneten die ersten drei nach Teilhepatektomie eines parabiotischen Zwillingspaares eine Zunahme der Leberzellmitosen beim nichtoperierten Partner, jedoch nicht in dem Ausmaß wie beim hepatektomierten. BUCHER u. Mitarb. experimentierten außerdem noch mit drei Parabionten. Sie entfernten bei den beiden Außenpartnern 75—80% der Leber, den Mittelpartner ließen sie unberührt; die 75—80% entsprachen 53% der Lebermasse aller drei Partner. Zur Zeit der Teilhepatektomie waren die Tiere 2,4—6 Monate alt. 48 Std nach dem Eingriff betrug die Mitoserate beim Mittelpartner durchschnittlich das 50fache des Wertes der Kontrollebern, d. h. der Leberteile, die bei den Außenpartnern entfernt worden waren. Demgegenüber wiesen die nichthepatektomierten Partner von parabiotischen Zwillingen nur einen 6fachen Mitoseanstieg auf im Vergleich zu den Kontrollen. Demnach wäre der Einfluß, der von zwei teilhepatektomierten Tieren auf die mitotische Tätigkeit der intakten Leber eines dritten Tieres ausgeübt wird, um ein Mehrfaches größer als der Einfluß, der von nur einem teilhepatektomierten Tier ausgeht.

ISLAMI u. Mitarb. (1959) erhielten im Gegensatz zu den vorgenannten drei Untersuchergruppen vom nichthepatektomierten Partner zweier Parabionten (*Ratten*) einen etwas niedrigeren Mitosewert als vom Kontrolltier. Sie fanden ferner bei der teilhepatektomierten parabiotischen Zwillings*ratte* einen bedeutend niedrigeren Mitosewert als beim teilhepatektomierten Einzeltier. Auch verlief bei ersterer die Leberregeneration langsamer als bei letzterem. Auch ROGERS u. Mitarb. (1961) erklären: „We have found no definite evidence for either a stimulating or an inhibiting humoral factor directly governing hepatic regeneration in several groups of parabiotic rats. Our findings therefore contrast with those of several earlier workers." Wie die anderen Untersucher experimentierten diese Autoren an *Ratten* (Einzeltieren und Parabionten); sie bestimmten jedoch nicht nur die Mitoserate, sondern auch die Desoxyribonucleinsäure-Synthese der Leberzellkerne durch Autoradiographie. Schon eine bloße Scheinoperation (Laparatomie ohne Teilhepatektomie) verminderte die Zahl der Lebermitosen und die Menge der Desoxyribonucleinsäure der Leber bei Einzeltieren und Parabionten. Nach der Scheinoperation eines Zwillingspartners waren die Lebermitosen beim nicht-operierten Partner zahlreicher als beim operierten; sie waren beim nichtoperierten Partner aber auch zahlreicher als bei nichtoperierten parabiotischen Zwillingen und nichtoperierten Einzeltieren. Weiter überrascht die Feststellung, daß die an einem parabiotischen Zwilling durchgeführte Teilhepatektomie keinen anderen Einfluß auf die Mitose und Desoxyribonucleinsäure-Synthese in der Leber hatte als die Scheinoperation. Selbst nach Teilhepatektomie der beiden Außentiere bei parabiotischen Drillingen waren die Mitoseaktivität und die Desoxyribonuclein-säure-Synthese der Leber beim intakten Mitteltier nicht größer als nach der Scheinoperation und sogar niedriger als bei nichthepatektomierten parabiotischen Drillingen und normalen Einzeltieren. McDONALD u. Mitarb. (1963) stellten an einem sehr umfangreichen parabiotischen Tiermaterial nach Teilhepatektomie des einen Zwillingspartners eine Zunahme der Ribonucleinsäure-Synthese beim nicht operierten Partner fest, in einigen Fällen bei *Ratten* und *Mäusen* aber auch eine Hemmung der Ribonucleinsäure-Synthese beim hepatektomierten Tier.

Ausgehend von der Überlegung, daß bei der gebräuchlichen und von den früheren Untersuchern angewandten Parabiose-Technik die Kreislaufverbindun-gen zwischen den Partnern unzureichend seien, verbesserten ALSTON und THOM-SON (1963) die Gefäßanschlüsse derart, daß der Blutaustausch, rechnerisch nach-gewiesen, so schnell und ausgiebig erfolgen konnte wie bei einem gemeinsamen Blutkreislauf. Die Autoren erhofften sich davon die schnellere Übertragung eines etwaigen Humoralfaktors von dem teilhepatektomierten Partner auf den anderen mit intakter Leber. 36—48 Std nach der Teilhepatektomie zeigten die Lebern der teilhepatektomierten Partner dieselbe hohe Mitosehäufigkeit wie die Leber des Einzeltieres nach Teilhepatektomie, die Lebern der nichthepatektomierten Partner nur eine schwache Mitoseaktivität wie die Leber der normalen *Ratte*. Es machte sich also bei der normalen Leber von seiten des Leberregenerates keine fördernde, bei der teilhepatektomierten Leber von seiten des normalen Organs keine hemmende Wirkung bemerkbar. So scheinen auch diese Befunde von parabiotischen Tieren die Möglichkeit auszuschließen, daß die Leberregeneration, wie die Mitose im besondern, lediglich der Kontrolle eines Humoralmechanismus untersteht.

2. Serumversuche

Größer als die Zahl der Parabioseversuche, aber deshalb nicht weniger wider-spruchsvoll in den Ergebnissen, ist die Zahl der Versuche mit Seruminjektionen, die bei normalen und teilhepatektomierten Tieren durchgeführt wurden; für die Berichterstattung werden hier nur die wichtigsten Arbeiten herangezogen. Selbst die Ergebnisse dieser Arbeiten lassen sich nicht auf einen Nenner bringen, sie müssen daher einzeln angeführt werden.

GLINOS und GEY (1952) untersuchten den Einfluß der Sera von teilhepatekto-mierten und normalen *Ratten* auf das Wachstum eines in vitro gezüchteten Leber-explantates, auf ebenso gezüchtete Fibroblasten von der normalen *Ratte* und auf die Leber erwachsener *Ratten in vivo*. Die Fibroblasten wuchsen bei Serum-zusatz von teilhepatektomierten Tieren zum Nährboden stärker als bei Serum-zusatz von Kontrolltieren. Das Serum teilhepatektomierter Ratten hatte diese Wirkung bei hoher und niedriger Konzentration. Hochkonzentriertes Serum von Kontrolltieren hemmte das Wachstum der Fibroblasten. In Versuchen mit plasmaphoretisch gereinigtem Serum von normalen *Ratten* ergab sich, daß dieses ähnlich wie ungereinigtes Serum von teilhepatektomierten Ratten die Mitose in der intakten Leber anregt. Die Mitoseaktivität lief um so stärker an, je länger das Serum dem Reinigungsvorgang unterworfen worden war. Die Autoren nehmen an, daß das Serum des Normaltieres Bestandteile enthält, die das Leberwachstum hemmen. Das Serum des teilhepatektomierten Tieres dagegen löse die Mitose beim Normaltier aus, weil es weniger Hemmstoffe enthalte und dadurch deren Konzentration im Normalserum herabsetze. FRIEDRICH-FREKSA und ZAKI (1954) fanden in der Leber der unbehandelten erwachsenen *Ratte* keine Mitosen. Bei Behandlung mit Serum von normalen Tieren stellten sie eine Mitosehäufigkeit von 4 je 100000 Leberzellen fest; dies lasse auf einen sicheren Einfluß des Normalserums schließen. Gaben die Autoren den Normaltieren Serum von teilhepatektomierten Tieren, das während des stärksten regenerativen Leberwachstums (24 bis 72 Std nach der Operation) gewonnen wurde, so stieg die Mitosezahl auf das 40fache an. Daraus schließen sie, daß im Falle der Teilhepatektomie „eine mitoseerzeugende Wirkung im Blut vorhanden ist". „Der wirksame Stoff oder Stoffkomplex ist nicht dialysabel und wirkt auf die Leber, nicht aber auf das Parotis-Gewebe. Es ist zu vermuten, daß er organ-spezifisch ist." GLINOS (1958a) konnte die Befunde von FRIEDRICH-FREKSA und ZAKI (1954) nicht bestätigen; auch bestreitet er (1958b) wie BUCHER (1958), daß Serum von normalen *Ratten* die Mitosetätigkeit des Leberregenerates hemme. ZIMMERMAN und CELOZZI (1960) hinwieder bestätigten die Befunde von FRIEDRICH-FREKSA und ZAKI (1954) autoradiographisch.

Nach KOHN (1958) hemmen die Sera von normalen und laparatomierten Ratten die Leberregeneration bei teilhepatektomierten Tieren, wenn die Dosis hoch genug ist, so daß auch er der Meinung ist „that rat serum contains a factor or factors which inhibit liver growth in vivo". SMYTHE und MOORE (1958) stellten fest: 1. Plasma von teilhepatektomierten *Ratten* an andere teilhepatektomierte Ratten intravenös verabreicht, steigert die Zahl der Lebermitosen und den Einbau von P^{32} in die Ribonucleinsäure; 2. ebensolches Plasma erhöht zwar den Einbau von P^{32} in die Ribonucleinsäure der normalen Leber, steigert aber kaum die Mitosetätigkeit; 3. normales Serum hemmt in der regenerierenden Leber den Einbau des P^{32}, verringert jedoch nicht die Mitosetätigkeit; 4. Plasma von Normaltieren bewirkt bei Normaltieren einen geringeren Einbau von P^{32} in die Ribonucleinsäure der Leber. Demnach würde normales Plasma hemmend, Plasma von teilhepatektomierten Ratten fördernd auf das Leberwachstum wirken. STICH und FLORIAN (1958) erzielten mit Serum von hepatektomierten *Ratten* ebenfalls einen Anstieg der Lebermitose, mit Normalserum aber deren Hemmung. Die Autoren halten es für bewiesen, daß es im normalen *Ratten*serum einen Stoff gibt, der die Mitosetätigkeit der Leber hemmt und im Serum der hepatektomierten *Ratte* entweder nicht mehr vorhanden oder bis zur Unwirksamkeit verdünnt ist.

ADIBI u. Mitarb. (1959) steuerten einen neuen Befund zur Frage nach der Existenz eines Humoralfaktors bei. Sie injizierten teilhepatektomierten *Ratten* Serum vom Blut der Lebervene anderer teilhepatektomierter *Ratten* intraperitoneal. Dadurch erfuhr die Mitosetätigkeit des Leberregenerates der gespritzten Tiere eine erhebliche Steigerung über das gewöhnliche Maß hinaus. Demgegenüber erwies sich Serum von peripherem Venenblut als nur halb so wirksam. Dies sei ein klarer Beweis dafür, daß ein mitosestimulierendes Agens seinen Ursprung in der regenerierenden Leber habe. Diese Ergebnisse seien vereinbar mit der Vorstellung von der Freigabe oder Sekretion eines wachstumsfördernden Agens durch die regenerierende Leber. Es scheine unvernünftig („it does not seem reasonable") anzunehmen, daß eine einzige kleine Seruminjektion die Mitose stimuliere, weil dieses Serum die niedrigere Konzentration eines Wachstumshemmers enthalte. Auch die Ergebnisse von LEIONG u. Mitarb. (1963), die Bluttransfusionen zwischen normalen, laparatomierten und teilhepatektomierten *Ratten* durchführten, sind eine Stütze für die Vorstellung, daß die Leberregeneration von einem Humoral-mechanismus reguliert wird. Das gleiche gilt von den Autographie-Versuchen von SIEGEL u. Mitarb. (1963).

Wie bei ihren Versuchen mit parabiotischen *Ratten* erhielten ALSTON und THOMSON (1963) auch mit Serumversuchen negative Ergebnisse. Sie gingen von der Annahme aus, daß die von den Voruntersuchern gegebenen Serumdosen zu klein gewesen wären und deshalb zuwenig von dem angenommenen Humoral-agens enthalten hätten. Die Untersucher gaben ihren Tieren daher höhere und wiederholte Serummengen (intravenöse Injektionen à 2 mm³ im 12 Std-Intervall). In der normalen *Ratten*leber betrug die Zahl der Mitosen je 100000 Zellkerne bei unbehandelten Tieren 18 ± 6, nach Seruminjektionen von Normaltieren 9 ± 2 und nach Seruminjektionen von teilhepatektomierten Tieren 5 ± 2. Es erfolgte also beim Normaltier in keinem Fall eine Zunahme, sondern eine Abnahme der Leber-mitose: „Inspite of the large volumes of serum injected, therefore, this experiment gave no support to the view that the serum of hepatectomized rats contains a humoral agent which stimulates liver cells to divide". Eine weitere Versuchsserie mit Serum von normalen *Ratten* und physiologischer Kochsalzlösung, in den gleichen Mengen — wie oben angeführt — ab 24 Std nach Teilhepatektomie an die operierten Tiere verabreicht, ergab, daß Normalserum die Mitosehäufigkeit in der Leber nicht tiefer herabdrückt als die physiologische Kochsalzlösung: „These experiments, therefore, gave no support to the view that normalserum contains a factor, which inhibitis liver cells from dividing." Für die Bildung eines unspezifi-schen Serumfaktors spricht hingegen die Beobachtung STICHs (1960), daß die Mi-toserate in der regenerierenden *Ratten*leber anstieg, wenn Serum von *Ratten* mit subcutanem Transplantat vom „Walker 256"-Carcinom intraperitoneal in-jiziert wurde.

In anderen Arbeiten mit Serumversuchen wird außer der Mitose die Ribo-nucleinsäure- oder die Desoxyribonucleinsäure-Synthese als Kriterium für die Existenz oder Nichtexistenz eines humoralen Regulationsmechanismus zugrunde gelegt. So untersuchten McDONALD und ROGERS (1961) nach intra-venösen Seruminjektionen von normalen und teilhepatektomierten *Ratten* die Mitose und Ribonucleinsäure-Synthese im Leberregenerat; es ergaben sich weder Zeichen für Wachstumsförderung noch für Wachstumshemmung. Es war auch keine Reaktion der normalen Leber auf das Serum teilhepatektomierter Tiere festzustellen. Wie bei parabiotischen *Ratten* (ROGERS u. Mitarb., 1961) deutete nichts auf das Vorhandensein eines Humoralfaktors hin. FISHER u. Mitarb. (1963) stellten in umfangreichen Untersuchungen fest, daß das Serum und Plasma von teilhepatektomierten *Ratten* keinen Einfluß auf die mitotische Aktivität und die P³²-Einlagerung der Leber bei *Mäusen* ausüben. Die Autoren konnten ferner keinen Einfluß der Teilhepatektomie, die bei einem von zwei parabiotischen Tieren durchgeführt wurde, auf den nichtoperierten Partner beobachten.

LEVY u. Mitarb. (1959), die den Weg der Tetrachlorkohlenstoff-Ver-giftung bei der Ratte beschritten, sahen 24 Std nach der Verabfolgung des Giftes, daß die zentralen Anteile der Leberläppchen nekrotisch und die Zahl der Lebermitosen zu dieser Zeit noch mit den Kontrollen vergleichbar waren. Erst nach 36 Std stieg die Mitoseaktivität und erreichte bei 40 Std das Maximum. Zwischen 48 und 96 Std gingen die Nekrose und die Mitoseaktivität zurück, und nach 120 Std war das Parenchym vollständig restauriert. Von der Nekrose und der vermehrten Mitose war dann nichts mehr zu sehen. Es handelte sich also um einen Ablauf der Nekrose ähnlich dem nach der Teilhepatektomie. Früher als der Mitoseanstieg setzte bei 24 Std die Vermehrung der autoradiographisch markierten Zellkerne ein, deren Maximum sich bei 40 Std mit dem des Mitoseanstieges deckte.

Das Höchstmaß an Regeneration lag bei 36—72 Std nach der Verabreichung des Giftes. Dann hatte die Zahl der markierten Leberzellen den Kontrollwert um das 250fache überstiegen. Die Desoxyribonucleinsäure-Synthese und mit ihr die Zellneubildung vollzogen sich hauptsächlich im nichtnekrotischen Lebergewebe, und zwar diffus. Blutplasma von tetrachlorkohlenstoff-vergifteten *Ratten*, das diesen zur Zeit des Maximums der Leberregeneration entnommen wurde, erhöhte nicht die Zahl der markierten Zellen und der Mitosen in den Lebern der Empfänger; diese Zahl wurde aber auch durch Seren von Normaltieren nicht vermindert. Insoweit widerlegen diese Versuche ebenfalls das Vorhandensein eines Humoralfaktors oder Humoralkomplexes.

Wiederum in Versuchen an *Ratten* mit Tetrachlorkohlenstoff gelang LEVY (1962) nun doch der Nachweis eines **thermostabilen Faktors** in der Eiweißfraktion des Blutplasmas, der in der Leber eine Zunahme der Zellen bewirken soll, deren Kerne Desoxyribonucleinsäure synthetisieren. Seren von teilhepatektomierten *Ratten* (WRBA u. Mitarb., 1960) und von teilhepatektomierten *Mäusen*, *Ratten* und *Goldhamstern* (WRBA u. Mitarb., 1962), 36 bzw. 48 Std nach der Resektion den Tieren entnommen, wirken in der gleichen Weise stimulierend auf die Aufnahme radioaktiven Phosphors durch embryonale Leberkulturen bzw. Leberexplantate. Auf Nierenexplantate angesetzt, bleibt diese Wirkung der Seren von den hepatektomierten Tieren aus, sie ist also lebergebunden. Der in den Seren angeblich vorhandene stoffwechselsteigernde Faktor ist thermostabil.

3. Versuche mit Leberhomogenaten und deren Fraktionen

Aufgrund der Untersuchung von Leberhomogenaten und ihrer Fraktionen von normalen und teilhepatektomierten *Ratten* berichten BRUES u. Mitarb. (1940), WILSON und LEDUC (1947), SAETREN (1956) sowie STICH und FLORIAN (1958) über Hemmung, BLOMQVIST (1957), PASCHKIS (1958) und LAHTIHARJII (1961) über Förderung der Mitosetätigkeit der Leber. BLOMQVIST (1957) machte außerdem die Beobachtung, daß Leberhomogenate *menschlicher* Neugeborener stärker stimulierten als Leberhomogenate von 3 und 9 Monate alten *Kindern*.

SAETREN (1956) verabreichte an *Ratten* 30 Std nach Teilhepatektomie macerierte Leber und beobachtete 18 Std später eine Hemmung der Mitoseaktivität in der Leber.

4. Ernährungs- und Hormonalfaktoren

Es gibt zweifellos Ernährungs- und Hormonalfaktoren, die auf die Leberregeneration einen Einfluß ausüben, sie jedoch nicht beherrschen und für sich allein nicht ausschlaggebend sind (WILLIAMS, 1951; HARKENESS, 1957; SWANN, 1958; WEINBREN, 1959). Eine ausführliche Zusammenstellung über Spezialmechanismen, die die Zellteilung und das regenerative Wachstum der Organe, auch der Leber, kontrollieren könnten, gibt SWANN (1958); das Literaturverzeichnis dieses Referats führt 247 Arbeiten an.

FRANSEN u. Mitarb. (1938) berichten über vermindertes Regenerationsvermögen der Leber bei hypophysektomierten *Ratten*; sie schreiben diesen Befund aber mehr dem Appetitverlust, von dem die Tiere betroffen waren, als der Hypophysektomie zu. Auch HIGGINS und INGLE (1939) teilen mit, daß die Leber hypophysektomierter *Ratten* viel weniger regeneriert als die Leber normaler Tiere. Schwächer fiel die Regeneration auch aus, wenn das Futter eingeschränkt wurde. Umgekehrt wiesen hypophysektomierte und dazu noch teilhepatektomierte Ratten eine stärkere Leberregeneration auf, wenn sie nach der Hypophysektomie weniger Futter als vorher erhielten. Die Autoren messen der Hypophysektomie, aber auch der Ernährung, eine Bedeutung für das regenerative Leberwachstum bei. Nach CANZANELLI u. Mitarb. (1949) hat die Hypophysektomie nicht nur eine merkliche Verminderung der Leberregeneration, sondern auch der Ribonucleinsäure zur Folge, nicht aber der Desoxyribonucleinsäure. Diese erfuhr vielmehr 4 Tage nach der Hypophysektomie einen bezeichnenden Anstieg. ASTARABADI u. Mitarb. (1953) hinwieder fanden beim *Hund*, daß die Hypophysektomie „does not seem to interfere with regeneration of the liver". CATER u. Mitarb. (1956) wiederum berichten wie CANZANELLI u. Mitarb. (1949) über eine erhöhte Synthese der Desoxyribonucleinsäure, außerdem über eine 2—3mal größere Mitoserate bei teilhepatektomierten *Ratten* nach der Behandlung mit Wachstumshormon. GESHWIND u. Mitarb. (1958) fanden, daß die Hypophysektomie zwar die fortlaufende Entstehung der binucleären und polyploiden Zellen in der normalen Leber hemme, diese aber in der regenerierenden Leber nicht verhindere. Sie schließen daraus, daß es kein Hypophysenhormon gebe, das für die Entstehung dieser Zelltypen in der Leber notwendig sei.

Die Steigerung der Mitosetätigkeit in der normalen *Ratten*leber (STERNHEIMER, 1939) und in der normalen *Mäuse*leber (WILSON und LEDUC, 1948) durch Thyroxin wurde bereits erwähnt (S. 66). PETERS (1962b) hält es für erwiesen, daß Thyroxin die Mitosetätigkeit der normalen und regenerierenden Leber steigert. Auch aus den Befunden von SPIESS-BERTSCHINGER (1944) kann man auf eine die Leberregeneration fördernde Wirkung des Schilddrüsenhormons schließen. Er stellte an *Ratten* Versuche mit dem Lebergift Allylformiat und mit Schilddrüsenhormon an. Kleine Giftgaben verändern die Leberzellen fast gar nicht. Kombinierte Gaben von Allylformiat und Schilddrüsenhormon verursachen zwar auch keine schwere Schädigung des Leberparenchyms, aber doch beträchtliche Veränderungen an den Leberzellen, seröse Entzündung und pericapilläres Ödem. Schilddrüsenhormon verstärkt die durch das Gift hervorgerufene seröse Entzündung, scheint aber andererseits die Regeneration zu fördern. Die Behandlung thyreoidektomierter Tiere mit Allylformiat führt zu schwerster Leberdegeneration (Nekrose) ohne jegliche Regenerationserscheinung. CHRISTENSEN und JACOBSON (1949) messen der Hypophyse und der Schilddrüse keine Bedeutung für die Leberregeneration bei.

HORVATH und KOVACS (1956) stellten fest, daß die Nebennierenrinde und das Cortison einen hemmenden Einfluß auf die Leberregeneration ausüben, vermutlich durch Hemmung der Eiweißsynthese in der Leber. Nach der Entfernung der Nebennieren bei *Ratten* stieg die Mitosezahl der intakten Leber sprunghaft in die Höhe; Cortison blockierte die Mitose und setzte die sehr hohe Mitoserate der regenerierenden Leber stark herab.

Nach DRABKIN (1947) wächst die doppelt lobektomierte *Ratten*leber bei eiweißfreier Nahrung weniger als bei eiweißhaltiger. WILSON und LEDUC (1947) geben zu bedenken, daß die intraperitoneal verabreichten Sera einer parenteral gegebenen Eiweißkost gleichkommen und als solche die mitose-stimulierende Wirkung womöglich ausüben könnten. Mit anderen Worten, die Art der Ernährung (vgl. HIGGINS u. Mitarb., 1939), vielleicht auch der Ernährungszustand, würden das Ausmaß der Mitosetätigkeit und der Regeneration bestimmen.

ZIMMERMAN und CELOZZI (1961) fanden, daß Heparin in genügend hoher Dosis (intraperitoneale Injektion von 100 Heparineinheiten in 3 cm³ physiologische NaCl-Lösung) die Ribonucleinsäure-Synthese und die Mitosetätigkeit der Leberepithelzellen normaler *Ratten* auffallend anrege. Für Versuche mit Blutinjektionen und Bluttransfusionen wäre diese Wirkung des Heparins in Betracht zu ziehen.

MANN und MAGATH (1922), STEPHENSON (1932), HIGGINS u. Mitarb. (1932), MANN (1940, 1944), GRINDLAY und BOLLMAN (1952), SCHILD u. Mitarb. (1953),

MANNIX u. Mitarb. (1956) meinen, die Aufrechterhaltung und rechte Bahnung des Pfortaderkreislaufes in der Leber sowie der erhöhte Pfortaderblutdruck im verbliebenen Leberrest nach Teilhepatektomie seien die wichtigsten ursächlichen Faktoren der Leberregeneration. WEINBREN (1955) widerlegte diese Meinung, indem er zeigte, daß das Lebergewebe auch ohne Pfortaderkreislauf regeneriert. Es ist zwar lange bekannt, daß die normale Leber nach der Umleitung des Pfortaderblutes atrophiert (ROUS und LARIMORE, 1920); aber diese atrophische Leber legt ein beachtliches Regenerationsvermögen an den Tag, wenn ein Teil von ihr entfernt wird (WEINBREN, 1955). Das Pfortaderblut ist für den Vollzug der Regeneration ebensowenig entscheidend wie die Ernährung und Einwirkung von Hormonen.

5. Ursachen der widersprüchlichen Untersuchungsergebnisse

Die dargelegten Befunde zeigen, daß das Problem der Leberregeneration keineswegs gelöst ist. Keiner der gemutmaßten Humoral- oder Hormonal- oder Ernährungsfaktoren wurde auch nur annähernd bestimmt. BUCHER (1963), FISHER (1963) sowie McDONALD u. Mitarb. (1963) führen als mögliche Ursachen der Diskrepanz in den Untersuchungsergebnissen Verschiedenheiten an, die den Allgemeinzustand und das Alter der Versuchstiere, die Größe der entfernten Leberteile, die Zeitspanne zwischen Hepatektomie und Untersuchung, den Zeitpunkt der Hepatektomie (Tageszeit) und der Tötung der Tiere betreffen sollen.

Die Tageszeit, zu der die Teilhepatektomie und Tötung der Versuchstiere vorgenommen werden, dürfte für die Untersuchung des Mitosebefundes der Leber ziemlich sicher von Bedeutung sein. Es liegen nämlich Berichte darüber vor, daß die Mitose in der normalen Leber (WILSON, 1948; HALBERG, 1957; JACKSON, 1959; PETERS, 1962a) und der nach Teilhepatektomie regenerierenden Leber (JAFFE, 1954) tagesrhythmisch abläuft. Tageszeitliche Angaben über den Zeitpunkt der Hepatektomie und die Tötung der Tiere fehlen in den meisten Arbeiten. Außerdem hat PETERS (1962a, b) die Beobachtung gemacht, daß die Höhe der tagesrhythmischen Mitoseraten in Abhängigkeit vom Körpergewicht, von der Nahrungszufuhr und von der Höhe der Temperatur des Raumes steht, in dem die Tiere untergebracht sind (s. Kapitel „Mitose und Amitose der Leberepithelzellen"). Wenn die Steuerung der Lebermitose und der Leberregeneration wirklich so komplex sein sollte, wie es bis jetzt scheint, dann dürfte schwerlich jemals eine Übereinstimmung in den Untersuchungsergebnissen zu erwarten sein.

M. Blutbildung in der fetalen Leber

Im Erscheinungsjahr des Pfuhlschen Handbuchbeitrages trugen FISCHEL (1932) und MOLLIER (1932) ihre Kontroverse über die Abstammung der in der Leber entstehenden Blutzellen aus: FISCHEL als Verfechter der entodermalen und MOLLIER als Verfechter der mesenchymalen Herkunft dieser Zellen. FISCHEL (1932) bestritt die Auffassungen MOLLIERs (1909) und NEUMANNs (1914) — der die Befunde MOLLIERs bestätigt hatte — von der mesenchymalen Abstammung der Blutbildungszellen der Leber. Er verneinte, daß es in der Leber außer in der peritonealen Leberkapsel und in den Leberblutgefäßen mesodermale Zellen gebe. FISCHEL behauptete vielmehr, die embryonalen entodermalen Leberzellen differenzierten sich in Leberepithelzellen, Epithelzellen der kleinen Gallengänge, Rundzellen und Riesenzellen; die beiden letzteren würden ins Blut gelangen und „wahrscheinlich" Blutzellen sein. „Diese Blutzellen entstammen im Gegensatz zu den anderen Blutzellen dem Entoderm." MOLLIER (1933) begründete demgegenüber erneut seine Auffassung von der mesodermalen Abstammung der

Blutbildungszellen in der Leber mit dem Vorhandensein „einer dünnen Lage von Mesenchym, welche als Begrenzung der Sinusoide auch als mesenchymales Endothel bezeichnet werden kann". Er fährt fort: „Für mich gibt es zu dieser Zeit in der Leber keinen Gegensatz zwischen Endothel und Mesenchym: das Mesenchym hat als netzförmiges durchbrochenes Endothel zu gelten." Die Elektronenmikroskopie hat inzwischen die mesenchymale Eigenart des Endothels der Lebersinusoide (vgl. Kapitel „Lebersinusoide", S. 188) sogar in der Leber des Erwachsenen festgestellt und damit den lichtmikroskopischen Befund MOLLIERs (1909) bestätigt. Das gleiche gilt bezüglich der Auffassung MOLLIERs von der durchbrochenen Wand der Lebersinusoide.

Die Deutung der embryonalen Sinusoidwand und die Herleitung der Blutbildungszellen von den Leberzellen durch FISCHEL war eine Fehldeutung. Seine Erwiderung (1933) vermochte die Stellungnahme MOLLIERs nicht zu entkräften. Nach MICHALOWSKI (1936) sind die roten Blutkörperchen der Lebergefäße bei 12—13 mm langen *Schweine*embryonen mit den roten Blutkörperchen im übrigen Kreislauf identisch und beteiligen sich die Leberzellen nicht an der Erythropoese. Der Autor stellt allerdings auch die sonderbare Behauptung auf, die weiten Blutgefäße der Leber und das langsam darin strömende Blut seien der einzige Ort für die Entstehung der roten Blutkörperchen. In diesen Gefäßen würden sich die Blutzellen so intensiv teilen, daß alle ihre Entwicklungsstufen darin vorkämen. Die Untersuchungen HAMMONDs (1939) an *Ratten*- und *Katzen*embryonen ergaben in Übereinstimmung mit älteren Autoren (Lit. bei PFUHL, 1932), daß die Blutbildungszellen der Leber von den Endothelzellen der Lebersinusoide und von Mesenchymzellen abstammen, die zwischen dem Sinusoidendothel und den Leberzellplatten liegen; diese Blutbildung erfolgte hauptsächlich extravasculär. Nach SLONIMSKI (1940) hat die Leber der Urodelen nicht die Fähigkeit, Erythrocyten zu bilden; sie beschränke sich auf „lympho- und granulopoetische Prozesse". SLONIMSKI fand nur weiße Blutkörperchen: Lymphocyten, monocytoide Zellen, Myelocyten verschiedener Reifestadien, neutrophile, acidophile, basophile Granulocyten. Bei den Urodelen seien die „Mutterzellen für die roten Blutkörperchen spezielle Elemente", „die sich sowohl von den Mutterzellen für weiße Blutkörperchen, wie auch für das Gefäßendothel ganz unabhängig entwickeln".

Die Untersuchung der Blutbildung in der fetalen Leber trat mit der Elektronenmikroskopie in ein entscheidendes Stadium ein, und zwar mit einer Studie von JONES (1959) an 15 Tage alten Rattenfeten und bei 2—3 Monate alten *menschlichen* Feten. JONES befaßte sich nur mit den Erythroblasten der fetalen Leber und stellte fest: „The youngest definitive erythroblasts arise extravascularly from mesenchymal derivatives and they have varying amounts of endoplasmatic reticulum. Most erythroblasts lose their nuclei by the extrusion. The extruded nuclei may be „clean" or have a narrow r i m of cystoplasmatic remnant. . . . Definitive erythroblasts contain aggregates of ferritin molecules within the mitochondria, or as aggregates not inclosed by a membrane system. These correspond to areas giving a prussian blue reaction in formalin fixed smears of fetal liver." JONES berichtet auch von Erythroblasten, die in Leberepithelzellen liegen, von diesen aufgelöst und verdaut werden.

In der Leber von 12—30 Tage alten *Kaninchen*feten sind Erythroblasten, Granulocyten, Megakaryocyten verschiedener Reifestadien, Blutplättchen und Makrophagen elektronenmikroskopisch nachweisbar (SORENSON, 1960). „The developing blood cells were predominantly in extravascular localisations, either just external to sinusoidal endothelium, i.e., in the space of Disse, or more often deeper within the liver cell cords apparently farther away from the vascular spaces" (Abb. 121). Erythroblasten aller Reifestufen sind in den Lebersinu-

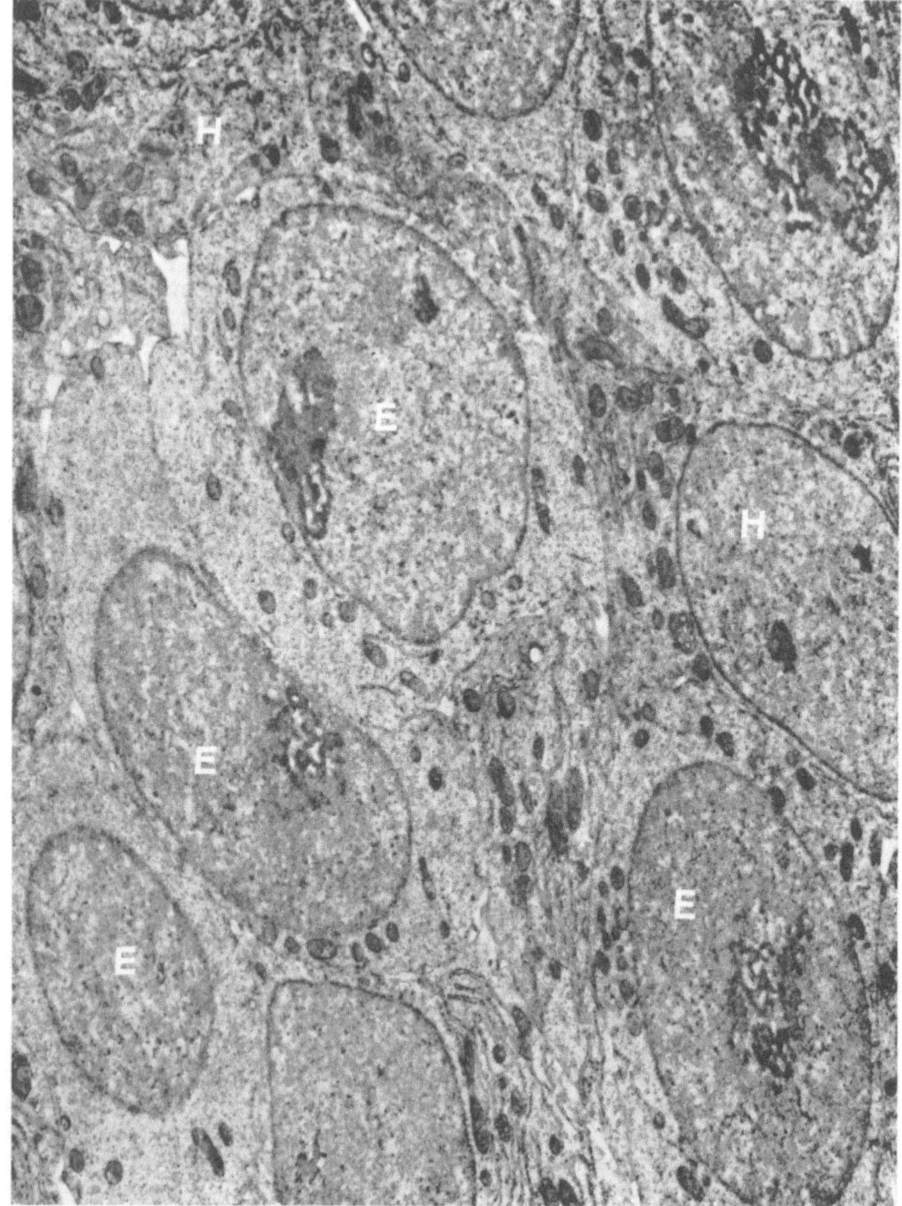

Abb. 121. Kaninchenfetus, 17 Tage alt. Die extracellulär gelegenen Erythroblasten (*E*) werden von den Leberepithelzellen (*H*) eng umschlossen. 7500fach. (Aus Sorenson, 1960)

soiden vorhanden. Die hämatopoetische Stammzelle (Abb. 122) besitzt häufig dichte freie Granula (vermutlich Ribonucleoproteingranula), ergastoplasmatische Säcke, mäßig viele Mitochondrien, wenige cytoplasmatische Bläschen nahe der Zellmembran und einen gewöhnlich zusammengesetzten Golgi-Apparat. Der Zellkern ist rund bis eiförmig, er hat ein mäßig dichtes Kernplasma und ein oder zwei dichte Kernkörperchen. Der Erythroblast im Frühstadium ist kleiner und hat

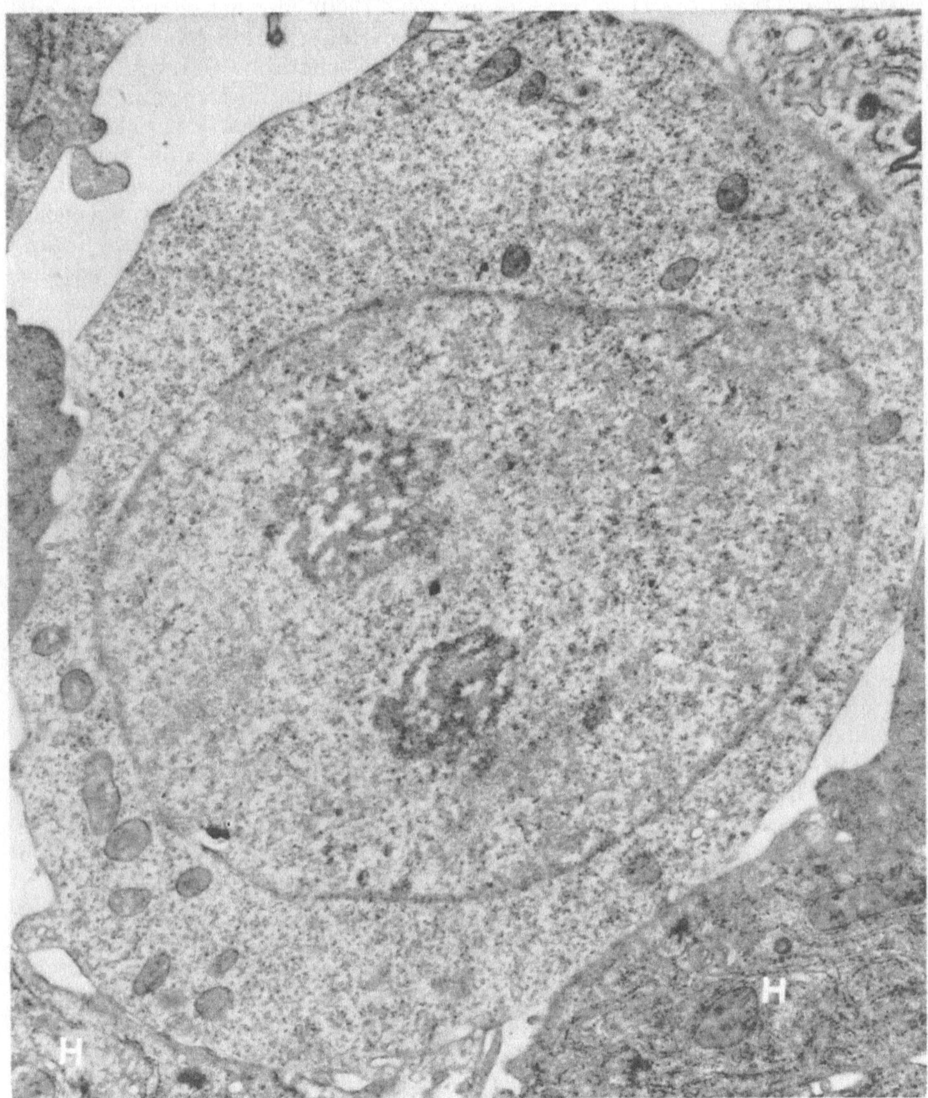

Abb. 122. Blutbildungszelle mit großem Kern und zwei Kernkörperchen und reichlichem hellem Cytoplasma in der Leber eines Kaninchenembryos. Bei *H* Teile zweier Leberepithelzellen. 11000fach. (Aus Sorenson, 1960)

ein dichteres Cytoplasma als die Stammzelle. Mit zunehmender Reifung werden das Cytoplasma und der Kern elektronenoptisch sehr dicht, verursacht durch dichte Granula. Da das Cytoplasma und der Kern gleichzeitig und in gleicher Weise dunkeln, kann man schließlich den Kern nur noch mit Hilfe der Kernmembran vom Cytoplasma unterscheiden. Die Mitochondrien werden im reifenden Erythroblasten weniger, und in der Peripherie des Zelleibes tritt in der Regel ein einziger Haufen dichter und eng gelegener Ferritinpartikel ohne Membranumhüllung auf. Reifende Erythroblasten sind eng von Leberepithelzellen umgeben; vermutlich übertragen diese das Ferritin direkt auf die Erythroblasten.

Von den Granulocyten fand SORENSON (1960) nur heterophile (pseudo-eosinophile) in der fetalen *Kaninchen*leber; ihre Hauptmerkmale sind runde bis eiförmige, mäßig dichte, bis zu 0,5 µ große cytoplasmatische Granula. Während der Reifung nehmen das Ergastoplasma und die Granula an Menge zu, der Zellkern dagegen verliert an Größe. Erst im Spätstadium der Entwicklung des Granulocyten erhalten die Granula Membranen. Mit den Granula nimmt das Ergastoplasma zu. Megakaryocyten sind in der fetalen *Kaninchen*leber am 14. Schwangerschaftstag vorhanden; sie nehmen im Laufe der Schwangerschaft an Zahl zu, gegen deren Ende jedoch ab. Der elektronenmikroskopisch frühest diagnostizierbare Megakaryocyt ist eiförmig, mißt ungefähr 15 µ, hat reichlich Cytoplasma mit spärlichen ovoiden bis länglichen Mitochondrien, Bläschen und Ergastoplasmamembranen und bereits einen viellappigen Kern. Die älteren Megakaryocyten enthalten kleine runde, membranumschlossene Granula. Am 14. Schwangerschaftstag sind in der fetalen *Kaninchen*leber auch schon anscheinend reife Blutplättchen vorhanden. Ihr Cytoplasma ähnelt dem der Megakaryocyten und weist wie diese Ribonucleoprotein-Partikel, Granula, Mitochondrien und Vacuolen auf. Die Leberepithelzellen sind aufgrund ihrer Größe, der Menge des Ergastoplasmas, der Lipideinschlüsse und ihrer charakteristischen Mitochondrien leicht von den Blutbildungszellen zu unterscheiden.

Auch nach ACKERMAN u. Mitarb. (1961) spielt sich die Erythropoese in der Leber von *Kaninchen-, Schweine-* und *Menschen*embryonen extravasculär ab. Die Entwicklung und Reifung der Erythrocyten vollzieht sich bei diesen Embryonen bzw. Feten im engsten Kontakt mit den Leberepithelzellen. Die Erythroblasten entstehen einzeln und in Haufen, vermehren sich mitotisch und deformieren die benachbarten Leberepithelzellen. Sie drängen sich auch zwischen diese und zwischen den Fortsätzen der Endothelzellen in die Lebersinusoide hinein. In diesen finden sich die am weitesten fortgeschrittenen Entwicklungsstufen der Erythrocyten. Die frühesten Entwicklungsstufen der Erythrocyten gehen auf Reticulumzellen zurück, die zwischen den Leberepithelzellen liegen. Diese Stammzellen fanden sich noch im Bereich entstehender Erythrocytenhaufen; ihre Differenzierung in primitive Erythrocyten beginnt mit der Vergrößerung der Kernkörperchen und der Abrundung des Zelleibes. Die Proerythrocyten sind rund, haben große Kerne, ovale oder kugelförmige Mitochondrien, einen gut ausgebildeten Golgi-Apparat, ein sehr kärgliches endoplasmatisches Reticulum, zahlreiche freie cytoplasmatische Granula und Ferritinhaufen.

MERKER und CARSTEN (1963) untersuchten die Erythropoese der Leber von 2—5 Monate alten *menschlichen* Feten elektronenmikroskopisch. Auf diesen Altersstufen hat die menschliche Leber noch keinen Läppchenbau, sondern „besteht aus vielen unregelmäßig verlaufenden Sinusoiden, zwischen denen Leberparenchym- und Blutbildungszellen liegen". Dem entsprechen die Beobachtungen von JONES (1959), SORENSON (1960) und ACKERMAN u. Mitarb. (1961). Die hervorragenden Abbildungen in der Arbeit MERKERs und CARSTENs (1963) sind eindeutige Belege für die Lagerungsorte der Blutbildungszellen in der fetalen menschlichen Leber: Die Blutbildungszellen liegen stets interparenchymatös, die älteren von ihnen meistens im Dissesschen Raum unmittelbar unter dem Endothel (Abb. 123), die jüngeren in den seitlichen Ausbuchtungen dieses Raumes zwischen den Leberepithelzellen und in engem Kontakt mit diesen (Abb. 124). Wie SORENSON (1960) schließen MERKER und CARSTEN (1963) aus ihren Befunden, daß „der Kern in toto ausgestoßen und von den Sternzellen phagocytiert wird" (Abb. 125). Die Autoren bringen auch den engen Kontakt zwischen den Leberepithelzellen und Erythroblasten mit der Ferritinübertragung in Verbindung. Ähnlich wie die Reticulumzellen des Knochenmarks seien die Leberepithelzellen ferritinhaltig.

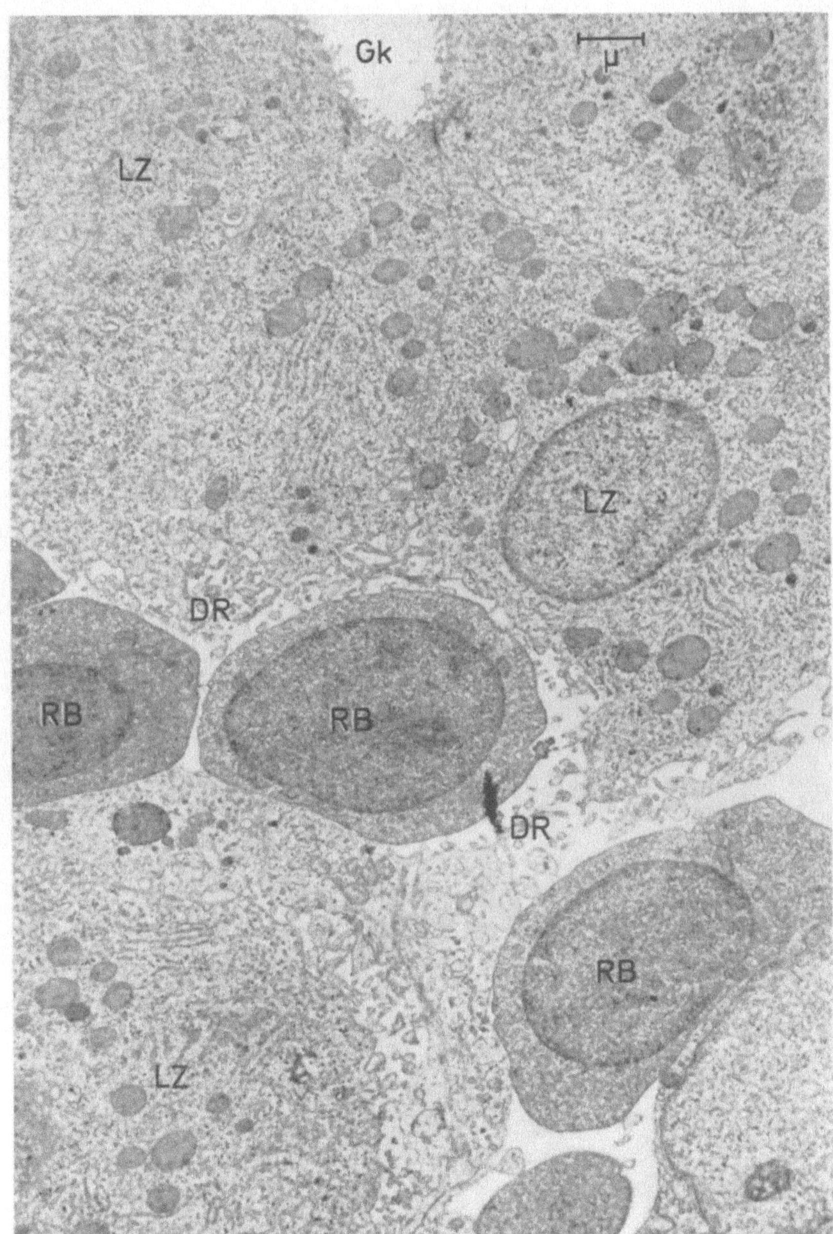

Abb. 123. Fetale menschliche Leber (4. Monat). Der Dissesche Raum (*DR*) erstreckt sich weit intercellulär in das Lebergewebe und ist mit Proerythroblasten (*RB*) angefüllt. *LZ* Leberepithelzellen, *GK* Gallenkanälchen. 7500fach. (Aus MERKER und CARSTEN, 1963)

Es sei deshalb möglich, daß das Ferritin von den Leberepithelzellen sowie von den Reticulumzellen des Knochenmarks in den Intercellularraum ausgeschieden und von den roten Blutbildungszellen durch Pinocytose aufgenommen werde. Hier verdient vermerkt zu werden, daß schon JOLLY (1923) feststellte, ,,les cellules sanguines sont au contact direct des cellules hépatiques`` und deshalb die Meinung

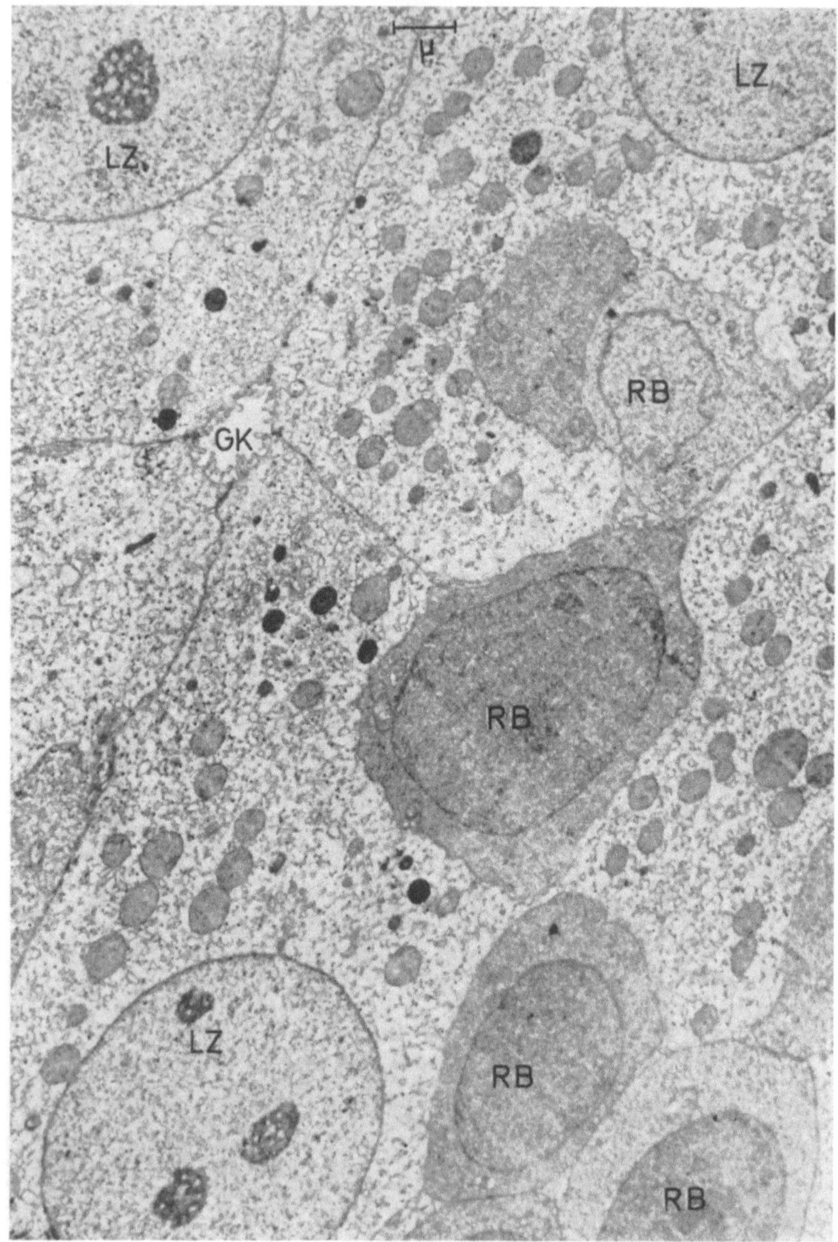

Abb. 124. Fetale menschliche Leber (2. Monat). Blutbildungszellen (*RB*) unterschiedlichen
Reifegrades stehen in engem Kontakt zu den Leberepithelzellen (*LZ*). *GK* Gallenkanälchen.
7500fach. (Aus MERKER und KARSTEN, 1963)

vertrat: „Le protoplasme des cellules hépatiques enveloppe les cellules sanguines
et joue le rôle du support, de trame . . .“ Die Leberepithelzellen, so glaubte er,
übten auf die Blutbildungszellen — ähnlich wie das Sertoli-Syncytium auf die
unreifen Samenzellen — einen ernährenden Einfluß aus.

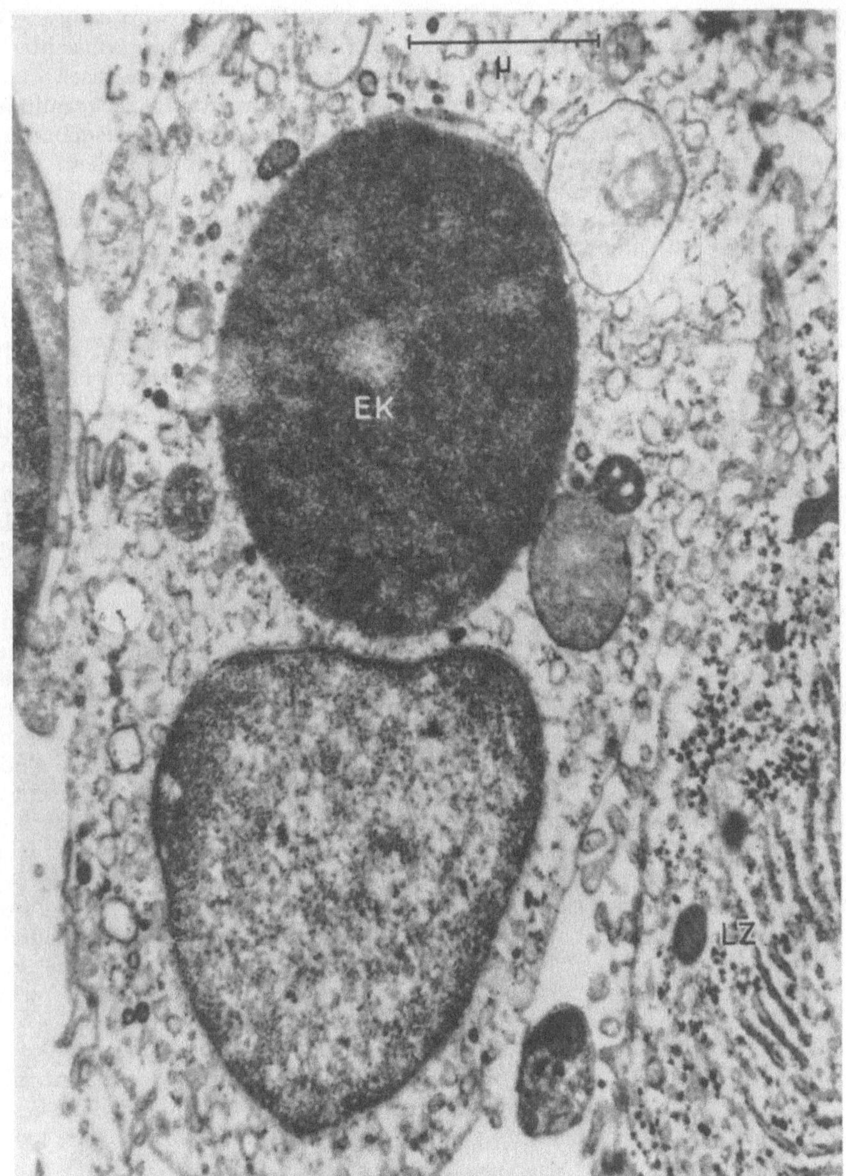

Abb. 125. Fetale menschliche Leber. v. Kupffersche Sternzelle mit phagocytiertem Erythroblastenkern (*EK*). *LZ* Leberepithelzelle. 25000fach. (Aus Merker und Carsten, 1963)

Grasso u. Mitarb. (1962a, b) differenzieren in der bisher umfassendsten Weise licht- und elektronenmikroskopisch alle Zelltypen (Hämocytoblast, basophiler Erythroblast, polychromatischer Erythroblast, Normoblast, Reticulocyt) in der fetalen *Kaninchen*- und *Menschen*leber. Die Entwicklung der Erythrocyten in der Leber geht mit einer Abnahme der Zellgröße, Fragmentation und Auflösung der Kernkörperchen, Abnahme des Kernvolumens, Zunahme der Kerndichte und Verklumpung des Chromatins einher. Letztere ist am ausgeprägtesten beim polychromatischen Erythroblasten. Der Kern wird ausgestoßen oder aufgelöst und im Falle der Auflösung mit dem Cytoplasma vermischt. Die Mitochondrien, das endoplasmatische Reticulum und der Golgi-Apparat schwinden allmählich dahin. Die Konzentration der Ribosomen nimmt anfangs zu, vermindert sich aber dann in dem Maße, wie die Elektronendichte des Cytoplasmas durch die Bildung der Hämoglobinpartikel zunimmt. Das Hämoglobin scheint durch die Poren der Kernmembran in den Kern einzudringen und sich in den interchromatischen Safträumen auszubreiten. Der zum roten Blutkörperchen noch nicht ganz ausgereifte Reticulocyt enthält von den Zellorganellen nur noch eine sehr kleine Menge Ribosomen und wenige Mitochondrien.

Was die örtliche Lage der Blutbildungszellen in der Säugerleber anbetrifft, so sind die elektronenmikroskopischen Befunde eindeutig und übereinstimmend. Die Blutbildung spielt sich bei den Säugern extravasculär, im Disseschen Raum und seinen Lacunen, ab, bei Vögeln intravasculär. KARRER (1961) fand das Endothel der Lebersinusoide bei *Hühner*embryonen in direktem Kontakt mit den Leberepithelzellen und kein Mesenchym zwischen diesen und dem Endothel. Daraus folgert er für die fetale *Kücken*leber, „that blood cells arise purely intravasculary from endothelial cells of the capillaries"; aber er läßt die Möglichkeit offen, daß das Bindegewebe größerer Gefäße auch eine Rolle bei der Blutbildung in der *Kücken*leber spiele.

Wie verhält es sich mit den Angaben über die Herkunft der Blutbildungszellen in der Leber? JONES (1959) bemerkt ohne nähere Ausführung, daß sie aus „mesenchymal derivatives" hervorgehen. MERKER und CARSTEN (1963) schreiben im Hinblick auf die Reticulumzellen des Knochenmarks lediglich: „Reticulumähnliche Zellen lassen sich in der fetalen Leber nicht nachweisen." Sollte das bedeuten, daß es in der fetalen menschlichen Leber außer den Endothelzellen der Lebersinusoide mesenchymale Zellen nicht oder nicht mehr gibt — abgesehen von dem Mesenchym in der Umgebung der präcapillären Gefäßäste —, dann wäre das Sinusoidendothel die einzige Quelle für die Entstehung der Blutbildungszellen im fetalen Leberparenchym. Eine derartige Auffassung entspräche den Befunden von KARRER (1961) bezüglich der Mesenchymverhältnisse im Parenchym der fetalen *Kücken*leber. Die fetale Blutbildung würde alsdann in der Säugerleber so wie in der Vogelleber vor sich gehen, nur außerhalb statt innerhalb der Sinusoide. Also müßte man die dünne Lage des flächenhaft die Leberepithelzellen abdeckenden Mesenchyms (MOLLIER, 1909, 1933) als das Ursprungsgewebe des Sinusoidendothels und der Blutbildungszellen ansehen. CARSTEN (1961) sowie MERKER und CARSTEN (1963) nehmen an, daß die neugebildeten Blutzellen durch Poren und Lücken im Endothel der Sinusoide aus dem Disseschen Raum in die Sinusoidlichtung gelangen und daß Zellen des Sinusoidblutes den umgekehrten Weg gehen können.

N. Die Leber und andere Organe

Es liegt auf der Hand, daß ein so bedeutsames Stoffwechselorgan wie die Leber funktionell nicht nur vom Nervensystem gesteuert, sondern auch von anderen, insbesonders innersekretorischen Organen beeinflußt wird. Am bekanntesten sind die Einwirkungen des Inselorgans und der Nebennieren auf die Funktion der Leber im Kohlenhydratstoffwechsel. Die Zahl der Arbeiten, die den Funktionskreis „Leber und andere Organe" betreffen, ist jedoch noch erstaunlich klein.

I. Hypophyse

Übereinstimmend stellten EITEL und LOESER (1932) sowie AMANO (1935) beim *Meerschweinchen*, HEINEMANN (1937) bei *Ratten* und *Meerschweinchen*, FISCHBACH und TERBRÜGGEN (1938) bei *Meerschweinchen* nach Behandlung mit Thyreotropin eine bis zum völligen Schwund gehende Glykogenverarmung der Leber fest. Die chemischen Untersuchungen EITELs und LOESERs (1932) ergaben einen Abfall des durchschnittlichen Glykogengehaltes der Leber von 2,59% bei den Kontrolltieren bis auf 0,085% bei den Tieren, die an 11 Tagen je 2,5 mg eines „thyreotropen Hormons des Hypophysenvorderlappens" (SCHERING-KAHLBAUM) erhalten hatten. „Der Glykogengehalt der Leber bleibt ... zunächst

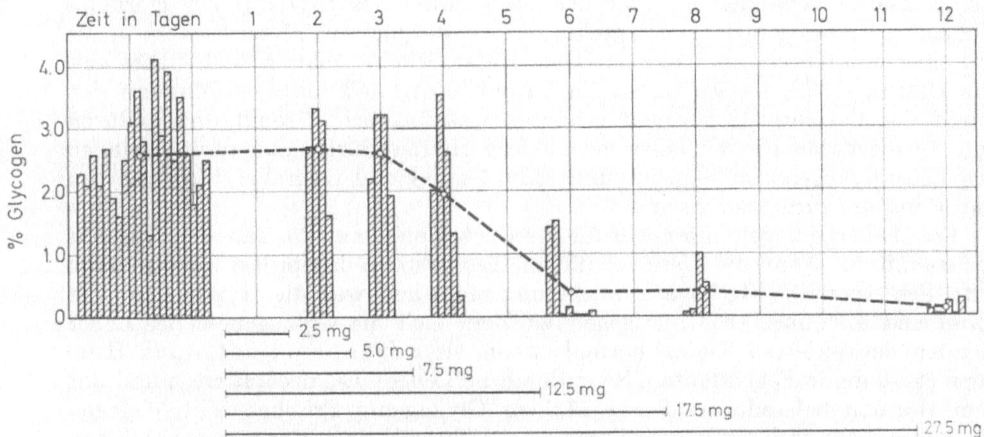

Abb. 126. Die Wirkung wiederholter Injektionen von thyreotroper Substanz des Vorderlappens der Hypophyse auf den Glykogengehalt der Leber des Meerschweinchens. ▧ Leberglykogen je Tier in %. Die gestrichelte Linie verbindet die Durchschnittswerte des Leberglykogens der einzelnen Versuchsgruppen. (Aus EITEL und LOESER, 1932)

konstant. Die beiden ersten Injektionen führen noch keine sicher faßbare Glykogenverarmung herbei. Erst nach 5tägiger Behandlung beginnen die Glykogenwerte deutlich abzusinken, um nach 7- bzw. 11tägiger Injektion ihren tiefsten Punkt zu erreichen ..." (Abb. 126). Die Glykogenverarmung der *Meerschweinchen*leber hat dann „einen Grad erreicht, der der Glykogenfreiheit des Organes nahekommt". Die Untersuchungen AMANOs (1935) bestätigten diese Befunde im wesentlichen und erweiterten sie insofern, als sie ergaben, daß sich der künstlich unter verstärkte Thyreotropineinwirkung gesetzte Organismus an das hormonelle Überangebot gewöhnt. Das zeigte sich im Laufe einer längeren Thyreotropinbehandlung darin, daß der Glykogengehalt der Leber trotz fortgesetzter gleicher Hormonbehandlung wieder ansteigt. So betrugen die durchschnittlichen Glykogenwerte nach 11 tägiger Behandlung mit der thyreotropen Substanz 1,03% und nach 21tägiger Behandlung 2,11% gegenüber dem Normalwert von 3,13%.

EHRENBRAND (1954) stellte histologisch bei *Meerschweinchen* 2 Std nach intraperitonealer Injektion von 2 Meerschweinchen-Einheiten des thyreotropen Hormones „Pretiron" (Schering-Werke) je 100 g Körpergewicht eine Aufhellung der Läppchenzentren in der Leber mit Veränderungen an den Leberepithelzellen (schaumige Struktur des Cytoplasmas, Kernschwellung) und eine Reduzierung des Glykogens fest. In 4, 8, 12 Std nach der Injektion folgten Schwellung und starke Vacuolisierung der Leberepithelzellen, Verwischung der Läppchenzeich-

16*

nung (begleitet von starker Hyperämie) und vermehrte Glykogenbildung. Nach 12 Std war in allen Läppchenbezirken „reichlichst Glykogen abgelagert". Wie in den Versuchen von EITEL und LOESER (1932) „setzte eine starke Glykogenverarmung der Leber erst am 5. Versuchstag ein", „die aber sehr bald wieder trotz weiterer gleich hoher Thyreotropingabe von einer starken Glykogenvermehrung abgelöst" wurde. Später sprechen EHRENBRAND u. Mitarb. (1958) in Zusammenhang mit der Thyreotropinwirkung und der Glykogenspeicherung von einer progressiven und regressiven Transformation des Leberläppchens.

Ascorbinsäure verhindert nach FISCHBACH und TERBRÜGGEN (1938) die Glykogenmobilisation durch thyreotropes Hormon selbst dann, wenn die Hormondosis sehr groß und die Vitamindosis sehr klein ist: „Die Leber der mit Ascorbinsäure behandelten unter der Einwirkung des thyreotropen Hormons stehenden Tiere ist fast ebenso glykogenreich wie die von *Meerschweinchen*, die auf einer vitaminreichen Mastkost (Heu, Hafer, Milch) gehalten sind." Dies hat, wie OEHME (1936) feststellte, seinen Grund darin, daß die Ascorbinsäure den durch das thyreotrope Hormon erhöhten Gasstoffwechsel senkt und dadurch den Glykogenabbau in der Leber vermindert. Hierauf dürfte auch das Schwinden des Leberglykogens im Skorbut und seine Neubildung nach Verabfolgung von Ascorbinsäure zurückzuführen sein.

Das Leberglykogen nimmt beim *Kaninchen*feten am 25. Tag der Tragzeit sprunghaft zu. Wenn die Tiere vor diesem Tag in utero decapitiert werden, dann tritt diese spontane Glykogenanreicherung nicht auf, weil die Hypophyse fehlt (JOST und JACQUOT, 1954). Dagegen vollzieht sich die Glykogenese der Leber bei den decapitierten Tieren normal, wenn sie **adrenocorticotropes** Hormon (4—6 mg je Fet) erhalten. So enthielt die Leber eines decapitierten und mit dem Hormon behandelten Tieres 17,2 mg Glykogen/g Frischgewicht, dagegen die Leber eines anderen decapitierten und nicht mit dem Hormon behandelten Tieres nur 3,2 mg. BARKER u. Mitarb. (1948) gaben *Ratten*, die sie reichlich mit Kohlenhydraten, Fett und Eiweiß ernährten, **Adrenocorticotropin**; sie erzielten damit im Haupteffekt eine fettige, aber nicht degenerative Infiltration der Leberepithelzellen und eine Verminderung der cytoplasmatischen Ribonucleoproteine. Die Reaktionen auf alkalische und saure Phosphatase der Leberepithelzellen blieben unverändert.

Nach BENOIT (1937) vergrößern **Extrakte des Hypophysenvorderlappens** und das **Prolactin** die Leber der *Haus*ente. Hypophysäre *Zwergmäuse* besitzen nicht die bei normalen *Mäusen* aufstellbaren Kernklassen der Leberepithelzellen; aber eine Substitutionstherapie mit **Wachstumshormon** des Hypophysenvorderlappens normalisiert diese Verhältnisse (HELWEG-LARSEN, 1952). Die Richtigkeit dieser Befunde haben DI STEFANO und DIERMEIR (1956) bestätigt; wenn sie hypophysektomierten *Ratten* **Wachstumshormon** verabreichten, wurde der polyploide Zellanteil in der Leber wieder hergestellt. Die Hypophyse scheint jedoch nicht auf jeden Fall für die Entwicklung der Polyploidie in der Leber notwendig zu sein; denn bei hypophysektomierten und danach teilhepatektomierten *Ratten* nehmen die polyploiden Zellen in der regenerierenden Leber zu (GESCHWIND u. Mitarb., 1958). Wie in anderen Organen, so löst das Wachstumshormon bei der *Maus* auch in der Leber (NETTESHEIM und OEHLERT, 1962) „eine Vermehrung der DNS-synthetisierenden Zellen", vor allem aber eine Zunahme der doppelkernigen Leberepithelzellen aus; bei diesen waren stets beide Kerne autoradiographisch markiert.

Nach SCHRIEFERS (1967) wird das Hypophysen-Nebennierenrinden-Rückkopplungssystem „durch die Leber zu einem Funktionskreis erweitert, in dem ihr als dem Hauptorgan des Steroidumsatzes die Rolle eines Gegenspielers der Nebennierenrinde zugestanden werden muß. Die Steroidstoffwechselaktivität ist geradezu als die Größe aufzufassen, die die zur Aufrechterhaltung eines normalen Hormonplasmaspiegels notwendige Aktivität von Hypophyse und Nebenniere bestimmt."

II. Schilddrüse

Das thyreotrope Hormon des Hypophysenvorderlappens greift bekanntlich nicht direkt in den Glykogenstoffwechsel der Leber (und des Muskels) ein, sondern regt nur die Hormonbildung in der Schilddrüse an. Wird die physiologische Thyreotropinmenge durch künstliche Zufuhr erhöht, so versetzt das Thyreotropin die Schilddrüse in einen Basedow-ähnlichen Zustand. Die vermehrte Produktion des Schilddrüsenhormons steigert dann die Zuckerverbrennung in den Geweben; infolgedessen sinkt die Zuckermenge im Blut unter die Norm und baut das Adenalin Glykogen in der Leber zu Traubenzucker ab. Beim schilddrüsenlosen Tier bleibt die thyreotrope Hormonbildung und damit die Glykogenverarmung der Leber aus (EITEL und LOESER, 1932).

Thyroxin wirkt glykogenmobilisierend (ABELIN, 1934; HABÁN, 1935; FISCH-BACH und TERBRÜGGEN, 1938). Es durchbricht die „glykogenanreichernde und stabilisierende Eigenschaft der Ascorbinsäure", so daß die Leber auch nach Verabreichung kleiner Thyroxin- und großer Ascorbinsäuregaben „immer glykogenfrei" ist (FISCHBACH und TERBRÜGGEN, 1938). Unter dem Einfluß der Thyroxinbehandlung (0,5 mg subcutan bis zur Gesamtdosis von maximal 5,5 mg) schwinden in der *Ratten*leber das Glykogen und das Eiweiß, schrumpfen die Leberepithelzellen und verdichten sich der Zelleib und der Zellkern (SCHÖNHOLZER, 1936). „Nach einer Gesamtzufuhr von 4,5 mg Thyroxin verschwinden aus den Leberzellen die morphologisch darstellbaren Speicherstoffe Eiweiß, Glykogen und Fett. Glykogen wird schon nach einer Gesamtzufuhr von 2 mg Thyroxin nicht mehr gespeichert" (KASTERT, 1938), so bei der *Ratte*. PIROZYNSKI und BERTALANFFY (1953) beobachteten ebenfalls bei *Ratten*, daß die groben basophilen, ribonucleinsäure-haltigen Cytoplasmaeinschlüsse der Leberepithelzellen nach 4—6tägiger subcutaner Behandlung mit täglich 200 mg Thyroxin verschwunden waren und statt ihrer nur noch „fine filaments, rods and granules" eng beisammen im Zelleib lagen. Nach IKEDA (1932) nimmt beim *Kaninchen* der Golgi-Apparat der Leberepithelzellen nach Thyreoidektomie an Größe zu, während sich die Leberepithelzellen im übrigen nicht verändern. PAGET und THORP (1963) beobachteten bei *Ratten* nach Thyroxingaben Vermehrung und Schwellung der Mitochondrien der Leber und eine Zunahme ihrer Cristae mitochondriales sowie das Auftreten zahlreicher, bizarr geformter Mitochondrien. Nach KA-PLANSKY und JUSOPOVA (1962) verändert die Verfütterung von Thyreoidin bis zur Hyperthyreose bei der *Ratte* die Proteinfraktionen der Lebermitochondrien.

Leberuntersuchungen bei thyreoidektomierten *Ratten*, über die SWARTZ und FORD (1960) berichten, bilden eine indirekte Stütze für die Befunde, die HELWEG-LARSEN (1952) bei hypophysektomierten *Zwerg*mäusen und DI STEFANO und DIRMEIR (1956) an hypophysektomierten *Ratten* erhoben. Darüber hinaus liefern sie einen weiteren wesentlichen Beitrag zu der Polyploidisation des Leberparenchyms. Zum Zeitpunkt der Thyreoidektomie waren die Tiere 21 Tage alt. In diesem Alter sind die Leberepithelzellen der *Ratte* zu 90% diploid und zu 10% tetraploid; oktaploide Zellen fehlen dann noch oder sind nur sehr spärlich vorhanden. Im Alter von 55 Tagen herrschen in der Leber der thyreoidektomierten Tiere die tetraploiden Zellen vor, jedoch nicht in dem Maß wie bei den Kontrolltieren. Mit 122 Tagen weist die Gruppe der operierten *Ratten* einen Rückgang der ploiden Zellpopulation auf: 40% Tetraploide (80% beim Normaltier) und einen entsprechend niedrigen Prozentsatz an Oktapoiden (1—2% beim Normaltier). Die Reaktion der Leber auf die Thyreoidektomie nimmt also vom 55. bis 122. Lebenstag zu. Bei 230 Tage alten Tieren hat sich die Polyploidie der Leber wieder dem Polyploidiestand beim Normaltier genähert. Die polyploide Zellregression nach Thyreoidektomie ähnelt derjenigen nach Hypophysektomie; sie ist wahrscheinlich auf die Degranulierung und verminderte Hormonbildung in den Zellen des Hypophysenvorderlappens zurückzuführen, die das Wachstumshormon der Hypophyse bilden.

BENOIT (1937) berichtet, daß sich die Leber der *Hausente* nach Thyreoidektomie vergrößere, und zwar hauptsächlich durch Fetteinlagerung in die Leberzellen. Werde nachfolgend Thyroxin injiziert, dann verkleinere sie sich wieder. Thyreoidektomie und Verabreichung von Extrakt des Hypophysenvorderlappens bewirke eine noch stärkere Vergrößerung der Leber als die bloße Thyreoidektomie.

III. Nebennieren

Die Entfernung der Nebennieren verursacht bei *Ratten* Glykogen- und Fettverlust (ABELIN, 1934), ferner Vitamin C-Verlust bis zu 20% (CUZZOCREA u. Mitarb., 1959), und beim *Meerschweinchen* Glykogenverarmung (AMANO, 1935) der Leber. Auf Eiweißkost gesetzte, dann beiderseits adrenalektomierte *Ratten* wiesen, „extremely low liver and muscle glycogen values" auf (WANG und VERZÁR, 1949), wenn sie ohne die Behandlung mit Nebennierenrinden-Hormon 4—7 Tage lang überlebten. Die durchschnittlichen Glykogenwerte der Leber betrugen bei den nichtbehandelten nebennierenlosen Tieren nur 10% gegenüber 197 g-% bei den Kontrollen. Die Behandlung der Tiere ohne Nebennieren mit dem Glucocorticoid „Compound E" (Cortison) ergab einen dreimal höheren Glykogenwert der Leber als die Behandlung mit dem Mineralocorticoid „Desoxycorticosteron". Compound E wirkt schnell und energisch, Desoxycorticosteron dagegen langsam und weniger stark; das zeigt sich besonders deutlich bei Einzelinjektionen. Mit täglichen Desoxycorticosteron-Injektionen werden aber auch nahezu normale Glykogenwerte der Leber erzielt. Nebennierenextrakt sei weniger wirksam als Desoxycorticosteron.

Mit Cortison erzielten Glykogenanstiege in der Leber unter normalen Verhältnissen LOWE u. Mitarb. (1951), TIMIRAS und KOCH (1952), WILLIAMS u. Mitarb. (1953) bei *Kaninchen*, WILLIAMS u. Mitarb. (1956) bei *Mäusen* und *Ratten*, DUNN u. Mitarb. (1958) bei *Mäusen*. EGER (1942) gab *Ratten* eine reine Zuckerkost (teils mit Vitamin C-, B_1- oder B_2-Zusatz) und stellte an Leber und Nebennieren fest, daß bei den höchsten Glykogenwerten die stärkste Entspeicherung der Nebennierenrinde eintrat". EHRENHARD u. Mitarb. (1958) bestätigten diesen Befund insofern, als sie nachwiesen, daß die progressive Transformation der Nebennierenrinde des *Meerschweinchens* mit einer progressiven Transformation der Leberläppchen einhergeht, nämlich mit der Ausbreitung der Glykogenablagerung im ganzen Läppchen. Bei regressiver Transformation der Nebennierenrinde enthielten nur die Läppchenzentren Glykogen.

Als weitere Cortisonwirkungen auf die Leberepithelzellen beobachteten LOWE u. Mitarb. (1951) Abnahme der Ribo- und Desoxyribonucleinsäure, PIROZYNSKI und BERTALANFFY (1953) Abwanderung der verklumpten basophilen Cytoplasmakörper in die Zellperipherie, WILLIAMS u. Mitarb. (1953) eine Einbuße an cytoplasmatischer Ribonucleinsäure, acidophilen und basophilen Proteinen, DUNN u. Mitarb. (1958) eine vorübergehende Herabsetzung der Ribonucleinsäure- und Stickstoffkonzentration. Dagegen fanden TIMIRAS und KOCH (1952) in Versuchen an *Kaninchen* mit Cortison, Desoxycorticosteron und bei kombinierter Gabe der beiden Hormone den Ribonucleingehalt der Leberepithelzellen immer konstant. Die Autoren sehen hierin einen Beweis dafür, daß die Corticoide keinen Einfluß auf die Eiweißsynthese in der Leber ausüben. Auch PIROZYNSKI und BERTALANFFY

(1953) sahen nach 3- und 6tägiger Behandlung mit Desoxycorticosteron bei *Ratten* „no abnormalities . . . in the morphologic appearance of basophilic bodies in liver cells". Selbst nach 8tägiger Behandlung seien die Leberepithelzellen regelrecht strukturiert und geformt. Nur schienen die basophilen Zelleinschlüsse in der Peripherie der Leberläppchen plumper und größer zu sein als im Zentrum. SECKFORT u. Mitarb. (1956) konnten bei *Ratten* nach Cortisonbehandlung „gegenüber unbehandelten Kontrollen weder qualitativ noch quantitativ eine Änderung des Fettgehaltes in nennenswertem Ausmaß" feststellen.

Die unter Cortisoneinwirkung stehenden Leberepithelzellen hypertrophieren und nehmen um das 2—3fache ihrer gewöhnlichen Größe zu (Abb. 127, 128). Das Cytoplasma der hypertrophierten Zellen ist hell und schaumig; die Zellkerne sind nicht vergrößert, sie werden von den Glykogenmassen in die Zellperipherie gedrängt (TIMIRAS und KOCH, 1952). Wie LOWE u. Mitarb. (1951) sowie WILLIAMS u. Mitarb. (1953) berichten, haben die hypertrophierten Leberepithelzellen 9 Tage nach Beendigung der Cortison-Behandlung wieder annähernd ihre gewöhnliche Größe angenommen; der Ribonucleinsäure- und Proteingehalt sind gestiegen, während das Glykogen vermindert ist. Nach DUNN u. Mitarb. (1958) kehren die Ribonucleinsäure-, Stickstoff-, Glykogen- und Fettkonzentration in den Leberepithelzellen auch dann wieder zu normalen Werten zurück, wenn die Tiere weiter mit Cortison behandelt werden. Offenbar stellt sich der Stoffwechsel der Leberepithelzellen auf die unphysiologische Cortisoneinwirkung allmählich ein und reagiert schließlich nicht mehr darauf.

Eine 6tägige Behandlung der *Ratte* mit täglich 5 mg Cortisonacetat (WIENER u. Mitarb., 1968) ergibt bei den Leberepithelzellen eine Zunahme des Cytoplasma-Volumens von durchschnittlich 5100 auf 5800 μ^3 und eine Abnahme des Kerndurchmessers von durchschnittlich 7,1 auf 6,5 μ. Das durchschnittliche Volumen der Mitochondrien in der mittleren und peripheren Zone der Leberläppchen vervierfacht sich; aber die Anzahl der Mitochondrien je Leberepithelzelle wird so sehr vermindert, daß das totale Mitochondrien-Volumen je Zelle doch annähernd unverändert bleibt. Die Zahl der Peroxysomen verringert sich, während sich die Zahl der Lysosomen und Lipidtröpfchen in allen Läppchenzonen erhöht. Das durchschnittliche Volumen des Glykogens ist in allen Zellen verdoppelt.

Langfristige (28tägige) Behandlung mit täglich 5 mg Cortison oder 4 i. E. ACTH führt bei *Ratten* (HERRMANN, 1967, Lit.) zu Abnahme, dagegen Behandlung mit Thyroxin oder TSH zu erheblicher Zunahme der Kernvolumina der Leberepithelzellen. Die Gegenüberstellung der Kernvolumina von Fasciculata-Zellen der Nebennierenrinde, Leberepithelzellen und Follikelepithelzellen der Schilddrüse nach einmaliger Gabe von 4 i. E. ACTH zeigt, daß der Leber eine „wesentliche Bedeutung in dem Funktionskreis Hypophyse-Nebennierenrinde zukommt".

DEVENUTO und MULDOON (1968, Lit.) testeten bei normalen *Ratten* die Wechselwirkungen zwischen Corticosteroiden und Fraktionen der Mitochondrien und Kerne der Leberepithelzellen. Die Autoren stellten eine starke Affinität dieser Zellorganellen zum Cortison und Corticosteron fest, besonders bei den sauren Protein- und Globulinfraktionen der Kerne.

Cortisol, an adrenalektomierte *Ratten* verabreicht (RANCOURT und LITWACK, 1968), führt zu plötzlicher und sehr auffallender Umwandlung des lamellären granulären endoplasmatischen Reticulums in ein blasiges agranuläres und gleichzeitig zur Abwanderung der Ribosomen von dem granulären Reticulum in die freien Räume des Cytoplasmas.

Bei der *Schildkröte* sind die Leberepithelzellen im Adrenalinversuch kleiner, dunkler und glykogenärmer, der Golgi-Apparat und die Zellkerne jedoch größer als beim Kontrolltier (RADU, 1933). Adrenalin bewirkt bei der *Ratte* zur

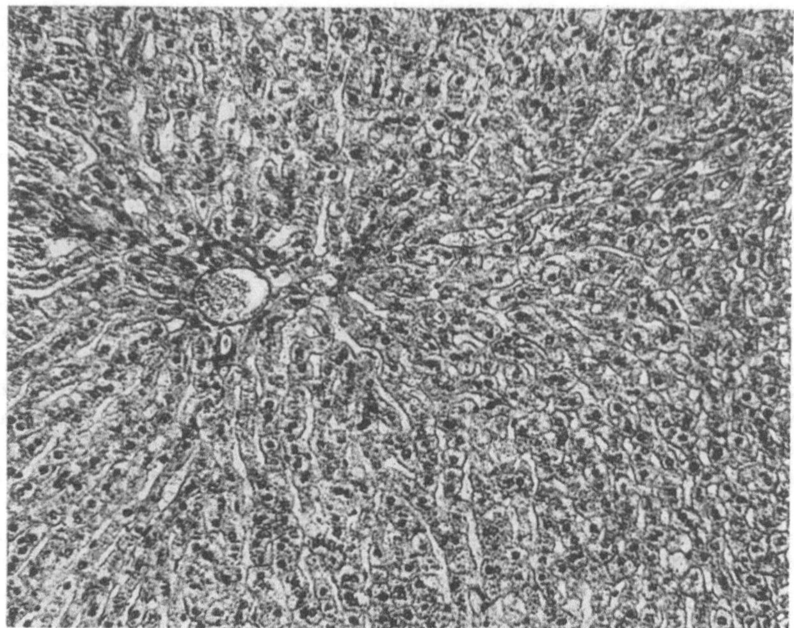

Abb. 127. Kaninchenleber (unbehandeltes Kontrolltier). Hämatoxylin-Eosinfärbung. 380fach. (Aus Timiras und Koch, 1952)

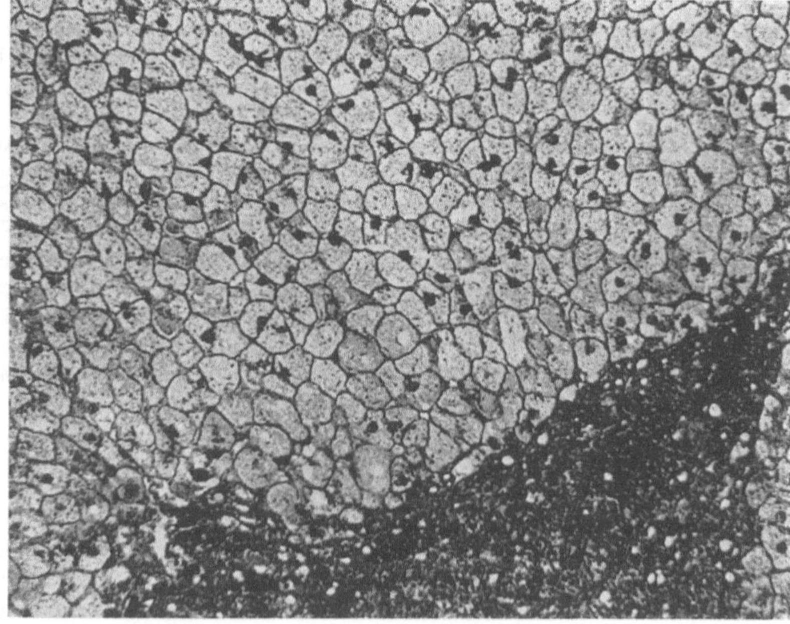

Abb. 128. Leberepithelzellen von einem 8 Tage lang mit Cortison behandeltem Kaninchen. Die Zellen sind hypertrophiert, zwei- bis dreimal größer als die des Kontrolltieres (Abb. 127). Zellkerne nicht vergrößert, aber exzentrisch gelagert. Rechts unten im Bild frische Blutung. Hämatoxylin-Eosinfärbung. 380fach. (Aus Timiras und Loeser, 1952)

Zeit des täglichen Glykogenmaximums der Leber eine wesentliche Glykogenverminderung (EDLUND und HOLMGREN, 1940).

IV. Inselorgan des Pankreas

Eine über 3—12 Tage ausgedehnte Behandlung mit täglich 1 Insulineinheit hat bei dem Teleostier *Scorpaena porcus* den totalen Glykogenverlust und eine starke kleintropfige Fettinfiltration der Leberepithelzellen zur Folge; letztere entsteht offenbar dadurch, daß das Glykogen *in toto* oder doch größtenteils in Fett verwandelt wurde (SCHMID, 1937). Anders als beim Normaltier seien die Zellen sehr klein, ihre Grenzen unscharf, das Cytoplasma schaumig (vacuolär aufgelockert), die Zellkerne verkleinert und vermehrt (Reaktionsmitose im Sinne BENNINGHOFFs). In den Experimenten EDLUNDs und HOLMGRENs (1940) an *Ratten* beeinflußte Insulin (Vitrum, 1 i. E. pro 100 g Körpergewicht), 2 Std vor der Tötung subcutan gegeben, den Glykogengehalt der Leber weder zur Zeit des Glykogenmaximums (2 Uhr) noch zur Zeit des Glykogenminimums (10 Uhr).

Als bemerkenswertes Curiosum verdienen die Befunde von BLOMBÖCK u. Mitarb. (1953) angeführt zu werden, denen zufolge es beim *Schaf* eine Glykogenbildung ohne Insulin gibt. Die Autoren entfernten bei zwei *Schafen* operativ das Pankreas. Das eine von den beiden Tieren lebte 2 Monate ohne Insulinverabreichung. Während des ersten Monates nach der Operation erlitten die Tiere wegen mangelhafter Eiweißverdauung beträchtliche Gewichtsverluste. Im zweiten Monat konnte das Körpergewicht durch subcutane Injektionen eines Aminosäurehydrolysates und durch Glucoseinjektionen konstant gehalten werden. Wenige Stunden vor der Schlachtung wurden 5,6 g Glukose je kg Körpergewicht subcutan gespritzt. Der Blutzucker stieg auf 314 mg-%. Der Zuckergehalt des Urins betrug 3,1%. Der Glykogengehalt der Leber erreichte wie bei ebenso behandelten normalen Tieren 4,9%. Der Gehalt des Muskelglykogens belief sich auf 0,62% und war damit ebenfalls normal.

V. Keimdrüsen

REMOTTI (1935) berichtet über einen sehr sonderbaren Wandel, den die Leber des viviparen Teleostiers *Gambusia* während der Fortpflanzungsperiode durchmachen soll. So lange der Eierstock des Tieres in Ruhe verharrt, ist die Leber groß und füllt fast den ganzen Bauchraum aus. Wenn aber der Eierstock seine Tätigkeit aufnimmt, dann wird die Leber kleiner; wenn sich die befruchteten Eier entwickeln, schrumpft sie immer mehr dahin. Schließlich bleibt von ihr nur ein schmales Gebilde übrig, das von den anderen Baucheingeweiden bedeckt wird. Während dieses Schrumpfungsprozesses verlieren die Leberepithelzellen zunächst alle Speicherstoffe, zuerst das Glykogen, dann das Eiweiß und zuletzt das Fett. Danach werden die spezifischen Zellstrukturen abgebaut und die Zellen eingeschmolzen.

Nach BENOIT (1937) verursacht Follikulin, wenn es in Dosen von 100 und 500 E täglich gespritzt wird, eine beträchtliche Hypertrophie der Leber bei der *Hausente;* dabei ist die Erhöhung des relativen Körpergewichts beim weiblichen Tier größer als beim männlichen.

Das männliche und das weibliche Geschlechtshormon haben einen Einfluß auf die Polyploidisation der *Ratten*leber (SWARTZ u. Mitarb., 1960). Bei männlichen und weiblichen Kastraten sei die oktaploide Zellpopulation stark vermindert, dagegen die tetra- und diploide im wesentlichen unverändert normal. Der Oktaploidenverlust infolge des Hormonmangels betrage 50% und mehr. Testosteron und Oestrogen müßten den Oktaploidenausfall beseitigen können. Aber nur im Oestrogenversuch an weiblichen Kastraten steige die Zahl der oktaploiden Leberzellen an, und zwar um das Vierfache gegenüber den Kontrollen. Dagegen bleibe die Zahl dieser Zellen im Tastosteronversuch an männlichen Kastraten unverändert. Wie die oktaploide Kernklasse beim männlichen Kastraten, so seien bei den männlichen und weiblichen Kastraten die diploide und die teraploide Kernklasse der Leber ebenfalls von der Hormonbehandlung unberührt. In einer weiteren Versuchsreihe (SWARTZ und SAMS, 1961) wird dargelegt, daß Testosteron und Oestrogen keinen Einfluß auf die Entstehung polyploider Leberepithelzellen bei intakten infantilen *Ratten* ausüben. Die Diskrepanz im Ergebnis der Testosteron- und Oestrogenbehandlung bei den Kastraten ist ungeklärt.

Die Verabreichung von Oestradiol-17β an *Xenopus laevis* führt zu tiefgreifenden Veränderungen der Leber-Ultrastruktur (NICHOLLS u. Mitarb., 1968). Die Folgeerscheinungen sind bei allen Leberepithelzellen eine beträchtliche Proliferation des granulären endoplasmatischen Reticulums, eine Zunahme der Elektronendichte des Kernkörperchens und eine Herabsetzung der gespeicherten Glykogenmenge. Die Injektion von gonadotropinhaltigem Serum der trächtigen Stute zeitigt bei intakten weiblichen Tieren ähnliche Ergebnisse, nicht aber bei männlichen und ovariektomierten weiblichen Tieren. Testosteron, Progesteron und Cortisonacetat sind wirkungslos.

VI. Thymus

Bei der Schlange *Natrix natrix* L. wurde nach 6—7wöchiger Applikation eines wäßrigen Thymusextraktes vom Kalb eine mittel- bis feintropfige Verfettung der Leberepithelzellen in den zentralen Läppchenbereichen und eine Vermehrung des periportalen Bindegewebes beobachtet (GOSLAR, 1958). Dieses Fettvorkommen wird „als Zeichen herabgesetzter Oxydationsvorgänge" in den Leberzellen gedeutet. Andere Veränderungen als diese wurden nicht gefunden.

Die Kernvolumina der Leberepithelzellen teilhepatektomierter *Ratten* (FACHET u. Mitarb., 1963) sind vergrößert. Wenn solche Tiere thymektomiert werden, kann man am 3. Tag nach der Thymektomie eine Verminderung der Kernvolumina feststellen. Diese ist am 6. und 12. Tag nach der Hepatektomie noch ausgeprägter. Die Thymektomie wirkt sich auch auf die Mitosenzahl aus. Am 3. Tag nach der Thymektomie beträgt die Verminderung der Mitosenzahl in den Leberregeneraten 28% und am 15. Tag 27,9%. Die Veränderungen der Mitosenzahl laufen parallel mit den Veränderungen des Kernvolumens.

VII. Milz

Das periportale Bindegewebe der *Kaninchen*leber soll auf die Entfernung der Milz mit Vermehrung und Anhäufung von Lymphocyten reagieren. Diese Veränderungen erreichen 2 Monate nach der Operation ihren Höhepunkt, bleiben im 3. Monat stationär und klingen anschließend allmählich ab (PERAZZO, 1937). Die Lymphocytenbildung ist diffus, Lymphfollikel entstehen nicht. Die Leber scheint mit dieser Lymphocytenbildung die Funktion der Milz teilweise und vorübergehend zu übernehmen.

FUKAI (1939) berichtet über die Verkleinerung der Leberepithelzellen und Pyknose ihrer Kerne im zentralen Teil der Leberläppchen beim *Meerschweinchen* und *Kaninchen* nach Milzexstirpation. Auch sei das Glykogen verringert und nie wieder so reichlich in den Zellen zu finden wie bei den Kontrolltieren.

PERAZZO (1937) und FUKAI (1939) verzeichnen nach Milzentfernung eine Hypertrophie und Hyperplasie der v. Kupfferschen Sternzellen, die nach PERAZZO länger als die Proliferation des periportalen Bindegewebes anhalten.

VIII. Hypothalamus

Nach BAN (1967) wirkt der Hypothalamus beim *Kaninchen* auf den Glykogen- und Eiweißstoffwechsel der Leber ein. Elektrische Reizung der medialen (sympathischen) Zone des Hypothalamus hat in der Leber das Absinken des Glykogengehaltes und die Erhöhung der Aktivitäten der Tryptophan-Pyrrolase, der Tyrosin-Transaminase und der Alanin-Transaminase zur Folge.

Literatur

ABELIN, J.: Zur Kenntnis der Wechselwirkung zwischen Nebenniere und Schilddrüse. Z. ges. exp. Med. **94**, 353—358 (1934). — ACKERMAN, G. A., J. A. GRASSO, and R. A. KNOUFF: Erythropoesis in the mammalian embryonic liver as revealed by electron microscopy. Lab. Invest. **10**, 787—796 (1961). — ADAMS, A. B.: The intralobular bile canalicular system of the liver. Anat. Rec. **106**, 262 (1950). — ADAMS, C. W. M., and J. C. SLOPER: The thalamic elaboration pituitary principles in man, the rat and dog. Histochemical evidence derived from a performic acid-Alcian blue reaction for cystine. J. Endocr. **13**, 221—228 (1956). — ADIBI, S., K. E. PASCHKIS, and A. CATOROW: Stimulation of liver mitosis by blood serum from hepatectomized rats. Exp. Cell Res. **18**, 396—398 (1959). — AFZELIUS, B. A.: The occurrence and structure of microbodies. A comparative study. J. Cell Biol. **26**, 835—843 (1965). — AHARA, M.: Über die feineren Strukturen der Leberzellen und ihre funktionelle Bedeutung. Beobachtung in experimentellen und pathologischen Zuständen. Mitt. Med. Akad. Kioto **7**, 877—930 (1933a). ~ Studien über den Golgischen Apparat der Leberzellen während der Schwangerschaft, Geburt und Laktation. Mitt. med. Akad. Kioto **7**, 1174—1190 (1933b). — ALBERT, S., and C. P. LEBLOND: The distribution of the feulgen and 2,4-dinitrophenylhydrazine reactions in normal, castrated, adrenalectomized and hormonally treated rats. Endocrinology **39**, 386—400 (1946). — ALEXANDER, W. F.: The innervation of the biliary system. J. comp. Neurol. **72**, 357—370 (1940). — ALFERT, M., and I. I. GESHWIND: The development of polysomaty in rat liver. Exp. Cell Res. **15**, 230—232 (1958). — ALLARD, C., G. DE LAMIRANDE, and A. CANTERO: Mitochondrial population of mammalian cells. II. Variation of the mitochondrial population of the average rat liver cell during regeneration. Use of the mitochondrion as a unit of measurement. Cancer Res. **12**, 580—583 (1952). ~ Behavior of enzymes in liver of starved rats. Exp. Cell Res. **13**, 69—77 (1957). — ALLARD, C., R. MATHIEU, G. DE LAMIRANDE, and A. CANTERO: Mitochondrial population in mammalian cells. I. Description of a counting technic and preliminary results on rat liver in different physiological and pathologocal conditions. Cancer Res. **12**, 407—412 (1952). — ALSTON, W. C., and R. Y. THOMSON: Humoral and local factors in liver regeneration. Cancer Res. **23**, 901—905 (1963). — ALTENBURGER, E.: Über die Beziehungen der Askorbinsäure zum Glykogenhaushalt der Leber. Klin. Wschr. **1936**, 1129—1131. — ALTMANN, H. W.: Über die Abgabe von Kernstoffen in das Protoplasma der menschlichen Leberzelle. Z. Naturforsch. **4b**, 138—144 (1949). ~ Zur Morphologie der Wechselwirkung von Kern und Cytoplasma. Klin. Wschr. **1955**, 306—314. — ALTMANN, H. W., u. J. HAUBRICH: Zur Genese hepatozellulärer Kerneinschlüsse nach Colchicinvergiftung. Experientia (Basel) **20**, 319—320 (1964). ~ Über hepatozelluläre Mitosestörungen und Kerneinschlüsse nach wiederholten Colchicingaben. Beitr. path. Anat. **131**, 355—394 (1965). — ALTMANN, H. W., E. STÖCKER u. W. THOENES: Über Chromatin und DNS-Synthese im Nucleolus. Elektronenmikroskopische, autoradiographische und lichtmikroskopische Untersuchungen an Leberzellen von Ratten. Z. Zellforsch. **59**, 116—133 (1963). — ALVAREZ, M. R., and R. R. COWDEN: Karyometric and cytophotometric study of hepatocyte nuclei of frogs exposed to cold and prolonged starvation. Z. Zellforsch. **75**, 240—249 (1966). — AMANO, M.: Experimenteller Basedow durch thyreotrope Substanz des Hypophysenvorderlappens unter Berücksichtigung der Funktion der Nebennierenrinde. Langenbecks Arch. klin. Chir. **182**, 392—400 (1935). — ANDERSON, N. G.: Studies on isolated cell components. VI. The effects of nucleases and proteases on rat liver nuclei. Exp. Cell Res. **5**, 361—374 (1953). — ANDREW, W.: An electron microscope study of age changes in the liver of the mouse. Amer. J. Anat. **110**, 1—18 (1962). — ANDREW, W., H. B. MARSHALL, and J. BLUFORD JOHNSON: Senile changes in the liver of mouse and man, with special reference to the similarity of the nuclear alterations. Amer. J. Anat. **72**, 199—213 (1943). — ANDREZEJEWSKI, C.: Über die feinere Histologie des Nervengewebes in der Membrana tympani, Membrana tympani secundaria und Mucosa der Paukenhöhle von Mensch und Hund. Z. Zellforsch. **39**, 447—469 (1953). — ARBER, W., KELLENBERGER, E. u. L. LASZT: Morphologie von Leberglykogen. Kolloid Z. **150**, 123—127 (1957). — ARNOLD, E. A., D. E. YOUNG, and R. E. STOWELL: Protein synthesis in nuclei isolated from frozen and thawed mouse liver. Exp. Cell Res. **52**, 1—12 (1968). — ASHFORD, TH. P., and K. R. PORTER: Cytoplasmic components in hepatic cell lysosomes. J. Cell Biol. **12**, 198—202 (1962). — ASHWORTH, C. T., and E. SANDERS: Anatomic pathway of bile formation. Amer. J. Path. **37**, 443—455 (1960). — ASTARABADI, T. M., H. E. ESSEX, and J. H. GRINDLAY: The effect of hypophysectomy on the regeneration after partial hepatectomy in dogs. Endocrinology **52**, 652—655

(1953). — ATERMAN, K.: Some local factors in the restoration of the rat's liver after partial hepatectomy. Arch. Path. 53, 197—216 (1952). ~ Some observations on the sinusoidal cells of liver. Acta anat. (Basel) 32, 193—213 (1958). ~ Observations of the nature of "watery vacuolation". The response of the liver cell to the intravenous injection of hypertonic saline, Evans blue, dextran, and heparin. Lab. Invest. 7, 577—605 (1958b). ~ The "dark" and the "light" cells of the liver. Amer. Ass. of Anatomists. VIIth Int. Congr. of Anatomists. Anat. Rec. 136, 157 (1960). ~ The structure of the liver sinusoids and the sinusoidal cells. In: ROUILLER, The liver, vol. 1, p. 195—264. New York and London: Academic Press 1963. — ALTERMAN, K. C.: Electron microscopy of the rat liver cell after partial hepatectomy. J. Path. Bact. 82, 367—369 (1961). AUBIN, P., and N. BUCHER: A study of binucleate cell counts in resting and regenerating rat liver employing a mechanical method for the separation of liver cells. Anat. Rec. 112, 797—806(1952). — AUERBACH, V. H., and A. H. WAISMAN: Tryptophan peroxydaseoxydase, histidaseand trensaminase activity in the liver of the developing rat. J. biol. Chem. 234, 304—306 (1959). — AUTUORI, F., and B. BARTOLINI: A study of some acid hydrolases in the liver of the larval and adultlamprey. Z. Zellforsch. 68, 818—829 (1965).

BABICS, A., M. FÖLDI, F. RÉNYI-VÁMOS, GY. ROMHÁNYI, J. RUSZNYÁK u. GY. SZABÓ: Das Lymphgefäßsystem der Leber und seine pathologische Bedcutung. Acta med. Acad. Sci. hung. 7, 261—278 (1955). — BACHMANN, K.-D.: Über das Lipofuscin der Leber. Virchows Arch. path. Anat. 323, 133—142 (1953). — BADE, E. G.: Beitrag über die Frühstadien der Regeneration der Leber nach Teilhepatektomie und die Ursache des kompensatorischen Wachstums. Virchows Arch. path. Anat. 337, 503—514 (1964a). ~ Bildung von Mitochondrien in der regenerierenden Leber der Maus. Z. Zellforsch. 61, 754—768 (1964b). — BAGLIO, C.M., and E. FARBER: Reversal by adenine of the ethionine-induced lipid accumulation in the endoplasmatic reticulum of the rat liver. J. Cell Biol. 27, 591—601 (1965). — BAHR, G. F., and E. ZEITLER: Study of mitochondria in rat liver. Quantitative electron microscopy. J. Cell Biol. 15, 489—501 (1962). — BAKER, R. D.: The histochemical recognition of lipine. Quart. J. micr. Sci. 87, 441—463 (1946). — BAKER, R. F.: On the identification of glycogen in electron micrographs. J. Histochem. Cytochem. 2, 285 (1963). — BAN, T.: The hypothalamus and liver metabolism. Acta neuroveg. (Wien) 30, 137—144 (1967). — BARGMANN, W.: Untersuchungen über Histologie und Histophysiologie der Fischniere. I. Dipnoer: Lepidosiren paradoxa. Z. Zellforsch. 21, 388—411 (1934). ~ Zur Vitamin C-Speicherung und -Ausscheidung in Niere und Leber. Zbl. inn. Med. 63, 441—454 (1942). ~ Histologie und mikroskopische Anatomie des Menschen, 6. Aufl. Stuttgart: Georg Thieme 1967. — BARKER, B. L., D. J. INGLE, and H. M. EVANS: The effect on liver structure of treatment with adrenocorticotropin under varied dietary conditions. Amer. J. Anat. 82, 75—103 (1948). — BARNES, B. G., and J. M. DAVIS: The structure of nuclear pores in mammalian tissue. J. Ultrastruct. Res. 3, 131—146 (1959). — BARNETT, S. A., G. BOURNE, and R. B. FISHER: Use of silvernitrate for the histochemical demonstration of ascorbic acid. Nature (Lond.) 147, 542—543 (1941). — BARONE, P., P. ARAGONA e F. MORABITO: I fattori enzimatici ed ormonici nella patogenesi della cirrosi epatica. Med. sper. (Torino) 28, 76 (1956). — BARTÓK, I., u. Sz. VIRAGH: Zur Entwicklung und Differenzierung des endoplasmatischen Retikulums in den Epithelzellen der regenerierenden Leber. Z. Zellforsch. 68, 741—754 (1965). — BARTON, A. D.: Soluble proteins from liver cell nuclei. Z. Zellforsch. 64, 74—82 (1964). — BASERGA, R., and W. E. KISIELESKI: Cell proliferation in tumorbearing mice. Arch. Path. 72, 142—148 (1961). — BASS, R., and P. SALTMAN: The accumulation of iron by rat liver cell suspensions. Exp. Cell Res. 18, 560—572 (1959). — BAUDHUIN, P., H. BEAUFAY, and CHR. DE DUVE: Combined chemical and morphological study of particulate fractions from rat liver. Analysis of preparations enriched in lysosomes or in particles containing urate oxydase, d-amino acid oxydase, and catalase. J. Cell Biol. 26, 219—243 (1965). — BAUER, H.: Mikroskopisch-chemischer Nachweis von Glykogen und einigen anderen Polysacchariden. Z. mikr.-anat. Forsch. 33, 143—160 (1933). — BAUEREISEN, E.: Untersuchungen über den Einfluß des A-Vitamin auf den Glykogengehalt der Leber. Virchows Arch. path. Anat. 103, 145—152 (1938). — BEAMS, H. W., and R. L. KING: Effect of ultracentrifuging on the mitochondria of the hepatic cells of the rat. Anat. Rec. 59, 395—401 (1934). ~ The origin of binucleate and large mononucleate cells in the liver of the rat. Anat. Rec. 83, 281—297 (1942). — BEAUFAY, H., D. S. BENDALL, P. BANDHUIN, and DE DUVE: Tissue fraction studies. Intra-cellular distribution of some dehydrogenases, alkaline deoxyribonuclease and iron in rat liver tissue. Biochem. J. 73, 623—628 (1959). — BECKER, V.: Der Blutkreislauf in der Leber. Schweiz. med. Wschr. 85, 801—808 (1955). ~ Leberstruktur und Blutkreislauf. Ärztl. Wschr. 11, 829—835 (1956). ~ Morphologische Betrachtungen zur Diagnostik von Leberpunktaten. Acta hepat. (Hamburg) 8, 110—116 (1961). — BECKMANN, R.: Über Beziehungen zwischen Leber und Vitamin E (Tocopherol). Acta hepat. (Hamburg) 3, I/213—I/216 (1955). — BEIGLBÖCK, W.: Über Reaktionen des Lebergewebes und deren Beeinflussung durch Fermentsysteme und Fermentgifte. Acta hepat. (Hamburg) 3, I/75—I/85 (1955). — BELT, W. D.: The origin of adrenal cortical mitochondria and liposomes. J. biophys. biochem. Cytol. 4, 337—340 (1958). — BENACERRAF,

B.: Functions of the Kupffer-cells. In: CH. ROUILLER, The liver, vol. II, p. 37—62. New London: Academic Press 1964. — BENACERRAF, B., R. T. MCKLUSKEY, and D. PATRAS: Localization of colloidal substances in vascular endothelium. A mechanism of tissue damage. I. Factors causing the pathologic deposition of colloidal carbon. Amer. J. Path. **35**, 75—91 (1959). — BENEDETIT, E. L. P. EMMELOT: Electron microscopic observations on negatively stained plasma membranes isolated from rat liver. J. Cell Biol. **26**, 299—305 (1965). — BENNETT, H. S., J. H. LUFT, and J. C. HAMPTON: Morphological classifications of vertebrate blood capillaries. Amer. J. Physiol. **196**, 381—390 (1959). — BENNINGHOFF, A.: Funktionelle Kernschwellung und Kernschrumpfung. Anat. Nachr. **1**, 50—52 (1949). — BENOIT, J.: Sur les relations entre le foie et quelques glandes endocrines (thyreoides, hypophyse, glandes génitales) chez le canard domestique. C. R. Soc. Biol. (Paris) **125**, 887—891 (1937). — BENSLEY, R., and N. HOERR: Studies on cell structure by the freezingdrying method. Anat. Rec. **60**, 449—455 (1934). — BERENBAUM, M. C.: The Histochemistry of bound-lipids. Quart. J. micr. Sci. **99**, 231—242 (1958). — BERG, W.: Zum mikroskopischen Nachweis des Stoffwechsels im Gewebe. Die Kristalle in den Kernen der Leber- und Nierenzellen des Hundes. Z. mikr.-anat. Forsch. **16**, 213—258 (1929). ~ Übertritt von Kernstoffen in das Cytoplasma. Z. mikr.-anat. Forsch. **28**, 565—577 (1932a). ~ Über den mikroskopischen Nachweis der Eiweißspeicherung in der Leber von größeren einheimischen Haustieren und frei lebenden südamerikanischen Tieren. Z. mikr.-anat. Forsch. **30**, 38—44 (1932b). ~ Über den mikroskopisch nachweisbaren Übertritt von Stoffen aus dem Cytoplasma in den Kern der Leberzelle. Z. mikr.-anat. Forsch. **35**, 146—180 (1934a). ~ Zur Bedeutung der tropfenförmigen Einschlüsse in den Leberzellen der Wirbeltiere. Z. mikr.-anat. Forsch. **36**, 87—98 (1934b). ~ Über Fett- und Pigmenteinschlüsse in den Leberzellkernen des Menschen. Z. mikr.-anat. Forsch. **38**, 644—659 (1935). — BERNHARD, W., A. BAUER, A. GROPP, HAGUENAU et CH. OBERLING: L'ultrastructure du nucléole de cellules normales et cancéreuses. Etude au microscope électronique. Exp. Cell Res. **9**, 88—100 (1955). — BERNHARD, W., A. HAGUENAU, A. GAUTIER et CH. OBERLING: La structure submicroscopique des éléments basophiles ergastoplasmiques dans le foie, le pancreas et les glandes salivaires. Z. Zellforsch. **37**, 281—300 (1952). — BERNHARD, W., and C. ROUILLER: Close topographical relationship between mitochondria and ergastoplasm of liver cells in a definite phase of cellular activity. J. biophys. biochem. Cytol. **2**, Suppl., 73—78 (1956). — BERTALANFFY, L., and J. BICKIS: Identification of cytoplasmatic basophilia (ribonucleic acid) by fluorescence microscopy. J. Histochem. Cytochem. **4**, 481—493 (1956). — BERTHET, J., and C. DE DUVE: Tissue fractionation studies. I. The existence of a mitochondria-linked, enzymically inactive form of acid phosphatase in rat liver tissue. Biochem. J. **50**, 174—181 (1951). — BERTOLINI, B., and G. HASSAN: Acid phosphatase associates with the Golgi-apparatus in human liver cells. J. Cell Biol. **32**, 216—219 (1967). — BESSEY, O. A., and C. G. KING: The distribution of vitamin C in plant and animal tissues, and its determination. J. biol. Chem. **103**, 687—698 (1933). — BESSIS, M., and J. BRETON-GORIUS: Differents aspects du fer dans l'organisme. I. Ferritin et micelles ferrugineuses. J. biophys. biochem. Cytol. **6**, 231—236 (1959). — BIANCHI, N. O., and M. S. A. BIANCHI: Origin of sex chromatin in rat liver embryos. Exp. Cell Res. **32**, 599—602 (1963). — BIEREIGEL, R. O.: Untersuchungen über das Verhalten der Speichersubstanzen (Fett, Glykogen, Eiweiß) und die Kerngrößen in der Leber der weißen Maus während der Schwangerschaft. Z. Zellforsch. **28**, 341—358 (1938). — BIONDO, A.: Il connettivo del fegato nelle varie età dell'uomo. Ric. Morf. **11**, 53—67 (1931). — BIOZZI, G., B. BENACERRAF, and B. N. HALPERN: Quantitative study of granulopectic activity of the reticulo-endothelial system. III. A study of the kinetics of the granulopectic activity of the R.E.S. in relation to the dose of carbon injected. Relationship between weight of the organs and their activity. Brit. J. exp. Path. **34**, 441—557 (1953). — BIRNS, M. B., B. MASEK, and O. AUERBACH: The effects of experimental acute biliary obstruction and release on the rat liver. Amer. J. Path. **40**, 95—111 (1962). — BLOMBÄCK, M. B., S. HOFLUND, E. JORPES, S. KALLNER, and J. MÅNSSON: Glycogen formation without insulin. Acta physiol. scand. **29**, 170—179 (1953). — BLOMQVIST, K.: Growth stimulation in the liver and tumour development following intraperitoneal injections of liver homogenates in the rat. Acta path. microbiol. scand., Suppl. **121**, 1—65 (1957). — BLOOM, W., and D. W. FAWCETT: A textbook of histology, 8th ed. Philadelphia: W. B. Saunders Co. 1962. — BOECKER, W.: Über intranucleäre Fetttropfen in menschlichen Leberzellen. Beitr. path. Anat. **129**, 414—435 (1963/64). — BÖHMIG, R.: Das sog. Abnutzungspigment des Herzmuskels und des peripheren Muskels und seine Beziehung zur Muskelfunktion. Verh. dtsch. Ges. Kreisl.-Forsch. 10. Tagg, 254—258 (1937). — BONDAREFF, W.: Morphology of particulate glycogen in guinea pig liver revealed by electron microscopy after freezing and drying and selective staining en bloc. Anat. Rec. **129**, 97—108 (1957). — BOURNE, G.: Vitamin C in the adrenal gland. Nature (Lond.) **131**, 874 (1933). ~ The vitamin C technique as a contribution to cytology. Anat. Rec. **66**, 369—385 (1936). — BRACHET, J.: La détection histochimique des acides pentose-nucléiques. C. R. Soc. Biol. (Paris) **133**, 88 (1940). — BRADEN, A.: The reaction of isolated mucopolysaccharides to several biochemical tests. Stain Technol. **30**, 19—26

(1955). — BRAEKKAN, O. R., G. LAMBERTSEN, L. R. NJAA, and F. UTNE: Liver storage of vitamin A in rats and chicks. Internat. Z. Vitaminforsch. **30**, 363—379 (1959/60). — BRAUSS, E., u. D. SASSE: Die Aktivität des Glykogen-synthetisierenden Enzyms (UDPGGT) in der Leber unter normalen und experimentellen Bedingungen. Histochemie **14**, 260—269 (1968). — BRAUNSTEINER, H., K. FELLINGER u. F. PAKESCH: Elektronenmikroskopische Beobachtungen an normalen Leberschnitten sowie nach Gallenstauung, Histamin- und Allylformiatvergiftung. Z. ges. exp. Med. **121**, 254—265 (1953a). ~ Ergebnisse und Probleme histologischer Untersuchungen im Elektronenmikroskop. Klin. Wschr. **31**, 357—366 (1953b). — BRAUS, H.: Mitteilungen über Lebermodelle. Anat. Anz. **54**, Erg.-Bd., 119—124 (1921). — BRAUS, H., u. C. ELZE: Anatomie des Menschen, 3. Aufl., Bd. II. Berlin-Göttingen-Heidelberg: Springer 1956. — BREWER, D. B., and D. HEATH: Lysosomes and vacuolation of the liver cell. Nature (Lond.) **198**, 1015—1016 (1963). — BRUES, A. M., D. R. DRURY, and M. C. BRUES: A quantitative study of cell growth in regenerating liver. Arch. Path. **22**, 658—673 (1936). — BRUES, A. M., and B. B. MARBLE: An analysis of mitosis in liver restoration. J. exp. Med. **65**, 15—27 (1937). — BRUNI, C., and K. R. PORTER: The fine structure of the parenchymal cell of the normal rat liver. I. General observations. Amer. J. Path. **46**, 691—755 (1965). — BUCHER, N. L. R.: Regeneration of mammalian liver. Int. Rev. Cytol. **15**, 245—300 (1963). — BUCHER, N. L. R., and J. F. DITROIA: The influence of age upon the incorporation of thymidine-2-C^{14} into the DNA of regenerating rat liver. Cancer Res. **24**, 509—511 (1964). — BUCHER, N. L. R., J. J. SCOTT, and J. C. AUB: Regeneration of the liver in parabiotic rats. Cancer Res. **11**, 457—465 (1951). — BUCHER, W. L. R., and M. N. SWAFFIELD: The rate of incorporation of labeled thymidin into the deoxyribonucleic acid of regenerating rat liver in relation to the amount of liver excised. Cancer Res. **24**, 1611—1625 (1964). — BÜCHER, F.: Die Verfettung des Leberparenchyms bei Hypoxydose. In: Handbuch der allgemeinen Pathologie, Bd. IV/2 (Hrsg. BÜCHNER, LETTERER, ROULET). Berlin-Göttingen-Heidelberg: Springer 1958. — BÜRGER, M.: X. Über das Sex-Chromatin in diploiden und tetraploiden Parenchymkernen menschlicher Leberpunktate. Beitr. path. Anat. **125**, 173—188 (1961). — BULMER, D.: Dimedone as an aldehyde blocking reagent to facilitate the histochemical demonstration of glycogen. Stain Technol. **34**, 95—98 (1959). — BUÑO, W., and N. I. GERMINO: Distribution of succinic dehydrogenase in the organs of the adult albino rat. Acta anat. (Basel) **33**, 161—174 (1958). — BUNTIG, H.: The distribution of acid mucopolysaccharides in mammalian tissues as revealed by histochemical methods. Ann. N.Y. Acad. Sci. **52**, 1017—1020 (1950). — BURKEL, W. E., and F. N. LOW: The fine structure of rat liver sinusoids, space of Disse and associated tissue space. Amer. J. Anat. **118**, 169—783 (1966). — BURMESTER, F.: Untersuchungen über die sog. „hellen Zellen". Frankfurt. Z. Path. **62**, 384—401 (1951). — BURNS, J. J., H. B. BURCH, and C. G. KING: The metabolism of 1-C^{14}-L-ascorbic acid in guinea pigs. J. biol. Chem. **191**, 501—514 (1951).

CACHERA, R., et F. DARNIS: Examen du foie humain au microscope électronique. Sem. Hôp. Paris **31**, No 37/5 (1955). — CAESAR, R.: Elektronenmikroskopischer Nachweis von Fettpartikeln im Disseschen Raum. Z. Zellforsch. **54**, 793—802 (1961). — CAMERON, G. R., S. M. HASSAN, and S. N. DE: Repair of Glisson's capsule after tangential wounds of the liver. J. Path. Bact. **73**, 1—10 (1957). — CAMPBELL, J. G., and G. A. LEVY: Cytochemical localization of β-glucuronidase. Nature (Lond.) **166**, 783—784 (1950). — CANZANELLI, A., R. GILD, and D. RAPPORT: Pituary and adrenocortical relationships to liver regeneration and nucleic acids. Endocrinology **45**, 91—95 (1949). — CARMINATI, V.: Determinazioni cariometriche sul fegato di topo inoculato con nucleoproteidi di timo di vitello. II. Atti Accad. naz. Lincei **19**, 646—647 (1934). — CARRUTHERS, J. S., and J. W. STEINER: Fine structure of terminal branches of the biliary tree. Arch. Path. **74**, 117—126 (1962). — CARSTEN, P. M.: Elektronenmikroskopische Untersuchungen an der Sinuswand menschlicher fetaler Lebern. Z. Zellforsch. **54**, 252—261 (1961). — CASLEY-SMITH, J. R.: The identification of chylomicra and lipoproteins in tissue sections and their passage into jejunal lacteals. J. Cell Biol. **15**, 259—277 (1962). — CASPERSSON, T.: Über den chemischen Aufbau der Strukturen des Zellkerns. Skand. Arch. Physiol. **73**, Suppl. 8 (1936). ~ Über die Rolle der Desoxyribonukleinsäure bei der Zellteilung. Chromosoma (Berl.) **1**, 147—156 (1939/40). ~ Cell growth and cell function. New York 1950. — CASPERSSON, T., u. H. HOLMGREN: Variationen der Kerngröße während der verschiedenen Phasen der Leberarbeit. Anat. Anz. **79**, 53—59 (1934). — CATER, D. B., B. E. HOLMES, and L. K. MEE: Cell division and nucleic acid synthesis in the regenerating liver of the rat. Acta radiol. (Stockh.) **46**, 655—667 (1956). — CECIO, A.: Electron microscopic observations of young rat liver. I. Disribution and structure of the myelin figures (lamellar bodies). Z. Zellforsch. **62**, 717—742 (1964). — CHAUVEAU, J., A. GAUTIER, Y. MOULÉ et CH. ROUILLER: Etude morphologique et biochimique de la fraction „microsomes" des cellules du foie et du pancréas de Rat. C.R. Acad. Sci. (Paris) **241**, 337—339 (1955). — CHÈVREMONT, M., et S. COMHAIRE: Détection cytochimique de la lactoflavin dans le foie de cobaye et étude de ses variations provoquées par le cyclopentyldinitrophénol. Arch. exp. Zellforsch. **22**, 658—664 (1939). — CHILD, C. G., D. BARR, G. R. HOLSWADE, and C. S. HARRISON: Liver regeneration following portacaval transposition in dogs. Ann. Surg. 138, 600—609 (1953). — CHIQUOINE, A. D.: Further studies on the histochemistry of glucose-6-phosphatase. J. Histochem. 3, 471 (1955). — CHRISTENSEN, B. G., and E. JACOBSEN: Studies on liver regeneration. Acta med. scand., Suppl. 234, 103—108 (1949). — CHRISTL, H.: Quantitative Bestimmung der Acetalphosphatide in Organen. Hoppe-Seylers Z. physiol. Chem. 293, 83—88 (1953). — CHUNG, CHUN-MO: Morphologische Untersuchung über das Endothel der Leberkapillaren und die Kupfferschen Sternzellen. Kaibô. Z. 10, 249—265 (1937). — CHVATOV, B.: Gesetzmäßige Größenverhältnisse in den Zellkernen der Leberzellen bei Wirbeltieren. Biol. Z. 2, 343—356 (1933). ~ Die topographische Lage der zweikernigen Zellen in der Leber. Arch. Anat. 12, 363—370 (1933). — CHVATOV, B. P., u. M. J. SOLOWIY: Zur Frage der Bildung zweikerniger Leberzellen. (Einfluß des Prolans auf die Leber infantiler Mäuse). Z. Zellforsch. 22, 586—595 (1935). — CLARA, M.: Bau und Bedeutung der dunklen Leberzellen. Morphologische und experimentelle Untersuchungen an der Kaninchenleber. I. Z. mikr.-anat. Forsch. 31, 193—249 (1932). ~ Über die hellen Leberzellen. Z. mikr.-anat. Forsch. 34, 379—416 (1933). ~ Gallensekretion oder Eiweißspeicherung? Z. Zellforsch. 21, 119—133 (1934). ~ Der Bau der Gallenkapillaren unter physiologischen und experimentellen Bedingungen. Morphologische und experimentelle Untersuchungen an der Kaninchenleber. IV. Z. mikr.-anat. Forsch. 35, 1—56 (1934). ~ Die Anatomie der Sensibilität unter besonderer Berücksichtigung der vegetativen Leitungsbahnen. Acta neuroveg. (Wien) 7, 4—31 (1953). ~ Über die Morphologie der Gallensekretion. Med. Mschr. 7, 356—361 (1953). ~ Ergebnisse und Probleme des histochemischen l-Ascorbinsäurenachweises (unter besonderer Berücksichtigung menschlicher Organe). Vitam.- u. Hormonforsch. 6, 12—97 (1954). ~ Ergebnisse und Probleme des histopochemischen l-Ascorbinsäurenachweises unter besonderer Berücksichtigung menschlicher Organe. Vitam. u. Horm. 6, 12—97 (1955). — CLEMENTI, F.: In vivo and in vitro studies of bismuth distribution by electron microscopy. Proc. Europ. Reg. Conf. on Electr. Microsc. 2, 631—634 (1960). — CLEVELAND, F., D. RICHFIELD, E. GALL, and L. SCHIFF: Needle biopsy of the liver. Arch. Path. 49, 333—346 (1950). — COGAN, D. G., and T. KUWABARA: Experimental aberrant lipogenesis. III. Tissue factor. Arch. Path. 64, 23—33 (1957). — COIMBRA, A., and C. P. LEBLOND: Sites of glycogen synthesis in rat liver cells as shown by electron microscope radiography after administration of glucose-H³. J. Cell Biol. 30, 151—175 (1966). — COMPTON, A.: A cytochemical and cytological study of the connective tissue mast cell. Amer. J. Anat. 91, 301—326 (1952). — CORI, G. T.: Glycogen structure and enzyme deficiencies in glycogen storage disease. Harvey Lect. 48, 145 (1953). — CORRIN, B., and K. ATERMAN: The pattern of glycogen distribution in the liver. Amer. J. Anat. 122, 57—72 (1968). — COSSEL, L.: Beitrag zur Ultrastruktur der Blutgewebsgrenze in der Leber. (Elektronenmikroskopische Untersuchungen an Lebern von Mäusen und Leberpunktaten vom Menschen.) Beitr. path. Anat. 120, 133—158 (1959a). ~ Elektronenmikroskopische Untersuchungen zur Frage des Disseschen Raumes in der Leber. Klin. Wschr. 37, 743—753 (1959b). ~ Elektronenmikroskopische Untersuchungen an den Lebersinusoiden bei Virushepatitis. Klin. Wschr. 37, 1263—1278 (1959c). ~ Elektronenmikroskopische Untersuchungen zur Ultrastruktur der menschlichen Leber. Habil.-Schr. Leipzig 1960. ~ Beitrag zur submikroskopischen Morphologie des Stoffaustausches und intrazellulären Stofftransportes in der Leber. Acta hepat. (Hamburg) 8, 264—278 (1961). ~ Elektronenmikroskopische Befunde an den sog. Lochkernen in menschlichen Leberepithelzellen. Frankfurt. Z. Path. 72, 115—122 (1962a). ~ Über den submikroskopischen Zusammenhang der interzellulären Räume und Sinuoide in der Leber. Z. Zellforsch. 58, 76—93 (1962b). ~ Die menschliche Leber im Elektronenmikroskop. Jena: Gustav Fischer 1964. ~ Elektronenmikroskopische Befunde an der Leber zur Pathogenese des Ikterus. Münch. med. Wschr. 107, 1376—1383 (1965). — COSSEL, L., u. M. POTEL: Statistische Auswertung von elektronenmikroskopischen Größenbestimmungen an den Ribonukleoproteidgranula der menschlichen Leberepithelzelle. Z. Zellforsch. 58, 971—974 (1963). — COUTEAUX-BARGETON, M.: Mode de répartition du glycogène dans le cytoplasme de divers types cellulaires. C.R. Soc. Biol. (Paris) 144, 880—882 (1950). — COWDRY, E. V.: The problem of intranuclear inclusions in virus diseases. Arch. Path. 18, 527—542 (1934). ~ Textbook of histology, 4th ed. London: H. Kimpton 1950. — COWLISHAW, B., S. SØNDERGAARD, I. PRANG, and H. DAM: Intracellular distribution of vitamin E and vitamin A in chicken liver. Biochim. biophys. Acta (Amst.) 25, 644—645 (1957). — CUZZOCREA, G., F. DE STEFANO e. A. LINO: Il comportamento dell'acido ascorbico libero nel fegato del ratto surrenectomizzato. Sperimentale 109, 413—416 (1959).

DAEMS, W. TH.: The fine structure of mouse-liver microbodies. J. Microscopie 5, 195—304 (1966). — DAEMS, W. TH., and TH. G. RIJSSEL: The fine structure of the peribiliary bodies in mouse liver tissue. J. Ultrastruct. Res. 5, 263—290 (1961). — DAEMS, W. TH., and E. WISSE: Shape and attachment of the cristae mitochondriales in mouse hepatic cell mitochondria. J. Ultrastruct. Res. 16, 123—140 (1966). — DALLNER, G., PH. SIEKEVITZ, and G. E. PALADE: Biogenesis of endoplasmatic reticulum membranes. I. Structural and chemical differentiation in developing rat hepatocyte. J. Cell Biol. 30, 73—96 (1966). — DALTON, A. J.: Golgi apparatus and secretion Granules. In: Brachet and Mirsky, The cell, vol. II, p. 603—619. New York and London 1961. — Dam, H., J. Prange, and E. Søndergaard: Levels of vitamin K_1 in blood and various organs of chicks and rats after the administration of massive doses. Acta pharmacol. (Kbh.) 10, 58—68 (1954). — D'Amelio, V., and P. Perlmann: The distribution of soluble antigens in cellular structures of rat liver. Exp. Cell Res. 19, 383—398 (1960). — David, H.: Untersuchungen über die Mitochondrienzahl in den Lebern von Hungermäusen. Virchows Arch. path. Anat. 330, 316—324 (1957). ~ Zur Morphologie der Leberzellmembran. Z. Zellforsch. 55, 220—234 (1961a). ~ Zur submikroskopischen Morphologie intrazellulärer Gallengangkapillaren. Acta anat. (Basel) 47, 216—224 (1961b). ~ Die Regeneration der Leber nach absolutem Hunger. Z. ges. inn. Med. 16, 393—406 (1961c). ~ Zur Mitochondrienneubildung in den Leberzellen des Feuersalamanders (Salamandra maculata). Z. Zellforsch. 57, 567—571 (1962a). ~ Sonderformen der Mitochondrien in der Leber. Morph. Igaz. Orv. Szle 2, 204—216 (1962b). — David, H., u. L.-H. Kettler: Degeneration von Lebermitochondrien nach Ammoniumintoxikation. Z. Zellforsch. 53, 857—866 (1961). — David, J. M. G.: The ultrastructure of nucleoli et chromosomes during the early stages of liver regeneration and the changes produced in these structures by X-radiation. Phil. Trans. B 246, 291—303 (1963). — Dawkins, M. J. R.: Glycogen synthesis and breakdown in fetal and newborn rat liver. Ann. N.Y. Acad. Sci. 111, 203—311 (1963). — Dayton, P. G., Reichenthal, J., and J. J. Burns: Observations on bound ascorbic acid in guinea pig liver. Proc. Soc. exp. Biol. (N.Y.) 91, 326—327 (1956). — Deane, H. W.: A study of the hepatic-cell mitochondria in the fatty liver produced by a high-sugar diet. Anat. Rec. 84, 171—191 (1942). ~ A cytological study of storage and secretion in the developing liver of the mouse. Anat. Rec. 88, 161—173 (1944). ~ A cytological study of the effect of trypan blue upon the liver of the mouse. Anat. Rec. 88, 245—256 (1944). — Deb, Ch., M. Ch. Boral, and Ch. Sarkar: Measurement of hepatic parenchymal cell and nuclear volume in different classes of vertebrates. Anat. Rec. 148, 499—501 (1964). — De Duve, C.: Les lysosomes. Expos. ann. Biochim. méd. 20, 197—211 (1958). ~ The function of intracellular hydrolases. Exp. Cell Res., Suppl. 7, 169—182 (1959a). ~ Lysosomes, a new group of cytoplasmic particles. In: Subcellular particles, p. 128—159. New York: Ronald Press 1959b. ~ Intracellular localization of enzymes. Nature (Lond.) 187, 836, 853 (1960). ~ Identification and characterization of special cytoplasmic particles in rat liver. Vth Int. Congr. Biochem., Moscow, Symp. 2, 7 p. (1961). — De Duve, C., B. C. Pressmann, R. Gianetto, R. Wattiaux, and F. Appelmans: Tissue fraction studies. 6. Intracellular distribution patterns of enzymes in rat liver tissue. Biochem. J. 60, 604—617 (1955). — Delorenzi, E.: L'origine delle cellule di Kupffer del fegato studiata col metodo delle colture „in vitro". Monit. zool. it. 48, 17—26 (1937). — De Luca, C., M. M. Weber, and N. O. Kaplan: A specific spectrophotometric assay for flavine adenin denucleotide. J. biol. Chem. 223, 559—567 (1956). — De Man, J. C. H., W. Th. Deams, R. G. J. Willighagen, and Th. G. van Russel: Electron dense bodies in liver tissue of the mouse in relation to the activity of acid phosphatase. J. Ultrastruct. Res. 4, 43—57 (1960). — Demling, L.: Die elektrophoretischen Eiweißkomponenten der menschlichen Leber. Verh. dtsch. Ges. inn. Med. 58, 376—378 (1952). — Dempsy, E. W., and G. B. Wislocki: The use of silver nitrate as a vital stain, and its distribution in several mammalian tissues as studied with the electron microscope. J. biophys. biochem. Cytol. 1 111—118 (1955). — Der Decken, A. v., and T. Hultin: The activity of microsomes from regenerating rat liver in amino acid incorporating systems. Exp. Cell Res. 14, 88—96 (1958). — Devenuto, F., and T. Muldoon: Interactions between corticosteroids and fractions of mitochondria and nuclei from normal rat liver cells. Exp. Cell Res. 50, 338—348 (1968). — Diefenbach, H., u. W. Sandritter: Die quantitative Bindung von Gallocyaninchromalaun an Desoxypentosenukleinsäure. Acta histochem. (Jena) 1, 55—59 (1954/55). — Disse, J.: Über die Lymphbahnen der Säugetierleber. Arch. mikr.-Anat. 36, 203—224 (1890). — Dju, M. V., K. E. Mason, and L. J. Filer Jr.: Vitamin E (tocopherol) in human fetuses and placentae. Étud. néo-natal. 1, 49—62 (1952). — Dobson, E. L., and H. B. Jones: The behaviour of intravenously injected particulate material. Acta med. scand. 145, Suppl. 273, 1—73 (1951). — Dougherty, W. J., and M. Mcn. Lee: Light and electron microscope Studies on smooth endoplasmatic reticulum in dividing rat hepatic cells. J. Ultrastruct. Res. 19, 200—220 (1967). — Drabkin, D. L.: Liver regeneration and cytochrome c metabolism. Influence of amount of tissue excised and of diet, with a note on accompanying changes in liver nucleic acids. J. biol. Chem. 171, 395—408 (1947). — Draper, H. H., and Alaupovic, P.: Intracellular distribution of radioactive vitamin E and its metabolites in rat liver. Fed. Proc. 18, 218 (1959). — Drochmans, P.: Mise en évidence du glycogène dans la cellule hépatique par microscopie électronique. J. biophys. biochem. Cytol. 8, 553—558 (1960a). ~ Mise en évidence du glycogène. Europ. Reg. Conf. Elektr. Microsc. 2, 645—649 (1960b). ~ Morphologie du glycogène. Étude au microscope électronique de colorations negatives du glycogène particulaire. J. Ultrastruct. Res. 6, 141—163 (1962). — Drouet, P. L., R. Wolff, R. Karlin et G. Rauber: Etude de la vitamin B_{12} hépatique par la ponction-biopsie. Premiers résultats dans la maladie de Biermer. Bull. Soc. méd. Hôp.

Paris 67, 281 (1951). — Du Bois, A. M.: The embryonic liver. In: Rouiller, The liver, vol. I. New York and London: Academic Press 1963. — Ducommun-Lehmann, S.: L'évolution de la graisse et du glycogène hépatiques chez la femelle gravide et l'embryon de cobaye. Acta anat. (Basel) 12, 286—315 (1961). — Dunn, C., A. Bass, and H. Hope McArdle: Effect of cortisone in liver nucleoproteins. Exp. Cell Res. 14, 23—28 (1958). — Dvořák, M.: Elektronenmikroskopische Untersuchungen an embryonalen Leberzellen. Z. Zellforsch. 62, 655—666 (1964). — Dvořák, M., u. D. Horký: Submikroskopische Struktur der Leberzelle nach Beeinflussung ihrer Sekretionstätigkeit. Z. Zellforsch. 76, 486—497 (1967). — Dvořák, M., u. K. Mazanec: Differenzierung der Feinstruktur der Leberzelle in der frühen postnatalen Periode. Z. Zellforsch. 80, 370—384 (1967).

Easton, Th. W.: The role of macrophage movements in the transport and elimination of intravenous thorium dioxyde in mice. Amer. J. Anat. 90, 1—35 (1952). — Edlund, Y., and V. Hanzon: Demonstration of the close relationship between bile capillaries and sinusoid walls. Acta anat. (Basel) 17, 105—111 (1953). — Edlund, Y., u. H. Holmgren: Zur Kenntnis der Lokalisation des Leberglykogens unter Adrenalin- bzw. Insulinwirkung. Z. mikr.-anat. Forsch. 47, 467—487 (1940). — Edwards, J. L., S. W. Smith, E. R. Westmark, and P. M. Youcis: Interrelations of DNA synthesis and cell division in normal and regenerating liver. Fed. Proc. 18, 475 (1959). — Eger, W.: Vergleichende Untersuchungen zum Glykogennachweis im braunen und weißen Fett und in der Leber. Virchows Arch. path. Anat. 309, 607—624 (1942). ~ Die Nebenniere bei der Glykogenbildung in Leber und Fettgewebe. Virchows Arch. path. Anat. 309, 811—832 (1942). ~ Über Trockensubstanz und Fettgehalt menschlicher Lebern. Virchows Arch. path. Anat. 312, 270—281 (1944). ~ Das zentrale und periphere Funktionsfeld des Leberläppchens unter Einwirkung von Äthyl- und Methylalkohol. Med. Wschr. 6, 363—367 (1952). — Eger, W., u. H. F. Geller: Zum Nachweis der alkalischen und sauren Phosphatase in der Leber am nativen Gefrierschnitt. Virchows Arch. path. Anat. 322, 645—661 (1952). — Eger, W., W. King u. R. Schröder: Beiträge etc. Acta histochem. (Jena) 6, 17—35 (1958). — Eger, W., u. Ch. Klärner: Über Glykogenbildung und Glykogenablagerung in der menschlichen Leber. Virchows Arch. path. Anat. 315, 135—146 (1948). — Eger, W., u. H. Ottensmeier: Glykogendarstellung und Glykogenablagerung in der Leber, untersucht mit dem nativen Gefrierschnittverfahren. Virchows Arch. path. Anat. 322, 175—186 (1952a). ~ Zur Glykogenbildung in der Leber beim Hungertier. Z. ges. exp. Med. 119, 338—346 (1952b). — Eger, W., u. W. Schulte: Zum Nachweis der Phosphoamidase im Leber- und Nierengewebe. Acta histochem. (Jena) 1, 60—75 (1954/55). — Ehrenbrand, F.: Leberstudien bei experimenteller Hyperthyreose. Anat. Anz. 101, 315—356 (1954). ~ Glatte Muskulatur im Bindegewebe der menschlichen Leber. Anat. Anz. 104, 381—390 (1957). ~ Zur Struktur der Glissonschen Dreiecke. Verh. anat. Ges. (Jena), 59. Tagg, 317—327 (1963a). ~ Morphologische Regulationsmechanismen der Leberdurchblutung. Fortschr. Med. 81, 105—110 (1963b). — Ehrenbrand, F., u. T. Burckhart: Über Sperrarterien in der menschlichen Leber. Acta hepat. (Hamburg) 4, 215—226 (1956). — Ehrenbrand, F., J. H. Scharf u. T. Burckhart: Zur Kenntnis der synchronen Morphokinese von Nebennierenrinde und Leber. Acta neuroveg. (Wien) 17, 63—76 (1958). — Ehrenbrand, F., u. F. Waldeck: Fluorescenzmikroskopische Untersuchungen zur Lokalisation des Rückflusses aus den Gallenwegen der Ratte. Anat. Anz. 117, 400—420 (1965). — Eichenberger, M.: Elektronenmikroskopische Beobachtungen über die Entstehung der Mitochondrien aus Mikrosomen. Exp. Cell Res. 4, 275—282 (1953). — Eitel, H., u. A. Loeser: Hypophysenvorderlappen, Schilddrüse und Kohlenhydratstoffwechsel der Leber. Naunyn-Schmiedebergs Arch. exp. Path. Pharmak. 167, 381—403 (1932). — Ekman, C. A., and H. Holmgren: The effect of alimentary factors on liver glycogen rhythm and the distribution of glycogen in the liver lobule. Anat. Rec. 104, 189—216 (1949). — Elias, H.: Revision der Struktur der Säugerleber. Anat. Anz. 96, 454—460 (1947/48). ~ Beobachtungen über den Bau der Säugerleber. Anat. Nachr. 1, 8—20 (1949a). ~ A re-examination of the structure of the mammalian liver. Amer. J. Anat. 84, 311—328 (1949c). ~ A re-examination of the structure of the mammalian liver. II. The hepatic lobule and its relation to the vascular and biliary systems. Amer. J. Anat. 85, 379—456 (1949d). ~ Morphology of the stellate cells of Kupffer. Chicago med. School Quart. 13, 60—63 (1952). ~ The early embryology of the liver of vertebrates. (A preliminary report.) Anat. Anz. 101, 153—167 (1954/55). Liver morphology. Biol. Rev. 30, 263—310 (1955). ~ Origin and early development of the liver in various vertebrates. Acta hepat. (Hamburg) 3, 1—56 (1955). ~ Die Morphologie des menschlichen Leberkrebses und seine Beziehungen zur vergleichenden Embryologie und Stammesgeschichte der Wirbeltiere. Verh. anat. Ges. (Jena) 102—104 (1957). ~ De morphologia carcinomatis primarii hepatis humani et de eius contextu cum evolutione phylogenetica et ontogenetica. Acta hepat. (Hamburg) 5, 1—18 (1957/58). — Elias, H., u. H. Bengelsdorf: Die Struktur der Leber der Wirbeltiere. Anat. Nachr. 1, 273—281 (1949b). ~ The structure of the liver of vertebrates. Acta anat. (Basel) 14, 297—337 (1952). — Elias, H., and Th. Cohen: Geometrical analysis of inclusions in rat liver cells as seen in electronmicrograms. Z. Zellforsch. 41, 407—420 (1955). — Elias, H., and D. Petty: Terminal distribution of the hepatic artery. Anat. Rec. **116**, 9—14 (1953). — Elias, H., and A. Sokol: Dependence of the lobular architecture of the liver on the porto-hepatic blood pressure gradient. Anat. Rec. **115**, 71—86 (1953). — Ellinger, P.: Lyochromes in the kidney. With a note on the quantitative estimation of lyochromes. Biochem. J. **32**, 376—382 (1938). — Ellinger, P., u. W. Koschara: Über eine neue Gruppe tierischer Farbstoffe (Lyochrome). Ber. dtsch. chem. Ges. **66**, 315—317 (1933). — Ellinger, Ph., u. A. Hirt: Mikroskopische Untersuchung an lebenden Organen. I. Mitt. Methodik: Intravitalmikroskopie. Z. Anat. Entwickl.-Gesch. **90**, 791—802 (1929). — Emery, A. J., and A. L. Dounce: Intracellular distribution of alkaline phosphatase in rat liver cells. J. biophys. biochem. Cytol. **1**(II), 315—330 (1955a). ~ Studies of two types of alkaline phosphatase in nuclei isolated from the liver of fed and fasted rats by a modification of the Behrens technique. J. biophys. biochem. Cytol. **1**(II), 331—338 (1955b). — Emmrich, R., u. H. Petzold: Histochemische Untersuchungen an Leberpunktaten. Acta hepat. (Hamburg) **6**, 328—337 (1959). — Engström, H., H. Holmgren u. G. Wohlfart: Untersuchungen über 24-stundenrhythmische Veränderungen in der Blutkörperchenmenge der Leber, der Nebenniere und der Schilddrüse. Anat. Anz. **86**, 129—149 (1938). — Erençin, Z.: Beitrag zur Leberzirkulation. Acta anat. (Basel) **15**, 143—156 (1952). — Essner, E., and A. B. Novikoff: Human hepatocellular pigments and Lysosomes. J. Ultrastruct. Res. **3**, 374—391 (1959/60). ~ Localization of acid phosphatase activity in hepatic lysosomes by means of electron microscopy. J. biophys. biochem. Cytol. **9**, 773—784 (1961). — Essner, E., A. B. Novikoff, and B. Masek: Adenosintriphosphatase and 5'-nucleotidase activities in the plasma membrane of liver cells as revealed by electron microscopy. J. biophys. biochem. Cytol. **4**, 711—716 (1958).

Fachet, J., E. Stark, M. Palkovits u. K. Vallent: Der Einfluß der Thymektomie auf die Leberregeneration nach partieller Hepatektomie. Z. Zellforsch. **60**, 609—614 (1963). — Faraggiana, R.: Le variazioni giornalieri del glicogeno epatico nel Mus musculus. Riv. Biol. **32**, 29—38 (1941). — Fawcett, D. W.: J. appl. Phys. **24**, 1424 (1953). ~ Observations on the cytology and electron microscopy of hepatic cells. J. nat. Cancer Inst. **15**, Suppl. 1475—1503 (1955). — Ferreira, J. F. D.: A differenciaco do condrioma, aparelho de Golgi e ergastoplasma. Institut d'Histologie, Faculté de Médecine, Lisbona 1959. — Fell, H. B., J. T. Dingle, and M. Webb: Studies on the mode of action of excess of vitamin A. 4. The specifity of the effect on embryonic chick-limb cartilago in culture and on isolated rat liver lysosomes. Biochem. J. **83**, 63—69 (1962). — Fellinger, K., H. Braunsteiner u. F. Pakesch: Elektronenmikroskopische Beobachtungen zur Frage des Disséschen Raumes. Wien. klin. Wschr. **65**, 738—740 (1953). — Fetzer, S., M. Herrmann u. H. G. Goslar: Histochemisches Verhalten einiger Fermentsysteme der Leber unter experimentellen Bedingungen. Verh. anat. Ges. (Jena), 60. Tagg, 179—184 (1964). — Feulgen, R., u. K. Voit: Über einen weitverbreiteten festen Aldehyd. Seine Entstehung aus einer Vorstufe, sein mikrochemischer und mikroskopisch-chemischer Nachweis und die Wege zu seiner präparativen Darstellung. Pflügers Arch. ges. Physiol. **206**, 389—410 (1924). — Feyrter, F.: Über chromotrope Lipoide und Lipoproteide. Z. mikr.-anat. Forsch. **51**, 611—635 (1942). ~ Über die Pathologie der vegetativen nervösen Peripherie und ihrer ganglionären Regulationsstätten. Wien: Wilhelm Maudrich 1951. ~ Über die chromotrope Körnelung der Leberzellen. Virchows Arch. path. Anat. **328**, 364—377 (1956a). ~ Über die chromotrope myelinige Entmischung der Leberzellen des Menschen durch künstliche Autolyse. Virchows Arch. path. Anat. **329**, 121—140 (1956b). ~ Über die chromotrope myeline Entmischung der Leberzellen des Tieres durch künstliche Autolyse. Z. Zellforsch. **45**, 51—59 (1956c). ~ Die Pathologie der vegetativen nervösen Peripherie. Verh. dtsch. Ges. path. Anat. **34**, 86—106 (1950). — Ficq, A., et J. Brachet: Distribution de l'acide ribonucléique et incorporation de la phénylalanine-2-^{14}C dans les protéines. Exp. Cell Res. **11**, 135—145 (1956). — Finck, M. v.: Über die Beziehung der Ablagerung braunen Pigments zur Herzmuskelfunktion im Tierversuch. Virchows Arch. path. Anat. **297**, 404—409 (1936). — Fischbach, H., u. A. Terbrüggen: Über die Wirkung von Vitamin C, thyreotropem Hormon und Thyroxin auf das Leberglykogen und die Schilddrüse sowie ihre gegenseitige Beeinflussung. Virchows Arch. path. Anat. **301**, 186—203 (1938). Fischel, A.: Über die Rund- und Riesenzellen der embryonalen Leber des Menschen. Z. Anat. Entwickl.-Gesch. **98**, 675—702 (1932). — Fischler, F., u. K. W. Roeckl: Über das Auftreten dunkler Leberzellen unter experimenteller Beeinflussung der Leberfunktion. Z. mikr.-anat Forsch. **44**, 563—605 (1938). — Fishback, F. C.: A morphologic study of regeneration of the liver after partial removal. Arch. Path. **7**, 955—977 (1929). — Fisher, B., E. R. Fisher, and E. Saffer: Investigations concerning the role of a humoral factor in the liver regeneration. Cancer Res. **23**, 916—920 (1963). — Fletscher, M. J., and D. R. Sanadi: Turnover of rat-liver mitochondria. Biochim. biophys. Acta (Amst.) **51**, 356—360 (1961). — Flexner, J. B., and L. Hellermann: Zit. nach Flexner 1955. — Flexner, L. B.: Events associated with the development of nerve and hepatic cells. Ann. N.Y. Acad. Sci. **60**, 986—1002 (1955). — Flexner, L. B., E. L. Belknap, and J. B. Flexner: Biochemical and physiological differentiation during morphogenesis; cytochrom oxydase, succinic dehydrogenase and succinoxydase in development of cerebral cortex and liver of fetal guinea pig. J. cell. comp. Physiol. **42**, 151—161 (1953). — FORD, E. J. H.: The effect of dietary restriction on some liver constituents of sheep during late pregnancy and early lactation. J. agric. Sci. **59**, 67—75 (1962). — FORSGREN, E.: Zur Kenntnis der Histologie der Leberzelle und der Gallensekretion. Anat. Anz. **51**, 309—314 (1918). — FORTAK, W.: Histological and histochemical studies on the sources of liver regeneration in white rats. Tódz. Towarz. Nauk Wydziat IV, **36**, 5—72 (1961). — FORTI, C.: Sugli effetti di epatectomie parziali ripetute. Boll. Soc. ital. Biol. sper. **30**, 704—707 (1954). — FRANKE, H., u. E. GOETZE: Die Feinstruktur der Leberzellen von Rattenfoeten und Neugeborenen in verschiedenen Entwicklungsstadien. Acta biol. med. germ. **11**, 424—432 (1963). — FRANKE, K., u. A. SYLLA: Mikroskopische Lebendbeobachtungen innerer Organe. I. Mitt. Gallencapillar- und Leberzellenstudien mit Mikrophotogrammen am lebenden Frosch. Z. ges. exp. Med. **89**, 141—158 (1933). ~ Mikroskopische Lebendbeobachtungen innerer Organe. II. Mitt. Beobachtungen an der Leber gesunder und kranker Warmblüter. Z. ges. exp. Med. **93**, 582—599 (1934). — FRANSEEN, C. C., A. M. BRUES, and R. L. RICHARDS: The effect of hypophysectomy on the restoration of the liver following partial hepatectomy in the rat. Endocrinology **23**, 292—301 (1938). — FRAZER, A. C.: Normale und gestörte Fettresorption. Medizinische **1953**, 317—321. — FREERKSEN, E.: Sondereinrichtungen am Organkreislauf der Leber. Klin. Wschr. **22**, 733—735 (1943). — FRESEN, O.: Die Pathomorphologie des Retothelialen Systems. Verh. dtsch. Ges. Path. **37**, 26—85 (1954).— FRIEDRICH-FREKSA, H., u. F. G. ZAKI: Spezifische Mitose — Auslösung in normaler Rattenleber durch Serum von partiell hepatektomierten Ratten. Z. Naturforsch. **9b**, 394—397 (1954). — FRISCHMANN, F.: Das Verhalten des Bindegewebsgerüstes der Leber des Menschen beim Wachstum und Altern. Z. mikr.-anat. Forsch. **31**, 635—648 (1932). — FUKAI, SH.: Über die histologischen Veränderungen der Leber nach der Exstirpation der Milz. Okayama-Igakkai-Zasshi **51**, 1307—1319 (1939). — FUKUDA, M., and A. SIBATANI: Relation between the body weight and the average DNA content of liver nuclei in postnatal growth of the rat. Exp. Cell Res. **4**, 236—238 (1953). — FUKUSHI, R.: Histologische Studien über Transport und Ablagerung des Fettes in der Leber. Jap. J. Gastroent. **55**, 132 (1958). — FUTTERMAN, S.: Enzymatic reduction of folic acid and dihydrofolic acid to tetrahydrofolic acid. J. biol. Chem. **228**, 1031—1038 (1957).

GABE, M.: Signification histochimique de certaines affinités tinctoriales du produit de neurosécrétion hypothalamique. C.R. Soc. Biol. (Paris) **149**, 462—464 (1955). — GAMBARO, P.: Osservazioni preliminari sui fenomeni rigenerativi nel tessuto epatico. Boll. Soc. ital. Biol. sper. **17**, 280—282 (1942). — GANTHERET, R. J.: La cellule, principes de cytologie générale et végétales. Paris: Albin Michel 1949. — GARVEY, J. S.: Separation and in vitro culture of cells from liver tissue. Nature (Lond.) **191**, 972—974 (1961). — GASSER, H.: Über das primäre Retothelsarkom der Leber. Virchows Arch. path. Anat. **326**, 296—311 (1955). — GAŽO, M., u. W. FELDHEIM: Die Verteilung der Vitamine A, E und C in der Leber. I. Mitt. Der Gehalt an Vitamin A, E und C in den Leberlappen von Hähnen. Int. Z. Vitaminforsch. **31**, 20—26 (1960/61). — GEDIGK, P., u. E. BONTKE: Zur Genese der Lipopigmente. Verh. dtsch. Ges. Path. **40**, 244—247 (1956a). ~ Über den Nachweis von hydrolytischen Enzymen in Lipopigmenten. Z. Zellforsch. **44**, 495—518 (1956b). — GERLACH, U., u. H. THEMANN: Morphologische und enzymatische Untersuchungen zum Problem der Adaption im Alter. (Beitrag zur Biochemie des Alters.) Klin. Wschr. **42**, 82—91 (1964). — GERLICH, N., u. R. REMY: Glykogenablagerung und -abbau der Leber unter besonderen Bedingnngen. Verh. dtsch. Ges. Verdau.- u. Stoffwechselkr., 16. Tagg 67—69 (1952). — GESCHWIND, I., M. ALFERT, and C. SCHOOLEY: Liver regeneration and hepatic polyploidy in the hypophysectomized rats. Exp. Cell Res. **15**, 232—235 (1958). — GETZ, G. S., W. BARTLEY, F. STIRPE, B. M. NOTTON, and A. RENSHAW: The lipid composition of rat liver mitochondria, fluffy layer and microsomes. Biochem. J. **83**, 181—191 (1962). — GEYER, A., u. R. FEIGE: Elektronenmikroskopische Untersuchungen über die Verteilung der alkalischen Phosphatase in der normalen Leber und nach Unterbindung des Ductus choledochus. Morph. Jb. **111**, 202—204 (196768/). — GIESEKING, R.: Elektronenmikroskopische Beobachtungen an Mitochondrien aus Leberzellen. Mikroskopie **9**, 186—191 (1954). — GIROUD, A., et C. P. LEBLOND: Localisation histochimique de la vitamine C dans le cortex surrénal. C.R. Soc. Biol. (Paris) **115**, 705—706 (1934). ~ L'acide ascorbique dans les tissus et sa détection. Paris: Hermann 1936. — GIROUD, A. G., G. LÉVY et LEFEBVRES: Recherches sur le taux de l'acide pantothénique chez les mères et les foetus nonnaux et chez les mères carencées. Int. Z. Vitaminforsch. **25**, 148—153 (1954). — GLINOS, A. D.: The mechanism of liver growth and regeneration. In: Chemical basis of development (W. D. MCELROY and B. GLAS, eds.), p. 813—842. Baltimore: Johns Hopkins Press 1958a. ~ Liver regeneration and liver function. In: Liver function (R. W. BRAUER, ed.). Amer. Inst. Biol. Sci. Publ. No 4, 425—438 (1958b). — GLINOS, A. D., and G. O. GEY: Humoral factors involved in the induction of liver regeneration in the rat. Proc. Soc. Exp. Biol. Med. **80**, 421—425 (1952). — GOEBEL, A., u. H. PUCHTLER: Untersuchungen zur Methodik des histochemischen Nachweises der alkalischen Phosphatase. Zbl.

allg. Path. path. Anat. 92, 159—171 (1954). — Gössner, W.: Histochemischer Nachweis hydrolytischer Enzyme mit Hilfe der Azofarbstoffmethode. Histochemie 1, 48—96 (1958). — Goethart, G.: The occurrence of free thiamin pyrophosphate in the soluble fraction of rat liver homogenate. Biochim. biophys. Acta (Amst.) 13, 138—139 (1954). — Goldhor, S.: Protein: lipid ratios of liver mitochondria during development. J. Cell Biol. 37, 823—825 (1968). — Gomori, G.: Microtechnical demonstration of phosphatase in tissue sections. Proc. Soc. exp. Biol. (N.Y.) 42, 23—26 (1939). ~ Distribution of phosphatase in normal organs and tissues. J. cell. comp. Physiol. 17, 71—83 (1941). ~ Microtechnical demonstration of sites of lipase activity. Proc. Soc. exp. Biol. (N.Y.) 58, 362—364 (1945). ~ Distribution of lipase in the tissues under normal and under pathologic conditions. Arch. Path. 41, 121—129 (1946). ~ Alcaline phosphatase of cell nuclei. J. Lab. clin. Med. 37, 526—531 (1951). ~ The histochemistry of esterases. Int. Rev. Cytol. 1, 323—335 (1952). ~ Microscopic histochemistry. Chicago 1953. ~ Histochemistry of human esterases. J. Histochem. Cytochem. 3, 479—484 (1955). — Gordon, M. W., and J. I. Nürnberger: Acute cold-induced changes in cellular protein and nucleic acids in rat liver and brain. Exp. Cell Res. 8, 279—304 (1955). — Goslar, H. G.: Über die Wirkung eines standardisierten Thymusextraktes auf die Häutungsvorgänge und andere Organe von Natrix natrix L. Naunyn-Schmiedebergs Arch. exp. Path. Pharmak. 233, 201—225 (1958). — Grafflin, A. L.: The excertion of fluorescein by the liver under normal and abnormal conditions, observed in vivo with the fluorescence microscope. Amer. J. Anat. 81, 63—116 (1947). — Grafflin, A. L., and E. H. Bagley: Studies of hepatic structure and function by fluorescence microscopy. Bull. Johns Hopk. Hosp. 90, 395—438 (1952). Grasso, J. A., N. Swift, and G. A. Ackerman: Observations on the development of erythrocytes in mammalian fetal liver. J. Cell Biol. 14, 235—254 (1962). — Graumann, W.: Zur Standardisierung des Schiffschen Reagens. Z. wiss. Mikr. (Wien) 61, 225—226 (1952/53). ~ Untersuchungen zum cytochemischen Glykogennachweis. I. Mitt. Chemische Fixation auf Alkoholbasis. Acta histochem. (Jena) 4, 29—40 (1957). ~ Untersuchungen zum cytochemischen Glakogennachweis. II. Mitt. Chemische Fixation auf Pikrinsäurebasis. Histochemie 1, 97—108 (1958). — Graumann, W., u. W. Clauss: Untersuchungen zum cytochemischen Glykogennachweis. III. Mitt. Versuche zum Diastasetest. Histochemie 1, 241—246 (1959). — Green, J. P., E. Søndergaard, and H. Dam: Intercellular distribution of vitamin K in beef liver. Biochim. biophys. Acta (Amst.) 19, 182—183 (1956). — Greenbaum, A. L., T. F. Slater, and E. Reid: Effect of growth hormon on the large-particle content of rat liver. Nature (Lond). 175, 506—507 (1955). — Grigorjew, N. I.: Die Regeneration der Leber bei verschiedenen Wirbeltieren. Z. mikr.-anat. Forsch. 73, 145—173 (1965). — Grillo, T. A.: A contribution to the study of the fixation of glycogen in embryonic tissues. Histochemie 1, 311—314 (1959). Grindlay, J. H., and J. L. Bollman: Regeneration of the liver in the dog after partial hepatectomy. Surg. Gynec. Obstet. 94, 491—496 (1952). — Grisham, J. W.: Desoxyribose nucleic acid synthesis and cell renewal in regenerating rat liver. J. Histochem. Cytochem. 8, 330 (1960). ~ A morphologic study of desoxyribonucleic acid synthesis and cell proliferation in regenerating rat liver. Autoradiography with thymidine-H^3. Cancer Res. 22, 842—849 (1962) — Grundmann, E., u. G. Bach: VIII. Amitosen, Endomitosen und Mitosen nach partieller Hepatektomie. Beitr. path. Anat. 123, 144—172 (1960). — Gruner, P., F. Heni u. H. Mast: Der Einfluß des innersekretorischen Systems auf die histochemische Eisenreaktion in der Leber der Ratte. Acta histochem. (Jena) 7, 199—211 (1959).

Haase, J.: Das Verhalten der histochemisch nachweisbaren Ascorbinsäure in der Nebennierenrinde des Meerschweinchens nach einseitiger Adrenalektomie, Kälteeinwirkung, Wasserentzug und Hunger. Endocrinology 29, 1—22 (1952). — Habán, G.: Leberveränderungen bei experimentellem Hyperthyreoidismus. Beitr. path. Anat. 95, 573—589 (1935). — Hadžiselimović, H., u. N. Gluhbegović: Beitrag zur Kenntnis der Innervation der Leber und der rechten Nebenniere beim Menschen. Z. Anat. Entwickl.-Gesch. 124, 353—359 (1965). ~ Ein weiterer Beitrag zur Kenntnis der Leberinnervation beim Menschen. Z. Anat. Entwickl.-Gesch. 125, 64—66 (1966). — Haguenau, F., et W. Bernhard: Particularités structurales de la membrane nucléaire. Bull. Ass. franç. Cancer 42, 537—544 (1955). — Halberg, F.: Young NH-mice for the study of mitosis in intact liver. Experientia (Basel) 13, 502—503 (1957). — Halbhuber, K.-J.: Autoradiographische und biochemische Untersuchungen über die Verteilung von trägerfreiem ^{32}P in der Leber der Maus. Morph. Jb. 111, 233—235 (1967/68). — Ham, A. W., and Th. S. Leeson: Histology, p. 638 r. Abs. 3. London: Pitman Med. Publ. Co., LTD 1961. — Hammond, W. S.: On the origin of the cells lining the liver sinusoids in the cat and rat. Amer. J. Anat. 65, 199—227 (1939). — Hamperl, H.: Diskussionsbemerkung zum Vortrag von Heidenreich und Siebert. Verh. dtsch. Ges. Path. 39, 193—199 (1955a). — Hampton, J. C.: An electron microscope study of the hepatic uptake and excretion of submicroscopic particles injected into the blood and into the bile duct. Acta anat. (Basel) 32, 262—291 (1958). ~ Distribution, retention and late effects of thoriumdioxyde. New York Academy of Sciences, Symposion April 1966 (im Druck). — Hanzon, V.: Acta physiol.

scand. **28**, Suppl., 101 (1952). — HARD, W. L.: Histochemical phosphatase studies of the rabbit liver under conditions of biliary obstruction. Anat. Rec. **103**, 540—541 (1949). — HARD, W. L., and R. K. HAWKINS: The role of the bile capillaries in the secretion of phosphatase by the rabbit liver. Anat. Rec. **106**, 395—411 (1950). — HARDING, F.: Preliminary observations of the positions of the phagocytic von Kupffer cells in the living transilluminated livers of frogs and mammals. Anat. Rec. **118**, 307 (1954). — HARKNESS, R. D.: The spatial distribution of dividing cells in the liver of the rat after partial hepatectomy. J. Physiol. (Lond.) **116**, 373—379 (1952). ~ Regeneration of liver. Brit. med. Bull. **13**, 87—93 (1957). — HARMS, FR.: Vitamin A-Gehalt der Leber verschiedener Tiere. Vitam. u. Horm. **2**, 151—158 (1942). — HARTH, O., u. F. WALDECK: Über den Abfluß der Galle bei erhöhtem hydrostatischem Druck im Gallengangsystem der Ratte. Klin. Wschr. **42**, 118—123 (1964). ~ Der Rückfluß der Galle aus den Gallenwegen in das Blut der Leber. Pflügers Arch. ges. Physiol. **283**, 68—74 (1965). — HARTMANN, J. FR.: A quantitative electron microscopic study of mitochondria in motor neurones following axonal sections. Mikroskopie **17**, 46—47 (1962). — HASE, T., and J. BRIM: Observation on the microcirculatory architecture of the rat liver. Anat. Rec. **156**, 157—173 (1966). — HASSAN, M., and A. L. LEHNINGER: Enzymatic formation of ascorbic acid in rat liver extracts. J. biol. Chem. **223**, 123—138 (1956). — HAYES, E. R.: The plasmal reaction. Anat. Rec. **97**, 391 (1947). ~ A histochemical study of carbonyl lipids. Diss. Ohio, State University 1947. — HEGEWALD, G., G. BÄRENWALD, A. GRISK u. K. U. MÖRITZ: Morphologische und physiologische Veränderungen an der Rattenleber unter dem Einfluß einiger Choleretica. Morh. Jb. **111**, 240—244 (1967/68). — HEIDENREICH, O., u. G. SIEBERT: Neue Methoden zur Untersuchung von Lipofuscin. Verh. dtsch. Ges. Path. **39**, 193—199 (1955a). ~ Untersuchungen an isoliertem, unverändertem Lipofuscin aus Herzmuskulatur. Virchows Arch. path. Anat. **327**, 112—126 (1955b). — HEINEMANN, K.: Experimentelle Untersuchungen an Meerschweinchen und Ratten zur Frage der Organveränderungen durch thyreotropes Hormon. Endokrinologie **19**, 1—9 (1937). — HEINRICH, H. C.: Biologische Halbwertzeit und Umsatzrate des Vitamin B_{12} im menschlichen Organismus. Z. Naturforsch. **16**b, 407—408 (1961). — HELGELAND, L., and S. LALAND: The localization of prothrombin in ratliver cell fractions. Biochim. biophys. Acta (Amst.) **62**, 200—202 (1962). — HELWEG-LARSEN, H. F.: Nuclear class series. Acta path. scand., Suppl. **92** (1952). — HERRMANN, M.: Morphologische Untersuchungen an der Leber bei hormoneller Beeinflussung des Hypophysenvorderlappen-Nebennierenrinden-Systems. Acta neurovegetat. **30**, 68—73 (1967). — HIGGINS, G. M., J. BERGSON, and E. FLOCK: Diurnal cycle in liver; periodicity of cycle, with analysis of chemical constituents involved. Amer. J. Physiol. **102**, 673—682 (1932). ~ Diurnal cycle of liver in white rat; food factor in its determination. Amer. J. Physiol. **105**, 177—186 (1933). — HIGGINS, G. M., and J. I. INGLE: Regeneration of the liver in hypophysectomized white rats. Anat. Rec. **73**, 95—104 (1939). — HIGGINS, G. M., F. C. MANN, and J. T. PRISTLEY: Experimental pathology of the liver. X. Restoration of the liver in the domestic fowl. Arch. Path. **14**, 491—497 (1932). — HIMES, M., and A. W. POLISTER: An electron microscopic study of intranuclear glycogen inclusions in tadpole livers. Anat. Rec. **132**, 453—454 (1958). — HIMSWORTH, H. P.: Lectures on the liver and its diseases. Cambridge: Harvard University Press 1950. — HINRICHSEN, K.: Cytologische Geschlechtsbestimmung an somatischen Zellen von Kaninchen. Verh. anat. Ges. (Jena), **54**. Tagg 287—294 (1957). — HINRICHSEN, K., u. H. D. GOTHE: Morphologische und statistische Untersuchungen an Zellkernen von Ratten und Mäusen zur Frage einer cytologischen Geschlechtsdiagnostik. Z. Zellforsch. **48**, 429—449 (1958). — HIRSCH, G. C.: Die Restitution des Sekretmaterials im Pankreas. Zool. Anz. **4**, Suppl., 302—321 (1929—1931). — HIRSCH, G. C., u. R. F. VAN PELT: Der Rhythmus des Glykogengehaltes der Leber der weißen Maus, dargestellt durch die Stufenzählmethode. Proc. roy. Acad. Amsterd. **40**, 538—546 (1937). — HIRT, A.: Über mikroskopische Untersuchungen an der lebenden Leber bei Frosch und weißer Ratte. Verh. anat. Ges. (Jena), **42**. Tagg 222—224 (1934). — HIRT, A., J. ANSORGE u. H. MARKSTAHLER: Luminescenzmikroskopische Untersuchungen an der lebenden Frosch- und Rattenleber. Die Ausscheidung von Fluorescin und Trypaflavin. Z. Anat. Entwickl.-Gesch. **109**, 1—32 (1939). — HIRT, A., u. K. WIMMER: Luminescenzmikroskopische Beobachtungen über das Verhalten von Vitaminen im lebenden Organismus. Das Vitamin B_2 in der Leber. Klin. Wschr. **18**, 733—740 (1939). ~ Luminescenzmikroskopische Untersuchungen am lebenden Tier. Die Bedeutung des reticuloendothelialen Systems und der Trägersubstanzen im Vitaminstoffwechsel. Klin. Wschr. **19**, 123—128 (1940). — HÖTZL, H., u. G. LAUDAHN: Therapie mit Mitochondrien. Reine Leberzellenmitochondrien als neues, biologisch-therapeutisch hochwirksames Prinzip. Ärztl. Wschr. **1956**, 634—641. — HOFFMAN, H., and W. GRIGG: An electron microscopic study of mitochondria formation. Exp. Cell Res. **15**, 118—131 (1958). — HOLLE, G.: Die gegenwärtigen Vorstellungen über die gestaltliche und funktionelle Organisation der Leber. Acta hepat. (Hamburg) **3**, I/135—I/156 (1955). ~ Über elektronenmikroskopische Befunde an der Leber bei Virushepatitis und zur Frage des hepatozellulären Ikterus. Dtsch. med. Wschr. **85**, 2089—2093 (1960). ~

Die gegenwärtigen Vorstellungen vom Feinbau der Leber. Acta hepat. (Hamburg) 8, 253—264 (1961). — HOLMER, A. J. M.: Histologische Untersuchungen über den Bau der Gallencapillaren bei Menschen mit Hinsicht auf die Funktion der Leberzellen. Diss. Utrecht 1927. ~ Histologische Untersuchungen über den Bau der Gallencapillaren (Beitrag zur Kenntnis der Leberzellenfunktion). Frankfurt. Z. Path. 37, 51—95 (1929). — HOLMGREN, H.: Beitrag zur Kenntnis der Funktion der Leber. Das Verhältnis von Glykogen, Fett und Sekretgranula zueinander. Z. mikr.-anat. Forsch. 32, 306—332 (1933). ~ 24-Stunden-Variationen des Gewichts der Leber, Lunge und Milz der weißen Ratte (Mus norvegicus albus). Morph. Jhb. 81, 653—668 (1938a). ~ Leberrhythmus und Fettresorption. Dtsch. med. Wschr. 64, 744—746 (1938b). — HOLMGREN, H., and A. SVANBORG: Variations of the acid and alcaline phosphatase activity in the livers of white rats during the 24-hours period. Acta med. scand. 137, 187—197 (1950). — HOLMGREN, HJ.: Beitrag zur Kenntnis des Leberrhythmus bei im Dunkel geborenen und aufgezogenen Tieren. Z. ges. exp. Med. 109, 315—332 (1941). — HOLT, S. J., and R. M. HICKS: The localization of acid phosphatase in rat liver cells as revealed by combined cytochemical staining and electron microscopy. J. biophys. biochem. Cytol. 11, 47—66 (1961). — HORVÁTH, E., u. K. KOVÁCS: Beiträge zur Rolle der Nebenniere in der Regeneration der Leber. Z. ges. exp. Med. 127, 236—240 (1956). — HOSHINO, M.: The deep invagination of the inner nuclear membrane into the nucleoplasm in the ascites hepatoma cells. Exp. Cell Res. 24, 606—609 (1961). — HOTCHKISS, R. D.: A microchemical reaction resulting in the staining of polysaccharid structures in fixed tissue preparations. Arch. Biochem. 16, 131—141 (1948). — HOWATSON, A. F., and A. W. HAM: Electron micrographs of embryonic and neoplastic liver cells of the rat. Anat. Rec. 121, 436 (1955). — HRUBAN, Z., and H. SWIFT: Uricase: Localization in hepatic microbodies. Science 146, 1316—1317 (1964). — HUDSON, Y., A. LAZAROW, and J. F. HARTMANN: A quantitative electron microscopic study of mitochondria in motor neurones following axonal sections. Exp. Cell Res. 24, 440—456 (1961). — HULTIN, T.: Incorporation in vivo of 15N-labelled glycine into liver fractions of newly hatched chicks. Exp. Cell Res. 1, 376—381 (1950). ~ The intracellular distribution of protein-bound azo dye in rat liver. Exp. Cell Res. 10, 71—77 (1955). ~ The incorporation in vivo of labelled amino acids into subfractions of liver cytoplasm fractions. Exp. Cell Res., Súppl. 3 210—217 (1955). ~ Characteristics of extracts from liver microsomes. Exp. Cell Res. 12, 290—298 (1957). — HULTIN, T., and A. VON DER DECKEN: The incorporation in vitro labelled amino acids into the proteins of regenerating rat liver. Exp. Cell Res. 13, 83—87 (1957). — HUSEMANN, E., u. H. RUSKA: Versuche zur Sichtbarmachung von Glykogenmolekülen. J. prakt. Chem. 156, 1—10 (1940).

IKEDA, M.: Über den Einfluß des Epithelkörperchenhormons auf den Golgischen Apparat der Leberzellen und über die Beziehungen zwischen Schilddrüse und Epithelkörperchen mit Rücksicht auf ihren Einfluß auf den Apparat. Arb. med. Univ. Okayama 3, 346—356 (1932). — ILLINGWORTH, B. J., J. LARNER, and G. T. CORI: Structure of glycogens and amylopectins. 1. Enzymatic determinations of chain length. J. biol. Chem. 199, 631—640 (1952). — IMAGA, H., S. HOSHIKAWA, and J. ITOI: Riboflavin content of human liver. Nagoya J. med. Sci. 16, 212—217 (1953). — IMHÄUSER, K.: Über das Vorkommen des Plasmalogens. II. Mitt. Über das Vorkommen des Plasmalogens bei Tieren. Biochem. Z. 186, 360—375 (1927). — IRWIN, J. W., and J. MACDONALD: Microscopic observations of the intrahepatic circulation of living guinea pigs. Anat. Rec. 117, 1—13 (1953). — ISLAMI, A. H., G. T. PACK, and J. C. HUBBARD: The humoral factor in regeneration of the liver in parabiotic rats. Surg. Gynec. Obstet. 108, 549—554 (1959). — ITO, T., u. M. NEMOTO: Über die Kupfferschen Sternzellen und die „Fettspeicherzellen" (fat-storing cells) in der Blutkapillarwand der menschlichen Leber. Folia anat. jap. 24, 243—258 (1952). — ITO, T., S. SATZUKI u. R. TAHIRA: Über die Beziehung der Fettspeicherzellen zu den Gitterfasern in der Leber. Arch. hist. jap. 5, 477—540 (1953). — ITO, T., K. SATZUKI, K. KANO u. N. TSUKAGOSHI: Studien über die sog. Fettspeicherungszellen (fat-storing cells) in der Leber von verschiedenen Wirbeltieren. Arch. hist. jap. 3, 239 (1952). — IZARD, J.: Etude au microscope électronique de l'hépatocyte humain normal et pathologique. Ph. D. Thèse de Toulouse 138 p. Lyon, Toulouse 1960.

JABONERO, V.: Der anatomische Aufbau des peripheren neurovegetativen Systems. Acta neuroveg. (Wien), Suppl. 4, 1—159 (1953). — JACKSON, B.: Time-associated variations of mitotic activity in livers of young rats. Anat. Rec. 134, 365—377 (1959). — JACOBI, H. P., C. A. BAUMANN, and W. J. MEEK: The choline content of rats on various choline-free diets. J. biol. Chem. 138, 571—582 (1941). — JAFFE, J. J.: Diurnal mitotic periodicity in regenerating rat liver. Anat. Rec. 120, 935—954 (1954). — JÉZÉQUEL, A. M.: Microscopie électronique du foie normal. Path. et Biol. 10, 501—525 (1962). — JOHNSON, L. E., and F. C. MANN: Intrahepatic lymphatics. Amer. J. Physiol. 163, 723—724 (1950). — JOLLY, J.: Sur les ébauches sanguines intrahépatiques. C.R. Soc. Biol. (Paris) 89, 127 (1923). — JONES, O. P.: Formation of erythroblasts in the fetal liver and their destruction by macrophages and hepatic cells. Anat. Rec. 133, 294 (1959). — JOST, A., et R. JACQUOT: Recherches sur le contrôle hormonal de la charge en glycogène du foie foetal du lapin et du rat. C.R. Acad. Sci. (Paris) 239, 98—100

(1954). — Jucker, P.: Der Einfluß verschiedener Ernährung auf die Morphologie und das Verhältnis von Plasma- zu Kernstickstoff der Rattenleber. Z. Zellforsch. 25, 769—775 (1937).

Kaltenbach, J. C., and J. W. Harman: The relationship between the control of structure and the dinitrophenol stimulation of Adenosinetriphosphatase in liver mitochondria. Exp. Cell Res. 8, 435—452 (1955). — Kaman, J.: A contribution to the problem of biological activity of the intrahepatic portal bed in the pig. Acta anat. (Basel) 67, 172—200 (1967). — Kaplansky, S. J., O. B. Kusosleva, and V. D. Uspenskaya: An electrophoretic study of the liver proteins. Biokhimiya 21, 469—477 (1956). — Kaplansky, S. J., and S. A. Jusopova: Über die Wirkung von Schilddrüsenhormonen auf den Gehalt an Proteinfraktionen in den Mitochondrien und anderen strukturellen Elementen der Rattenleber. Biokhimiya 27, 907—911 (1962) [Russisch]. — Karnovsky, M. J.: Simple methods for „staining with lead" at high pH in electron microscopy. J. Biophys. Biochem. Cytol. 11, 729—732 (1961). — Karrer, H. E.: Electron-microscopic observations on developing chick embryo liver. The Golgi complex and its possible role in the formation of glycogen. J. Ultrastruct. Res. 4, 149—165 (1960a). ~ Electron-microscopic study of glycogen in chick embryo liver. J. Ultrastruct. Res. 4, 191—212 (1960b). ~ Electron microscope observations on chick embryo liver. Glycogen, bile canaliculi, inclusions and hematopoiesis. J. Ultrastruct. Res. 5, 116—141 (1961). — Kastert, J.: Experimentelle Untersuchungen über den Einfluß des Schilddrüsensekretes auf die Leberzelle. Virchows Arch. path. Anat. 302, 728—741 (1938). — Kater, J.: The liver-blood fluid exchange and the morphology of hepatic cell mitochondria. J. Morph. 61, 473—484 (1937). — Kater, J. McA.: The mitochondria of the hepatic cell during cholalogic stimulation. Z. Zellforsch. 25, 127—130 (1937). Ref. Anat. Ber. 36, 148 (1938). — Kaufmann, F., P. Brücke, H. Vagacs u. H. Spängler: Histochemische Veränderungen der menschlichen Leber im traumatischen Schock. Acta histochem. 29, 363—375 (1968). — Kawai, J.: Über den Golgischen Apparat der Leberzellen bei Kaninchen, denen im Hungerzustand Adrenalin injiziert wurde. Okayama-Igakkai-Zasshi 45, 1192—1206 (1933). — Kemper, A.: Eine Methode zum Nachweis gebundener Askorbinsäure im Cytoplasma von Rattenlebern. Acta biol. med. germ. 11, 151—155 (1963). — Kendrey, G., J. Juhász u. B. Szende: Elektronenmikroskopische Beobachtungen über durch INH verursachte Leberveränderungen und Lebertumoren weißer Ratten. Morph. Jb. 111, 216—224 (1967/68). — Kerr, D. N. S., and A. R. Muir: A demonstration of the structure and disposition of ferritin in the human liver cell. J. Ultrastruct. Res. 3, 313—319 (1959/60). — Kettler, J. H.: Die Leber. In: Kaufmann-Staemmler, Lehrbuch der speziellen pathologischen Anatomie, Bd. II, Teil 2. Berlin: W. de Gruyter & Co. 1958. — Kick, U.: Beitrag zur Frage des bestmöglichen Glykogennachweises. Anat. Anz. 95, 310—326 (1944). — Kief, H.: Studien zur Morphologie des Neutralfettstoffwechsels. Zwanglose Abhandlungen aus dem Gebiet der normalen und pathologischen Anatomie, Heft 14, 1—57 (1964). — Kiessling, K. H., and U. Tobé: Degeneration of liver mitochondria in rats after prolonged alcohol consumption. Exp. Cell Res. 33, 350—354 (1964). — Kirsten, J.: Histochemische Glykogenuntersuchungen bei B_1-Avitaminose. Z. mikr.-anat. Forsch. 50, 355—365 (1941). — Kitzing, W., u. H. H. Schumacher: Ontogenese und topographische Histochemie der Bernsteinsäuredehydrogenase in der Leber einiger Nager. Z. Zellforsch. 54, 443—467 (1961). — Klein, H.: Untersuchung zur Bestimmung der Mitochondrienzahl der Leberzellen. Zbl. allg. Path. path. Anat. 96, 20—24 (1957). — Klein, H., H. Widmer u. L. Grossmann: Die histochemische Bestimmung der Lipaseaktivität der Leber. Zbl. allg. Path. path. Anat. 88, 295—300 (1952). — Kleinfeld, R. G., M. A. Greider, and W. J. Frajola: Electron microscopy of intranuclear inclusions found in human and rat liver parenchymal cells. J. biophys. biochem. Cytol. 2, Suppl., 435—438 (1956). Knisely, M. H., E. H. Bloch, and L. Warner: Selective phagocytosis. I. Microscopic observations concerning the regulation of the blood flow through the liver and other organs and the mechanism and rate of phagocytic removal of particles from the blood. Danske Vidnsk. Selsk. Biol. Skr. 4, 1—93 (1948). — Koch, R.: Einfluß der Vitamine A und E auf den Glykogengehalt der Leber. Int. Vitaminforsch. 24, 68—75 (1952). — Kodicek, E.: Storage of vitamins in liver. Prov. Nutr. Soc. 13, 125—135 (1954). — Kohn, R.: Effect of administration of rat serum on rat liver regeneration. Exp. Cell Res. 14, 228—230 (1958). — Kostorz, R.: Über die Läppchenabgrenzung in der Leber der Säuger. Anat. Anz. 83, 121—149 (1937). — Kraft, J.: Über die Vitalfärbung der Leber bei den Vertretern verschiedener Wirbeltierklassen. Z. Zellenlehre 1, 517—522 (1924). ~ Vitalfärbungsversuche an der Karauschenniere. Z. Zellforsch. 14, 559—565 (1932). — Kratochvíl, M., J. Payer u. R. Riedel: Das System der Leberarterie und ihr Verhältnis zum Pfortadersystem in der Leber des Hundes. Acta anat. (Basel) 31, 246—260 (1957). — Kratochvíl, M., J. Riedel u. R. Moravec: Der subterminale und terminale Abschnitt der Pfortader und Leberarterie in der Leber des Frosches und einige Bemerkungen zur Regulation des Blutdurchflusses durch die sinusoidalen Kapillaren der Leber. Anat. Anz. 106, 265—271 (1959). — Kremer, J.: Die fortlaufenden Veränderungen der Amphibienleber im Hungerzustande. Z. mikr.-anat. Forsch. 28, 81—160

(1932). — Krücke, W.: Über Nachweis, Wirkung und Wanderung von Thorotrast im menschlichen Organismus. Naturwissenschaften 37, 284—286 (1950). — Kühnau, J.: Neuere Erkenntnisse von den Wirkstoffen der Leber. Dtsch. Z. Verdau.- u. Stoffwechselkr. 12, 104—113 (1952). — Kuether, C. A., I. R. Teleford, and J. H. Roe: The relation of the blood level of ascorbic acid to the tissue concentrations of this vitamin and the histology of the incisor teeth in guinea pig. J. Nutr. 28, 347—358 (1944). — Kuff, E. L., and A. J. Dalton: Identification of molecular ferritin in homogenates and sections of rat liver. J. Ultrastruct. Res. 1, 62—73 (1957/58). — Kugler, J. H., and W. J. C. Wilkinson: The basis for the histochemical detection of glycogen. J. Histochem. Cytochem. 9, 498—503 (1961).

Labaw, L. W.: Ox liver catalase crystal structure by electron microscopy. J. Ultrastruct. Res. 17, 372—341 (1967). — Lagerstedt, St.: Gallocyanine staining as a specific method for production of protein inclusions in liver cells. Acta anat. (Basel) 2, 392—400 (1947). ~ Investigations on the proteinaceous inclusions of the liver cell cytoplasm in ultraviolet light. Acta anat. (Basel) 3, 84—94 (1947). ~ Cytological studies on the protein metabolism of the liver in rat. Acta anat. (Basel), Suppl. 9 (ad vol. VII), 1—116 (1949). — Lahtiharju, A.: Influence of autolytic and necrotic liver tissue on liver regeneration in the rat. Acta path. microbiol. scand., Suppl. 150, 1—99 (1961). — Laird, A. K., A. D. Barton, and O. Nygaard: Synthesis of protein and ribonucleic acid in rat liver during refeeding after starvation. Exp. Cell Res. 9, 523—540 (1955). — Laird, A. K., O. Nygaard, H. Ris, and A. D. Barton: Separation of mitochondria into two morphologically and biochemically distinct types. Exp. Cell Res. 5, 147—160 (1953). — Lajos, S.: Über die Wirkung des B_1-Vitamins auf den Kohlenhydratstoffwechsel. Biochem. Z. 284, 279—288 (1936). — Lambers, K.: Die Verteilung der histochemisch darstellbaren alkalischen Phosphatase in der menschlichen Leber unter normalen und pathologischen Bedingungen. Acta hepat. (Hamburg) 6, 76—88 (1959). — Landström, A., T. Caspersson u. G. Wohlfart: Über den Nucleotidumsatz der Nervenzelle: Z. mikr.-anat. Forsch. 49, 534—548 (1941). — Lang, K.: Der intermediäre Stoffwechsel. Berlin-Göttingen-Heidelberg: Springer 1952. ~ Chemische Leistungen der Zellstrukturen. Verh. Anat. Ges. 1954. Anat. Anz. 101 (Erg.-H.), 35—47 (1954). — Lanzavecchia, G., E. Polli, G. Jean, H. Le Coultre e E. Pisani: Struttura della cellula epatica umana, osservata al microscopio elettronico. I. Fegato umano normale. Arch. ital. Anat. Embriol. 64, 404—429 (1959). — Lapp, H.: Die submikroskopische Organisation der Leberzelle. Münch. med. Wschr. 105, 1—12 (1963). — Larner, J., B. Illinworth, G. T. Cori, and C. F. Cori: Structure of glycogens and amylopectins. III. Analysis by stepwise enzymatic degradiation. J. biol. Chem. 199, 641—652 (1952). — Laschi, R.: Studio di alcuni aspetti ultrastrutturali del fegato. II. Gli spazi di Disse nel fegato di maiale. Sperimentale 113, 115—118 (1963). — Lazarow, A.: Particulate glycogen: A submicroscopic component of the guinea pig liver cell; its significance in glycogen storage and the regulation of blood sugar. Anat. Rec. 84, 31—50 (1942). — Leduc, E.: Regeneration of the liver. In: Rouiller, The liver, vol. II, p. 63—89. New York and London: Academic Press 1964. — Leduc, E. H.: The effect of fasting and refeeding and of change in dietary protein levels on mitosis in the liver of the mouse. Anat. Rec. 99, 586 (1947). ~ Cell modulation in liver pathology. J. Histochem. 7, 253—255 (1959). — Leduc, E. H., and J. W. Wilson: An electron microscopy study of intranuclear inclusions in mouse liver and hepatoma. J. biophys. biochem. Cytol. 6, 427—430 (1959a). ~ A histochemical study of intranuclear inclusions in mouse liver and hepatoma. J. Histochem. Cytochem. 7, 8—16 (1959b). — Leevy, C. M., W. George, M. Deysine, and A. M. Gnassi: DAN synthesis in hepatic liver injury. Exp. molec. Path. 1, 457—469 (1962). — Leevy, C. M., R. M. Hollister, R. Schmid, R. A. McDonald, and C. S. Davidson: Liver regeneration in experimental carbon tetrachloride intoxication. Proc. Soc. exp. Biol. (N.Y.) 102, 672—675 (1959). — Leighton, F., B. Poole, H. Beaufay, P. Baudhuin, J. W. Coffey, St. Fowler, and Ch. de Duve: The large-scala separation of peroxysomes, mitochondria, and lysosomes from the livers of rats injected with triton WR-1339. J. Cell Biol. 37, 482—513 (1968). — Leistner, H.: Untersuchungen über die Kerngrößen in den Leberzellen des Pferdes. Z. Zellforsch. 25, 34—65 (1937). — Lennert, K.: Die Histochemie der Fette und Lipoide. Z. wiss. Mikr. 62, 369—393 (1954/55). — Lennert, K., u. G. Wetzel: Zur Spezifität der histologischen Fettfärbungsmethoden. Z. wiss. Mikr. 61, 20—29 (1952/53). — Leong, G. F., J. W. Grisham, and B. Hole: Effect of rapid "total" exchange transfusion on hepatic DNA synthesis in partially hepatectomized rats. Fed. Proc. 22, 192 (1963). — Lewinson, M. S.: Dynamik des Kohlenhydratstoffwechsels bei Hunden und Tauben in Avitaminose B. Z. Vitaminforsch. 6, 209—227 (1937). — Lillie, R. D., and J. Greco: Malt diastase and ptyalin in place of saliva in the identification of glycogen. Stain Technol. 22, 67—70 (1947). — Linzbach, A. J.: Vergleichende phasenmikroskopische Untersuchungen am Deckepithel der Leberkapsel und am Aortenepithel. Z. Zellforsch. 37, 554—572 (1952). — Lipp, W.: Die Entwicklung der Parenchymarchitektur der Leber. Verh. anat. Ges. (Jena), 50. Tagg 241—249 (1952). ~ Die frühe Strukturentwicklung des Leberparenchyms beim Menschen. Z. mikr.-anat. Forsch. 59, 161—186 (1953). ~ Histochemische Methoden,

Liefg XI. München: R. Oldenburg 1956. ~ Histochemische Methoden, Liefg XVII. München: R. Oldenburg 1959. — LISON, L.: Histochimie et cytochimie animales, 2. ed. Paris: Gauthier-Villars 1953. — LOMBROSO, U.: Il mito di Prometeo nella realtà speimentale. Ricerche biochimiche sul fegato in rigenerazione. Athena (Roma) 16, 75—80 (1950). — LOUD, A. V.: Description of the ultrastructure of normal rat liver parenchymal cells. J. Cell Biol. 37, 27—46 (1968). — LOWE, CH., W. WILLIAMS, and L. THOMAS: Effect of cortisone administration upon nucleic composition of rabbit liver Proc. Soc. exp. Biol. (N.Y.) 78, 818—824 (1951). — LOWRY, O. H.: Biochemical evidence of nutritional status. Physiol. Rev. 32, 431—448 (1952). LUCK, D. J. L.: Glycogen synthesis from uridine diaphosphate glucose. The distribution of the encyme in liver cell fractions. J. biophys. biochem. Cytol. 10, 195—209 (1961). — LUDFORD, R. I.: The vital staining of normal and malignant cells. IV. A comparison of the vital staining of the parenchymal cells of the liver with acid and basic dyes. Proc. roy. Soc. B 108, 270—278 (1931). — LUECKE, R. W., and P. B. PEARSON: The determination of free cholin in animal tissues. J. biol. Chem. 155, 507—512 (1944). — LUFT, J. H.: Permanganate — a new fixative for electron microscopy. J. biophys. biochem. Cytol. 2 (II), 799—800 (1956). — LUST, J., and P. DROCHMANS: Effect of trypsin on liver microsomes. J. Cell Biol. 16, 81—92 (1963).

MACMAHON: Über die physiologische und pathologische Teilung von Kern und Zelle an Leberepithelien. Z. mikr.-anat. Forsch. 32, 413—443 (1933). — MAGROT, T., and L. CIBULKOVÁ: Bile canaliculi of rat liver as shown by staining impression smears for alkaline phosphatase. Stain Technol. 37, 382—383 (1962b). — MAGROT, T., u. J. SOVA: Verhalten der Nucleolen in den Leberzellen. Naturwissenschaften 49, 381—382 (1962a). — MAHNKE, P.-FR., u. B. GANTENBEIN: Zur Häufigkeit und Problematik des Kernglykogens in der kindlichen Leber. Acta hepato-splenol. (Stuttg.) 12, 321—328 (1965). ~ Untersuchungen zum Glykogengehalt der kindlichen Leber. Dtsch. Z. Verdau.- u. Stoffwechselkr. 26, 87—97 (1966). — MAIBAUER, D., u. H. HERKEN: Vorkommen und Anreicherung von Inosit und Inositderivaten in den Zellfraktionen von Gehirn und Leber. Naunyn-Schmiedebergs Arch. exp. Path. Pharmak. 227, 456—466 (1956). — MAJNO, G., u. CH. ROUILLER: Die alkalische Phosphatase in der Biologie des Knochengewebes. Virchows Arch. path. Anat. 321, 1—61 (1951). — MALL, F. P.: A study of the structural unit of the liver. Amer. J. Anat. 5, 227—308 (1906). — MANCINI, K. E.: Histochemical study of glycogen in tissues. Anat. Rec. 101, 149—160 (1948). — MANN, F. C.: The portal circulation and restoration of the liver after partial removal. Surgery 8, 225—238 (1940). ~ Restoration and pathologic reactions of the liver. J. Mt Sinai Hosp. 11, 65—74 (1944). — MANN, F. C., and T. B. MAGATH: The production of chronic liver insufficiency. Amer. J. Physiol. 59, 485 (1922). — MANNIX JR., H., G. CORNELL, and W. D. O'SULLIVAN: The regeneration of the liver in the monkey and in the monkey with portacaval shunt. Surgery 40, 874—879 (1956). — MARINOZZI, V., et A. GAUTIER: Essais de cytochimie ultrastructurale. Du rôle de l'osmium réduit dans les «colorations» électroniques. C.R. Acad. Sci. (Paris) 253, 1180—1182 (1961). — MARK, D. D.: Distribution of lipase in preneoplastic and neoplastic states induced in the rat liver by paradimethylaminoazobenzene. Arch. Path. 49, 545—554 (1950). — MARNAY, C.: Sur diverses méthodes de dosage de l'acide pantothénique total dans quelques organes du rat. Bull. Soc. Chim. biol. (Paris) 35, 220—224 (1953). — MARSILII, G., e M. G. BUCCIOLINI: Fattori che condizionano l'integrità ultrastrutturale delle cellule epatiche isolate. Sperimentale 113, 119—124 (1963). — MARXER, A., et J. H. MULLER: Variations expérimentales de la teneur du foie en vitamine C. Z. Vitaminforsch. 7, 299—301 (1938). — MASEK, B.: Connections between bile canaliculi and Disse's space in normal mammals and after common bile duct ligation. Anat. Rec. 139, 251—252 (1961). — MASON, K. E., and M. Y. DJU: Newer knowledge of the metabolism of tocopherols in human tissues. Curr. Res. Vitamins in trophol. Nat. Vitamin Found, Inc. N.Y., Nutrit. Sympos. Ser. No 7, 1—19 (1953). — MASON, K. E., M. Y. DJU, and L. J. FILER JR.: Distribution of tocopherols in human tissues. Fed. Proc. 11, 449—450 (1952). — MAYERSBACH, H.: Studien an der Leber der Maus nach parenteraler Eiweißzufuhr. Z. Zellforsch. 45, 483—516 (1957). ~ Untersuchungen an der Leber der Maus bei experimenteller Hyperproteinämie. Acta anat. (Basel) 35, 353—354 (1958a). ~ Immunhistologische Methoden. II. Ein weiterer Markierungsfarbstoff: Dimethyl-1-Naphthylaminsulfosäure-5. Acta histochem. (Jena) 5, 351—368 (1958b). — MAYERSBACH, H., u. F. SCHLAGER: Leberzellkernreaktionen nach parenteraler Eiweißzufuhr. Anat. Anz. 108, 129—147 (1960). — MAYERSBACH, H. v.: Tageszyklische Untersuchungen an Rattenlebern. Acta anat. (Basel) 48, 182 (1962). — MAYERSBACH, H. v., u. P. H. K. YAP: Tagesrhythmische Schwankungen der Leberesterase. Histochemie 5, 297—302 (1965). — McCURDY, MARY BURTON DERRICKSON: Mitochondria in liver cells of fed and starved salamanders. J. Morph. 64, 9—35 (1939). — McDONALD, R. A., and A. E. ROGERS: Control of regenerating of the liver. Lack of effect of plasma from partially hepatectomized, cirrhotic, and normal rats upon desoxyribonucleid acid synthesis and mitosis in rat liver. Gastroenterology 41, 33—38 (1961). — McDONALD, R. A., A. E. ROGERS, and C. S. PECHET: Growth and regeneration of liver. Ann. N.Y. Acad. Sci. 111, 70—84 (1963). —

McKellar, M.: The postnatal growth and mitotic activity of the liver of the albino rat. Amer. J. Anat. 85, 263—295 (1949). — McManus, J. F.: Histological demonstration of mucin after periodic acid. Nature (Lond.) 158, 202 (1946). — McManus, J. F. A., and R. W. Mowry: Effects of fixation on carbohydrate histochemistry. J. Histochem. Cytochem. 6, 309—316 (1958). — Meek, E. S., and J. F. A. Harbison: Nuclear area and desoxyribonucleic content in human liver cell nuclei. J. Anat. (Lond.) 101, 487—489 (1967). — Meister, v.: Über die Regeneration der Leberdrüse nach Entfernung ganzer Lappen, und über die Betheiligung der Leber an der Harnstoffbildung. Zbl. allg. Path. path. Anat. 2, 961—964 (1891). — Melvin, J. B.: The effect of actinomycin D on mitosis in regenerating mouse liver. Exp. Cell Res. 45, 559—569 (1967). — Merker, H. J., u. P. M. Carsten: Elektronenmikroskopische Untersuchungen über die Erythropoese in der Leber menschlicher Embryonen. Blut 9, 329—344 (1963). — Metcalf, R. L.: The storage and interaction of water soluble vitamins in the malpighian system of Periplaneta americana (L.). Arch. Biochem. 2, 55—62 (1943). — Meyer, Fr., et M. Lourau: Etude du desmo-glycogène extrait par l'urée. C.R. Acad. Sci. (Paris) 242, 2184—2187 (1956). — Meyer, K. H.: The chemistry of glycogen. Advanc. Enzymol. 3, 109—135 (1943). — Meyer, R.: Über den histologischen Nachweis von Eisen in normalen Leberzellkernen. Z. mikr.-anat. Forsch. 35, 517—528 (1934). — Meyer-Brunot, H. G.: Zur histochemischen Unterscheidung von gespaltenem und ungespaltenem Fett. Z. wiss. Mikr. 60, 476—480 (1951/52). — Michaelis, W.: Variationsstatistische Untersuchungen über die Kerngrößen und das Verhältnis von ein- und zweikernigen Zellen in der menschlichen Leber. Z. mikr.-anat. Forsch. 43, 567—580 (1938). — Michalowski, R.: Recherches sur la rôle du foie, comme organe érythropoétique chez les embryons du porc. C.R. Soc. Biol. (Paris) 123, 34—37 (1936). — Mikhail, Y., and A. Latif Salek: Intrinsic nerve fibers in the liver parenchyma. Anat. Rec. 141, 317—323 (1961). — Milletti, M.: La cellula epatica nei vari periodi della digestione intestinale con particolare riguardo al condrioma. Arch. ital. Anat. Embriol. 38, 209—257 (1937). ~ Citologia della cellula epatica nel corso della Iperglicemia sperimentale. Z. Zellforsch. 28, 210—237 (1938). — Millonig, G.: A modified procedure for lead staining of thin sections. J. biophys. biochem. Cytol. 11, 736—739 (1961). — Millonig, G., and K. R. Porter: Structural elements of rat liver cells involved in glycogen metabolism. Europ. Reg. Conf. Electr. Microsc. 2, 655—659 (1960). — Milman, A. E., A. M. Treacy, and A. T. Milhorat: Pancreatic hyperglycemic factor on liver and muscle glycogen in vitamin E-deficient rabbits. Federation Proc. 13, 100—101 (1954). — Minio, F., F. Aliberti, F. Gardiol, A. Gautier, P. Magnenat et A. Torsoli: Ultrastructure du foie humain lors d'ictère idiopathique chronique. Étude d'un cas atypique d'ictère a bilirubine directe. Z. Zellforsch. 66, 496—501 (1965). — Minio, F., et A. Gautier: L'ultrastructure du foie humain lors d'ictère idiopathique chronique. IV. Mitochondries de morphologie inhabituelle et „inclusions cytoplasmiques paracristallines" hepatocytaires. Z. Zellforsch. 78, 267—279 (1967). — Minio, F., A. Gautier et P. Magnenat: L'ultrastructure du foie humain lors d'ictère idiopathique (III). Z. Zellforsch. 78, 168—183 (1966). — Minio, F., L. Lombardi et A. Gautier: Mise en évidence et ultrastructure du glycogène hépatique. Influence des techniques de préparation. J. Ultrastr. Res. 16, 339—358 (1966). — Minio, F., P. Magnenat, D. Gardiol et A. Gautier: L'ultrastructure du foie humain lors d'icterès idiopathiques chroniques. I. Dégénérescence mitochondrial dans un cas d'ictère du type Dubin-Johson. Z. Zellforsch. 65, 47—56 (1965). — Minot, Ch. S.: On a hitherto unrecognized form of blood circulation without capillaries in the organs of vertebrata. Proc. Boston Soc. Nat. Histol. 29, (1900). — Missmahl, H. P.: Doppelbrechung der reticulären Faser und sich hieraus ergebender Nachweis von gerichtet eingelagerten Lipoiden in die reticuläre Faser. Z. Zellforsch. 45, 612—619 (1957). ~ Experimentelle und klinische Beobachtungen über wechselnden Lipoidgehalt reticulärer Fasern in Leber, Milz und Niere. Klin. Wschr. V, 36, 29—34 (1958). — Mitchel, G. A.: Anatomy of the autonomic nervous system. E. S. Livingstone Ltd. 1953. — Mollier, S.: Zur Frage der Blutbildung in der embryonalen menschlichen Leber. Z. Anat. Entwickl.-Gesch. 99, 805—809 (1933). — Monneron, A., et Y. Moulé: Étude ultrastructurale de particules ribonucléoprotéiques nucléaires isolées à partir du foie de rat. Exp. Cell Res. 51, 531—554 (1968). — Montagna, W., and B. Hamilton: Histological studies of human testes. I. The distribution of lipids. Anat. Rec. 109, 635—659 (1951). — Montgomery, P.: A histochemical study of normal and cirrhotic livers. Proc. Soc. exp. Biol. (N.Y.) 89, 355—357 (1955). — Morgan, C., and R. W. Mowry: Demonstration of glycogen in the human liver by the electron microscope. Proc. Soc. exp. Biol. (N.Y.) 76, 850—852 (1951). — Moore, R. D., V. R. Mumaw, and M. D. Schoenberg: The transport and distribution of colloidal iron and its relation to the ultrastructure of the cell. J. Ultrastruct. Res. 5, 244—256 (1961). — Morton, Th. H.: An acidophil lining in bile capillaries. Anat. Rec. 73, 359—368 (1939). — Moulé, Y., C. Rouiller, and J. Chauveau: A biochemical and morphological study of rat liver microsomes. J. biophys. biochem. Cytol. 7 (II), 547—558 (1960). — Müller, G.: Über den histotopochemischen Nachweis von Glukose in der Leber und Niere der weißen Maus. Acta histochem. (Jena) 2, 73—80 (1955/56). — Müller, H. G.: Die

Entwicklung der Kerngrößenverhältnisse in der Leber der weißen Maus. Z. mikr.-anat. Forsch. 41, 296—320 (1937). — MÜLLER, O., C. JERUSALEM u. H. VON MAYERSBACH: Die Ultrastruktur der physiologischen Tagesschwankungen in Leberzellen von Ratten. Z. Zellforsch. 69, 438—451 (1966). — MUGGIA, G., e L. MASNELLI: La citologia della cellula epatica in rapporto alla qualita dell'alimento introdotto. Z. Zellforsch. 16, 659—673 (1932). — MUGNAINI, E., and S. B. HARBOE: The liver of myxine glutinosa: A true tubular gland. Z. Zellforsch. 78, 341—369 (1967). — MUMENTHALER, A.: Zur Frage der Strömungsverhältnisse im Pfortaderkreislauf. Schweiz. Z. allg. Path. Bakt. 16, 209—216 (1953). — MURRAY, R. G., and S. FREEMAN: The morphologic distribution of intravenously injected fatty chyle and artificial fat emulsion in rats and dogs. J. Lab. clin. Med. 38, 56—69 (1951). — MUZITANI, A.: Cytochemical demonstration of ornithine carbamyltransferase activity in liver mitochondria of rat and mouse. J. Histochem. Cytochem. 16, 172—180 (1968).

NACHLAS, M. M., and A. M. SELIGMAN: The histochemical demonstration of esterase. J. nat. Cancer Inst. 9, 415—425 (1949). ~ The comparative distribution on esterase in the tissues of five Mammals by a histochemical technique. Anat. Rec. 105, 677—687 (1949). — NAORA, H.: Microspectrophotometry of cell nuclei stained with the Feulgen reaction. IV. Formation of tetraploid nuclei in rat liver cells during postnatal growth. J. biophys. biochem. Cytol. 3 (II), 949—975 (1957). — NEPORENT, L. M., and A. S. GLICKSMAN: Liver glycogen zonation in the mouse following fructose and glucose injection. Amer. J. Anat. 109, 15—23 (1961). — NETTESHEIM, P., u. W. OEHLERT: Die Wirkung des Wachstumshormons auf die parenchymatösen Organe der ausgewachsenen weißen Maus unter besonderer Berücksichtigung der Leber. Beitr. path. Anat. 127, 193—212 (1962). — NEUPERT, G.: Kultivierung embryonaler Leberparenchymzellen. Morph. Jb. 111, 53—58 (1967/68). — NEVILLE, D. M.: The isolation of a cell membrane fraction from rat liver. J. biophys. biochem. Cytol. 8, 413—422 (1960). — NICHOLLS, T. J., B. R. FOLLETT, and P. J. EVENNETT: The effects of oestrogenes and other steroids hormones on the ultrastructure of the liver of Xenopus laevis Daudin. Z. Zellforsch. 90, 19—27 (1968). — NICOLESCU, P., u. CH. ROUILLER: Beziehungen zwischen den Endothelzellen der Lebersinusoide und den von Kupfferschen Sternzellen. Elektronenmikroskopische Untersuchung. Z. Zellforsch. 76, 313—338 (1967). — NIEMEYER, H., N. PÉREZ, E. GARCÉS, and F. E. VERGARA: Enzyme synthesis in mammalian liver as a consequence of refeeding after fasting. Biochim. biophys. Acta (Amst.) 62, 411—413 (1962). — NOËL, R., et H. PIGEAND: Contribution à l'étude du fonctionnement du foie chez le foetus humain au cours de son développement in utero. Gynéc. et Obstét. 23, 97—103 (1931). — NORTH, R. J., and J. K. POLLAK: An electron microscope study on the variation of nuclear-mitochondrial proximity in developing chick liver. J. Ultrastruct. Res. 5, 497—503 (1961). — NOVELLI, G. D., N. O. KAPLAN, and F. LIPMANN: The liberation of pantothenic acid from coenzyme A. J. biol. Chem. 177, 97—107 (1949). — NOVIKOFF, A. B.: The biochemical cytology of liver. Bull. N.Y. Acad. Med. 2, 35, 67—70 (1959). ~ Lysosomes and related particles. In: J. BRACHET and A. E. MIRSKY, The cell, vol. II, p. 423—488. New York: Academic Press 1961. — NOVIKOFF, A. B., H. BEAUFAY, and C. DE DUVE: Electron microscopy of lysosome-rich fractions from rat liver. J. biophys. biochem. Cytol. 2, Suppl. 179—184 (1956). — NOVIKOFF, A. B., and E. ESSMER: The liver cell. Amer. J. Med. 29, 102—131 (1960). — NOVIKOFF, A. B., D. H. HAUSMAN, and E. PODBER: The localization of adenosintriphosphatase in the liver: in situ staining and cell fraction studies. J. Histochem. Cytochem. 6, 61—71 (1958). — NOVIKOFF, A. B., B. RUNLING, J. DRUCKER, and S. E. KAPLAN: Uptake of proteins and their intracellular fate: A cytochemical and electron microscopy study. J. Histochem. Cytochem. 8, 319 (1960). — NYGAARD, O., and H. P. RUSCH: Incorporation of radioactive phosphate into nucleic acids of regenerating rat liver. Cancer. Res. 15, 240—245 (1955).

OBERLING, CH.: The structure of cytoplasm. Int. Rev. Cytol. 8, 1—31 (1959). — OBERLING, CH., and CH. ROUILLER: Les effects de l'intoxication auguë au tétrachlorure de carbone sur le foie de rat. Etude au microscope électronique. Ann. Anat. path. 1, 401—427 (1956). — ODAR, I.: Vergleichende Untersuchungen über Inselorgan und Leber von Siebenschläfern im Wach- und Schlafzustande. Z. Zellforsch. 41, 351—360 (1955). — OEHLERT, W., W. HÄMMERLING u. F. BÜCHNER: Der zeitliche Ablauf und das Ausmaß der Desoxyribonukleinsäure-Synthese in der regenerierenden Leber der Ratte nach Teilhepatektomie. Beitr. path. Anat. 126, 91—112 (1962). — OEHME, C.: Nebennierenrindenhormon, Ascorbinsäure und Aminosäuren bei experimenteller Hyperthyreose. Naunyn-Schmiedebergs Arch. exp. Path. Pharmak. 184, 558—572 (1936). — O'HEGARTY, M. T., and J. W. HARMAN: Morphological variations of isolated liver mitochondria during spontaneous deterioration. Z. Zellforsch. 74, 351—371 (1966). — OKAMOTO, K., J. KADOTA, and Z. AOYAMA: Taishitzu Gaku Zasshi 14, 35 (1948). Zit. nach G. GOMORI 1953. ~ Taishitzu Gaku Zasshi 14, 35 (1948). Zit. nach G. MÜLLER 1955/56. — OLSON, R. E., and N. O. KAPLAN: The effect of pantotenic acid deficiency upon the coenzyme A content and pyruvate utilization of rat and duck tissues. J. biol. Chem. 175, 515—529 (1948). — ORRENIUS, ST., and J. L. E. ERICSON: On the relationship of liver glucose-6-phosphatase to the proliferation of endoplasmatic reticulum in phenobarbital induction. J. Cell Biol. **31**, 243—256 (1966). — ORTITZ-PICÓN, J. M.: Experimentelle Versuche über Zellteilung und Zelltätigkeit an den Kupfferschen Sternzellen der Leber. Z. Zellforsch. **23**, 779—789 (1936). — OTANI, S.: A new method for the demonstration of bile capillaries. Proc. N.Y. path. Soc. **26**, 2—3 (1926). — OTSU, A.: A histological study of sensory nerve endings in the alimentary canal of the human beings and dogs. Acta Sch. med. Univ. Kioto **31**, (1953). — OVERBECK, E.: Über physiologische und pathologische Fettablagerungen in der Leber bei Haussäugetieren. Virchows Arch. path. Anat. **310**, 458—492 (1943).

PAGET, G. E., and J. M. THORP: An effect of Thyroxin on the fine structure of the rat liver cell. Nature (Lond.) **199**, 1307—1308 (1963). — PALADE, G.: Intracellular distribution of acid phosphatase in rat liver cells. Arch. Biochem. **30**, 144—158 (1951). ~ The fine structure of mitochondria. Anat. Rec. **114**, 427—451 (1952). — PALADE, G. C.: An electron microscope study of the mitochondrial structure. J. Histochem. **1**, 188—211 (1955). — PALADE, G. E.: Studies on the endoplasmatic reticulum. J. biophys. biochem. Cytol. **1**, 567—581 (1955). ~ The endoplasmatic reticulum. J. biophys. biochem. Cytol. **2**, Suppl., 85—98 (1956). ~ Electron microscopy of mitochondria and other cytoplasmic structures. In: Enzymes, Units of biological structure and function (O. H. GABLER, ed.) p. 185—216. New York: Academic Press 1956a. ~ The endoplasmatic reticulum. J. biophys. biochem. Cytol. **2**, Suppl. 85—98 (1956b). ~ A small particulate component of the cytoplasm. In: Frontiers in cytology, p. 283—304. ed. by S. L. PALAY, Yale University 1958. — PALADE, G. E., and K. R. PORTER: Studies on the endoplasmatic reticulum. J. exp. Med. **100**, 641—654 (1954). — PALADE, G. E., and G. SCHILDLOWSKY: Functional association of mitochondria and lipide inclusions. Anat. Rec. **130**, 352—353 (1958). — PALADE, G. E., and P. SIEKEVITZ: Liver microsomes. An integrated morphological and biochemical study. J. Biophys., Biochem. Cyt. **2/I**, 171—200 (1956). ~ Liver microsomes: an integrated morphological and biochemical study. J. Biophys. Biochem. Cytol. **2**, 171—200 (1956). — PARKS, H. F.: The hepatic sinusoidal endothelial cell and its histological relationships. First European Regional Conference on Electron Microscopy, Stockholm, Sept. 17—20, 1956. ~ Electron microscopy. Proceedings of the Stockholm Conference, Sept. 1956, p. 151—154. Stockholm, Upsala 1957. ~ Electronmicroscopic study of hepatic cells of mouse during starvation and recovery following starvation. Amer. Assoc. of Anatomists and VIIth Int. Congr. of Anatomists. Anat. Rec. **136**, 255 (1960). — PARKS, H. F., and A. D. CHIQUOINE: Observations on early stages of phagocytosis of colloidal particles by hepatic phagocytes of the mouse. Electron Microscopy, Proc. Stockholm Conf. 1956, 155—156 (1957). — PARR, L. L., S. M. MOSSBERG, E. I. BRESLAR, W. DASLER, and G. CLARK: Alteration in the staining characteristics of rat liver cell nuclei caused by protein and by tryptophan deficiencies. Anat. Rec. **125**, 725—730 (1956). — PARR, L. L., S. M. MOSSBERG, M. W. ROSENZWEIG, E. I. BRESLAR, and G. CLARK: An alteration in the nuclei of rat liver cells in starvation. Anat. Rec. **116**, 457—468 (1953). — PASCHKIS, K. E.: Growth-promoting factors in tissues. Cancer Res. **18**, 981—991 (1958). — PATZELT, V.: Der Darm. In: Handbuch der mikroskopischen Anatomie des Menschen, Bd. V, Teil 3, herausgeg. von W. v. MÖLLENDORFF. Berlin: Springer 1936. — PEARSE, A. G. E.: Histochemistry, 2nd ed. London: J. & A. Churchill 1960. — PEARSE, E.: The nature of Russel bodies and Kurloff bodies. J. clin. Path. **2**, 81—90 (1949). ~ Histochemistry. London: J. & A. Churchill 1954. — PENNEY, J. R., and S. S. ZILVA: The fixation and retention of ascorbic acid by the guinea pig. Biochem. J. **40**, 695—706 (1946). — PERAZZO, G.: Le modificazioni istologiche del fegato e delle ghiandole linfatiche dopo la splenectomia. Sperimentale **91**, 144—158 (1937). — PERSIJN, J.-P., W. TH. DEAMS, J. C. H. DE MAN, and A. E. F. H. MEIJER: The demonstration of adenosintriphosphatase activity with the electron-microscope. Histochemie **2**, 372—382 (1961). — PETERS, R.: Die Mitosehäufigkeit in der Rattenleber in Abhängigkeit von der Tageszeit, dem Gewicht der Tiere und der Ernährung. Z. Naturforsch. **17b**, 164—172 (1962a). ~ Die Mitoseaktivität in der regenerierenden Leber von Ratten in Abhängigkeit von der Außentemperatur. Z. Naturforsch. **17b**, 169—172 (1962b). — PETERS, T.: Intravitalmikroskopische Untersuchungen an der Rattenleber. Klin. Wschr. **41**, 730 (1963). — PETERS, TH.: Vitalmikroskopische Beobachtungen über Durchblutungsregulationen in der Rattenleber. Acta hepat. (Hamburg) **4**, 28—35 (1956). —PETRAVICZ, W. P.: Some cytological and physical reactions to alcoholic intoxication in mus norvegicus albinus. Z. Zellforsch. **28**, 403—411 (1938). — PETRÉN, T.: Die 24-Stunden-Rhythmik des Leberglykogens bei Cobaya nebst Studien über die Einwirkung der „chronischen" Muskelarbeit auf diese Rhythmik. Gegenbauers morph. Jb. **83**, 256—267 (1939). — PFUHL, W.: Die Leber. In: Handbuch der mikroskopischen Anatomie des Menschen, herausgeg. von W. v. MÖLLENDORFF, Bd. V, Teil 2. Berlin: Springer 1932. ~ Physiologische Anatomie der Blutkapillaren. Z. Zellforsch. **20**, 390—426 (1934). ~ Über die funktionellen Beziehungen zwischen den Leberzellen und den Kupferschen Sternzellen. Anat. Anz. **86**, 273—294 (1938). ~ Die mitotischen Teilungen der Leberzellen im Zusammenhang mit den allg. Fragen über Mitose und Amitose. Z. Anat. Entwickl.-Gesch. **109**, 99—133 (1939). ~ Silberreduzierende Zellgranula und Gewebsstrukturen und ihre Beziehungen zum Vitamin C-Stoffwechsel. Z. mikr.-anat.

Forsch. **50**, 299—338 (1941). — Pfuhl, W., u. O. Dienstbach: Die Speicherung und Verarbeitung von kolloiden Farbstoffen, Pigmenten und Lipoiden in der Golgi-Substanz der Leberzellen. Z. Anat. Entwickl.-Gesch. **108**, 260—282 (1938). — Phan van, N., u. H. David: Zur Frage der Genese und Zahl groß- und zweikerniger Leberzellen bei Mäusen in und nach absolutem Hunger. Z. Zellforsch. **48**, 653—660 (1958). — Phillips, M. J., N. J. Unakar, G. Doornewaar, and J. W. Steiner: Glycogen depletion in the newborn rat liver. An electron microscopic and electron histochemical study. J. Ultrastruct. Res. **18**, 142—165 (1967). — Picardi, R., D. Gardiol et A. Gautier: Localisation ultrastructurale de l'activité de la phosphatase alcaline dans le foie foetale humain. Histochemie **9**, 58—67 (1967). ~ Etude de la cholangiogénèse chez le foetus humain. I. Aspects ultrastructruraux et classification des divers types cellulaires épithéliaux rencontrés dans les régions périportales. Z. Zellforsch. **84**, 311—318 (1968a). — Pieragnoli, E.: Die Sulfhydrylgruppen der Leber im Verlauf menschlicher und experimenteller Hepatopathien. Acta hepato-splenol. (Stuttg.) **8**, 135—142 (1961). — Pipan, N.: Invaginierte Mitochondrien in den Leberzellen von Mäuseembryonen nach Röntgenbestrahlung. Z. Zellforsch. **73**, 534—539 (1966). — Piringer-Kuchinka, A.: Zur Kenntnis des Bauplanes und der Zellvermehrung im Knochenmarkgewebe. Wien. klin. Wschr. **63**, 909—911 (1951). — Pirozynski, W. J., and L. von Bertalanffly: Effect of hormones on the distribution of ribonucleic acid in liver cells. Changes following administration of cortisone, desoxycorticosterone acetate and thyroxine. Acta anat. (Basel) **19**, 7—14 (1953). — Pischinger, A.: Über den Einfluß der histologischen Technik auf die Acetalphosphatide in den Geweben. Z. mikr.-anat. Forsch. **52**, 530—550 (1942). ~ Bau des Lymphsystems und Genese der Lymphozyten. Zbl. allg. Path. path. Anat. **87**, 372 (1951). ~ Über das Wesen der Kupfferschen Sternzellen. Z. Zellforsch. **40**, 605—611 (1954). — Pohl, W.: Zur Struktur und Funktion der Leberzellorganellen. Münch. med. Wschr. **101**, 334—336 (1959). — Policard, A., et C. A. Baud: Les structures inframicroscopiques normales et pathologiques des cellules et des tissus. Paris: Masson & Cie. 1958. — Ponfick, E.: Experimentelle Beiträge zur Pathologie der Leber. Virchows Arch. path. Anat. **118**, 209—249 (1889). ~ Experimentelle Beiträge zur Pathologie der Leber. Virchows Arch. path. Anat. **119**, 193—240 (1890). — Popper, H.: Histological demonstration of vitamin A in the liver by means of fluorescence microscopy. Proc. Soc. exp. Biol. (N.Y.) **43**, 234—236 (1940). ~ Distribution of vitamin A in tissue as visualized by fluorescence microscopy. Physiol. Rev. **24**, 205—224 (1944). ~ Correlation of hepatic function and structure based on liver biopsy studies. Liver Injury, Trans. 9th Conf., April 27/28, 1950. New York: Josiah Macy, jr., Foundation 1951. — Popper, H., F. Paronetto, and T. Barka: PAS-positive structures of nonglycogenic character in normal and abnormal liver. Arch. Path. **70**, 300—313 (1960). — Popper, H., F. Paronetto, F. Schaffner, and V. Perez: Studies on hepatic fibrosis. Lab. Invest. **10**, 265—290 (1961). — Popper, H., and F. Schaffner: Liver: Structure and function. New York-Toronto-London 1957 (Deutsche Übersetzung u. Bearbeitung von W. Eger und J. Haller). Stuttgart: Georg Thieme 1961. — Porte, A., J. P. Zahnd et J. Clavert: Apparition des structures ergastoplasmiques sous l'action de la folliculine dans les cellules hépatiques de certains vertébrés inférieurs. Proc. Europ. Reg. Conf. on Electron Microscopy 2, 883—885 (1960). — Porter, K. R.: Observations on a microscopic basophilic component of cytoplasm. J. exp. Med. **97**, 727—750 (1953). ~ Electron microscopy of basophilic components of cytoplasm. J. Histochem. Cytochem. **2**, 346—375 (1954). ~ Problem in the study of nuclear fine structure. Int. Kongr. Elektronenmikroskopie, Verh. 2, 186—199 (1958). ~ The ground substance: Observations from electron microscopy. In: The cell, vol. 2, p. 621—675. New York and London: Academic Press 1961 a. ~ The endoplasmic reticulum: Some current interpretations of its forms and functions. In: Biological structure and function, vol. 1, p. 127—155. New York and London: Academic Press 1961 b. — Porter, K. R., and M. A. Bonneville: An introduction to the fine structure of cells and tissues. Philadelphia: Lea & Febiger 1963. — Porter, K. R., and C. Bruni: Fine structural changes in rat liver cells associated with glycogenesis and glycogenolysis. Anat. Rec. **136**, 260—261 (1960). — Posalaki, Z., and T. Barka: Alteration of hepatic endoplasmic reticulum in porphyric rats. J. Histochem. Cytochem. **16**, 337—345 (1968). — Post, J., and J. Hoffman: Changes in the replication times and pattern of the liver cell during the life of the rat. Exp. Cell Res. **36**, 111—123 (1964). — Potter, W., C. Schneider, and G. J. Liebl: Enzyme changes during growth and differentiation in tissues of new-born rat. Cancer Res. **5**, 21—24 (1945). — Powell, L. T., and R. F. Krause: Vitamin A distribution in the rat liver cell. Arch. Biochem. **44**, 102—106 (1953). — Purvis, J.: The fractionation of liver mitochondria with digitonin. Exp. Cell Res. **16**, 98—108 (1959).

Querner, F., u. K. Sturm: Die paraplasmatischen Fetteinschlüsse der Leberzellen und der Leuchtstoff H. Anat. Anz. **78**, 289—295 (1934). — Querner, F. R. v.: Der mikroskopische Nachweis von Vitamin A im animalen Gewebe. Zur Kenntnis der paraplasmatischen Leberzelleinschlüsse. (III. Mitt.) Klin. Wschr. **14**, 1213—1217 (1935).

Rabinovitch, M.: Nucleolus and „nucleolus associated chromatin" acid phosphatase reaction. Nature (Lond.) **164**, 878 (1949). — Rabinowitz, J. C., and R. H. Himes: Folic acid coenzymes. Fed. Proc. 19, 963—970 (1960). — RADU, V. GH.: Influence de l'adrénaline sur la structure des cellules hépatiques chez Cistudo europaea. C.R. Soc. Biol. (Paris) 114, 72—74 (1933). — RANCOURT, M. W., and G. LITWACK: Electron microscopic observations of the early effects of cortisol on the liver cell of the adrenalectomized rat. Exp. Cell Res. 51, 413—422 (1968). — RAPPAPORT, A. M.: Betrachtungen zur Pathophysiologie der Leberstruktur. Klin. Wschr. 38, 561—577 (1960). ~ Acinar units and the pathophysiology of the liver. In: The liver, vol. I. NewYork: Academic Press, Inc. 1963. — RAPPAPORT, A. M., Z. J. BOROWY, M. W. LONGHEED, and W. N. LOTTO: Subdivision of hexagonal liver lobules into a structural and functional unit. Anat. Rec. 119, 11—34 (1954). — RAPPAPORT, A. M., and G. Y. HIRAKI: Histopathologic changes in the structural and functional unit of the human liver. Acta anat. (Basel) 32, 240—255 (1958 b). ~ The anatomical pattern of lesions in the liver Acta anat. (Basel) 32, 126—140 (1958 c). — RAPPAPORT, A. M., and W. D. WILSON: The structural and functional unit in the human liver (liver acinus). Anat. Rec. 130, 673—689 (1958 a). — RASCH, E. M., H. SWIFT, and B. S. SCHWEIGERT: Liver nucleoproteins in Vitamine B_{12} deficiency. Proc. Soc. exp. Biol. (N.Y.) 88, 637—640 (1955). — RATH, F.-W., u. R. NILIUS: Das histochemische und biologische Verhalten der Glukuronidase bei experimenteller Leberparenchymschädigung. Morph. Jb. 111, 205—207 (1967/68). — RECKNAGEL, R., H. WAGNER u. K. D. KUNZE: Die Aktivität der alkalischen Phosphatase und der Succinodehydrogenase bei unterschiedlichem Fettgehalt der unbehandelten Rattenleber. Biochemische und fermenthistochemische Untersuchungen. Morph. Jb. 111, 194—201 (1967/68). — REEVES, J. T., J. E. LAETHERS, and C. BOATRIGHT: Microradiography of the rabbit's hepatic microcirculation. The similarity ofthe hepatic portal and pulmonary arterial circulations. Anat. Rec. 154, 103—119 (1966). — REMOTTI, E.: Il fegato durante il periodo riproduttivo nelle femmine di Gambusia holbrooki Grd. Boll. Mus. e Labor. Zool. e Anat. comp. Univ. Genova 15, 3—29 (1935). — REVEL, J. P., L. NAPOLITANO, and D. W. FACETT: Identification of glycogen in electron micrography of thin tissue sections. J. biophys. biochem. Cytol. 8, 575—589 (1960). — RHODIN, J. A. G.: Ultrastructure and function of liver sinusoids. Proc. of the IVth Int. Sympos. of R. E. S. 1964 in Otsu and Kyoto, Japan. — RICE, H. G., and C. M. JACKSON: The histological distribution of fats in the liver, kidney, trachea, lung and skin of the rat at various postnatal stages. Anat. Rec. 59, 135—151 (1934). — RICHTER, G. W.: A study of hemosiderosis with the acid of electron microscopy. J. exp. Med. 106, 203—218 (1957). ~ The cellular transformation of colloidal iron complexes into ferritin and hemosiderin in experimental animals. J. exp. Med. 109, 197—216 (1959). ~ The nature of storage iron in idiopathic hemochromatosis and in hemosiderosis. J. exp. Med. 112, 551—570 (1960). ~ Intranuclear aggregates of ferritin in liver cells of mice treated with saccharated iron oxyde. Their possible relation to nuclear protein synthesis. J. biophys. biochem. Cytol. 9, 263—270 (1961). — RICHTERICH, R.: Zur Technik des histochemischen Esterasennachweises. Acta anat. (Basel) 14, 263—296 (1952 a). ~ Über die Lokalisation einiger Esterasen in verschiedenen Organen der Albinomaus. Acta anat. (Basel) 14, 342—352 (1952 b). — RICHTERICH, R., u. A. WOLF: Zur Lokalisation der alkalischen Phosphatase in der Leber der Albinoratte. Acta anat. (Basel) 18, 20—30 (1953). — RIECKEN, E. O., W. GÖSSNER u. A. G. E. PEARSE: Akute Vitamin A-Intoxikation der Maus. Frühveränderungen an der histochemisch nachweisbaren unspezifischen sauren Phosphatase in Dünndarm und Leber. Histochemie 8, 22—33 (1967). — RIEDEL, H., F. REINHOLD u. W. GÖPEL: Zur Speicherungsfähigkeit der Leber für Trypanblau nach längerer Hypoxydose. Morph. Jb. 111, 236—239 (1967/68). — RIEGELE, L.: Über das feinere Verhalten der Nerven in der Leber von Mensch und Säugetier. Z. mikr.-anat. Forsch. 14, 73—98 (1928). — ROBERTIS, E. DE.: Action du jeûne prolongé sur la cytologie hépatique de Bufo arenarum (Hensel). C.R. Soc. Biol. (Paris) 130, 299—300 (1939). — ROBERTS, S., and M. B. KELLEY: Metabolism of plasma protein in vitro. J. biol. Chem. 222, 555—564 (1956). — ROBINOVICI, N., and E. WIENER: Liver regeneration after partial hepatectomy in carbon tetrachlorid-induced cirrhosis in the rat. Gastroenterology 40, 416—422 (1961). — RÖSSLE, R.: Entzündungen der Leber. In: Handbuch der speziellen pathologischen Anatomie und Histologie, Bd. V/1, herausgeg. von HENKE-LUBARSCH. Berlin: Springer 1930. — ROGERS, A. E., J. A. SHAKA, C. PECHET, and R. A. McDONALD: Regeneration of the liver: Absence of a "Humoral factor" affecting liver regeneration in parabiotic rats. Amer. J. Path. 39, 561—578 (1961). — ROLLER, M.: Über den Antagonismus von Insulin und Vitamin A als Beitrag zur Pathogenese des Diabetes mellitus. Klin. Wschr. 1937, 661—664. — ROMEIS, B.: Untersuchungen über die Darstellung des Leberglykogens nach BEST und BAUER. Z. mikr.-anat. Forsch. 55, 165—180 (1950). — ROSATI, G.: Enzyme treatment of glycogen particles in rat liver and muscle. J. Ultrastruct. Res. 18, 444—455 (1967). — ROSCHLAU, G., u. CHR. KEMMER: Zur histochemischen und submikroskopischen Struktur hyaliner Leberzelleinschlüsse. Morph. Jb. 111, 208—215 (1967/68). ROSSOWSKI, W., A. GROMEK, and M. TARACHA: Sulfhydryl groups in the development of the rat liver. Folia histochem. cytochem. (Kraków) 1, 119—126 (1963). — ROTH, J. S.: Studies on the function of intracellular ribonucleases. III. The relationship of the ribonuclease activity of rat liver microsomes to their biological activity. J. biophys. biochem. Cytol. 8, 665—673 (1960). — ROUILLER, C., and W. BERNHARD: "Microbodies" and the problem of mitochondrial regeneration in liver cells. J. biophys. biochem. Cytol. **2**, Suppl. 355—360 (1956). — ROUILLER, CH.: Les canalicules biliaires. Étude au microscope électronique. C. R. Soc. Biol. (Paris) **148**, 2008—2011 (1954). ~ Les canalicules biliaires. Étude au microscope électronique. Acta anat. (Basel) **26**, 94—109 (1956). ~ Contribution de la microscopie électronique à l'étude du foie normal et pathologique. Ann. Anat. path. **2**, 548—561 (1957). — ROUILLER, CH., and A. M. JÉZÉQUEL: Electron microscopy of the liver. In Rouiller: The liver I. NewYork and London: Academic Press 1963. — RÜTTNER, J. R., H. E. BRUNNER u. A. P. VOGEL: Untersuchungen über die Kupfferschen Zellen der Rattenleber. Schweiz. Z. Path. Bakt. **19**, 738—747 (1956). — RÜTTNER, J. R., u. A. VOGEL: Elektronenmikroskopische Untersuchungen an der Lebersinusoidwand. Verh. dtsch. Ges. path. Anat. **41**, 314—320 (1957). — RUHENSTROTH-BAUER, G., u. K. ZEININGER: Die Membranen von Leberzellen und deren geformte Bestandteile. Naturwissenschaften **43**, 426 (1956). — RUSSO, J., and J. M. E. LLANOS: Twenty-four-hour rhythm in the mitotic activity and in the water and dry matter content of regenerating liver. Z. Zellforsch. **61**, 824—828 (1964). — RUSSU, I. G., AL. VAIDA, D. DUMI-TRASKU u. O. LUCACIU: Beiträge zur Innervation der Leber. Die Nervenbahnen der Venae hepaticae beim Menschen. Acta anat. (Basel) **44**, 70—79 (1961).

SACKS, S., P. M. JOHNSTON, JO. H. MORTON, and J. A. N. HARVEY: The intracellular distribution of liver glycogen. Exp. Cell Res. **12**, 537—545 (1957). — SADOWSKI, P. D., and J. A. HOWDEN: Isolation of two classes of polysomes from a nuclear fraction of rat liver. J. Cell Biol. **37**, 163—181 (1968). — SADOWSKI, P. D., and J. W. STEINER: Electron microscopic and biochemical characteristics of nuclei and nucleoli isolated from rat liver. J. Cell Biol. **37**, 147—161 (1968). — SAETREN, H.: A principle of auto-regulation of growth. Production of organ specific mitose inhibitors in kidney and liver. Exp. Cell Res. **11**, 229—232 (1956). — SANDRITTER, W.: Die Nachweismethoden der Nucleinsäuren. Z. wiss. Mikr. **62**, 281—304 (1954/55). — SARKAR, CH., and CH. DEB: Histochemical study on the distribution of alcaline and acid phosphatase in liver of different classes of vertebrates. Acta anat. (Basel) **62**, 53—59 (1965). — SCHAFFENROTH, G.: Vitamin C-Untersuchungen an Magen, Darm, Leber und Bauchspeicheldrüse des Menschen. Anat. Anz. **95**, 161—191 (1944). — SCHAFF-NER, F., and H. POPPER: Morphologic studies of cholestasis. Gastroenterology **37**, 565—573 (1959). ~ Capillarization of hepatic sinusoids in man. Gastroenterology **44**, 239—242 (1963). — SCHARRER, E.: On dark and light cells in the brain and in the liver. Anat. Rec. **72**, 53—65 (1938). — SCHATZKI, P. F.: Rat liver adenosinetriphosphatase. Arch. Path. **73**, 511—517 (1962). — SCHEIFF, W.: Untersuchungen über die chemische Zusammensetzung der verschiedenen Leberlappen. Beitrag zur Stoffwechselphysiologie der Leber. Pflügers Arch. ges. Physiol. **226**, 481—499 (1931). — SCHEIN, A. H., and E. YOUNG: Intracellular localization of Arginase in homogenates of rat liver suspended in distilled water. Exp. Cell Res. **3**, 383—387 (1952). — SCHILLER, E.: Über den Fettgehalt der Leber beim gesunden Menschen. Z. mikr.-anat. Forsch. **51**, 309—321 (1942). ~ Über die Beziehungen zwischen Grundhäutchen und Basalmembran in der Leber und in endokrinen Organen des Menschen. Anat. Anz. **94**, 108—115 (1943). ~ Über Kerneinschlüsse in Kupfferschen Sternzellen der Menschenleber. Anat. Anz. **96**, 413—417 (1947/48). ~ Variationsstatistische Untersuchungen über Kerneinschlüsse und -kristalle in der menschlichen Leber. Z. Zellforsch. **34**, 337—355 (1949a). ~ Kerneinschlüsse und Amitose. Z. Zellforsch. **34**, 356—361 (1949b). — SCHLAGER, F.: Nukleolenveränderung in der Leber der Maus nach parenteraler Eiweißzufuhr. Anat. Anz. **108**, 26—37 (1960). — SCHMID, H.: Beiträge zur vergleichenden Histophysiologie des Insulins. Z. Zellforsch. **26**, 146—173 (1937). — SCHMIDT, F. C.: Über das Vorkommen von Kupfferschen Sternzellen und Fettspeicherzellen in der Leber von Fischen. (Cyprinus carpio.) Z. mikr.-anat. Forsch. **62**, 487—520 (1956). ~ Vorkommen und Verhalten von Sternzellen der Leber des Aales und ihre Beziehung zum reticuloendothelialen System. Z. Zellforsch. **49**, 401—417 (1959). ~ Elektronenmikroskopische Untersuchungen an den Sinusoid-Wandzellen (Kupfferschen Sternzellen) der weißen Maus. Anat. Anz. **108**, 376—387 (1960). — SCHMIDTMANN, M.: Diskussionsbemerkung. Verh. dtsch. Ges. Path. **10**, 258 (1937). ~ Über die physiologische Bedeutung der Melanine. Verh. dtsch. Ges. Path. **33**, 212—217 (1950). — SCHNACK, H., L. STOCKINGER u. F. WEWALKA: Die Bindegewebszellen des Disseschen Raumes in der menschlichen Leber bei Normalfällen und pathologischen Zuständen. Wien. klin. Wschr. **78**, 715—724 (1966). — SCHOEN, H.: Über lipoidige und nichtlipoidige chromotrope Stoffe der Nebenniere. Verh. dtsch. path. Ges. **37**, 237—240 (1954). — SCHÖNHOLZER, G.: Einfluß des Thyrosins auf die Eiweißspeicherung in der Leber. Beitr. path. Anat. **97**, 526—544 (1936). — SCHRIEFERS, H.: Die Funktion der Leber im Hypophysen-Nebennieren-Rückkopplungssystem. Acta neuroveg. (Wien) **30**, 58—67 (1967). — SCHRÖTER, G.: Variationsstatistische Untersuchungen über die Kerngrößen in den Leberzellen der weißen Maus bei verschiedener Fütterung. Z. Zellforsch. **26**, 481—506 (1937). — SCHUMACHER, H.: Histochemical distribution pattern of respiratory enzymes in the liver lobule. Science (Lancaster, Pa.) **125**, 501—503 (1957). — SCHUMACHER, H. H.: Experimentelle Untersuchungen zur Kreislaufoptik der Leber. Verh. dtsch. Ges. Path. **37**, 329—332 (1954). ~ Die Durchblutung der Leber und ihre Bedeutung für die funktionelle Heterotopie des Organparenchyms. Klin. Wschr. **38**, 1011 (1960). —

SCHULTZ, J.: On the nature of labile Protein. I. The cathepsin II activity of the liver and kidney of the fed and fasted rabbit. J. biol. Chem. 178, 451—458 (1949). ~ Interrelations between nucleus and cytoplasm: problems at the biological level. Exp. Cell Res., Suppl. 2, 17—43 (1952). — SCHULTZE, B., and W. OEHLERT: Autoradiographic investigation of incorporation of H³-Thymidine into cells of the rat and mouse. Science 131, 737—738 (1960). — SCHULZ, H.: Vergleichende elektronenmikroskopische Beobachtungen zur intracellulären Eisenablagerung. Exp. Cell Res. 11, 651—653 (1956). — SCHULZE, G., u. N. SALEMI: Über die Wirkung von Vitamin B₆, Gemischen aus Vitamin A und Vitamin E sowie Gemischen aus Vitamin A, Vitamin E und Vitamin B₆ auf Leber- und Blutlipide von normalen sowie unter Cholin-Mangel gehaltenen Ratten. Acta hepat. (Hamburg) 8, 25—34 (1961). — SCHWARZ, W.: Das endoplasmatische Retikulum in den Leberzellen menschlicher Embryonen. Verh. anat. Ges. (Jena), 58. Tagg 184—194 (1962). — SCHWENK, A.: Zur Geschichte der Sternzellenforschung. Ärzt. Forsch. 4, 473—478 (1950a). ~ Zur Morphologie der Kupfferschen Sternzellen und der Lebersinusoide. Ärztl. Forsch. 4, 485—492 (1950b). — SECKFORT, H., W. BUSSANY-CASPARI u. E. ANDERS: Der Einfluß des Cortisons auf Serumlipoide und Leberfett. IV. Mitt. Die Serumlipoide unterbesonderer Berücksichtigung des Plasmalogens. Klin. Wschr. 34, 464—469 (1956). — SEMENZA, G., L. S. PRESTIDGE, D. MÉNARD-JEKER, and M. BETTEX-GALLAND.: Oxalacetat-Carboxylase und Biotin. Helv. chim. Acta 42, 669—678 (1959). — SETO, H,: Histological study of visceral sensory nerves [in Japanese]. Proc. Med. S. Francisco 5 (1949). ~ Histological studies on the sensory terminations distributed in the circulatory system and urogenital organs (in Japanese). J. Jap. anat. Soc. 29, 2 (1954). — SHEINING, J. J., and H. A. DAVENPORT: Staining differences in hepatic cells. Proc. Soc. exp. Biol. (N.Y.) 28, 574—575 (1931). — SHELDON, H., M. SILVERBERG, and I. KERNER: On the differing appearance of intranuclear and cytoplasmic glycogen in liver cells in glycogen storage disease. J. Cell Biol. 13, 468—473 (1962). — SHELTON, E., W. C. SCHNEIDER, and M. J. STRIEBICH: A method for counting mitochondria in tissue homogenates. Exp. Cell Res. 4, 32—41 (1953). — SHIFRIN, N.: The effect of tissue culture on the stainability of mouse liver by carbonyl reagents. Anat. Rec. 116, 41—51 (1953). — SIDBURY, J. B., M. CORNBLATH, J. FISHER, and E. HOUSE: Glycogen in erythrocytes of patients with glycogen storage disease. Pediatrics 27, 103 (1961).— SIEBERT, G., P. B. DIETZEL, K. KAHR, E. KRUG, A. SCHMITT u. E. GRÜNBERGER: Isolierung und Eigenschaften von Lipofuscin aus Herzgewebe des Menschen. Histochemie 3, 17—45 (1962). — SIGEL, B., F. J. ACERVEDO, and M. R. DUNN: The influence of partial hepatectomy on the course of small liver autotransplantats. Fed. Proc. 22, 193 (1963). — SJÖGREN, B., T. NORDENSKJÖLD, H. HOLMGREN u. J. MÖLLERSTRÖM: Beitrag zur Kenntnis der Leberrhythmik. (Glykogen, Phosphor und Calcium in der Kaninchenleber.) Pflügers Arch. ges. Physiol. 240, 427—448 (1938). — SJÖSTRAND, T.: On capillary circulation of blood in suprarenal body of mice under physiological conditions and influence of drugs. Skand. Arch. Physiol. 71, 85—122 (1934). ~ Skand. Arch. Physiol. 71, Suppl. (1935). — SLONIMSKI, P. W.: Die Leber als blutbildendes Organ bei Ambystoma mexicanum Cope (Urodela). Anat. Anz. 90, 64—78 (1940). — SMITH, R.: Quantitative relations between liver mitochondria metabolism and total body weight in mammals. Ann. N.Y. Acad. Sci. 62, 403—422 (1956). — SMYTHE, R. L., and R. O. MOORE: A study of possible humoral factors in liver regeneration in the rat. Surgery 44, 561—569 (1958). — SORENSON, G. D.: An electron microscopic study of hematopoiesis in the liver of the fetal rabbit. Amer. J. Anat. 106, 27—40 (1960). ~ SORENSON, G. D.: Hepatic hematocytopoesis in the fetal rabbit: A light and elektron microscopic study. Ann. N.Y. Acad. Sci. 111, 45—69 (1963). — SPANNER, R.: Die Kurzschlußwege zwischen Aorten- und Pfortadersystem sowie zwischen Pfortader und Hohlvene: Arteriovenöse und portocavale Anastomosen in der Bauchhöhle des Menschen. Zbl. inn. Med. 61, 633—660 (1940). — SPIESS-BERTSCHINGER, A.: Die Bedeutung der Schilddrüse für die Reaktionsweise der Leber bei experimenteller Schädigung. Virchows Arch. path. Anat. 312, 601—615 (1944). — STAHLE, J.: Variations in the 24-hours'-rhythm of the hepatic glycogen in the rabbit following hypophysectomy. Acta endocr. (Kbh.) 2, 128—139 (1949). — STARCK, D.: Über das Vorkommen von Sperrvorrichtungen in den Lebervenen des Kaninchens. Klin. Wschr. 12, 735—736 (1933). ~ Über den feineren Bau der Lebervenen von Hydrochoerus capybara. Anat. Anz. 78, 240—246 (1934a). ~ Über muskuläre Drosselvorrichtungen in den Lebervenen einiger Nagetiere. Z. ges. exp. Med. 93, 600—612 (1934b). ~ Embryologie. 2. Aufl. Stuttgart: Georg Thieme 1965. — STEFANO, H. S. DI, and H. F. DIERMEIR: Effects of hypophysectomy and growth hormone on ploidy distribution and mitotic activity of rat liver. Proc. Soc. exp. Biol. (N.Y.) 92, 590—596 (1956). — STEINER, J. W.: Investigation of allergic liver injury. I. Light, fluorescent and electron microscopic study of the effects of soluble immune aggregates. Amer. J. Path. 38, 411—436 (1961). — STEINER, M.: In: E. BAMANN u. K. MYRBÄCK, Die Methoden der Fermentforschung, Bd. I, S. 780. Leipzig: Georg Thieme 1941. — STEINER, P. E., and H. E. RATCLIFFE: The hepatic lobulus of Suidae, Tayasuidae, and Hippopotamidae. Anat. Rec. 160, 531—537 (1968). — STEMPAK, J.: Serial section analysis if mitochondrial form and membrane relationship in the neonatal rat liver cell. J. Ultrastruct. Res. 18, 614—633 (1967). — STENRAM, U.: The nucleolar size in the liver cell of rats fed high and nonprotein diets. Exp. Cell Res. 5, 539—541 (1953). ~ Cytological studies on the formation of the basophilic inclusions in the liver cell protoplasma of rat. Acta anat. (Basel) 21, 386—390 (1954). ~ Changes in the nucleic acid apparatus of the rat liver cell during the appearance of basophilic rods. Acta anat. (Basel) 22, 272—277 (1954). ~ Nuclear size in the liver of rats fed on high and nonprotein diets after starvation. Acta anat. (Basel) 26, 352—361 (1956). ~ Interferometric dry matter determinations on liver nucleoli of protein-fed, protein-deprived, and thyroid-fed rats. Exp. Cell Res. 12, 626—632 (1957). ~ Interferometric determinations of the ribose nucleic acid concentration in liver nucleoli of protein-fed and protein-deprived rats. Exp. Cell Res. 15, 174—183 (1958). ~ Cytological, radiographic and ultrastructural studies on the effect of 5-fluorouracil on rat liver. Z. Zellforsch. 71, 207—216 (1966). — STENRAM, U., J. VANNFÄLT, and R. WILLÉN: Histological, radiographic and ultrastructural studies on the effect of actinomycin on the liver of renourished rats. Z. Zellforsch. 66, 854—866 (1965). — STENRAM, U., and R. WILLÉN: Effects of proflavine on ultrastructure and RNA and protein synthesis in the liver of rats. Exp. Cell Res. 50, 505—514 (1968). — STENZ, K.: Ein Beitrag zur funktionellen Morphologie der Leber des Feten und Neugeborenen. Arch. Gynäk. 191, 488—495 (1959). — STEPHAN, R. J., and R. F. BILS: An atypical mitochondrial form in normal rat liver. J. Cell Biol. 24, 500—504 (1965). — STEPHENSON, G. W.: Restoration of the liver after partial hepatectomy and partial ligation of the portal vein. Arch. Path. 14, 484—490 (1932). — STEPP, W., J. KÜHNAU u. H. SCHROEDER: Die Vitamine und ihre klinische Anwendung. Stuttgart: Ferdinand Enke 1937. — STERNHEIMER, R.: The effect of a single injection of thyroxin and carbohydrates, protein and growth in the rat liver. Endocrinology 25, 899—908 (1939). — STICH, H. F.: Regulation of mitotic rate in mammalian organisms. Ann. N.Y. Acad. Sci. 90, 603—609 (1960). — STICH, H. F., and M. N. FLORIAN: The presence of a mitosis inhibitor in the serum and liver of adult rats. Canad. J. Biochem. 36, 855—859 (1958). — STIEVE, H., u. U. KAPS: Fett und Glykogen in der Leber von Nagerkeimlingen und Jungtieren. Z. mikr.-anat. Forsch. 42, 499—508 (1937). — STÖCKER, E., u. H.-W. ALTMANN: Die Größe des Nucleolus und die Karyoplasma-Relation als Ausdruck synthetischer Aktivitäten. Autoradiographische Untersuchungen an Leberzellen normaler und thioacetamidbehandelter Ratten. Z. Krebsforsch. 65, 351—377 (1963). — STÖCKER, E., u. G. BACH: Zur Proliferation und DNS-Syntheserate des Leberparenchyms nach Teilhepatektomie. Autoradiographische Untersuchungen mit ³H-Thymidin. Naturwissenschaften 52, 264—265 (1965). — STÖCKER, E., u. U. PFEIFER: Zum Proliferationsmodus des Leberparenchyms nach Teilhepatektomie. Autoradiographische Untersuchung mit ³H-Thymidin. Naturwissenschaften 52, 663 (1965). ~ Autoradiographische Untersuchungen mit ³H-Thymidin an der regenerierenden Rattenleber. Z. Zellforsch. 79, 374—388 (1967). — STÖHR jr., PH.: Zusammenfassende Ergebnisse über die Endungsweise des vegetativen Nervensystems. Acta neuroveg. (Wien) 10, 21—109 (1954). — STOLZ, T.: Il S.R.E. della carpa e l'azione della saponina. Arch. zool. ital. 16, 775 (1931). — STOWELL, R. E.: Alteration in nucleic acids during hepatoma formation in rats fed p-dimethylaminoazobenzene. Cancer (Philad.) 2, 121—131 (1949). — STREET JR., J. C.: Cross morphology and rate characteristics of liver restoration in Rana pipiens. Tex. J. Sci. 13, 61—71 (1961). — SÜNDER, L.: Untersuchungen über das Verhalten der Speichersubstanzen (Glykogen, Fett, Eiweiß) und der Gallengranula bei normaler und einseitiger Fütterung in der Leber der weißen Maus. Z. mikr.-anat. Forsch. 41, 541—557 (1937). — SULKIN, N. M.: A study of the nucleus in the normal and hyperplastic liver of the rat. Amer. J. Anat. 73, 107—125 (1943). — SULKIN, N. M., and J. H. GARDNER: The acid and alcaline phosphatase activity in the normal and recovering liver of the rat. Anat. Rec. 100, 143—157 (1948). — SUMERWELL, W. N., and R. R. SEALOCK: The determination of bound ascorbic acid in liver tissue. J. biol. Chem. 196, 753—759 (1952). — SWANN, M. M.: The control of cell division: A review. II. Special mechanisms. Cancer Res. 18, 1118—1160 (1958). — SWANSON, M. A., and C. ARTOM: The lipide composition of the large granules (mitochondria) from rat liver. J. biol. Chem. 187, 281—287 (1950). — SWARTZ, F., B. F. SAMS, and A. G. BARTON: Polyploidization of rat liver following castration of males and females. Exp. Cell Res. 20, 438—440 (1900). — SWARTZ, F. J.: The development in the human liver of multiple desoxyribose nucleic acid (DNA) classes and their relationship to the age of the individual. Chromosoma (Berl.) 8, 53—72 (1956). — SWARTZ, F. J., and B. F. SAMS: Polyploidization of rat liver following sex hormone administration to castrated and intact rats. Anat. Rec. 141, 219—225 (1961). — SWENDSEIT, M. E., F. H. BETHELL, and W. W. ACKERMANN: The intracellular distribution of vitamin B₁₂ and folinic acid in mouse liver. J. biol. Chem. 190, 791—798 (1951). — SZANTO, P., and H. POPPER: Basophilic cytoplasmic material (pentose nucleic acid). Distribution in normal and abnormal human liver. Arch. Path. 51, 409—422 (1951). — SZENDE, B., J. JUHÁSZ u. KENDREY: Über die Wirkung von Isonikotinsäurehydrazid (INH) auf die Rattenleber. Morph. Jb. 111, 225—232 (1967/68).

TANDLER: Zit. nach W. LIPP, Histochem. Methoden, Liefg XVII, 5 (1959). — TAYLOR, J. D., G. J. MILAR, L. B. JAQUES, and J. W. T. SPINKS: The distribution of administered vitamin K₁-C¹⁴ in rats. Canad. J. Biochem. 34, 1143—1152 (1956). — TEIR, H., and K. RA-

274 Literatur

VANTI: Mitotic activity and growth factors in the liver of the white rat. Exp. Cell Res. 5, 500—507 (1953). — TE LIN TSAI: A histological study of sensory nerves in the liver. Acta neuroveg. (Wien) 17, 354—385 (1958). — TERROINE, T.: Teneur en biotonine de divers tissus du rat dans la phase mortelle de la carence. Arch. Sci. physiol. 10, 195—200 (1956). — TESSMANN, D.: Fermenthistochemische Untersuchungen der Rattenleber unter den Bedingungen der akuten Inanition. Z. ges. exp. Med. 137, 464—469 (1963). — THEMANN, H.: Zur elektronenmikroskopischen Darstellung von Glykogen mit Best's Carmin. J. Ultrastruct. Res. 4, 401—412 (1960). ~ Elektronenoptische Untersuchungen über das Glykogen im Zellstoffwechsel. Stuttgart: Gustav Fischer 1963. — TIMIRAS, P. S., and P. KOCH: Morphological and chemical changes elicited in the liver of the rabbit by cortisone and desoxycorticosteron acetate. Anat. Rec. 113, 349—363 (1952). — TISCHENDORF, FR.: Histologische Beiträge zur Kenntnis der venösen Lebersperre. Z. mikr.-anat. Forsch. 45, 266—290 (1939). — TÖRÖ, I., P. RUZSA, and P. RÖHLICH: Ultrastructure of early phagocytic stages in sinus endothelial and Kupffer cells of the liver. Exp. Cell Res. 26, 601—603 (1962). — TÖRÖ, I., and Sz. VIRÁGH: The fine structure of the liver cells in the bat (Myotis myotis) during hibernation, arousal and forced feeding. Z. Zellforsch. 69, 403—417 (1966). — TÖRÖ, J.: Zur Frage der Funktion des Leberreticuloendothels. Z. mikr.-anat. Forsch. 54, 333—351 (1944). — TONUTTI, E.: Zur Biologie des Vitamin C. Z. klin. Med. 132, 443—465 (1937). ~ Ergebnisse histochemischer Vitamin C-Untersuchungen. Protoplasma (Wien) 31, 151—158 (1938). ~ Die Vitamin C-Darstellung im Gewebe und ihre Bedeutung zur funktionellen Analyse von Histosystemen. Z. mikr.-anat. Forsch. 48, 1—53 (1940). — TONUTTI, E., u. E. PLATE: Über das Vitamin C in der menschlichen Placenta. Arch. Gynäk. 164, 385—397 (1938). — TONUTTI, E., u. J. WALLRAFF: Wirkstoffe und Glykogenspeicherungsvermögen der Leber. Z. mikr.-anat. Forsch. 44, 532—550 (1939a). ~ Über die Vitamin B_1-Wirkung im Tierversuch. Klin. Wschr. 1939b, 535—536. — TROTTER, N. L.: A fine structure study of lipid in mouse liver regenerating after partial hepatectomy. J. Cell Biol. 21, 233—244 (1964). — TRUMP, B. F., and J. L. E. ERICSSON: Electron microscopic observations on the localization of acid phosphatase in mouse hepatic parenchymal cells. Exp. Cell Res. 33, 598—601 (1964). — TRUMP, B. F., P. J. GOLDBLATT, and R. E. STOWELL: An electron microscopic study of early cytoplasmatic alterations in hepatic parenchymal cells of mouse liver during necrosis in vitro (autolysis). Lab. Invest. 11, 976—1015 (1962). — TSUKADA, H., Y. MOCHIZUKI, and S. FUJIWARA: The nucleoids of rat liver cell microbodies. Fine Structure and Enzymes. J. Cell Biol. 28, 449—460 (1966). — TSUKADA, H., Y. MOCHZUKI, and T. KONISHI: Morphogenesis and development of microbodies of hepatocytes of rats during pre- and postnatal growth. J. Cell Biol. 37, 231—243 (1968). — TURCHINI, J. P.: Application de techniques pour la mise en évidence d'activités adénosinetriphosphatasiques et adénosine-5'-phosphatasiques au foie de souris normales et exposées au froid. Ann. Histochim. 5, 31—44 (1960a). ~ Adénosine-5'-phosphatase hépatique chez la souris. Points d'études cytochimiques. II. Ann. Histochim. 5, 277—285 (1960c). ~ Adénosine-5'-phosphatase hépatique chez la souris. Points d'études cytochimiques. III. Ann. Histochim. 6, 55—59 (1961b). — TURCHINI, J. P., et F. MANDON: Le foie de souriceau nouveau-né. Points d'études cytochimiques. Ann. Histochim. 6, 99—110 (1961a). — TURCHINI, J. P., TREILLE DE GRANDSEIGNE et J. MONTMÉAT: Adénosine-5'-phosphatase hépatique chez la souris. Points d'études cytochimiques. I. Ann. Histochim. 5, 153—164 (1960b).

UNUMA, T., L. R. FLOYD, and H. BUSCH: Selective removal of the perinuclear associated chromatin from the isolated nucleoli of livers of thioacetamide-treated rats. Exp. Cell Res. 52, 101—111 (1968).

VAES, G., et M. ISAAC-MATHY: La fixation histochimique du glycogène. Acta anat. (Basel) 36, 293—311 (1959). — VARIĆAK, TH. Beitrag zur Kenntnis der Endothelzellen in der Leber der Fische. Z. Zellforsch. 27, 46—51 (1938). — VACEK, Z., u. J. NOVOTNÝ: Fettablagerung in Leber und Speicheldrüsen der mit einer kariogenen Zuckerdiät gefütterten Versuchsratten und Hamster. Z. Zellforsch. 49, 541—554 (1959). — VERNE, J.: Ein neuer Aspekt der Histologie durch die Lokalisation der Enzyme. Ärztl. Forsch. 10 (I), 157—166 (1956). — VETTER, H., R. FALKNER, and A. NEUMAYR: The disappearance rate of colloidal radiogold from the circulation and its application of liver blood flow in normal and cirrhotic subjects. J. clin. Invest. 33, 1594—1602 (1954). — VOIT, K., H. SECKFORT u. W. BUSANNY-CASPARI: Der gegenwärtige Stand der Plasmalogenforschung. Acta histochem. (Jena) 4, 20—28 (1957). — VOSS, H.: Weitere Untersuchungen mit der Plasmalfärbung. Anat. Anz. 65, 408—413 (1928).

WACHSTEIN, M.: Influence of dietary deficiencies and various poisons on the histochemical distribution of phosphatase in liver. Arch. Path. 40, 57—67 (1945). ~ Enzymatic histochemistry of the liver. Gastroenterology 37, 525—537 (1959). — WACHSTEIN, M., and E. MEISEL: Histochemistry of hepatic phosphatases at a physiologic pH with special reference to the demonstration of bile canaliculi. Amer. J. clin. Path. 27, 13—23 (1957). — WACHTER, P.: Herkunft und Entwicklung der Kupfferschen Sternzellen. Verh. dtsch. path. Ges. 40, 230—236 (1956). — WADDELL, W. R., R. P. GEYER, E. CLARKE, and F. J. STARE: Role of various organs in the removal of emulsified fat from the blood stream. Amer. J. Physiol. 175, 299—302 (1953). — WAGLE, S. R., R. MEHTA, and B. C. JOHNSON: Vitamin B_{12} and protein biosynthesis. IV. In vivo and in vitro studies. J. biol. Chem. **230**, 137—147 (1958). — WAKIM, K. G., and F. C. MANN: The intrahepatic circulation of blood. Anat. Rec. **82**, 233—253 (1942). — WALDECK, F., u. O. HARTH: Gallenfluß und maximaler Gallendruck nach kürzerem und längerem Verschluß des Ductus hepaticus bei der Ratte. Klin. Wschr. **41**, 825—831 (1963). ~ Die Gallensekretion gegen erhöhten hydrostatischen Druck bei Ratte und Hund. Pflügers Arch. ges. Physiol. **283**, 56—67 (1965). — WALLRAFF, J.: Beitrag zur Vitamin B_1-Avitaminose. Z. mikr.-anat. Forsch. **53**, 134—141 (1943). ~ Histochemische Untersuchungen an den Nebennieren des erwachsenen Menschen. Z. Zellforsch. **34**, 362—427 (1949). ~ Über die histochemische Darstellung der Acetalphosphatide. Z. mikr.-anat. Forsch. **57**, 85—103 (1951). — WALLRAFF, J., u. H. BECKERT: Zur Frage der Spezifität des mikroskopisch-chemischen Nachweises von Glykogen und anderen Polysacchariden nach H. BAUER. Z. mikr.-anat. Forsch. **45**, 510—530 (1939). — WALLRAFF, J., u. M. BEDNARA-SCHÖBER: Vergleichende Untersuchungen über die Darstellbarkeit des Leberglykogens nach BEST und BAUER. (Zugleich ein Beitrag zur Glykogenspeicherung in der menschlichen Leber.) Z. mikr.-anat. Forsch. **53**, 102—121 (1943). — WANG, F., and F. VERZAR: Comparison between glycogenic property of desoxycorticosterone, 11-dehydro-17-hydroxycorticosterone (Compound E) and adrenal cortical extract. Amer. J. Physiol. **159**, 263—268 (1949). — WANG, T. Y., D. T. MAYER, and L. E. THOMAS: A lipoprotein of rat liver nuclei. Exp. Cell Res. **4**, 102—106 (1953). — WANKE: Untersuchungen zur Frage der Bilateralität der Leber. Langenbecks Arch. klin. Chir. **187**, 437—467 (1936). — WASSERMANN, F.: The structure of the wall of the hepatic sinusoids in the electron microscope. Z. Zellforsch. **49**, 13—32 (1958). — WASSERMANN, F.: The structure of the wall of the hepatic sinusoids in the electron microscope. Z. Zellforsch. **49**, 13—32 (1958). — WASSERMANN, F., and TH. F. McDONALD: Electron microscopic study of adipose tissue (fat organs) with special reference to the transport of lipids between blood and fat cells. Z. Zellforsch. **59**, 326—357 (1963). — WATSON, M. L.: The nuclear envelope: its structure and relation to cytoplasmic membranes. J. biophys. biochem. Cytol. **1**, 257—270 (1955). ~ Staining of tissue sections for electron Microscopy with heavy metals. J. biophys. biochem. Cytol. **4**, 475—478 (1958). ~ Staining of tissue sections for electron microscopy with heavy metals. II. Application of solutions containing lead and barium. J. biophys. biochem. Cytol. **4** (II), 727—730 (1958). ~ Further observations on the nuclear envelope of the animal cell. J. biophys. biochem. Cytol. **6**, 147—156 (1959). — WEATHEFORD, H. L.: A morphological and experimental study of the intranuclear crystals in the hepatic cells of the dog. Anat. Rec. **71**, 413—446 (1938). ~ Intranuclear crystals in the hepatic cells of canidae-wolves, foxes, jachals and non-domestic dogs. Anat. Rec. **73**, 29—38 (1939). — Weber, R.: Strukturveränderungen an isolierten Mitochondrien von Xenopus-Leber. Z. Zellforsch. **39**, 630—640 (1954). — WEGMANN, R., S. HÉBERT u. J. BIEZ-CHARRETON: Ultrarotspektralanalyse der mittels Ultrazentrifugierung gewonnenen Zellbestandteile der Leber normaler Ratten hinsichtlich der Proteine. Acta histochem. (Jena) **4**, 230—243 (1957). — WEINBREN, K.: The portal blood supply and regeneration of the liver. Brit. J. exp. Path. **36**, 583—591 (1955). ~ Liver regeneration. Gastroenterology **37**, 657—668 (1959). — WEISS, P.: Principles of development. New York: Holt 1939. — WEISS, P. A.: The problem of specificity in growth and development. Yale J. Biol. Med. **19**, 235—278 (1947). ~ Specificity in growth control. In: Biological specificity and growth (E. G. BUTLER, ed.), p. 195—206. 12th Symposium of the Society for Study of Development and Growth. New Jersey: Princeton University Press 1955. — WENDT, H., u. D. KÖNIG: Vitamin A und reticuloendotheliales System der Leber. Klin. Wschr. **16**, 1252—1254 (1937). — WENNEKER, A. S., and N. SUSSMAN: Regeneration of liver tissue following partial hepatectomy in parabiotic rats. Proc. Soc. exp. Biol. (N.Y.) **76**, 683—686 (1951). — WERIN, W. K.: Zur Histogenese der Gewebe der menschlichen Leber. Z. mikr.-anat. Forsch. **76**, 425—434 (1967). — WESSEL, W.: Elektronenmikroskopische Untersuchungen in intranukleären Einschlußkörpern. Virchows Arch. path. Anat. **331**, 314—328 (1958). — WESTENBRINK, H. G. K.: Biochemical features of thiamine metabolism. Proc. Int. Congr. Biochem. **11**, 73—85 (1960). — WESTMAN, J., and B. SANDSTRÖM: Electron microscopy of organic and cultivated chicken embryonic liver. Z. Zellforsch. **71**, 271—282 (1966). — WETZEL, R., H. WOLLSCHITT, H. RUSKA u. TH. OESTREICHER: Über den Eiweiß-, Fett- und Kohlehydratstoffwechsel der weißen Ratte. Naunyn Schmiedebergs Arch. exp. Path. Pharmak. **179**, 88—114 (1935). — WIENER, J., A. V. LOUD, D. V. KIMBERG, and D. SPIRO: A quantitative description of cortison-induced alterations in the ultrastructure of rat liver parenchymal cells. J. Cell Biol. **37**, 47—61 (1968). — WILLIAMS, R. B.: Liver regeneration in rats on diets that produce cirrhosis. Milit. Surg. **109**, 335—462 (1951). — WILLIAMS, R. J.: The significance of the vitamin content of tissues. Vitam. and Horm. **1**, 229—247 (1943). — WILLIAMS, W.: Cytoplasmic changes in hepatic parenchyma of mice during starvation and carbon tetrachlorid-induced injury. Anat. Rec. **111**, 629—651 (1951). — WILLIAMS, W. L.: Vital staining of damaged liver cells. Anat. Rec. **101**, 133—148 (1948). — WILLIAMS, W. L., L. DAVIS, and CH. U. LOWE: Effects of cortisone and epinephrine on hepatic and myocardial glycogen of mice and rats. Anat. Rec. **126**, 43—59 (1956). — WILLIAMS, W. L., C. U. LOWE, and L. THOMAS: The effects of cortisone upon the parenchymal cells of the rabbit liver. Anat.

Rec. **115**, 247—263 (1953). — WILLSTÄTTER, R., u. M. ROHDENWALD: Über den Zustand des Glykogens in der Leber, im Muskel und in Leukocyten. Hoppe-Seylers Z. physiol. Chem. **225**, 103—124 (1934). — WILSON, J. L., A. O. ASHBURN, and W. L. WILLIAMS: Early changes in dietinduced fatty livers of mice. Anat. Rec. **161**, 23—35 (1968). — WILSON, J. W.: Diurnal rhythm of mitotic activity in the liver of the mouse. Anat. Rec. **101**, 672—673 (1948). ~ Nuclear inclusions in the mouse liver. Anat. Rec. **118**, 368 (1954). — WILSON, J. W., and E. H. LEDUC: Mitose rate in mouse liver following intraperitoneal injection of liver, kidney and egg yolk. Anat. Rec. **97**, 470—494 (1947). ~ The occurrence and formation of binucleate cells and polyploid nuclei in the mouse liver. Amer. J. Anat. **82**, 353—392 (1948). ~ The effect of thyroxin on mitotic activity in the liver of the mouse. Anat. Rec. **100**, 724 (1948). ~ The effect of coramin on mitotic activity and growth in the liver of the mouse. Growth **14**, 13—48 (1950). — WILSON, M. E., R. E. STOWELL, H. O. YOKOYAMA, and K. K. TSUBOI: Cytological changes in regenerating mouse liver. Cancer Res. **13**, Suppl. 1, 86—92 (1953). — WILSON, W., and E. H. LEDUC: Abnormal mitosis in mouse liver. Amer. J. Anat. **86**, 51—73 (1950). — WODIN, A.: The corneal mucopolysaccharide. Biochem. J. **51**, 319—330 (1952). — WOLF-HEIDEGGER, G.: Zur Form und Lagerung der Kuppferchen Sternzellen. Z. mikr.-anat. Forsch. **50**, 623—642 (1941). ~ Das Auftreten stark reduzierender Substanzen in den Kupfferschen Sternzellen der Rattenleber nach Nebennierenexstirpation. Z. Vitaminforsch. **12**, 24—52 (1942). — WOLF-HEIDEGGER, G., u. W. BEJDL: Zur Morphologie und Topographie der Kupfferschen Sternzellen. Acta anat. (Basel) **19**, 15—24 (1953). — WOLF-HEIDEGGER, G., u. H. WALDMANN: Zur Spezifität des histochemischen Vitamin C-Nachweises nach GIROUD und LEBLOND. Z. Vitaminforsch. **12**, 1—24 (1942). — WOLFF, R., P. L. DROUET et R. KARLIN-WEISSMAN: L'emploi de la ponction biopsie pour l'étude de la vitamine B_{12} hépatique chez l'homme. C.R. Acad. Sci. (Paris) **232**, 568—569 (1951a). — WOLFF, R., R. P. ROGER et R. KARLIN: Répartition de la vitamine B_{12} dans les organs du cobaye. C.R. Soc. Biol. (Paris) **145**, 1106—1108 (1951b). — WOLLENSAK, J., u. G. SEYBOLD: Serum-Protein-Nachweis durch fluoreszierende Antikörper in Leber und Niere. Ein Beitrag zur vitalen Farbstoffspeicherung. Z. Naturforsch. **12**b, 147—150 (1957). — WOOD, R. L.: Some structural features of the bile canaliculus in calf liver. Anat. Rec. **140**, 207—215 (1961). ~ Evidence of species differences in the ultrastructure of the hepatic sinusoid. Z. Zellforsch. **58**, 679—692 (1962/63). ~Effect of ethionin on the ultrastructure of developing liver cells. J. Ultrastruct. Res. **19**, 100—115 (1967). — WOOLEY, D. W.: A method for the estimation of inositol. J. biol. Chem. **140**, 453—459 (1941). — WORLEY, L. G.: Recovery of the Golgi apparatus from homogenates of normal mammalian liver. Exp. Cell Res. **2**, 684—687 (1951). — WOTTON, R., and M. MOSTI: The direct absorption of previously stained fat in droplet form by the myocardium of the cat. Anat. Rec. **122**, 39—47 (1955). — WOTTON, R. M., and S. S. LEVIN: The direct absorption of previously stained lipid by intact nuclei in liver cells of the rabbit. Anat. Rec. **129**, 155—166 (1957). — WRBA, H., H. RABES, M. RIPOLL-GÓMEZ u. H. RANZ: Die stoffwechselsteigernde Wirkung von Serum teilhepatektomierter Tiere auf Leberkulturen. Exp. Cell Res. **26**, 70—77 (1962). — WRBA, H., M. RIPOLL-GÓMEZ u. H. RANZ: Die stoffwechselsteigernde Wirkung des Serums hepatektomierter Ratten auf Leberkulturen. Exp. Cell Res. **20**, 232—235 (1960).

YAMADA, E.: Some observations on the nerve termination the liver parenchymal cell of the mouse as revealed by electron microscopy. Okajimas Folia anat. jap. **40**, 663—677 (1965). — YAMAGISHI, M.: Electron microscopy studies on the fine structure of the sinusoidal wall and fat storing-cells of rabbit livers. Arch. histol. jap. **18**, 223—261 (1959). — YAMAMOTO, T.: Some observations on the fine structure of the terminal biliary passages in the goldfish liver. Anat. Rec. **142**, 293 (1962). ~ Some observations on the structure on the intrahepatic biliary passages in goldfish (Carassius auratus). Z. Zellforsch. **65**, 319—330 (1965). — YOKOYAMA, H. O., M. E. WILSON, K. K. TSUBOI, and R. E. STOWELL: Regeneration of mouse liver after partial hepatectomy. Cancer Res. **13**, 80—85 (1953).

ZAHND, J. P., A. PORTE et J. DELAGE: Modifications de l'ultrastructure des cellules hépatiques de certains vertébrés inférieurs en rapport avec le cycle ovarien et l'administration des substances glycogènes. C.R. Soc. Biol. (Paris) **154**, 1320—1323 (1960). — ZAKI, F. G.: Maximum mitosis and water content in regenerating rat liver. Z. Naturforsch. **9**b, 239—241 (1954). — ZAWISCH, C.: Die Whartonsche Sulze und die Gefäße des Nabelstranges. Z. Zellforsch. **42**, 94—133 (1955). — ZEIGER, K.: Zur funktionellen Anatomie der Leber. Dtsch. Z. Verdau.- u. Stoffwechselkr., Sonderbd. **15**, 22—31 (1952). — ZEIGER, K., u. M. WIEDE: Die Speicherung von Acridinorange in der Froschleber und ihr Einfluß auf das Ausscheidungsvermögen der Leberzelle. Z. Zellforsch. **40**, 401—424 (1954). — ZIMMERMANN, K. W.: Über das Verhältnis der „Kupfferschen Sternzellen" zum Endothel der Lebercapillaren beim Menschen. Z. mikr.-anat. Forsch. **14**, 528—548 (1928). — ZIMMERMAN, M., and E. CELOZZI: Stimulation of cell division in normal rat liver by a factor in serum from hepatectomized rats. Fed. Proc. **19**, 139 (1960). ~ Stimulation by heparin of parenchymal liver cell proliferation in normal adult rats. Nature (Lond.) **191**, 1014—1015 (1961). — ZYLBERSZAC, S.: Contribution à l'étude expérimentale de la cellule de Kupffer. Arch. int. Med. exp. **10**, 219—263 (1935).

Gallengangsystem, Gallenblase und Galle

A. Das Gallengangsystem

I. Zur Entwicklung des Gallengangsystems

Mit der Entstehung des Gallengangsystems befassen sich Beiträge von LEE und HALPERT (1932), ELIAS (1935), HORSTMANN (1939), MOLLIER (1939), DU BOIS (1963) und WERIN (1967).

Die extrahepatischen Gallengänge des *Menschen* gehen als solide Epithelstränge aus der Pars cystica der Leberbucht hervor, nachdem die Pars cystica zuvor selbst durch die Wucherung ihres Wandepithels die Lichtung verloren hat. Im proximalen Teil der Epithel-

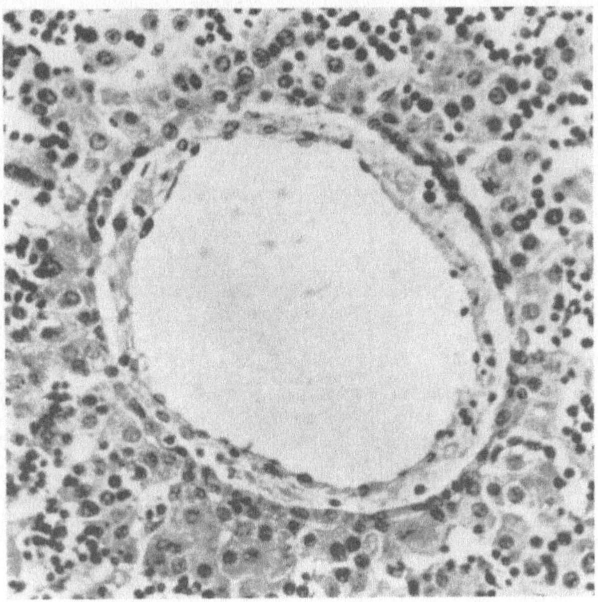

Abb. 1. Menschlicher Embryo. Pfortaderast, umgeben von einer lockeren Mesenchymhülle und einer dünnen Hülse, die aus abgeplatteten, dunkel gefärbten Epithelzellen besteht. (Aus MOLLIER, 1939)

massen treten Vacuolen auf und fließen bei 7—8 mm langen Embryonen zu einer Lichtung zusammen. Die Vacuolisierung und die auf sie folgende Erweiterung der Lichtung schreiten distalwärts fort. Von den ursprünglichen Epithelsträngen bleibt das einschichtige prismatische Wandepithel der Gallengänge übrig. Die extrahepatischen Gallengänge 25 und 40 mm langer *menschlicher* Embryonen haben bereits einschichtiges Zylinderepithel und einen noch undifferenzierten Mesenchymanteil, diejenigen des 200 mm großen Feten das gleiche Epithel, aber mit Buchten und drüsenartigen Bildungen und mit jungem Bindegewebe im mesodermalen Wandteil anstatt des Mesenchyms.

Die intrahepatischen Gallengänge entstehen nicht durch Einwachsen und baumartige Verzweigung der extrahepatischen Gänge in der Leber, sondern werden von den Leberepithelzellen gebildet und vereinigen sich am Leberhilus mit den extrahepatischen Gängen. Die Zellen der „primitiven Leberröhren", also der späteren Leberzellplatten, schließen sich um die Mesenchymhülle der Pfortaderäste zu einer dünnen Hülse zusammen (Abb. 1). Die Zellen dieser perivasculären Epithelhülse sind klein, besitzen dichte Kerne und Cytoplas-

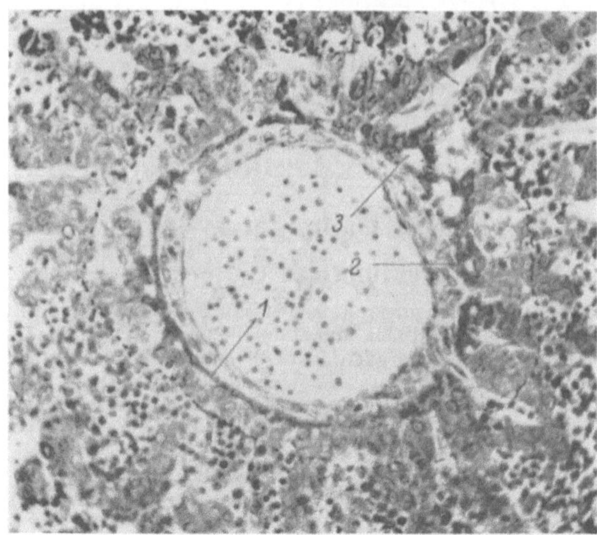

Abb. 2. Menschlicher Embryo. Die Zellen der perivasculären Epithelhülse (Abb. 1) schließen
sich zu Epithelbläschen, den Vorläufern der Gallengänge, zusammen. *1* Noch geschlossene
Epithelhülse, *2* und *3* Epithelbläschen in fortschreitender Entwicklung. Den Bläschen sind die
Leberzellröhren, die späteren Leberzellplatten, angeschlossen. (Aus MOLLIER, 1939)

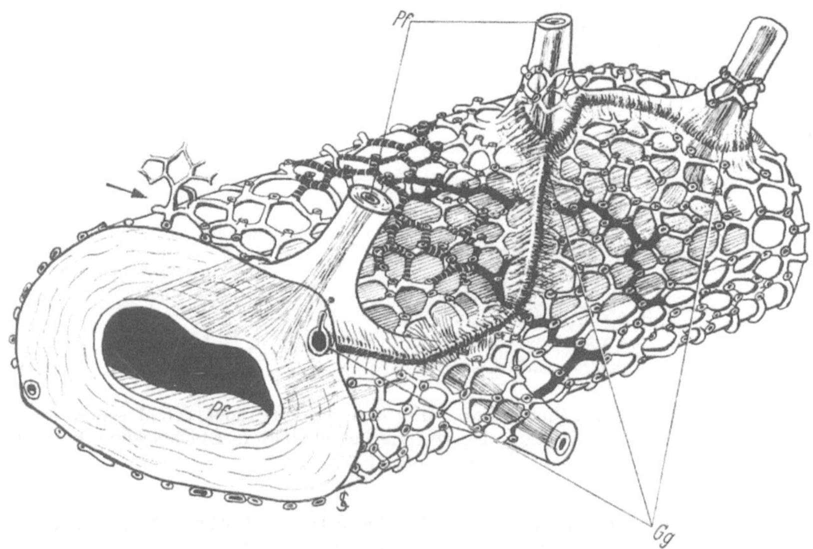

Abb . 3. Schema der Entwicklung der intrahepatischen Gallengänge. Die Epithelbläschen
(vgl· Abb. 2) haben sich um einen Pfortaderast (*Pf*) zu einem Netz kleiner Gallengänge zusammengeschlossen. Bei → Verbindung des Gangnetzes mit dem Lumen von Leberzellröhr-
chen. Die zu größeren Gallengängen (*Gg*) erweiterten Netzteile trennt Bindegewebe von den
Leberepithelzellen. (Aus HORSTMANN, 1939)

men und werden deshalb *dunkle Zellen* genannt. Sie lösen sich aus dem Epithel und bilden
Epithelbläschen, die aus 4 oder 5 Zellen bestehen (Abb. 2). Die Bläschen vereinigen sich zu
Gallengängen und diese zu Gallengangnetzen um die Pfortaderäste (Abb. 3); so tritt an die
Stelle der periportalen Leberzellhülse das periportale Gallengangnetz. Dieses bleibt wie die
perivasculäre Leberzellhülse mit dem Netz der Leberzellröhren verbunden. Die radiären Ver-

bindungen zwischen den beiden Rohrsystemen sind die späteren „passages de Hering" und die „pièces intermédiaires" französischer Autoren, die „intermediate pieces" und „terminal ductulus" angelsächsischer Autoren, die „Zwischenstücke" CLARAS (1930) und die „Verbindungsröhren" MOLLIERS (1939). Gallengänge entstehen in der Leber nur in der Umgebung der zuführenden Vene, der Pfortader und ihrer Äste (HORSTMANN, 1939).

Einen entscheidenden Anteil an der Entstehung der intrahepatischen Gallengänge hat das Bindegewebe, das im periportalen Raum aus dem dort vorhandenen Mesenchym hervorgeht. Wenn Leberepithelzellen zusammen mit Mesenchymzellen in vitro gezüchtet werden (DOLJANSKI und ROULET, 1934), dann wachsen die Leberzellen in Membranform und neigen nie „zu irgendwelcher strukturellen Organisierung". Sobald aber das sprossende Mesenchym die Leberzellmembran erreicht hat, dringt es in sie ein, trennt die Zellen in Gruppen und umhüllt sie mit „straffen breiten kollagenen Faserbündeln". Die „vom Bindegewebe umschlosseinen Zellgruppen verwandeln sich zuerst in sehr primitive Zellschläuche mit schmaler, spaltförmger Lichtung" und nehmen dann die Gestalt von Drüsenschläuchen an, ähnlich den Gallengängen. In dieser Weise müssen wir uns die Entstehung der ersten Gallengänge aus der periportalen Leberzellhülse vorstellen. Gefäße und Gallengänge werden im periportalen Raum mit der zunehmenden Ausbreitung des Bindegewebes immer „weiter vom Leberparenchym abgedrängt" (HORSTMANN, 1939). Die anfangs platten Epithelzellen der kleinen Gallenkanäle werden zahlreich und kubisch, die Kanälchen selbst nehmen an Weite zu.

II. Neuere licht- und elektronenmikroskopische Befunde

In einer umfangreichen Arbeit beschäftigt sich CLARA (1933) mit dem intrahepatischen Gallengangsystem des *Kaninchens*, und zwar fast nur mit den Gangepithelien, ihrer Zellzusammensetzung und Sekretion.

ERSPAMER (1936), der das Gallengangsystem auf die für entodermale Epithelien und ihre Abkömmlinge charakteristischen „enterochromaffinen Zellen" untersuchte, fand diese Elemente spärlich im Ductus cysticus und choledochus des *Hundes*, im Ductus choledochus des *Meerschweinchens*, im intramuralen Abschnitt des Ductus choledochus des *Kaninchens* und der *Haselmaus*. Bei einem $4^1/_2$ Monate alten *menschlichen* Fetus waren enterochromaffine Zellen sehr zahlreich im Epithel des Duodenum, dagegen überhaupt nicht im Epithel der intra- und extrahepatischen Gallengänge zu finden. ERSPAMER (1938) berichtet über Zellen mit argentophilen Granula im Epithel der Gallengänge beim *Meerschweinchen, Hund, Widder, Rind, Macacus* und *Mensch*. Bei *Macacus* und *Mensch* gehört ein kleiner Teil dieser Zellen zur Gruppe der Basalgekörnten, der größere Teil zum System der enterochromaffinen Zellen. Bei den anderen untersuchten Tieren zählen die Argentophilen zu den Basalgekörnten.

Nach OTT (1937), der die intra- und extrahepatischen Gallengänge des *Schweines* untersuchte, bietet das Epithel der Zwischenstücke und der septalen (perilobulären) Gallengänge kein Anzeichen für eine Sekretion; es ist schleimfrei. Erst das Epithel der kleineren, mittleren und großen intrahepatischen und das Epithel der extrahepatischen Gänge weist in den supranucleären Zellabschnitten feine, hauptsächlich apikal gelegene Schleimgranula auf. Becherzellen führen in unterschiedlicher Menge nur die mittleren und großen intrahepatischen und extrahepatischen Gänge. Ein Cuticularsaum sei nicht nachweisbar.

Lipide (Triolin oder andere ungesättigte Glyceride, Cholesteride, Lipine) kommen nach ERSPAMER (1937) nur in den Epithelien der Zwischenstücke und der septalen Gänge nicht vor. Der Autor fand sie bei *Canis familiaris, Felis domestica, Putorius communis, Rhinolophus ferrum equinum, Mus norvegicus, Sus scropha, Capra aegagrus* und *Equus caballus*, dagegen nicht in den Epithelien der Gallengänge von *Erinaceus europaeus, Talpa europaea, Lepus cuniculus, Cavia cobaya, Muscardinus avellanarius, Glis glis, Mus musculus, Bos taurus* und *Ovis aries*. In dem Vorhandensein von Lipiden sieht ERSPAMER einen Beweis dafür, daß das Epithel der Gallengänge eine Rolle bei der Regulierung des Lipidgehaltes der Galle spielt.

Über den Fettgehalt im Epithel der intrahepatischen Gallengänge bei Säugern, darunter beim *Menschen*, berichtet SCHULZE (1938). Bei 3 Hingerichteten fand er im Epithel der Zwischenstücke und der septalen Gallengänge wenige bis keine Fetttröpfchen. Die Epithelien der kleinen, mittleren und großen Gallengänge weisen keine, wenige oder reichlich kleine Fetttropfen auf. Beim *Hund* enthält das Epithel aller Abschnitte des Gallengangsystems lipoidhaltiges Pigment, außerdem in den Zwischenstücken vereinzelt kleine Fetttropfen und in den interlobulären Gängen viel Fett. Bei *Ratte, Meerschweinchen* und *Kaninchen* weise das Epithel aller intrahepatischen Gallengänge kein Fett auf.

Glykogen findet sich bei *Hund* und *Katze* basal von den Kernen in den Epithelzellen des gesamten Gallengangsystems, angefangen bei den septalen (perilobulären) Gallengängen bis zum Ductus choledochus. Alle Epithelien der interlobulären intrahepathischen und der extrahepatischen Gänge besitzen Zellen mit einer lumenseitigen Mucinzone. Glykogen- und mucinfrei ist in bezeichnender Weise nur das Epithel der Zwischenstücke (SEELIGER, 1937).

Die Reaktion auf alkalische Phosphatase fällt beim *Hund* im distalen Epithelabschnitt der intrahepatischen Gallengänge aller Größen, beim *Kaninchen* nur im Epithel der kleinsten Gänge leidlich positiv aus; beim *Meerschweinchen* reagieren nach JACOBY und MARTIN (1951) alle intrahepatischen Gänge negativ. Die Epithelien sämtlicher Gallengangabschnitte des *Schafes* geben nach FORD (1958) keine positive Reaktion auf alkalische Phosphatase, gelegentlich aber die Tunica propria und manchmal ein schmaler subepithelialer Bindegewebsstreifen. FORD hält es für unwahrscheinlich, daß das Enzym aus der Galle resorbiert und in die Tunica propria eingelagert wird. Die Bedeutung dieser Enzymeinlagerung ist unklar.

Eine ausführliche elektronenmikroskopische Darstellung der Zwischenstücke und der intrahepatischen Gallengänge der *Mäuse*leber gibt DAEMS (1961). Die Zwischenstücke haben im allgemeinen den Durchmesser der Gallenkanälchen. Ihre Wandzellen sind zum Teil Leberepithelzellen, zum Teil aus solchen hervorgegangene echte Gallengangzellen und nicht zwischen diesen beiden Zelltypen stehende Übergangsformen (Abb. 4, 5). Manchmal begrenzen zwei oder drei Leberepithelzellen und eine Gallengangzelle die Lichtung eines Zwischenstückes, doch kann auch das Umgekehrte der Fall sein. Die Gallengangzellen der auch „Bastardsegmente" genannten Zwischenstücke sind um vieles kleiner als die Leberepithelzellen und haben kleinere Organellen; das zeigt sich besonders bei einem Vergleich der Mitochondrien und des Golgi-Apparates. Im Gegensatz zu den echten Leberepithelzellen, aber auch zu den Leberepithelzellen, die am Aufbau der Zwischenstücke beteiligt sind, enthalten die Gallengangzellen kein Lipid. Die Apices beider Zelltypen besitzen kurze Mikrovilli. Unter der Zellmembran erstreckt sich eine die eigentliche Gangwand bildende dichte Zone. Manche Zwischenstücke beginnen ampullenartig und nehmen dann mehrere Gallenkanälchen auf.

Mit den Befunden von DAEMS stimmen die von SCHAFFNER und POPPER (1961) bei *Ratte* und *Hund* erhobenen überein. Beide Autoren betonen ebenfalls, daß es Übergangsformen zwischen den Leberepithelzellen und den Gallengangzellen nicht gibt; was nicht ausschließe, „that during embryonal development ductular cells may develop from liver cells". Sie schließen sich der Auffassung UNGARs und GOLDBERGs (1959) von den „pre-existing ductular cells" an und stellen sich in Gegensatz zu LEDUC (1959), die behauptet, im postnatalen Leben neuentstehende Gallengangzellen gingen aus Leberepithelzellen hervor. Zu den gleichen elektronenmikroskopischen Ergebnissen über die Endverzweigungen der intrahepatischen Gallenwege, die oben dargelegt wurden, gelangen im wesentlichen STEINER und

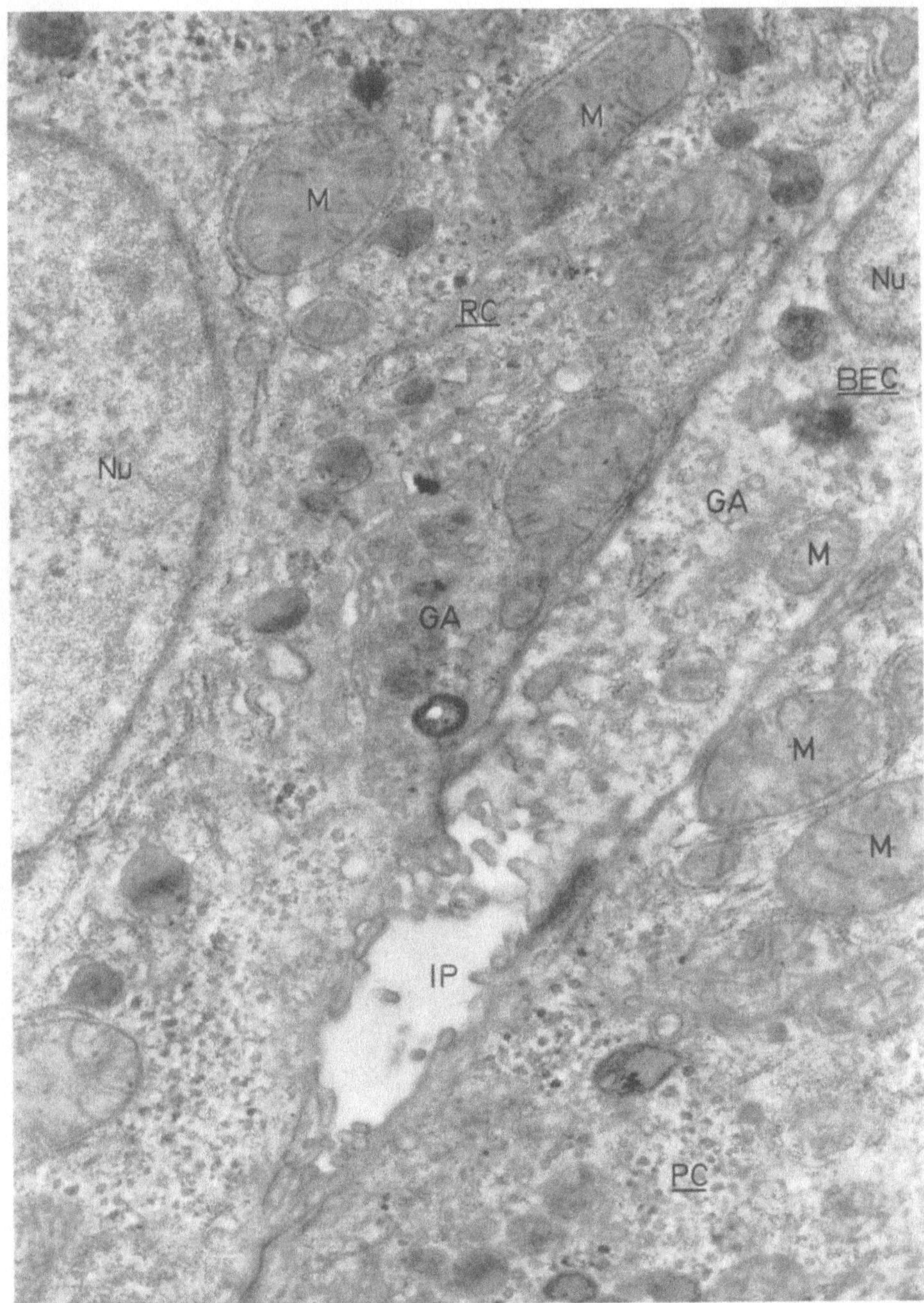

Abb. 4. Mäuseleber. Die Lichtung eines Zwischenstückes (*IP*) wird von zwei Leberepithelzellen (*PC*) und einer Gallengangzelle (*BEC*) begrenzt. Der Golgi-Apparat (*GA*) ist bei den Leberepithelzellen besser ausgebildet als bei der Gangzelle. Die Mitochondrien (*M*) der Leberepithelzellen sind wesentlich größer als die der Gangzelle. *Nu* Nucleus. 23000fach. (Aus Daems, 1961)

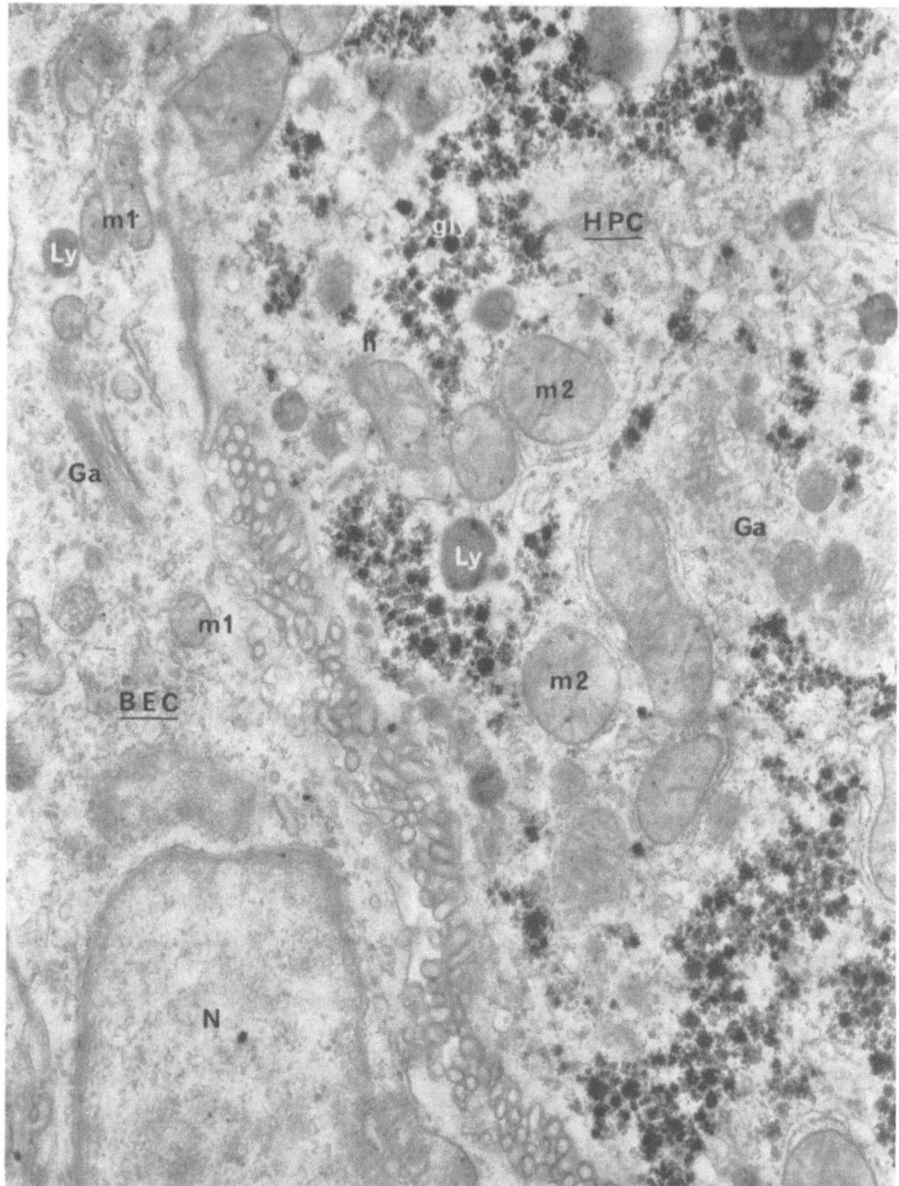

Abb. 5. Längsgeschnittenes Zwischenstück, dessen Lichtung von einer Gallengangzelle (*BEC*) links und einer Leberepithelzelle (*HPC*) rechts begrenzt wird. Zahlreiche Mikrovilli der Leberepithelzelle ragen in die Lichtung des Zwischenstückes hinein. Die cytologischen Unterschiede zwischen den beiden Zellen sind offensichtlich: die Mitochondrien (*m 1*) der Gallengangzelle sind kleiner als die Mitochondrien (*m 2*) der Leberepithelzelle, der Golgi-Apparat (*Ga*) ist in der Gangzelle schwach entwickelt und Glykogen (*glk*) nur in der Leberepithelzelle vorhanden. *Ly* Lysosom der Leberepithelzelle, *N* Kern der Gallengangzelle. Mäuseleber. Osmiumsäure-Fixation, Epon, Uranylfärbung. 25000fach. [Originalaufnahme von Dr. W. Th. Daems, Leiden (Niederlande)]

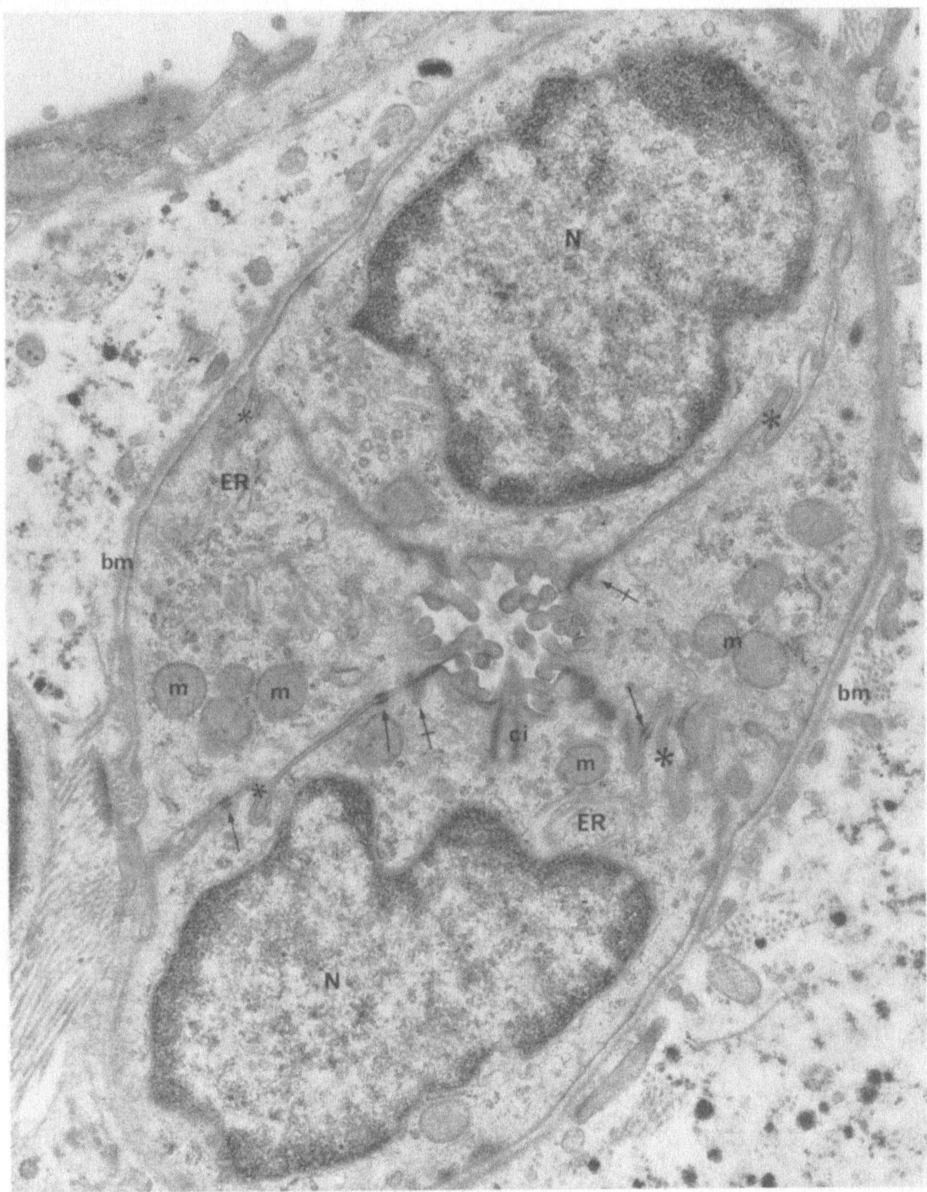

Abb. 6. Quergeschnittener kleiner Gallengang der Rattenleber, dessen Lichtung von vier
Gangzellen begrenzt wird. Das Cytoplasma dieser Zellen enthält wenige kleine Mitochondrien (*m*) und ein kärgliches endoplasmatisches Reticulum (*ER*). Die Zellkerne sind groß und
eingekerbt, die seitlichen Zellflächen verzahnt (*) sowie durch Desmosomen (Pfeile) und End-
verriegelungen (Kreuzpfeile) verknüpft. Die an die Ganglichtung angrenzenden Zelloberflächen
sind mit Mikrovilli besetzt. Eine der Gangzellen besitzt eine Cilie (*ci*). Den Gallengang umgibt
eine Basalmembran (*bm*). Osmiumsäure-Fixation, Epon, Uranylacetat-Bleihydroxyd-Färbung.
22750fach. [Originalaufnahme von Dr. W. Th. Daems, (Leiden, Niederlande)]

Carruthers (1961, *Hund, Ratte, Kaninchen, Mensch*) und über die Zwischenstücke
Cossel (1962, *Meerschweinchen, Kaninchen, menschliche* Leberpunktate). —

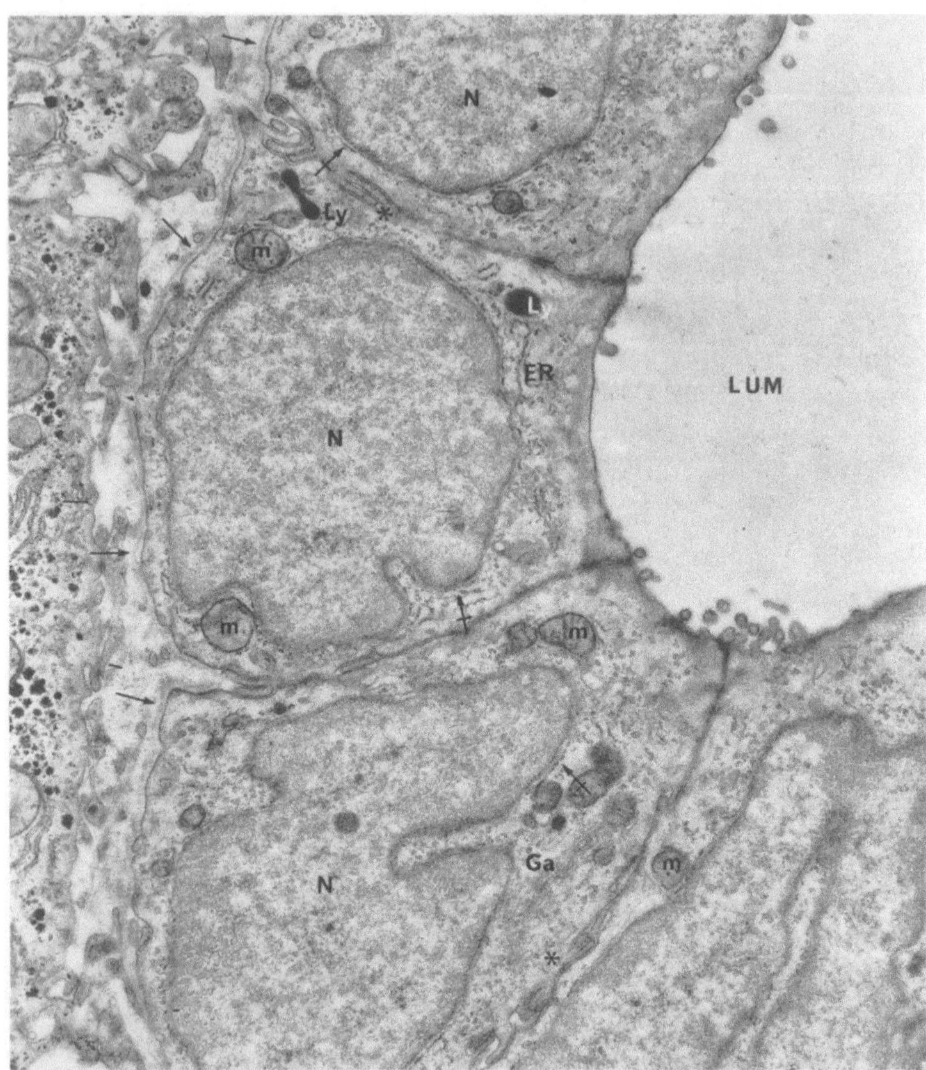

Abb. 7. Wandteil eines Gallenganges der Rattenleber. Die kubischen Epithelzellen besitzen große, eingekerbte Kerne (*N*), begrenzt durch eine Doppelmembran (Kreuzpfeile), wenige kleine Mitochondrien (*m*), einen kleinen Golgi-Apparat (*Ga*) und kurze, mit Ribosomen besetzte Doppelmembranen (*ER*). Zwei Lysosomen (*Ly*) sind vorhanden. Die seitlichen Zellmembranen sind verzahnt (*). Die das Lumen (*LUM*) umsäumenden Abschnitte der Zellmembranen weisen nur wenige, sehr kurze Mikrovilli auf. Die Epithelzellen ruhen auf einer dünnen Basalmembran (Pfeile). Links Teile zweier Leberepithelzellen. Osmiumsäure-Fixation, Epon, Bleihydroxyd-Färbung. 17 500fach. [Originalaufnahme von Dr. W. Th. Daems, Leiden (Niederlande)]

Omoti (1939) schloß aus Injektionsversuchen mit Kernelin in den Ductus choledochus und der Durchspülung des Pfortadersystems mit einer 2—3%igen Eisenalaunlösung (es entsteht dadurch ein blauer Niederschlag in den Gallengängen und Gallenkanälchen), daß die Gallenkanälchen ohne Zwischenstücke unmittelbar in die Gallengänge übergingen.

Nach lichtmikroskopischen Befunden von WERIN (1967) gibt es auch in den Lebern 6 Wochen bis 8 Monate alter *menschlicher Feten* keine Übergangsformen zwischen den Leberepithelzellen und den Epithelzellen der Gallengänge.

PICARDI u. Mitarb. (1968a) untersuchten elektronenmikroskopisch bei einem Embryo und vier Feten vom *Menschen* das periportale Leberparenchym und fanden dort mehrere verschiedene Zelltypen: helle und dunkle Leberepithelzellen, „junge" Leberepithelzellen, Gallengangzellen, sehr dichte Zellen als Wandzellen von Gallenkanälchen und Zwischenstücken sowie Zellen vom intermediären Typ a und b. Die Feststellung von Übergangszellen zwischen Leberepithel- und Gallengangzellen steht im Gegensatz zu den Beobachtungen anderer Autoren (DAEMS, 1961; SCHAFFNER u. Mitarb., 1961). Allerdings haben diese Autoren, aber auch LEDUC (1959), mit der PICARDI u. Mitarb. (1968a) übereinstimmen, keinen Embryo und keine Feten untersucht. PICARDIs intermediärer Zelltyp a ähnelt den Wandzellen der Zwischenstücke, besitzt aber im Gegensatz zu diesen gut entwickeltes Ergastoplasma und außerdem auch Glykogen. Seine intermediären Zellen vom Typ b ähneln mehr den Leberepithelzellen, besonders den dunklen. Sie enthalten viel Ergastoplasma, kein Glykogen, wenige Ribosomen und kleine Mitochondrien mit langen Cristae, die die ganze Matrix durchqueren. Wie die Zellen des Typs a sind sie meistens an eine Basalmembran angelagert PICARDI u. Mitarb. wollen jedoch bezüglich der von ihnen beschriebenen Zellen noch keine endgültigen Schlüsse gezogen wissen.

Eine andere licht- und elektronenmikroskopische Untersuchung von PICARDI u. Mitarb. (1968b) an dem Embryo und an den Feten der früheren Arbeit (1968a) handelt von der Entstehung der intrahepatischen Gallenwege. Im Ergebnis wird mit Einbeziehung der intermediären Zellen die hepatocelluläre Theorie vertreten.

Die intrahepatischen Gallengänge der *Mäuse*leber (DAEMS, 1961) besitzen, je nach Größe, kubisches bis prismatisches Epithel (Abb. 6), dessen Cytoplasma ähnlich wie bei den Gangzellen der Zwischenstücke hell ist. Das glatte endoplasmatische Reticulum ist spärlich entwickelt. Die Golgi-Bläschen sind klein und leer, sie enthalten keine Lipideinschlüsse. Die Zahl der Mitochondrien (mittlerer Durchmesser 0,30 µ) ist unterschiedlich. Im Cytoplasma sind elektronendichte Körperchen vorhanden, darunter Lysosomen mit saurer Phosphatase. Der lumenseitige Zellteil des intrahepatischen Gallengangepithels entwickelt weniger und kürzere Mikrovilli (Abb. 7) als derjenige der Leberepithelzellen im Bereich der Gallenkanälchen. Die kleinen Gallengänge besitzen eine unvollständige Basalmembran; sie deckt das Gangepithel nur gegen die Pfortaderäste ab. Wo jedoch dieses Epithel mit den Leberepithelzellen in Berührung kommt, schließt es sich diesen unmittelbar an. Die größeren intrahepatischen Gallengänge haben eine kontinuierliche Basalmembran. Seitliche Verzahnungen der Zellmembran und Desmosomen im apikalen Teil festigen den Zellverband im Gangepithel. Intralobuläre Gallengänge, wie CLARA (1939), ELIAS (1949) und BUYSSENS (1959) sie für den *Menschen* beschrieben haben, sah DAEMS (1961) in der *Mäuse*leber nicht.

III. Der duodenale Endabschnitt des Ductus choledochus

Der Ductus choledochus durchsetzt schräg die hintere Wand der Pars descendens duodeni und wirft dabei die 0,5—2,3 cm (PATZELT, 1936) lange Plica longitudinalis duodeni auf; er endet mit der mehr oder weniger in die Darmlichtung vorspringenden Papilla duodeni major. Es ist falsch, diese Papille, sei es irrtümlich oder mangels genauer Ausdruckweise, der Plica longitudinalis duodeni oder dem duodenalen Endabschnitt des Ductus choledochus gleichzusetzen. Die

Folge davon sind irreführende Angaben: so, wenn Schön (1951, *Mensch*) die maximale „Papillenlänge" mit 1,5 cm beziffert und Giermann und Holle (1961) von einem proximalen Abschnitt der Papille „noch vor der ersten physiologischen Enge" (das ist beim „Eintritt" des Ductus choledochus „in die Darmwand") sprechen.

Vereinigt sich der Ductus pancreaticus bei seinem Durchtritt durch die Duodenalwand mit dem Ductus choledochus, dann entsteht das Diverticulum duodenale mit der den beiden Gängen gemeinsamen ampullenförmigen Lichtung (Abb. 8). Ihm vorgelagert ist die Pars praeampullaris, der fadenförmige Kanal, und die erste physiologische Enge des Ductus choledochus innerhalb der Duodenalwand. Giermann und Holle (1961) stellten Richtlinien für die einheitliche Ausmessung der Ampullenlänge auf (Abstand zwischen dem distalen Rand des die beiden Gänge intramural trennenden Schleimhautsegels und dem oberen Rand

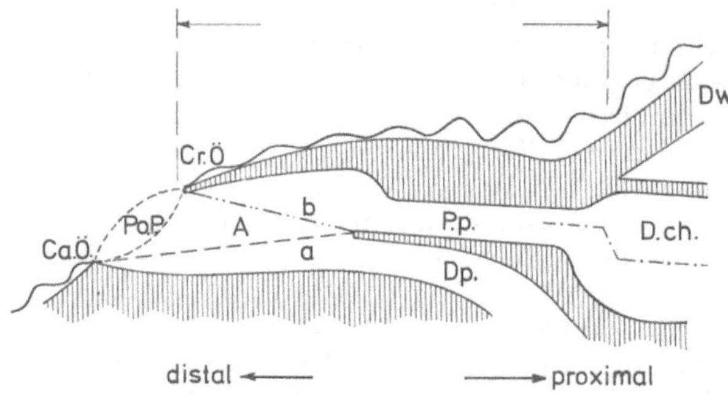

Abb. 8. Schema der Vaterschen Papille. *D.ch.* Ductus choledochus, *D.p.* Ductus pancreaticus, *P.p.* Pars praeampullaris, *A.* Ampulle, *Po.P.* Porus papillaris, *Cr.* ö. cranialer Öffnungspol, *Ca.*Ö. caudaler Öffnungspol, *D.w.* Darmwand, a, b Meßlinien. (Aus Giermann und Holle, 1961)

der Ampullenöffnung) und untersuchten auf breiter Basis (300 Sektionen) das Schleimhautrelief des duodenalen Choledochus- und Pankreaticusabschnittes des *Menschen*. Giermann und Holle beschreiben das Schleimhautrelief wie folgt: „Im Bereich dieser physiologischen Enge besteht die Schleimhaut aus reticulären und längsgerichteten Leisten, die in unregelmäßiger Weise durch Querfalten verbunden sind (Abb. 2). In der eigentlichen Ampulle, also nach Vereinigung der beiden Gänge, finden sich in der Regel mehrere quer oder schräg verlaufende Schleimhautfalten, die durch Frenula in der Längsrichtung verbunden sind und ein System taschenförmiger Klappen bilden, die zu einem jalousieartigen Verschlußmechanismus vereinigt sind (Abb. 3). Dieser verhindert sowohl ein Eindringen von Duodenalinhalt in die Ampulle als auch den Reflux des Gallen- und Pankreassaftgemisches in die beiden Ausführungsgänge. Ausprägung und Anordnung der Klappen wird weitgehend von der Ampullenlänge bzw. vom Mündungstyp der Ampulle bestimmt, wobei drei verschiedene Klappentypen auftreten, in die alle vorkommenden Formen eingeordnet werden können. Bei getrennten Mündungen beider Gänge wird der sonst gestaffelte Klappenapparat durch kohlkopfartige, konzentrisch geschichtete Schleimhautfalten ersetzt, die jedoch den gleichen taschenförmigen Bau besitzen (Abb. 4). Ein gemeinsames Endstück beider Gänge ist in 77% aller Fälle vorhanden; in rund einem Drittel ist dieses allerdings kürzer als 3 mm, erreicht also nicht den Durchmesser der Ampullenlichtung. Längere Ampullen, die als solche im engeren Sinne aufzufassen sind, liegen lediglich in 54,3%, d. h. in rund der Hälfte unserer untersuchten 300 Fälle vor." Die im Zitat angeführten Abb. 3 und 4 sind unsere Abb. 9a, b und 10a, b.

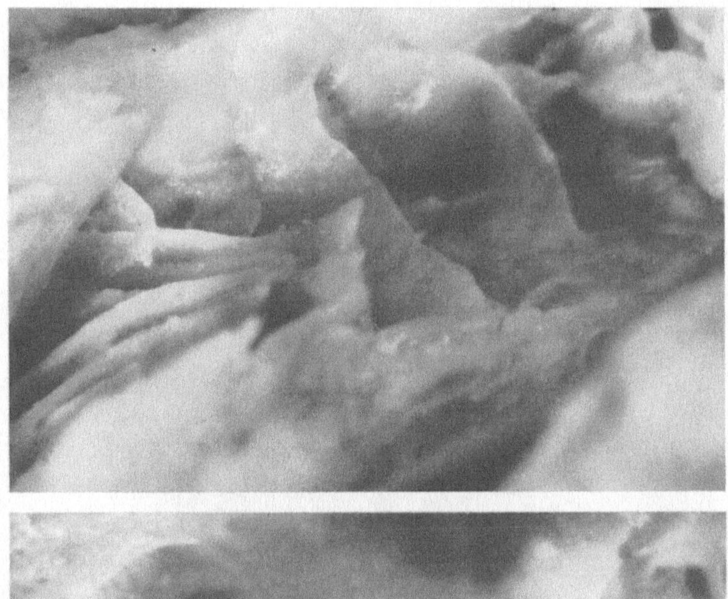

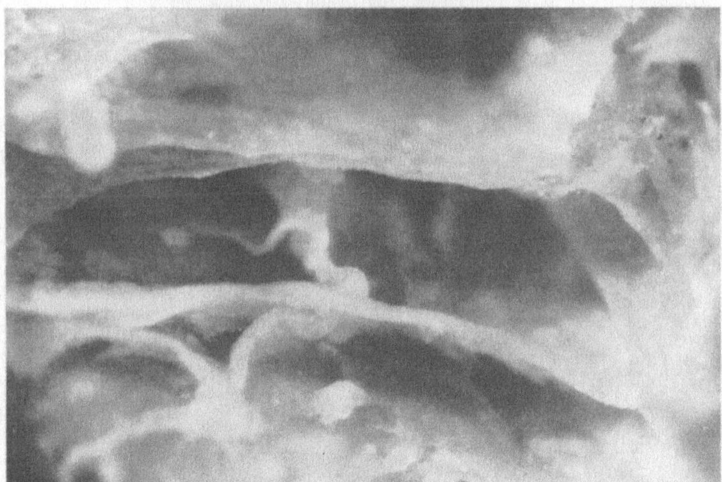

Abb. 9a u. b. Eröffnete Ampulle des Ductus choledochus und pancreaticus vom Menschen.
a Die rechte obere Bildecke entspricht dem Porus papillaris. An der linken unteren Bildkante
ist der Porus praeampullaris mit längsgerichteten Schleimhautleisten zu sehen. Rechts der
Bildmitte hohe quergestellte Schleimhautsegel, die tiefe Taschen mit längsgerichteten Frenula
bilden. b Blick von oben auf die querverlaufenden Taschenklappen, Frenula entspannt.
(Aus GIERMANN und HOLLE, 1961)

Die Entwicklung der Pars intestinalis der Ductus choledochus, insbesondere
auch die Entwicklung der Ampulle und des Oddischen Sphincters des *Menschen* wurden eingehend von SCHWEGLER und BOYDEN (1937, 1938a, b) untersucht. Ab einer Scheitel-Steißlänge von 11 mm liegt die Mündung des Gallenganges oberhalb oder unterhalb einer kon-
stanten Krümmung („biliary flexure") des Duodenum. Auf früher Entwicklungsstufe besitzt
die primitive Ampulle zwei oder mehr Darmöffnungen; davon bleibt für gewöhnlich nur die
untere erhalten. Die Ampulle ermöglicht die Ausbildung eines Falten- und Klappenapparates,
der den Darminhalt daran hindert, in den Leber- und Pankreasgang einzudringen.

Der Oddische Sphincter entstammt nicht der Darmmuskulatur (PORTIO, 1930, 1932),
sondern differenziert sich *in situ* aus dem Mesenchym. Dieses umgibt den Ductus choledochus
und den Ductus pancreaticus; es ist Gangmesenchym und nicht Darmmesenchym, und liegt
außerhalb des Mesenchyms, das die Muskulatur des Duodenum bildet. SCHWEGLER und
BOYDEN (1938a, b) nennen den Oddischen Muskel deshalb „Musculus proprius". Das erste

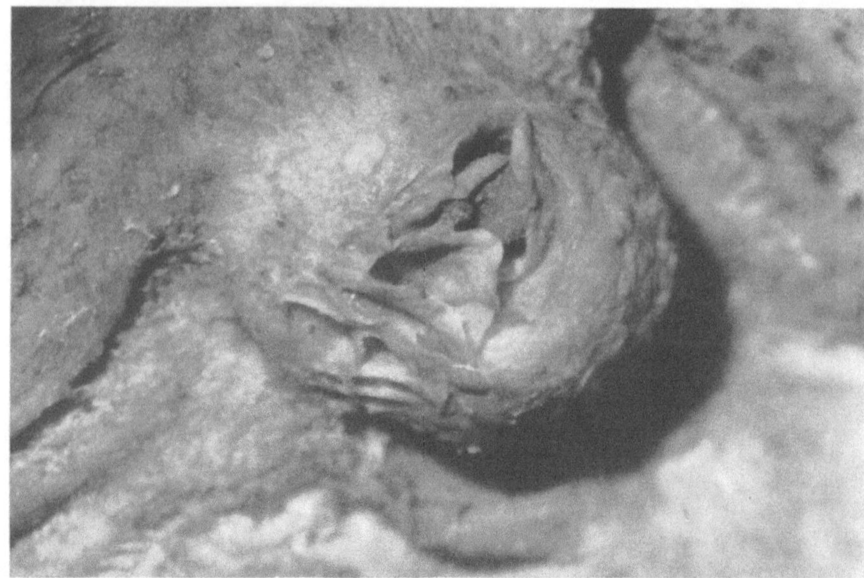

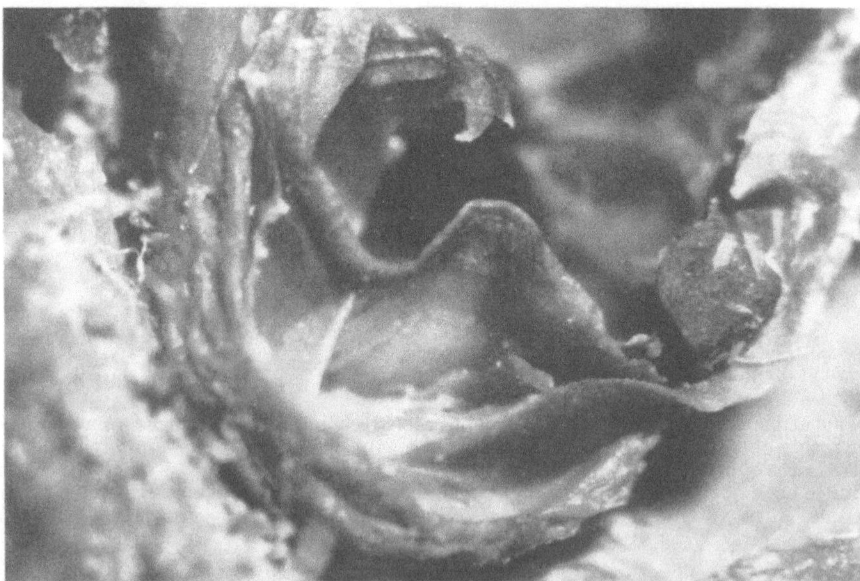

Abb. 10a u. b. a Vatersche Papille bei isolierter Mündung des Ductus choledochus mit kohlkopfartiger Anordnung der Schleimhautfalten. b Nach Auseinanderfaltung des „Kohlkopfes" sieht man typische Klappen mit Frenulum-Bildung. (Aus GIERMANN und HOLLER, 1961)

Zeichen für die Entstehung dieses Muskels ist eine konzentrische Mesenchymanordnung um den Gallen- und Pankreasgang beim 26 mm langen *menschlichen* Feten. Dieser Mesenchymmantel tritt bei 41—45 mm langen Feten (4 Wochen nach der Entstehung der Darmmuskulatur) genau an der Stelle auf, an der die beiden Gänge die Tunica muscularis des Duodenum durchbohren. An dieser Stelle, im präampullären Gangbereich, beginnt das Mesenchym, sich in Muskelfasern zu differenzieren. Von dort aus schreitet diese Differenzierung dann allmählich in Richtung auf die Papille fort. So entsteht zunächst im Duodenalfenster ein „Sphincter choledochus superior" sowie anschließend, den intramuralen Teil des Gallenganges entlang, ein „Sphincter choledochus inferior" und ein „Sphincter ampullaris".

Den Oddischen Sphincter (Musculus proprius) der späteren Fetalzeit beschreiben SCHWEGLER und BOYDEN (1938b) wie folgt: „The Sphincter Oddi or musculus proprius of the pars intestinalis of the biliary tract is a continuous sheath of fibers extending from the choledochal window of the duodenum to nearly the end of the ampulla of Vater. It invests not only the bile duct and ampulla but also three sites of the ductus pancreaticus. Its most important segment is the ‚sphincter choledochus', a sheath of annular fibers, enclosing the preampullary portions of the bile duct. This muscle is so well developed and so strategically placed as to be capable of stopping the flow of bile into the duodenum independently of the intestinal muscle, thus accounting for the filling of the gall bladder in the interval between meals and for such abnormal states as would result from a physiological stasis induced by overstimulation or hypertrophy of its fibers." Für den wichtigsten Teil des Muskels halten die Autoren zwei zwischen dem Gallen- und Pankreasgang liegende Muskellängszüge. Diese sollen den duodenalen Endteil des Ductus choledochus verkürzen und dadurch die Entleerung der Galle erleichtern. Der Ampullenanteil des Musculus proprius könne als „Sphincter ampullae" bezeichnet werden. Da jedoch die Ampulle meistens kurz sei und dieser Sphincter aus einem Geflecht dünner Muskelfasern bestehe, sei nicht anzunehmen, daß er dem Abfluß der Galle und des Pankreassaftes viel Widerstand entgegensetze.

Die von der Tunica muscularis des Duodenums örtlich und zeitlich gesonderte Entstehung des Oddischen Sphincters schließt seinen Zusammenhang mit der Duodenalmuskulatur nicht aus. Wie in älteren, so heißt es auch in jüngeren Arbeiten (SCHREIBER, 1944; SCHÖN, 1951; PAPAMILTIADES und RETTORI, 1957), daß Muskelfasern von der Längs- und Ringschicht der Tunica muscularis duodeni auf den Ductus choledochus und den Ductus pancreaticus übergehen und diese Gänge schlingenartig umfassen.

SCHREIBER (1944) untersuchte die Muskulatur des duodenalen Choledochusendes des *Menschen* lupenpräparatorisch. Er schlägt vor, den Oddischen Sphincter „Musculus complexus papillae duodeni" zu nennen. Er unterteilt diesen Muskel 1. in einen „Musculus sphincter baseos papillae", bestehend aus gekreuzten und schlaufenförmigen Fasern der Ringmuskulatur des Duodenums, die den Ductus choledochus beim Eintritt in die Duodenalwand umgeben; 2. in einen „Musculus dilatator papillae", bestehend aus Muskelfasern, die teils vom Musculus sphincter baseos papillae, teils von der Längsmuskulatur des Duodenums abscheren und in der Papillenwand längs verlaufen; 3. in einen „Musculus sphincter pori papillae", bestehend aus Muskelfasern, die zirkulär um den Porus papillae angeordnet sind. SCHÖN (1951) übernahm die Bezeichnung „Musculus complexus papillae duodeni" für den *Menschen* und das *Rind*. Er postuliert auch eine Dreiteilung dieses Muskels: 1. „Musculus sphincter baseos papillae", gebildet von sich überkreuzenden Bündeln der zirkulären Darmmuskulatur, 2. „Musculus retractor papillae", zusammengesetzt aus schräg oder quer verlaufenden Faserzügen der Ringmuskulatur des Duodenums und aus einem Mantel gangeigener Längsmuskelfasern, von denen bei SCHREIBER (1944) nicht die Rede ist, und 3. „Musculus sphincter pori papillaris", Muskelfaserring um die Mündung der Papille mit Verbindung zum Musculus mucosae duodeni. Nach SCHÖN (1951) „fehlt an den Duodenalpapillen bei *Mensch* und *Rind* das anatomische Substrat, welchem der Name eines M. sphincter im Oddischen Sinne zukäme". Der einzige zirkulär verlaufende Muskel sei der an Faserzahl und Faserstärke geringe M. sphincter pori papillaris. Diese wenigen

Fäserchen könne man wohl aber nicht als identisch mit dem „Sphincter ODDI" erklären. Funktionell könne man mit SCHREIBER am ehesten den Sphincter baseos papillae dafür ansprechen. Doch diese Muskelzüge entstammten der Darmmuskulatur, so daß von einem *selbständigen* Schließmuskel nicht die Rede sein könne. Außerdem käme diesem Muskel für die Entleerung der Galle vermutlich nur eine untergeordnete Bedeutung zu. Der Sphincter baseos papillae ist der Sphincter choledochus superior SCHWEGLERs und BOYDENs (1938a, b), den diese als den wichtigsten Abschnitt des Oddischen Sphincters bezeichnen. SCHÖN (1951) erwähnt die Arbeiten SCHWEGLERs und BOYDENs (1938a, b) nicht.

KREILKAMP und BOYDEN (1940) unterscheiden einen Sphincter pancreaticus, einen Sphincter ampullae und einen Sphincter choledochus: den ersten fanden sie bei vier, den zweiten nur bei 2 von 12 *Menschen*, den dritten in allen untersuchten Fällen.

Eine sehr gründliche Untersuchung der Muskelstruktur der intramuralen Abschnitte des Leber- und Pankreasganges beim erwachsenen *Menschen* unternahmen auch PAPAMILTIADES und RETTORI (1957). Ihre Befunde beweisen wie die von SCHWEGLER und BOYDEN (1938) mitgeteilten die Unabhängigkeit der Muskulatur dieser Gänge von der Duodenalmuskulatur. PAPAMILTIADES und RETTORI (1957) unterscheiden folgende drei Anteile des selbständigen Oddischen Sphincters: einen „sphincter propre du cholédoque", einen „sphincter propre du Wirsung" und einen „sphincter commun" (Abb. 11, 12). Ersterer entspricht dem Sphincter choledochus superior et inferior, letzterer dem Sphincter ampullaris (SCHEGLERs und BOYDENs (1938). Aufgrund der Muskeldreiheit sprechen PAPAMILTIADES und RETTORI (1957) vom „système de l'Oddi".

Der „sphincter propre du cholédoque" ist 8—10 mm lang und dort, wo Drüsen ihn nicht auseinander drängen, 0,7—0,8 mm dick. Er liegt tief in der Wand des Ductus choledochus, bis zur Hälfte oder bis zu Zweidrittel in der Wand des Duodenum und besteht aus longitudinalen sowie zirkulären Muskelfasern; letztere überwiegen. Da er 3—4 mm oberhalb des Duodenalfensters, durch das der Ductus choledochus und der Ductus pancreaticus in das Duodenum eintreten, beginnt, gibt es einen Choledochussphincter schon außerhalb der Duodenalwand.

Der „sphincter du Wirsung" hat eine Ausdehnung von 3 mm, höchstens aber 4—5 mm; er ist 0,3—0,4 mm dick; sein Muskelgewebe besteht aus Ring-, Schräg- und Längsfasern.

Der „sphincter commun", der eine Ausdehnung von 5—6 mm hat, wird von zirkulären und schrägen Fasern zusammengesetzt. Er ist kräftiger ausgebildet als der Sphincter des Pankreasganges und schwächer als der des Leberganges.

Die Eigenmuskeln des Ductus choledochus und des Ductus pancreaticus vereinigen sich im Bereich des Wandzusammenschlusses der beiden Kanäle zu einem 1—1,5 mm dicken „noeud musculaire inter-canaliculaire". Die Vereinigung ist aber mehr ein Nebeneinander als eine Vermischung der Schichtfasern.

Zu dieser Eigenmuskulatur der intramuralen Gangabschnitte des Leber- und Pankreasganges kommt noch spärliche Duodenalmuskulatur; das sind Muskelfaserzüge, die im Bereich des duodenalen Fensters von der Längs- und Ringmuskulatur der Tunica muscularis des Duodenum abzweigen und auf den Ductus choledochus und pancreaticus übertreten, aber an den Gangoberflächen bleiben und somit keinen Anteil an der Struktur des Oddischen Sphincters haben.

Bis zu einer Entfernung von ungefähr $^1/_2$ cm proximal vom oberen Duodenalfenster hat der Ductus choledochus so gut wie keine Muskulatur.

Der distale Abschnitt des Ductus choledochus und die Papilla duodeni major des *Menschen* (SPÄNGLER, 1968) werden von der Arteria retroduodenalis (WILKIE) der amerikanischen Literatur (= Arteria pancreaticoduodenalis superior posterior

nach HALLER) versorgt. Die A. retroduodenalis ist eine Anastomose zwischen der
A. gastroduodenalis und der A. mesenterica superior und liegt dorsal vom Pankreas. Sie gibt für die Versorgung des Ductus choledochus und der Papilla duodeni
major einen ventralen und dorsalen Ast ab. Diese Äste laufen auf dem Ductus
choledochus abwärts und umwinden ihn sowie die Papille mit einem arteriellen
Gefäßplexus. Dazu kommt in der Regel noch eine andere, aber nicht so bedeut-

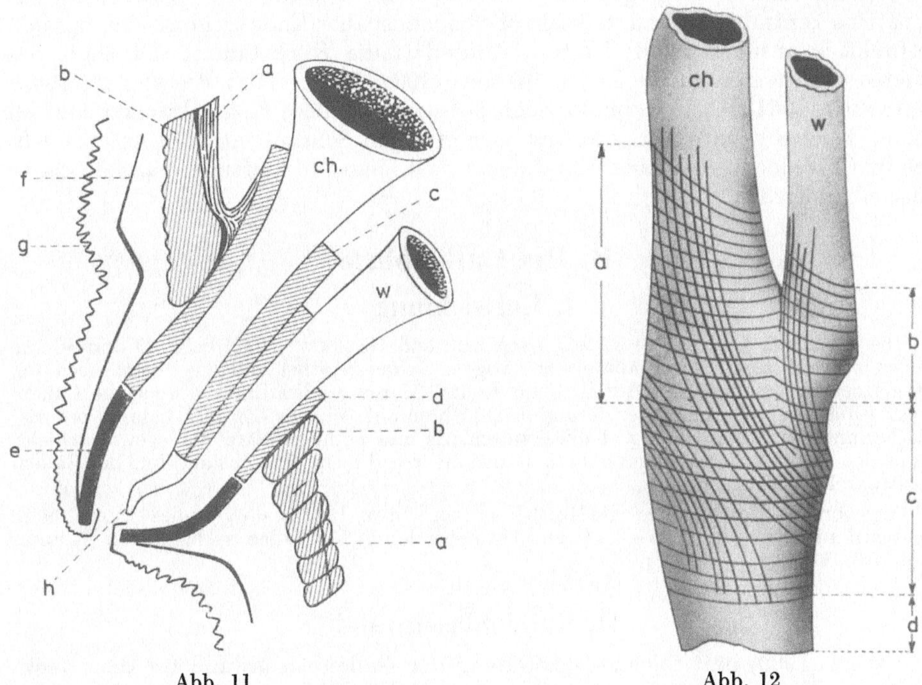

Abb. 11   Abb. 12

Abb. 11. Schema des Oddischen Sphincters beim Menschen nach Entfernung der Schleimhaut. *ch* Choledochus, *W* Wirsungius. *a* Längs- und *b* Ringmuskulatur des Duodenums,
c Sphincter des Ductus choledochus, *d* Sphincter des Ductus pancreaticus, *e* gemeinsamer
Sphincter, *f* Muscularis mucosae, *g* Schleimhaut des Duodenum, *h* intercaniculärer Schleim-
haut-Sporn. (Aus PAPAMILTIADES und RETTORI, 1957)

Abb. 12. Längs-, schräg- und vor allem querverlaufende Muskelfasern bilden die drei
Sphincteren des Oddischen Systems. *ch* Ductus choledochus, *W* Ductus wirsungianus, *a* Sphincter des Ductus choledochus, *b* Sphincter des Ductus pancreaticus (Wirsungius), *c* gemeinsamer Sphincter, *d* muköse Halskrause. (Aus PAPAMILTIADES und RETTORI, 1957)

same Arterie, die ebenfalls aus der A. retroduodenalis oder aus einem ihrer
Duodenaläste hervorgeht. „Das dorsal auf der Papille gelegene Gefäß ist bedeutend
stärker als das ventrale und kann bei einer operativen Spaltung der Papille Anlaß
zu einer Blutung geben."

„Die Motilität der extrahepatischen Gallenwege ist durch die Duodenal-
sondierung, durch die perorale und intravenöse Cholangiographie und durch die
moderne Methode der operativen Cholangiographie eindeutig gesichert" (GÜN-
THERT, 1960). Verschließt der Choledochussphincter den distalen Choledochus-
abschnitt, füllt sich die Gallenblase. Die Galle kann bei erschlafftem Choledochussphincter passiv durch den Gang abfließen, aber auch von diesem ins Duodenum
eingespritzt werden.

Im Gegensatz zu den Tieren mit Gallenblase und zum *Menschen* hat die Papilla duodenalis des *Pferdes* (Liberato und Boyden, 1962), das keine Gallenblase besitzt, keine zirkulären Muskelfasern. Deshalb fließe die Galle beim Pferd wahrscheinlich kontinuierlich in das Duodenum.

IV. Der choledochusnahe Endabschnitt des Ductus hepaticus

Operativ und cholangiographisch wurde beobachtet, daß sich der ganze Ductus hepaticus kontrahieren und daß sein choledochusnaher Endabschnitt eine Sphincterfunktion ausüben kann; letztere verhindert die Rückstauung der Galle des Ductus choledochus in die Leber (Mirissi, 1932, 1948, 1951; Bernhard, 1943; Kapandji, 1954). Das morphologische Substrat für diese Kontraktionen sind im oberen Ductus hepaticus ringförmig oder in engen Schraubentouren und schließlich im Choledochus in steilen Windungen (fast längs) verlaufende spärliche glatte Muskelbündelchen.

B. Die Gallenblase

I. Entwicklung

Die Wand der Gallenblase besteht nach Lee und Halpert (1932) beim 25 und 40 mm großen *menschlichen Embryo* aus einschichtigem Zylinderepithel und aus einem noch undifferenzierten mesodermalen Anteil. Beim 80 und 95 mm großen Embryo weist die Gallenblasenwand eine weitere Differenzierung in Schichten auf: Mucosa (Epithel, Lamina propria) mit beginnender Faltenbildung, Tunica muscularis und perimuskuläre Bindegewebsschicht. Im fetalen Entwicklungsstadium nähert sie sich mehr und mehr dem Zustandsbild der Gallenblasenwand des Neugeborenen.

Angeborenes Fehlen der Gallenblase und des Ductus cysticus wurde beim Menschen autoptisch in 0,035—0,3% und bei Lebenden in 150 Fällen nachgewiesen (Rogers u. Mitarb., 1965).

II. Gallenblasenwand

Pfuhl (1932) hält folgende Einteilung der Gallenblasenwand für die zweckmäßigste: Epithel, lockere subepitheliale Schicht, Fibromuscularis, Submucosa, Subserosa und Serosa; die letztere besitzt nur der vom Bauchfell überzogene freie Teil der Gallenblase. Dieser Einteilung haftet etwas Umständliches an. Die subepitheliale Bindegewebsschicht und die bindegewebig-muskuläre Fibromuscularis faßt Pfuhl unter Ausschluß des Epithels in der Bezeichnung „Mucosa propria" zusammen. Dadurch hebt er den klassischen Begriff der „Mucosa" (= Epithel + bindegewebige Lamina propria oder subepitheliale Bindegewebsschicht) auf. Pfuhl (1932) vergleicht die Muskelschicht der Gallenblasenwand mit der Tunica muscularis des Darmes und behauptet, jene sei keine selbständige Wandschicht, weil „tatsächlich keine Ähnlichkeit zwischen der wohlbegrenzten, zweischichtigen Tunica muscularis des Darmes und den flachen, ganz in Mucosabindegewebe eingebetteten Muskelbündeln der Gallenblase" bestehe. Die offizielle anatomische Nomenklatur hat für die Gallenblasenmuskulatur die Bezeichnung „Tunica muscularis vesicae felleae"; hierin — und das scheint mir das Wesentliche zu sein — wird die Eigenständigkeit dieser Muskulatur zum Ausdruck gebracht.

Wallraff und Dietrich (1957) entschieden sich für die folgende einfachere Schichteinteilung der Gallenblasenwand des *Menschen:* 1. Mucosa (Epithel + subepitheliale Bindegewebsschicht), 2. Tunica muscularis, 3. Subserosa bzw. Adventitia (Binde- und Fettgewebsschicht), 4. Serosa (Peritonealepithel). Pavel (1962) dagegen unterscheidet mit Aschoff „fünf Schichten der Gallenblasenwand: Mucosa, Musculosa, Fibrosa, Subserosa und Serosa".

Im folgenden werden nur solche Wandschichten der Gallenblase besprochen, über die wesentlich Neues zu berichten ist. Im Vordergrund wird das Gallenblasenepithel stehen.

1. Epithel

Das Epithel der Gallenblase ist bei *Mensch* und Tier einschichtig und prismatisch, jedoch verschieden hoch. Von der Morphologie und Funktion her gesehen ist es notwendig, ein Falten- und Buchtenepithel zu unterscheiden (WALLRAFF und DIETRICH, 1957) (Abb. 13).

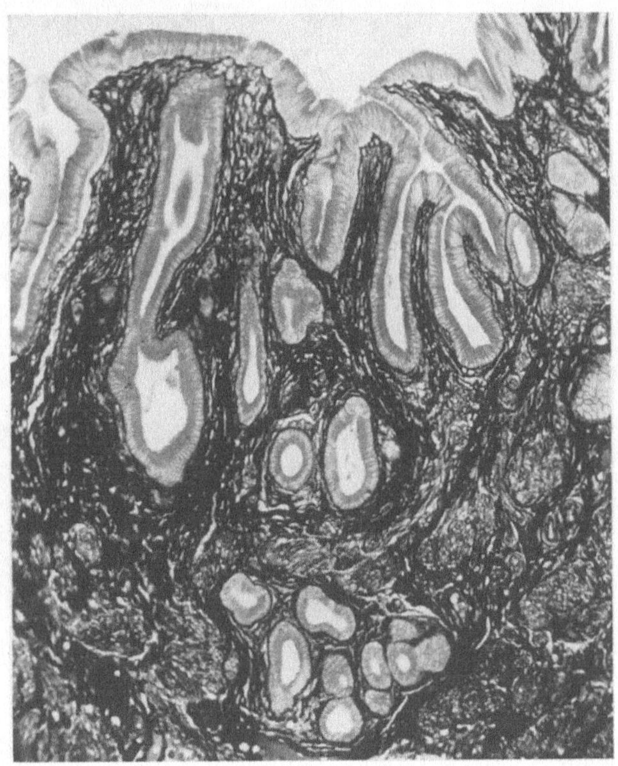

Abb. 13. Steingallenblase, Mensch. Schleimhaut mit Falten und Buchten. Im unteren Teil des Bildes die Muscularis mucosae mit einem kleinen Drüsenpaket. Bouin, Paraffin, 5 μ, Tannineisen. 100fach. (Aus WALLRAFF und DIETRICH, 1957)

Das einschichtige, hochzylindrische Faltenepithel (Abb. 14) grenzt unmittelbar an die Lichtung der Gallenblase. Seine Kerne liegen ein wenig basal verschoben und bilden am Schnitt eine durchlaufende Kernzeile. Das Buchtenepithel senkt sich als Fortsetzung des Falten- oder Oberflächenepithels in das subepitheliale Bindegewebe ein; so entstehen flache Epithelbuchten (Abb. 13), von denen lange, einfache und verzweigte Epithelschläuche ausgehen können, die mitunter die Tunica muscularis erreichen. Im Lehrbuch der Anatomie von BRAUS-ELZE (1956) heißt es: ,,In der Gallenblase gibt es *Krypten*, welche mit dem gleichen Epithel wie die Oberfläche der Schleimhaut ausgekleidet sind und manchmal die ganze Muskelhaut bis gegen die Serosa durchbrechen. Sie dürfen nicht mit Drüsen verwechselt werden.'' Im Gegensatz dazu stellten WALLRAFF und DIETRICH (1957) an Steingallenblasen vom *Menschen* fest: ,,Tiefer, über die Muscularis

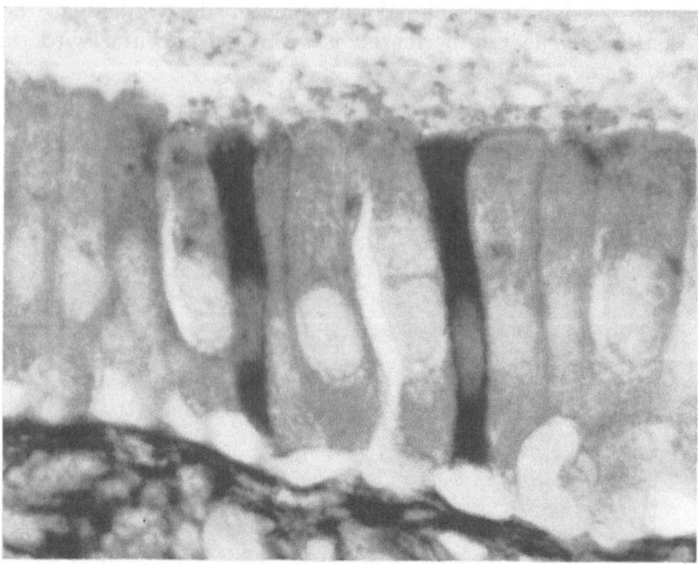

Abb. 14. Steingallenblase, Mensch. Oberflächenepithel mit zwei Stiftzellen. Stiftzellen und kollagene Fasern der subepithelialen Bindegewebsschicht schwarz. Bouin, 5 μ, Tannineisen. 1900fach, auf $^{19}/_{20}$ verkleinert. (Aus WALLRAFF und DIETRICH, 1957)

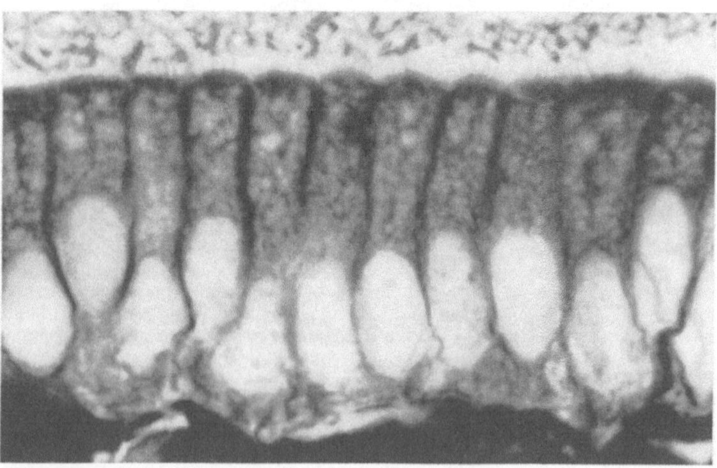

Abb. 15. Steingallenblase, Mensch. Buchtenepithel. Granuläre Bestandteile des Cytoplasmas, Intercellularspalten und kollagene Fasern der subepithelialen Bindegewebsschicht schwarz. Carnoy, Paraffin, 5 μ, Tannineisen. 1900fach. (Aus WALLRAFF und DIETRICH, 1957)

hinaus in das subseröse und adventitielle Bindegewebe und bis zur Serosa vordringende Epithelschläuche oder -buchten — nach JURISCH (1909) Luschkasche Gänge — waren bei keiner von den Steinblasen zu sehen, obschon die vielseitige Untersuchungsart dazu zwang, von jeder Gallenblase viele Wandstücke zu untersuchen." Das Epithel der Buchten und Schläuche (Abb. 15) der Gallenblasenschleimhaut ist niedriger als das Faltenepithel (Abb. 14); die Zellkerne liegen tiefer in den Zellen, näher der Basalmembran und erscheinen am Schnitt ebenfalls als Kernzeile. Es ist auffallend, daß PFUHL (1932) das Epithel der Gallenblase ausführlich beschreibt, aber die in allen Lehrbüchern angeführten Epithelbuchten und Epithelschläuche nicht erwähnt.

Ein ungelöstes und zum Anlaß von Mißverständnissen gewordenes Rätsel sind die Luschkaschen Gänge. WALLRAFF und DIETRICH (1957) äußern sich dazu wie folgt: „LUSCHKA (1863) spricht von „Hohlgebilden" in der Gallenblasenwand, die er nie gänzlich vermisse; von „Gängen", „die mehrfach unter sich anastomosieren und hier und dort mit einem kolbigen Anhang versehen sind" (das könnten die Epithelbuchten und von diesen ausgehende und tiefer in die Gallenblasenwand eindringende Epithelschläuche sein); von „Röhren" „ohne eine offene Zusammenmündung mit irgendwelchem Raum". „Ihre Wandung besteht aus einer sehr zarten Grundmembran, der äußerlich nur sparsame längliche Kerne aufliegen" (das entspricht in keiner Weise der Wand der Epithelbuchten und -schläuche). Von einem Epithel und von einer Mündung, wie sie Buchten und Krypten der Gallenblase ohne Ausnahme besitzen, ist bei LUSCHKA überhaupt nicht die Rede. — Die, wie erwähnt, von LUSCHKA benannten Gebilde gingen als Luschkasche Gänge in das Schrifttum der pathologischen und normalen Anatomie ein. Besonders angelegentlich hat sich ihrer die Pathologie zur Erklärung der Steinbildung in der Gallenblase angenommen. Die Unsicherheit, die mit der Auslegung des Begriffes „Luschkasche Gänge" verbunden ist, zeigt sich bei allen bisherigen Erklärungsversuchen. Nach HALPERT (1927) sind die Luschkaschen Gänge aberrierende Gallengänge. Aber solche sind nicht so häufig, daß LUSCHKA sie nie gänzlich hätte vermissen können. ASCHOFF (1905) hält die Schleimhautbuchten für die Luschkaschen Gänge und ist der Ansicht, daß diese „normalerweise nur bis in die Muscularis oder bis in die Tunica fibrosa" reichen, „welche der Muskelhaut fest anliegt und von dem subserösen Bindegewebe mehr oder weniger gut zu trennen ist". Die Frage, ob die Luschkaschen Gänge, wie er die Schleimhautbuchten nennt, ohne Erhöhung des Innendruckes der Gallenblase „über die Muskelschicht hinaus in die Tunica fibrosa sich erstrecken können", läßt ASCHOFF „wegen Mangels an einwandfreiem Material unentschieden". In seinen weiteren Ausführungen bringt er die Luschkaschen Gänge (Schleimhautbuchten) in Beziehung zur Cholelithiasis und kommt zu der Schlußfolgerung: „Die Luschkaschen Gänge sind der Beweis für die Druckerhöhung, die Drüsenbildung eine solche für chronische Infektion." Folgerichtig müßten die Schleimhautbuchten als regelmäßiger Bestandteil der gesunden Gallenblase auch unter gewöhnlichen, nicht krankhaften Verhältnisse durch einen von der Gallenblase auf die Blasenwand ausgeübten Druck entstehen — eine Theorie, für die es keine Hypothesen gibt. JURISCH nennt die Schleimhautbuchten der Gallenblase, wie das vielfach üblich ist, „Crypten". Er betont, daß die allermeisten Crypten an oder in der Muscularis enden und fährt fort: „Aber einzelne von ihnen setzen sich durch die ganze Muscularis fort, den breiten Bindegewebszügen folgend, und sie liegen darnach in den Bindegewebsschichten, welche die äußerste Wand bilden; sie setzen sich hier weiter fort und enden in verschiedenem Abstand von der Serosa; oft gelangen sie dicht unter das Serosaepithel. Das sind die Luschkaschen Gänge, Crypten, die nach außen von der Muscularis liegen, in Bau und Form im ganzen den äußeren Crypten ähnlich. . . . Sie fanden sich in sehr verschiedener Häufigkeit in den Gallenblasen . . ." Als Luschkasche Gänge bezeichnet JURISCH also solche Crypten in normalen Gallenblasen, wir sagen Buchten, „die nach außen von der Muscularis liegen". Da das nur Teile von Crypten sein können, geht aus seinen Darlegungen nicht hervor, ob er nur diese Teile oder die ganzen, immer an der Schleimhautoberfläche beginnenden Krypten meint. Wie bei ASCHOFF, so verzeichnen wir bei JURISCH dieselbe Unstimmigkeit: er zitiert alle wesentlichen Stellen, die bei LUSCHKA stehen, und nennt die Luschkaschen Gänge dennoch

„Krypten" im Sinne unserer Schleimhautbuchten, die im Gegensatz zu den Ausführungen Luschkas alle in den Hohlraum der Gallenblase einmünden und ein
hohes einschichtiges Epithel besitzen, wie es Jurisch selbst beschreibt.

Was Luschka mit seinen Hohlgebilden, Gängen und Röhren gemeint hat,
geht aus seiner Beschreibung nicht hervor; nur eines ist ihr zu entnehmen: er hat
damit nicht die Buchten oder Krypten der Gallenblasenschleimhaut gemeint. Es
ist deshalb — sei es in der normalen, sei es in der pathologischen Anatomie — verfehlt, die Buchten oder Krypten der Gallenblase als Luschkasche Gänge zu bezeichnen" (Wallraff und Dietrich, 1957).

Pavel (1962) hält an der alten Auslegung (Halpert, 1927) fest, die Luschkaschen Gänge seien „aberrante Gallengänge, die mit den extrahepatischen
Gallengängen Anastomosen bilden".

2. Epithelzellen
a) Zelltypen

Das Epithel der Gallenblase besteht bei *Mensch* und Tier wahrscheinlich in
jedem Fall aus verschiedenen Zellen. Es kann sich handeln um: breite, helle
prismatische Zellen (da sie vorherrschen, nennen wir sie gewöhnliche Epithelzellen
oder Hauptzellen), schmale, dunkle prismatische Zellen (Stäbchenzellen oder
Stiftzellen); basale Rundzellen und Becherzellen. Nach Yamada (1962a) ist die
Gallenblase des *Meerschweinchens* „lined with columnar epithelium apparently
consisting of one type of cell", (s. auch Hayward, 1962b). Yamada (1962b)
bringt jedoch eine Abbildung vom Epithel der Gallenblase des *Meerschweinchens*
mit unverkennbar zwei Zelltypen, im Bild mit Hinweislinien versehen und in der
Bildlegende als „barred-shaped cells" und „rod-shaped cells" bezeichnet. Johnson
u. Mitarb. (1962) stellen beim *Hund* eindeutig zwei Zelltypen des Gallenblasenepithels heraus: helle Zellen (gewöhnliche Zellen) und dunkle Zellen (Stiftzellen).
Pavel (1962) unterscheidet ebenfalls zwei Zelltypen: die „eigentlichen Epithelzellen, die fast die gesamte Oberfläche der Gallenblase einnehmen" und „kelch-
förmige Zellen".

Das Epithel der *menschlichen* Gallenblase ist zusammengesetzt aus: gewöhnlichen Epithelzellen (Hauptzellen), Stiftzellen und Basalzellen (Ferner, 1949;
Wallraff und Dietrich (1957). Diese Zellen gehören grundsätzlich zum Epithel
der menschlichen Gallenblase, sie sind immer vorhanden. Ein nicht regelmäßiger
Bestandteil dieses Epithels sind Becherzellen. Wie die anderen Zelltypen erfordern
sie eine gesonderte Darstellung.

α) Gewöhnliche Epithelzellen (Hauptzellen)

Die Hauptzellen haben weitaus den Hauptanteil am Aufbau des Falten- und des
Buchtenepithels. Ferner (1949) beschreibt sie als fünf- bis siebenseitige Zell-
prismen, deren Höhe zwischen 20 und 52 μ und deren Breite zwischen 3,8 und 8 μ
schwanke; die Höhenschwankung stehe „in Abhängigkeit vom Füllungs- bzw.
Kontraktionszustand des Organes". Yamada (1962a) nennt die Hauptzellen
„Barrel-cells" (faßförmige Zellen). Man denkt bei dieser Bezeichnung, die nach
Yamada Gültigkeit für Hauptzellen der Gallenblase des *Menschen* und der Tiere
hat, unwillkürlich an die Becherzellen. Für die Hauptzellen im Gallenblasenepithel
des *Menschen* trifft diese Charakterisierung nicht zu, auch nicht für die Hauptzellen im Epithel der Gallenblasen der Nager (*Maus, Goldhamster, Meerschweinchen*).
Die Hauptzellen des normalen *menschlichen* Gallenblasenepithels sind hoch-
prismatisch oder hochzylindrisch, nicht faßförmig. Beim *Karpfen* beträgt die
Höhe der Hauptzellen im Gallenblasenepithel 75—125 μ, beim *Frosch* 15—35 μ,
beim *Kücken* 20—25 μ (Bader, 1966).

Am Schnitt, der mit Eisenhämatoxylin gefärbt wird, zeichnen sich an den gewöhnlichen Epithelzellen der menschlichen Gallenblase fünf Zonen ab: ein Cuticularsaum, bestehend aus dem Stäbchensaum und einer schmalen, körnchenfreien hellen exoplasmatischen Schicht; eine schmale, dichtgekörnte dunkle subcuticuläre Zone; eine weniger dichte helle supranucleäre Zone mit schollig-fädigem Inhalt; die Kernzone mit den in der Regel ovalen, gleichmäßig feinstrukturierten Kernen und eine basale Zone mit Schollen und Körnchen (FERNER, 1949). Diese

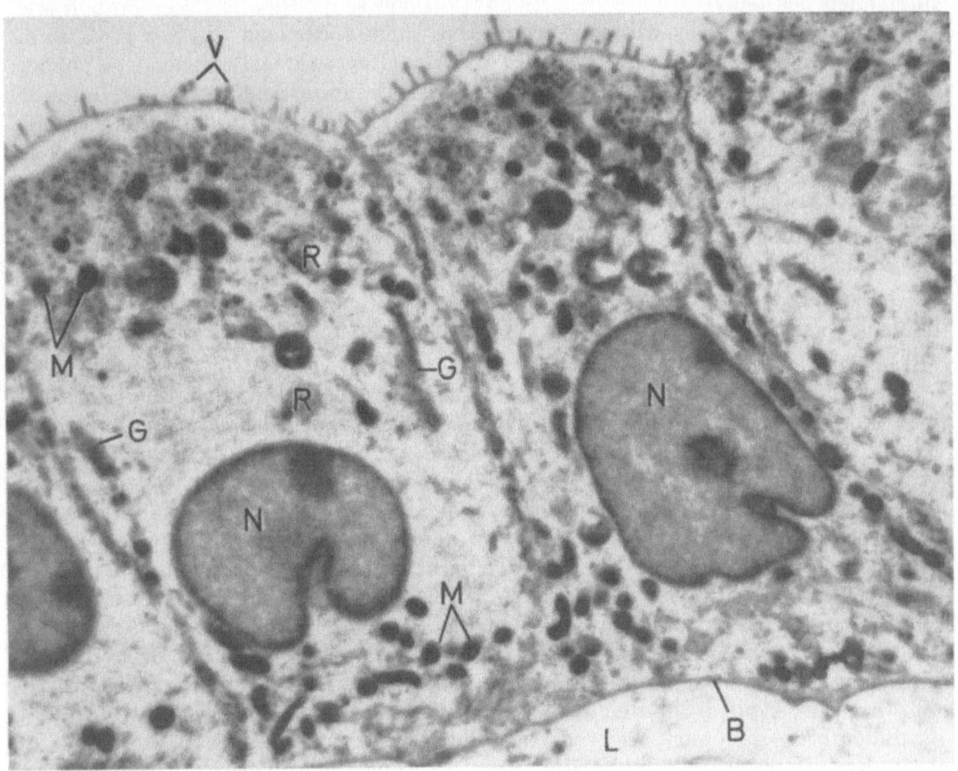

Abb. 16. Gallenblasenepithel der Maus. Die verhältnismäßig niedrigen Epithelzellen zeigen auch elektronenmikroskopisch die lichtmikroskopische Zoneneinteilung FERNERS: Cuticularzone (Mikrovilli, Plasmalemm, heller Cytoplasmastreifen), subcuticulare Zone, supranucleäre Zone, Kernzone und basale Zone. *N* Zellkerne, *M* Mitochondrien, *G* Golgi-Körper, *R* Ringfiguren, *B* Basalmembran, *L* Tunica propria. 6600fach, *V* Mikrovilli (Aus YAMADA, 1955)

lichtmikroskopisch aufgestellte Zoneneinteilung wurde elektronenmikroskopisch bestätigt und in der Aussage hinsichtlich der strukturellen Beschaffenheit der Zonen erweitert, und zwar für die *Maus* durch YAMADA (1955), für den *Karpfen* und *Frosch* durch BADER (1965) und für *Maus, Meerschweinchen* sowie *Kaninchen* durch BADER (1966). Während beim *Karpfen* eine infranucleäre Zellzone bei den Hauptzellen vorhanden ist, fehlt sie, wie bei den Säugern, beim *Frosch* (BADER, 1965). Eine elektronenmikroskopische Bearbeitung des Epithels der menschlichen Gallenblase liegt meines Wissens noch nicht vor.

Die Abb. 16 gibt eine elektronenmikroskopische Übersicht (YAMADA, 1955) über die Schichten der gewöhnlichen Epithelzellen der *Mäuse*-Gallenblase. Die Zellen sind wesentlich niedriger als diejenigen des *menschlichen* Gallenblasenepithels. Sie fußen auf einer 8 mμ dicken Basalmembran und enden keulenförmig an der Gallenblasenlichtung. Dem Cuticularsaum FERNERs (1949) entsprechen die Mikrovilli, der Plasmalemmanteil der freien Zelloberfläche und der unter dem Plasmalemm liegende 0,4—0,5 μ dicke, leer erscheinende helle Streifen. Die viel breitere subcuticulare Zone ist mit dichten Granula, Mitochondrien und Ringfiguren besetzt. Ebenso deutlich ist die supranucleäre Zone; ihr liegen vereinzelte Mitochondrien, endoplasmatisches Reticulum bzw. Ergastoplasma, der Golgi-Apparat und wiederum Ringfiguren zugrunde. Es folgt die Kernzone mit Kern und Teilen des Golgi-Apparates. Die basale Zone schließlich enthält ähnlich wie die subcuticulare viele Mitochondrien, aber auch endoplasmatisches Reticulum und Fettkörper. Die von JOHNSON u. Mitarb. (1962) am Gallenblasenepithel des *Hundes* erhobenen elektronenmikroskopischen Befunde bestätigen die Befunde YAMADAS (1955). Die elektronenmikroskopischen Befunde erfordern die folgende Korrektur der lichtoptischen Zoneneinteilung nach FERNER (1949): 1. die Zone der Mikrovilli (Mikrovilli-Saum), 2. die helle submikrovilläre Zone, 3. die dunkle Zone, 4. die supranucleäre Zone, 5. die nucleäre Zone, 6. die basale Zone. Eine „Cuticula" gibt es nicht, und zwar für das Epithel der Gallenblase ebenso wenig wie für das Darmepithel.

Die soweit angeführten Bestandteile erfordern eine eingehendere Darstellung, die den elektronenmikroskopischen Untersuchungen YAMADAS (1955), HAYWARDs (1962b) sowie KAYES u. Mitarb. (1966) folgt.

Die Zellmembran. Alle Seitenabschnitte der Zelloberfläche sind bei der *Maus* (YAMADA, 1955; HAYWARD, 1962a; BADER, 1966), beim *Meerschweinchen* (HAYWARD, 1962b; BADER, 1966) und beim *Hauskaninchen* (BADER, 1966) gefaltet (Abb. 17) und mit Mikrovilli versehen (BADER, 1966), die im Dienste des Flüssigkeitsaustausches zwischen der Epithelzelle und dem Intercellularraum stehen. „An Epithelien, die völlig oder z. T. von der Resorption bzw. Sekretion ausgeschlossen sind, fehlen die seitlichen Mikrovilli, so an den Ersatzzellen" (BADER, 1966). Die Membranfalten benachbarter Epithelzellen greifen wie verschränkte Finger ineinander. Das tun sie jedoch nicht in ausgedehntem Maße, wie YAMADA (1955) bemerkt. Ein 10 mμ breiter, durchscheinender Intercellularspalt trennt die seitlichen Plasmalemmabschnitte voneinander (HAYWARD, 1962a). Dieser Spalt geht bei der *Maus* im Bereich der Zellbasis, d. h. zwischen Plasmalemm und Basalmembran, in einen breiten, von langen und verschlungenen Mikrovilli in ein Labyrinth verwandelten Raum über. Typische Schlußleisten, Desmosomen, verschließen die Intercellularspalten an den apikalen Zellenden (Abb. 15, 43). Im Bereich dieser Schlußleisten sind die Zellmembranen benachbarter Epithelzellen und der Inhalt des Intercellularspaltes von dichterer Konsistenz. Das an die Zellmembranen angrenzende Cytoplasma enthält fädige Gebilde.

Der Cuticularsaum. Der Cuticularsaum ist Gegenstand der Untersuchung und Erörterung bei PFUHL (1932), NAGAHIRO (1938), FERNER (1949), RALPH (1950), DALTON u. Mitarb. (1951), JACOBY und MARTIN (1951), DE GROODT (1955), YAMADA (1955), WALLRAFF und DIETRICH (1957), YAMADA (1959), EGLETIS und HAYES (1961), HAYWARD (1965), BADER (1965, 1966).

PFUHL (1932) bejaht die Existenz eines Cuticularsaumes und spricht von einem „homogenen Saum" an der Oberfläche der Epithelzellen. Er gebe „bei geeigneter Färbung (z. B. WEIGERTs Eisenhämatoxylin) eine feine Strichelung senkrecht zur Oberfläche". Zu dieser Strichelung bemerkt er: „Ich glaube mit A. SOMMER (1909), daß die Strichelung des Randsaumes dadurch zustande kommt, daß die verdichtete Oberfläche der Zelle siebartig durchlöchert ist, und daß sich in den feinen Kanälchen das in Ausstoßung begriffene Sekret färbt." PFUHL hält die Striche für Sekretfäden. OTT (1937) gelang es nicht, am Gallenblasenepithel des *Schweines* einen Cuticularsaum einwandfrei nachzuweisen; er hält ihn für ein Trugbild. Auch für COWDRY (1938) gibt es „ordinarily" keinen

Cuticularsaum des Gallenblasenepithels. JACOBY und MARTIN (1951) sahen ihn beim *Meerschweinchen* und *Kaninchen* nicht. Regelmäßig und gut ausgebildet fanden dagegen lichtmikroskopisch den Cuticularsaum NAGAHIRO (1938) beim *Menschen* (Hingerichtete), FERNER (1949) beim *Menschen*, RALPH (1950) beim *Menschen* und *Affen*, GOMPER (1951) bei *Mensch, Hund, Katze, Schwein, Kalb,*

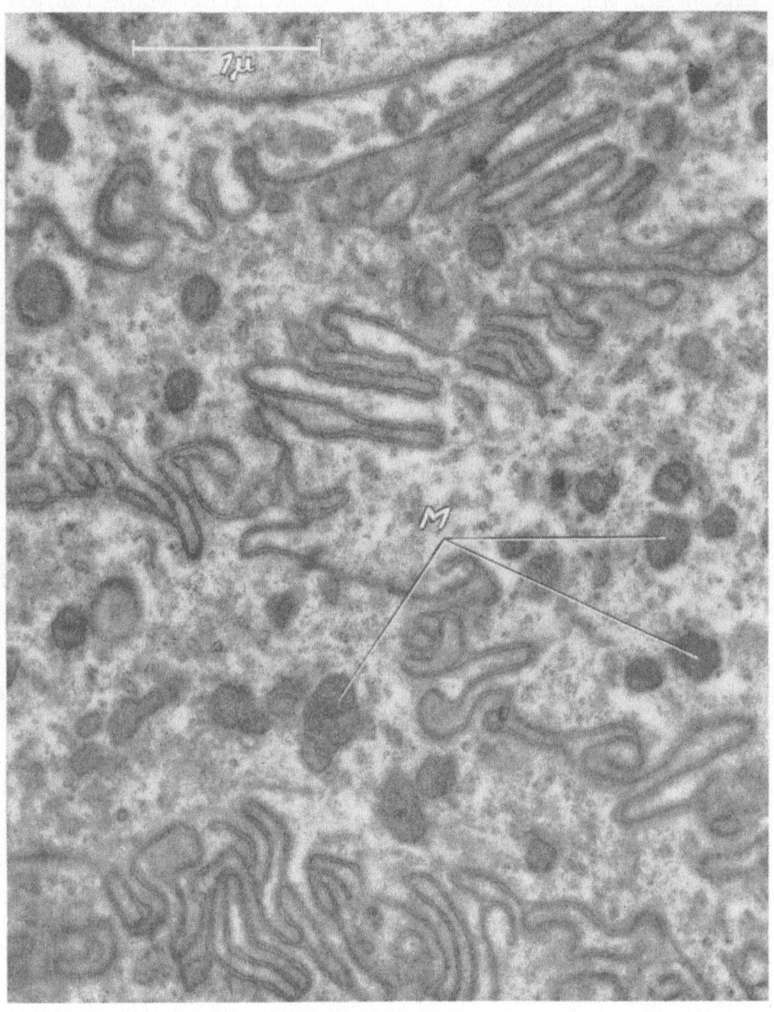

Abb. 17. Gallenblasenepithel des Meerschweinchens. Zellgruppe mit starker Faltung und Verzahnung der Zellmembranen. *M* kleine dichte Mitochondrien. (Aus HAYWARD, 1962)

Kaninchen, Meerschweinchen, JACOBY und MARTIN (1951) beim *Hund,* WALLRAFF und DIETRICH (1957) an *menschlichen* Steingallenblasen, EGLITTS und HAYES (1961) bei *Mensch, Kalb, Schwein, Schaf, Hund, Katze, Kaninchen, Meerschweinchen, Goldhamster, Eichhörnchen, Maus* und *Fledermaus.* Nach FERNER (1949) ähnelt der Cuticularsaum des Gallenblasenepithels dem des Dünndarmepithels; er ist 1,6—2,2 μ dick und besitzt „keine Röhrchen-, vielmehr eine Stäbchenstruktur", deren Ursprung er jedoch nicht erkennen konnte. Mit Hilfe der Phasenkontrast-Mikroskopie beseitigte RALPH (1950) jeden Zweifel am Dasein des

Cuticularsaumes. In Wort und Bild stellt er fest, daß die hohen prismatischen Epithelzellen der Gallenblase des *Affen* und des *Menschen* Oberflächenfilamente besitzen; diese haben beim *Affen* eine Länge von 0,4—0,8 µ und eine Breite von 0,1—0,2 µ; beim *Menschen* sind sie länger (1,5—5 µ), aber nicht dicker. RALPHs Behauptung jedoch, die Oberflächenfilamente durchsetzten die Zellmembran und erstreckten sich wie Cilien in das Cytoplasma hinein, wurde von der Elektronenmikroskopie widerlegt.

Endgültige Klarheit über die Beschaffenheit des Cuticularsaumes des Gallenblasenepithels schuf die Elektronenmikroskopie. DALTON u. Mitarb. (1951) untersuchten als erste die Beschaffenheit verschiedener Epitheloberflächen, darunter der Gallenblase, und stellen mit einem Satz fest: „Cells of the epithelium of the gall bladder also possess a striated border made up of shorter and less numerous filaments than those of the epithelium of the small intestin, being approximately 0,094 µ in diameter and 0,47 µ in length (compare Figs. 1 and 5)." DALTON u. Mitarb. (1951) bestätigen den Ralphschen Befund: ihre „filaments" haben aber nicht Faden-, sondern Stabform. Eine weitere Klärung brachte die ebenfalls am Epithel der *Mäuse*-Gallenblase vorgenommene, aber mit wesentlich verbesserter Methodik durchgeführte Untersuchung YAMADAs (1955). Diese Untersuchung machte es erst vollends gewiß, daß die Stäbchen oder Filamente des Cuticularsaumes des Gallenblasenepithels — wie der ähnlich beschaffenen Oberflächen anderer Epithelien überhaupt — kleine Zottenfortsätze, Mikrovilli, der Epithelzellen sind (Abb. 16, 18, 43). Die Länge der Mikrovilli variiert von einer Epithelzelle zur anderen und beträgt 0,3—0,7 µ, der Durchmesser 0,08—0,1 µ. Die Enden der Mikrovilli sind keulen- oder köpfchenförmig und weisen eine größere elektronenoptische Dichte auf als der Schaft. YAMADA (1955) beschreibt ferner „very lacelike filaments, less than 40 Å in diameter", die sich von den Köpfchen und den distalen Schaftteilen der Mikrovilli in die umgebende Lichtung der Gallenblase hineinstrecken (Abb. 18); er nennt sie „Antennulae microvillares" (maximale Länge 0,2 µ). Außerdem findet er „small cave-like indentations in the wall on the microvilli", von ihm „Caveolae intracellulares" genannt. Diese Grübchen haben Durchmesser von 15—40 mµ, reichen 15—40 mµ tief in den Mikrovillus hinein und besitzen 20—40 mµ breite Stomata. Größere, ungefähr 80 mµ breite Grübchen mit tunnelartigen Stomata liegen zwischen den Basisenden der Mikrovilli und sind in die helle, unter der Zellmembran liegende Cytoplasmazone der Epithelzellen eingestülpt (C_2, C_3 in Abb. 18). Diese intervillösen Einstülpungen der Zellmembran enthalten eine dichte granulaartige Substanz. Die Mikrovilli des Epithels der *Hunde*-Gallenblase weisen wohl Zellgrübchen zwischen den Basisenden der Mikrovilli auf, aber keine verdickten Enden und Filamente (JOHNSON u. Mitarb., 1962). Die am Gallenblasenepithel des *Schafes* elektronenmikroskopisch erhobenen Befunde (HAYWARD, 1965) stimmen mit den bei der *Maus* (YAMADA, 1955) und beim *Hund* (JOHNSON u. Mitarb., 1962) gewonnenen überein. Die Hauptzellen der drei Species unterscheiden sich in der Länge der Mikrovilli: 0,30—0,70 µ bei der *Maus*, 0,10—0,65 µ beim *Hund* und bis zu 0,80 µ beim *Schaf*. Nach BADER (1966) sind die Mikrovilli des Gallenblasenepithels der Nager 0,5 µ, selten bis zu 1 µ lang und „enthalten zarte, teilweise netzig verbundene Längsfilamente", die häufig konzentrisch angeordnet sind. Die Färberische Darstellung der Mikrovilli gelingt am besten mit dem Überjodsäure-Schiff-Reagens, Aldehydfuchsin, Bismarckbraun und Hämatoxylin.

Die Elektronenmikroskopie hat der Vorstellung von einer Grund- oder Kittsubstanz im Cuticularsaum den Boden entzogen. Zuvor hatte schon RALPH (1950) bei seiner phasenkontrast-mikroskopischen Studie keine Anhaltspunkte für das Vorhandensein einer Substanz gefunden, in welche die Filamente eingebettet sein könnten. Der vermeintliche Cuticularsaum besteht nur aus Mikrovilli. Es kann daher von ihm, auch von der „eigentlichen Cuticula“ und der „exoplasmatischen Zone“ (FERNER, 1949) nicht mehr die Rede sein. Wohl kann eine „Kittsubstanz“ durch ausgefällte und zwischen den Mikrovilli liegende Gallestoffe oder Glykoproteine und Mucopolysaccharide, die das Epithel ausscheidet (WALLRAFF und DIETRICH, 1957), vorgetäuscht werden.

Der Golgi-Apparat. Die erste und einzige lichtmikroskopische Untersuchung über den Golgi-Apparat der Epithelzellen der Gallenblase scheint immer noch die von NAGAHIRO (1938) zu sein. Nach NAGAHIRO besteht der Golgi-Apparat der Hauptzellen des *menschlichen* Gallenblasenepithels „aus relativ dünnen Fäden,

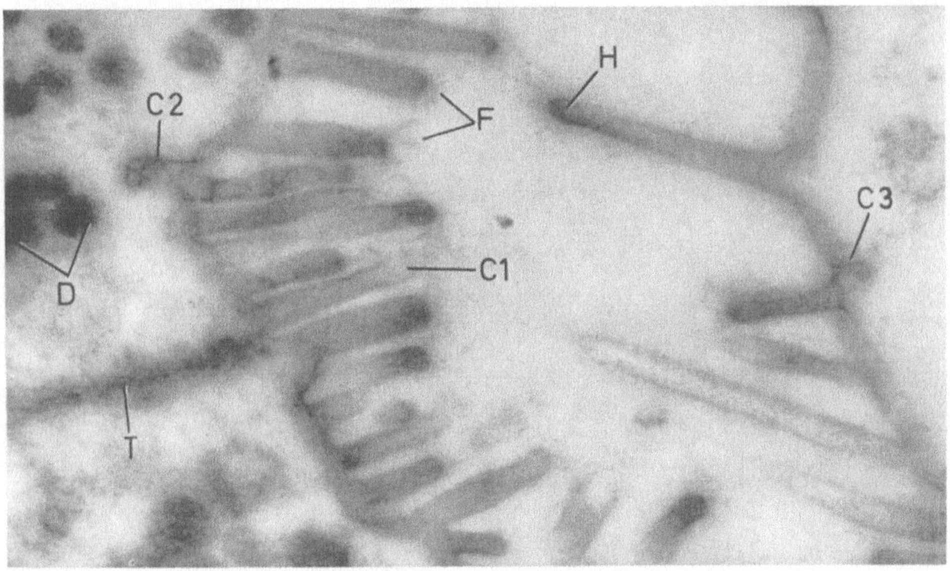

Abb. 18. Mikrovilli und freie Zelloberfläche des Gallenblasenepithels der Maus. *H* Keulenförmige Spitzen oder Köpfchen der Mikrovilli, *F* von den Mikrovilli ausstrahlende Antennulae microvillares, C_1 höhlen-ähnliche Einsenkung an der Oberfläche eines Mikrovillus, C_2 und C_3 Caveolae intracellulares mit dichtem absorbierten Granulum zwischen der Basis der Mikrovilli, *D* große absorbierte Granula, *T* Desmosom. 51000fach. (Aus YAMADA, 1955)

welche miteinander anastomosieren und ein im allgemeinen einfaches Netzwerk bilden“ (Abb. 19). Er liegt stets oberhalb des Zellkernes; mitunter umgreift er diesen seitlich, wie im Fall b, Abb. 19; die Seitenfäden schwärzen sich am stärksten. Der Golgi-Apparat kann je nach Funktionszustand der Epithelzellen verschieden weit apikalwärts ausgedehnt sein. Solche Funktionsstufen sind die Epithelzellen a, b und c der Abb. 19. Der auf der Höhe der Entwicklung angelangte Golgi-Apparat weist zahlreiche kleine Vacuolen auf (c in Abb. 19).

Elektronenmikroskopische Darstellungen vom Golgi-Apparat der Zellen des Gallenblasenepithels bringen YAMADA (1955) für die *Maus*, JOHNSON u. Mitarb. (1962) für den *Hund* sowie BADER (1965, 1966) für *Karpfen, Frosch, Kücken, Maus, Meerschweinchen* und *Hauskaninchen*. In einer Untersuchung über die Absorption der Epithelzellen der *Meerschweinchen*-Gallenblase bemerkt HAYWARD (1962b) lediglich: „Golgi-apparatus is well developed and consists largely of parallel membranous elements lying above the nucleus.“ Die Lage des elektronenmikroskopischen Golgi-Komplexes des Gallenblasenepithels der *Maus* entspricht der Lage des lichtmikroskopischen Golgi-Apparates. Der Golgi-Komplex besteht nach

YAMADA (1955) aus Golgi-Membranen, kleinen und großen Golgi-Bläschen. Die kleinen Bläschen haben Durchmesser von etwa 40 mμ, die großen Bläschen solche von 0,1—0,15 μ. Letztere erscheinen am Durchschnitt unregelmäßig oval und haben eine 40 mμ dicke, dichte Membran. Diese umschließt einen weniger dichten Inhalt. Beim *Karpfen* ist der Golgi-Apparat ausgeprägter als beim *Frosch* (BADER, 1965). Beim *Kücken* liegt das Golgi-Feld in der supranucleären Schicht der Epithelzelle. „Aus ihm gehen in großer Zahl Mucinvesikel hervor, die sich während

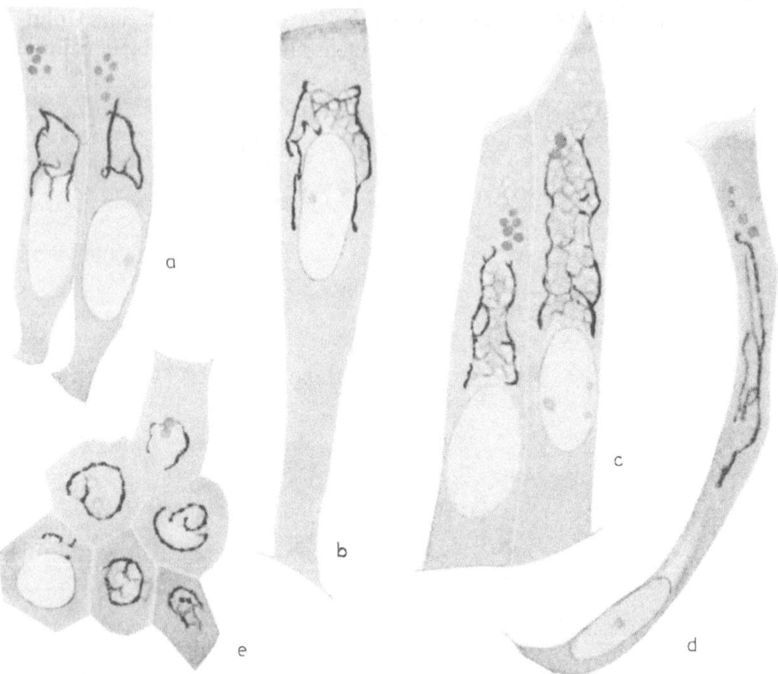

Abb. 19a—e. Golgi-Apparat (imprägniert mit Osmiumsäure nach KOLATCHEV) in Epithelzellen menschlicher Gallenblasen. a Epithelzellen der Gallenblase eines 45jährigen Mannes, b—c Epithelzellen der Gallenblase eines 26jährigen Mannes, d Stiftzelle aus dem Epithel der Gallenblase eines 26jährigen Mannes, e quergeschnittene Epithelzellen der Gallenblase eines 23jährigen Mannes. (Aus NAGAHIRO, 1938)

ihrer Wanderung zur Zelloberfläche vergrößern können." Die gleichen Mucinvesikel entstehen auch bei den Nagern im Golgi-Feld und haben einen zartgranulierten und feinfädigen Inhalt (BADER, 1966).

Die Mitochondrien. Für die lichtmikroskopische Darstellung der Mitochondrien eignet sich nach NAHAGIRO (1937) bei Fixierung mit Levischer Flüssigkeit am besten die Färbung mit dem Heidenhainschen Eisenhämatoxylin; vor der Färbung werden die Schnitte zur Aufhellung des Untergrundes der Rubaschkinschen Bleichung unterzogen. In den Hauptzellen des Epithels der *menschlichen* Gallenblase (NAGAHIRO, 1938) treten die Mitochondrien in Körnchen-, Stäbchen- und Fadenform auf (Abb. 20). Im gesunden Gallenblasenepithel sind die Mitochondrien selten in Körnchenform anzutreffen. Die stäbchen- und fadenförmigen Mitochondrien treten in der Regel gemischt und parallel zur Längsachse der Zelle angeordnet auf. Ihre Menge kann sehr groß, aber auch gering sein. Typische Verteilungsmuster der Mitochondrien im Zelleib zeigen die Zellen a und h der Abb. 20. Zu Anhäufungen dieser Organellen kommt es hauptsächlich in der

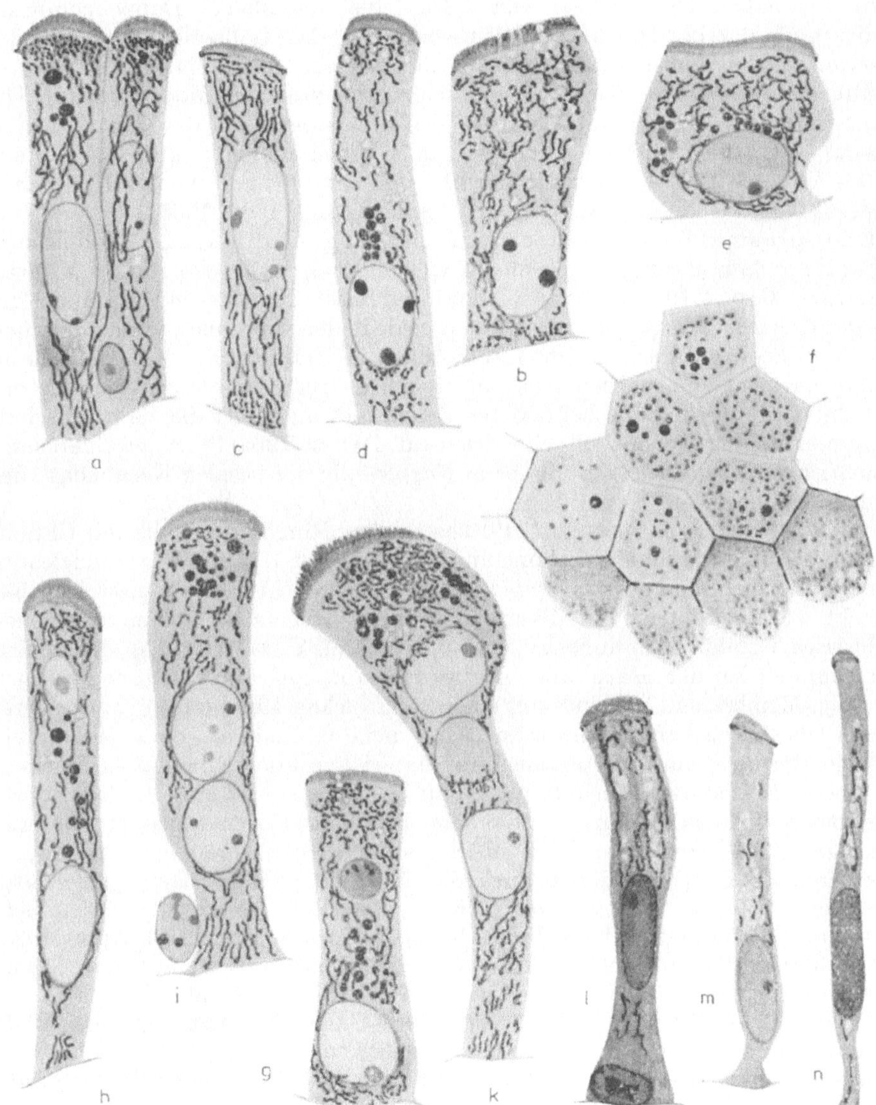

Abb. 20a—n. Mitochondrien in Epithelzellen menschlicher Gallenblasen, dargestellt nach Fixierung in Levischem Gemisch und Bleichung nach RUBIASCHKIN mit Eisenhämatoxylin nach M. HEIDENHAIN. a Epithelzellen der Gallenblase eines 23jährigen Mannes, b breitere Epithelzelle der Gallenblase eines 45jährigen Mannes, c Epithelzelle der Gallenblase eines 23jährigen Mannes, d Epithelzelle der Gallenblase eines 45jährigen Mannes, e kubische Epithelzelle der Gallenblase eines 45jährigen Mannes, f quergeschnittene Epithelzellen der Gallenblase eines 23jährigen Mannes, g—h Epithelzellen der Gallenblase eines 45jährigen Mannes, i—k zwei- und dreikernige Epithelzelle der Gallenblase eines 26jährigen Mannes, l—n Stiftzellen der Gallenblase eines 45jährigen Mannes. (Aus NAGAHIRO, 1938)

dunklen und in der basalen Zellzone. In der nucleären und supranucleären Zone liegen sie meist an der seitlichen Zellwand.

Elektronenmikroskopisch unterscheiden sich die Mitochondrien der Epithelzellen der *Mäuse*-Gallenblase nicht von den Mitochondrien anderer Zellen (YAMADA,

1955). Sie haben Durchmesser von 0,3 µ, eine umhüllende Doppelmembran, Cristae und Matrix. Die kleinen Mitochondrien des Gallenblasenepithels des *Meerschweinchens* haben wenig Cristae und eine sehr dichte Matrix (HAYWARD, 1962b), die des *Hundes* sind lang und schmal (JOHNSON u. Mitarb., 1962). Die Mitochondrien in den Hauptzellen des Gallenblasenepithels des *Karpfens* sind teils 0,5—1,5 µ lang und 0,3—1 µ breit, teils kürzer und nur 0,15—0,4 µ breit, die des *Frosches* 0,15—0,8 µ lang und 0,1—0,25 µ breit und jene des *Haushuhns* (*Kücken*) 0,5—1 µ lang sowie 0,2—0,5 µ breit (BADER, 1965, 1966).

Endoplasmatisches Reticulum und Ergastoplasma. Endoplasmatisches Reticulum und Ergastoplasma (YAMADA, 1955, *Maus*; JOHNSON u. Mitarb., 1962, *Hund*; BADER, 1965, 1966) finden sich in der Basal-, Nuclear- und Supranuclearzone der Epithelzellen. Am klarsten treten beide in der Supranuclearzone zwischen dem Golgi-Feld und den seitlichen Zellwänden in Erscheinung. Man sieht sie in Gestalt einzelner und mehrfacher („multiple") paariger Membranen, jeweils mit bzw. ohne Ribosomen. Wie bei anderen Zellen fällt auch hier die Vergesellschaftung dieser Membranen mit Mitochondrien auf. BADER (1965) führt „große ergastoplasmatische Nebenkerne" an, die beim *Karpfen* „in der basalen Kernbucht" der Epithelzellen liegen.

Die Ringfiguren. FERNER (1949) beschreibt „Ringfiguren", die mit Chromhämatoxylin in der dunklen Zellzone und im Übergangsgebiet zur supranucleären Zone der Epithelzellen der *menschlichen* Gallenblase lichtmikroskopisch sichtbar gemacht werden können. Mit diesen Figuren wahrscheinlich übereinstimmende ringförmige Gebilde (Durchmesser 0,3—0,8 µ) fand YAMADA (1955) elektronenmikroskopisch bei der *Maus*, aber nur in der supranucleären Zellzone zwischen den Golgi-Membranen. Sie sind von einer 8 mµ dicken Membran umgeben; ihrer inneren Oberfläche haften zahlreiche 20 mµ dicke Granula an. Sie enthalten ein feines netzförmiges, im Zentrum dichteres Material. Mit den Ringfiguren FERNERs (1949) scheinen stark Überjodsäure-Schiff-positive Strukturen in der Supranucleärzone übereinzustimmen. Mit den Ringfiguren FERNERs (1949) und YAMADAs (1955) sowie mit den PAS-positiven Strukturen in der Supranuclearzone sind wahrscheinlich auch die ebenfalls PAS-positiven „pale cytoplasmatic droplets" HAYWARDs (1962a) identisch. Nach BADER (1966) enthalten die Ringfiguren histochemisch darstellbare neutrale und saure Mucopolysaccharide, die der Schleimbildung dienen; sie haben 6—8 mµ breite Grenzmembranen und eine Matrix, die vorwiegend aus kleinen Granula besteht.

Granula, Vesikel. Im Epithel der *Mäuse*-Gallenblase hat YAMADA (1955) „large absorption granules" mit dem Durchmesser von ungefähr 0,1 µ beschrieben. Sie liegen hauptsächlich in der dichten Zone FERNERs (1949), fehlen in der Supranuclear-, Nuclear- und Basiszone der Epithelzellen, haben keine scharf abgegrenzte Membran, werden zur Zellbasis hin immer kleiner und erwecken den Anschein der Fragmentation und Auflösung im Cytoplasma. In der lichtmikroskopisch, bei YAMADA (1955) auch elektronenmikroskopisch hell und leer erscheinenden submikrovillären Cytoplasmazone der Epithelzellen der *Mäuse*-Gallenblase wies HAYWARD (1962a) freie Ribonucleoprotein-Granula, Absorptionsgranula und Bläschen nach. Die Absorptionsgranula und Bläschen haben einfache Membranen und Durchmesser von 120 mµ. Granula und Bläschen liegen oft sehr dicht an der Zellmembran in der Nähe kleiner Membraneinstülpungen zwischen den Mikrovilli. Diese Bläschen und Granula werden in Zusammenhang mit den Membraneinstülpungen als ein Ausdruck der pinocytotischen Tätigkeit des Gallenblasenepithels angesehen. HAYWARD beobachtete solche Bläschen auch beim *Meerschweinchen* in der submikrovillären Cytoplasmazone, dagegen keine Mitochondrien und keine dense bodies.

Bader (1966) beschreibt elektronenoptisch leere Vesikel („Pinocytosebläschen"), die am häufigsten in den oberen Zellschichten liegen, Durchmesser von 0,1—0,2 μ haben und den im Golgi-Feld entstehenden Vesikeln ähneln.

Dense bodies. In der dunklen Zellzone nehmen dense bodies die Stelle der Granula ein; sie liegen dort zwischen den Mitochondrien und anderen cytoplasmatischen Gebilden. Diese Partikel messen bei der *Maus* bis zu 1 μ (Hayward, 1962a) und beim *Meerschweinchen* (Hayward (1962b) bis zu 0,6 μ, haben meist keine erkennbare Außenmembran und besitzen eine Matrix unterschiedlicher Dichte, die manchmal Vacuolen aufweist. Hayward (1962a) unterscheidet zwei Arten dieser Körperchen. Die Körperchen des Typus A haben unregelmäßige Gestalt und sollen durch Fusion pinocytotischer Granula entstehen. Die Körperchen des Typus B sind rund, mit dichter Matrix und einer scharf abgegrenzten Außenmembran versehen; sie besitzen große Ähnlichkeit mit Granula in den Schleimzellen des Trachealepithels (Rhodin und Dalhamn, 1956). Bader (1966) erwähnt ferner noch Mikrobodies, multivesicular bodies, Pigmentgranula, Fetttropfen u. a.

Der Zellkern. Yamada (1955) bezeichnet das in der Abb. 16 wiedergegebene Schnittbild als charakteristisch für die Kerne der gewöhnlichen Zellen des Gallenblasenepithels. Die Kernsubstanz ist gleichmäßig verteilt und dicht. Auffällig ist der buchtige Einschnitt an der basalen Kernrundung. In der Tiefe des Einschnittes liegt dichtes Cytoplasma, das vielleicht die Matrix für die Bildung des „ergastoplasmatischen Nebenkernes" (Bader, 1965) in einer Epithelzelle ist. Die meisten Kerne der Hauptzellen des Gallenblasenepithels besitzen mehrere Kernkörperchen, die oft unmittelbar an der doppellamelligen und mit Poren versehenen Kernmembran liegen.

β) Stiftzellen

Die „Stiftzellen" (Pfuhl, 1932; Seeliger, 1937; Mori, 1938; Nahagiro, 1938; Ferner, 1949; Ishikawa, 1950; Gompper, 1951; Wallraff und Dietrich, 1957; Bader, 1965, 1966) oder „peg cells" (Eglitis u. Mitarb., 1961) oder „rod-shaped cells" (Yamada, 1955) oder „dunkle Zellen" (Johnson u. Mitarb., 1962) stellen den zweiten Zelltyp des Gallenblasenepithels dar. Sie besitzen die Länge der gewöhnlichen Epithelzellen, sind aber wesentlich schmäler und dichter als diese (Abb. 14).

Pfuhl (1932) hält die Stiftzellen für „geschädigte oder funktionell minderwertige Zellen", die ursprünglich gewöhnliche Zellen des Gallenblasenepithels waren. Man könnte daher an Onkocyten denken. Was jedoch Seeliger (1937) im Epithel der Gallenblasen von *Katze* und *Hund* als „Onkocyten" angesehen hat, ist unklar. Auf wirkliche Onkocyten — angeblich gealterte, geschwollene, funktionsuntüchtige Zellen — trifft weder seine Beschreibung der Zellkerne zu, noch deutet irgendetwas in seinen Abbildungen auf sie hin: weder auf die von ihm angeführte Tonnenform der Onkocyten noch auf zwiebelförmig gestaltete Onkocytengruppen, die benachbarte Zellen so zusammendrücken, daß sich deren Cytoplasma manchmal etwas stärker färbt. Stiftzellen sind seine Onkocyten nicht, denn er fügt hinzu, „Stiftzellen", wie sie Jurisch (1909) beschreibe, habe er nicht auffinden können. So kann es sich bei den „Onkocyten" und bei den von diesen zusammengedrückten Nachbarzellen nur um gewöhnliche Epithelzellen handeln. Sonderbar bleibt, daß das Epithel der *Katzen*- und *Hund*egallenblase keine Stiftzellen haben soll. Eglitis und Hayes, die das Gallenblasenepithel von *Katze* und *Hund* gleichfalls untersuchten, vermerken keinen diesbezüglichen negativen Befund.

NAGAHIRO (1938) fand Stiftzellen (Abb. 201—n) beim *Menschen* (Hingerichtete) im Epithel jeder Gallenblase: vereinzelt und in Gruppen, immer mit Cuticularsaum, mit schlechter Ausprägung des Golgi-Apparates (Abb. 19d) und wenigen bis keinen Mitochondrien (Abb. 201—n). Er sah auch Übergangsformen zwischen gewöhnlichen Epithelzellen und Stiftzellen. Der Autor nimmt an, daß gewöhnliche Epithelzellen von den benachbarten Zellen zu Stiftzellen zusammengedrückt werden, wenn in ihnen der Innendruck — etwa bei der Sekretabgabe — abnimmt. „Bezüglich des Schicksals der Stiftzellen" vermag er „nichts Sicheres" auszusagen. NAGAHIRO gibt die folgenden „Möglichkeiten zu bedenken: die Stiftzellen gehen schließlich zugrunde und werden abgestoßen, oder sie erholen sich über Übergangsformen zu den voll vegetierenden Epithelzellen".

MORI (1938) hält die Stiftzellen der *Mäuse*-Gallenblase für rückgebildete, ISHIKAWA (1950) jene der *Meerschweinchen*-Gallenblase für funktionell geschwächte und gepreßte Zellen. FERNER (1949) — ihm war die Arbeit NAGAHIROs (1938) offenbar nicht bekannt — sieht wie dieser in den Stiftzellen sekretentleerte, gewöhnliche Epithelzellen der Gallenblase. Auch er fand sie beim *Menschen* „einzeln und in Bündeln regelmäßig und in großer Zahl", ebenso GOMPPER (1951), der außerdem das reiche Vorkommen der Stiftzellen beim *Kalb* vermerkt. Stiftzellen, die ihre Sekretmassen entleeren, verlieren nach FERNER die „Cuticula". NAGAHIRO hingegen behauptet, die Stiftzellen des *Menschen* besäßen immer eine „Cuticula". EGLITIS und HAYES (1961) beschreiben die Stiftzellen als hohe, schmale und dunkle, aus gewöhnlichen Epithelzellen durch Sekretabgabe hervorgehende Zellen. Während der Sekretabgabe verschwänden die Mikrovilli, so daß sich die Zelloberfläche glätte; dies sei die Erklärung dafür, daß beide, Stiftzellen und die anderen Zellen, mit und ohne Mikrovilli zu sehen seien. Nach einer Zeit der Erholung bilde die Zelle wieder Mikrovilli. Nach YAMADA (1962b) enthalten die Epithelien der Gallenblasen von *Mäusen, Goldhamstern* und *Meerschweinchen* Stiftzellen mit langen, schmalen Leibern und stäbchenförmigen Kernen.

Auch im Epithel *menschlicher Steingallenblasen* sind Stiftzellen (Abb. 14, 31) keine Seltenheit. WALLRAFF und DIETRICH (1957) machen darauf aufmerksam, daß die Kerne der Stiftzellen „innerhalb der Kernzeile des Epithels liegen, selbst dann noch, wenn sie zu Stäbchen oder Strichen zusammengeschrumpft sind". Dieser Befund spricht dagegen, daß die Stiftzellen aus dem Epithel ausgestoßen werden (ASCHOFF, 1905; FERNER, 1949). WALLRAFF und DIETRICH (1957) widerlegen auch die Behauptung SHIKINAMIs (1908) und JURISCHs (1909), die Stiftzellen seien aus gewöhnlichen Epithelzellen hervorgegangene, sekretentleerte Becherzellen. Sie begründen ihren Widerspruch damit, daß die kleine Zahl der Becherzellen im Epithel der Steingallenblase in keinem Verhältnis zu der großen Zahl der Stiftzellen stehe, ferner damit, daß es keine Übergangsformen von gewöhnlichen Epithelzellen zu Becherzellen gebe und diese nie die Länge der Stiftzellen erreichten. Nach WALLRAFF und DIETRICH (1957) gehen die Stiftzellen aus gewöhnlichen Epithelzellen hervor, die ihr Sekret entleeren.

Die ersten elektronenmikroskopischen Untersuchungen an den dunklen Zellen (Stiftzellen) des Gallenblasenepithels scheinen JOHNSON u. Mitarb. (1962, *Hund*) vorgenommen zu haben. Cytoplasma und Kerne dieser Zellen sind auch elektronenoptisch so dicht, daß strukturelle Einzelheiten schwer zu erkennen sind; nicht einmal eine dem Kernkörperchen vergleichbare Struktur war auffindbar. Ebenso vergebens suchten die Autoren Mitochondrien, Golgi-Apparat und cytoplasmatische Bläschen auszumachen; sie fanden nur Lysosomen und ein spärliches endoplasmatisches Reticulum. JOHNSON u. Mitarb. deuten dieses Verhalten als ein Zeichen herabgesetzter Stoffwechsel-, Synthese- und Sekretionstätigkeit. Das Zustandsbild dieser Zellen lasse sich nicht mit der Auffassung in

Einklang bringen, die dunklen Zellen würden von benachbarten Epithelzellen lediglich komprimiert. Die Stiftzellen besitzen Mikrovilli wie die gewöhnlichen Epithelzellen.

Mit den elektronenmikroskopischen Arbeiten BADERs (1965, 1966) dürften Ursprung und Bedeutung der Stiftzellen endgültig geklärt worden sein. Nach diesen Untersuchungen sind die Stiftzellen weder sekretentleerte gewöhnliche Epithelzellen noch Zellen, die zugrunde gehen oder ausgestoßen werden; sie gehen vielmehr aus den Basalzellen des Epithels hervor und liefern den Ersatz für ausfallende Hauptzellen. „Die Stiftzellen = „rod-shaped cells" mit basischem Cytoplasma und chromatinreichen Kernen sind Zwischenformen in der Entwicklung von differenzierteren Epithelien aus Ersatzzellen. Nicht auszuschließen ist, daß nach Sekretabgabe bei einem Funktionscyclus (FERNER, 1949; auch JURISCH, 1909 u. a.) auch eine Zellform auftritt, die vollentwickelten regeneratorischen Stiftzellen mit zonalem Aufbau sowie seitlichen und apikalen Mikrovilli gleicht. Stiftzellenartige Degenerationsformen (ASCHOFF, 1905; PFUHL, 1932) waren nach BADER (1965) elektronenmikroskopisch nicht nachzuweisen. Weiter betont der Autor, die vollentwickelte Stiftzelle gehe allmählich in die hellere „barrelshaped-cell" über. „Die Epithelregeneration erfolgt sowohl beim *Frosch* als auch beim *Huhn* und bei den untersuchten Säugetierarten über die Stiftzelle und nimmt einen Verlauf, der dem beim Fisch (1. Mitteilung) ähnlich ist" (BADER, 1966).

γ) Basale Ersatzzellen

FERNER (1949) unterscheidet am Gallenblasenepithel des *Menschen* zwei Typen „basaler Zellen bzw. basaler Kerne (Abb. 2)", die der Basalmembran anliegen. Der eine Typ verkörpert runde, gegen die benachbarten Epithelzellen gut abgegrenzte Zellen mit runden oder ovalen Kernen und einem deutlichen zentralen Kernkörperchen. Diese Zellen pflegen „als Wanderzellen aufgefaßt zu werden". Zu dem anderen Typ gehören Zellen, „die sich parallel der Basalmembran ausbreiten, mit größeren ovalen oder langgestreckten wurstförmigen Kernen". FERNER nimmt an, daß sie „Ersatzzellen in allen Stadien der Amitose" sind. WALLRAFF und DIETRICH (1957) fanden in der basalen Epithelzone *menschlicher Steingallenblasen* nur Rundzellen mit cytoplasmatischen Granula und ein übereinstimmendes färberisches Verhalten dieser Körnchen mit den Mastzellengranula und den Schleimgranula der Epithelzellen. Die Autoren sehen in diesen Rundzellen „in das Epithel eingewanderte Mastzellen oder sich wie diese verhaltende Histiocyten", welche die Aufgabe haben, „den Zellersatz, aber auch Becherzellen zu liefern". An diese Schlußfolgerung lassen sich berechtigte Zweifel anknüpfen. Allein die Vorstellung, daß mesodermale Bindegewebszellen die Stelle entodermaler Epithelzellen einnehmen und deren Tätigkeit ausüben sollen, kann man ungereimt nennen; stützt sie sich doch nur auf die färberische Übereinstimmung cytoplasmatischer Granula.

Weiter als die lichtmikroskopischen Arbeiten führt die elektronenmikroskopische Untersuchung BADERs (1966), insofern, als sie glaubhaft nachweist, daß aus den basalen Zellen im Gallenblasenepithel erwachsener Tiere die Stiftzellen hervorgehen. „Die Regeneration des Epithels (Abb. 10) erfolgt aus den basalen Ersatzzellen, die oft nur an umschriebenen Stellen an der Basalmembran haften. Das feingranulierte Cytoplasma dieser undifferenzierten Zellen ist, wie von anderen Schleimhäuten bekannt, sehr elektronendicht. Es enthält nur wenige, kurze Lamellen des endoplasmatischen Reticulums und einzelne Vacuolen und Mitochondrien. Das Cytoplasma bleibt etwa von gleicher Zusammensetzung, ist aber weniger dicht. Frühzeitig kommt es zu Einfaltungen der Zellmembran, die allmählich zum weitverzweigten System der β-Cytomembranen auswachsen. In

20*

einer weiteren Phase vermehrt sich das Chondriom, anfangs stärker im apikalen Zellabschnitt. Der Gehalt an endoplasmatischem Reticulum wird größer, besonders im infranucleären Bereich. Golgi-Felder und Cytosomen entstehen oberhalb des Zellkerns, der einen Nucleolus enthält. Erst später entwickeln sich die seitlichen Mikrovilli, meist erst dann, wenn der obere Zellpol die nucleäre Zone der differenzierten Zellen erreicht und überschritten hat. In diesem Stadium und danach entsprechen die regenerierenden Epithelien dem lichtoptischen Typ der Stiftzellen. Ihr basaler Zelleib besteht aus einem wenig elektronendurchlässigen Grundplasma und einem dichtliegenden, nur wenig vesiculierten und stärker granulierten endoplasmatischen Reticulum (Abb. 3), im Gegensatz zu dem lokkeren Cytoplasma der differenzierten Epithelzellen. Fetttropfen sammeln sich an. Der zonale Aufbau der Epithelzelle entsteht, nachdem die Stiftzelle die Schlußleiste durchbrochen hat und apikale Mikrovilli auftreten (vollentwickelte Stiftzelle). Die basale Schicht mit der großen Zahl von Mitochondrien bildet sich erst zu diesem Zeitpunkt. Im Gallenblasenepithel von Fischen finden sich auch wenige Becherzellen (Abb. 7a)." Die Regeneration des Gallenblasenepithels vom *Karpfen* vollzieht sich nach BADER (1966) in der gleichen Weise wie beim *Frosch* und bei Säugetieren.

b) Paraplasmatische Stoffe in den Haupt- und Stiftzellen

Färberisch und histochemisch haben SEELIGER (1937), NAGAHIRO (1938), ITO und NAGAHIRO (1940), GOMPPER (1951), TOGARI und OKADA (1953), McMINN und JOHNSON (1957), EGLITIS und HAYES (1961), HAYWARD (1962a) und YAMADA (1959, 1960, 1962a, b) fast ausschließlich das Epithel der Gallenblase — teils vom *Menschen*, teils von Tieren — untersucht. Dieses, aber auch andere Strukturanteile der Gallenblasenwand, und zwar nur des *Menschen*, haben WALLRAFF und DIETRICH (1957) auf Kohlenhydrat-, Fett- und Eiweißvorkommen untersucht.

α) Glykogen

Über Glykogenbefunde im Gallenblasenepithel (Darstellung mit Bestschem Karmin, Chromsäure-Schiff-Reagens, Überjodsäure-Schiff-Reagens) berichten SEELIGER (1937), McMINN und JOHNSON (1957), YAMADA (1959, 1962a). Die Epithelzellen der Gallenblase und der Gallengänge der *Katze* und des *Hundes* enthalten regelmäßig im basalen, mitunter auch im lumenseitigen Zellabschnitt — dort jedoch spärlicher — scholliges Glykogen (SEELIGER, 1937). YAMADA (1962b) wies es bei der *Maus*, beim *Goldhamster* und *Meerschweinchen* in gewöhnlichen Epithelzellen („barrel-shaped cells") und in Stiftzellen („rod-shaped cells") mit dem Überjodsäure-Schiff-Reagens unter Zuhilfenahme der β-Amylase nach. Die nicht β-Amylase-resistente Substanz, das Glykogen, ist beim *Meerschweinchen* im ganzen Cytoplasma der gewöhnlichen Epithelzellen, dagegen bei der *Maus* und beim *Goldhamster* hauptsächlich im Cytoplasma unterhalb der Zellkerne spärlich und diffus verteilt. Besondere Beachtung verdient die Feststellung, daß die Stiftzellen bei den von YAMADA (1962b) untersuchten Tieren auffallend große Glykogenmengen enthalten. In diesen Zellen ist das Glykogen wie bei der *Maus* und beim *Meerschweinchen* in den gewöhnlichen Epithelzellen diffus im ganzen Zelleib verteilt, beim *Goldhamster* allerdings wiederum mehr im basalen Cytoplasma konzentriert. Dieser Befund entspricht demjenigen SEELINGERs (1937) bei der *Katze* und beim *Hund*. OKADA (1953) konnte in den Epithelzellen der *menschlichen* Gallenblase kein Glykogen nachweisen. Auch bei anderen Untersuchern, welche die Glykogenkontrolle mit Speichel oder Diastase durchführten, ist von Glykogen nicht die Rede.

β) Schleim

Das Sekretionsprodukt des Gallenblasenepithels ist ein Glykoproteid, ein aus Mucopolysacchariden und Proteinen zusammengesetzter Schleim (WALLRAFF und DIETRICH, 1957; YAMADA, 1962b). Die Hauptbestandteile dieses Glykoproteids, wie des Schleimes überhaupt, sind Hexosamin, Galactose und Methylpentose (WERNER, 1953).

αα) Mucopolysaccharide

Der Mucopolysaccharid- oder Kohlenhydratanteil des Epithelschleimes der Gallenblase ist Speichel-, Diastase- und β-Amylase- resistent. Histochemisch wird er erfaßt durch das Chromsäure-Schiff-Reagens, Überjodsäure-Schiff-Reagens, ferner durch die Färbung mit Paraldehydfuchsin, Chromhämatoxylin, Alzianblau, Astrablau, Thionin und Tannineisen. Der Kohlenhydratanteil dieses Epithelschleimes ist nicht einheitlich; er enthält neutrale und saure Mucopolysaccharide, deren Reaktivität mit den oben angeführten Reaktionsmitteln verschieden und spezifisch ist.

Die neutralen Mucopolysaccharide des Epithelschleims der Gallenblase. Diese Mucopolysaccharide reagieren farblich mit Aldehydreagentien: mit dem Chromsäure-Schiff-Reagens, mit dem Überjodsäure-Schiff-Reagens und mit dem Paraldehydfuchsin, das wahrscheinlich auch ein Aldehydreagens ist. Das sicherste, weil spezifischste dieser Reaktionsmittel für die Unterscheidung der neutralen von den sauren Mucopolysacchariden ist das Überjodsäure-Schiff-Reagens. McMANUS (1946), KONING und HAMILTON (1954), sowie BRADEN (1955) haben seine spezifische Reaktionsweise mit neutralen Mucopolysacchariden unter Beweis gestellt. Die neutralen Mucopolysaccharide besitzen α-Glykolgruppen, die von der Überjodsäure zu Aldehyden oxydiert werden, und diese bewirken mit dem Leukofuchsin in der fuchsinschwefligen Säure die rote Substratfärbung. Ihre Stärke hängt bei verschiedenen Techniken nicht nur vom Substrat, sondern auch von der Art des Oxydationsmittels, der Dauer seiner Anwendung und von der Art der fuchsinschwefligen Säure ab, sie ist also nicht absolut, sondern an die Technik gebunden (WALLRAFF und DIETRICH, 1957). Andere chemische Stoffgruppen, die mit dem Überjodsäure-Schiff-Reagens ebenfalls zu Aldehyden oxydiert werden und mit diesem die rote Farbe eingehen, sind α-Aminogruppen bei Eiweißkörpern und Äthylenverbindungen bei Lipiden. Von diesen chemischen Gruppen können jedoch die α-Aminogruppen durch Acetylierung und die Äthylenverbindungen durch die Extraktion etwa im Schleim vorhandener Lipide ausgeschaltet werden (WALLRAFF und DIETRICH, 1957).

Das mit der Überjodsäure-Schiff-Reaktion erzielte Färbebild zeigt in den gewöhnlichen Epithelzellen Schleimgranula nur im lumenseitigen Zellabschnitt (Abb. 21), vorwiegend in der dunklen Cytoplasmazone. Die Stiftzellen enthalten immer nur spärliche und schwächer gefärbte Schleimgranula. Dieser Befund steht im Gegensatz zu den Feststellungen GOMPPERs (1951) und YAMADAs (1962b). Nach GOMPPER färben sich sämtliche Stiftzellen im Epithel der *menschlichen* Gallenblase „von der Basis bis zum Lumen intensiv“ mit dem Chromsäure-Schiff-Reagens. Nach YAMADA enthält das Cytoplasma der Stiftzellen (Bildbeleg für die Gallenblase der *Maus*) „abundant PAS-reactive mucus“ im distalen Zellabschnitt und besonders in der apikalen Gegend zahlreiche, sehr stark gefärbte Überjodsäure-Schiff-positive Granula. YAMADA (1962b) weist auf die Variation des PAS-positiven Schleimes bei Nagern hin. Während die gewöhnlichen Epithelzellen der *Maus* ihn in bemerkenswerter Menge im apikalen Cytoplasma enthalten, besitzen die gleichen Zellen des *Goldhamsters* und *Meerschweinchens* nur wenig Schleim in dieser Region.

Überjodsäure-Schiff-positive Schleimbefunde haben Eglitis und Hayes (1961) am Gallenblasenepithel von *Mensch* und Tieren, Hayward (1962a) bei der *Maus* und Yamada (1962b) beim *Meerschweinchen* erhoben, im wesentlichen wie von Wallraff und Dietrich (1957) an Steingallenblasen beschrieben.

Die sauren Mucopolysaccharide des Epithelschleimes der Gallenblase. Mit diesen Mucopolysacchariden können sich alle basischen Farbstoffe verbinden, doch ist der Grad der Anfärbung, d. h. der Koppelung dieser Farbstoffe an das Substrat, verschieden groß. Die Farbstoffkoppelung ist ein chemischer Vorgang. Säurekomponenten des Substrats bzw. deren Radikale verbinden sich mit den Basenradikalen der Farbstoffpartikel. Die sauren Mucopolysaccharide

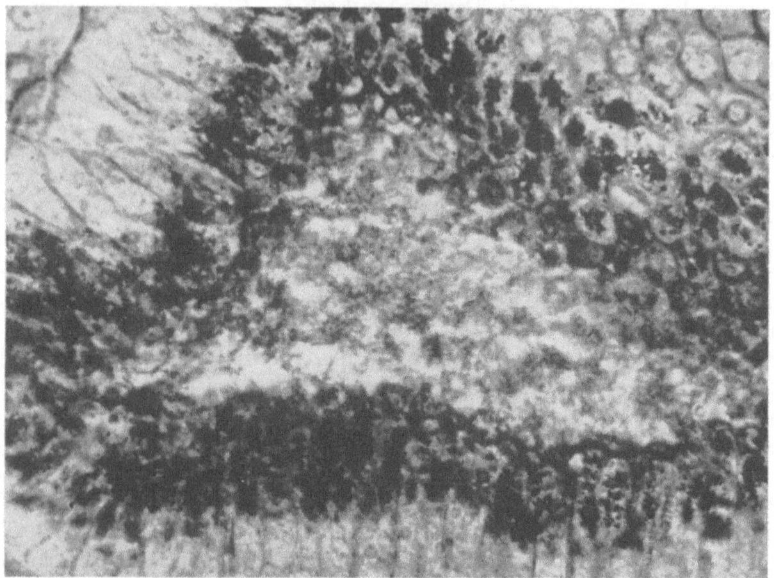

Abb. 21. Steingallenblase, Mensch. Epithel einer quergeschnittenen Schleimhautbucht. Intra- und extraepitheliale Schleimgranula. Gendre, Paraffin, 5 µ, Überjodsäure-Schiff-Reaktion (fuchsinschweflige Säure nach Graumann). 1100fach, auf $^{19}/_{20}$ verkleinert. (Aus Wallraff und Dietrich, 1957)

besitzen saure chemische Gruppen (Karboxylgruppen, Sulfatradikale, Phosphatradikale). Diese binden basische Farbstoffe und bewirken so die Färbung der sauren Mucopolysaccharide im Schleim. Die Hauptrolle beim Zustandekommen der Färbung saurer Schleime mit basischen Farbstoffen spielen die Schwefelsäure, besonders die SO_3H-Gruppe, sowie die Phosphorsäure und ihre Radikale. Ist ein Schleim in dieser Weise von Natur sauer, dann färbt er sich ohne weiteres Zutun. Wenn er außer Säuren noch Sulfide oder Sulfhydryle enthält, so können diese durch experimentelle Oxydation in Sulfosäuren verwandelt werden. Dadurch wird ein solcher Schleim stärker angesäuert und seine Fähigkeit, sich zu färben, unter Umständen beträchtlich erhöht. Auf diese Weise können sogar neutrale Gewebe und Gewebsstoffe, wenn sie die genannten Schwefelgruppen besitzen, angesäuert werden und eine Affinität zu basischen Farbstoffen erlangen. Zu verstärkter Schleimfärbung kommt es auch dann, wenn die α-Glykolgruppen neutraler Mucopolysaccharide künstlich zu Aldehydgruppen und diese weiter zu Carboxylgruppen oxydiert werden. Chemische Reagentien, welche die Weiteroxydation der Aldehyde zu Carboxylsäuren bewirken, sind die Chromsäure und das noch stärker oxydierende Kaliumpermanganat (WALLRAFF, 1959).

Von den basischen Farbstoffen, die saure Mucopolysaccharide färben, seien Aldehydfuchsin, Alzianblau, Astrablau, Toluidinblau und Thionin angeführt.

Mit dem Aldehydfuchsin färbt sich der saure Mucopolysaccharidanteil des Epithels der *menschlichen Steingallenblase* tiefpurpurrot. Wie bei der Überjodsäure-Schiff-Reaktion (Abb. 21) entsteht der Eindruck einer Totalfärbung des Schleimes. In Wirklichkeit handelt es sich nur um die Färbung des sauren Mucopolysaccharidanteiles dieses Schleimes. Erscheinungsbild und Farbton des Schleimes zeigen eine gewisse Abhängigkeit von der Art der Gewebsfixation. Nach

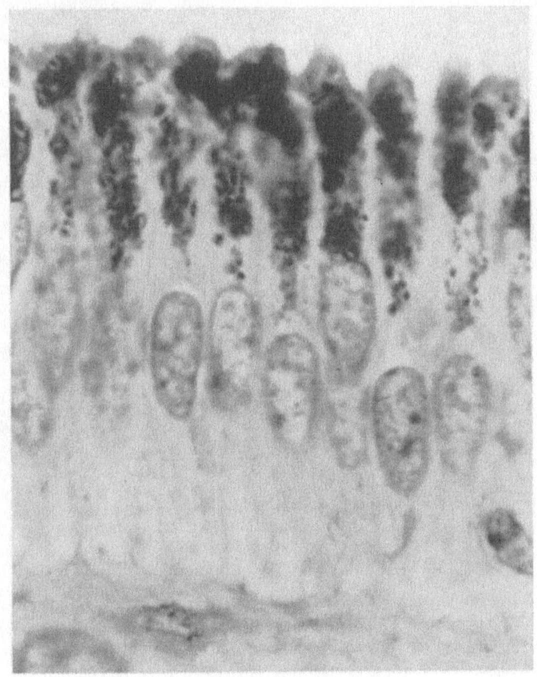

Abb. 22. Steingallenblase, Mensch. Gallenblasenepithel. Intraepitheliale Schleimgranula oberhalb der Zellkerne. Gendre, Paraffin, 5 μ, Paraldehydfuchsin (Gomori), Hämalaun. 1500fach, auf $^{19}/_{20}$ verkleinert. (Aus WALLRAFF und DIETRICH, 1957)

der Fixierung mit Gendrescher und Bouinscher Flüssigkeit erscheint er restlos körnig (Abb. 22) und tiefpurpurn gefärbt, nach Sanfelice-Fixierung in granulärer und vacuoliger Mischform tiefpurpurn getönt, nach Carnoy-Fixierung ebenfalls in dieser Mischform, aber auch in Kringelform und blaßviolett. Der Schleim liegt in den gewöhnlichen Epithelzellen immer nur im supranucleären Zellabschnitt. Je nach der Menge, in der er vorhanden ist, füllt er diesen Zellbereich vom oberen Kernpol bis zum lumenseitigen Teil der Zellmembran aus, oder die Schleimgranula liegen locker in der supranucleären Cytoplasmazone und sehr dicht in der dunklen Cytoplasmazone FERNERs (1949) (Abb. 22). In Epithelzellen mit sehr wenig Schleim sind die Schleimgranula im supranucleären Zellabschnitt spärlich verstreut oder zu einem Häufchen oberhalb des Zellkernes zusammengeschart.

Besonders bemerkenswert ist das Verhalten der Stiftzellen zur Schleimfärbung mit dem Aldehydfuchsin. Nach Gendrescher und Bouinscher Fixierung ist bei ihnen im Gegensatz zu den gewöhnlichen Epithelzellen der ganze Zelleib locker oder dicht mit purpurnen Schleimgranula beladen. Dieser Befund deckt sich mit denen, die GOMPPER (1951) und YAMADA (1962 b) mit dem Überjodsäure-Schiff-Reagens an den Stiftzellen erhoben haben. Außer den echten, stäbchen- oder fadenförmigen Stiftzellen gibt es im Epithel der *menschlichen* Steingallenblase Zellgruppen oder Zellbüschel (Abb. 23) mit schmalen basalen und trichterförmigen apikalen Zellabschnitten. Es sind das gewöhnliche Epithelzellen in einem schleimreichen Epithel, die ihren Schleim zum größten Teil entleert haben. Ein Ausdruck dieser Entleerung ist der in der Gallenblasenlichtung reichlich vorhandene extraepitheliale Schleim. Die Leiber dieser Zellen erscheinen spongiös und sind wesentlich schmäler als die noch mit Schleim beladenen Nachbarzellen. Die

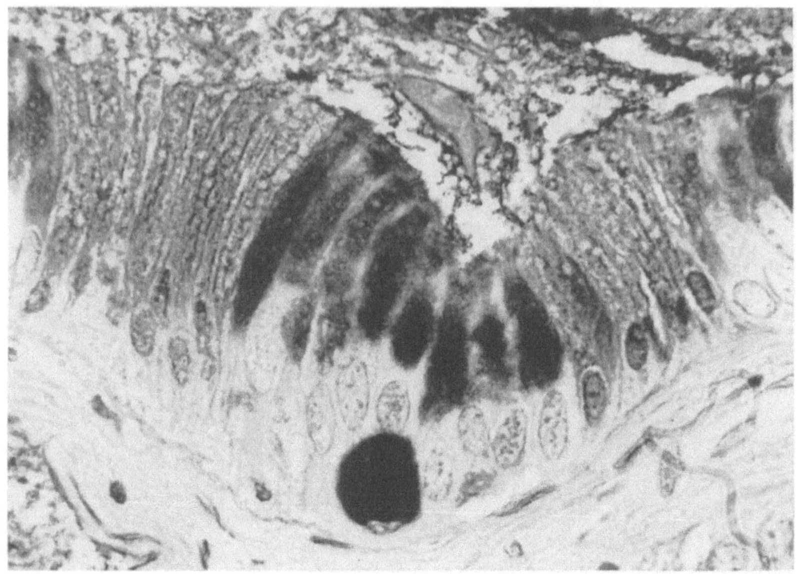

Abb. 23. Steingallenblase, Mensch. Gewöhnliche schleimreiche Epithelzellen (Bildmitte), beiderseits flankiert von je einer Gruppe stiftzellen-ähnlicher Zellen mit körnig-vacuolärem Inhalt. Im Epithelgrund eine Becherzelle. Bouin. Sonst Technik wie bei Abb. 22. 830fach., auf $^{19}/_{20}$ verkleinert. (Aus WALLRAFF und DIETRICH, 1957)

Aldehydfuchsin-Befunde von EGLITIS und HAYES (1961) und von YAMADA (1962 b) an den gewöhnlichen Epithelzellen der Gallenblasen bei *Mensch* und Tieren bestätigen, abgesehen von einem geringeren Schleimvorkommen, die Befunde WALLRAFFs und DIETRICHS (1957).

Das Aldehydfuchsin färbt den Epithelschleim der Gallenblase viel stärker als das Überjodsäure-Schiff-Reagens. Das kann seinen Grund darin haben, daß der Gallenblasenschleim mehr saure als neutrale Mucopolysaccharide enthält; oder aber die Anlagerung der Farbstoffteilchen an das Substrat führt zu einer massiveren Färbung als die chemische Farbverbindung, die durch Umwandlung des Leukofuchsins mit den Aldehyden im Substrat entsteht. Es genügt die gewöhnliche Färbung in der Aldehydfuchsinlösung ohne vorhergehende Oxydation der Schnitte. Dieses Verhalten beweist, daß der Epithelschleim der Gallenblase von Natur sauer ist. Das Paraldehydfuchsin hat aber auch eine ebenso starke Aldehyd-Affinität wie das Überjodsäure-Schiff-Reagens (GOMORI, 1950; SCOTT und CLAYTON, 1953; BRAUN-FALCO, 1955/56; KONEČNÝ und PLIČZKA, 1958; WALLRAFF, 1959). Freie Aldehyde kommen im Epithelschleim, wie in der Gallenblasenwand überhaupt, nicht vor; das zeigt der negative Ausfall der Reaktion mit dem Schiff-Reagens an Schnitten, die nicht mit der Überjodsäure oxydiert wurden. Somit kann bei gewöhnlicher Aldehydfuchsin-Färbung im Falle der Gallenblase von einer Reaktion dieses Farbstoffes mit Aldehyden, d. h. mit neutralen Mucopolysaccha-riden, nicht die Rede sein. An oxydierten Schnitten dagegen reagiert das Aldehyd-fuchsin mit den Aldehyden der neutralen Mucopolysacchariden und mit den Säureradikalen der sauren Mucopolysaccharide: beide Mucopolysaccharidkompo-nenten des Schleimes werden gefärbt.

Alzianblau färbt saure Mucopolysaccharide (STEEDMAN, 1950), hat aber eine schwächere Affinität zu diesen Stoffen als das Aldehydfuchsin und färbt sie in einem hellen blaugrünen Farbton. Der mit Alzianblau gefärbte Epithelschleim der Gallenblase erscheint nach Sanfelice-Fixierung wie der mit Aldehydfuchsin

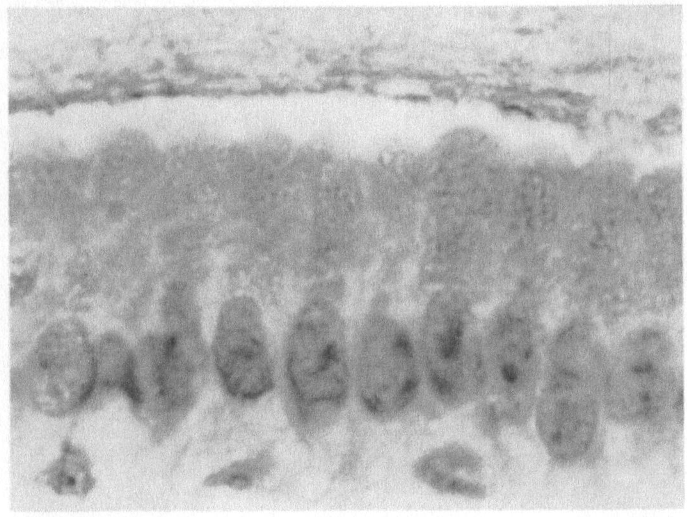

Abb. 24. Steingallenblase, Mensch. Buchtenepithel. Schwache Färbung des intra- und extra-epithelialen Schleimes mit Alzianblau. Gendre, Paraffin, 5 μ, Kernechtrot, Alzianblau. Orange-filterflüssigkeit. 370fach. (Aus WALLRAFF und DIETRICH, 1957)

gefärbte körnig (Abb. 24). Am Gallenblasenepithel des *Meerschweinchens* hat YAMADA (1962a) die Darstellbarkeit der „secretory products" dieses Epithels mit Alzianblau bestätigt.

ADAMS und SLOPER (1956) „nehmen an, daß Alzianblau ionisierte Radikale in den Geweben anzeige und daß die Stärke der Färbung mit dem Grad der Dissoziation dieser Radikale variiere. Sie vertreten die Ansicht, daß man bei allen auf diesem Prinzip beruhenden Färbungen — wahrscheinlich hat es Gültig-keit für alle basischen Farbstoffe — unterscheiden muß zwischen Stoffen, die ionisiert in den Geweben vorkommen und solchen, die von Oxydationsmitteln aufgedeckt werden" (zit. nach WALLRAFF, 1959). WALLRAFF fährt dann fort: „Das entspricht unserer Auffassung von den natürlich sauren und künstlich an-gesäuerten Gewebsstoffen. Die Färbung mit dem basischen Farbstoff tritt also ein, wenn die geeignete Ionisationslage geschaffen ist. Dabei scheint die Art der chemischen Radikale, ob Sulfat- oder Phosphatradikale oder Carboxylgruppen, keine Rolle zu spielen." MOWRY (1956), PEARSE (1960) und SPICER (1960) schreiben dem Alzianblau eine Affinität zu Carboxyl- und zu Sulfatgruppen von Kohlen-hydraten zu. Methylation blockiert die Alzianblau-Färbung. Daraus leitet

Yamada (1962a) die Vorstellung her, daß die Methylation die Färbung entweder durch Veresterung der Carboxylgruppen oder durch Methanolisierung der Sulfatgruppen blockiere.

Astrablau besitzt die gleichen chemischen und färberischen Eigenschaften wie Alzianblau, ist aber stärker basisch als dieses und färbt daher kräftiger.

Mit Toluidin und Thionin färbt sich der Epithelschleim der Gallenblase metachromatisch rot (= polymere rote γ-Form der Metachromasie); er erscheint auch bei dieser Färbung wieder in Granulaform (Abb. 25). Was die Metachromasie als solche und diejenige des Epithelschleimes der Gallenblase im besondern anbetrifft, so seien hier die Ausführungen Wallraffs und Dietrichs (1957) wörtlich wiedergegeben (Seite 221/22): ,,Die Metachromasie geht nach den

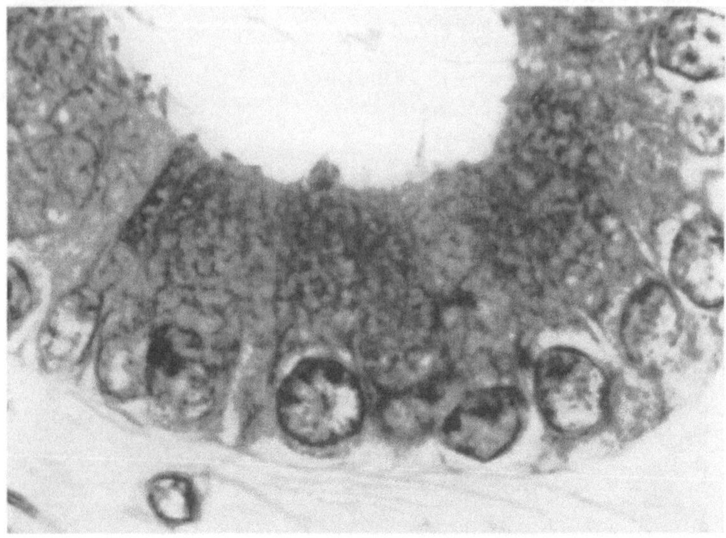

Abb. 25. Steingallenblase, Mensch. Epithel mit metachromatisch gefärbten Schleimgranula. Carnoy, Paraffin, 5 µ, Thionin (Schmorl) 1600fach, auf $^{19}/_{20}$ verkleinert. (Aus Wallraff und Dietrich, 1957)

Untersuchungen von Braden (1955) der Acidität (Methylenblaubindung) parallel. Nach Wislocki, Bunting und Dempsey (1947) verursachten Mucopolysaccharide die Metachromasie; indessen sei nicht alle Metachromasie auf Mucopolysaccharide zurückzuführen, da sich auch Nucleoproteide und andere Substanzen unter verschiedenen Bedingungen metachromatisch färben könnten. Die Färbung mit Nucleinsäuren könne durch Nuclease ausgeschaltet werden. Hinwieder einer Arbeit von Pearse (1949) zufolge färben sich schwefel- und phosphorsäurehaltige Mucopolysaccharide mit Thionin und Toluidinblau metachromatisch und können schwefelhaltige Substanzen metachromatisch sein, ohne daß sie Hyaluronsäure enthalten. Nun, fest steht, daß für das Zustandekommen der Metachromasie, dem ein echter chemischer Vorgang zugrunde liegt, ähnlich wie bei der Färbung mit dem Überjodsäure-Schiff-Reagens, chemische Stoffgruppen maßgebend sind. Die ursprüngliche Auffassung (Lison, 1953) war die, es seien nur Schwefelsäureester von hohem Molekulargewicht — solche besitzen nur die Polysaccharide — metachromatisch. Nach Wiane (1947), zit. nach Burkl (1953/54), gibt das Toluidinblau zwar Auskunft darüber, ob im Schleim saure Gruppen enthalten sind, ohne aber die Gruppen näher zu bestimmen; die Metachromasie sei nicht für hochmolekulare Schwefelsäureester spezifisch, sondern werde offenbar von allen hochmolekularen Stoffen mit sauren Gruppen gegeben. Nach BUNTING (1950), zit. nach ZAWISCH (1955), zeigt die Toluidinblau-Metachromasie nicht nur Sulfatradikale, sondern auch Phosphatradikale und sogar Carboxylgruppen an. — Der Epithelschleim der Gallenblase färbte sich mit Thionin und Toluidinblau metachromatisch rot (γ-Metachromasie). Die Metachromasie war im Wasser einige Zeit beständig, nicht dagegen im Äthylalkohol. Im absol. Aceton schlug sie um in die β-Form und erwies sich so als acetonfest. Nach MICHAELIS aber zeigt die nicht alkoholfeste Metachromasie das Vorhandensein von hochpolymerisierten Kohlenhydraten und Phosphorverbindungen an. Wir schließen daraus, daß die sauren Mucopolysaccharide des Gallenblasenschleimes Phosphatradikale hatten, die die rote Metachromasie auslösten. Daß andere Säuregruppen in diesem Schleim sie mitverursacht hätten, ist ganz unwahrscheinlich. Wäre diese Metachromasie von Schwefelsäureestern hervorgerufen worden, müßte sie alkoholfest sein (MICHAELIS). Daß an ihrem Zustandekommen nicht wie bei der Paraldehydfuchsin- und Chromhämatoxylin-Färbung alle im Gallenblasenschleim vorhandenen sauren Gruppen beteiligt waren, wird offensichtlich beim Vergleich der drei Färbeergebnisse. Die chromatische Färbung des Schleimes ist viel schwächer als die mit dem Paraldehydfuchsin und Chromhämatoxylin. Dagegen hielten sich die Thionin- und Toluidin-Färbung einerseits und die Alzianblaufärbung andererseits die Waage. So ist die Annahme gerechtfertigt, daß Thionin, Toluidin und Alzianblau ausschließlich die sauren Mucopolysaccharide des Gallenblasenschleimes färben. Hinzu kommt schließlich noch die rote Metachromasie des Gallenblasenschleimes mit Weinsteinsäure-Thionin; sie zeigt nach SCHOEN (1954) saure Mucopolysaccharide in Schleim, Knorpel und Mastzellen an. Im Gallenblasenschleim haben wir somit nur saure Mucopolysaccharide nachgewiesen mit: „Alzianblau, Thionin bzw. Toluidinblau und Weinsteinsäure-Thionin".

NAGAHIRO (1938) erwähnt in Zusammenhang mit der Sekretion des *menschlichen* Gallenblasenepithels „Vacuolen". Die Toluidinblau-Färbung gebe „nicht in jedem Falle eine starke positive Färbung" dieser Vacuolen. Er führt die schwere Färbbarkeit „der Vacuolen mit den Schleimfarbstoffen auf die spezielle chemische Beschaffenheit oder auf die ungeeignete Fixierung" zurück. HAYWARD (1962a) sagt vom Gallenblasenepithel der *Maus*, es reagiere mit Toluidinblau nicht metachromatisch. Andererseits bemerkt er aber, daß PAS-positive Tropfen in diesem Epithel sich metachromatisch färben und oft ein geringeltes Aussehen „with more deeply stained periphery" haben. Über die Art der Metachromasie äußert er sich nicht. Auch bei YAMADA (1962a) findet sich mit Bezug auf die „secretory products" nur der Vermerk, daß sich diese mit Toluidinblau (auch mit Azur A) metachromatisch färben und die Intensität ihrer Azurophilie mit den pH-Werten variiere. YAMADA (1963) wies im supranucleären Epithelbereich der *Kröten*gallenblase mit Alzianblau, Aldehydfuchsin, Toluidinblau und Azur-A färbbares saures Mucin nach.

$\beta\beta$) Hyaluronsäure

WALLRAFF und DIETRICH (1957) untersuchten die Wand der *menschlichen* Steingallenblase auf das Vorkommen von Hyaluronsäure. Als einwandfrei brauchbar erweisen sich für diesen Zweck das aus Stierhoden gewonnene Hyaluronidase-Präparat „Kinetin" (Schering AG) und als Lösungsmittel der nach STEINER (1941) angesetzte n/10-Esssigsäure-Natriumacetat-Puffer mit pH 5,8. Die Versuche ergaben an der *menschlichen* Gallenblase die unveränderte Färbbarkeit des Epithelschleims mit Toluidinblau und Thionin sowie seine unveränderte Färbung mit Alzianblau, d. h. der Epithelschleim ist frei von Hyaluronsäure. Die Hyaluronidase hebt auch beim *Meerschweinchen* die Alzianophilie der „secretory products" des Gallenblasenepithels nicht auf, dagegen wird sie durch die Pepsin- und Trypsinverdauung vermindert (YAMADA, 1962a). Die nach der Hyaluronidase-Behandlung unverändert fortbestehende Metachromasie eines Gewebssubstrates zeigt das Vorhandensein von polymeren Glucosaminen in der Verbindung mit Glucuronsäure und einer Sulfatgruppe — die Bausteine der Mucoitinschwefelsäure und des Heparins — im Substrat an (MEYER, 1945; zit. nach WISLOCKI u. Mitarb., 1947). Im Gegensatz zum Epithelschleim wurde die Färbbarkeit des Bindegewebsschleimes in der Gallenblasenwand mit den metachromatischen Farbstoffen und dem Alzianblau durch die Hyaluronidase deutlich abgeschwächt. Das besagt, daß dieser Bindegewebsschleim aus einer Mischung von Hyaluronsäure und sulfathaltigen Mucopolysacchariden zusammengesetzt ist (MEYER, 1945).

γγ) Nucleinsäuren und Proteine

Mit der Methylgrünpyronin-Färbung BRACHETs (1940) färben sich in den Epithelzellen *menschlicher* Steingallenblasen (WALLRAFF und DIETRICH (1957) die Kernkörperchen und feine Granula im Cytoplasma rot. Im lumenseitigen Teil der Epithelzellen sind diese Körnchen in der Regel dichter gehäuft als im basalen Teil, am dichtesten in der dunklen Cytoplasmazone. Die Anwendung von Perchloressigsäure, n-Salzsäure und Salpetersäure, die offenbar doch keine vollwertigen Ersatzmittel für die Ribonuclease sind (SANDRITTER, 1954/55; LIPP, 1965), erbringt keine Entscheidung über den Ribonucleinsäure-Gehalt dieser cytoplasmatischen Granula. Die Versuche mit diesen Säuren ergaben eine teils uncharakteristische Abschwächung und eine teils erhebliche Verstärkung der Pyroninfärbung der Epithelzellen und sogar eine rote Färbung des für gewöhnlich blaugrün gefärbten Kernchromatins. Eine gewisse Klärung in der Frage des Ribonucleinsäure-Vorkommens ergibt die Färbung mit Gallocyanin-Chromalaun. Dieser, wie das Pyronin, basische Farbstoff stellt Ribo- und Desoxyribonucleinsäure dar (SANDRITTER, 1954/55; DIEFENBACH und SANDRITTER, 1954/55). Er färbt am Gallenblasenepithel nur die Zellkerne; daher kann der Gehalt der pyroninophilen Cytoplasmagranula dieses Epithels an Ribonucleinsäure lichtmikroskopisch in Abrede gestellt werden. Dem ist entgegenzuhalten, daß YAMADA (1955) im Gallenblasenepithel der *Maus* elektronenmikroskopisch ein spärliches granuläres endoplasmatisches Reticulum nachgewiesen hat.

Auch YAMADA (1962b) beobachtete nach der Färbung mit dem Brachetschen Methylgrünpyronin bei *Mäusen, Goldhamstern* und *Meerschweinchen* eine schwache granuläre Cytoplasmafärbung der gewöhnlichen Epithelzellen und eine starke Färbung der Stiftzellen. Diesen färberischen Unterschied hatten WALLRAFF und DIETRICH (1957) an den *menschlichen* Steingallenblasen nicht zu verzeichnen. In Übereinstimmung mit diesen Autoren stellt er im supranucleären Zellabschnitt eine stärkere Pyroninophilie fest als im infranucleären. Obschon YAMADA weder Testversuche mit Ribonuclease noch mit den oben genannten Säuren gemacht hat, behauptet er, die „barrel-shaped cells contain small amounts of nucleic acids whereas rod-shaped cells are riche in them". YAMADA sieht in der starken Pyroninophilie des supranucleären Cytoplasmas der Stiftzellen ein Anzeichen aktiver Proteinsynthese, die sicher eine wichtige Rolle bei der Erzeugung des Proteinanteiles des PAS-reaktiven Schleimes spiele. Trotz ihres zweifellos reichlichen Schleimgehaltes möchte ich den Stiftzellen diese Bedeutung bei der Schleimbildung nicht zumessen, denn dazu sind sie zahlenmäßig viel zu wenig. Was aber den Eiweißanteil des PAS-reaktiven neutralen Schleimes betrifft, so bildet er nur einen Teil des Gallenblasenschleimes; der andere Teil ist der saure, ebenfalls eiweißhaltige Gallenblasenschleim. In einer weiteren Arbeit YAMADAs (1962a) ist die Rede von wechselnder, vom Sekretionszustand der Epithelzellen abhängiger schwacher und starker Pyroninophilie im ganzen Cytoplasma und von einer Ribonuclease-Labilität dieser Pyroninophilie.

Von den basischen Farbstoffen scheint das Chromhämatoxylin kein Mucopolysaccharid-, sondern ein Proteinfarbstoff zu sein, wie WALLRAFF und DIETRICH (1957) mit Hilfe der Trypsinverdauung an den Mastzellengranula festgestellt haben. Am Epithelschleim jedoch mißlang der Versuch. Während sich die Granula der Mastzellen nach dem Versuch mit Trypsin nicht mehr mit dem Chromhämatoxylin färben, fällt die Schleimfärbung am Epithel der Gallenblase unverändert aus. Das Chromhämatoxylin färbt den Epithelschleim am nicht vorverdauten

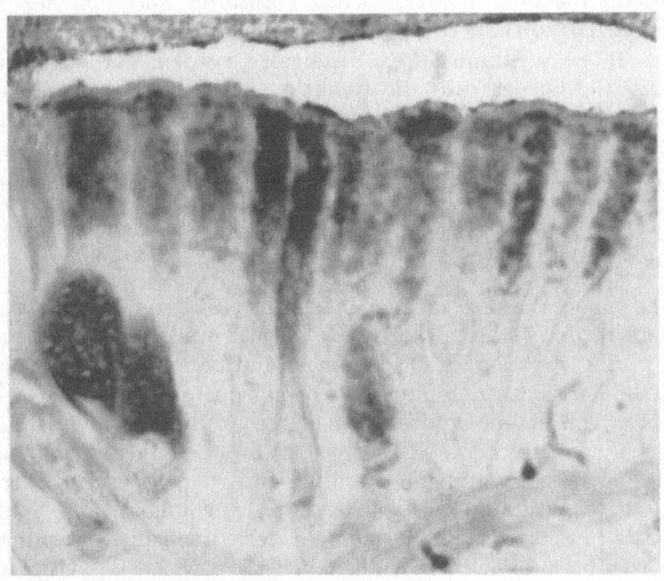

Abb. 26. Steingallenblase, Mensch. Epithel, intra- und extraepithelialer Schleim. Zwei Becherzellen in der basalen Epithelzone. Sanfelice, Paraffin, 5 μ, Chromhämatoxylin-Färbung (mit Beizung und Oxydation des Schnittes). 1400fach, auf $^{19}/_{20}$ vergleichert. (Aus WALLRAFF und DIETRICH, 1957)

Schnitt wie die anderen basischen Farbstoffe, auch ohne vorhergehende Oxydation des Schnittes. Ferner erübrigt sich die im Gomori-Verfahren vorgesehene Beizung mit dem Gemisch aus Bouinscher Flüssigkeit und Chromalaun im Falle des Epithelschleimes der Gallenblase. Die besten Färbeergebnisse werden nach Fixierung mit SANFELICEs, BOUINs und GENDREs Gemisch erzielt. Der Epithelschleim der *menschlichen* Steingallenblase färbt sich mit Chromhämatoxylin (Abb. 26) genau so stark wie mit dem Aldehydfuchsin, schwarzblau wie Tinte, und in den Stiftzellen genau so wie in den gewöhnlichen Epithelzellen. Auch bietet er bei verschiedenen Fixierungen das Bild der körnigen und vacuoligen Mischform. FERNER (1949) verwendete als erster das Chromhämatoxylin GOMORIs für die Färbung des Gallenblasenepithels; er erwähnt „mannigfache tiefblaue Ringfiguren mit einem hellen Zentrum", die den Schleimvacuolen oder -kringeln der anderen Autoren entsprechen dürften.

YAMADA (1962 b) spricht von einem „tetrazonium-reactive-protein" im Cytoplasma der „barrel-shaped cells" bei *Mäusen*, *Goldhamstern* und *Meerschweinchen*, mit Anhäufungen kleiner Granula im apikalen und basalen Cytoplasma. Ähnlich verhalte es sich mit den „rod-shaped cells". Das Cytoplasma zeige überall eine intensive, von den stark reaktiven Granula verursachte braunrote Färbung. YAMADA (1962a) untersuchte die „secretory products" im Gallenblasenepithel des *Meerschweinchens* mit Tetrazonium und anderen Reagentien. Die Tetrazonium-Reaktion weist auf die Anwesenheit von Proteinen hin, die Tyrosin, Tryptophan und Histidin enthalten; sie fällt an dem Reaktionsprodukt stark positiv aus. Die Millon-Reaktion, die dem Nachweis von Tyrosin und Tryptophan dient (LIPP, 1955), fällt schwach positiv aus. Alkalisches Tetrazolium und DDD-Diazo Blau B, Nachweismittel für proteingebundene Sulfhydryl- und Disulfidgruppen, ergeben eine zweifelhafte bis sehr schwache Reaktion. Auch mit dem Ninhydrin-Schiff-Verfahren, mit dem Alloxan-Schiff-Verfahren und mit der 3-Hydroxy-2-Naphthaldehyd-Diazo Blau B-Methode, die nach LIPP (1955) sowie GEDIGK und FISCHER (1958) α-Aminosäuren anzeigen, wurden nur schwache positive Ergebnisse erzielt. Dagegen fällt die Reaktion mit HNAH-Diazo Blau B, einem Reagens für eiweißgebundene α-Acetylamido-Carboxylgruppen, stark positiv aus. Aufgrund der Nachweise von Tyrosin, Tryptophan, Histidin, Sulfhydryl- und Disulfidgruppen ist das Vorhandensein einer Proteinkomponente im Epithelschleim der Gallenblase sichergestellt.

δδ) Lipide

Schließlich gingen WALLRAFF und DIETRICH (1957) noch der Frage nach, ob der Epithelschleim der Gallenblase Lipide enthält und diese gegebenenfalls von Bedeutung für die Färbung des Schleimes sind. Sie fixierten Stückchen von *menschlichen* Gallenblasen in reinen Fettlösungsmitteln (95%iger Äthylalkohol, absolutes Aceton, Methanol-Chloroform) und extrahierten Schnitte von diesen Stückchen noch zusätzlich 24 Std lang bei 60° C mit den genannten Fettlösungsmitteln sowie mit reinem Pyridin und dem Pyridin-Extraktionstest BAKERs. Alle diese Verfahren schwächen die Färbungen des Schleimes mit dem Überjodsäure-Schiff-Reagens, dem Aldehydfuchsin, Chromhämatoxylin, Alzian- und Astrablau in keinem Falle ab. Das beweist, daß Lipide — sollten solche im Epithelschleim der Gallenblase vorhanden sein — an der Färbung dieses Schleimes mit basischen Farbstoffen bestimmt nicht beteiligt sind.

γ) Cytoplasmatische Lipide

Die „speziellen Lipoidgranula" NAGAHIROs (1938) in den Epithelzellen *menschlicher* Gallenblasen färben sich der Beschreibung des Autors zufolge mit Heidenhainschem Hämatoxylin tiefschwarz und tragen oft kleinere Körnchen an ihrer Oberfläche. Diese färben sich mit Osmiumsäure und Sudan III viel stärker schwarz bzw. rot als die größeren Granula und lösen sich leicht in Terpentinöl, die Granula dagegen überhaupt nicht. Die „speziellen Lipoidgranula" sind nach Meinung des Autors keine einfachen Fetttröpfchen. Sie sollen aus Mitochondrien hervorgehen und eine von diesen abweichende sekundäre Organelle sein, „welche an der Zellfunktion z. B. Fettresorption aktiv Anteil nimmt". NAGAHIRO hält es nicht für gänzlich ausgeschlossen, daß „die Gallenblasenepithelien die Fettsubstanz" wie den Schleim in die Galle ausscheiden können.

Bei Anwendung der Sudan III-Färbung fanden TOGARI und OKADA (1953) im Epithel der *menschlichen* Gallenblase sowie ISHIKAWA (1950) im Epithel der *Meerschweinchen*-Gallenblase kleine Lipidmengen in den gewöhnlichen Epithelzellen und viel Lipid in den Stiftzellen. In der Arbeit von EGLITIS und HAYES (1961) findet sich nur mit Bezug auf die Mikrovilli der Vermerk: „Tests for plasmalogens, cholesterol and sudanophilic material are in our material negative."

Mit Sudanschwarz B färbbare Fettstoffe fand YAMADA (1962b) bei der *Maus*, beim *Goldhamster* und *Meerschweinchen* spärlich verteilt im apikalen und basalen Cytoplasma der „barrel-shaped cells". Frei davon sei das Cytoplasma in der Umgebung des Zellkerns. Bei den „rodshaped cells" liegen sudanophile Lipidteilchen zusammengedrängt im apikalen Teil des Zelleibes. YAMADA hält es für sicher, daß die starke Konzentration der Lipidpartikel im apikalen Cytoplasma der „rod-shaped cells" eine Anhäufung von Mitochondrien darstellt.

WALLRAFF und DIETRICH (1957) untersuchten *menschliche* Steingallenblasen auf den Lipidgehalt des Epithels mit folgenden Verfahren: Sudanschwarz B (LISON), Plasmareaktionen (FEULGEN, VOSS, PISCHINGER, HAYES und CAIN),

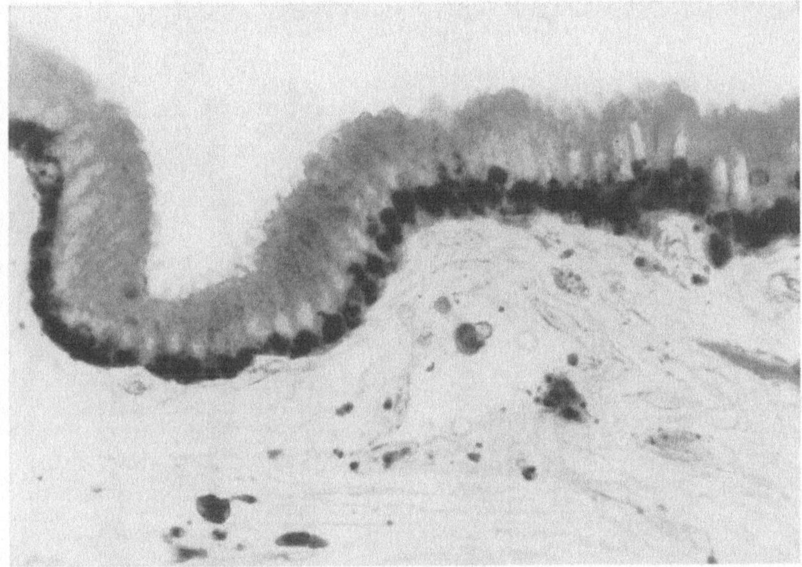

Abb. 27. Steingallenblase, Mensch. Starke Fettansammlung in der basalen Zone des Oberflächenepithels. Formol 1:9, Gefrierschnitt, 15 μ, Sudanschwarz B. 530fach. (Aus WALLRAFF und DIETRICH, 1957)

Esterphosphatid-Darstellungsmethode (PEARSE), saure Hämateinmethode (BAKER), Einschlußfärbung (FEYRTER), Cholesterin-Reaktion (SCHULZ-ROMIEU). Zu den Ergebnissen dieser Untersuchungen an Steingallenblasen ist einschränkend zu sagen, daß sie nicht unbedingt normale Befunde sein müssen; das braucht jedoch den Wert ihres Beitrages zur Aufdeckung und Erläuterung von Stoffwechselvorgängen im Gallenblasenepithel nicht herabzumindern.

Sudanschwarz B färbt am Gefrierschnitt alle Lipide (MONTAGNA und HAMILTON, 1951; LENNERT, 1955), im Gegensatz zum Sudan III und Scharlachrot auch Phospho- und Glykolipide (PEARSE, 1954), ferner feste Glyceride, Wachse und Alkohole mit den Kettenlängen C^9 bis C^{15} (LENNERT und WETZEL, 1952/53; LENNERT, 1954/55). Am Epithel der Steingallenblasen färben sich Lipide mit diesem Farbstoff nur in den gewöhnlichen Epithelzellen, nicht in den Stiftzellen. Dagegen verzeichnen ISHIKAWA (1950), TOGARI und OKADA (1953) bei Sudan III-Färbung und YAMADA (1962b) bei Sudanscharz B-Färbung auch Lipidvorkommen in diesen Zellen. Der histologische Lipidgehalt des Epithels der Steingallenblasen war von Fall zu Fall, von Schnitt zu Schnitt und Epithelstrecke zu Epithelstrecke auch im Einzelfall verschieden. Die Lipide lagen nur im Cytoplasma. Es ergaben sich drei Arten der cytoplasmatischen Lipidverteilung: eine feintropfige diffuse, eine fein- und grobtropfige basale und eine fein- und grobtropfige apikale. Am massivsten mit Lipid beladen waren mehrmals basale Strecken des Oberflächenepithels (Abb. 27) und des Buchtenepithels (Abb. 28). Der ganze infranucleäre Cytoplasmaabschnitt schien nur aus Fett zu bestehen und der Zellkern auf einen „Fettsockel" gestellt zu sein (Abb. 29). Diese Sockel sind jedoch keine homogenen Fettkörper, sondern werden von zahlreichen verschieden großen und eng

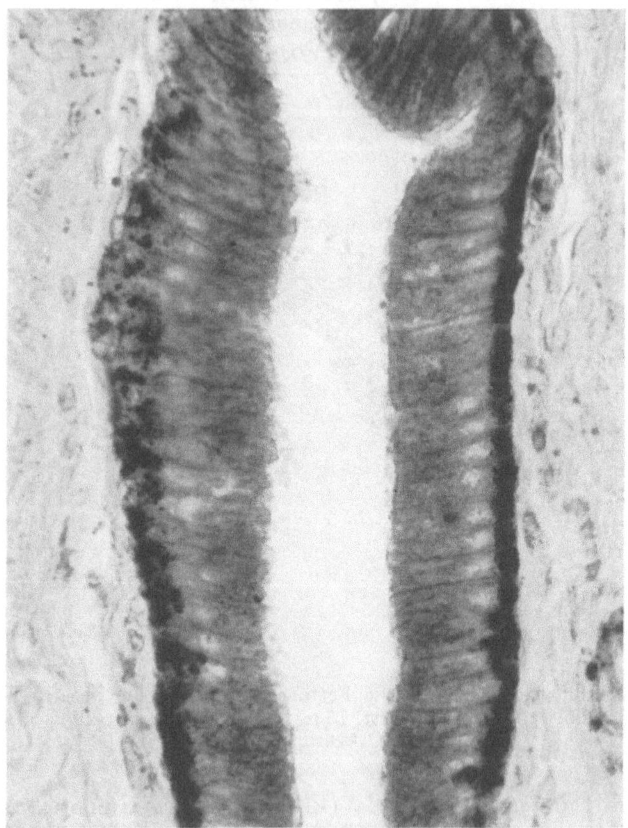

Abb. 28. Steingallenblase, Mensch. Buchtenepithel mit starker Fettansammlung in der basalen Epithelzone. Technik und Vergrößerung wie bei Abb. 27. (Aus WALLRAFF und DIETRICH, 1957)

zusammengedrängten intraplasmatischen Fetttröpfchen gebildet. Auch im apikalen Cytoplasmabereich werden oft ähnliche große Lipideinlagerungen beobachtet (Abb. 30). Bei YAMADA (1962a) findet sich der Hinweis, daß die „secretory products" des Gallenblasenepithels, die wahrscheinlich schleimiger Natur sind, sich nicht mit Sudanschwarz B färben; das schließe Lipide als Bestandteile dieser Sekretprodukte aus. Sicher sind Lipide an der Färbung des Gallenblasenschleimes nicht beteiligt, wie WALLRAFF und DIETRICH (1957) festgestellt haben.

    Die Plasmalreaktion des Epithels fällt an den Steingallenblasen sehr unregelmäßig, teils völlig negativ, teils nur an der einen oder anderen Stelle positiv aus. Im positiven Falle sind die Zelleiber entweder im Ganzen rötlich oder nur im basalen Teil kräftig violett gefärbt. Die starke basale Plasmareaktion er-

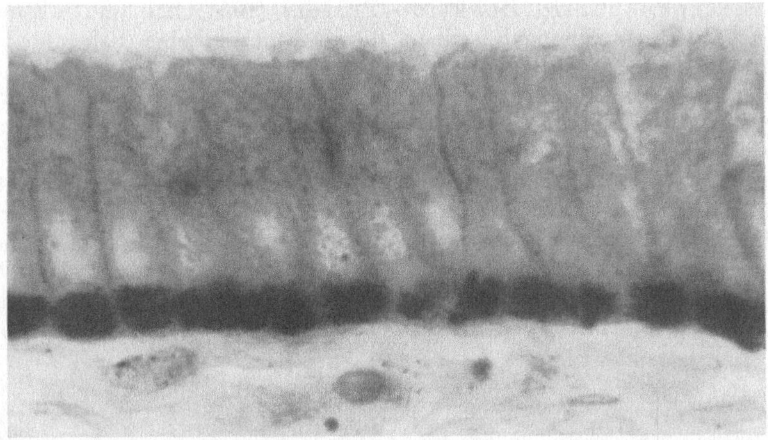

Abb. 29. Steingallenblase, Mensch. Die basalen Abschnitte aller Epithelzellen sind mit Fett beladen. Die Zellkerne stehen wie auf „Fettsockeln", die aus vielen verschieden großen und eng zusammengedrängten Fetttröpfchen zusammengesetzt sind. Technik wie bei Abb. 27. 1200fach. (Aus WALLRAFF und DIETRICH, 1957)

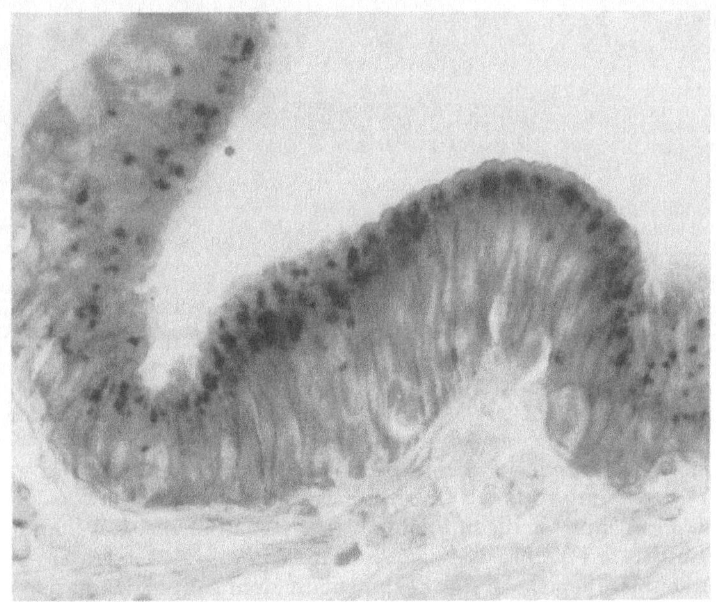

Abb. 30. Steingallenblase, Mensch. Faltenepithel mit Fetteinlagerungen in der subcuticularen Zone FERNERS. Technik und Vergrößerung wie bei Abb. 27. (Aus WALLRAFF und DIETRICH, 1957)

folgt also an der Stelle mit dem größten Lipidvorkommen. Die in der geschilderten Weise positive Epithelreaktion tritt aber nur an Gefrierschnitten von Gallenblasenstückchen auf, die in gesättigter wäßriger Sublimatlösung fixiert wurden. Ganz ungefärbt bleibt dagegen das Epithel, wenn unfixierte Schnitte nach den Verfahren von FEULGEN, PISCHINGER, HAYES und CAIN sowie Schnitte von sublimateisessig-fixierten Gallenblasen-Stückchen der Reaktion unterzogen wurden.

Die Esterphosphatid-Reaktion Pearses (1954) fiel am Gallenblasenepithel negativ aus. Demnach scheint dieses Epithel keine Esterphosphatide
(Lecithin und Cephalin) zu enthalten.

Mit dem Bakerschen sauren Hämatein färben sich: der Schleim dunkelblau, Phosphatide dunkel- bis schwarzblau, Nucleoproteine dunkelblau und
Erythrocyten schwarzblau (Baker, 1946). Das Cytoplasma der großen Masse
der gewöhnlichen Epithelzellen weist hell- bis dunkelblau gefärbte Granula auf,
gleichmäßig in der basalen und supranucleären Zone Ferners (1949) verteilt.
Neben diesen Epithelzellen fallen vereinzelte breite, hell- bis dunkelblaue Epithelzellen und schwarzblaue Stiftzellen auf (Abb. 31); sie alle sind ganz mit blauen
Granula angefüllt. Die abgebildete Epithelstrecke enthält ausnahmsweise viele
derartige Zellen. Die meisten Stiftzellen besitzen wie die Mehrzahl der gewöhn-

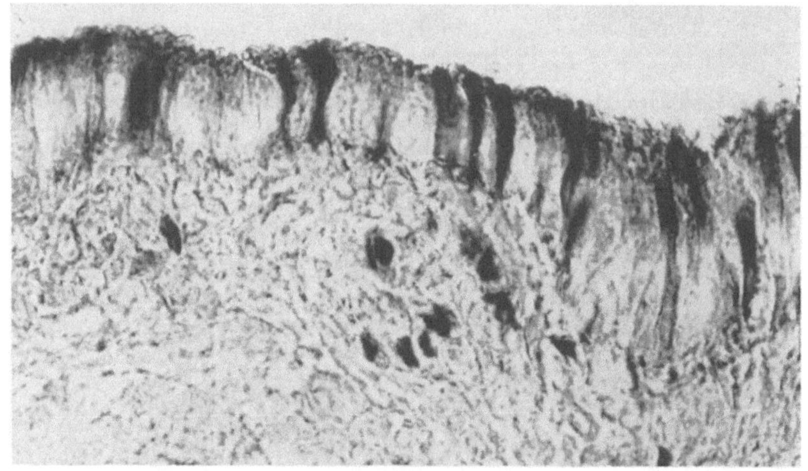

Abb. 31. Steingallenblase, Mensch. Im Oberflächenepithel breite Epithelzellen und meist
schmale Stiftzellen, letzere mit dunkelblauen Granula angefüllt. Bichromat-Calcium, Gefrierschnitt, 10 μ, saures Hämatein (Baker). 650fach. (Aus Wallraff und Dietrich, 1957)

lichen Epithelzellen einen gelblichen Farbton. An nach Baker vorbehandeltem
Material färben sich mit Sudanschwarz B zahlreiche Fetttröpfchen in der basalen
Epithelzone; die Stiftzellen dagegen färben sich an diesem Material mit Sudan-
schwarz B ebensowenig wie nach bloßer Formolfixierung. Der Pyridin-Extraktions-
test entzieht den Schnitten die mit dem sauren Hämatein und dem Sudanschwarz B
färbbaren Substrate. Bleibt als Folge der Anwendung dieses Testes, wie hier im
Fall des Gallenblasenepithels, die Färbung mit dem sauren Hämatein aus, dann
besteht das geprüfte Substrat aus Phospholipiden (Pearse, 1954). Daher ist der
Schluß berechtigt, daß mit dem sauren Hämatein Phospholipide im Epithel der
Steingallenblasen erfaßt werden.

Im Weinsteinsäure-Thioningemisch Feyrters (1942, 1955) färbt sich
der Schleim wie in gewöhnlicher wäßriger Thioninlösung metachromatisch rot.
Unter bestimmten, hier nicht zu erörternden Voraussetzungen werden mit dem
Gemisch Phosphatide dargestellt (Feyrter, 1942; Pearse, 1954). Der Epithelschleim der Steingallenblasen färbt sich augenblicklich mit diesem Reagens rot,
noch bevor das Deckglas aufgelegt werden konnte. Anzeichen für eine erst nach
Stunden und Tagen erfolgende Lipoid- bzw. Phosphatiddarstellung waren nicht
erkennbar.

Schwach, aber doch eindeutig positiv fällt der Cholesterin-Test am Epithel aus. Zu Beginn des Testes werden hauptsächlich in der basalen Epithelzone, oft auf weite Strecken hin, gehäufelte, zunächst rote und braunrote, sich dann rasch hellgrün oder schmutziggrün verfärbende Tröpfchen sichtbar. An Parallelschnitten, die mit Sudanschwarz B gefärbt wurden, zeigt sich die örtliche Übereinstimmung zwischen dem Cholesterinvorkommen und der Sudanophilie im Epithel.

δ) Vitamin C

Bei Anwendung der histochemischen Vitamin C-Reaktion entstehen im Epithel der *menschlichen* Steingallenblasen nur selten und dann meist nur spärliche Silbergranula; sie liegen häufiger im supranucleären Zellabschnitt als im infra-

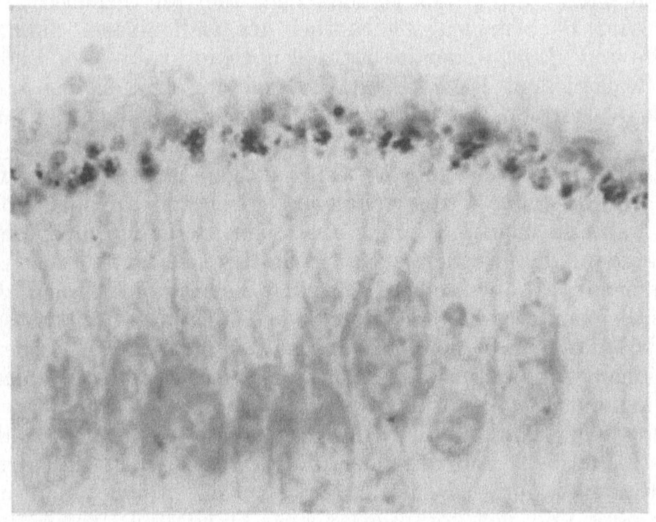

Abb. 32. Steingallenblase, Mensch. Einzelne und mit Pigmentgranula zusammenhängende, traubig verklumpte schwarze Silbergranula („Vitamin C-Granula") in der subcuticularen Zone des Epithels einer Schleimhautbucht. Vitamin C-Reaktion nach GIROUD und LEBLOND (ohne Natriumthiosulfat), Paraffin, 8 μ, Kernechtrot-Lichtgrün, 1800fach. (Aus WALLRAFF und DIETRICH, 1957)

nucleären. Die Silbergranula sind verschieden groß und rund. Anhäufungen der Granula wie in Abb. 32 gibt es selten. Bevorzugte Ablagestätte dieser Granulahaufen ist die subcuticulare Zone FERNERs (1949).

ε) Pigment

Das Pigment im Epithel der *menschlichen* Steingallenblasen (WALLRAFF und DIETRICH, 1957) ist goldgelb; die Epithelzellen enthalten davon viel, wenig oder garnichts. Als einzigen von den zahlreich verwendeten Farbstoffen nimmt dieses Pigment das Chromhämatoxylin an, aber nur nach vorangegangener Oxydation der Schnitte; es färbt sich dann auch an entfetteten Schnitten. WALLRAFF und DIETRICH (1957) schließen aus diesem Verhalten, daß das Pigment des Gallenblasenepithels ein Protein mit Schwefelgruppen enthält, die durch die Oxydation in Sulfosäuren ungewandelt werden und die ihrerseits dann den Farbstoff binden. Die Kohlenhydratreaktion mit dem Überjodsäure-Schiff-Reagens und die Ziehl-Neelsensche Methode zur Darstellung säurefester Lipofuscine fallen am Pigment des Gallen-

blasenepithels negativ aus. Die elektronenmikroskopisch sehr dichten Pigmentgranula im Gallenblasenepithel der Maus sollen das Endprodukt eines „Amal-
gamation-Absorption-Prozesses" sein (HAYWARD, 1962a).

c) Die Becherzellen

PFUHL (1932) bezweifelt das Vorkommen von Becherzellen im gesunden
Gallenblasenepithel, da er sie im Epithel der Gallenblasen vom *Menschen* (Hingerichtete) nicht fand. GOMPPER (1951) sah diese Zellen oft beim *Schwein*. Bei der
Gallenblase vom *Menschen, Kalb* und von der *Katze* ist bei ihm gar nicht die Rede
von Becherzellen, und bei *Hund, Kaninchen* und *Meerschweinchen* heißt es bei
ihm, Becherzellen „nicht gesehen" oder „nicht gefunden". OTT (1937) wiederum
spricht in seiner Untersuchung über das Gallengangsystem des *Schweines* zwar
von Becherzellen im Epithel der Gallengänge, aber im Gegensatz zu GOMPPER
(1951) nicht von Becherzellen im Epithel der Gallenblase. SEELIGER (1937)
fand bei *Katze* und *Hund* weder im Epithel noch in „tubulösen Bildungen" der
Gallenblase Becherzellen. NAGAHIRO (1938) sah im Epithel der gesunden und
frischen Gallenblasen von drei *Menschen* (Hingerichtete) keine „echten Becherzellen"; seiner Auffassung nach kommt es in den Epithelzellen der Gallenblase
zu keiner Anhäufung von „Vacuolen" und daher zu keiner Bildung von Becherzellen. Da NAGAHIRO seine Untersuchungen jedoch nur am Gallenblasenkörper
durchgeführt habe, so meint er, könne aus seinen Befunden nicht ohne weiteres
geschlossen werden, daß Becherzellen im Epithel des Erwachsenen überhaupt
fehlten. Andererseits sei aber seinen Befunden doch zu entnehmen, daß Becherzellen im Epithel der gesunden menschlichen Gallenblase äußerst selten seien.
HAYWARD (1962) fand im Gallenblasenepithel der *Maus* keine Becherzellen.

Nur bei einigen von den untersuchten *menschlichen* Steingallenblasen (WALL-
RAFF und DIETRICH (1957) wurden Becherzellen im Falten- und Buchtenepithel
gefunden. Der wie der Epithelschleim der Gallenblase teils körnige, teils vacuolige
Becherzellenschleim färbt sich wie jener rot bis dunkelviolett mit dem Überjodsäure-Schiff-Reagens, purpurn mit Aldehydfuchsin, schwarzblau mit Chromhämatoxylin (ohne und mit vorausgegangener Oxydation), rot (γ-metachroma-
tisch) mit Toluidinblau und Thionin. Beide, der Epithel- und der Becherzellenschleim, werden vom Pepsin und Trypsin nicht verdaut.

Die Herkunft der Becherzellen im Gallenblasenepithel ist noch ungeklärt.
Man hält sie für umgewandelte Epithelzellen, wie die Becherzellen des Darmes.
SHIKINAMI (1908) und JURISCH (1909) wollen im Epithel tierischer Gallenblasen
Übergangsformen zwischen gewöhnlichen Epithelzellen und Becherzellen gesehen
haben. WALLRAFF und DIETRICH (1957) fanden im Epithel *menschlicher* Steingallenblasen keine Übergangsformen. Die kleinsten Becherzellen sahen sie immer
nur in der basalen Epithelzone und an die Basalmembran angelagert (Abb. 23),
die größeren Becherzellen aufgerückt im Epithel, etwa in der Kernzone oder noch
weiter oben (Abb. 33). So entsteht der Eindruck, daß die Becherzellen im Gallenblasenepithel selbständige, im Laufe ihrer Entwicklung in diesem Epithel aufsteigende Zellen sind. Die Becherzelle der Abb. 33 hat eine Hauptzelle zur Seite
gedrängt, stark abgeplattet und den Kern dieser Zelle apikalwärts verschoben.
Für gewöhnlich findet man in diesem oberen Epithelbereich keinen Zellkern.
Die Endphase der Entwicklung der Becherzellen im Gallenblasenepithel konnte
nicht geklärt werden. WALLRAFF und DIETRICH (1957) sahen nie eine Becherzelle,
die die Epitheloberfläche erreicht hatte und ihren Schleim entleerte, auch keine
in die Gallenblasenlichtung übergetretene Becherzellen. Die Abb. 23 und die
Abb. 33 zeigen eindeutig, daß die Becherzellen des Gallenblasenepithels von der
Epithelbasis aus in die Intercellularspalte eindringen, sich darin breit machen und

im Epithel aufsteigen. Vermutlich bricht der Zelleib — noch bevor die Zelle die Epitheloberfläche erreicht — apikal auf und wird der Schleim in den Intercellularspalt und über diesen in die Gallenblasenlichtung entleert. Nach WALLRAFF und DIETRICH (1957) gehen die Becherzellen aus „basalen Ersatzzellen" (s. S. 307) hervor, die jedoch keine Epithelzellen, sondern in das Epithel eingewanderte Histiocyten sein sollen.

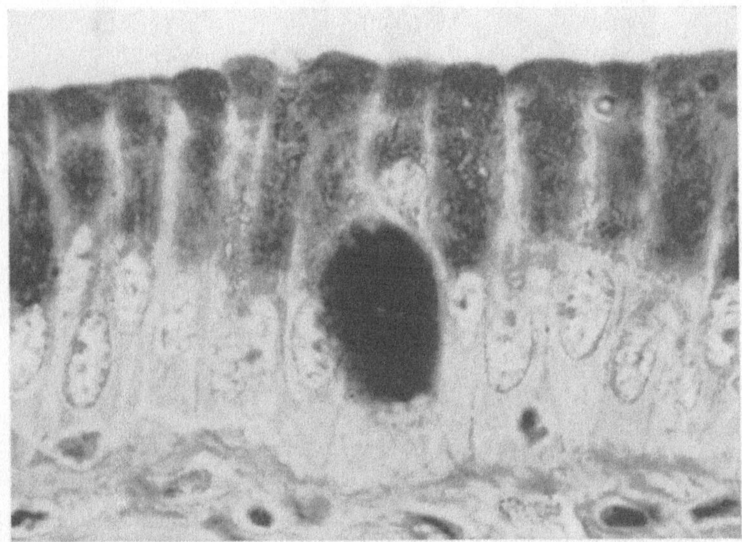

Abb. 33. Steingallenblase, Mensch. Große, in der Kernzone des Epithels liegende und in diesem aufsteigende Becherzelle, die rechtsseitig eine gewöhnliche Epithelzelle stark abgeplattet und deren Kern apikalwärts geschoben hat. Sanfelice. Paraffin, 5 μ, Paraldehydfuchsin (Gomori), Hämalaun. 1200fach, auf $^{19}/_{20}$ verkleinert. (Aus WALLRAFF und DIETRICH, 1957)

d) Drüsen der Gallenblasenwand

Die Gallenblase des *Schweines* besitzt einfache und mannigfach verästelte, nicht sehr zahlreiche, zum größten Teil verschleimte „Anhangsdrüsen", die vereinzelt Becherzellen (OTT, 1937) enthalten. Nach GOMPPER (1951) gibt es beim *Schwein* bis in die Muscularis hinein vorgedrungene „Drüsenkomplexe". Beim *Hund* und bei der *Katze* ist keine „Drüsenschicht" vorhanden (SEELIGER, 1937). GOMPPER (1951) sah auch bei *Hund, Kaninchen, Meerschweinchen* und *Mensch* „keine Drüsen"; dagegen fand er solche beim *Kalb* in allen Abschnitten der Gallenblase.

In Übereinstimmung mit den Abbildungen OTTs (1937) vom *Schwein* fanden WALLRAFF und DIETRICH (1957) bei einigen Steingallenblasen des *Menschen* öfters echte, im subepithelialen Bindegewebe des Fundus- und Korpusteiles liegende Drüsen mit mehr oder weniger verschleimten Epithelzellen. In diesen Fällen war das Buchtenepithel im Buchtengrund drüsig umgewandelt (Abb. 34) oder es hatte Sprossen in das subepitheliale Bindegewebe vorgetrieben und darin verzweigte tubuloacinöse Drüsen gebildet (Abb. 13). Die Zellkerne dieser Drüsenepithelien haben Ei- oder Napfform und liegen basal und quer zur Längsachse der Zelle. Bei Mucicarmin- und Methylgrün-Pyroninfärbung erscheint der Zellleib am Schnitt wie von einem roten Netz durchzogen, mit dem WeinsteinsäureThioningemisch dagegen tingiert er sich homogen rot. Mit dem ÜberjodsäureSchiff-Reagens, mit Aldehydfuchsin, Chromhämatoxylin, Alzianblau, Toluidinblau

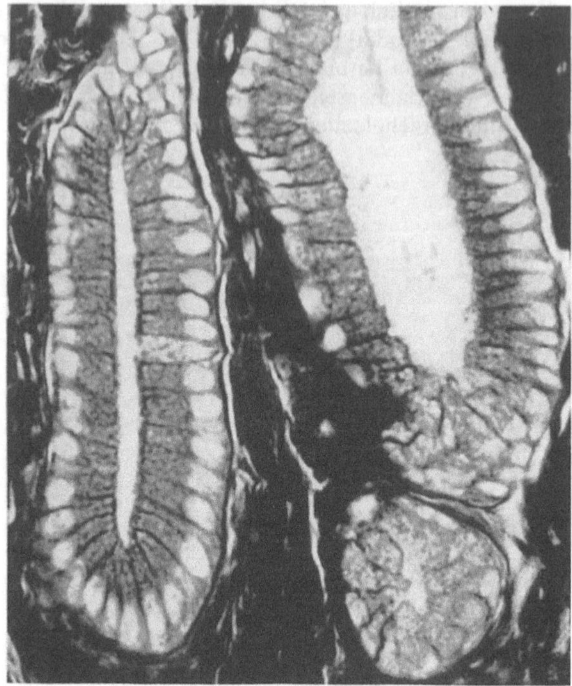

Abb. 34. Steingallenblase, Mensch. Epithelien zweier angeschnittener Schleimhautbuchten.
Im Buchtengrund rechts drüsige Umwandlung des Epithels. Darunter Anschnitt einer kleinen
Drüse. Carnoy, Paraffin, 5 µ, Tannineisen, 560fach, auf $^{19}/_{20}$ verkleinert. (Aus WALLRAFF und
DIETRICH, 1957)

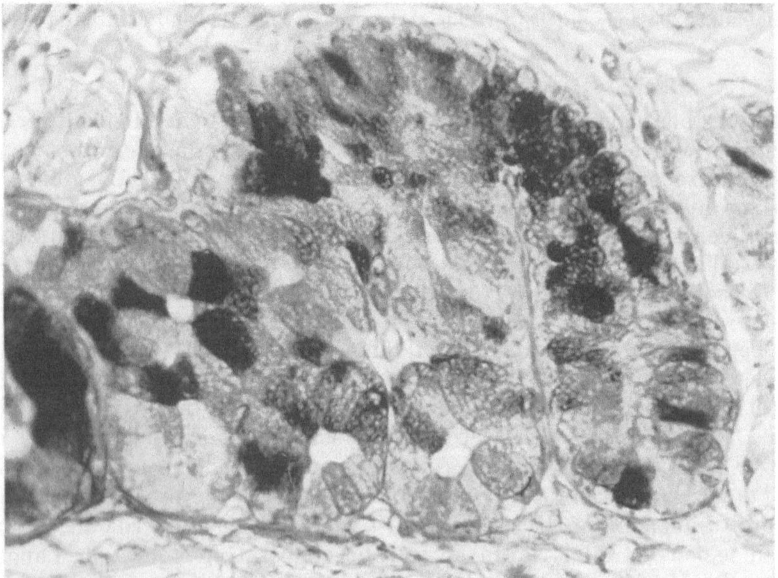

Abb. 35. Steingallenblase, Mensch. Drüsen im subepithelialen Bindegewebe der Schleimhaut.
Die Drüsenzellen sind sehr unterschiedlich mit Schleim (schwarz) beladen. Bouin, Paraffin,
5 µ, Paraldehydfuchsin (Gomori), Hämalaun. 500fach, auf $^{19}/_{20}$ verkleinert. (Aus WALLRAFF
und DIETRICH, 1957)

und Thionin färben sich Schleimgranula in den Drüsenzellen, — mit den beiden letztgenannten Farbstoffen metachromatisch rot (γ-Metachromasie). Die Beladung der Drüsenzellen mit Schleimgranula ist sehr unterschiedlich: die einen sind damit vollgepackt, während die anderen kaum einige Körnchen aufweisen. Am deutlichsten zeigt sich das bei den Färbungen mit dem Aldehydfuchsin (Abb. 35) und Chromhämatoxylin. Nur selten färben sich mit dem Sudanschwarz B einige Fetttröpfchen in den Drüsenzellen.

3. Lipophagen, Plasmazellen und Mastzellen

Unter den freien Bindegewebszellen in der Wand der *menschlichen* Steingallenblasen (WALLRAFF und DIETRICH, 1957) fallen die Lipophagen — sie liegen hauptsächlich im subepithelialen Bindegewebe der Schleimhautfalten — durch ihre zahlreichen mit Sudanschwarz B färbbaren Fetttröpfchen und durch ihre oft positive Plasmalreaktion auf. Die Esterphosphatid-Reaktion, die saure Hämatein-Methode, die Weinsteinsäure-Thionin-Methode und Cholesterin-Reaktion zeigen nach unseren Feststellungen an den Lipophagen kein färberisches Ergebnis.

Die Plasmazellen sind nur mit Methylgrün-Pyronin voll färbbar: ihre Leiber färben sich mit dem Pyronin homogen rot, Granula treten nicht in Erscheinung; die Kerne haben Radspeichenform.

Mastzellen (Abb. 36) finden sich zahlreich im Bindegewebe der Gallenblasenwand; sie sind viel reaktionsfähiger als die beiden vorhin genannten Zellformen und besitzen die gleiche Reaktivität wie die Rundzellen im Epithel. Die Kerne der Mastzellen sind teils wie die Kerne der Plasmazellen radspeichenförmig, teils gewöhnlich strukturiert. Die Radspeichenform der Mast- und Rundzellen ist als ein verwandschaftliches Merkmal zu werten. Schon ASCHOFF (1905) hat in der Gallenblasenwand des *Menschen* „Mastzellen mit Plasmazellkernen" beschrieben und vermerkt, er habe „echte Plasmazellen" in der Gallenblasenwand nicht gefunden. WALLRAFF und DIETRICH (1957) haben sie jedoch nachgewiesen und nehmen an, daß die Zellen mit Radspeichenkernen und cytoplasmatischen Granula, wie die Mastzellen sie besitzen, Übergangsformen von echten Plasmazellen zu Mastzellen sind. Die besondere histochemische Reaktivität der Mastzellen beruht auf ihren Granula.

Zum Methylgrün-Pyronin haben die Mastzellen die gleiche Affinität wie die Plasmazellen, aber außer dem Cytoplasma färben sich die Mastzellengranula mit dem Pyronin rot.

Die Überjodsäure-Schiff-Reaktion fällt bei der Mehrzahl der Mastzellen negativ aus. Die positiv reagierende Minderheit liegt fast ausschließlich im subserösen Bindegewebe. Reaktiv sind in diesen Zellen nur speichelfeste, runde, sich violett färbende cytoplasmatische Granula; ihre Zahl reicht bei weitem nicht an die der metachromatischen Mastzellengranula. Es fragt sich, ob die Überjodsäure-Schiffpositiven Mastzellengranula andere als die metachromatischen oder eine Entwicklungs- bzw. Funktionsstufe der metachromatischen Granula sind, auf der diese neutrale Mucopolysaccharide enthalten. Die Angaben im Schrifttum über die Reaktivität der Mastzellen mit dem Schiff-Reagens und über den ursächlichen Zusammenhang weichen voneinander ab. Nach WISLOCKI u. Mitarb. (1947) reagieren die Mastzellen in den Geweben der Säuger, auch die des *Menschen*, und nach COMPTON (1952) die Mastzellen des *Hamsters* nicht mit dem Bauerschen Reagens. Auch bei CLARA (1954) heißt es, die Mastzellen der meisten Säugetiere gäben keine Chromsäure- und Überjodsäure-Schiff-Reaktion. In der *Ratten*lunge weisen dagegen „Cytoplasma und Granula" der Mastzellen nach CLEMENS (1956) eine positive Reaktion auf, die aber schwächer ausfällt als die Färbung mit Toluidinblau.

Nach BURKL (1953/54) ist das Heparin der Mastzellen für die Überjodsäure unangreifbar.

„Diese verschiedenen Befunde der Autoren finden eine Erklärung durch JORPES, WERNER und ABERG (1948) (zit. nach CLARA, 1954): Die Schiff-negativen Mastzellengranula enthalten eine mit Schwefelsäure veresterte Hyaluronsäure, so daß eine Reaktion nicht möglich ist. Die Schiff-positiven Mastzellengranula dagegen „enthalten nicht das gewöhnliche (dreifach veresterte) Heparin, sondern einen dem Heparin entsprechenden Monoschwefelester oder eine analoge Vorstufe desselben". Demnach gibt es, wahrscheinlich von Tier zu Tier und von Organ zu Organ variierend, Mastzellen mit zwei Heparinarten. Von einer Identität der Schiff-positiven und metachromatischen Granula schlechthin kann bei den Mastzellen der Gallenblase nicht die Rede sein, denn dafür ist das Mengenverhältnis viel zu ungleich. Vielleicht sind es Granula anderer Art. Es wäre aber auch möglich, daß Mastzellen zugleich Träger rein metachromatischer sowie metachromatischer und Schiff-positiver Granula sind, d. h. Träger beider Heparine" (WALLRAFF und DIETRICH, 1957).

Mit dem Gomorischen Chromhämatoxylin färben sich die Mastzellengranula schwarzblau wie die Granula der im Epithel lokalisierten Rundzellen, aber im Gegensatz zu diesen Granula nur nach voraufgegangener Schnittoxydation, d. h., daß die Mastzellengranula keine natürlichen sauren Stoffe enthalten. Entgegen dem mit der Überjodsäure-Schiff-Reaktion erhobenen Befund erscheinen die Zellleiber der Mastzellen nun vollgepfropft mit Granula. Es ist daher nicht zweifelhaft, daß mit dem Chromhämatoxylin wie mit metachromatischen Farbstoffen die typischen Mastzellen- bzw. Heparingranula erfaßt werden. Die Voraussetzung für die Färbung dieser Granula ist dieselbe wie beim Neurosekret. Durch Trypsinverdauung am Schnitt wurde an den Mastzellengranula eindeutig erhärtet, daß mit Chromhämatoxylin Proteine dieser Granula sichtbar gemacht werden (WALLRAFF und DIETRICH, 1957). Diese Proteine dürften wie die Proteine des Neurosekretes (MÜLLER, 1954) Sulfhydrylgruppen besitzen. Erst wenn diese Gruppen zu Sulfonsäuren oxydiert worden sind, kann sich das basische Chromhämatoxylin mit den Proteinen verbinden und die Granula anfärben. Nach dem gleichen Prinzip färben sich die Mastzellengranula mit dem Alzianblau in hellem blaugrünem Farbton.

Die saure Mucopolysaccharid-Reaktion der Mastzellengranula ist seit langem bekannt; ihr Ausdruck ist die metachromatische dunkelviolette Färbung (dimere und trimere violette β-Metachromasie), die wie bei den Rundzellengranula wasser- und alkoholfest ist. Die Alkoholfestigkeit zeigt nach MICHALIS das Vorhandensein höherer Schwefelester (Chondroitinschwefelsäure, Mucoitinschwefelsäure, Heparin) an.

Chromgallocyanin, wie das Chromhämatoxylin ein basischer Farblack, färbt die Granula der Mastzellen wie das Neurosekret (GOSLAR und TISCHENDORF, 1955) blauviolett, zum Unterschied davon die Granula der Rundzellen braunrot; es färbt beide aber nur so wie das Chromhämatoxylin nach Oxydation der Schnitte mit Kaliumpermanganat-Schwefelsäure. Wie die Lipophagen, so färben sich auch die Mastzellen regelmäßig und überall im Bindegewebe der Gallenblase mit Sudanschwarz B; ihre Zelleiber schwärzen sich damit so sehr, daß es unmöglich ist, zu entscheiden, ob nur Zellgranula oder auch das Cytoplasma gefärbt sind. Wie bereits MONTAGNA und NOBACK (1948) feststellten, schwärzen sich mit dem Sudanschwarz B bei *Mensch, Hund, Hamster, Maus* und *Ratte* im Cytoplasma aller Mastzellen Granula. Für den *Hamster* wurde dieser Befund von COMPTON (1952) nicht bestätigt. Wie WASSERMANN (1948, zit. nach BURMESTER, 1951) durch Ultrazentrifugierung ermittelt hat, sind außer Kohlenhydraten und Proteinen noch Lipide am Aufbau der Mastzellengranula beteiligt.

4. Elastisches Bindegewebe

Die Wand der *menschlichen* Steingallenblasen ist reich an netzförmig verbundenen elastischen Fasern. Diese färben sich mit dem Überjodsäure-Schiff-Reagens, je nach der verwendeten fuchsinschwefligen Säure, unterschiedlich: mit der Graumannschen rötlichviolett, mit der De Lamaterschen blaßrot und mit der Feulgenschen bläulich schillernd. Die kollagenen Bindegewebsfasern reagieren nur mit der Graumannschen, indem sie sich blaßrot färben. Näheres über

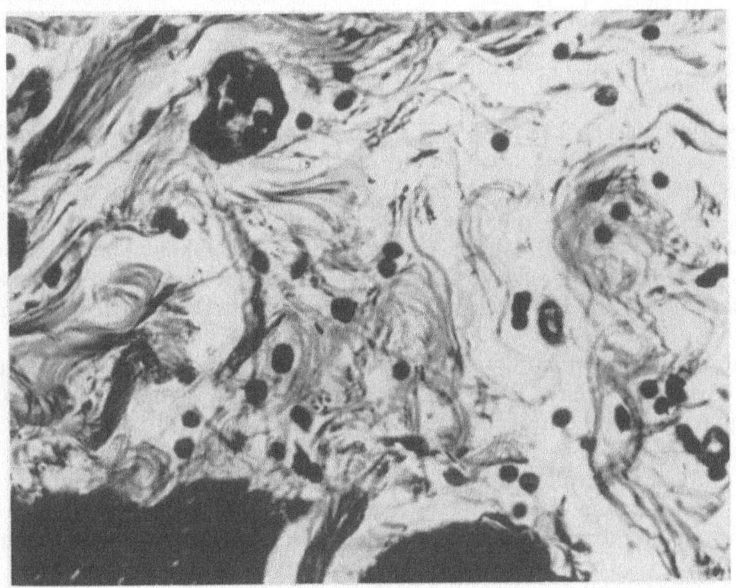

Abb. 36. Steingallenblase, Mensch. Mastzellen und elastisches Bindegewebe nach Chromhämatoxylin-Färbung. Die Mastzellen sind mit Granula, die sich schwarzblau färben, so vollgepfropft, daß sie nicht durchleuchtbar sind und im Schwarzweißbild wie schwarze Kleckse erscheinen. Sanfelice, Paraffin, 8 μ, Chromhämatoxylin (ohne Beizung, mit Oxydation des Schnittes). 500fach. (Aus WALLRAFF und DIETRICH, 1957)

die unterschiedlichen Reaktionsweisen von Gewebssubstraten mit den drei fuchsinschwefligen Säuren und über Pseudo-Schiff-Reaktionen siehe bei WALLRAFF und DIETRICH (1957) sowie WALLRAFF (1959). Über die positive Reaktion elastischer Fasern bei Anwendung des Überjodsäure-Schiff-Verfahrens berichten ausführlich SCOTT und CLAYTON (1953). Im Gegensatz zu diesen und unseren Befunden verzeichnen HALMI und DAVIES (1953) beim *Menschen* für gewöhnlich eine negative Überjodsäure-Schiff-Reaktion der elastischen Fasern.

Wie die Epithelzellen und die Mastzellengranula färben sich die elastischen Fasern der Steingallenblasen mit dem Aldehydfuchsin purpurrot. SCOTT und CLAYTON (1953) führen die starke Färbung der elastischen Fasern mit dem Aldehydfuchsin auf eine saure Mucopolysaccharidschicht zurück, von der die elastischen Fasern nach BUNTING (1950) umgeben sind.

Mit dem Chromhämatoxylin tingieren sich die elastischen Fasern der Gallenblasenwand wie der Epithelschleim und die Mastzellengranula schwarzblau (Abb. 36) und wie diese nur nach Oxydation der Schnitte. Entfettung der Schnitte und Verdauungsversuche mit Pepsin und Trypsin ändern an diesem Färbeergebnis nicht das geringste.

Außer den hier angeführten Farbstoffen färbt noch das Methylgrün-Pyronin die elastischen Fasern rot.

Erwähnt sei noch das färberische Verhalten kleiner Arterien in der Gallenblasenwand, bei denen die besonders starke Färbung der Tunica elastica interna mit Methylgrün-Pyronin und Alzianblau auffällt. Außerdem kann in der Wand dieser Gefäße eine Substanz ausfindig gemacht werden, die sich mit Alzianblau blaugrün und mit Thionin metachromatisch färbt. Die Vorbehandlung der Schnitte mit Hyaluronidase („Kinetin") ändert an diesen Substratfärbungen insgesamt gar nichts. Die Basophilie dieser Substrate oder der Gefäßwand beruht daher nicht auf einem Gehalt an Hyaluronsäure, sondern an Chondroitinschwefelsäure.

5. Muskulatur

SCHREIBER (1941) betrachtet die Tunica muscularis der Gallenblase des *Menschen* als eine „selbständige Wandschicht" und als einen „umgebauten Abkömmling" der Lamina muscularis mucosae des Verdauungstraktes: „Zwischen dem Bau der Muscularis mucosae, besonders der Speiseröhre und der Scherengitterkonstruktion der Gallenblasenmuskulatur, bestehen hingegen so große Ähnlichkeiten, daß an der Ableitung der letzteren aus dem Material des Schleimhautmuskels kaum zu zweifeln ist. Auch das Verhalten der Gallenblasenmuskulatur sowohl als das der Muscularis mucosae zur Schleimhaut selbst ist so ähnlich, daß es die Annahme verwandtschaftlicher Beziehungen unterstützt. Massenmäßig stärker als die Muscularis mucosae des Jejunum, schwächer jedoch als die des Oesophagus, weicht allerdings die Gitterkonstruktion der Muscularis der Gallenblase so weitgehend vom Bau des Schleimhautmuskels ab, daß man die Gallenblasen-Wandungsmuskulatur nicht einfach als Muscularis mucosae bezeichnen darf. Sie ist vielmehr ein eingebauter Abkömmling derselben, der sich unter Anpassung an die speziellen Aufgaben der Gallenblase in seinem Intimbau gewandelt hat."

Die glatte Muskulatur ist in der Gallenblasenwand, wie in der Regel bei muskulären Hohlorganen, nach Art eines Scherengitters angeordnet (Abb. 37). In der oberflächlichen Schicht der Tunica muscularis bilden die Muskelfasern ein quergestelltes Scherengitter, dessen Steighöhe am Blasenhals flach ist und zum Blasengrund hin steiler wird. Es besteht aus rechts- und linksläufigen, die ganze Blase umziehenden und sich kreuzenden Muskel-Faserzügen. Faserbündel, die von diesem oberflächlichen Scherengitter ausscheren, ziehen, sich ebenfalls überkreuzend, wandeinwärts zum Blasengrund und bilden ein „tiefes longitudinales Gitter". Von diesem wieder abzweigende „Endbündelchen" gehen in kleine elastische Sehnen des subepithelialen Bindegewebes über und verankern die Muskulatur in der Gallenblasenwand. Auch in vergleichenden anatomischen Untersuchungen (SCHREIBER, 1939, 1941) ergab sich bei Säugetieren im Verhältnis Gallenblase-Rauminhalt zum Muskelmassen-Volumen als Mittelwert eine annähernde Konstante von 8:1, beim *Menschen* dagegen nur eine solche von 27:1. Bei gleichem Blasenvolumen ist also die Muskulatur der menschlichen Gallenblase nur ungefähr ein Drittel so stark wie die Gallenblasenmuskulatur von Vierfüßern (*Igel, Meerschweinchen, Katze, Hund, Schwein, Rind, Rhesus*). Bei gleicher Blasengröße beträgt die mittlere Schnittbreite der Tunica muscularis der *menschlichen* Gallenblase 160—200 µ, diejenige der Vierfüßer 475—550 µ; auch das entspricht dem Verhältnis 1:3. Die Abb. 38 gibt in anschaulicher Weise die relativen Muskelstärken der Gallenblasenwände verschiedener Tiere und des

Menschen wieder. Pavel (1962), der eine äußerst dürftige Beschreibung der Gallenblasenmuskulatur bringt, nimmt von den Arbeiten Schreibers (1939, 1941, 1943) keine Kenntnis.

Die Muskulatur der Gallenblase bildet beim *Menschen* und *Schwein* (Otto, 1963) im Blasenhals keinen Sphincter; ihr Scherengitter setzt sich ohne Unterbrechung auf den Ductus cysticus fort.

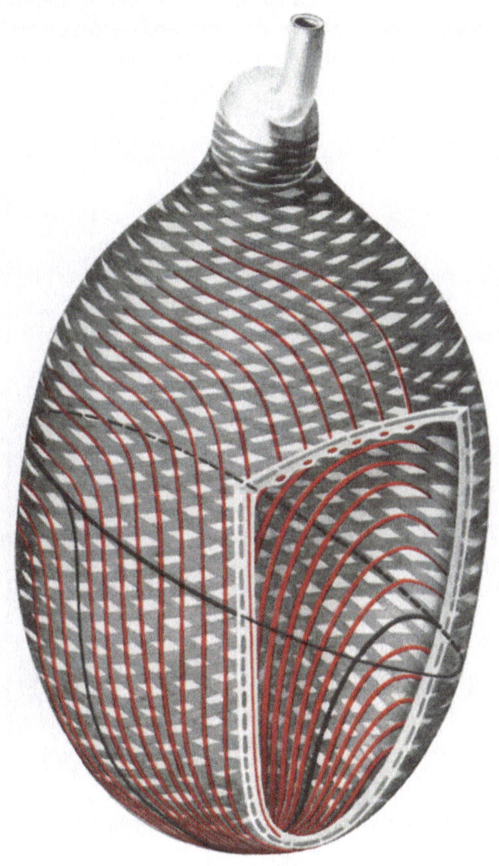

Abb. 37. Schema der Wandmuskulatur der menschlichen Gallenblase. Grau getönt: das oberflächliche quere Muskelgitter. Rot: die aus dem oberflächlichen Gitter abscherenden Längsbündel. Der Übersichtlichkeit wegen sind nur die aus den linksläufigen Spiralen abscherenden Längszüge dargestellt. Man erkennt in der dem Beschauer zugewandten Wand ihren Verlauf von der Abscherung zum Fundus. Im Fenster erkennt man die gegenüberliegende Wand. Man kann den Verlauf der Längszüge vom Fundus zu den Wicklungen der linksläufigen queren Gitter verfolgen. Schwarz: eine linksläufige Spiraltour mit der zugehörigen Längsgurtung. (Aus Schreiber, 1941)

Das Muskelgewebe der *menschlichen* Gallenblase ist histochemisch ziemlich indifferent. Mit Methylgrün-Pyronin färben sich seine Zellen rot. Bei der Anwendung der Plasmalreaktion reagiert es sofort nach dem Einlegen der Schnitte in die fuchsinschweflige Säure und erreicht innerhalb 5 min das Reaktionsmaximum; alsdann sind die Muskelzellen, da ihr Acetalphosphatid-Gehalt sehr groß ist, violett gefärbt. Die Esterphosphatid-Reaktion fällt an ihnen ebenfalls positiv aus. Dabei färben sich nach Hydroxylamin- und nach Sublimatvorbehand-

lung der Schnitte das Muskelgewebe, die Gefäßwände und Nerven der Gallenblasenwand rötlichviolett. Diese Reaktion zeigt die Anwesenheit von Lipoiden
mit Acetalaldehyden und andere Aldehydgruppen an (WALLRAFF und DIETRICH,
1957).

Die kleinen Venen der Gallenblasen von *Mensch* und Tieren (PETRÉN, 1933)
sind schichtweise angeordnet; sie bilden ein submuköses, ein intramuskuläres
und ein subseröses Venennetz. Die aus diesen Venengeflechten hervorgehenden
Venenstämme der Gallenblase verbinden sich mit Pfortaderästen, z. T. in der
Leber; Verbindungen der Gallenblasenvenen zu den Lebervenen bestehen nicht
(LETICEVSKY, 1939).

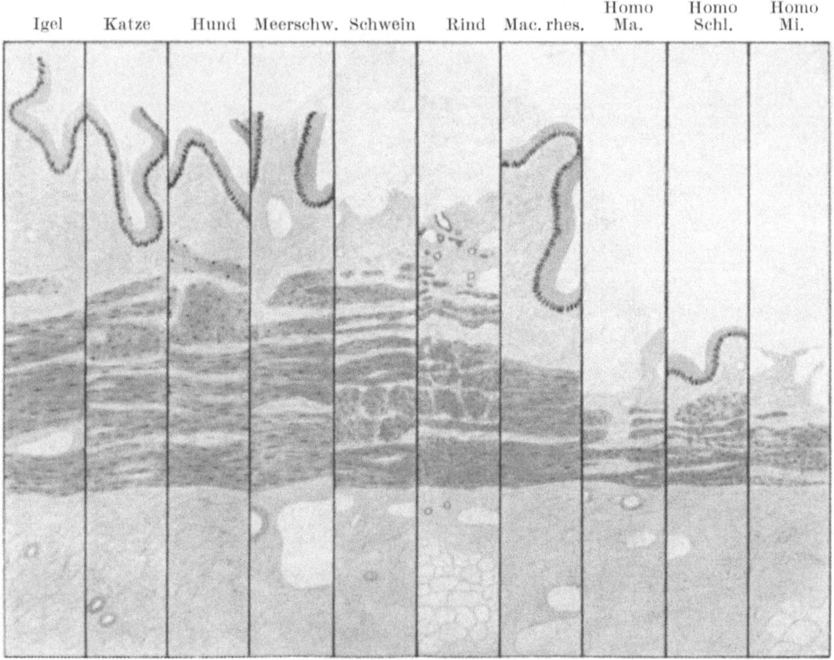

Abb. 38. Querschnitte durch die Gallenblasenwände verschiedener tierischer Säuger und des
Menschen zur Darstellung der verschiedenen Muskelstärken. (Aus SCHREIBER, 1939)

6. Enzyme

Außer reinen Epithelenzymen (Monoamino-Oxydase, Succinat-Dehydrogenase,
NADPH$_2$-Dehydrogenase) wurden in der Wand der Gallenblase Phosphatasen
gefunden, deren Vorkommen nicht auf das Epithel beschränkt ist, diesem sogar
fehlen können.

GRZYCKI und NOWADOWSKI (1967) wiesen im Gallenblasenepithel des *Frosches*
und der *Maus* Monoamino-Oxydase nach. Das Enzym liegt stets intracellulär,
und zwar beim Frosch ober- und unterhalb der Epithelkerne und bei der Maus
in der Umgebung der Kerne. Die Bedeutung dieses Enzyms für das Epithel der
Gallenblase ist nicht bekannt.

Die Gallenblasen-Epithelien des *Frosches* und der *Maus* (GRZYCKI und
RZESZOWSKA (1968) reagieren ferner histochemisch positiv auf Succinat-Dehydrogenase (SDH) und NADPH$_2$-Dehydrogenase. Die Reaktionsprodukte dieser
Aktivitäten erscheinen in granulärer Form in den Leibern und angehäuft in den
apikalen Cytoplasmaabschnitten der hochzylindrischen Epithelzellen.

Jakoby und Martin (1951) untersuchten die Gallenblasenwand des *Hundes,
Kaninchens* und *Meerschweinchens* auf das Vorkommen *alkalischer Phosphatase.*
Beim *Hund* ergab sich nur eine fleckige positive Reaktion im peripheren Epithel-
saum; beim *Kaninchen* und *Meerschweinchen* fiel die alkalische Phosphatasereaktion an der Gallenblasenwand völlig negativ aus. An der Gallenblasenwand
des *Schafes* erzielte Ford (1958) nur eine kontinuierliche positive Reaktion der
Lamina propria. Er bezeichnet es als unwahrscheinlich, daß die Ablagerung
in der Lamina propria aus der Galle resorbiert worden sei, weil das Gallenblasenepithel des *Schafes* nie positiv reagiere. Wie bei den Gallengängen hat er
auch in diesem Fall keine Erklärung für das Vorhandensein des Enzyms in der

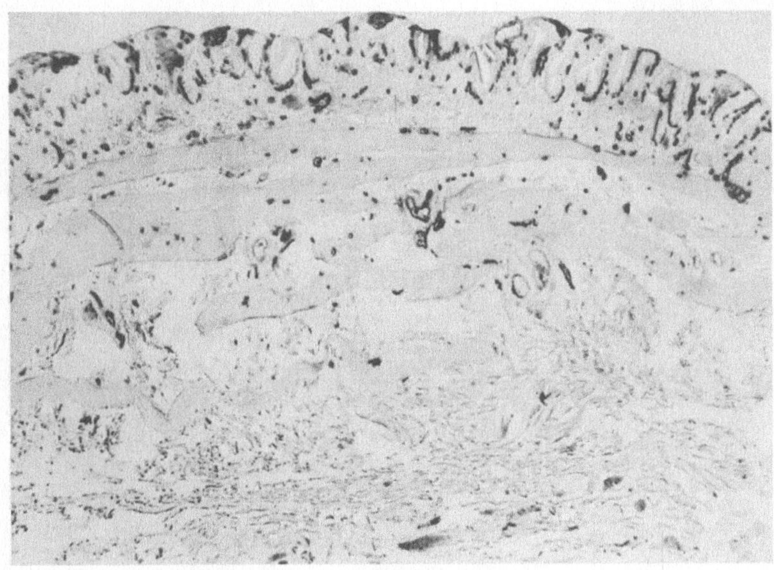

Abb. 39. Steingallenblase, Mensch. Gallenblasenwand bei alkalischer Phosphatase-Reaktion.
Positiver Ausfall der Reaktion nur an den Endothelien der Blutcapillaren, der Arteriolen und
kleinen Venen. Epithel, Binde- und Muskelgewebe reaktionslos. Absol. Aceton, Celloidin-
Paraffin, 7 μ, alkalische Phosphatase-Reaktion (Gomori), keine Gegenfärbung. 37fach.
(Aus Wallraff und Dietrich, 1957)

Lamina propria. Eglitis und Hayes (1961) bilden eine schwache Reaktion des
freien Epithelsaumes der *Goldhamster*-Gallenblase ab. Dieser Saum sei der am
stärksten reagierende Teil der Epithelzelle. Ob diese Beobachtung auch für die
Gallenblasen der anderen, von diesen Autoren untersuchten Säuger zutrifft, geht
aus der Arbeit nicht hervor.

Zu wiederum anderen Ergebnissen gelangten Wallraff und Dietrich (1957)
bei ihren Untersuchungen an Steingallenblasen von *Menschen.* Dort gaben nur
Endothelien von Capillaren, Arteriolen und kleinen Venen eine starke alkalische
Phosphatasereaktion, während alle anderen Wandbestandteile (Epithel, Bindegewebe, Muskelgewebe) reaktionslos blieben (Abb. 39, 40). Die Zahl der positiv
reagierenden Capillaren überwog weit die Zahl der an der Reaktion beteiligten
Arteriolen und noch mehr die der kleinen Venen. Diese Capillaren liegen hauptsächlich und in großer Zahl in der subepithelialen Bindegewebsschicht. Im
Vergleich dazu fallen auf die Tunica muscularis nur wenige Capillaren mit
positiver Reaktion. In der Subserosa kommt es nie zu einer Gefäßreaktion. Das
Reaktionsprodukt des Gefäßendothels erscheint nach 7stündigem Reaktionsablauf

schwarzbraun bis schwarz, so an Paraffin- und Gefrierschnitten. Nur einmal wurden sekundäre Lymphfollikel in der Gallenblasenwand gefunden. Im Gegensatz zu den Kernen aller übrigen Gewebszellen zeigen die Zellkerne in den Keimzentren, nicht aber die Kerne der Lymphocyten in der Follikelperipherie, eine schwarzbraune alkalische Phosphatasereaktion.

Der Äthylalkohol, insbesondere der 60—80%ige, inaktiviert die *saure Phosphatase* (NEUMANN, 1951/52); er macht sie reaktionslos. Das zeigte sich auch an den Steingallenblasen (WALLRAFF und DIETRICH, 1957). Nur Gallenblasenstückchen, die mit absolutem Äthylalkohol und Ätheralkohol in Berührung gekommen und in Celloidin-Paraffin eingebettet worden waren, reagieren mit dem

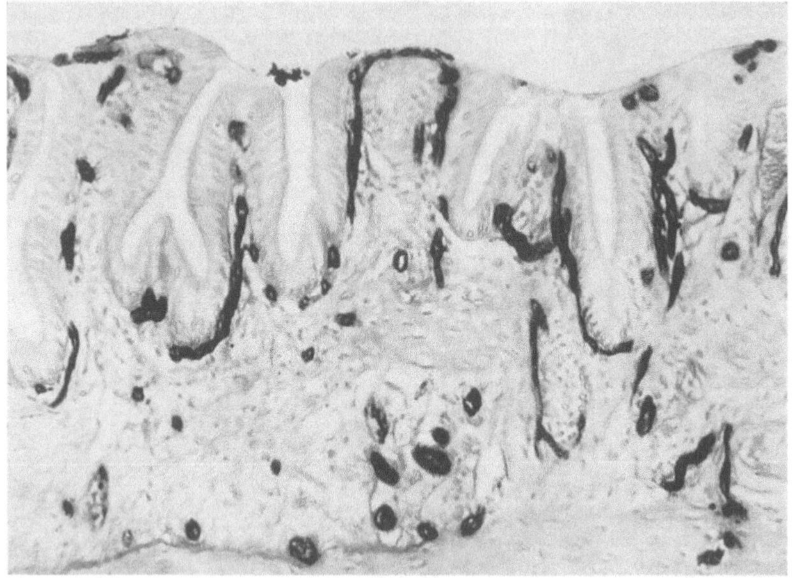

Abb. 40. Steingallenblase, Mensch. Dieser Ausschnitt aus Abb. 39 zeigt bei stärkerer Vergrößerung deutlich den Reichtum der Schleimhaut an Blutcapillaren und deren enge Anlehnung an das Epithel. 150fach, auf $^{19}/_{20}$ verkleinert. (Aus WALLRAFF und DIETRICH, 1957)

sauren Phosphatasereagens, aber auch dann nur schwach. Nach 6stündiger Bebrütung ist das Epithel gelb bis braungelb gefärbt. Nach 24stündiger Bebrütung zeigen die Zellkerne des Epithels eine gelbe bis braune Färbung, das Buchtenepithel an wenigen Schnittstellen supranucleär eine schwarzbraune Färbung. „Außer am Epithel gab es an den Schnitten nicht die Spur einer sauren Phosphatase-Reaktion, auch nicht an den Zellkernen des Bindegewebes und der glatten Muskelzellen. Somit wäre bestenfalls nur eine sehr geringe und wenig charakteristische saure Phosphatase-Reaktion des Buchtenepithels und der Epithelkerne der Steingallenblase zu verzeichnen." Gefrierschnitte wiesen „nur eine gelbe bis braungelbe Färbung aller Zellkerne im Schnitt" auf.

7. Innervation

Seit dem Erscheinen des Pfuhlschen Handbuchbeitrages (1932) erhöhte sich die bis dahin auffallend niedrige Zahl der Untersuchungen über die Innervation der Gallenblase beträchtlich. Beiträge zu diesem Thema lieferten CAMPENHORST und GRENADE (1936), OKHUBO (1937), SABUSSOW und SSUSLIKOW (1937), PINTO

(1947), Hermann (1952), Saito (1952), Otsu u. Mitarb. (1953), Cevese und
Morea (1955), Nicolescu u. Mitarb. (1955), Nicolescu (1958), Jabonero (1951,
1960), Newton (1964), Sutherland (1967).

Es herrscht Übereinstimmung darin, daß die überwiegend marklosen
Nerven der Gallenblase zum größten Teil entlang der Arteria cystica verlaufen
und Geflechte in der Gallenblasenwand bilden. Wie Dogiel (1899) beschreiben
Pinto (1947) sowie Cevese und Morea (1955) ein in der Gallenblasenwand aus-
gebreitetes Grundgeflecht (Grundplexus, Primärplexus). Davon zweigen Nervenfaserbündel ab und bilden einen feineren Sekundärplexus. Hermann (1952)
nimmt eine Unterteilung dieses Nervengeflechtes vor. Er unterscheidet in der
Gallenblasenwand des *Menschen* den sehr engmaschigen „Dogielschen Grundplexus" in der adventitiellen und subserösen Bindegewebsschicht, den „Primärplexus" auf der Außenseite der Tunica muscularis und den „subepithelialen
Plexus". Den Primärplexus setzt Hermann (1952) dem Auerbachschen und den
subepithelialen dem Meissnerschen Plexus gleich. Jabonero (1962) dagegen sah
beim *Menschen* „erst innerhalb der Tunica muscularis" ein dreidimensionales
Maschenwerk. Newton (1964) hinwiederum fand einen feinen „Nervenplexus
von Gruppen parallel verlaufender, sich überkreuzender Nervenfasern, die von
Schwannschen Kernen begleitet sind" in der Muskulatur der menschlichen Gallenblasenwand und besonders ausgeprägt den subepithelialen Plexus, der in engstem
Kontakt mit der Basalmembran des Epithels stehe.

Die älteren Mitteilungen über das Vorkommen von Ganglienzellen in der
Wand der Gallenblase (Stöhr, 1928; Harting, 1931; Pfuhl, 1932) wurden
durch die Arbeiten Campenhorsts und Grenades (1936, Sabussows und Ssus-
likows (1937), Jaboneros (1951, 1960), Hermanns (1952) und Sutherlands
(1967) wesentlich erweitert. Diese Feststellung trifft besonders für die Gallenblase des *Menschen* zu:

Nach Campenhorst und Grenade (1936) sind Ganglienzellen in der Wand
der *menschlichen* Gallenblase äußerst selten; sie fanden ihrer — meist außerhalb
der Muskulatur — nur 2—6 in je 30 Serienschnitten von 19 annähernd normalen
Gallenblasen. Die Ganglienzellen hatten Durchmesser von 30—40 μ und lagen
entlang der Nervenstämme einzeln oder in kleinen Gruppen. Zwei Gallenblasen
wichen in der Anordnung der nervösen Elemente und in der Zahl der Ganglienzellen beträchtlich von der Norm ab. In diesen Fällen waren die Ganglienzellen
sehr zahlreich vorhanden, teils groß, teils klein, und in allen Wandschichten, auch
in der Muscularis, verbreitet.

Nach Hermann (1952) liegen die Ganglienzellen der *menschlichen* Gallenblase
regelmäßig in den Knotenpunkten des Primärplexus, oft zu Ganglien angehäuft
(Abb. 41), und in den Maschen des subepithelialen Plexus; dagegen sei für den adventitiellen Plexus die Armut an Ganglienzellen bezeichnend. Jabonero (1960)
wiederum gelang es „niemals, vereinzelte Nervenzellen und Ganglien im Verlauf der
peripheren adventitiellen Nervenbündel aufzudecken. Ganglienzellhaufen verschiedener Größe kommen lediglich innerhalb der glatten Muskulatur und in der Außenschicht der Mucosa propria vor." Große Ganglienzellenhaufen in den Knotenpunkten dicker, sich kreuzender Nervenfaserbündel besaßen 30—50 Ganglienzellen; diese teilten die Nachbarschaft mit rundkernigen interstitiellen Zellen
und Schwannschen Zellen (Hermann, 1952). Wie Jabonero (1951, 1960) unterscheidet Hermann zwei Dogielsche Ganglienzelltypen. Der Typ I besitzt zahlreiche kurze und einen oder zwei lange Fortsätze (Gesamtzahl 6—12), die kurzen
scheinen in Zellnähe mit oder ohne Verbreiterungen zu enden. Der Typ II hat
weniger, meistens gleichstarke Ausläufer (Gesamtzahl 3—7) zu eigen, „die sich

oft schon nach einer kurzen Verlaufsstrecke dichotomisch teilen, wobei die Äste sich in der gleichen Weise weiter aufspalten und so eine große Anhäufung nervöser Fasern hervorrufen". Die Dendriten der Nervenzellen in den Ganglien gehen Anastomosen ein. Die Nervenzellen im Bindegewebe der Gallenblasenschleimhaut gehören „fast ausschließlich dem Typus II" an.

Kälber- und *Hammel*embryonen besitzen zahlreiche und in der ganzen Wand der Gallenblase verteilte Ganglienzellen, *Ochse* und *Hammel* dagegen solche nur in der Infundibularzone der Gallenblase und selbst dort nicht in der Muscularis

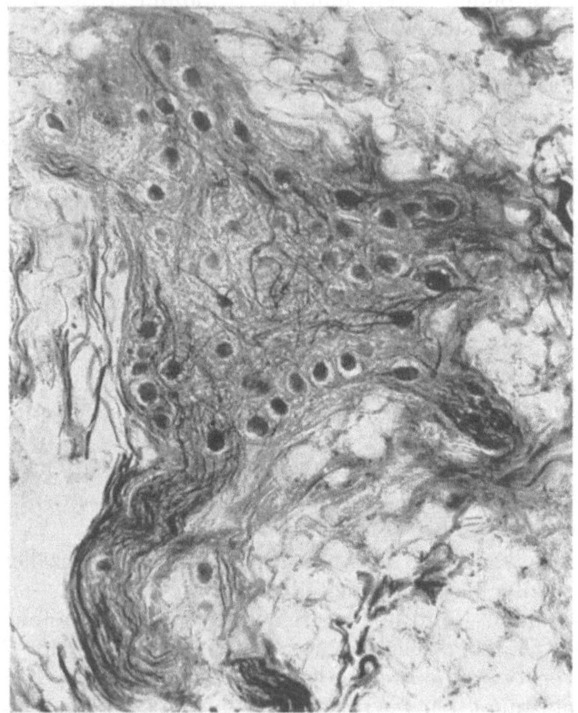

Abb. 41. Ganglion aus dem Primärgeflecht des Auerbachschen Plexus der Gallenblase eines 55jährigen Mannes. Todesursache: Unfall. Bielschowsky-Methode. (Aus HERMANN, 1952)

(CAMPENHORST und GRANADE, 1936). Überhaupt keine Ganglienzellen fanden CAMPENHORST und GRANADE in den Gallenblasenwänden des *Frosches*, *Huhnes* und *Kaninchens*. Ursache dieses, auch mit weniger großen und weniger zahlreichen Nervenbündeln verbundenen Mangels sei wahrscheinlich die sehr schwache Ausbildung der Muskulatur dieser tierischen Gallenblasen. Dieser Auffassung könnte aber der Mangel an Ganglienzellen in der muskelstarken Wand der Gallenblase des *Rindes* (SCHREIBER, 1939) widersprechen.

In der Wand der Gallenblasen von *Affen*, *Kätzchen* und *Meerschweinchen* (SUTHERLAND, 1967) liegt der „Plexus myentericus" (AUERBACH) im areolären Bindegewebe der gut entwickelten subserösen Schicht. Er steht in enger Beziehung zu der darunterliegenden Muskelschicht, die nur aus einer unvollständigen Lage von Muskelzellbündeln besteht und ein mit Bindegewebe gefülltes Gitterwerk darstellt. Auf die Muskelschicht folgt wieder areoläres Bindegewebe, das die Lamina propria der Schleimhaut bildet und in dem der „Plexus submucosus" (MEISSNER) liegt.

Die Ganglienzellen der Gallenblasenwand von *Affen, Kätzchen* und *Meerschweinchen* (SUTHERLAND, 1967) liegen in Gruppen in der subserösen und submukösen Schicht, oft auch einzeln entlang einem Nervenfaserbündel. Am Hals der Gallenblase sind die Ganglienzellanhäufungen (Ganglien) klein und spärlich, im Körper- und Fundusteil dagegen größer und zahlreicher. Die größeren Ganglien bestehen aus mehreren Ganglienzellschichten und sind immer Blutgefäßen assoziiert. In der Wand des Verdauungstraktes gibt es nach SUTHERLAND zwei Typen von Ganglienzellen, den Typ I mit kurzen und den Typ II mit langen Dendriten. Der Typ I wurde bei den untersuchten Tieren nicht in der Wand der Gallenblase gefunden, wohl aber der Typ II, der an seinen schwer färbbaren Kernen und seinem blassen Cytoplasma zu erkennen ist.

Die intramuralen Ganglien sind — dies gilt nicht nur für die Gallenblase, sondern allgemein — „Zwischenstationen für die über die parasympathischen Bahnen verlaufenden nervösen Impulse" (JABONERO, 1960). Die Fasern dieser Bahnen endigen an den Ganglienzellen des Typus I und damit an den Endgliedern der efferenten parasympathischen Bahnen. Die Neuriten dieser Ganglienzellen ziehen als postganglionäre Fasern wie die postganglionären sympathischen Fasern zu den glatten Muskelzellen. Was die Ganglienzellen des Typus II anlangt, so ist es ausgeschlossen, daß diese zu den efferenten sympathischen Bahnen gehören (JOHNSON, 1925; KOLOSSOW und SSUSLIKOW, 1937; CASTRO, 1950; TEMESRÉKASI, 1955; JABONERO, 1960). JABONERO hält die Ganglienzellen des Typus II für ein „supplementäres, den sog. amakrinen Zellen der Netzhaut ähnliches Element".

Diese Auffassung von der Innervation der Gallenblasenwand findet ihre Stütze vornehmlich in den Ergebnissen der experimentellen Vagusdurchtrennung und der Exstirpation der Ganglia coeliaca beim *Hund* (SABUSSOW und SSUSLIKOW, 1937). Nach ein- und zweiseitiger Durchtrennung des Halsvagus degenerieren in der Wand der Gallenblase die an den Ganglienzellen des Typus I synaptisch endenden Nervenfasern. Als Folge der Entfernung der Ganglia coeliaca gehen im Bereich der Blutgefäße und Muscularis die postganglionären sympathischen Nervenfasern zugrunde. Erhalten bleiben bei diesen Experimenten die Ganglienzellen und ihre Fortsätze, ferner andere, offenbar sensible Nervenfasern zentralen Ursprungs in der Gallenblasenwand.

III. Funktion der Gallenblase
1. Resorption

Die Gallenblase ist ein Behälter, der die Galle sammelt, aber nicht in jedem Falle eindickt. McMASTER (1922) nahm an, daß die Leber jener Tiere, die keine Gallenblase haben, eine konzentriertere Galle ausscheiden als die Leber der Tiere mit Gallenblase. HIGGINS (1926) vertrat die Meinung, die *Ratte* brauche im Gegensatz zur *Maus* keine Gallenblase, weil sie einen ausgedehnten Plexus kleiner Gallengänge besitze, der die Lebergalle vielleicht stellvertretend für die Gallenblase eindicken könne. Beide Annahmen treffen nach SCHMIDT und IVY (1937) nicht zu. Diese Autoren fanden nämlich, daß die Lebern der Tiere ohne Gallenblase keineswegs eine konzentriertere Galle ausscheiden als die Lebern der Tiere mit Gallenblasen. Sie zeigten ferner, daß die Blasengalle des *Schafes*, der *Ziege*, der *Kuh* und des *Schweines* nicht konzentrierter ist als die Lebergalle dieser Tiere. Demgemäß könnten die Gallenblasen der genannten Tiere, wenn überhaupt, dann nur eine geringe konzentrierende Wirkung auf die Galle ausüben. Wie SCHMIDT und IVY ferner feststellten, haben Tiere ohne Gallenblasen Lebern, die relativ große Mengen Galle absondern. Tiere aber, deren Lebern vergleichsweise kleine Mengen

Galle absondern, haben Gallenblasen mit guter Konzentrationsfähigkeit. Für die erste Tiergruppe sei die Gallenspeicherung unwichtig, weil bei ihnen die Galle ununterbrochen in den Darm abfließe. — Warum die Gallen gespeichert und nicht gespeichert, warum sie im einen Fall gespeichert und eingedickt wird und im anderen Fall nicht, diese Fragen bleiben trotz der erwähnten Feststellungen offen.

Es gibt Belege dafür, daß Gallenblasen die Galle stark eindicken können. Die Gallenblase des *Hundes* dickt die Galle in $22^1/_2$ Std von 49,8 cm³ auf 4,6 cm³ ein, das ist eine Gallenstoffanreicherung um das 10fache (ROUS und McMASTER, 1921). Die Gallenblase des *Meerschweinchens* konzentriert die Galle bis zur Hälfte ihres Volumens (SCHMIDT und IVY, 1937), desgleichen die Gallenblase des *Kaninchens*, und zwar in 1 Std (HALPERT u. Mitarb., 1935). Nach dem Röntgenverfahren von KROKOWSKI ist es möglich, das Resorptionsvermögen der Gallenblase

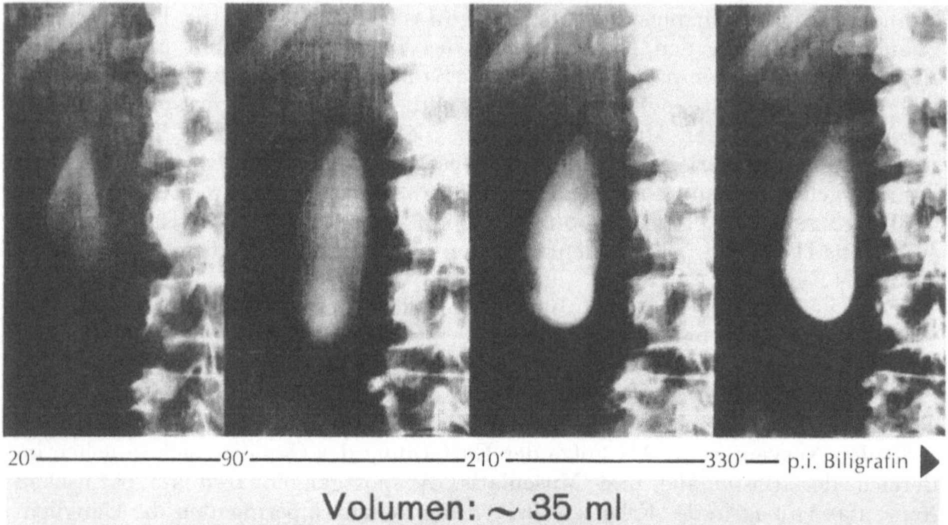

Abb. 42. Nachweis der resorptiven Leistung der menschlichen Gallenblase im Röntgenbild. Die Kontrastdichte nimmt bei fast gleichbleibendem Volumen zu. (Aus OESER und TAENZER, 1963)

am geschlossenen Leber-Galle-System des *Menschen* in Zahlen zu ermitteln: „Unter der Voraussetzung, daß während der Untersuchung keine Leber-Galle in den Darm abfließt, ergibt sich bei normalen Verhältnissen eine stündliche Flüssigkeitsresorption von 15 ml, entsprechend einer täglichen resorbierten Flüssigkeitsmenge von rund 350 ml. Das ist annähernd die 10fache Menge des im Mittel 33 ml betragenden Gallenblasenvolumens" (OESER und TAENZER, 1963). Die Gallenblase dickt die ihr zugeführte Galle durch den Entzug von Wasser und Salzen ein. „Die Trockensubstanz erhöht sich dabei von 1—3% auf 14—20%." Die Eindickung bewerkstelligt das Gallenblasenepithel (MENTZER, 1925; WINKENWERDER, 1930). Mit der Eindickung ändert sich das Volumen der Gallenblase „kaum oder überhaupt nicht", wie Röntgenkontrastaufnahmen zeigen (Abb. 42); „dem Anstieg an Kontrastdichte muß die Resorption von Flüssigkeit parallel gehen" (OESER und TAENZER, 1963).

Die resorptive Tätigkeit des Gallenblasenepithels wurde histologisch belegt. Den wichtigsten Beitrag zu diesem Thema lieferte die Elektronenmikroskopie. Eine grobe, der Vergrößerung der Resorptionsfläche jeder Zelle

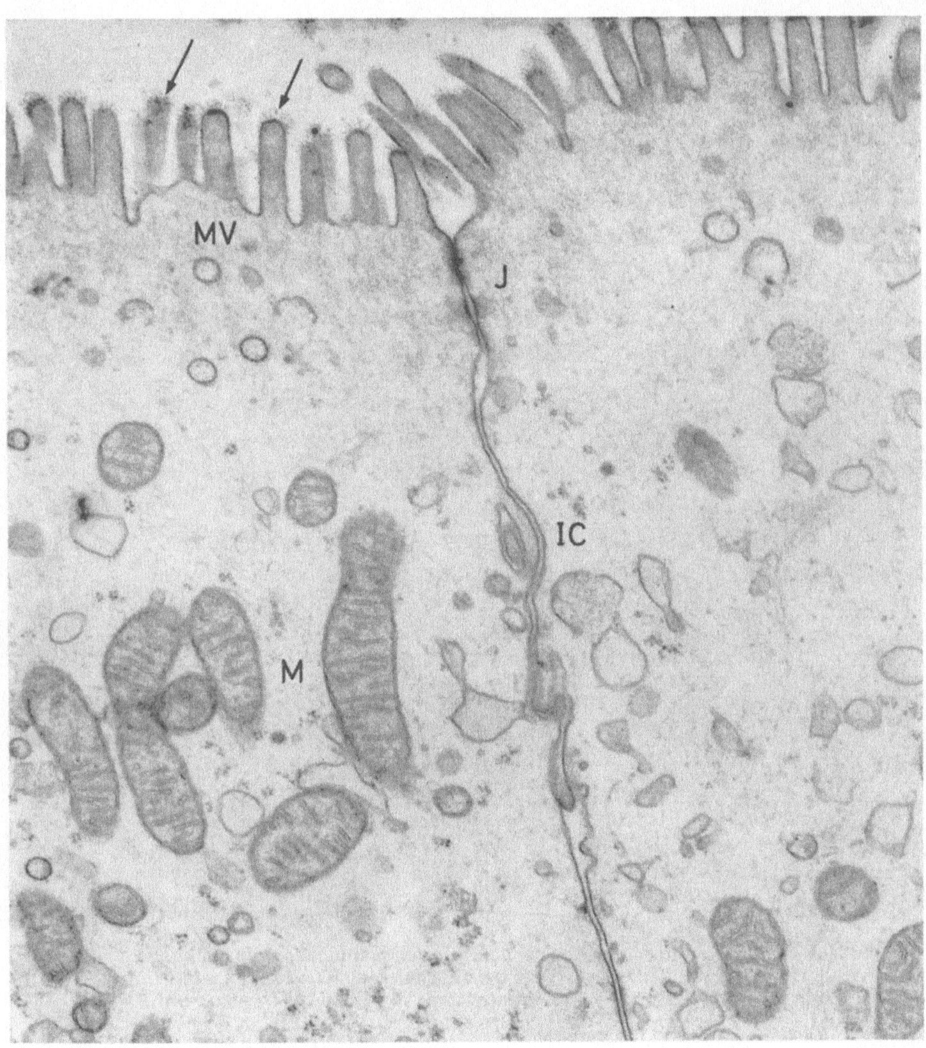

Abb. 43. Gallenblasenepithel eines Kaninchens im „Ruhezustand". Apicale Abschnitte
zweier Epithelzellen. Enger Intercellularraum (*IC*) mit Bindeleiste (*J*) am apicalen Ende.
Zahlreiche Microvilli (*MV*) mit haarförmigen Fortsätzen (Antennulae), siehe Pfeile. Zwischen
den Microvilli Einstülpungen des Plasmalemms. In der „subcuticulären" Zone FERNERs
anscheinend pinocytotisch entstandene Vesikel. *M* Mitochondrien. Vergr. 30000.
(Aus KAYE, WHEELER, WHITELOCK und LANE, 1966)

dienende Ausstattung sind die Mikrovilli; sie und die von ihnen gebildeten
Bürstensäume bestimmter Epithelien stellen spezielle Resorptionseinrichtungen
dar (HOLTER, 1959). Das Gallenblasenepithel besitzt Mikrovilli, die einzelne
Epithelzelle jedoch in verschiedener Menge (Abb. 16, 18, 43). Rege resorbierende
Zellen des Gallenblasenepithels haben den dichtesten apikalen Mikrovilli-Besatz
(EGLETIS und HAYES, 1961). In der Gallenblase des *Kaninchens* geht der aktive
Transport der resorbierten Flüssigkeit (KAYE u. Mitarb., 1966) über die seitlichen
Membranen der Epithelzellen und die Intercellularspalten. Die Abb. 43 zeigt das
Gallenblasenepithel im Ruhezustand; bezeichnend dafür sind enge Intercellular-

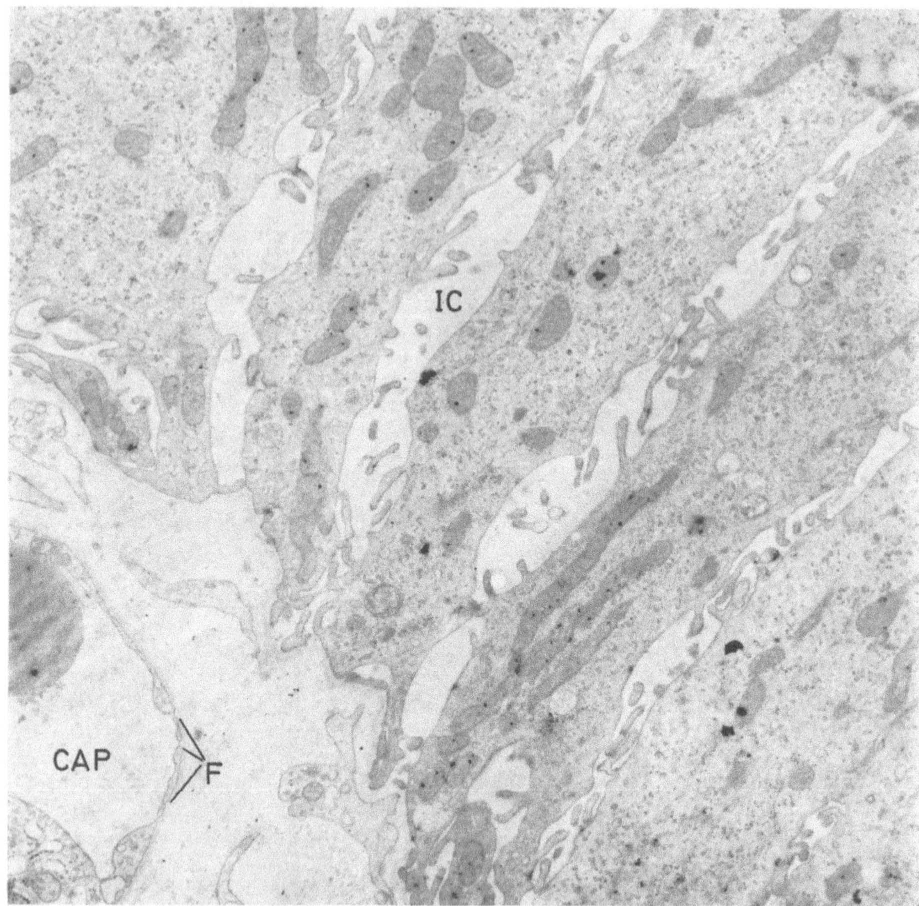

Abb. 44. Wasser resorbierendes Gallenblasenepithel des Kaninchens. Basaler Epithelabschnitt.
Stark erweiterte Intercellularräume (*IC*), erweiterte Blutcapillare (*CAP*) mit dünnen Endothel
und Endothelfenstern (*F*). Vergr. 15000. (Aus Kaye, Wheeler, Whitelock und Lane, 1966)

spalten. Wenn aber das Gallenblasenepithel aktiv resorbiert, dann sind die
Intercellularspalten im basalen Teil des Epithels sehr weit (Abb. 44). Außer den
Intercellularspalten sind die Blutcapillaren während des Flüssigkeitstransportes
erweitert. So kann die Erweiterung der Intercellularspalten im Gallenblasenepithel als ein Zeichen dafür angesehen werden, daß dieses Epithel resorbiert.

Ein weiterer Ausdruck der resorptiven Tätigkeit des Gallenblasenepithels
sind die Pinocytose und ihre Folgeerscheinungen, nämlich Bläschen und Granula,
wie sie im apikalen Cytoplasma (Abb. 18, 43) der Epithelzellen der *Mäuse-* und
*Meerschweinchen*gallenblase gefunden wurden (Yamada, 1956; Hayward, 1962a
und b; Kaye u. Mitarb., 1966). Hierhin gehören auch die „large absorption granules" Yamadas (1955) im Außenteil der dichten Cytoplasmazone Ferners (1949).
Diese Absorptionsgranula entstehen offenbar durch die Verschmelzung kleiner Pino-
cytosegranula oder -bläschen. Nach Yamada (1955) werden diese in den Zellen basal-
wärts verlagert und allmählich aufgelöst; ihre stoffliche Zusammensetzung ist unbekannt. Die „dense bodies" Haywards (1962a, b) sind wahrscheinlich identisch mit
den „larges absorption granules". Dieser Autor vermutet, daß die noch dichteren

Pigmentgranula des Gallenblasenepithels das Endprodukt der Verschmelzung von A-Granula der „dense bodies" seien. Die Pinocytose dürfte die Basis sein, auf der anders geartete Stoffe als Wasser und Salze — Fette und andere Bestandteile der Galle — vom Gallenblasenepithel resorbiert werden (HAYWARD, 1962b). Nach JOHNSON u. Mitarb. (1962) nehmen die Epithelzellen Lipoide pinocytotisch aus der Galle auf und führen sie über das endoplasmatische Reticulum dem Golgi-Apparat zu.

Einen experimentellen Pinocytosenachweis hat HAYWARD (1962b) am Gallenblasenepithel des *Meerschweinchens* mit Thorotrast erbracht. Von dem über den Ductus cysticus in die Gallenblase injizierten Kontrastmittel hafteten 30 min später Teilchen an der freien Epitheloberfläche und an der Innenfläche der Cytoplasmabläschen, die unterhalb der Zellmembran lagen. Zwei Stunden nach

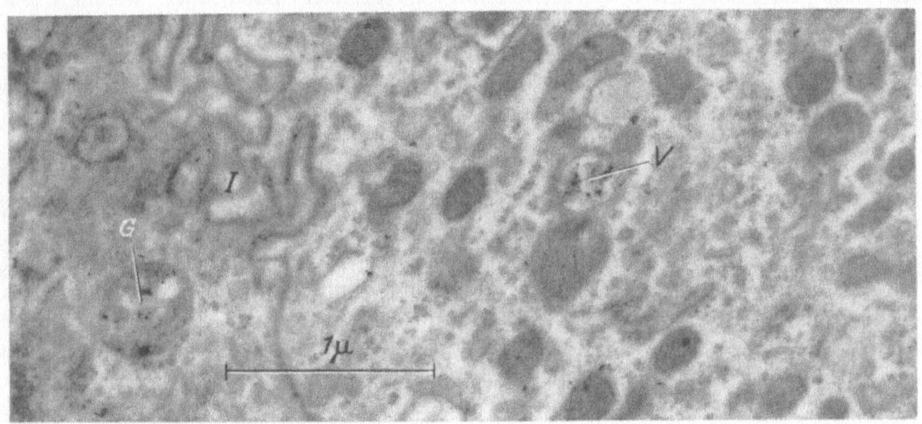

Abb. 45. Gallenblase, Meerschweinchen. Cytoplasma einer Epithelzelle 2 Std nach Thorotrast-Injektion in die Gallenblase via Ductus cysticus. Freie Thorotrast-Teilchen in einer Vesikel (*V*), einem dense body (*G*) und einem Intercellularspalt (*I*). (Aus HAYWARD, 1962)

der Injektion fanden sich freie Thorotrastteilchen in tiefer im Cytoplasma gelegenen Vacuolen, in „dense bodies" und in den Intercellularspalten vieler Epithelzellen (Abb. 45). Lysosomen sollen das Ergebnis der Pinocytose sein (HAYWARD, 1965).

Außer Wasser und Salze resorbiert das Gallenblasenepithel Fette und andere Stoffe aus der Galle (VIRCHOW, 1857; MENTZER, 1925; WINKENWERDER, 1930); es vermag Lipide aber auch zu synthetisieren (HOSONO, 1935). Diese Möglichkeit ist gegeben, da die Blasengalle Fettsäuren in beträchtlicher Menge (24 g/l) enthält POLONOWSKI und BOURILLON, 1952). Die vom Epithel *menschlicher* Steingallenblasen resorbierten oder synthetisierten Lipide sind fast ausschließlich Neutralfette (WALLRAFF und DIETRICH, 1957). Nach dem Ausfall der „Phosphatidreaktionen an der Gallenblase zu urteilen, geht dort kein reger Umbau von Fettstoffen vor sich, sondern die Tätigkeit des Epithels und der „Lipophagen" scheint sich dort im wesentlichen auf die Resorption und Weitergabe von Fetten zu beschränken". Von den angewandten Lipidreaktionen fielen die Plasmalreaktion, die saure Hämatein-Methode und der Cholesterin-Test nur schwach positiv am Epithel aus. „Dem negativen Ausfall der Esterphosphatid-Reaktion zufolge waren Esterphosphatide in den Epithelzellen nicht vorhanden. Hiermit steht der Befund in Einklang, daß das Gallenblasenepithel so gut wie frei von Acetalphosphatiden ist, die in Verbindung mit Esterphosphatiden aufzutreten pflegen. Scheiden die Esterphosphatide (Lecithin und Kephalin) und die Acetal-phosphatide (Plasmalogene) aus, bleiben von den Phosphatiden, die sich nach BAKER alle mit dem sauren Hämatein färben, die Sphingomyeline übrig. Mithin müßten Sphingomyeline im Gallenblasenepithel vorhanden sein." Cholesterin kommt in geringen Mengen in den Epithelzellen vor, hauptsächlich in der Basalzone. NYLANDER (1961) hat histochemisch nachgewiesen, daß das Epithel der *Hunde*-Gallenblase Cholesterol und Cholesterolester aus der Galle resorbiert.

Die Lipidresorption des Gallenblasenepithels könnte ähnlich wie die des Darmes (PALAY und KARLIN, 1959) durch Pinocytose erfolgen (HAYWARD, 1962a). HAYWARD meint jedoch wie HALPERT u. Mitarb. (1958), daß die Pino-cytose allein nicht ausreiche, alle Resorptionsvorgänge zu bewältigen. Das gelte vor allem für die große Wasser- und Salzresorption. Der Autor hält es für möglich, daß diese ihren Weg im wesentlichen über die breiten Spalträume zwischen den seitlichen Zellwänden der Epithelzellen (vgl. Abb. 15, 44) und über den Spaltraum zwischen der Epithelbasis und der Basalmembran nehme. Von dort aus könne der Weitertransport in das Blut durch die enge Anlagerung der Blutcapillaren an das Epithel (Abb. 40) erleichtert werden.

2. Sekretion

Das Gallenblasenepithel sezerniert Schleim (SEELIGER, 1937; NAGAHIRO, 1938; GOMPPER, 1951; WALLRAFF und DIETRICH, 1957; EGLITIS und HAYES, 1961; PAVEL, 1962; YAMADA, 1962b). Im Epithel *menschlicher* Steingallenblasen findet sich der Schleim bei den gewöhnlichen Epithelzellen nur oberhalb des Kernes im Zelleib und bei den Stiftzellen im ganzen Zelleib; er wird in körniger Vorstufe gebildet (WALLRAFF und DIETRICH, 1957). YAMADA (1962b) stuft die beiden Zelltypen aufgrund chemocytologischer Befunde funktionell verschieden ein. Die „barrel-shaped cells" seien wegen ihrer Armut an Proteinen, Lipiden, Kohlenhydraten, Nucleinsäuren und Enzymen wahrscheinlich Zellen mit nach-lassender Aktivität. Die „rod-shaped cells" dagegen enthielten große Mengen der genannten Stoffe; dies bedeute eine hohe zellphysiologische Aktivität. Der konkrete Beweis dafür sei die lebhafte Schleimbildung im distalen Cytoplasma dieses Zelltyps.

Als „Orte besonders konstanter Mucinsekretion" bei *Katze* und *Hund* be-zeichnet SEELIGER (1937) die Krypten und drüsenartigen tubulösen Epithel-einsenkungen. „Eine Mucinzone von wechselnder Deutlichkeit" sei „fast regel-mäßig" im apikalen Epithelbereich vorhanden. Die Bedeutung „eines zweiten Sekretes neben dem Mucin" hat nach SEELIGER (1937) eine „sekretähnliche Sub-stanz (als Gemisch von Zucker und speichelresistenter Masse, welche mit Best-schem Karmin darstellbar ist)". Er nennt sie wegen ihrer Lage im oberen Teil des Zelleibes auch „lumenseitig gelegene Substanz" oder „Massen". Sie habe wegen ihrer teilweisen Wasserlöslichkeit „eine gewisse Ähnlichkeit mit dem Glykogen" und zeige sich bei Mucicarminfärbung in Gestalt roter Flocken, Schlieren und Körnchen. Vom carminroten Glykogen unterscheide sie sich durch eine hellere Rotfärbung. Die „sekretähnliche Substanz" ist nach SEELIGER weder identisch mit Glykogen noch mit Mucin. Offenbar handelt es sich um einen Schleimbestand-teil, den das Bestsche Carmin nur schwach färbt.

GOMPPER (1951) sieht in den Drüsen, „die bei den einzelnen Tierarten in verschiedener Anzahl und Ausbildung vorkommen", die „Hauptlieferenten des Schleimes" der Gallenblase. HAYWARD (1962a) bringt die B-Granula unter den „dense bodies" im Epithel der Gallenblase in Beziehung zur Schleimbildung.

In den gewöhnlichen Epithelzellen häuft und staut sich der Schleim im distalen Endabschnitt des Zelleibes und wölbt diesen gegen die Blasenlichtung vor

(Abb. 22). EGLITIS und HAYES (1961) stellen sich vor, daß der Druck dieser Sekretmassen die Mikrovilli einebne und dann die Zelloberfläche zum Bersten bringe. Der Epithel- und Drüsenschleim der menschlichen Gallenblase enthält neutrale und saure Mucopolysaccharide.

Wie YAMADA (1962a) beim *Meerschweinchen* beobachtet hat, liegen die Mitochondrien während der sekretorischen Ruhephase der Epithelzellen angehäuft in der dunklen Epithelzone, während der Arbeitsphase verstreut im distalen Cytoplasma und während der Akkumulationsphase wieder mehr apikal in der Nachbarschaft der sich dort ansammelnden „secretory products", also des Schleimes. Auch der Golgi-Apparat zeigt in diesen Zellphasen charakteristische Verhaltensweisen.

Die Phosphatasen haben gleich große Bedeutung für den intermediären Stoffwechsel der Proteine, Kohlenhydrate und Lipide. An der *menschlichen* Steingallenblase fällt der große Capillarreichtum der Schleimhaut und die starke alkalische Phosphatasereaktion des Capillarendothels auf (Abb. 39, 40). Die alkalische Phosphatase-Aktivität der Blutgefäße einer Schleimhaut ist GÖLDI (1952) zufolge ein Beweis dafür, daß diese Gefäße in enger Beziehung zu der Tätigkeit des Epithels stehen. Nach MAIBACH (1953) ist der starke alkalische Phosphatasegehalt der Capillaren der Synovialhaut ein Ausdruck aktiven Stofftransportes vom Blut in die Gewebe. Für den Stofftransport in umgekehrter Richtung dürfte dieser Capillarbefund die gleiche Bedeutung haben. In der Schleimhaut passieren Stoffe, die der Ernährung der Schleimhaut und dem Aufbau von Epithelerzeugnissen dienen, das Capillarendothel in Richtung Bindegewebe und Epithel. Stoffe dagegen, die das Gallenblasenepithel aus der Galle resorbiert, gehen den umgekehrten Weg, entweder ins Blut oder in die Lymphe, oder sie werden von Zellen des Bindegewebes aufgegriffen. Bei der Passage des Capillarendothels erfolgt offenbar eine Phosphorylierung der übertretenden Stoffe. Der nur im Buchtenepithel in *menschlichen* Steingallenblasen manchmal beobachtete starke saure Phosphatasegehalt könnte ein Anzeichen für eine zeitweilig besonders rege sekretorische Tätigkeit dieses Epithels sein.

3. Kontraktilität

Der Entleerungsmechanismus der Gallenblase ist seit Jahrzehnten heftig umstritten. Es geht um die Frage, ob die Gallenblase sich selbst entleert oder ob sie entleert wird.

Die Anhänger der passiven Entleerung (BASSLER u. Mitarb., 1921; WESTPHAL, 1923; HABERLAND, 1924; COPHER u. Mitarb., 1926; WINKELSTEIN und ASCHNER, 1926; LUETH, 1931; SCHREIBER, 1939, 1941, 1943, 1944; HERRMANN, 1951; ANACKER, 1954; HABERICH und WITTKE, 1960) vertreten die Anschauung, die Gallenblase werde durch den Druck der Lebergalle, durch den Druck der Umgebung, durch die Atmung, durch saugende rhythmische Peristaltik des Duodenums, durch melkende Tätigkeit des Sphincter Oddi, nach dem Prinzip der Wasserstrahlpumpe, des Hebers oder eines kommunizierenden Röhrensystems, also passiv entleert. Zwei von diesen Autoren leugnen nicht die Kontraktilität der Gallenblase, werten sie jedoch verschieden. So betont SCHREIBER zwar ausdrücklich die Fähigkeit der Gallenblasenmuskulatur sich zu kontrahieren, macht aber bezüglich des Entleerungsmechanismus und der Aufgabe, die dieser Muskulatur dabei zukommt, einen Unterschied bei *Mensch* und Tier. In Versuchen mit Bariumchlorid bei *Hund, Katze, Igel, Meerschweinchen, Schwein* und *Rind* stellte er fest, daß die muskelstarken Gallenblasen der Vierfüßer „mit Hilfe ihrer Wandmuskulatur übereinstimmend etwa 75% ihres Dehnungsvolumens unter dem Einfluß des Bariumchlorids" auswerfen. Die muskelschwachen *menschlichen*

Gallenblasen dagegen trieben „im Durchschnitt nur 40% ihres Dehnungsvolumens aus". Aufgrund der Topik ihrer Gallenwege sollen die Vierfüßer unbedingt einen Austreibungsmuskel benötigen, um die Gallenblase zu entleeren. Beim aufrecht stehenden *Menschen* hingegen sei die Topik der extrahepatischen Gallenwege „völlig" anders; bei ihm bildeten diese ein „System kommunizierender Röhren mit teils elastischen, teils elastisch-muskulösen Wänden". Der *Mensch* besitze daher einen kombinierten Entleerungsmechanismus, nämlich dieses „kommunizierende Röhrensystem" und die „aktive Arbeit der Gallenmuskulatur" als „zusätzliche Hilfskraft". Auch ANACKER räumt ein, daß sich die *menschliche* Gallenblase kontrahieren und verkürzen könne; dies zeige sich bei Solitärsteinen. Von einer Kontraktion der Gallenblase zwecks Entleerung der Galle ist bei ihm jedoch nicht die Rede. ANACKER hält es für wahrscheinlich, daß sich der ganze Ductus choledochus kontrahieren könne; sicher tue das der unterste Abschnitt dieses Ganges und die Duodenalpapille. Der Autor vertritt die Auffassung, daß der Füllungszustand des Ductus choledochus der ausschlaggebende Faktor für die Auslösung der Entleerungstätigkeit sei.

Der Meinung derer, die sich für eine passive Entleerung der Gallenblase aussprechen, halten die Vertreter der aktiven Entleerung entgegen, daß sich die Gallenblase kontrahiere, wenn sie gereizt werde (STEPP und DÜTTMANN, 1923; KALK und SCHÖNDUBE, 1924; BOYDEN, 1925, 1926, 1928; TAYLOR und WILSON, 1925; BRUGSCH und HORSTERS, 1926; HIGGINS und MANN, 1926; LÜTGENS, 1926; McMASTER und ELMAU, 1926; ADLER, 1927; SCHÖNDUBE, 1927; IVY und OLDBERG, 1928; BRONNER, 1929; KALK und NISSEN, 1931; CHITAY und PAVEL, 1936; CAROLI, 1951; BECKMANN, 1953; EDHOLM, 1958, 1960; DÜX und THURN, 1960; HUECK, 1963).

Den bisher überzeugendsten Beweis für die aktive Entleerung der *menschlichen* Gallenblase haben von diesen Autoren DÜX und THURN (1960) röntgenkinomatographisch erbracht (Abb. 46); ihre Befunde wurden von OESER und TAENZER (1963) bestätigt. Nach Kontrastierung mit Biligrafin, Telepaque oder Biloptin und intravenöser Injektion von 2—3 mg Cholecystokinin in 10 cm³ physiologischer Kochsalzlösung kontrahiert sich die menschliche Gallenblase individuell verschieden, optimal in 5—10 min oder allmählich und kontinuierlich in einem Zeitraum bis zu ¹/₂ Std. Während sich bei diesem Vorgang die Gallenblase gleichmäßig verkleinert, führt der Gallenblasenhals „in Bruchteilen von Sekunden" partielle Kontraktionen durch. „Die kontrastierte Galle wird also „rhythmisch" in Schüben in Abständen von 2—3 sec über den Ductus cysticus in die abführenden Gallenwege entleert." Der Hals- und der obere Körperabschnitt der Gallenblase haben den Hauptanteil an der Entleerungsaktion. Kontraktionswellen an den ableitenden Gallengängen waren nicht zu sehen. „Der eigentliche motorische Träger der aktiven Gallenblasenentleerung ist demnach im Collum zu suchen."

Die Gallenblasenkontraktion auf Reiz kann in ihrem zeitlichen Verlauf auch quantitativ erfaßt werden. BOYDEN (1925) zufolge verringert sich das durch-

Abb. 46a—h. Odelka-Serienaufnahmen von der menschlichen Gallenblase nach Verabfolgung von Cholecystokenin. a Normales ovales Cholecystogramm vor Cholecystokinin-Injektion. b Unmittelbar nach Injektion: Verkleinerung und Formänderung der Gallenblase (Injektionsdauer 1—2 min). c 1 min p.i. Deutliche Verkleinerung. Kontrastierung des Ductus choledochus. d 2 min p.i. Progrediente Verkleinerung der Gallenblase. e—f 3 bzw. 4 min p.i. Maximale Verkleinerung der Gallenblase. Deutliche Kontrastierung der extrahepatischen Gallenwege. g 17 min p.i. Gallenblase wieder größer, aber kontrastschwächer. Gallengänge nicht mehr erkennbar. h 25 min p.i. Weitere Größenzunahme der wenig kontrahierten Gallenblase. (Aus DÜX und THURN, 1960)

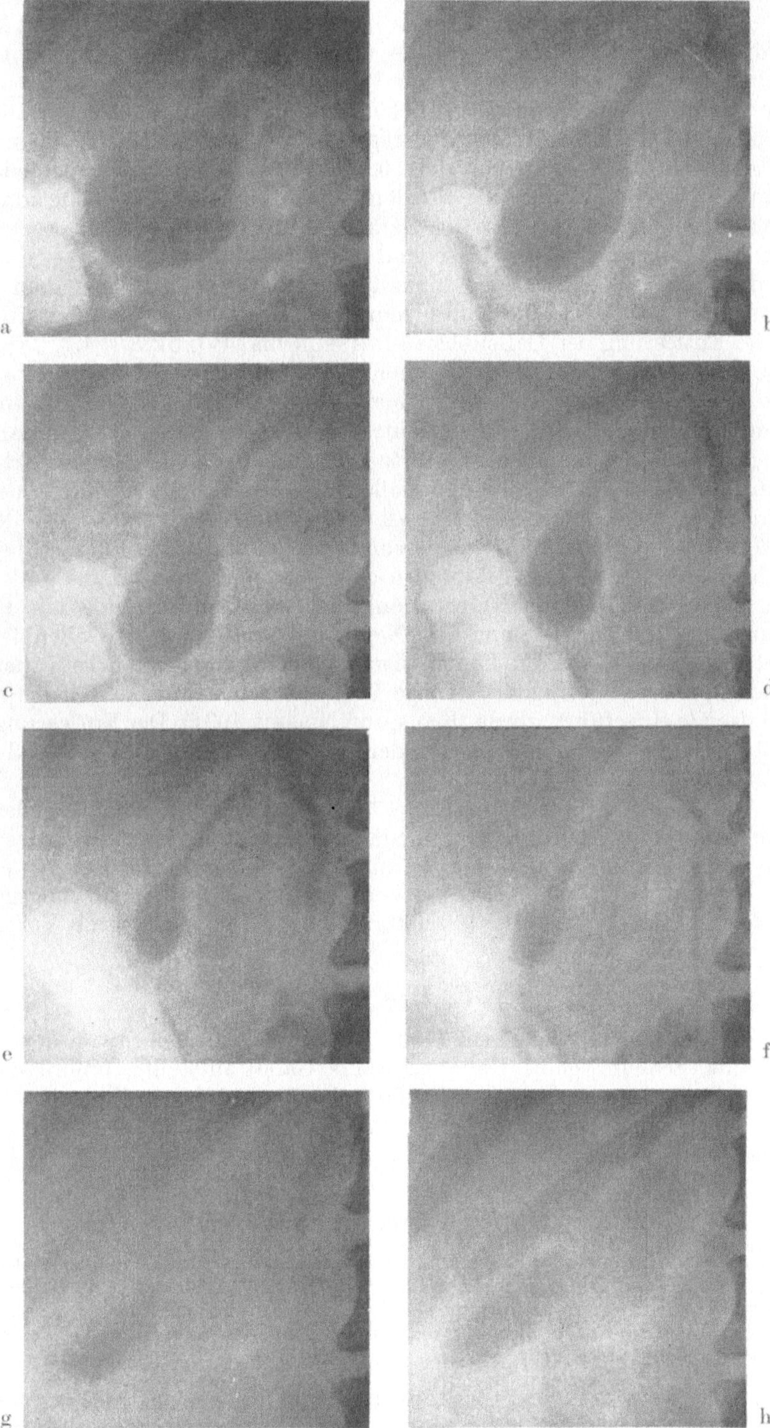

Abb. 46a—h

schnittliche Volumen der Gallenblase nach einer Fettmahlzeit um durchschnittlich 31%. Bei jungen gesunden *Mäusen* bewirkt eine Ivy-Hunderteinheit kg/Körpergewicht Cholecystokinin eine schnelle, ungefähr 15 min andauernde Entleerung
der Gallenblase. In dieser Zeit werden 38% des anfänglichen Inhaltes entleert.
Die durchschnittliche, unter dem Cholecystokinin-Einfluß von der Gallenblase
ausgetriebene Galle-Gesamtmenge beträgt 45% (EDHOLM, 1960). Nach HUECK
(1963) läßt sich die Kontraktion der *menschlichen* Gallenblase „von jedem Ort
des Dünndarmes induzieren, wie Sondenversuche ergeben. Vom Dickdarm aus
läßt sich der Kontraktionsreflex der Gallenblase nicht auslösen."

Nur der Tonus der Gallenblase und Gallengänge wird vom vegetativen
Nervensystem beherrscht; die tonussteigernde Wirkung obliegt dem Nervus
vagus (WESTPHAL, 1923). Die Durchtrennung der Nervi vagi bei der *Katze* verzögert die Entleerung der Gallenblase (JOHNSON und BOYDEN, 1943). THURNHER
und WENZL (1949) sahen nach abdomineller Durchtrennung der Nervi vagi beim
Menschen auf die Dauer keine bezeichnenden Veränderungen der Gallenblasenfunktion bezüglich Resorption und Kontraktion. Die Autoren nehmen daher eine
sehr weitgehende autonome nervöse Regulierung der Gallenblasenfunktion an.
Die Kontraktion und Entleerung der Gallenblase bewirkt ein Hormon, das Cholecystokinin (IVY und OLDBERG, 1928; IVY u. Mitarb., 1930); rein dargestellt wurde
es von JORPES und MUTT (1955) sowie von WERNER und MUTT (1955). Speisebrei,
auch Pharmaca, lösen seine Bildung in der Duodenal- und Jejunalschleimhaut
aus. In Fällen der Billroth II-Operation und Gastroenterostomie mit Pylorusverengung, also nach Stillegung des Duodenums, entleerte die Gallenblase ihre
mit Tetrajodphenolphthalein kontrastierte Galle prompt zum Teil oder ganz,
wenn der Operierte ein Eigelb-Sahnegemisch zu sich nahm oder dieses mit der
Duodenalsonde eingeführt wurde (KALK und NISSEN, 1931). Der Entleerungsreflex
wird mithin sicher nicht allein vom Duodenum, sondern auch vom oberen Jejunum
ausgelöst.

Die Auffassungen HALPERTs (1924, 1929) und BLONDs (1928, 1932) denen zufolge die Gallenblase ihren Inhalt, wenn der Darm nicht verdaut, restlos resorbiere,
in seine Bausteine zerlege und dem Lymph- und Gefäßweg der Leber wieder zuführe — BLOND bezeichnete sogar die Vena cystica als den Ausführungsgang der
Gallenblase —, sind auf normale anatomische und physiologische Verhältnisse
nicht anwendbar.

C. Die Galle

Seit der Zeit, da HIPPOKRATES (460—377 v. Chr.) die Lehre von den Körpersäften (Blut, Schleim, gelbe Galle, schwarze Galle) aufstellte, nimmt die Galle
einen wichtigen Platz im ärztlichen Denken ein. Aber bis gegen Ende des 19. Jahrhunderts blieb die Vorstellung von der Bedeutung der Galle spekulativ und ihre
stoffliche Zusammensetzung ungeklärt.

I. Geschichtliches

ALBRECHT VON HALLER, der Begründer der experimentellen Physiologie, widmet in seinen
„Anfangsgründen der Phisiologie des menschlichen Körpers" (1774) der Galle 104 Seiten und
führt darin viele Beobachtungen aus der damaligen Literatur an. Zur Blasengalle schreibt er:
„Die vegetabilische Säure verändert sie wenig, die Galle gerinnt nicht vom Weine, sie braust
mit demselben nicht, auch nicht mit dem sauren Rheinweine... und sie wird vom Essige
wenig verändert. Indessen fiel doch ein grüner Klumpen zu Boden, und bisweilen hat sich
davon die Galle coaguliert" (S. 815/16). „Sie gerinnt von jeder Mineralsäure, sie verwandelt
sich völlig in einen dauerhaften Klumpen... Indessen geht dieser Versuch nicht immer von
statten" (S. 816). Mit Salzgeist fällt „ein grüner Klumpen zu Boden". „Der Salpetergeist
coaguliert die Galle mit größerem Nachdrucke und es fallen im Salzwasser grüne und harte

Klümpe zu Boden" (S. 817). „Mit Scheidewasser haben sich bisweilen kleine Bäumchen erzeugt, und es senkte sich ein Klumpen zu Boden. Vermischt man sie mit einer Lösung von Mercurio sublimato, so gerinnt sie" (S. 818/19).

Zu COES „Abhandlung von den Gallensteinen" (deutsche Übersetzung 1783) hat der Engländer MACLURG einen 169 Seiten umfassenden Beitrag über seine „Versuche mit der menschlichen Galle" beigesteuert und Bemerkungen über die „gallichte Absonderung" gemacht. Im Winter 1771/72 versuchte er in einem Pariser Hospital seine, so schreibt er,„Neugier in Ansehung der Natur der Galle zu befriedigen" und fährt dann fort: „Ich teilte den Erfolg meiner ersten Versuche einigen Ärzten mit, die meine Freunde waren. Allein es nahmen solche dasjenige, was ich ihnen davon erzählte, nur mit vielem Zweifel und Bedenken an, weil der Erfolg meiner Versuche der angenommenen Idee von der Natur der Galle so sehr widersprach" (S. 312). Trotzdem setzte MACLURG seine Versuche, die er einzeln und ausführlich beschreibt, bis zu der Zahl 38 fort. Diese Versuche bestanden darin, daß er in einem Fläschchen der Blasengalle „starken Vitriolgeist" oder „starken Salzgeist" oder „Salpetergeist" oder „Weinessig" oder „Citronensaft" oder „Weingeist" oder „Pulver von Galläpfeln" zusetzte. Seinen ersten Versuch beschreibt er wie folgt: „Da ich starken Vitrolgeist auf etwas Galle goß, so wurde die Galle dadurch im Augenblick zu Gerinnen gebracht. Der geronnene Klumpen schwamm in einer hellen durchsichtigen Flüssigkeit herum, und sahe gleich nach seiner Entstehung blaß aus. Allein er wurde den Augenblick darauf wieder grün, und dieses geschahe auch von der um ihn herum befindlichen Flüssigkeit... Da ich hierauf das Glas ein wenig herumschüttelte, so verschwand der geronnene Klumpen, und es entstand nunmehr eine trübe Auflösung von einer grünen Farbe. Ich schüttete hierauf etwas Wasser zu dieser Auflösung, und ließ das Gefäß einige Zeit stehen, worauf ein häufiger grüner Bodensatz zu Boden fiel. Die darüber stehende Flüssigkeit aber war ganz helle, und hatte eine schöne grüne Farbe. Ich bemerkte jedesmal, so oft ich einen Versuch wiederholte, die nämlichen Erscheinungen, außer nur, daß die Entstehung der grünen Farbe und der trüben Auflösung zuweilen gleich nach dem Zugießen der Vitriolsäure erfolgte, ohne daß erst vorher ein geronnener Klumpen entstand."

Dem „Medizinischen Realwörterbuch" von PIERER (1819) zufolge wurde die Arbeit MACLURGs bereits 1772 in London veröffentlicht, also 2 Jahre früher als die „Anfangsgründe der Phisiologie" von HALLER (1774). Beide, MACLURG und HALLER, ließen es bei den Fällungsversuchen bewenden. Im 19. Jahrhundert wurden derartige Fällungsversuche an der Galle trotz allmählicher Abkehr von der reinen Morphologie und Hinwendung zu der sich stürmisch entwickelnden Chemie nicht mehr ausgeführt.

Nach THÉNARD (1806) enthält die Galle Eiweiß und ein „Harz". Dieses Harz soll durch die Einwirkung von Säuren auf die „eigentümliche, eiweißartige Gallensubstanz", die in der Hitze nicht gerinne, auftreten (BERZELIUS, 1815). Den ersten sicheren Nachweis von Kohlenhydraten in den Mucinen und ihren Verwandten führte HAMMARSTEN (1885). Er faßt aber diese Kohlenhydrate nicht als Teile der Eiweißmoleküle der Mucine auf. Deshalb bezeichnet er die Mucine als zusammengesetzte Glykoproteide und unterscheidet zwischen diesen und den einfachen Proteinen. Erst nachdem PAVY (1895) aus reinem Eieralbumin das Osazon einer Hexose dargestellt hatte, fanden die Mucine und Mucoide in den folgenden Jahren eine eingehendere Bearbeitung. Dabei stellte sich heraus, daß aus Mucinen und noch anderen Eiweißstoffen zu isolierendes Kohlenhydrat nur eine Hexose sein kann. Da Nucleoproteide und Mucine ähnliche Fällungsverhältnisse zeigen und außerdem alkalische Lösungen von Nucleoproteiden dieselbe schleimige Beschaffenheit wie echte Mucinlösungen haben, divergierten die Untersuchungsergebnisse anfangs. Während PAIJKULL (1887) die Schleimsubstanz der menschlichen Gallenblase noch als Nucleoalbumin bezeichnete, fand HAMMARSTEN (1896) darin „oft recht viel echtes Mucin" sowie „Pseudomucinobulielle Stoffe" und „Eiweiß".

NAUNYN (1921) beobachtete in der Galle „gequollene eiweißartige Massen". Entzündungen und andere Erkrankungen der extrahepatischen Gallenwege lagen in den betreffenden Fällen nicht vor. Auch LICHTWITZ (1929) teilte mit, daß in der Galle „oft geronnener Schleim" und „amorphe, fädige oder körnige Massen organischer Substanz" nachweisbar seien; daher müsse den „unter physiologischen und pathologischen Zuständen vorkommenden Eiweißkörpern der Galle eine besondere Aufmerksamkeit zugewandt werden". Schließlich wiesen WESTPHAL u. Mitarb. (1931) noch in einer Abhandlung „Gallenwegsfunktion und Gallensteinleiden" auf die „Schleimflöckchen" in der Galle hin, die nach ROSEMANN (1927) durch „Mucin bzw. mucoide Substanzen herbeigeführt werden".

In der Folgezeit gelang es, die organischen Bestandteile der Galle näher zu bestimmen.

II. Organische Bestandteile der Galle

1. Eiweißkörper

Nach den Untersuchungen HARTMANNs und KOHLs (1950) an gesunden *Menschen* bestehen die Proteine der Galle zu $^1/_3$ aus Globulin und zu $^2/_3$ aus

Albumin. Die Blasengalle unterscheidet sich von der Lebergalle „vorwiegend durch ihren höheren Albumingehalt". Sie fanden bei Leberkranken höhere Globulinwerte und bei Gallenblasenkranken einen starken Anstieg der Globuline, jedoch normale Albuminwerte in der Galle. Die durch diese Dysproteinocholie verursachte Störung der Eukolloidalität könne eine Bedingung für die Bildung von Gallensteinen sein. Die Eiweißbestimmungen erfolgten elektrophoretisch und mit Hilfe der Ammoniumsulfat-Fällungsmethode.

Wie POLONOWSKI und BOURRILLON (1952) für Tiere angeben, beträgt der Proteingehalt der Lebergalle 1,4—2,7 g/l und der Proteingehalt der Blasengalle 4,5 g/l; daraus ergibt sich ein Konzentrationsfaktor von 1,7—3,2. Die Trockensubstanz der Lebergalle betrug bei diesen Untersuchungen 23—33 g/l und diejenige der Blasengalle 180 g/l. Der höhere Gehalt der Blasengalle an Protein und Trockensubstanz ist eine Folge der Galleneindickung in der Gallenblase.

DIETRICH und STUMPF (1956) gelang es, die Gallenproteine weiter zu differenzieren. In der eingeengten Leber- und Blasengalle des *Menschen* wiesen sie papierelektrographisch fünf Eiweißfraktionen nach: Albumine, α_1-Globuline, α_2-Globuline, β-Globuline und γ-Globuline. Die Eindickung der Lebergalle in der Gallenblase ergibt stärkere Eiweißfraktionen der Blasengalle. Da aber die Eiweißfraktionen bei der Galle gleich sind, müssen die Albumine und Globuline der Galle von der Leber herkommen. Die Funktionsprüfungen der Leber zeigten keinen Leberschaden an; es dürfte daher beim gesunden *Menschen* eine von der Leber ausgehende Proteinocholie geben. Ähnlich äußern sich GROGG und STAUB (1959) zu der Frage nach dem Herkommen der Gallenproteine; „Über die Herkunft der Eiweißkörper der Galle läßt sich nichts Bestimmtes sagen. Entweder sind die Leberzellen für die Bluteiweißkörper physiologischerweise durchlässig — wobei die Proteine die Capillarwand der Lebersinusoide, das Gitterrohr und die Leberzelle bis zu den Gallencapillaren passieren müßten — oder die Eiweißkörper der Galle stammen aus der Leberzelle."

Der hohe Proteingehalt der Galle wird ferner durch den chemischen Stickstoffnachweis angezeigt. Der mit Aceton und Äthanol gefällte Niederschlag eines *menschlichen* Gallenhydrops enthielt 6,8% Stickstoff, die Schweinegalle 10,9% Stickstoff und die Ochsengalle 12,1% Stickstoff (WERNER, 1953). An den Gallen von fünf *menschlichen* Steinblasen bestimmten WALLRAFF und DIETRICH (1958a, b) den Stickstoffgehalt: drei von diesen Gallen lieferten im Kühlschrank Spontanausfällungen mit durchschnittlich 10% Stickstoffgehalt; das ergibt bei der Zugrundelegung des Umrechnungsfaktors 6,5 einen Proteingehalt dieser Gallen von 60—65%. Bei einer von diesen drei Gallen betrug der Stickstoffgehalt 10,82% und der Stickstoffgehalt des aus dem Rest dieser Galle (nach der Entfernung des spontan ausgefallenen Klumpens) mit Aceton gefällten Niederschlages nochmals 9,15%. Im Falle 4 ergab die Stickstoffbestimmung einen Eiweißanteil der Galle von nur 18% und im Falle 5 einen solchen von 40,7%, beidemal nach Versetzung der Galle mit fünf Teilen Aceton.

2. Zucker

Zucker kommen in der Galle frei und an Eiweiß gebunden vor. BALTACEANO und VASILIU (1936) stellten Glucose als freien Zucker sowie Glucose und Lactose als an Eiweiß gebundene Proteidzucker in der Galle fest.

Der von WERNER (1953) untersuchte *menschliche* Gallenhydrops enthielt 23,6% Hexosamin, 20,3% Hexose und 7,6% Fucose. Andere Gallehydrolysate von operativ entfernten *menschlichen* Steingallenblasen hatten Hexosamin, Galactose und Fucose zum Inhalt (Zahlenangaben wurden nicht gemacht, weil das Material für die quantitative Analyse zu klein war); auch die chromatographische Analyse zeigte diese drei Kohlenhydrate an. In der *Ochsengalle* wurde das Hexosamin mit 4,1% und in der *Schweinegalle* mit 6,8% bestimmt. Chromatographisch wiesen alle Gallehydrolysate Hexosamin, Galactose, Fucose und Mannose auf. Aus diesen Befunden geht hervor, daß die Galle des *Menschen*, des *Schweines* und des *Rindes* Glykoproteide enthält, deren Kohlenhydratanteil aus Hexosamin, Galactose und Fucose besteht. Nach WERNER (1953) haben die Galleproteine die gleiche Zusammensetzung wie die Schleim- und Glykoproteine aus anderen Quellen. Er konnte dieselben Zucker auch in der Schleimhaut und im Sekret der Gallenblase nachweisen.

An den Gallen von fünf *menschlichen* Steinblasen (DIETRICH und WALLRAFF, 1958) wurde außer dem Stickstoffgehalt der Hexose- und Hexosamingehalt untersucht. Mit einer Ausnahme waren die Hexose- und Hexosaminwerte dieser Gallen bedeutend niedriger als die Stickstoffwerte: durchschnittlicher Hexosaminwert annähernd 3% gegenüber 10% Stickstoff. In dem Ausnahmefall betrugen die Hexosen 10,85 (12,9)% und das Hexosamin 6,27 (6,62)% gegenüber 6,96% Stickstoff. „Da durch die Bestimmung der eiweißgebundenen Hexosen und des Hexosamins in gewissem Grade der gesamte Kohlenhydratanteil erfaßt wird, muß nach diesen Untersuchungen an der Galle mit großen Schwankungen bei den Kohlenhydrat-Eiweißverbindungen gerechnet werden." Bei einem Vergleich der Ergebnisse WERNERs (1953) mit den Ergebnissen DIETRICHs und WALLRAFFs (1958) fällt die Umkehr im Verhältnis der Stickstoff- und Hexosaminwerte auf: Verhältnis Stickstoff:Hexosamin beim *Ochsen* rund 4:12, beim *Schwein* 7:11 und beim *Menschen* 10:3.

3. Schleim

Der Schleim (Mucin) der Blasengalle ist echter Epithelschleim und darf nicht mit der aus Proteinen und Glykoproteinen bestehenden Hauptmasse der fällbaren organischen Gallenstoffe verwechselt werden. Er besteht zwar wie die Glykoproteide aus Eiweiß und Zucker, ist aber viel kohlenhydratreicher als diese; wahrscheinlich unterscheidet er sich nur darin von den Glykoproteiden in der stofflichen Zusammensetzung.

DOMINI (1941, zit. nach GROGG und STAUB, 1959) gibt den Schleimgehalt der Galle mit 0,44% an, nach HARTMANN und KOHL (1950) beträgt er 0,5%. Der „Schleim wird der Galle erst in den ableitenden Gallenwegen und in der Gallenblase beigemengt; die Hepaticusgalle enthält keinen Schleim" (GROGG und STAUB, 1959). WALLRAFF (1960) konnte den Epithelschleim und die Glykoproteine an Schnitten von Gallenkumpen, die er aus den Blasengallen des *Schweines, Kalbes* und *Schafes* gefällt hatte, histochemisch differenzieren.

4. Lipide

Nach SOBOTKA (1937) ist der Lipidgehalt der menschlichen Blasengalle auffallend hoch und wesentlich höher als der Lipidgehalt der Lebergalle. Der Gehalt der Lebergalle an Fettsäuren beträgt 1,6—2,4 g/l und der Gehalt der Blasengalle an Fettsäuren 24 g/l (POLONOVSKI und BOURRILLON, 1952); das entspricht einem Konzentrationsfaktor von 7,1—15,0. Wie BLOMSTRAND (1960) mitteilt, enthält die Galle eine geringe Menge Cholesterinester, Cholesterin, freie Fettsäuren und vor allem Lecithin als Phospholipid.

5. Phosphatasen

DEMUTH (1925) stellte als erster fest, daß die Galle enzymhaltig ist; er wies alkalische Phosphatase in der *menschlichen* Leichengalle nach. Wenige Jahre später entdeckte Umeno (1931) in der Galle des Hundes „eine Glycerophosphatase von ziemlich starker Wirkung". Jacobi und Martini (1951) fanden die alkalische Phosphatase immer in großer Menge in der Blasengalle des *Kaninchens*, in sehr verschiedener Menge beim *Hund* und keine oder sehr kleine Mengen des Enzyms beim *Meerschweinchen*. Einen ähnlich hohen alkalischen Phosphatasegehalt wie die Gallen des *Kaninchens*, des *Hundes* und des *Menschen* hat die *Galle* des *Schafes* (Ford, 1958). In den Untersuchungen Dietrichs und Wallraffs (1958) fielen die alkalische und die saure Phosphatasereaktion histochemisch nur an zwei von neun Gallenklumpen, die mit Aceton ausgefällt worden waren, positiv aus. Schnitte von drei ebenso gefällten Lebergalle-Klumpen gaben eine starke alkalische, aber keine saure Phosphatasereaktion.

III. Histochemie der Polysaccharid-Protein-Verbindungen der Galle

Bei längerem Stehen der Galle im Reagensglas kann ohne irgendein Zutun eine Sedimentierung auftreten. Dabei entsteht entweder ein in der Gallenflüssigkeit schwebender oder sich auf den Glasboden absetzender Klumpen. Derartige spontane Ausfällungen sind in der Regel klein an Masse. Bedeutend größer sind Klumpen, die — teils in geschlossener Form, teils als lockerer Bodensatz — mit fast allen histologischen Fixierungsflüssigkeiten aus der Galle ausgefällt werden können. Spontane und künstliche Ausfällungen lassen sich wie Organstückchen behandeln und in Paraffin einbetten. Die Schnitte kann man dann wie Organschnitte färben und histochemischen Reaktionen unterziehen. Für die Ausfällung mit Fixierungsmitteln eigenen sich besonders die Bouinsche Flüssigkeit, die Carnoysche Flüssigkeit und das Aceton.

Das kolloidale Eiweiß in der Galle besitzt submikroskopische Struktur. Von ihr gilt, was Petersen (1945) von der ultramikroskopischen Struktur der Zelle gesagt hat, daß nämlich diese Struktur bei der Fixierung immer zerstört werde und etwas Gröberes an ihre Stelle trete. Das Gröbere sind im Fall der Galle die spontan oder mit Fixierungsflüssigkeit ausfallenden Massen. Nach Petersen sind die mit Fixierungsflüssigkeiten aus einem Sol ausgefällten Gerinnsel darum keine reinen Kunstprodukte, weil dort, „wo sie entstanden, ausflockbare Körper vorhanden waren, deren chemische Natur unter Umständen an der Reaktion dieser Gerinnsel nachgewiesen werden kann". Petersen fährt fort: „Man kann sagen, für den Biologen ... haben solche Gebilde den Wert von Kunstprodukten, für die chemische Erforschung von Zellsubstanzen und deren Lokalisation sind sie jedoch keine." Gefällte Eiweißgerinnsel, wie sie in vielen Hohlräumen von Organen entstehen, sind nach Petersen nur insofern Kunstprodukte, „als sie mikroskopische Strukturen vortäuschen, so submikroskopische, kolloidaldisperse Inhomogenitäten ... vorhanden sind". Das hinsichtlich der Fällung mit Bezug auf die Zellsubstanzen und auf die Eiweißstoffe in Hohlorganen Gesagte trifft in vollem Umfang auch für die Eiweißkörper in der Galle zu.

Diese und die folgenden Ausführungen wurden den Arbeiten von Dietrich und Wallraff (1958a, b) sowie Wallraff (1960) entnommen.

1. Menschliche Blasengallen
a) Spontanausfällungen

Von drei aus *menschlichen* Blasengallen spontan sedimentierten Klumpen hatte der eine am Schnitt (Abb. 47) einen grob- bis feinnetzigen Aufbau mit Verdichtungen oder Haftorten im Netz, die von Leukocyten gebildet wurden. Das Netz einschließlich der Leukocyten färbten sich stark mit Pyronin, Chromhämatoxylin (nach Oxydation) und mit dem Überjodsäure-Schiff-Reagens: ein

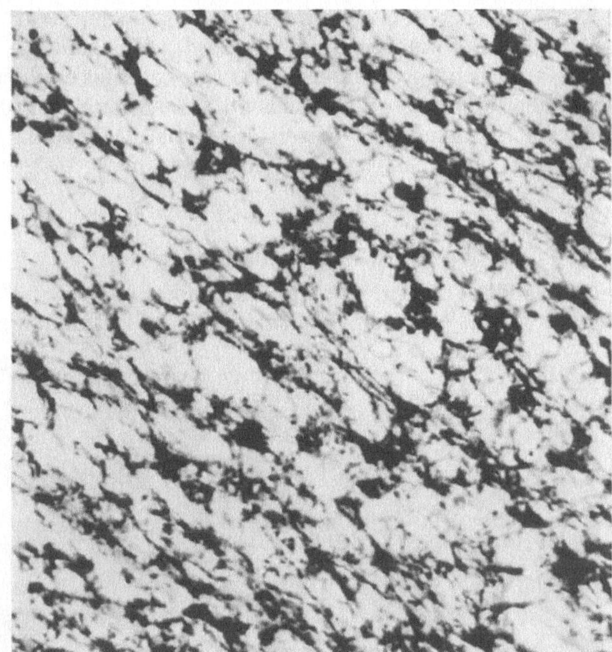

Abb. 47. Mensch, Blasengalle. Schnittbild eines spontan ausgefallenen und mit Bouinscher Flüssigkeit fixierten Klumpens der Blasengalle. Grobnetzige und in sich wieder feinnetzig unterteilte Klumpenstruktur. Die drei- und vieleckigen schwarzen Verdichtungen („Knotenpunkte") in diesem Netzwerk enthalten Leukocyten; sie bilden die Haftorte für die Netzfasern. Bouin, Paraffin, 10 μ, Chromhämatoxylin (mit Oxydation des Schnittes). 550fach. (Aus Dietrich und Wallraff, 1958)

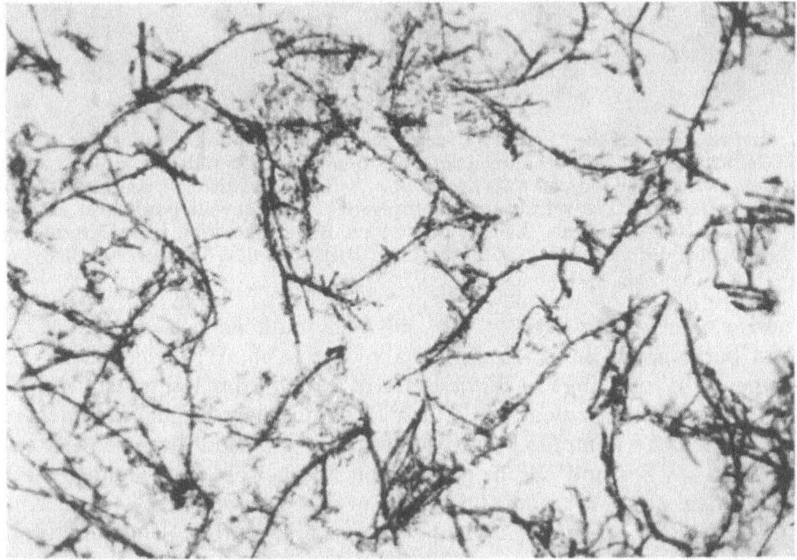

Abb. 48. Mensch, Blasengalle. Schnitt durch einen anderen, spontan ausgefallenen, mit Bouinscher Flüssigkeit fixierten Galleklumpen. Der Klumpen besteht aus einem dickfaserigen Gerüstwerk. Die Fasern sind verzweigt und von feinkörnigfädigen Netzen umgeben. Leukocyten fehlen. Bouin, Paraffin, 10 μ, Chromhämatoxylin (mit Oxydation des Schnittes) 420fach. (Aus Dietrich und Wallraff, 1958)

Zeichen für das Vorkommen von Glykoproteinen. Die gleiche Struktur, aber noch
mehr Leukocyten in den Netzknoten wies der spontan ausgefallene Klumpen der
zweiten Blasengalle auf; beim Abfließen in das Reagensglas verhielt er sich wie
eine gummiartig ziehende Masse, er ließ sich mit der Schere in Stücke zerlegen.
Völlig anders war die Struktur der dritten spontanen Ausfällung: Leukocyten
fehlten, und der ganze Klumpen bestand nur aus einem reisigartigen Glyko-
proteingerüst (Abb. 48).

b) Künstliche Ausfällungen

Die mit Fixierungsflüssigkeiten erzeugten Klumpen von *menschlichen* Blasengallen erscheinen an Schnitten nach der Färbung mit Chromhämatoxylin fein-

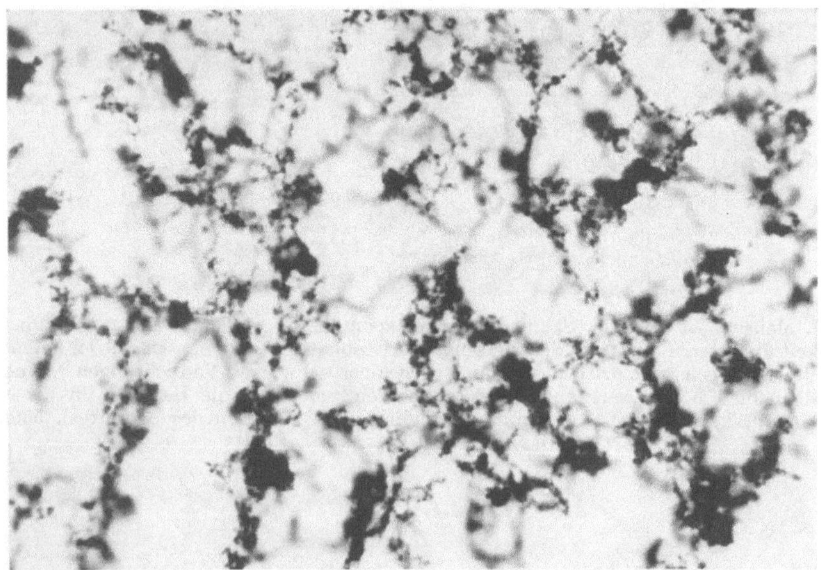

Abb. 49. Mensch, Blasengalle. Schnitt durch einen künstlich, mit Bouinscher Flüssigkeit,
gefällten Galleklumpen. Ein dreidimensionales, nur aus perlrunden Granula zusammengesetztes Netz baut den Klumpen auf. Die in der Tiefe des Schnittes liegenden Netzmaschen
erscheinen schattenhaft. Die schwarzen, klumpigen Verdichtungen (Haftorte) im Netz bestehen wie dieses nur aus Granula. Leukocyten fehlen. Bouin, Paraffin, 10 μ, Chromhämatoxylin (mit Oxydation des Schnittes). 970fach. (Aus DIETRICH und WALLRAFF, 1958)

körnig-netzig oder faserig-netzig (Abb. 49) oder feinkörnig-häutig (Abb. 50) und
nach der Überjodsäure-Schiff-Reaktion alveolär (Abb. 51) strukturiert. Die Art
der Klumpenstruktur hängt in gewissem Grad auch vom Fällungsmittel ab. Die
das Klumpengerüst aufbauenden lichtmikroskopischen Elementarteilchen sind
immer Granula. Dazu kommen bei Anwendung der Überjodsäure-Schiff-Reaktion,
wahrscheinlich als Bestandteile beigemengten Epithelschleimes, homogene Fäden
und Membranen zum Vorschein. In den netzig zusammengesetzten Klumpen
bilden Granula die Netzknoten (Abb. 49). Öfters waren Schattenbilder aus-
gelaugter Cholesterinkristalle in den Klumpenschnitten zu sehen. Wenn auch nicht
mit der gleichen Stärke, so fielen doch alle Färbungen, die dem Eiweiß- und Poly-
saccharidnachweis dienen, positiv aus. Eine bei allen Galleklumpen gleicher-
maßen starke Farbreaktion ist aus zwei Gründen nicht zu erwarten: 1. weil der
Gehalt der Gallen an fällbaren organischen Stoffen verschieden groß ist und 2. weil

diese Stoffe in der Hauptsache aus Glykoproteinen bestehen, die ärmer an Polysacchariden sind als der in der menschlichen Blasengalle nur sehr spärlich vorhandene, aber äußerst reaktionsfähige Epithelschleim.

2. Menschliche Lebergallen

Spontan fielen in der Lebergalle keine Klumpen aus. Aber in 4 von 5 Fällen ergab die sterile Lebergalle mit Fixierungsflüssigkeiten ebenso große klumpen-

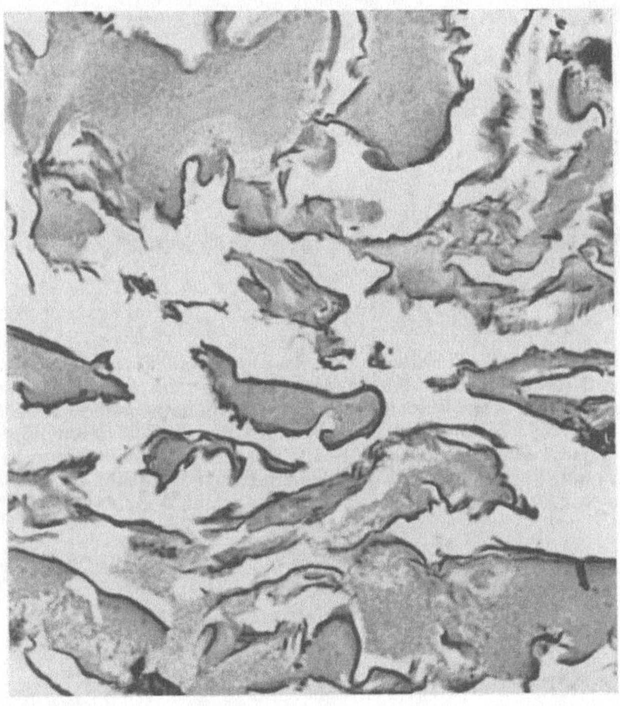

Abb. 50. Mensch, Blasengalle. Schnitt durch einen künstlich, mit Bouinscher Flüssigkeit, aus einer anderen Blasengalle ausgefällten Klumpen. Locker gefügte, homogene, feinkörnige Membranen bauen diesen Klumpen auf. Verdichtung der Körnchen an den Membran-Oberflächen. Bouin, Paraffin, 10 μ, Chromhämatoxylin (mit Oxydation des Schnittes). 130fach. (Aus DIETRICH und WALLRAFF, 1958)

artige Ausfällungen wie die Blasengalle. Der von den Gallengängen zur Galle beigesteuerte organische Stoffanteil ist sicher sehr gering. Die Proteine oder Glykoproteine der Leber- und Blasengalle können ihre Quelle nur in der Leber haben. Die Klumpen der Lebergalle stimmten strukturell mit denjenigen der Blasengalle überein; wie bei diesen überwog der häutige Strukturtyp (Abb. 52) vor dem netzigen. Die Grundstruktur der Häute war auch wie bei den Klumpen von der Blasengalle feinkörnigfaserig bis homogen körnig oder körnig- bis feinfaserignetzig (Abb. 53). Strukturbestimmend ist auch hier das Fällungsmittel. Wie in der Struktur, so deckten sich die Klumpen der Lebergallen in den Färbeeigenschaften mit den Klumpen der Blasengallen. Da die Lebergalle schleimfrei ist, bestehen ihre ausgefällten organischen Stoffe in der Hauptsache aus Glykoproteinen. Infolge des sehr lockeren Zusammenhaltes war es allgemein nicht möglich, von den Gallenklumpen Gefrierschnitte anzufertigen und das Lipidvorkommen zu untersuchen.

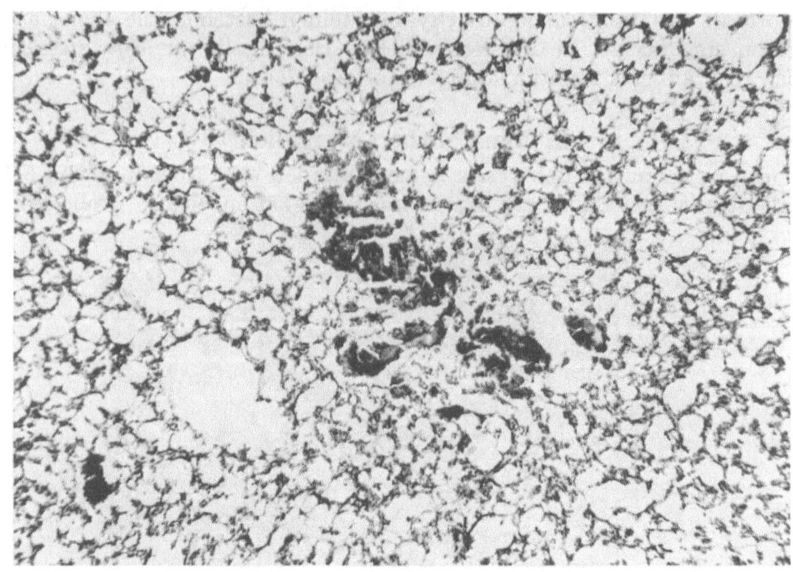

Abb. 51. Mensch, Blasengalle. Schnitt durch denselben Galleklumpen wie in Abb. 50 nach
Überjodsäure-Schiff-Reaktion. Die Klumpenstruktur erweist sich bei Anwendung dieses
Verfahrens als alveolär. Es deckt Wabenwände auf, die von homogenen Fäden und Membranen
aufgebaut sind. Den Wabenwänden sind perlrunde Granula und deren Agglomerate (Haftorte) angelagert, die mit dem Überjodsäure-Schiff-Reagens so wie mit Chromhämatoxylin dargestellt werden. Bouin, Paraffin, 10 μ, Überjodsäure-Schiff-Reaktion (fuchsinschweflige Säure
nach FEULGEN). 88fach. (Aus DIETRICH und WALLRAFF, 1958)

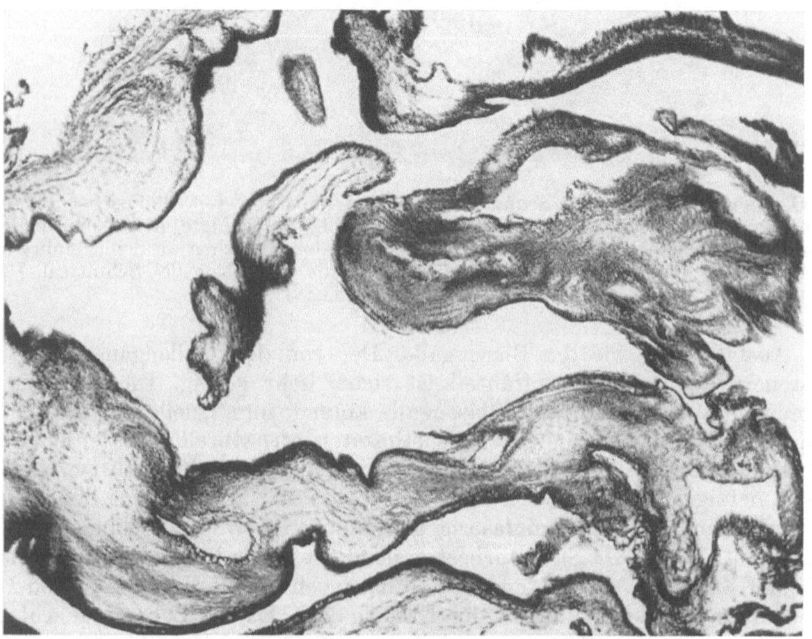

Abb. 52. Mensch, Lebergalle. Schnitt durch einen künstlich, mit Sanfelicescher Flüssigkeit gefällten Galleklumpen. Homogen gekörnte und körnig-faserige Membranen, die eine große
Ähnlichkeit mit denen von dem Blasengalle-Klumpen der Abb. 50 haben. Sanfelice, Paraffin,
10 μ, Tannineisen. 80fach. (Aus DIETRICH und WALLRAFF, 1958)

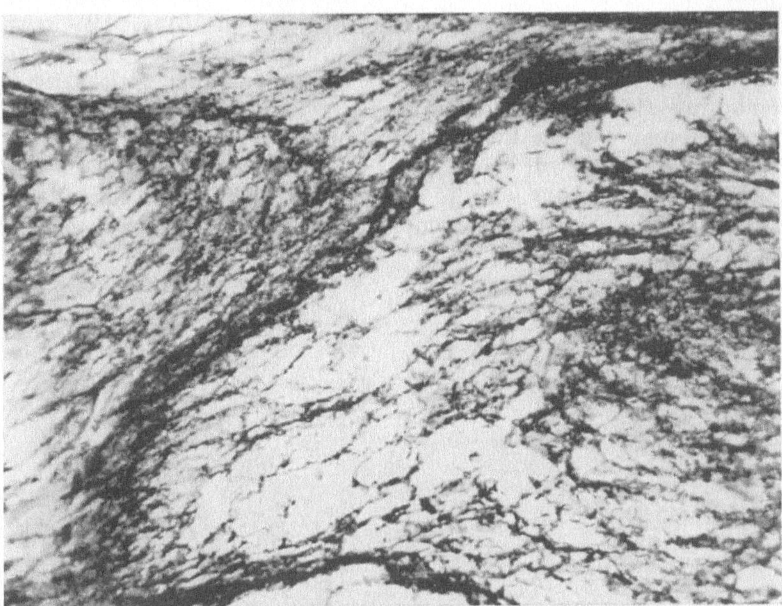

Abb. 53. Mensch, Lebergalle. Körnig-(faserig-) netzige Struktur einer Membran des Leber-galle-Klumpens, von dem die Abb. 52 stammt. Sanfelice, Paraffin, 10 μ, Chromhämatoxylin (mit Oxydation des Schnittes). 390fach. (Aus DIETRICH und WALLRAFF, 1958)

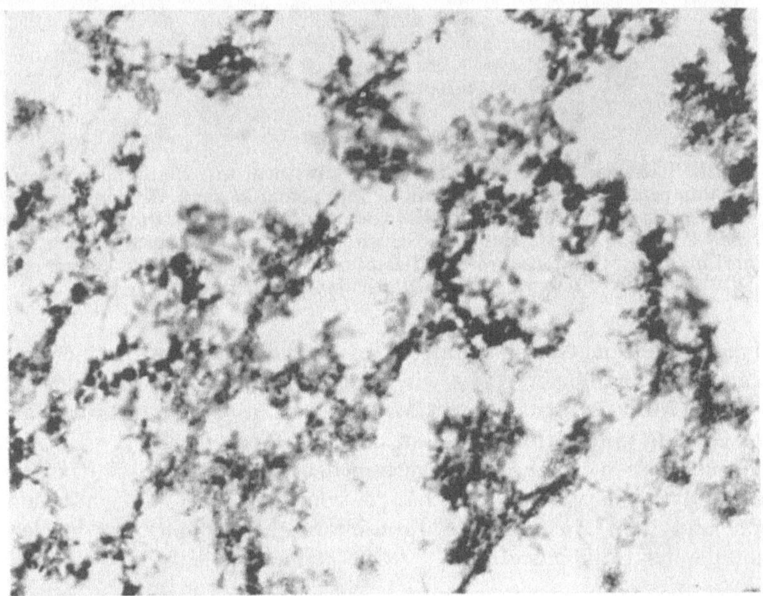

Abb. 54. Kalb, Blasengalle. Schnitt durch einen künstlich, mit Carnoyscher Flüssigkeit, aus der Blasengalle eines Kalbes gefällten Galleklumpen. Diese körnig-netzige Klumpenstruktur mit dichten Körnchen-Agglomeraten als den Haftorten im Maschennetz entspricht der Struktur, die man von menschlichen Galleklumpen (Abb. 49) erhalten kann. Carnoy, Paraffin, 10 μ, Paraldehydfuchsin (Gomori) nach Voroxydation des Schnittes. 530fach. (Aus WALLRAFF, 1960)

23*

Beiläufig sei angeführt, daß reines Fibrinogen vom *Rind*, 0,9%ig gelöst in 37° C warmer Kochsalzlösung, wie die Glykoproteine der Galle gefällt wurde und Klumpen mit derselben Struktur bildete. Es entstanden auch gleichartig strukturierte feinkörnig- (faserig-) netzige Häutchen, wenn Tropfen von der Lebergalle, der Blasengalle und von der Fibrinogenlösung auf Objektträgern mit den Fixierungsflüssigkeiten gefällt wurden.

Ähnliche Beobachtungen wie die an der Galle erhobenen machte SCHMIDT-MATTHIESEN (1957) an Gewebsmucopolysacchariden. Danach werden native

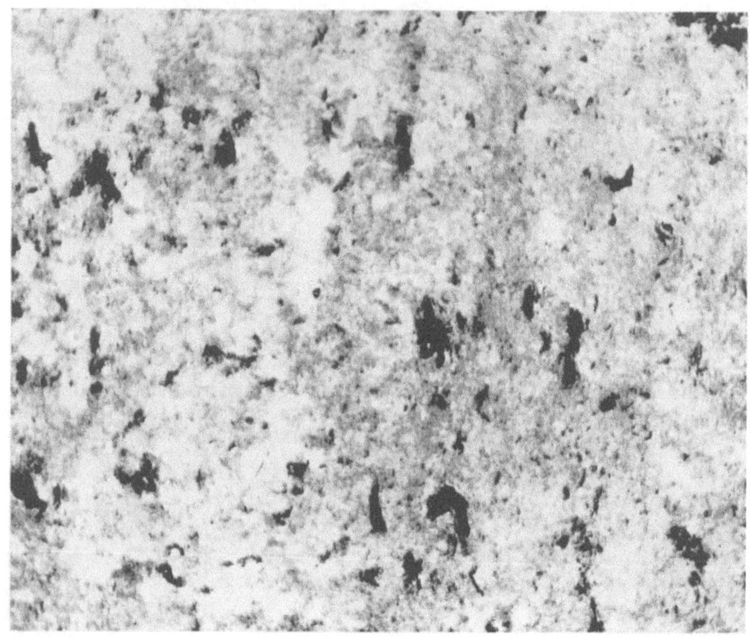

Abb. 55. Schaf, Blasengalle. Schnitt durch einen künstlich, mit Bouinscher Flüssigkeit, gefällten Galleklumpen. Teils homogen-körnige, teils netzig-körnige Glykoprotein-Strukturen mit eingestreuten, im Lichtbild schwarzen Brocken von Epithel- und Drüsenschleim der Gallenblase. Scharfe Trennung des Gallenblasen-Schleimes und der Glykoproteine der Blasengalle. Bouin, Paraffin, 10 μ, Überjodsäure-Schiff-Reaktion (fuchsinschweflige Säure nach GRAUMANN). 130fach. (Aus WALLRAFF, 1960)

Mucopolysaccharide in Gewebsschnitten bei Alkoholfixation in einer vom Polymerisationsgrad abhängigen Weise wie folgt verändert: hochpolymerisiert fallen sie als straffe, filzartig strukturierte Massen aus, mittelpolymerisiert in Gestalt amorpher Gebilde und körniger Massen und niederpolymerisiert als strukturlose, zarthomogene Massen. Auch die Folgerung des Autors, die definitive Intensität einer Mucopolysaccharid-Reaktion hänge von der MPS-Konzentration, Polymerisation und dem Ausmaß der Proteinkonzentrationen ab, dürfte für die Glykoproteine der Galle zutreffen.

3. Tierische Blasengallen

Untersucht wurden (WALLRAFF, 1960) die Blasengallen von tierärztlich gesund befundenen Schlachthoftieren (*Schwein, Rind, Kalb, Schaf*), also Gallen, deren Zusammensetzung sehr wahrscheinlich nicht durch Erkrankung der Leber oder der Gallenwege verändert waren. Ohne Ausnahme wurden wie bei den Gallen von

Steinkranken, je nach Fixierung, fädighäutige oder körnig- bzw. faserig-netzige oder fädig-alveoläre Ausfällungen erzielt.

Die Blasengalle des *Rindes* ist nicht so reich an Polysaccharid-Protein-Stoffen wie diejenige des Schweines. Da wohl angenommen werden darf, daß das Kalb eine gesunde Leber und gesunde Gallenwege hat, kommt seiner Galle für die Beurteilung der Frage, ob die großen Glykoproteinmengen in den Gallen stein- kranker *Menschen* und erwachsener Tiere als normale Befunde zu bewerten sind, eine besondere Bedeutung zu. Der Glykoproteingehalt der *Kälber*galle stand dem Glykoproteingehalt der Rindergalle nur wenig nach. Die Klumpen der *Kälber*- galle unterschieden sich von denen der untersuchten erwachsenen Tiere und des *Menschen* weder im Fällungsmodus noch in der Strukturierung; von den Struk- turtypen überwog beim *Kalb* der körnig-netzige (Abb. 54). Es steht somit außer Zweifel, daß Polysaccharidprotein-Verbindungen von der Art der Serum- proteine oder der Serumglykoproteine zum normalen Gehalt der Leber- und Blasengalle gehören. Soweit es sich um Glykoproteine handelt — ihr Anteil an den organischen Gallestoffen ist laut Anzeige der Polysaccharid-Färbungen sicher sehr groß — dürften es wie im Blutplasma hauptsächlich α- und γ-Globuline sein. Die Galleproteine gelangen entweder vom Blutplasma über die Leberepithel- zellen in die Galle, oder sie werden von diesen Zellen gebildet und mit den anderen Bestandteilen der Galle in die Gallenkanälchen ausgeschieden.

An gefärbten Schnitten von Galleklumpen des *Schweines*, des *Rindes* und *Kalbes* und öfter noch des *Schafes* waren Glykoproteine und der Epithelschleim ganz deutlich voneinander unterscheidbar. In jedem Fall bestand die Hauptmasse auch dieser Klumpen aus feinkörnig gefällten Glykoproteinen; darin waren zu- sammenhanglos kohlenhydratreiche, kompakte und deshalb intensiv gefärbte Brocken von Epithelschleim eingeschlossen (Abb. 55). An Klumpen von mensch- lichen Blasengallen war es nicht möglich, mit dieser Sicherheit zwischen Glyko- (Plasma-)protein und Epithelschleim zu unterscheiden, weil dieser darin nicht in Brockenform vorkam.

Literatur

ADLER, A.: Über die Entleerung der mit Tetrajodphenolphthalein gefüllten Gallenblase. Mitt. Grenzgeb. Med. Chir. **40**, 196—204 (1927). — ANACKER, H.: Die Füllungs- und Entleerungsvorgänge in den Gallenwegen. Fortschr. Röntgenstr. **81**, 143—150 (1954). — ASCHOFF, L.: Bemerkungen zur pathologischen Anatomie der Cholelithiasis und Cholecystitis. Verh. dtsch. path. Ges. **9**, 41—48 (1905).

BADER, G.: Die submikroskopische Struktur des Gallenblasenepithels und seiner Regeneration. I. Mitt. Karpfen (Cyprinus carpio, L.) und Frosch (Rana esculenta, L.). Z. mikr.-anat. Forsch. **74**, 92—107 (1965). ~ Die submikroskopische Struktur des Gallenblasenepithels und seiner Regeneration. II. Mitt. Huhn und verschiedene Säugetiere. Z. mikr.-anat. Forsch. **74**, 303—320 (1966). — BALTACEANO, G., et C. VASILIU: Le sucre biliaire; sur la nature de la substance sucrée de la bile. C.R. Soc. Biol. (Paris) **123**, 54—55 (1936). — BASSLER, A., W. H. LUCKET, and J. R. LUTZ: Some experiences with the Meltzer-Lyon method of draining the biliary system. Amer. J. med. Sci. **162**, 674—687 (1921). — BECKMANN, K.: Die Krankheiten der Leber und der Gallenwege. In: Handbuch der inneren Medizin, Bd. III/2. Berlin-Göttingen-Heidelberg: Springer 1953. — BERNHARD, F.: Der Sperrmechanismus im Ductus hepaticus und seine Bedeutung für die Gallenabsonderung sowie für die Behandlung der Gallenwegserkrankungen. Chirurg **15**, 161—183 (1943). — BERZELIUS, J. J.: Fortschritte der thierischen Chemie. Nürnberg: Schrag 1815. — BLOMSTRAND, R.: Analysis of human bile lipids by gas-liquid chromatography. Acta chem. scand. **14**, 1006—1010 (1960). — BLOND, K.: Eine neue Arbeitshypothese zur Klärung der Gallenwegsprobleme. Langenbecks Arch. klin. Chir. **149**, 662—699 (1928). ~ Wandlungen in der Lehre von der Funktion der Gallenwege. Langenbecks Arch. klin. Chir. **170**, 597—647 (1932). — BOYDEN, E. A.: The effect of natural foods on the distension of the gall bladder, with a note on the change in pattern of the mucosa as it passes from distension to collapse. Anat. Rec. **30**, 333—364 (1925). ~ A study of the behavior of the human gall bladder in response to the ingestion of food; together with some observations on the mechanism of the expulsion of bile in experimental animals. Anat. Rec. **33**, 201—255 (1926). ~ An analysis of the reaction of the human gall bladder to food. Anat. Rec. **40**, 147—191 (1928). — BRAUN-FALCO, O.: Beitrag zur Histologie des Aldehydfuchsin. Acta histochem. (Jena) **2**, 264—269 (1955/56). — BRONNER, H.: Die cholezystographische Motilitätsprüfung der Gallenblase und ihre Ergebnisse. (Eine klinisch-röntgenologische Studie.) Fortschr. Röntgenstr. **39**, 23—76 (1929). — BRUGSCH, TH., u. H. HORSTERS: Cholagoga und Cholagogie. I. Mitt. Naunyn-Schmiedebergs Arch. exp. Path. Pharmak. **118**, 267—291 (1926). — BURKL, W.: Die Klassifizierung der Schleimdrüsensekrete in der Histologie. Z. Zellforsch. **39**, 74—84 (1953/54). — BUYSSENS, N.: The distribution pattern of the small intrahepatic human bile ducts. Acta anat. (Basel) **38**, 63—78 (1959).

CAMPENHORST, E. VAN, et A. GRENADE: Contribution à l'étude de l'innervation de la vésicule biliaire. Bull. Histol. appl. **13**, 309—318 (1936). — CAROLI, J.: Maladies des voies biliaires. Paris: Edit. Médicales Flammarion 1951. — CHIRAY, M., et J. PAVEL: La vésicule biliaire et ses voies d'excrétion. Paris: Masson & Cie. 1936. — CLARA, M.: Untersuchungen an der menschlichen Leber. I. Teil. Über den Übergang der Gallenkapillaren in die Gallengänge. Z. mikr.-anat. Forsch. **20**, 584—607 (1930). ~ Das intrahepatische Gallengangsystem der Kaninchenleber. Morphologische und experimentelle Untersuchungen an der Kaninchenleber. II. Z. mikr.-anat. Forsch. **32**, 521—632 (1933). ~ Untersuchungen über die Atraktosomen und Mucine in menschlichen Drüsen. Z. Zellforsch. **39**, 373—391 (1954). — CLEMENS, H.: Vorkommen, Lokalisation und Bedeutung von sauren Mucopolysacchariden in der Lunge. Acta histochem. (Jena) **2**, 170—196 (1956). — COE, TH.: Abhandlung von den Gallensteinen. Übersetzung aus dem Englischen. Leipzig 1783. — COPHER, G. H., S. KODAMA, and E. A. GRAHAM: The filling and emptying of the Gall bladder. J. exp. Med. **44**, 65—73 (1926).— COSSEL, L.: Elektronenmikroskopische Befunde am Übergang der intralobulären Gallenkanälchen in die Gallengänge. Virchows Arch. path. Anat. **335**, 647—653 (1962).

DAEMS, W. TH.: The micro-anatomy of the smallest biliary pathways in the mouse liver tissue. Acta anat. (Basel) **46**, 1—24 (1961). — DALTON, A. J., H. KAHLER, and B. J. LLOYD: The structure of the free surface of series of epithelial cell types in the mouse as revealed by the electron microscope. Anat. Rec. **111**, 67—77 (1951). —DEMUTH, F.: Über Hexophosphatase in menschlichen Organen und Körperflüssigkeiten. Bioch. Z. **159**, 415—423 (1925). — DIETRICH, K., u. W. STUMPF: Die Proteine der Galle bei Cholelithiasis. Klin. Wschr. **1956**,

373—375. — Dietrich, K. F., u. J. Wallraff: Über die Struktur und Zusammensetzung denaturierter Gallenproteine. Klin. Wschr. 36, 1023—1028 (1958a). ~ Die Polysaccharid-Protein-Verbindungen in der menschlichen Galle. Z. Zellforsch. 49, 215—262 (1958b). — Dogiel, A. S.: Über den Bau der Ganglien in den Geflechten des Darmes und der Gallenblase des Menschen und der Säugetiere. Arch. Anat. 1899, 130—158. — Doljanski, L., u. Fr. Roulet: Über die gestaltende Wechselwirkung zwischen dem Epithel und dem Mesenchym, zugleich ein Beitrag zur Histogenese der sog. „Gallengangwucherungen". Virchows Arch. path. Anat. 292, 256—267 (1934). — Domini, G.: Ricerche chimico-fisiche sulla bile. Arch. Fisiol. 41, 54 (1941). — Düx, A., u. P. Thurn: Zum Entleerungsmechanismus der Gallenblase. Fortschr. Röntgenstr. 92, 630—644 (1960).

Edholm, P.: Emptying of the gallbladder under the stimulus of cholecystokinin. Acta radiol. (Stockh.) 50, 521—532 (1958). ~ Gallbladder evacuation in the normal male induced by cholecystokinin. Acta radiol. (Stockh.) 53, 257—265 (1960). — Eglitis, J. A., and E. R. Hayes: Free surface of the gall bladder epithelium with the light microscope. Anat. Rec. 140, 61—69 (1961). — Erspamer, V.: Die enterochromaffinen Zellen der Gallenwege in normalen und pathologischen Zuständen (nach Untersuchungen beim Menschen und Säugetieren). Virchows Arch. path. Anat. 297, 70—92 (1936). ~ Ricerche morfologiche ed istochimiche sui lipidi delle vie biliari nei mammiferi. Z. Zellforsch. 26, 202—238 (1937). ~ Sulla presenza di cellule argentofile (preenterochromaffini) nelle vie biliari dell'uomo e di alcuni mammiferi. Anat. Anz. 85, 272—284 (1938).

Ferner, H.: Über das Epithel der menschlichen Gallenblase. Z. Zellforsch. 34, 503—513 (1949). — Feyrter, F.: Über den Mucoproteidnachweis mittels der Thionin-Einschluß-färbung. Zbl. allg. Path. path. Anat. 93, 442—447 (1955). — Ford, E. J. H.: The content and distribution of alkaline phosphatase in the biliary tract of the sheep. J. Anat. (Lond.) 92, 447—452 (1958).

Giermann, H.: Stereoskopische und histologische Untersuchungen zur Orthologie und Pathologie des Schleimhautreliefs der Papilla Vateri. Inaug.-Diss. Greifswald 1960. — Giermann, H., u. G. Holle: Stereoskopische und mikroskopische Untersuchungen zur Pathologie des Schleimhautreliefs und Klappenapparates der Papilla Vateri. Axta hepatosplenol. (Stuttg.) 8, 189—205 (1961). — Göldi, K.: Histochemische Reaktionen an der normalen Harnblasenschleimhaut. Z. mikr.-anat. Forsch. 58, 256—288 (1952). — Gomori, G.: Aldehyde-fuchsin: A new stain for elastic tissue. Amer. J. clin. Path. 20, 665—666 (1950). — Gompper, H. J.: Über das schleimartige Sekret der Gallenblase. Z. mikr.-anat. Forsch. 57, 280—303 (1951). — Goslar, H. G., u. F. Tischendorf: Das cytologische Verhalten der vegetativen, insbesondereder hypothalamischen Areale des Stammhirnes von Tinca vulgaris gegenüber Beizenfärbungen. Z. mikr.-anat. Forsch. 61, 183—228 (1955). — Grogg, E., u. H. Staub: Die funktionelle Orthologie der Lebersekretion. In: Handbuch der allgemeinen Pathologie, Bd. V/2, S. 294—380. Berlin-Göttingen-Heidelberg: Springer 1959. — Groodt, M. de: Over het bestaan en de betekenis van de gestreepte zoom bij de epitheelcellen van de gallblaas. Vlaam. diergeneesk T. 24, 241—250 (1955). — Grzycki, St., and A. Nowakowski: The histopochemical observations of monoamine oxydase (MAO) in the gall bladder epithelium of the frog and mouse. Z. mikr.-anat. Forsch. 77, 611—616 (1967). — Grzycki, S., et G. Rzeszowska: Recherches histochimiques sur l'activité de la déhydrogénase de l'acide succinique (SDH) et de la déhydrogénase NADPH$_2$ dans l'épithélium de la vésicule biliaire de la grenouille et de la souris. Acta histochem. (Jena) 29, 397—404 (1968). — Günthert, H.: Gallenwege mit Gallenblase. In: Kaufmanns Lehrbuch der speziellen pathologischen Anatomie, Bd. II/2. Berlin: W. de Gruyter & Co. 1960.

Haberich, F. J., u. G. Wittke: Messende Beobachtungen über den Gallenabfluß beim Kaninchen. Pflügers Arch. ges. Physiol. 270, 547—559 (1960). — Haberland, H. F.: Studien an den Gallenwegen. III. Die Funktion der Gallenblase. Langenbecks Arch. klin. Chir. 130, 625—646 (1924). — Haller, A. v.: Anfangsgründe der Phisiologie des menschlichen Körpers. Berlin u. Leipzig 1774. — Halmi, H., and J. Davies: Comparison of aldehyd fuchsin staining, metachromasia and periodic acid-Schiff reactivity of various tissues. J. Histochem. 1, 447—453 (1953). — Halpert, B.: Neue Wege in der Gallenblasenforschung. Med. Klin. 13, 408—409 (1924). ~ Morphological studies on the bladder. II. The "true Luschka ducts", and the "Rokitansky-Aschoff sinuses" of the human gall bladder. Bull. Johns Hopk. Hosp. 41, 77—103 (1927). ~ The gall-bladder, its function and some of their disturbances in the light of recent investigations. Arch. Surg. 19, 1037—1060 (1929). — Halpert, B., W. R. Thomson and F. L. Martin: Rates of absorption in the gall bladder. Amer. J. Physiol. 111, 31—34 (1935). — Hammarsten, O.: Studien über Mucin und mucinähnliche Substanzen. Pflügers Arch. ges. Physiol. 36, 373 (1885). ~ Allgemeine medizinische Chemie. Teschen-Wien-Leipzig 1896. — Harting, K.: Über die feinere Innervation der extrahepatischen Gallenwege. I. Über die mikroskopische Innervation der Gallenblase. Z. Zellforsch. 12, 518—543 (1931). — Hartmann, F., u. E. Kohl: Über den Eiweiß- und Schleimgehalt der Galle bei Gesunden und bei Erkrankungen des Leberparenchyms und der Gallenwege. Klin. Wschr. 28, 500—503

(1950). — HAYWARD, A. F.: Aspects of the fine structure of the gall bladder epithelium of the mouse. J. Anat. (Lond.) **96**, 227—236 (1962a). ~ Electron microscopic observations on absorption in the epithelium of guinea pig gall bladder. Z. Zellforsch. **56**, 197—202 (1962b). ~ The fine structure of the gall bladder epithelium of the sheep. Z. Zellforsch. **65**, 331—339 (1965). — HERMANN, H.: Das Nervensystem der menschlichen Gallenblase und seine Verände-rungen bei Cholelithiasis. Virchows Arch. path. Anat **322**, 17—48 (1952). — HERRMANN, K. O.: Die Entleerung der menschlichen Gallenblase im Röntgenbild. Fortschr. Röntgenstr. **74**, 421—426 (1951). —HIGGINS, G. M.: The biliary tract of certain rodents with and those without a gall bladder. Anat. Rec. **32**, 89—111 (1926). — HIGGINS, G. M., and F. C. MANN: Observations on the emptying of the gall bladder. Amer. J. Physiol. **78**, 339—347 (1926). — HOLLE, G.: Die Bauprinzipien der Vaterschen Papille und ihre funktionelle Bedeutung unter normalen und krankhaften Bedingungen. Dtsch. med. Wschr. **85**, 648—651 (1960). — HOLTER, M. A.: Pinocytosis. Int. Rev. Cytol. **8**, 481—504 (1959). — HORSTMANN, E.: Entwicklung und Entwicklungsbedingungen des intrahepatischen Gallengangsystems. Arch. Entwickl.-Mech. Org. **139**, 363—392 (1939). — HOSONO, SH.: Cultivation in vitro of the epithelium of the gallbladder from guinea pig. III. Soc. path. jap. **25**, 430—431 (1935). — HUECK, F.: Röntgenologische und kinomatographische Untersuchungen zur Funktion der großen Gallen-wege. Klin. Wschr. **41**, 1116 (1963).

ISHIKAWA, M.: Histogenesis of the gallbladder in the guinea pig. Nogaya Igakkai Z. **64**, 267—276 (1950). — ITO, T., u. K. NAGAHIRO: Zytologische Untersuchungen der Epithel-zellen der menschlichen Gallenblase mittels der Bauerschen Methode mit besonderer Be-rücksichtigung der gleichzeitigen Darstellung von Schleimstoff und Golgi-Apparat sowie Mitochondrien. Okajimas Folia añat. jap. **21**, 37—46 (1940). — IVY, A. C., G. E. DREWYER, and B. H. ORNDOFF: The effect of cholecystokinin on the human gall-bladder. Endocrinology **14**, 343—348 (1930). — IVY, A. C., and E. OLDBERG: Contraction and evacuation of the gallbladder by a purified "secretion" preparation. J. Amer. med. Ass. **90**, 445—446 (1928).

JABONERO, V.: Etudes sur le système neurovégétatif périphérique. IV. Innervation de la vésicule biliaire humaine. Acta anat. (Basel) **13**, 171—192 (1951). ~ Über die feinere Inner-vation der menschlichen Gallenblase. Acta neuroveg. (Wien) **20**, 109—154 (1960). — JACOBY, F., and B. F. MARTIN: The relationship of bile alkaline phosphatase to histochemically detec-table alkaline phosphatase in the biliary tract including reference to the gall bladder epi-thelium. J. Anat. (Lond.) **85**, 391—400 (1951). — JOHNSON, F. E., and E. A. BOYDEN: The effect of sectioning various anatomic nerves upon the rat of emptying of the biliary tract in the cat. Surgery **76**, 395—410 (1943). — JOHNSON, F. R., R. M. H. McMINN, and R. F. BIRCHENOUGH: The ultrastructure of the gall-bladder epithelium of the dog J. Anat. (Lond.) **96**, 477—487 (1962). — JORPES, E., V. MUTT, J. TOMENIUS, and V. BACKLUND: Cholecysto-kinin in roentgenologic examination of the biliary tract. Röntgen-Bl. **11**, 145—157 (1958). — JURISCH, A.: Beiträge zur mikroskopischen Anatomie und Histologie der Gallenblase. Anat. Hefte **39**, 393—467 (1909).

KALK, H., u. K. NISSEN: Cholezystographische Untersuchungen über die Gallenblasen-funktion bei operierten Mägen. Dtsch. med. Wschr. **57**, 1232—1234 (1931). — KALK, H., u. W. SCHÖNDUBE: Beitrag zur Motilität der Gallenwege. Klin. Wschr. **3**, 2151—2152 (1924). — KAPANDJI, M.: Le spasme du sphincter Mirizzi et les mouvements du cholédoque décelés par la radiomanométrie transhépato-vésiculaire préopératoire. Sem. Hôp. Paris **30**, II, 2477—2488 (1954). — KAWAHARA, G., u. O. SAITO: Studien über die Nervenendapparate in der Gallenblase des Menschenfoetus. Arch. hist. jap. **3**, 289 (1952). — KAYE, G. J., H. O. WHEELER, R. T. WHITLOCK, and N. LANNE: Fluid transport in the rabbit gallbladder. A combined physiological and electron microscopic study. J. Cell Biol. **80**, 237—268 (1966). — KONEČNY, M., u. Z. PLICZKA: Über die Möglichkeit der Anwendung des Aldehydfuchsin (GOMORI) in der Histochemie. Acta histochem. (Jena) **5**, 247—260 (1958). — KONING, A., and H. HAMILTON: Localization of enzyme systems, nucleic acids and polysaccharides during morphogenesis in the down feather of the chick. Amer. J. Anat. **95**, 76—101 (1954). — KREIL-KAMP, B. L., and E. A. BOYDEN: Variability in the composition of the sphincter of Oddi. A possible factor in the pathologic physiology of the biliary tract. Anat. Rec. **76**, 485—497 (1940).

LANG, H.: Zur Frage der Funktion des Hepaticus-Choledochus-Systems. Chirurg **17**, 70—73 (1946). — LEE, H., and B. HALPERT: The gall bladder and the extrahepatic passages in late embryonic and early fetal life. Anat. Rec. **54**, 29—44 (1932). — LETIČEVSKY, B. I.: The veins of the gall-bladder. Arch. Anat. **20**, 225—256 (1939). — LIBERATO, J., and E. A. BOYDEN: The choledochoduodenal Junction in the horse — a study of the musculature around the ends of the bile and pancreatic ducts in a species without a gall bladder. Anat. Rec. **143**, 61—69 (1962). — LICHTWITZ, L.: Prinzipien der Konkrementbildung. In: BETHE, Handbuch der normalen und pathologischen Physiologie. Berlin: Springer 1929. —LUETH, H. C.: Studies on the flow of bile into the duodenum and the existence of a sphincter of Oddi. Amer. J. Physiol. **99**, 237—252 (1931). — LUSCHKA, H.: Gallenblase. In: Die Anatomie des menschlichen Bauches, Bd. II/1. Tübingen 1863. — LÜTGENS, U.: Aufbau und Funktion der extrahepatischen Gallenwege mit besonderer Bezugnahme auf die primären Gallenwegsstauungen und die Gallensteinerkrankungen. Leipzig: F. C. W. Vogel 1926.

MACLURG, J.: Versuche mit der menschlichen Galle und Bemerkungen über die gallichte Absonderung. In: TH. COE, Abhandlung von den Gallensteinen. Übersetzung aus dem Englischen. Leipzig 1783. — MAIBACH, E.: Histochemische Untersuchungen an der Synovialmembran als Beitrag zum Problem der Herkunft der Synovia. Acta anat. (Basel) 17, 175—200 (1953). — McMASTER, P. D.: Do species lacking a gall bladder possess its functional equivalent? J. exp. Med. 35, 127—140 (1922). — McMASTER, PH., and R. ELMAN: On the expulsion of bile by the gall bladder; and a reciprocal relationship with the sphincter activity. J. exp. Med. 44, 173—198 (1926). — McMINN, R. M. H., and R. F. JOHNSON: Wound healing in the gall bladder of the cat. Brit. J. Surg. 45, 76—80 (1957). — MENTZER, H. S.: Cholesterosis of the gall bladder. Amer. J. Path. 1, 383—388 (1925). — MIRIZZI, P. L.: La colangiografía durante las operaciones de las vías biliares. Bol. Cirug. B. Aires 16, 1133 (1932). ~ La cholangiographie opératoire; quinze années d'expérience. Lyon chir. 43, 385 (1948). ~ La contraction du canal hépatique. Mém. Acad. Chir. 77, 732—738 (1951). — MOLLIER, S.: Die Entwicklung des periportalen Gallengangnetzes und der Gefäße in der embryonalen Leber des Menschen. Morph. Jb. 83, 569—600 (1939). — MONTAGNA, W., and CH. NOBACK: Localization of lipids and other chemical substances in the mast cells of man and laboratory mammals. Anat. Rec. 100, 535—545 (1948). — MORI, S.: Histology and histogenesis of the gallbladder in the mouse. Nagoya Igakkai Z. 47, 585—606 (1938). — MOWRY, R. W.: Alcian blue techniques for the histochemical study of acidic carbohydrates. J. Histochem. Cytochem. 4, 407 (1956). — MÜLLER, G.: Zur Frage der Chromhämatoxylin-Färbung nach GOMORI. Verh. anat. Ges. (Jena), 52. Tagg, 180—181 (1954).

NAGAHIRO, K.: Zytologische Untersuchungen über die Epithelzellen der Gallenblase des Menschen. Cytologia (Tokyo) 9, 132—163 (1938). — NAUNYN, B.: Die Gallensteine, ihre Entstehung und ihr Bau. Mitt. Grenzgeb. Med. Chir. 33, 1 (1921). — NEWTON, D.: Über die Leistung der Silber-Imprägnationsmethode nach RICHARDSON zur Darstellung des vegetativen Nervensystems an der Haut, am Darm und an der Gallenblase. Acta anat. (Basel) 58, 201—216 (1964) — NICOLESCU, I.: Atlas privind aspecte morfologice ale termiilor nervose viscerale. Bucaresti: Ed. Medicala 1958. — NICOLESCU, I., A. HAGI-PARASCHIV, A. ENACHESCO, R. BADESCO u. I. RAILEANU: Contributi la studiul terminatiilor nervose din fical su caile biliare. Bul. sti. Ac. R. P. R., Sect. Med. 7, 609 (1955). — NYLANDER, G.: Accumulation of lipid in the gallbladder and biliary tract epithelium resulting from prolonged alimentary administration of cholesterol and thiouracil in the dog. Acta chir. scand. 120, 431—438 (1961).

OESER, H., u. V. TAENZER: Die Gallenblase röntgenologisch gesehen und beurteilt. Med. Mitt. (Schering) 24, H. 1, 1—34 (1963). — OKHUBO, K.: Studies on the intrinsic nervous system of the digestive tract. Jap. J. med. Sci. 6, 1 (1937). — OMOTI, S.: Der Übergang zwischen Gallenkapillaren und Gallengängen in der Leber der weißen Ratte. Jap. J. med. Sci. Anat. 8, 42—43 (1939). — OTSU, A., N. TANAKA, and M. INOUE: Systematic-histological study of sensory endings (Sato) in the alimentary canal. Arch. jap. Chir. 22, 65 (1953). — OTT, H.: Das Gallengangsystem des Schweines. Z. Anat. Entwickl.-Gesch. 107, 7—17 (1937).

PAIJKUL, L.: Die Schleimsubstanz der Galle. Hoppe-Seylers Z. physiol. Chem. 12, 196 (1887). — PALAY, S. L., and L. J. KARLIN: An electron microscopic study of the intestinal villus. II. The pathway of fat resorption. J. biophys. biochem. Cytol. 5, 373—384 (1959). — PAPAMILTIADES, M., et R. RETTORI: Architecture musculaire de la jonction cholédoco-pancréatico-duodénale. Acta anat. (Basel) 30, 575—601 (1957). — PAVEL, I.: Die Gallenblase und die ableitenden Gallenwege. Bukarest: Edit. Medicală. Jena: Gustav Fischer 1962— PAVY, F. W.: Physiologie der Kohlenhydrate. London 1895. — PETERSEN, H.: Histologie und mikroskopische Anatomie. München: J. F. Bergmann 1935. — PETRÉN, T.: Die Venen der Gallenblase und der extrahepatischen Gallenwege beim Menschen und bei den Wirbeltieren. Eine vergleichend-anatomische Untersuchung. Stockholm: Iduns Tryckeri Aktiebolag 1933. — PFUHL, W.: Die Leber. In: Handbuch der mikroskopischen Anatomie des Menschen, herausgeg. von W. V. MÖLLENDORFF, Bd. V, Teil 2. Berlin: Springer 1932. — PICARDI, R., D. GARDIOL et A. GAUTIER: Etude de la cholangiogénèse chez le foetus humain. II. Aspects histologiques et ultrastructuraux de la génèse des canaux biliaires intrahépatiques. Z. Zellforsch. 84, 319—327 (1968b). — PIEREV, J.: Medizinisches Realwörterbuch. Leipzig 1819. — PINTO, S.: Inervacao das vias biliares. Clîn. contemp. (Lisboa) 2, 815 (1947). — POLONOVSKI, M., et R. BOURRILLON: Etude sur la composition des biles dans la série animale Bull. Sté. Chim. Biol. 34, 703 (1952). — PORTIO, A.: Contributo alla struttura della porzione intraparietale del dotto coledoco e del guardo allo sfintere di Oddi. Monit. zool. ital. 40, 557—560 (1930). ~ Studio sullo sviluppo dello sfintere di Oddi. Monit. zool. ital. 42, Suppl. 113—114 (1932).

RALPH, P. H.: The surface structure of the gall bladder and intestinal epithelium of man and monkey. Anat. Rec. 108, 217—225 (1950). — ROGERS, A. I., D. C. ROGER, and M. H. KALSER: Congenital absence of the gall bladder with Choledochuslithiasis. Gastroenterology

48, 524—529 (1965). — Rhodin, J., and T. Dalhamn: Electron microscopy of the tracheal ciliated mucosa in rat. Z. Zellforsch. 44, 345—412 (1956). — Rosemann, R.: Physikalische Eigenschaften und chemische Zusammensetzung der Verdauungssäfte unter normalen und abnormen Bedingungen. In: Handbuch der normalen und pathologischen Physiologie, heraugeg. von A. Bethe, G. v. Bergman, G. Embden, A. Ellinger, Bd. III. Berlin: Springer 1927. — Rous, P., and D. McMaster: The concentrating activity of the gall bladder. J. exp. Med. 34, 47—74 (1921).

Sabussow, G. H., u. A. F. Ssuslikow: Experimentell-morphologische Analyse der autonomen Innervation der Gallenblase der Säugetiere. Z. Anat. Entwickl.-Gesch. 106, 739—749 (1937). — Saito, O.: Nerve end-apparatuses in the gall bladder of the cat. Arch. hist. jap. 3, 457 (1952). — Schaffner, F., and H. Popper: Electron microscopic studies of normal and proliferated bile ductules. Amer. J. Path. 38, 393—410 (1961). — Schmidt, C. R., and A. C. Ivy: The general function of the gall bladder. J. cell. comp. Physiol. 10, 365—383 (1937). — Schmidt-Matthiesen, H.: Ein Beitrag zur Bewertung der histochemischen Nachweismethoden für saure Mucopolysaccharide. (Histophotometrische und in vitro-Untersuchungen an gestuft-abgebauten Mucopolysacchariden.) Acta histochem. (Jena) 4, 102—116 (1957). — Schön, H.: Zur funktionellen Morphologie der Gallen- und Pankreasgangpapille bei Mensch und Rind. Z. Zellforsch. 35, 194—212 (1951). — Schöndube, W.: Röntgenologische Beiträge zum Entleerungsmechanismus der Gallenblase. Fortschr. Röntgenstr. 36, 603—608 (1927). — Schreiber, H.: Zum Bau und Entleerungsmechanismus der Gallenblase. Anat. Anz. 87, 257—275 (1939). ~ Das Muskellager der menschlichen Gallenblasenwand im Vergleich zu der vierfüßiger Säuger. Z. Anat. Entwickl.-Gesch. 111, 91—150 (1941). ~ Konstruktions-morphologische und topische Betrachtungen über die menschlichen extrahepatischen Gallenwege und ihre Bedeutung für den Entleerungsmechanismus der Gallenblase. Klin. Wschr. 13, 511—515 (1943). ~ Der Muskelapparat des duodenalen Choledochusendes (Papilla Vateri) beim Menschen. Langenbecks Arch. klin. Chir. 206, 211—232 (1944). — Schulze, H.: Über den Fettgehalt in dem Epithel des Gallengangsystems bei verschiedenen Säugetieren. Z. mikr.-anat. Forsch. 44, 489—497 (1938). — Schwegler, R. A., Jr., and E. A. Boyden: The development of the pars intestinalis of the common bile duct in the human fetus, with special reference to the origin of the ampulla of Vater and the sphincter of Oddi. I. The involution of the ampulla. Anat. Rec. 67, 411—457 (1937). ~ The development of the pars intestinalis of the common bile duct in the human fetus, with special reference to the origin of the ampulla of Vater and the sphincter of Oddi. II. The early development of the musculus proprius. Anat. Rec. 68, 17—41 (1938a). ~ The development of the pars intestinalis of the common bile duct in the human fetus, with special reference to the origin of the ampulla of Vater and the sphincter of Oddi. III. The composition of the musculus proprius. Anat. Rec. 68, 193—220 (1938b). — Scott, R., and B. Clayton: A comparison of the staining affinities of aldehyd-fuchsin and the Schiff-reagent. J. Histochem. 1, 336—362 (1953). — Seeliger, M.: Über den Bau des Gallengangsystems bei den Carnivoren (Hund und Katze) mit besonderer Berücksichtigung der Schleimbildung und des Glykogengehaltes. Z. Zellforsch. 26, 578—602 (1937). — Shikinami, J.: Beiträge zur mikroskopischen Anatomie der Gallenblase. Anat. Hefte 36, 551—599 (1908). — Sobotka, H.: Physiological chemistry of the bile. London: Baillière, Tindall & Cox 1937. — Spängler, H. P.: Die Blutversorgung der Papilla duodeni und des papillennahen Choledochusabschnittes. Anat. Anz. 122, 371—381 (1968). — Spicer, S. S.: A correlative study of the histochemical properties of rodent acid mucopolysaccharides. J. Histochem. Cytochem. 8, 18—35 (1960). — Steadman, H. F.: Alcianblue 8 GS: A new stain for mucin. Quart. J. micr. Sci. 91, 477 (1950). — Steiner, J. W., and J. S. Carruthers: Studies on the fine structure of the terminal branches of the biliary tree. I. The morphology of normal bile caniculi, bile pre-ductules (ducts of Hering), and bile ductules. Amer. J. Path. 38, 639—661 (1961). — Stepp, W., u. G. Düttmann: Über die Gewinnung von Gallenblaseninhalt mittels der Duodenalsonde. Experimentell-klinische Studien über den Gallenblasenentleerungsreflex. Klin. Wschr. 2, 1587—1590 (1923). — Stöhr, Ph.: Die peripherischen Anteile des vegetativen Nervensystems. In: Handbuch der mikroskopischen Anatomie des Menschen, herausgeg. von W. v. Möllendorff, Bd. IV/1, S. 366—367. Berlin: Springer 1928. — Sutherland, Sh. D.: The neurons of the gall bladder and gut. J. Anat. (Lond.) 101, 701—709 (1967).

Taylor, N. B., and M. J. Wilson: Observations upon the contractions of the gall bladder. Amer. J. Physiol. 74, 172—180 (1925). — Thénard, L. J.: Über die Mischung der Galle. Gehlens J. f. Chemie u. Physiologie 4, 537 (1806). — Thurher, B., u. M. Wenzl: Über den Einfluß der abdominellen Vagektomie auf die Funktion der extrahepatischen Gallenwege. Wien. Z. inn. Med. 30, 457—462 (1949). — Togari, Ch., and T. Okada: The minute structure of the epithelium of the human gall bladder. Okajimas Folia anat. jap. 25, 1—12 (1953).

Umeno, M.: Über das Vorkommen der Phosphatase in der Galle und im Pankreassaft. Biochem. Z. 231, 346—351 (1931). — Ungar, H., and M. G. Goldberg: The nature of bile duct proliferations in the liver following ingestion of DL-ethionine. Lab. Invest. 8, 1523—1534 (1959).

Virchow, R.: Über das Epithel der Gallenblase und über einen intermediären Stoffwechsel des Fettes. Virchows Arch. path. Anat. 11, 574—578 (1857).

Wallraff, J.: Eine vergleichende Gewebs- und methodenkritische Untersuchung der Eiweiß-, Kohlenhydrat- und Fettstoffkomponenten komplexer Organbestandteile. Histochemie 1, 343—390 (1959). ~ Über Polysaccharid-Protein-Verbindungen tierischer Gallenblasen. Klin. Wschr. 38, 1052—1056 (1960). — Wallraff, J., u. K. F. Dietrich: Zur Morphologie und Histochemie der Steingallenblase des Menschen. Z. Zellforsch. 46, 155—231 (1957). — Werner, J.: Studies on glycoproteins from mucous epithelium and epithelial secretion. Acta Soc. Med. upsalien. 58, 1—55 (1953). — Westphal, K.: Experimentelle Untersuchungen über die nervöse Beeinflussung der Bewegungsvorgänge der Gallenwege. Z. klin. Med. 96, 52—94 (1923). — Westphal, K., F. Gleichmann u. W. Mann: Gallenwegsfunktion und Gallensteinleiden. Berlin: Springer 1931. — Winkelstein, A.: Studien über die motorische Funktion der Gallenblase. Z. ges. exp. Med. 34, 127—132 (1923). — Winkelstein, A., and P. W. Ascner: The mechanism of the flow of bile from the liver into the intestines. Amer. J. med. Sci. 171, 104—110 (1926). — Winkenwerder, W. L.: A study of resorption from the biliary tract with especial reference to the morphology and permeability of the cystic epithelium. Bull. Johns Hopk. Hosp. 46, 272—295 (1930). — Wislocki, G. B., H. Bunting, and E. W. Dempsey: Metachromasia in mammalian tissues and its relationship to mucopolysaccharides. Amer. J. Anat. 81, 1—37 (1947).

Yamada, E.: The fine structure of the gall bladder epithelium of the mouse. J. biophys. biochem. Cytol. 1 (II), 445—458 (1955). — Yamada, K.: The minute structure of the hamster gall bladder with special reference to the functions of the epithelium. Folia anat. jap. 33, 321—351 (1959). ~ A unique mode of apocrine secretion in the gall bladder epithelium of Clemmys japonica with a note on the histochemical quality of the secretory material. Okajimas Folia anat. jap. 35, 47—75 (1960). ~ Morphological and histochemical aspects of secretion in the gall bladder epithelium of the guinea pig. Anat. Rec. 144, 117—127 (1962b). ~ Cytochemical observations on two peculiar epithelial cell types in the gall bladders of laboratory rodents. Z. Zellforsch. 56, 180—187 (1962b). ~ A contribution to the histochemistry of acid mucin in the gall bladder epithelium of the toad (Bufo vulgaris japonicus). Acta histochem. (Jena) 15, 50—57 (1963).

Namenverzeichnis

Die gewöhnlich gesetzten Ziffern weisen auf die entsprechende Stelle im Text und die *kursiven* Seitenzahlen auf die Literatur hin

Sachverzeichnis

Universitätsdruckerei H. Stürtz AG Würzburg